Td 85/267.   mfm 5676.

TRAITÉ

CLINIQUE ET THÉRAPEUTIQUE

DE L'HYSTÉRIE

Paris. — Imprimerie de L. Martinet, rue Mignon, 2.

TRAITÉ

CLINIQUE ET THÉRAPEUTIQUE

DE L'HYSTÉRIE

PAR

LE DOCTEUR P. BRIQUET,

MÉDECIN A L'HÔPITAL DE LA CHARITÉ,

Agrégé honoraire de la Faculté de médecine de Paris,
Membre de la Société de médecine du département de la Seine,
de la Société d'agriculture, sciences et arts de la Marne,
de l'Académie royale de médecine de Madrid,
de la Société des sciences physiques et médicales de Florence,
Chevalier de la Légion d'honneur.

PARIS,

J.-B. BAILLIÈRE et FILS,

LIBRAIRES DE L'ACADÉMIE IMPÉRIALE DE MÉDECINE,

Rue Hautefeuille, 19.

<table>
<tr><td>LONDRES,
Hippolyte Baillière, 219, Regent street.</td><td>NEW-YORK,
Hipp. et Ch. Baillière brothers, 440, Broadway.</td></tr>
</table>

MADRID, C. BAILLY-BAILLIÈRE, CALLE DEL PRINCIPE, 11.

1859

PRÉFACE.

Placé par le fait des circonstances à la tête d'un service où, depuis longtemps, l'usage s'était établi de diriger les malades atteints d'affections hystériques, je dus, pour l'acquit de ma conscience, porter toute mon attention sur cette sorte de malades, vers laquelle mon goût pour l'étude des sciences positives ne me portait guère. Traiter des maladies que tous les auteurs s'accordaient à regarder comme le type de l'instabilité, de l'irrégularité, de la fantaisie, de l'imprévu, comme n'étant gouvernées par aucune loi, par aucune règle, et comme n'étant liées entre elles par aucune théorie sérieuse, était la tâche qui me répugnait le plus. Je me résignai et me mis à l'œuvre. Je ne fus pas longtemps sans m'apercevoir, à mon grand étonnement, que les faits que je rencontrais étaient tout différents de ce qui se trouvait écrit dans les auteurs les plus classiques, et je vis bientôt qu'on n'avait jamais étudié l'hystérie comme on étudie les autres maladies, en observant d'abord et en concluant ensuite. Je trouvai qu'il y avait, dans tout ce qu'on avait écrit à son sujet, beaucoup plus d'imagination que de véritable nature. En effet, les médecins qui jusqu'à présent se sont occupés de l'hystérie ont été, ou des érudits et des hommes de cabinet qui avaient travaillé, soit sur des livres, soit sur des matériaux recueillis avant eux ; ou bien des médecins livrés aux soins de la haute clientèle, qui n'avaient pas le temps de voir, et qui n'avaient noté que ce qui les avait frappés le plus ; ou enfin des hommes superficiels que le hasard seul avait mis sur ce sujet, et qui étaient dépourvus de l'habitude de l'observation et de connaissances générales nécessaires pour faire un bon ouvrage. Un petit nombre de médecins avait seul vu l'hystérie comme on doit la voir ; mais comme ces auteurs devaient plus à la rectitude de leur jugement qu'à l'étendue du champ de leur observation les saines notions qu'ils ont transmises, ils n'avaient pas fait avancer la science. Le besoin de connaissances précises sur l'hystérie s'était tellement fait sentir, qu'on a vu successivement la Société royale de médecine du siècle dernier, la Société de médecine de Bordeaux, et l'Académie de médecine, mettre successivement le sujet au concours. Ce n'étaient pas les théories qui manquaient, mais bien les faits, il fallait donc étudier ces derniers : c'est ce que je fis. Je recueillis l'observation de tous les malades atteints d'hystérie qui se présentèrent dans mes salles, quels qu'ils fussent ; leurs antécédents, leur état actuel, le résultat du traitement, furent enregistrés ; les assertions des auteurs relativement aux grandes données de l'étiologie furent également soumises au contrôle de l'observation ; tout enfin fut mis en œuvre pour que toutes choses vinssent des faits. Plusieurs années furent employées à ce travail, dans lequel j'ai été puissamment secondé par les élèves internes qui se sont succédé près de moi, et parmi lesquels je dois citer MM. Richard, Besançon, Mesnet, Mignot, Faton, Piachaud, Mailly, Goupil, Alby, Auguste Voisin, Dolbeau, Garault, Labbé et Luton, auxquels je fais mes remerciments bien sincères. J'ai, de cette manière, recueilli *quatre cent trente observations* relatives à l'hystérie. Je crois avoir eu l'occasion de voir à peu près tout ce qui peut se passer dans cette maladie, et avoir opéré sur un chiffre assez élevé pour que les résultats obtenus puissent être considérés comme exprimant des choses générales.

Ces recherches servirent à me convaincre que la théorie antique de l'hystérie était complétement erronée ; que l'hystérie était loin d'être une affection composée de phénomènes incohérents, une sorte de τὸ θεῖον dont on ne pouvait se rendre raison. Je trouvai qu'au contraire elle constituait une affection dont il était très facile de comprendre la nature, dont tous les symptômes avaient leurs analogues dans l'état physiologique, et n'avaient de bizarre que l'apparence ; qui obéissait à des lois qu'on pouvait déterminer ; dont le diagnostic pouvait se faire aussi sûrement et avec autant de précision que celui de toute autre maladie, et dont les divers phénomènes cédaient à un traitement qu'on pouvait formuler d'avance.

Je reconnus enfin que l'hystérie n'était pas cette maladie honteuse dont le nom seul rappelle au monde étranger à la médecine et à beaucoup de médecins ce vers de notre grand poëte tragique : *C'est Vénus tout entière attachée à sa proie*, mais qu'elle était au contraire due à l'existence, chez la femme, des sentiments les plus nobles et les plus dignes d'admiration, sentiments qu'elle seule est capable d'éprouver.

Le *Traité de l'hystérie* a pour but de mettre au jour tous ces résultats, heureux si je me trouve avoir rempli convenablement la tâche que je me suis imposée.

Août 1859.

TRAITÉ

CLINIQUE ET THÉRAPEUTIQUE

DE L'HYSTÉRIE.

DÉFINITION.

L'hystérie est connue depuis qu'il existe une civilisation ; au diré de Galien, les femmes qui, chez les anciens, s'occupaient du traitement des maladies des personnes de leur sexe, connaissaient depuis longtemps cette maladie, à laquelle elles avaient imposé le nom d'*affection hystérique*, parce que, selon elles, elle venait de l'utérus. Il y a plus, on est fondé à penser, d'après quelques passages des traités *De la nature des femmes*, et *Des maladies des femmes*, publiés sous le nom d'Hippocrate (1), que ces matrones avaient imaginé sur la nature de cette maladie, la théorie que les princes de la médecine, qui sont venus plus tard, ont professée. Il est également certain, d'après les récits de Galien, que c'est à elles à qui l'on est redevable de la pratique destinée à arrêter les attaques hystériques, laquelle a été désignée sous le nom de confrication de la vulve.

Ainsi, l'hystérie était connue avant qu'il y eût un corps de médecine : elle portait le nom qu'elle porte actuellement, la théorie à l'aide de laquelle on rendait compte de ses phénomènes était celle qui a été depuis en vigueur, et l'un des moyens de traitement le plus goûté par les auteurs, était depuis longtemps entré dans la pratique.

La philosophie, qui n'est le plus souvent que la mise sous forme scientifique des traditions et des idées régnantes de l'époque, avait adopté ces doctrines, qui consistaient à regarder la femme comme un être secondaire, destiné seulement à servir aux plaisirs sexuels de

______

(1) *OEuvres d'Hippocrate*, trad. par E. Littré, Paris, 1851, t. VII, p. 312 ; t. VIII, p. 10 et suiv.

l'homme et à veiller à l'élève des enfants. Le véritable amour, celui qu'on appelait céleste, n'avait lieu qu'entre hommes. La femme n'excitait qu'un amour grossier, terrestre, le seul pour lequel on supposait que sa constitution était organisée. Pythagore, d'après ce qui a été transmis de ses opinions, considérait l'utérus comme un être à part, doué des facultés qui caractérisent l'animal, c'est-à-dire du sentiment et du mouvement spontanés, logé dans un autre être. Telle était aussi l'opinion d'Empédocles, dont Hippocrate fut le disciple.

Platon (1), dans son *Timée*, après avoir expliqué à sa manière l'origine de l'homme, créature première et supérieure, passe à celle de la femme, et dit :

« Les hommes lâches, qui ont souvent été injustes sont, suivant toute vraisemblance, changés en femmes dans une seconde naissance. Les dieux firent en même temps le désir de la cohabitation ; à cet effet ils mirent en nous un animal vivant, ils en mirent un autre dans les femmes. »

Après quelques mots sur l'animal des hommes, qui est indocile, fantasque, etc., il arrive à celui des femmes.

« La matrice, dit-il, est un animal qui désire ardemment engendrer des enfants. Lorsqu'il reste longtemps stérile après la puberté, il a peine à le supporter, il s'indigne, il parcout tout le corps, obturant les issues de l'air, arrêtant la respiration, jetant le corps dans des dangers extrêmes et occasionnant diverses maladies, jusqu'à ce que le désir et l'amour réunissant l'homme et la femme, fassent naître un fruit et le cueillent comme sur un arbre, semant dans la matrice comme dans un champ, des animaux invisibles par leur petitesse extrême, puis les nourrissant après la séparation, les développant au dedans, et les mettant ensuite au jour, achèvent l'acte de la génération des animaux.

» C'est ainsi qu'ont été faites les femmes et toutes les femelles. »

Telles étaient les opinions de la philosophie.

Rien de plus naturel qu'à leur tour, les médecins élevés dans de pareilles doctrines, aient fait jouer un rôle principal à l'utérus dans certaines maladies nerveuses, et que toute la médecine antique ait regardé l'hystérie comme une maladie produite par les troubles de cet organe.

Bien que depuis longtemps la religion, la civilisation et la mo-

____

(1) *Œuvres de Platon*, traduction par Cousin, t. XII, p. 242.

rale aient attribué à la femme une mission plus noble que celle que lui avait assignée la philosophie du paganisme, bien que l'une la présente comme la compagne de l'homme, que la seconde lui ait, dans les *Institutes* de Justinien, tracé des devoirs, parmi lesquels se trouve celui d'être le *solatium vitæ*, et que la dernière la regarde comme destinée à surveiller et à former l'enfance, à entourer l'adulte de toute sa sollicitude, et à soulager le vieillard dans ses infirmités, attributions qui sont loin d'être celles de l'utérus, la majorité des médecins de toutes les époques n'en est pas moins restée fidèle aux doctrines des anciens, et quelques-uns des ouvrages les plus modernes qui aient paru sur l'hystérie, tels que celui de Louyer-Villermay, et celui de M. Landouzy, présentent encore l'utérus ou malade ou non satisfait dans ses besoins génitaux, comme le point de départ et comme le foyer de tous les phénomènes de l'hystérie.

Je considère les faits sous un autre point de vue, et pour moi l'hystérie est une névrose de l'encéphale, dont les phénomènes apparents consistent principalement dans la perturbation des actes vitaux qui servent à la manifestation des sensations affectives et des passions.

Cette définition a besoin de quelques explications pour être comprise, et afin de les donner d'une manière satisfaisante, je prendrai la chose d'un peu loin.

La puissance qui a créé les êtres, les a entourés de tous les moyens de protection nécessaires à leur conservation et à leur bien-être. Les animaux, qui seuls jouissent de la faculté de se déplacer, se servent de cette faculté, soit pour aller l'un vers l'autre afin de partager leurs jouissances ou de se soulager dans leurs souffrances, soit pour se fuir quand l'un deux devient incommode ou dangereux pour les autres. Mais, pour obéir à cette loi de la nature, il fallait que des signes très apparents, et intelligibles pour tous, fissent connaître ces besoins et ces dangers. Ces signes sont les changements apparents par lesquels se manifestent les sensations, les passions et les besoins; depuis le ver luisant, qui allume ses feux quand il désire l'approche de son semblable, jusqu'à l'homme, qui exprime les mouvements de son âme et ses besoins, par ses gestes, par sa voix et par l'expression de sa figure, il existe une chaîne qui dans ses anneaux comprend toute la série des êtres intermédiaires. Ce sont ces changements particuliers à chaque sensation affective et à chaque passion, qui, dans l'espèce humaine, constituent le champ de l'hystérie ; tout phénomène hystérique a son type propre dans les diverses actions vitales par lesquelles les sensations affectives et les passions se manifestent à l'extérieur, ainsi que cela sera constaté à l'occasion de chacun de ces phénomènes. Tous ces troubles hystériques qui paraissent si bizarres et qui ont si longtemps dérouté les médecins, ne sont que la répétition pure et simple de ces actes, angmentés, affaiblis ou pervertis ; qu'on prenne un symptôme quelconque de l'hystérie, et l'on trouvera toujours son modèle dans l'un des actes qui constituent les manifestations passionnelles.

Je choisis pour exemple ce qui arrive à une femme un peu impressionnable qui éprouve une émotion brusque et vive : à l'instant même, cette femme a de la constriction à l'épigastre, elle ressent de l'oppression, son cœur bat, quelque chose lui monte à la gorge et l'étrangle, enfin elle ressent dans les membres un malaise qui les lui fait en quelque sorte tomber, ou bien elle éprouve une agitation, un besoin de mouvement, qui lui fait en contracter les muscles. C'est bien là le modèle exact de l'accident hystérique le plus ordinaire, le plus commun, du spasme hystérique. L'observation des faits montre que le plus ordinairement, je devrais dire presque toujours, les phénomènes hystériques sont la répétition plus ou moins troublée, non pas de tous ces actes, mais seulement de ceux par lesquels se manifestent les sensations pénibles, les affections et les passions tristes ou violentes. Enfin ces manifestations, par leur répétition fréquente, finissent par amener des lésions soit dynamiques soit matérielles, dans les organes à l'aide desquels elles s'opèrent, et ajoutent ainsi une nouvelle série d'accidents qui viennent compléter la scène dont se compose l'hystérie.

Ces idées sont fort loin, il est vrai, de ces théories qui ne trouvent dans l'hystérie que des appétits non satisfaits, ou que des parties génitales prises d'inflammation, de suppuration, de cancers. Mais si elles s'éloignent de ces grossières théories antiques qu'on a voulu plus tard renouveler des Grecs, elles se rapprochent infiniment d'autres opinions plus philosophiques ; de celles de Raulin, de Sydenham, qui avaient bien reconnu qu'il y avait dans la femme hystérique un ensemble de souffrances, ou au moins une disposition générale à la souffrance, qui résidait dans tout son être et qu'ils ont exprimés par les mots de *mobilité*, de *susceptibilité*, de *faibbesse nerveuse ;* elles ne sont en quelque sorte que la conséquence de ces corollaires déjà anciens qui faisaient du cerveau, c'est-à-dire du centre de sensibilité, le foyer où viennent se rendre les sensations causes productrices de l'hystérie, et le point de départ des phénomènes de cette maladie, corollaires dus à Ch. Lepois, à Willis et à Georget; elles ne sont enfin que le complément des idées de M. H. Girard, qui regarde l'hystérie comme le produit d'une modification vicieuse de l'organisme localisée dans le cerveau, et de celles de M. le professeur Forget et de M. Gendrin, qui avancent que l'hystérie n'est que l'expression d'une suceptibilité *spéciale* du système nerveux.

Je m'arrête ici, mon intention n'étant en ce moment que de constater la forme des phénomènes morbides par lesquels l'hystérie se manifeste à nos sens. Plus loin, quand les faits se dérouleront, je montrerai de quelle manière les causes de l'hystérie agissent sur l'économie, et quel genre de névrose elles font naître. Habitué à la marche mathématique des sciences physiques, je ne tirerai mes conséquences qu'à mesure que les faits auront été développés.

Galien avait dit de l'hystérie : « Passio hysterica unum nomen » est, varia tamen et innumera accidentia sub se comprehendit. » Rivière n'était pas d'une autre opinion, car il écrivait que l'hystérie n'était pas *morbus simplex, sed morborum iliada.* Selon Sydenham, les formes de Protée et les couleurs du caméléon ne sont pas plus nombreuses que ne le sont les aspects divers sous lesquels l'hystérie se présente. F. Hoffman définissait cette affection dans les termes suivants : *Morbus ille, aut potius morborum cohors,* etc.

Les accidents que peut produire l'hystérie sont, à la vérité, assez variés; cependant ils sont beaucoup moins nombreux, et surtout, ils sont plus constants qu'on ne pense. Il en est qui forment le fond de la maladie, qui manquent rarement; ceux-là sont en petit nombre. Il en est d'autres, qui sont très fréquents et plus nombreux que les premiers, mais qui se limitent aussi à un cercle assez étroit; enfin, il s'y joint certains phénomènes qui semblent bizarres, mais dont on trouve la raison d'être, soit dans la constitution des malades, soit dans les circonstances qui les entourent.

L'hystérie offre pour symptômes principaux : une sensibilité extrême du système nerveux; des hyperesthésies diverses, au milieu desquelles dominent des douleurs à la région épigastrique, au côté gauche du thorax, et le long de la gouttière vertébrale gauche; des anesthésies intéressant principalement la peau, les muscles et les organes des sens; des spasmes dont les plus communs sont une oppression à l'épigastre, la sensation d'un globe montant de l'es-

tomac à la gorge, et la strangulation ; enfin des convulsions qui débutent par de la constriction épigastrique, qui s'accompagnent ordinairement de perte de connaissance, et qui se terminent par des
pleurs et des sanglots ; symptômes qui sont tous sous l'influence
directe des affections morales.

Les dénominations sous lesquelles cette affection a été connue
sont très nombreuses ; elles peuvent se distinguer en deux ordres :
les unes qui se rapportent à la matrice, cause présumée de la maladie, telles que celles de πνιξ, strangulatus, suffocatio, præfocatio
uteri, mal de matrice, mal de mère ; métronervie, névropallie étian-
giovarique, sont, à mon sens, le résultat d'une erreur. Les autres,
dont se sont servis les auteurs qui placent la maladie, soit dans
l'ensemble de l'économie, soit dans le système nerveux, telles que
celles de vapeurs, maux de nerfs, encéphalie spasmodique de
Georget, névrospasmie de Brachet, névropathie aiguë cérébro-
pneumogastrique de M. Girard, sont trop générales et ne caractérisent pas l'hystérie.

Ces dénominations sont donc mauvaises ; mais doit-on chercher
à en trouver une meilleure ? La réponse à cette question se trouve
dans Galien. Cet auteur dit précisément à propos de l'hystérie :
« Il faut attacher peu d'importance à ces contestations, attendu que
les médecins ont bien assez à faire à s'occuper des circonstances qui
ont rapport à l'hystérie, sans s'amuser à perdre leur temps dans des
disputes sur les mots. » Il faut savoir qu'avant cet auteur, il s'était
élevé de très longues discussions sur la question de savoir si l'on
devait appeler les parties de la génération, matrice ou vulve, et si
l'on devait les nommer au singulier, comme le voulaient certains
médecins, ou au pluriel, comme l'avaient fait d'autres auteurs.
D'ailleurs, les essais de nomenclature tentés jusqu'à présent ne
paraissent pas, comme on le voit, avoir assez réussi pour engager à
en faire d'autres. J'adopterai donc le terme d'*hystérie*, parce que
c'est celui qui a été employé le premier, parce qu'il est le plus généralement usité, parce que tout le monde le connaît, et enfin parce que
j'espère qu'avec le temps il aura perdu sa valeur étymologique et
deviendra tout simplement un nom propre, comme *or*, *fer*, *plomb*.

PREMIÈRE PARTIE.

ÉTIOLOGIE.

GÉNÉRALITÉS SUR L'ÉTIOLOGIE.

L'étiologie ne semble avoir été considérée par certains auteurs que comme une question de pure curiosité et comme le complément en quelque sorte obligé de l'histoire des maladies ; aussi ne paraissent-ils s'en être occupés que par une sorte d'acquit de conscience, et dans la seule vue de compléter le cadre qu'ils avaient à remplir.

Ces médecins commettent évidemment une grave erreur ; car les données étiologiques constituent, dans bien des cas, la branche de la nosologie qui jette le plus de clarté sur la nature des maladies ; c'est d'elle que découle directement la prophylaxie.

Les anciens avaient si bien senti cette vérité, que sous le nom de *causes prochaines* ou de *causes conjointes*, ils comprenaient dans l'étiologie, la recherche de la nature intime des affections morbides.

L'hystérie est certainement l'un des états pathologiques auxquels les réflexions qui précèdent peuvent le mieux s'appliquer. On verra par les détails qui vont suivre, jusqu'à quel degré l'étiologie peut servir à éclairer la nature si peu connue de cette maladie.

Mais pour que l'étude des causes de l'hystérie donne tout ce qu'elle est susceptible de produire, il faut qu'elle soit convenablement dirigée ; si, à l'exemple de ce qui s'est fait jusque dans ces derniers temps, cette étude se borne à ne prendre en considération que les faits qui cadrent avec les théories reçues, et à négliger les autres ; si elle ne tient compte que des faits saillants qui présentent quelques particularités intéressantes, en laissant de côté ceux qui paraissent trop simples, et si, par-dessus tout, cette étude n'est faite qu'en vue de confirmer une hypothèse, il y aura toutes probabilités qu'elle conduira à des conséquences fausses.

Si, au contraire, les recherches étiologiques se font à l'aide d'un grand nombre de faits recueillis tels qu'ils se présentent et sans idées préconçues, si on enregistre tous ceux qui appartiennent à la même maladie sans se préoccuper de leur signification définitive; si, enfin, leur dépouillement est attentivement fait, il en résultera un ensemble à l'aide duquel l'étiologie ne peut manquer de jeter de la lumière sur les questions qu'elle doit élucider.

Depuis l'époque la plus reculée de l'antiquité jusqu'à nos jours, les médecins ont suivi la première de ces deux méthodes pour faire l'étude de l'hystérie, et ils sont arrivés à conclure que cette maladie dépendait directement des organes génitaux, dont, selon les uns, les besoins n'avaient pas reçu la satisfaction voulue par la nature, et dont, selon les autres, l'activité vitale était élevée au-dessus de son type normal.

Les premiers, c'est-à-dire la très grande majorité des écrivains, depuis Hippocrate jusqu'à Louyer-Villermay, ont trouvé dans leurs recherches d'étiologie, que les conditions favorables au développement de l'hystérie, se rapportaient toutes, soit à l'exubérance d'une prétendue liqueur spermatique muliébrale, ou à celle du sang menstruel, soit au défaut d'écoulement de l'un ou de l'autre de ces deux fluides.

Les seconds, qui datent de la doctrine de Broussais, ont au contraire déduit de leur travaux, que ces conditions étaient toutes des circonstances qui devaient augmenter l'activité physiologique ou pathologique des organes génitaux. Ces deux résultats sont, comme on le voit, loin de marcher parallèlement l'un à l'autre.

La seconde méthode d'observer n'a encore été suivie, relativement aux affections hystériques, que par deux auteurs, Georget (1) et M. Beau (2).

Placé dans des circonstances favorables, j'ai continué dans le même esprit que mes deux devanciers, les recherches qu'ils avaient commencées. Georget et M. Beau n'avaient eu à leur disposition que des matériaux trop peu nombreux pour amener une conviction, et les résultats de leurs investigations, bien que pris d'après nature, se trouvaient être dans la science comme des pierres d'attente. Plus heureux, j'ai pu recueillir quatre cent trente observations d'hystérie sur des malades entrés dans mon service de l'hôpital de la Charité, pendant un laps de dix années.

____

(1) *Recherches sur les maladies du système nerveux*, à la suite de sa *Physiologie du système nerveux*. Paris, 1821, t. II, p. 181 et suiv.

(2) *Traité expérimental et clinique d'auscultation*. Paris, 1856, p. 431 et suiv.

Le lecteur verra que cet ensemble de faits recueillis à des époques très différentes, et par des observateurs qui n'avaient aucun rapport entre eux, concordent très exactement.

Il existe en pathologie une division des causes des maladies, qui est bien ancienne, mais qui n'en a pas moins continué à recevoir l'assentiment presque général, c'est celle qui consiste à distinguer les conditions sous l'influence desquelles se produisent les maladies, en causes prédisposantes et en causes déterminantes. Comme elle paraît être la plus propre à mettre en évidence les faits qui se rapportent à la production de l'hystérie, j'ai cru devoir l'adopter, tout en reconnaissant que cette division est arbitraire, et que dans certaines circonstances les deux ordres de causes se confondent en un seul; la cause prédisposante pouvant très bien, par sa durée, devenir cause déterminante et provoquer directement l'hystérie, sans l'intervention d'aucune circonstance nouvelle capable de jouer le rôle de cause déterminante.

Dans la revue étiologique que je vais passer, je commencerai, en traitant chaque sujet, par exposer les opinions émises par les auteurs et admises dans la science, puis j'y opposerai les résultats des nouvelles recherches; je présenterai ainsi successivement sur chaque matière, les opinions et les faits; le lecteur sera de cette manière mis à même de juger de quel côté se trouve la vérité.

CHAPITRE PREMIER.

CAUSES QUI PRÉDISPOSENT A L'HYSTÉRIE.

Il est unanimement reconnu que l'économie animale présente, soit par le fait de son état dynamique, soit par celui du mode d'être de ses tissus et des liquides qui les abreuvent, une tendance à subir certaines modifications physiologiques ou pathologiques de préférence à certaines autres; qu'en un mot, il existe des dispositions organiques qui rendent aptes à contracter certaines maladies; c'est là ce qu'on nomme actuellement la *prédisposition*, et l'on donne avec raison le nom de *causes prédisposantes*, à l'ensemble des circonstances qui développent ou qui favorisent ces tendances spéciales.

Sydenham, Raulin, Whytt, ont eu les premiers le mérite d'insister sur cette vérité : que l'hystérie est une maladie qui ne peut guère se produire qu'avec le concours de deux ordres de causes, les unes ayant pour effet de modifier l'économie et de la prédisposer à subir certaines influences déterminées, et les autres venant exercer ces influences.

On doit aux recherches de Georget et de MM. Cerise, Gintrac et Gaussail, d'avoir établi d'une manière péremptoire que la prédisposition joue un grand rôle dans la production des maladies qui dépendent de la surexcitation nerveuse; or, parmi ces maladies, l'hystérie est précisément l'une de celles où cette prédisposition a l'influence la plus prononcée; c'est à ce point qu'on pourrait, en quelque sorte, poser comme axiome, que l'hystérie ne peut pas éclater sans l'existence préalable et plus ou moins prolongée de l'une quelconque des causes prédisposantes.

L'expérience démontre en effet qu'il est des sujets qui, grâce à leur mode d'organisation et à leur mode de sensibilité, sont réfractaires à l'hystérie. On voit des femmes qui ont été, pendant une grande partie de leur vie, soumises à toutes les causes de chagrin et à toutes les préoccupations de l'esprit, sans avoir jamais présenté de phénomènes hystériques; on sait que l'une des deux moitiés de l'espèce humaine ne subit les atteintes de l'hystérie que par exception. Il existe au contraire des sujets chez lesquels cette maladie se développe à l'occasion de la cause accidentelle la plus légère. J'ai vu une jeune fille de treize ans dont la santé, jusque-là très bonne, fut brusquement troublée par une simple surprise que des enfants, par manière de jeu, lui avaient fait éprouver dans un escalier obscur. Cette jeune fille fut prise à l'instant même d'une attaque de convulsions hystériques qui se répéta très fréquemment pendant un temps assez long. Enfin, j'ai recueilli l'observation de plusieurs femmes chez qui la première attaque de convulsions hystériques n'avait été précédée de l'action d'aucune de ces causes qui provoquent ordinairement les attaques hystériques; chez elles tout avait jusque-là consisté dans une disposition organique spéciale.

En général, l'hystérie ne se développe guère, qu'à la condition de l'existence préalable d'un mode spécial d'être de l'économie, apporté en naissant, ou produit par l'action des causes prédisposantes.

Parmi les 430 hystériques sur lesquelles j'ai pu avoir des renseignements suffisants, il s'en trouvait à peine une vingtaine chez lesquelles il n'y avait pas eu de causes prédisposantes appréciables.

Sous la dénomination de *causes prédisposantes*, je comprendrai les influences que peuvent exercer : 1° le sexe, 2° l'âge, 3° l'état de santé des parents, 4° la constitution physique et la disposition morale, 5° les climats, 6° la position sociale, 7° le lieu ou l'éducation s'est faite, 8° le mode d'éducation, 9° le mode d'alimentation, 10° les professions, 11° les passions, 12° la continence, 13° l'état de la menstruation, 14° les maladies antécédentes, et notamment celles des organes génitaux, 15° enfin l'état de santé dans lequel se trouvaient les femmes avant le moment où les causes determinantes ont commencé à agir.

ARTICLE PREMIER:

INFLUENCE DU SEXE.

Il est tout naturel que les médecins qui regardaient l'utérus comme le siége exclusif de l'hystérie aient pensé que cette maladie était l'apanage exclusif de la femme, et que, depuis Hippocrate jusqu'à nos jours, la grande majorité des auteurs ait constamment prétendu que les hommes ne pouvaient pas devenir hystériques.

Une erreur aussi prolongée sur un point de fait très facile à éclaircir, montre dans quel esprit l'observation se pratiquait alors. Cette unanimité d'opinion pour consacrer une erreur, prouve qu'on n'observait réellement pas, et qu'on se bornait seulement à tenir compte des faits qui se trouvaient d'accord avec les idées régnantes.

Aujourd'hui même, dans les ouvrages les plus complets sur l'hystérie, c'est-à-dire dans ceux de Louyer-Villermay, de M. Dubois (d'Amiens), de M. Landouzy et de M. Monneret, l'existence de l'hystérie chez l'homme est encore mise en doute.

Les divers auteurs opposaient à la possibilité de l'existence de l'hystérie chez l'homme, une foule de difficultés scolastiques qu'il est inutile de discuter à présent où les faits sont assez nombreux et assez patents pour trancher la question.

MM. Monneret et Fleury (1) disent que si l'on a cru avoir rencontré l'hystérie chez l'homme, c'est qu'on a confondu avec cette maladie des phénomènes nerveux qui avaient quelque rapport avec elle. Pour admettre une opinion qui, disent ces auteurs, a si peu de partisans, il faudrait qu'on eût présenté des observations offrant l'ensemble complet des phénomènes caractéristiques de l'hystérie, ce qui, selon eux, n'a pas encore eu lieu.

____

(1) *Compendium de médecine pratique.*

Cette supposition me paraît mal fondée, car rien n'autorise à croire que les médecins dont je vais plus loin citer les noms, se soient trompés. Leurs observations sont, à la vérité, incomplètes; seules, elles ne prouveraient pas suffisamment le point en litige, mais, appuyées sur des observations plus complètes, elles prennent de la valeur.

. M. Landouzy dit qu'après avoir recueilli tous les faits qui ont été présentés par les divers auteurs, comme des cas d'hystérie chez l'homme, et, qu'après les avoir soumis à un examen sévère, il a trouvé que sur les trente exemples qu'il a pu rassembler, une moitié au moins, ou se réduisait au simple énoncé du fait, ou manquait de détails suffisants, tandis que l'autre moitié se composait de faits dont le récit, quoique un peu plus détaillé, était ou insuffisant, ou laissait à penser qu'il pouvait y avoir eu quelque erreur de diagnostic. En définitive, il n'existerait, selon cet auteur, que quatre à cinq faits dans lesquels on trouverait, à la vérité, une grande analogie entre les symptômes observés et ceux que présentent les attaques hystériques. Mais comme dans tous ces faits il manque encore quelque chose, il serait, selon cet auteur, permis, à un médecin sévère, d'hésiter à les admettre comme des faits évidents d'hystérie.

Il faut en convenir, c'est une sévérité bien grande; mais il est aisé de comprendre l'importance que mettent ces écrivains à l'admission de l'hystérie chez l'homme. Considérant l'utérus comme le point de départ unique de la maladie, l'existence de cette névrose chez les sujets du sexe masculin, est la ruine complète de leur théorie.

Malgré toutes ces dénégations, l'homme peut être atteint par l'hystérie, et les faits qui le prouvent ne sont pas rares; la prévention seule a pu empêcher de les reconnaître.

Ch. Lepois, qui le premier porta le flambeau de l'observation sur les données traditionnelles qui avaient eu cours jusqu'à lui en fait d'hystérie, et qui le premier aussi cessa de rattacher cette maladie à l'utérus, Ch. Lepois, ne fut pas longtemps sans constater que l'hystérie pouvait se rencontrer chez l'homme : *Hysterica symptomata omnia, viris cum mulieribus sunt communia*, disait-il. Il paraît qu'Arétée et Galien eux-même avaient admis ce fait; après eux Willis, Highmore, Sydenham, Stahl, Dumoulin, Raulin, Lorry, Sylvius de Lebœ, Morgagni, Boerhaave, Van-Swieten, Cheyne, Ridley, Tissot, Ettmuller, Cullen, Maisonneuve, Pomme, Haller,

Leroy, Gardien, Hellis, Georget, Colombat, Ollivier d'Angers,
Sandras, Brachet, MM. Andral, Billod, Girard, Cerise, Conolly,
Watson, Trolliet, Monet, Copland, Forget, Gendrin, Trotter, Pinel,
Piorry, F. Voisin, Favrot, Briffaut, Schutzemberger, Vigla, Mou-
chet, Desterne, Legoarand, ont été d'opinion que l'hystérie pouvait
atteindre l'homme, et le plus grand nombre d'entre ces auteurs
avait constaté le fait par expérience et avait vu des hommes
atteints d'hystérie.

Louyer-Villermay lui-même, tout en assurant que l'homme ne
peut pas devenir hystérique, parce que, dit-il, il n'a pas d'utérus,
avoue néanmoins qu'il peut avoir des affections nerveuses très
singulières, et même des accès convulsifs analogues à ceux qui
constituent l'hystérie.

Il est évident qu'il ne faut pas chercher un tableau complet des
phénomènes de l'hystérie dans les auteurs qui vivaient à des époques
où quelques traits plus ou moins saillants suffisaient à caractériser
un état pathologique. Jusqu'à un temps assez rapproché de nous,
tout ce qu'on connaissait de l'hystérie se bornait à savoir que cette
maladie provoquait l'oppression à l'épigastre, la sensation d'une
boule qui montait de l'abdomen à la gorge, la strangulation au
col et des attaques convulsives avec perte de connaissance. Nécessairement les auteurs qui, pendant tout ce temps, ont rapporté des
exemples d'hystérie chez l'homme, ont dû se borner à ne parler que
de ces phénomènes qui leur semblaient caractéristiques. Néanmoins,
malgré tout ce que ces observations ont d'incomplet, les traits
principaux sont tellement évidents dans plusieurs d'entre elles,
qu'elles ne laissent matière à aucun doute.

Dans ces dernières années, les auteurs ont mis moins de concision
dans leurs relations; ils ont donné des histoires d'hystérie chez
l'homme qui laissent peu à désirer.

Ainsi, on trouve dans le *New-York medic. Times* (décembre 1854)
la relation d'un cas d'hystérie qui s'était développé chez un homme
nerveux, à la suite d'affections tristes. Cet homme avait eu des
attaques convulsives complétement semblables à celles que provoque l'hystérie, et ces attaques étaient suivies de rires inextinguibles,
d'éructations et d'urines abondantes.

De son côté, M. Toulier (1) a rapporté le fait suivant: « Un homme
blond, d'un tempérament lymphatico-nerveux, qui avait eu, vers

____

(1) *Gazette méd. de Lyon*, janvier 1754.

l'âge de vingt ans, une attaque hystérique survenue immédiatement après un coup de bâton sur la nuque, fut pris, sans cause à
lui connue, à l'âge de quarante-cinq ans, d'une série d'attaques
hystériques semblables à la première, au nombre de cinq à six par
jour. Les attaques commençaient par une douleur à la nuque ; cette
douleur était suivie de bourdonnements d'oreilles, de vertiges et
de fortes céphalalgies ; puis survenaient une sensation de malaise
et de constriction à l'épigastre, puis une boule qui montait à la gorge
y provoquait de la strangulation, revenait à l'épigastre et se portait à
la nuque en oscillant ainsi durant tout le temps de l'accès. Après
la sensation de boule, se produisaient des convulsions avec mouvements dans tous les sens ; la connaissance était conservée, mais la
parole était impossible. A la fin de l'accès, il y avait quelques
pleurs et un sentiment de brisement général. Les attaques duraient
de quelques minutes à une demi-heure. Il y en eut pendant huit à
dix jours ; elles furent complétement arrêtées par les antispasmodiques.

M. docteur Alègre (1) rapporte, sous le titre d'*hystérie chez
l'homme*, un fait qui a quelque analogie avec le précédent. Il s'a-
git d'un ancien militaire, âgé de trente-cinq ans, qui n'avait jamais
éprouvé d'affections nerveuses et qui, à la suite d'un refroidissement fort intense, fut pris d'une sorte de paralysie avec rigidité
des membres, laquelle s'accompagnait d'attaques convulsives ayant
lieu de temps en temps, et présentant les apparences suivantes :
face pâle, avec air de souffrance, bouche légèrement déviée à
droite, langue mobile et néanmoins prononciation très difficile,
paupières à demi closes par une contraction spasmodique de l'orbi-
culaire, contraction continue et douloureuse des muscles de la face,
du col, du tronc, des membres supérieurs et de la paroi antérieure
de l'abdomen, contractions, qui rendent ces parties rigides et dures.
L'épigastre n'est pas douloureux, mais de temps en temps il survient une constriction énergique vers l'ombilic, la main qui
presse le ventre sent une sorte de tumeur située derrière les parois
abdominales, montant du bas-ventre vers l'épigastre où elle provoque des nausées et des vomissements, passant derrière le sternum,
reparaissant ensuite au col, où elle produit la strangulation et une
altération notable des traits de la face ; puis l'accès cessait et n'était

(1) *Gazette méd. de Paris*, 1836, p. 761.

pas suivi de fièvre. Un traitement par le sulfate de quinine, et l'application du froid sur la tête firent cesser les accès.

Je ne rapporte ce fait qu'avec réserve, car je n'y trouve d'apparence hystérique que dans la sensation de globe ascendant, ce qui, à mon sens, ne suffit pas pour constituer l'hystérie d'une manière incontestable ; cependant, comme en le rapprochant du précédent il acquiert une certaine valeur, j'ai cru devoir le mentionner.

M. Bouneau (1) rapporte le fait suivant qui avait passé sous les yeux de Breschet : Rosès, âgé de quarante-sept ans, homme petit, maigre, faible, s'est livré à la masturbation dans son enfance et a fait plus tard de grands excès avec les femmes ; il est pris depuis un an de petites attaques qui commencent par des picotements dans les membres, avec malaise général ; puis arrivent de la tuméfaction de l'abdomen, une boule qui monte et descend plusieurs fois en quelques minutes du ventre à l'épigastre, une accélération de la respiration, une constriction à la gorge, quelques cris et quelques soupirs, des mouvements involontaires des membres, et à la fin une sensation voluptueuse comme celle du coït, à la verge. Ce malade avait de l'anesthésie de toute la peau et de l'affaiblissement des membres inférieurs. Le moindre frottement de la chemise contre le pénis provoquait des attaques ; ces attaques revenaient surtout le soir.

On trouve dans la thèse de M. Legoarent (1853) et dans celle de M. Desterne (1852) des faits encore plus concluants observés par ces deux médecins.

Enfin j'ai vu moi-même un certain nombre de faits d'hystérie chez l'homme, qui sont de nature à convaincre les esprits les plus difficiles, et à fixer définitivement ce point contesté. Je les présenterai aussi complets qu'on puisse le désirer : car, outre les phénomènes universellement reconnus comme étant caractéristiques de l'hystérie, ils présentent d'autres phénomènes encore plus pathognomoniques dont la connaissance date de ces derniers temps.

1re Observation (2). — *Hystérie simple dans laquelle il n'y a que deux attaques.* — Ernest Langlois, boulanger, âgé de vingt-cinq ans ; homme d'une bonne constitution, d'un tempérament nerveux, et né de parents qui ont été exempts d'affections nerveuses. Il est fort impressionnable, a l'esprit

---

(1) Thèse sur l'hystérie, 1817.
(2) *Observ. d'un cas d'hystérie chez l'homme.* Thèse de M. Bastien soutenue le 20 novembre 1855.

très romanesque, pleure facilement et est toujours fort ému quand il va au spectacle. Sa santé est habituellement assez bonne. A l'âge de vingt-deux ans, il a éprouvé des accidents nerveux, qui sont survenus dans les circonstances suivantes :

Ayant un jour reçu chez lui, et malgré lui, une femme avec laquelle il avait eu autrefois des relations, il s'ensuivit une contestation très vive qui lui causa beaucoup d'émotion ; à l'instant même il eut une attaque de nerfs avec perte de connaissance et convulsions assez fortes pour qu'il ait fallu l'assistance de plusieurs personnes destinées à le maintenir. L'attaque dura quinze à vingt minutes, et quand la connaissance revint, il y eut des pleurs et des sanglots pendant un laps de temps assez long, puis de la céphalalgie et du brisement des membres. Le lendemain, il survint une sorte de paralysie presque complète du sentiment et du mouvement, dans la moitié gauche du corps. Cette paralysie se dissipa complétement au bout de cinq ou six jours, et cet homme put reprendre son travail.

Trois ans après cet événement, il entra vers les premiers jours de novembre 1854, dans le service de M. le professeur Laugier, à l'hôpital de la Pitié, pour une tumeur formée par un kyste sanguin du volume d'une grosse noisette, situé sous l'oreille gauche ; ce kyste fut incisé, il y survint de l'inflammation, laquelle en s'étendant aux parties voisines, amena quelques troubles nerveux, tels que des douleurs assez vives, des bourdonnements d'oreilles, des sifflements, et une demi-surdité de l'oreille gauche. En même temps il se produisit une suppuration assez abondante autour du conduit auditif externe. Au bout d'une vingtaine de jours, la suppuration avait cessé, la plaie était presque cicatrisée, il ne restait plus que les troubles de l'audition desquels il vient d'être fait mention, et le malade se disposait à sortir de l'hôpital, lorsque le 28 novembre, après un bain trop chaud, il fut, en sortant de la baignoire, pris d'étourdissements, de sueurs froides, de perte de connaissance, puis de convulsions pendant lesquelles il se débattait, donnait des coups aux assistants et se cramponnait après les corps environnants ; il semblait éprouver beaucoup de strangulation à la gorge, car il y portait à chaque instant les mains comme pour se débarrasser de quelque chose qui le gênait. Il n'y avait pas d'écume à la bouche. L'accès s'était terminé par des pleurs et par des sanglots. Quelques heures après l'attaque, il y avait encore un sentiment de gêne et de strangulation, une sensation analogue à celle que produirait un globe qui monterait de l'épigastre vers le col et une douleur vive à l'oreille gauche.

Le lendemain on trouva le malade dans une sorte d'état extatique ; il ne répondait pas aux questions, tout en les comprenant ; de temps en temps il éprouvait un accès de strangulation pendant lequel il portait fréquemment les mains à la gorge comme pour en arracher quelque chose ; il éprouvait la sensation du globe hystérique. Cette sensation revenait fréquemment ; elle partait de l'estomac, montait jusqu'à la gorge en faisant éprouver beaucoup de douleurs, et se terminait par une attaque de strangulation. Il y avait en même temps plusieurs points douloureux. L'un deux, qui siégeait au niveau de l'apophyse épinière de la quatrième vertèbre dorsale, était si prononcé que la pression y causait une douleur qui faisait que le malade se tordait, s'agitait, avait la figure convulsivement contractée, et qu'il avait alors de véritables convulsions hystériques. Un second point existait au niveau de l'apophyse épineuse de la première vertèbre lombaire. Un troisième se faisait sentir au niveau des fausses côtes droites. Tout le côté gauche du corps était le siége d'engourdissements, de pincements, et de fourmillements qui finirent par se transformer en des crampes fort douloureuses. Il n'y avait pas de fièvre.

Le troisième jour, on s'aperçut que tout le côté gauche du corps était hyperesthésié. La sensibilité spéciale des organes des sens de ce côté était exaltée ainsi que la sensibilité de tact. Les pressions, les pincements et les piqûres étaient douloureusement ressenties. Il y avait des douleurs spontanées dans ce côté. Les spasmes et les mouvements convulsifs avaient diminué. Potion antispasmodique, lavement avec asa fœtida.

Le quatrième jour, l'hyperesthésie du côté gauche diminua graduellement et se transforma en une anesthésie complète. La sensibilité de tact de l'oreille, de la conjonctive, de la fosse nasale, de la bouche et de la langue du côté gauche, se trouvait complétement abolie. La pression, le pincement, la piqûre, n'étaient aucunement ressentis; la faculté de chatouillement n'y existait plus; l'œil cependant voyait assez bien, mais il n'y avait plus ni ouïe, ni odorat, ni goût à gauche, l'anesthésie de tout le côté gauche du corps était complète, néanmoins les muscles se contractaient assez bien. La douleur des points sus-indiqués persistait, et par la pression elle pouvait aller jusqu'à provoquer une sorte d'attaque hystérique. Cependant la boule hystérique revenait moins souvent, et la strangulation à la gorge diminuait notablement. Il n'y avait point de fièvre, le pouls était à quarante-cinq pulsations par minute.

Le cinquième jour, il y eut de l'amélioration; les points hyperesthésiés étaient devenus moins douloureux, l'anesthésie du côté gauche avait diminué, et la langue était redevenue légèrement sensible. Apparition d'un zona au côté gauche de l'abdomen. Potions antispasmodiques.

Le sixième jour, le côté gauche, fut repris d'une légère hyperesthésie, la névralgie de l'oreille reparut, ainsi que la boule hystérique. Mouche d'opium sur le trajet névralgique de l'oreille.

Les choses se maintinrent dans le même état pendant quatre jours; on donna des opiacés qui n'amenèrent aucun résultat. Ils furent remplacés par le sulfate du quinine à la dose d'un gramme par jour, lequel produisit une diminution graduelle des accidents.

Enfin, le seizième jour, le malade, qui se trouvait en bon état, sortit de l'hôpital. On constata à ce moment que l'ouïe était restée très dure à gauche, qu'il y persistait des bourdonnements, que le goût n'était pas encore complétement rétabli, mais que partout ailleurs il n'y avait plus ni anesthésie ni hyperesthésie. La sensibilité et la contractilité étaient revenues à l'état normal; seulement le malade avait perdu dans tout le côté gauche la sensibilité au chatouillement.

Ce fait n'a besoin d'aucun commentaire; il est bien évident que le malade duquel il est question a eu deux attaques qui ont présenté tous les phénomènes caractéristiques des attaques hystériques, et qui furent suivies des hyperesthésies et des anesthésies qu'on verra plus loin être en quelque sorte pathognomoniques de cette maladie.

On remarquera sans doute que les deux attaques se sont produites chacune sous l'influence de causes dans lesquelles les organes génitaux n'ont joué aucun rôle, et que, de plus, on n'a constaté pendant le cours de la maladie aucun accident ni aucun trouble qui pût être rapporté à ces organes.

Le cas précédent offrait l'exemple d'attaques hystériques passagères, le suivant est un modèle de l'état hystérique permanent.

2ᵉ OBSERVATION. — *Hystérie permanente simple et complète*. — Laroche (Émile), cuisinier, âgé de vingt-neuf ans. C'est un homme de force médiocre, d'un tempérament lymphatico-nerveux, ayant la peau blanche, les cheveux châtains et le teint pâle ; il est d'un caractère gai, mais très impressionnable.

Sa santé a été bonne jusqu'à l'âge de douze ans ; il n'était sujet à aucun malaise. A cet âge il entra en apprentissage, y fut mal nourri et devint sujet à vomir ses aliments. Ces vomissements avaient lieu aussitôt le repas, comme chez les sujets hystériques ; ils continuèrent pendant les trois ans que dura son apprentissage. Il était alors fort maigre.

Plus tard il fut mieux nourri, eut moins de fatigue, et alors les vomissements cessèrent, et la santé se maintint jusqu'à l'âge de dix-huit ans.

A cette époque, il devint sujet à des pertes séminales qui ont continué jusqu'à présent, quoiqu'il ait usé, dit-il, assez largement des femmes.

De dix-huit à vingt-quatre ans, sa santé est restée assez bonne, cependant il devint de plus en plus impressionnable, sans qu'il pût rapporter cela à aucune cause appréciable autre que les pollutions.

A l'âge de vingt-quatre ans, en 1849, il venait de voir mourir dans ses bras un de ses amis atteint du choléra, et en avait été fort ému ; ce même jour, accablé par la chaleur d'une journée d'orage qui l'avait beaucoup fatigué, il fut brusquement pris de sa première attaque convulsive. Pendant les trois mois qui suivirent, il eut presque tous les jours des attaques semblables, puis peu à peu elles s'éloignèrent, et actuellement, en mars 1854, il ne les a plus que tous les quatre ou cinq jours. Ces attaques ont habituellement lieu dans la soirée, et très rarement à d'autres moments. Dans les premiers temps elles venaient spontanément ou se produisaient pour la cause la plus légère. Plus tard, elles apparurent moins facilement, ayant le plus souvent lieu sous l'influence des émotions et des contrariétés ; cependant elles ont été encore quelquefois spontanées. Le coït les provoque très rarement.

Ces attaques sont toujours précédées, pendant une heure environ, de malaise général et de céphalalgie ; puis surviennent, pendant quinze ou vingt minutes, des vertiges, des étourdissements et du trouble de la vue ; enfin apparaissent une douleur dilacérante plus forte que celle que pourrait produire une incision, et la sensation d'une boule qui, partant de l'aine gauche, monte jusqu'à l'épigastre. La douleur est à peine arrivée en cet endroit, qu'il y a perte brusque et complète de connaissance ; alors cris, convulsions avec agitation dans tous les sens ; quelquefois il paraît une sorte d'écume à la bouche, et quand le malade revient à lui, éclatent des pleurs et des sanglots qui amènent toujours un grand soulagement ; à à ce moment il y a du délire.

Les attaques ont une durée qui varie de dix minutes à un quart d'heure ; quelquefois cette durée est plus longue, mais alors l'accès se compose d'une série de petites attaques séparées par un intervalle dans lequel il y a une sorte d'accablement comateux.

Après les attaques, il y a toujours un sentiment de brisement général, et notamment une douleur de constriction très vive à l'épigastre.

Cet homme n'a jamais fait de traitement ; il se borne à prendre de l'éther, dont il abuse.

Il est entré à la Charité le 2 mars 1854.

Je le visite avec M. Blin des Cormiers, et nous constatons que tout le côté gauche du corps est complétement insensible : il peut être piqué, pincé et tiraillé, sans que le malade le sente. La conjonctive de l'œil ganche est à peine sensible. Il y a perte à peu près complète de l'ouïe à gauche avec bourdonnements d'oreille, perte de l'odorat et du goût à gauche, perte de la sensibilité de tact de la peau de l'oreille gauche et des muqueuses nasale et buccale à gauche, anesthésie complète de la peau du côté gauche de la face, du tronc et des membres, qui est exactement limitée à la ligne médiane. La peau du scrotum et celle de la partie gauche du pénis sont insensibles, mais cette insensibilité s'arrête au prépuce, qui jouit, ainsi que le gland, de sa sensibilité normale.

Il existe à l'épigastre une douleur continuelle qui est exaspérée par la pression et par la marche, et sur laquelle l'ingestion des aliments a peu d'influence. L'appétit est conservé ; il n'y a qu'une légère dyspepsie.

On constate également l'existence d'une douleur au rachis entre les deux épaules, ainsi que dans la portion des muscles de la gouttière vertébrale gauche qui y correspondent. Cette douleur contourne l'angle inférieur du scapulum gauche, pour aller au niveau des fausses côtes gauches, se réunir à la douleur de l'épigastre. La pression du cordon testiculaire gauche ne provoque pas de douleurs, tandis que celle du testicule droit en produit.

Il n'y a point de susurrus dans les carotides.

Pendant quinze jours que ce malade a séjourné à l'hôpital, il a eu quelques-unes de ses attaques habituelles.

Il est sorti le 17 mars.

Cet homme a été observé avec soin ; on s'est mis à l'abri de toute supercherie de sa part. Tout ce qui ne se rapporte pas aux antécédents a été bien et dûment constaté. Les attaques ont eu lieu sous les yeux de personnes habituées à voir des hystériques, de sorte qu'on peut regarder le fait comme constant. Il est inutile de s'appesantir sur chacun des détails dont il se compose; je me bornerai seulement à faire remarquer que, comme dans le cas précédent, outre les symptômes caractéristiques des attaques d'hystérie, il s'y joignait les phénomènes d'anesthésie et d'hyperesthésie qui sont particuliers à l'état hystérique, et sur lesquels, pour cette raison, j'ai beaucoup insisté. On ne regardera pas la présence de cette sorte d'écume à la bouche qui a été notée chez ce malade comme le caractère d'une attaque d'épilepsie, car cette écume était peu abondante. On verra plus loin qu'on trouve quelquefois l'écume à la bouche chez des hystériques qui, pendant leurs attaques, sont pris de râlement et de strangulation intense à la gorge. D'ailleurs il n'y avait chez cet homme aucun signe d'épilepsie.

Il est possible que chez lui les organes génitaux aient joué un certain rôle dans la production de la maladie; mais il est impossible de leur rapporter la maladie tout entière, car il y avait eu des vomissements évidemment nerveux longtemps avant que les organes génitaux eussent donné le moindre signe de dérangement.

L'observation suivante offre un troisième exemple d'hystérie simple, mais néanmoins très évidente.

3ᵉ OBSERVATION. — *Hystérie simple avec attaque.* — Derue, mécanicien, âgé de dix-huit ans, élevé à la ville. Père et mère bien portants, et n'ayant jamais eu d'attaques hystériques. Il n'existe dans sa famille, ni hystérie, ni rhumatisme, ni chorée, ni folie.

Cet homme est d'un tempérament nervoso-sanguin, d'une taille moyenne, d'une constitution en apparence chétive, mais très solide. Son intelligence est remarquable. Il a toujours été très impressionnable et très irritable.

Jusqu'à l'âge de seize ans, il n'a jamais été malade, et n'avait jamais eu d'accidents hystériques. A cet âge, il s'aperçut que son ventre se ballonnait peu à peu, qu'il se développait une grande sensibilité à l'épigastre et des douleurs très vives dans les intestins. On crut à cette époque à une péritonite chronique.

La douleur épigastrique s'est fréquemment accompagnée de distension brusque de l'abdomen, par le fait d'une production de gaz qui est devenue presque continuelle.

Vers l'âge de seize ans et demi, ce jeune homme fut pris de sa première attaque hystérique, à la suite d'un coït. Elle dura près d'un quart d'heure.

Peu à peu les attaques devinrent plus fréquentes et se reproduisirent tous les jours ou tous les deux jours.

La sensation de boule hystérique existait constamment, et la région temporale droite, dans un espace d'un pouce carré, était le siége d'une douleur très vive qui augmentait par la pression (clou hystérique).

Les attaques ont été, tantôt spontanées, tantôt provoquées. Mais une contrariété, une dispute, les provoquent ordinairement. Elles débutent par des pandiculations et par des bâillements, puis surviennent quelques convulsions des membres supérieurs et du trismus. Dès le début, l'intelligence n'est qu'embarrassée ; mais bientôt surviennent la perte de connaissance, et des convulsions générales. Quand les convulsions diminuent, le malade se met à parler de choses qui ont pu l'occuper, il se plaint constamment d'un poids sur la poitrine. L'attaque se termine habituellement par un sommeil profond ; au réveil, il y a des éclats de rire involontaires et incoercibles, mais pas de pleurs. Ces attaques ont ordinairement une durée de quinze à vingt minutes, mais quelquefois elles ont duré trois heures. Elles ont lieu indifféremment la nuit ou le jour. A la suite de l'accès, il y a de la fatigue qui dure toute la journée. On n'observe aucun trouble du côté de la sensibilité. Les conjonctives, les muqueuses nasale et buccale, sont également sensibles des deux côtés. La vue n'est pas affaiblie. L'ouïe n'offre aucun trouble. La douleur à l'épigastre est très vive et s'irradie un peu du côté gauche ; il n'y a pas de douleur à la pression des apophyses épineuses non plus qu'à celle des vertèbres dorsales et des gouttières vertébrales.

Les membres supérieurs ont conservé toute leur force, les membres inférieurs sont remarquablement affaiblis.

Au 20 avril 1856, l'état du malade est toujours le même, seulement les attaques reviennent plus rarement.

Ce fait offre encore un exemple non douteux d'hystérie avec attaques ; les phénomènes en sont caractéristiques. Il est évident que la maladie existait depuis six mois sous la forme de gastralgie hystérique, lorsqu'à l'occasion d'un coït éclata la première attaque convulsive. Le coït n'a évidemment été qu'une occasion de la manifestation d'une maladie qui existait auparavant ; aussi doit-on la regarder comme étant indépendante des organes génitaux.

Le fait suivant est destiné à montrer l'influence des émotions vives sur la production de l'hystérie.

4ᵉ Observation. — *Hystérie simple et complète.* — Tissier (Jean-Baptiste), âgé de trente-neuf ans, peintre en bâtiments, né de parents qui n'ont jamais eu d'affections nerveuses.

Cet homme est petit, assez musculeux, brun, d'un caractère autrefois calme et modérément impressionnable. Il est habituellement de bonne santé. Il a pris la profession de peintre à l'âge de douze ans, et n'a eu de colique de plomb qu'à l'âge de trente ans ; cette colique a été peu intense et ne s'est point accompagnée de phénomènes cérébraux. Il a été militaire depuis l'âge de vingt ans ; jusqu'à celui de vingt-quatre ans a été en Afrique, où il a gagné la fièvre intermittente et la dysenterie ; il assure n'avoir jamais eu le moindre accident nerveux.

En juin 1848, se trouvant, lors de l'insurrection de Paris, dans les rangs des insurgés, il fut pris par la garde nationale mobile, et fort près d'être fusillé ; on l'enferma dans l'un des forts qui environnent Paris, puis il fut transporté sur les pontons.

Au bout de huit à dix jours, à partir du début de ces événements, pendant lesquels il avait été vivement préoccupé, il fut pris de sa première attaque convulsive. Cette attaque fut précédée par des vertiges suivis d'un sentiment de pression à l'épigastre, puis d'une boule qui, partie de l'estomac, lui monta vers la gorge ; aussitôt il y eut perte de connaissance avec mouvements convulsifs sans écume à la bouche ; au réveil vinrent des pleurs et des sanglots, et enfin une sensation de brisement général avec céphalalgie se fit sentir pendant vingt-quatre heures. Il eut une deuxième attaque semblable à la première pendant qu'il était encore dans les forts détachés. La troisième n'eut lieu que plusieurs mois après.

Dans ces entrefaites il s'aperçut qu'il y avait une diminution notable de la sensibilité dans le côté gauche du corps, avec faiblesse musculaire des membres de ce côté, et qu'il était pris de pesanteur de la tête.

Depuis ce temps, il est devenu très violent ; il s'enivre souvent, n'a plus le goût du travail, et reste sujet à des attaques convulsives qui surviennent toujours à la suite de contrariétés, où d'excès de boissons. Ces attaques ont lieu quatre ou cinq fois par an.

Il fut apporté à l'hôpital de la Charité, le 16 octobre 1850, dans mon service, salle Saint-Louis, n° 1, pendant une de ces attaques arrivée à la suite d'une partie de débauche.

Le lendemain on observa chez lui les phénomènes suivants :

Anesthésie complète de la peau de tout le côté gauche du corps, membres et tronc ; les pincements et les piqûres ne sont pas sentis ; engourdissement et fourmillements de la main et du pied gauches ; faiblesse notable des muscles des membres de ce côté ; vue de l'œil gauche trouble, et conjonctive complétement insensible au contact d'une épingle ; ouïe, odorat et goût complétement nuls à gauche, sensibilité de tact complétement abolie du même côté dans l'oreille, dans la fosse nasale et dans la bouche. Douleur épigastrique augmentée par la pression, sensation constante de constriction de l'épigastre avec sentiment d'une boule qui remonte à la gorge. Douleur vive à la partie supérieure de la région dorsale du rachis, laquelle est augmentée par la pression ; pas de fièvre, bon appétit.

Cet homme a été soumis à la galvanisation localisée, et l'on a trouvé, 1° qu'à gauche, le courant galvanique n'était senti ni dans la peau ni dans les muscles ; 2° que cependant ces derniers avaient conservé toute leur contractilité.

Il y a eu pendant son séjour à l'hôpital plusieurs attaques convulsives semblables en tout aux précédentes et sans aucune apparence épileptique.

Les étourdissements préliminaires à l'attaque durent cinq à six minutes ; la perte de connaissance n'est pas toujours complète, et le malade entend ce qui se dit, mais le plus souvent elle est entière ; au début de l'attaque il y a quelquefois du délire et des rires sans motifs, puis arrivent les convulsions, et presque toujours l'attaque se termine par des pleurs et par des sanglots ; quelquefois plusieurs attaques se succèdent presque sans interruption.

On fait un traitement simple, qui est composé de bains sulfureux, de quelques opiacés et de la galvanisation localisée. La sensibilité de la peau est revenue promptement aux endroits galvanisés, et au bout de quelques jours, le malade veut sortir de l'hôpital.

A ce moment, on constate qu'il n'y a plus de céphalalgie ; que l'anesthésie des organes des sens, ainsi que celle de la peau du tronc et des membres de côté gauche, est restée la même, excepté à l'avant-bras et au bras, qui ont été galvanisés et où la sensibilité de la peau est presque revenue à l'état normal. Il reste actuellement une constriction habituelle à l'épigastre, de temps en temps une sensation de boule qui monte à la gorge, de fréquentes éructations pendant la digestion, et beaucoup de fourmillements et d'engourdissements dans la main et dans le pied gauches. Sorti de l'hôpital le 30 octobre.

Ce fait est un troisième exemple bien constaté et bien évident d'une hystérie permanente simple, mais complète tant sous le rapport de l'étiologie que sous celui de la symptomatologie.

On y trouve non-seulement les symptômes caractéristiques des attaques d'hystérie, mais encore les spasmes qu'on rencontre habituellement chez les hystériques hors le temps de leurs attaques, ainsi que les phénomènes d'anesthésie et d'hyperesthésie qui ne se sont rencontrés jusqu'à présent que dans l'état hystérique.

L'influence des organes génitaux ne peut être en aucune manière invoquée dans ce cas ; tandis que celle qu'ont eue les affections morales ne peut être niée.

L'observation suivante va présenter des accidents un peu plus complexes que dans les cas précédents, mais au milieu desquels il sera cependant facile de démêler les caractères de l'hystérie.

5ᵉ OBSERVATION. — *Hystérie avec existence d'une aura.* — Bongor (Léon), âgé de dix-huit ans, compositeur d'imprimerie, jeune homme de taille ordinaire, d'un embonpoint convenable, de tempérament lymphatico-sanguin, d'une nature très impressionnable.

Il a été bien portant jusqu'à l'âge de douze ans, époque à laquelle il devint compositeur. Ayant contracté l'habitude de porter fréquemment à la bouche ses doigts noircis par le métal des caractères d'imprimerie, son teint jaunit, il devint bientôt sujet à des coliques, à des vomissements et à de la céphalalgie ; on n'a pu savoir s'il y avait eu de la constipation. Ces malaises, qui durèrent trois ans, provoquèrent de l'amaigrissement, cependant il n'a fait aucun traitement ; mais, averti du danger qu'il courait, il cessa d'ingérer du plomb, en ne mettant plus les doigts à la bouche.

A l'âge de quinze ans, il fut pris d'une bronchite intense qui dura plusieurs mois. A peine était-il guéri de cette phlegmasie, qu'il fut pris brusquement et sans cause appréciable d'un accès de convulsion avec perte de connaissance. Cet accès se reproduisit les jours suivants, toujours pendant la nuit, et quelquefois à trois ou quatre reprises par nuit. Il existait de fréquents vomissements et une céphalalgie continuelle.

Il entra, dans cet état, à l'hôpital des Enfants malades où probablement ces accidents ne furent pas considérés comme saturnins, car il fut traité par les antispasmodiques, notamment par l'oxyde de zinc, par les frictions d'éther acétique, et par les bains sulfureux. Il sortit au bout de six mois à peu près dans un état semblable à celui dans lequel il était lors de son entrée ; seulement ses attaques convulsives étaient moins fortes, ne s'accompagnaient plus de perte de connaissance et avaient quelquefois lieu dans le jour.

Il resta chez lui, dans le même état de santé, pendant près de deux ans, n'exerçant plus sa profession.

En mai 1847, pris d'une pleurésie à droite avec épanchement pleurétique, il entra à l'Hôtel-Dieu, où le traitement dura trois mois, pendant lesquels il n'y eut aucune attaque de convulsions ; néanmoins il y avait souvent des engourdissements dans le bras droit.

A peine était-il convalescent de cette pleurésie, que sans aucune cause appréciable, les accidents convulsifs revinrent, et après deux mois de séjour chez lui, il entra à l'hôpital de la Charité le 27 septembre 1847, dans mon service, salle Saint-Louis.

Ce jeune homme est d'une assez belle apparence ; son teint est rosé, et il n'a pas l'air d'un malade ; cependant il éprouve les malaises suivants :

Céphalalgie gravative avec élancements non augmentés par le mouvement ; intelligence normale ; intégrité des fonctions des sens de la face, point d'affaiblissement dans les muscles de cette partie ; léger susurrus dans les carotides ; palpitations lors de la marche, cœur à l'état normal, état apyrétique. Légère douleur à la région épigastrique, augmentée par la pression et par la marche ; fonctions digestives à l'état normal, point de dyspepsie. Douleur au rachis entre les épaules, ayant son maximum au niveau de la sixième vertèbre dorsale, se prolongeant des portions correspondantes des gouttières vertébrales à droite et à gauche ; diminution notable de la sensibilité de la peau dans la moitié supérieure du dos à droite ; douleur assez vive dans les muscles de la partie supérieure du bras droit avec engourdissement et fourmillement de tout le membre ; léger affaiblissement de la contractilité des muscles de cette partie ; membre inférieur droit à l'état normal.

Presque toutes les nuits, et quelquefois pendant le jour, il y a dix à douze attaques convulsives. La première attaque est constamment précédée d'une augmentation de la douleur du bras gauche, laquelle va graduellement en croissant jusqu'au point de devenir presque intolérable ; elle est assez semblable à celle que produirait une très forte constriction et dure près d'un quart d'heure, puis tout à coup le malade jette plusieurs cris, et se laisse tomber à terre. Il éprouve une vive constriction à la gorge, et ne perd pas complétement connaissance. Il voit et entend, mais sans pouvoir parler, les muscles de la face se contractent convulsivement. Il ne paraît pas d'écume à la bouche, mais il y a de l'oppression, des palpitations, du roidissement comme tétanique des membres supérieur et inférieur du côté droit, et de la distorsion dans tous les sens. Le bras est très douloureux, il n'y a point de douleur dans le membre inférieur. L'accès dure un quart d'heure, se termine par des pleurs et par des sanglots, après quoi il reste un sentiment de fatigue et de prostration.

Traitement. — Large vésicatoire sur la partie du bras droit d'où part l'aura. Sous-carbonate de fer, bains ; trois portions d'aliments ; tisane amère, ammoniaque liquide dont la dose est portée jusqu'à 80 centigrammes par jour.

Malgré ce traitement, les attaques convulsives vont graduellement en augmentant, pour l'intensité et pour la fréquence, et l'on observe qu'à mesure que cette aggravation a lieu, à mesure aussi augmentent la céphalalgie, les vertiges, les bourdonnements d'oreilles, et les troubles de la vue.

On croit devoir substituer l'azotate d'argent à ce traitement dont l'insuffisance est manifeste, et l'on en élève la dose à 3 centigrammes par jour en 3 pilules.

Sous l'influence de ce médicament, les attaques se ralentissent et s'affaiblissent, et au bout d'un mois, au lieu de huit à dix, tant le jour que la nuit, il n'y en a même plus tous les jours, et la douleur du bras ne se fait plus sentir que quelques instants avant l'attaque. Le malade sort de l'hôpital le 15 novembre, après trois mois de séjour.

Durant son retour chez ses parents, les attaques ont été plus fortes et plus fréquentes ; il y en avait cinq à six par jour. En même temps il y avait une céphalalgie générale. Il rentre à la Charité le 9 décembre, et se trouve encore placé dans mes salles.

Il y a une céphalalgie continuelle et une sensation habituelle de malaise et de douleurs à l'épigastre, qui remontent le long du sternum jusqu'à la gorge ; là elles déterminent de la strangulation et la sensation d'un corps étranger dans le pharynx, ce qui rend la déglutition des aliments solides fort difficile.

On n'observe aucune autre altération de sensibilité ni de motilité dans le tronc et dans les membres. Le pouls est normal, il existe un embonpoint assez notable. Il y a du susurrus dans les carotides, et le tube digestif est à l'état normal.

Les attaques se produisent toujours de la même manière ; elles débutent toujours par une douleur vive dans les muscles de la partie moyenne du bras droit ; puis surviennent de l'étouffement avec palpitations et strangulation à la gorge ; puis des convulsions sans perte de connaissance, et à la fin de l'attaque, des pleurs et des sanglots.

On continue l'azotate d'argent 3 centigrammes, et le sous-carbonate de fer. Comme il ne se fait aucune amélioration, on administre l'indigo à la dose de 15 décigrammes, lequel n'amène aucun résultat avantageux.

L'appétit ayant été fort grand, on avait accordé beaucoup d'aliments ; mais comme on s'est aperçu que cette alimentation excessive augmentait la fréquence de ces attaques, on l'a diminuée, et alors les accès sont devenus plus rares.

Le malade, ennuyé, est de nouveau sorti de l'hôpital, ayant ses attaques, se plaignant toujours de céphalalgie frontale et temporale, de constriction à la gorge, de douleur à la région épigastrique et au niveau des côtes asternales à droite et à gauche, l'embonpoint étant encore assez prononcé. On l'a perdu de vue depuis ce temps.

Malgré les apparences qui pourraient faire supposer que ce fait est un cas d'affection saturnine, il est évident qu'il appartient à l'hystérie.

La profession du malade et ses habitudes des premières années de son exercice pourraient seules militer en faveur d'une maladie saturnine ; tout le reste appartient à l'hystérie.

1° Le séjour pendant six mois à l'hôpital des Enfants, où il a été traité au moyen des antispasmodiques, par des médecins habitués au diagnostic des maladies nerveuses.

2° Les phénomènes des attaques, qui sont ceux de l'hystérie, et non ceux de l'éclampsie ou de l'épilepsie.

3° Enfin les troubles permanents qu'on ne peut rapporter qu'à l'hystérie.

La multiplicité des attaques pourrait, aux yeux de quelques personnes, rendre le diagnostic incertain ; mais on verra plus loin des cas d'hystérie chez de jeunes filles, dans lesquels les attaques étaient aussi fréquentes qu'elles l'ont été chez ce jeune homme.

Enfin ce cas d'hystérie ne peut en aucune manière se rapporter aux organes génitaux.

Dans l'observation qui va suivre on trouvera des phénomènes assez complexes, mais au milieu desquels il est encore très facile de reconnaître ceux de l'hystérie.

6ᵉ Observation. — *Attaques hystériques chez un homme atteint de paralysie avec rigidité des muscles.* — Rendanne, âgé de vingt-neuf ans, peintre en décors, est né et a été élevé à la campagne. Sa mère, très impressionnable, éprouvait des troubles nerveux toutes les fois qu'elle avait des contrariétés, sans pourtant avoir d'attaques de nerfs. Il a plusieurs frères et sœurs qui sont bien portants. Dans son enfance, il n'était pas plus impressionnable que tout autre. Il est d'un tempérament lymphatico-sanguin, d'un embonpoint ordinaire, d'un caractère calme. Elevé au séminaire jusqu'à dix-huit ans, il y a vécu tranquille, et en est sorti pour être domestique, ce qui ne l'a pas contrarié.

A vingt-quatre ans il était en bonne santé, n'avait aucun sujet de tristesse et n'avait jamais rien éprouvé qui pût faire supposer qu'il serait atteint d'accidents nerveux, lorsque, en octobre 1851, pendant qu'il était occupé à décharger une voiture, et qu'il était en sueur, il survint une averse qui le mouilla. Il sentit vivement le froid, eut de la peine à se réchauffer et quelques heures après, se trouva pris d'un engourdissement général avec fourmillement dans les membres, bientôt suivi d'affaiblissement; ses jambes fléchissaient sous lui, les bras avaient perdu toutes leurs forces. De la fièvre s'y joignit, et enfin, au bout de quelques jours, se manifestèrent des attaques convulsives avec perte de connaissance, qui revenaient d'abord tous les douze ou quinze jours, puis tous les quatre ou cinq jours. La faiblesse musculaire augmenta graduellement, au point de constituer une sorte de paralysie générale avec rigidité des membres.

On n'a pu savoir quel traitement il avait suivi.

Entré à la Charité en janvier 1852, dans mon service, salle Saint-Louis, au bout de trois mois de maladie. On lui trouve une anesthésie de toute la peau, plus prononcée à gauche qu'à droite; un affaiblissement des membres tel, que cet homme ne peut soulever ses jambes et mouvoir ses bras qu'avec peine. Il existe une rigidité des membres qui les rend complétement roides. Il y a quelques douleurs sans gonflement au niveau des articulations des membres. Il y a des bourdonnements d'oreilles et de la surdité; la parole est difficile et embarrassée. Il existe une douleur habituelle à la région épigastrique. Pas de fièvre.

Tous les quatre à cinq jours survenait une attaque; celle-ci commençait par une douleur au front et aux tempes qui durait d'une à deux heures, et s'accompagnait d'étourdissements; puis, au bout de ce temps, survenait une sensation de compression à la région épigastrique qui durait huit à dix minutes et qui finissait par l'ascension d'une sorte de boule montant de l'épigastre au niveau du haut du sternum. Aussitôt il y avait sensation de constriction à la gorge, puis perte de connaissance, puis mouvements convulsifs avec beaucoup d'agitation dans tous les sens, un peu de distorsion des traits et de la déviation de la bouche, point d'écume. Ces convulsions, qui étaient bien celles des hystériques, duraient de dix minutes à un quart d'heure, revenaient quelquefois à plusieurs reprises, puis enfin cessaient, et au moment où la connaissance revenait, il y avait des sanglots et des pleurs; le tout se terminait par une céphalalgie avec sentiment de courbature, qui durait vingt-quatre heures.

Ces attaques arrivaient spontanément et n'étaient pas influencées par les affections morales. On administra la belladone à dose graduellement croissante, et l'on excita les membres à l'aide de la galvanisation.

Cet homme resta à l'hôpital pendant huit mois en s'améliorant graduellement; les attaques hystériques allèrent en s'éloignant et finirent par disparaître complétement au bout de six mois. L'anesthésie et la paralysie avaient aussi diminué graduellement, et lors de sa sortie, en septembre 1854, l'ouïe était complétement revenue, la parole était libre; il n'y avait plus de trace des paralysies du mouvement et du sentiment du côté gauche du corps.

Randanne a depuis ce temps été constamment en bonne santé ; il a occupé des postes peu fatigants et n'a été soumis à aucune affection morale.

Au mois d'août 1855 il était en très bon état de santé, lorqu'il reçut brusquement la nouvelle de la mort de son père : à l'instant même il fut pris d'une attaque convulsive avec perte de connaissance, et depuis ce moment cette attaque s'est reproduite tous les deux jours, vers six heures du soir, avec les mêmes caractères que précédemment. Comme il espérait toujours qu'elles cesseraient, il ne fit aucun traitement. Enfin, il fut pris de coliques avec diarrhée pour lesquelles il rentra de nouveau à la Charité le 17 décembre 1855, et fut encore placé dans mes salles.

Quelques jours d'un traitement approprié firent cesser la diarrhée, et il ne resta plus que son affection nerveuse.

Il n'y a pas d'hyperesthésies notables, l'épigastre seul est légèrement douloureux à la pression. Il n'existe aucun point anesthésié, il n'y a pas de paralysie ; la contractilité des muscles est à l'état normal. Toutes les fonctions se font convenablement.

Les attaques d'hystérie ont lieu d'abord tous les deux jours, vers six heures du soir ; elles ont la même forme que les précédentes, sont précédées d'étourdissement pendant une demi-heure ou une heure, puis il se manifeste une sensation de malaise et de compression à l'épigastre qui dure de dix minutes à un quart d'heure, après quoi une boule monte à l'épigastre et va jusqu'au niveau du larynx ; le cou se gonfle, et la perte de connaissance a lieu ; alors surviennent des convulsions précédées de plusieurs cris. Ces convulsions ont lieu dans tous les sens : le malade se roule, s'agite, se débat, frappe les corps voisins avec les mains et avec les pieds ; puis, au bout d'un quart d'heure, le calme se produit, et alors il y a des sanglots et quelques pleurs, puis de la céphalalgie et du brisement dans les membres pendant une journée.

On administre le sulfate de quinine à la dose de 60 centigrammes en solution tous les trois jours.

Les accès s'éloignent peu à peu, et au bout de deux mois ils n'ont plus guère lieu que tous les huit jours ; ils sont moins forts et moins longs que les premiers accès.

Le malade est actuellement, 1er mars 1856, encore en traitement et présente exactement les mêmes accidents.

Quelle que soit la nature de la maladie primitive, que les troubles soient dus à une influence directe sur les parties qui composent l'axe encépalo-rachidien, sur le névrilène des nerfs rachidiens, ou sur la substance nerveuse de ces prolongements, toujours est-il que les attaques convulsives ont offert tous les symptômes voulus pour caractériser une attaque hystérique ; que ces attaques se sont renouvelées assez fréquemment pour avoir pu être bien étudiées ; que dans la première période de la maladie on a trouvé la plupart des accidents d'anesthésie et d'hyperesthésie qui accompagnent les affections hystériques, et qu'enfin les accidents principaux se sont produits sous l'influence de causes morales.

Il ne peut, dans ce cas, être question de rapporter la maladie aux organes génitaux.

7e OBSERVATION. — *Hystérie avec paralysie progressive suivie de mort par le fait d'un dépérissement graduel.* — Grasson, ouvrier typographe du journal *la Presse*, est né à Paris d'une mère dont la santé était délicate, et qui est morte dans un âge peu avancé, d'une maladie qu'on peut supposer avoir été, soit une affection nerveuse, soit une maladie cancéreuse de l'estomac. Son père est mort à cinquante-cinq ans, après deux mois d'aliénation mentale avec commencement de paralysie des membres inférieurs. Sa sœur a été atteinte d'une affection nerveuse.

Il a toujours été fort impressionnable et ne pouvait supporter la moindre contrariété sans en être fortement ému. Cette disposition a toujours été en augmentant. Sa santé a été bonne. Vers l'âge de vingt-cinq ans, il éprouva de grandes préoccupations à l'occasion de spéculations et d'affaires d'intérêt qui tournaient mal : ces préoccupations continuèrent jusqu'à l'âge de trente-deux ans. A cette époque sa santé commença à se déranger, il devint sujet à des douleurs à l'épigastre et à l'hypochondre gauche, lesquelles allèrent graduellement en croissant; en même temps il ressentit un léger engourdissement avec diminution de la sensibilité, à la partie inférieure de la face; il éprouvait aussi de temps en temps de la gêne dans la déglutition, et des suffocations. Des douleurs qui couraient le long des membres le forçaient également de temps en temps à suspendre son travail.

A l'âge de trente-cinq ans, il devint sujet à des attaques de nerfs avec mouvements convulsifs qui se produisaient lors des émotions et des contrariétés, et qui laissaient après elles de la faiblesse et de l'engourdissement dans le côté gauche du corps. Peu de temps après apparut une douleur fixe dans le milieu du dos, et il commença à y avoir de l'incontinence d'urine.

Cet homme est entré à l'hôpital de la Charité le 13 janvier 1851, dans mon service, salle Saint-Louis.

Il est âgé de trente-sept ans, de petite taille, assez maigre, un peu brun, avec une peau décolorée. Son intelligence est ordinaire. Il n'a pas de céphalalgie habituelle, mais plusieurs fois par jour il est brusquement pris dans la tête, vers la région occipitale, d'une douleur très vive qu'il compare à un fort coup de marteau. La paupière supérieure de l'œil gauche est paralysée; la vue est notablement affaiblie de ce côté, quoique la pupille soit dans l'état normal; la conjonctive est insensible au toucher. L'œil droit est légèrement affaibli. Il y a perte de l'odorat et de la sensibilité de tact de la narine gauche, perte du goût et de la sensibilité tactile de la moitié gauche de la muqueuse de la langue, des lèvres et du côté gauche de la bouche; les dents de ce côté sont insensibles; on peut percuter les dents et y faire passer des courants électriques sans qu'il y ait perception de la moindre sensation. Pas d'altération de l'ouïe. La moitié gauche de la face est complétement insensible ; la moitié droite est seulement un peu engourdie. Il existe un peu de déviation de la bouche à droite, lors des mouvements des muscles de la face, par conséquent il y a un léger affaiblissement des muscles du côté gauche. Certains muscles de la face ont perdu leur sensibilité à l'électricité ; quoique la contractilité y soit conservée, le malade n'y a pas la conscience du courant électrique.

La déglutition des liquides se fait difficilement, bien qu'il n'y ait pas de lésion matérielle dans le pharynx. La parole est lente et embarrassée, quoique les idées soient très nettes. L'appétit est conservé ; mais à peine les aliments sont-ils introduits dans l'estomac, qu'il se développe à l'épigastre et à l'hypochondre gauche une douleur assez vive pour forcer le malade à s'agiter dans tous les sens et à se donner une sorte d'attaque de nerfs sans véritables convulsions. Cette douleur dure plusieurs heures, et quelquefois toute une journée ; elle n'est jamais suivie de vomissements ; elle ne permet de prendre qu'une très petite quantité d'aliments légers. Il n'y a pas de coliques. La main appliquée sur la région épigastrique ne perçoit rien d'anormal ; l'abdomen est souple. La constipation est très grande, et les efforts de défécation sont souvent insuffisants.

Le thorax est à l'état à peu près normal : le son est un peu dur sous la clavicule droite, et l'expansion vésiculaire est un peu faible en cet endroit. De temps en temps il y a des accès de dyspnée. Pas de toux, pas d'expectoration. Lors des efforts pour tousser pour avaler ou pour faire de grands mouvements, il se fait dans le moment de l'inspiration une sorte de gémissement assez analogue à celui du premier temps de la toux de la coqueluche ; il semble que la suffocation soit imminente. Les bruits du cœur sont à l'état normal, quoiqu'il existe de temps en temps des palpitations ; le pouls est à 70. La peau est fraîche.

L'excrétion des urines est assez facile, néanmoins le jet n'a pas une grande force et ne s'arrête pas complétement sous l'influence de la volonté.

La sensibilité de la peau des membres supérieurs et inférieurs du côté gauche est notablement affaiblie ; la force musculaire en est un peu diminuée. Il n'y a point d'amaigrissement spécial des membres de ce côté, ni de tremblement musculaire lors des mouvements exécutés dans le lit. Lors de la marche, le malade tremble, chancelle et menace de tomber. La jambe gauche est faible, et le pied gauche ne sent pas le sol. Point d'anesthésie au tronc. Douleur vive au niveau des apophyses épineuses des premières vertèbres dorsales.

Grasson se plaint d'éprouver un sentiment très prononcé de faiblesse.

Lorsqu'il vient à s'assoupir, il est souvent pris d'une sorte de soubresaut général qu'il compare à la sensation que produit l'étincelle électrique. Depuis peu de temps, il y a chaque nuit une attaque convulsive toute spéciale, qui se répète plusieurs fois de suite et à quelques heures d'intervalle. Il pousse alors un cri suivi d'un mouvement convulsif qui souvent le jette en bas de son lit ; il perd connaissance, et au bout d'un temps qui varie de quelques minutes à une demi-heure, il revient à lui sans avoir gardé le souvenir de ce qui s'est passé. On n'a pu savoir s'il y a de la strangulation et de l'oppression à l'épigastre, attendu que le malade est toujours pris pendant le sommeil. On n'a pu savoir également s'il y a des étouffements, des pleurs et des sanglots au moment où la connaissance revient.

Traitement. — Tisanes légèrement amères, opiacés en lavements, eau de chaux avant les repas; vésicatoire à la région épigastrique, lequel est pansé avec le chlorhydrate de morphine; galvanisation aussi fréquente que possible de la peau des membres du côté gauche et des divers muscles affaiblis; aliments liquides.

L'excitation électro-cutanée a rappelé, quoique incomplétement, la sensibilité du côté gauche de la face; l'excitation des muscles leur a rendu une partie de leur contractilité; la bouche se dévie beaucoup moins. La paupière gauche se relève, mais il n'y a aucun effet appréciable sur les membranes muqueuses du côté gauche de la face, qui restent insensibles. La galvanisation du pharynx et du larynx n'a amené aucun résultat. L'eau de chaux a diminué les aigreurs d'estomac. Le vésicatoire de la région épigastrique a été difficilement supporté. Chaque pansement provoquait de l'oppression avec sensation de pression à l'épigastre et une agitation comme convulsive.

Peu à peu les attaques de la nuit devinrent moins fréquentes. Mais le malade dépérissait graduellement et maigrissait notablement; la gêne de la déglutition croissait, l'ingestion des aliments est devenue de plus en plus difficile. La respiration s'est gênée graduellement, le bruit laryngien est augmenté, et en même temps la faiblesse a rendu la toux, l'expectoration et la respiration de plus en plus difficiles. Les douleurs continuelles à l'épigastre et les attaques nocturnes ont fini par amener de la fièvre. Les anesthésies et les paralysies sont revenues plus fortes qu'avant la galvanisation; l'intelligence, néanmoins, s'est constamment maintenue dans son état d'intégrité.

La mort a eu lieu le 14 mai, après quatre mois de séjour à l'hôpital.

A l'autopsie, faite quarante-six heures après la mort par M. Mesnet, qui rapporte le fait dans une excellente thèse sur l'hystérie, soutenue en 1854, on trouve :

Le cerveau de consistance et de couleur normales; l'arachnoïde et la pie-mère de la convexité légèrement épaissies, transparentes et adhérentes en quelques points à la pulpe cérébrale; la pie-mère un peu œdémateuse; la base du cerveau d'aspect normal; chaque nerf suivi à son origine apparente, à l'état normal. Le cerveau et le cervelet, coupés couche par couche, n'offrent aucune lésion appréciable.

La moelle allongée, examinée jusqu'au renflement cervical, permet de voir les origines apparentes du facial, du pneumogastrique, du spinal et du glosso-pharyngien, lesquelles sont à l'état normal.

Les nerfs pneumogastriques, suivis dans leur trajet jusqu'à la poitrine, sont normaux.

Le cœur est sain; les poumons contiennent à leur sommet quelques granulations tuberculeuses miliaires.

Le pharynx, fendu longitudinalement, est à l'état normal. La valvule pylorique de l'estomac présente un léger épaississement, comme lardacé, du tissu cellulaire sous-muqueux, sans rétrécissement notable, car le doigt franchit très facilement le pylore. Le reste du tube digestif est à l'état normal. Les voies urinaires sont saines.

Ce fait doit être considéré comme étant un cas d'hystérie suivie de paralysie progressive générale, dans lequel dominent les phénomènes caractéristiques de l'hystérie, savoir, la production par causes morales, les attaques convulsives avec strangulation, pleurs et sanglots se reproduisant sous l'influence des émotions ; les convulsions ayant la forme hystérique, et les anesthésies ainsi que les hyperesthésies ; enfin l'électrisation localisée, qui a donné sur les muscles les effets qu'on verra plus loin être particuliers à l'hystérie, le courant galvanique a provoqué les contractions musculaires sans que le malade en ait la conscience.

Le dépérissement graduel et la paralysie progressive qui s'y sont joints me paraissent être l'effet des troubles graduellement produits par les douleurs, par l'insomnie et par l'obstacle matériel à l'alimentation. L'autopsie n'a en effet constaté que de très légères phlogoses chroniques de la pie-mère, de la convexité et de la surface correspondante du cerveau, un peu d'épaississement cancéreux du pylore et quelques granulations tuberculeuses dans les poumons, lésions évidemment insuffisantes pour expliquer la série de tous les accidents qui se sont produits, et qu'on peut considérer comme des effets plutôt que comme des causes de la maladie.

Rappellerai-je que dans ce fait aucune des circonstances de la maladie ne peut être rapportée aux organes génitaux.

Les sept observations qui précèdent offrent des cas évidents d'hystérie chez l'homme. Cinq d'entre eux sont simples et dégagés de tout mélange avec aucune autre affection morbide, et deux sont complexes ; mais on y retrouve, aussi bien que dans les premiers, les phénomènes caractéristiques de l'hystérie, prononcés d'une manière à ne laisser aucun doute. Ce n'est pas ici le lieu d'établir le diagnostic de l'hystérie ; aussi me bornerai-je à dire pour le moment, que, soit pendant les attaques, soit dans les intervalles de calme qu'elles laissent entre elles, ces sept malades ont présenté de la manière la plus évidente les traits caractéristiques de l'hystérie.

On remarquera peut-être que dans ces faits il n'est pas mention de deux choses que certains auteurs semblent regarder comme indispensables pour établir l'existence de l'hystérie : je veux parler de l'abondance des urines et de leur état incolore avant et après les attaques hystériques. Outre que ces deux choses sont fort difficiles à constater, l'une et l'autre manquent très fréquemment; il est fort commun de voir les urines rendues après la cessation d'un accès hystérique, être colorées, et bien souvent aussi, les malades ne rendent pas plus d'urine à la fin d'un accès, qu'en tout autre temps : par conséquent la nature et la quantité des urines ne peuvent pas servir à caractériser l'état hystérique.

Voilà sept cas d'hystérie chez l'homme, parmi lesquels six ont été vus par le même observateur dans un laps de quelques années. Il serait bien extraordinaire que le hasard seul eût en si peu de temps fait tomber sous les yeux d'une même personne un tel nombre de faits. Il est bien plus naturel de croire que jusqu'à présent on a peu vu l'hystérie chez l'homme, parce qu'on n'a pas voulu l'y voir. La meilleure preuve que l'on puisse donner de la vérité de cette assertion, se trouve dans ce fait incontestable, à savoir, que la plupart des auteurs qui n'ont pas adopté l'hypothèse des rapports directs de l'utérus avec l'hystérie, ont positivement admis l'existence de cette maladie chez l'homme.

Ainsi donc, il n'y a plus à douter que l'hystérie ne puisse exister chez l'homme, et que cette possibilité n'ait été reconnue depuis longtemps. Il résulte de ce fait, hors de toute contestation, une conséquence très importante relativement au siége de l'hystérie. Ce siége, en effet, ne peut plus être placé exclusivement dans l'utérus, comme on l'a cru depuis Hippocrate jusqu'à nos jours; et alors tombent toutes les objections, dont Louyer-Villermay s'était en quelque sorte fait le rapporteur, objections qui se fondaient sur le prétendu privilége qu'avait l'utérus de susciter dans le système nerveux les troubles spéciaux de l'hystérie.

Quelque peu forcé dans ses retranchements, M. Landouzy finit par se demander pour quel motif l'appareil génital de l'homme ne pourrait pas réagir sur l'ensemble du système nerveux et y produire l'hystérie, comme le fait l'utérus chez la femme.

Cet auteur a raison de se faire cette question, car on verra plus loin que l'utérus proprement dit a des relations bien moins intimes avec l'ensemble de l'économie que n'en ont les organes génitaux de l'homme.

Dans l'état de non-grossesse, les organes génitaux de la femme sont, comme le fait observer M. Pidoux, incomparablement moins actifs que ceux de l'homme; comme organe d'excitation, ils ne sont jamais autant sollicités que le sont les testicules et le pénis. Par conséquent, en suivant les idées de M. Landouzy, il en résulterait que l'hystérie devrait être plus fréquente chez l'homme que chez la femme.

Mais l'observation elle-même, a-t-elle constaté que les organes génitaux de l'homme aient été souvent le point de départ de l'hystérie? M. Landouzy soutient l'affirmative, en prétendant que dans toutes les observations d'hystérie chez l'homme qu'il a recueillies dans les divers auteurs, et qu'il a consignées à la suite de son travail, il se trouve des raisons valables pour placer dans le système génital le point de départ de la maladie.

L'honorable écrivain que je combats, me semble s'être fait une illusion bien étrange; car en compulsant dans son ouvrage lui-même, les vingt et un cas d'hystérie chez l'homme qui s'y trouvent consignés, il y en a dix-huit dans lesquels rien n'indique que les organes génitaux aient joué un rôle quelconque dans la production des accidents hystériques, tandis qu'on n'en trouve que deux dans lesquels le rôle de ces organes, comme point de départ, soit positivement indiqué; ce point de départ étant au moins fort douteux dans le troisième.

Comme le sujet était important, j'ai voulu remonter aux sources et revoir les observations dans les auteurs eux-mêmes qui les ont données. Or, j'ai trouvé que dans les faits rapportés par Willis (1), Raulin (2), Gardien (3), Louyer-Villermay (4), M. Allègre (5), Ollivier (d'Angers) (6), M. Billod (7), M. Favrot (8), le *Medical Times* (9), M. Taulier (10), M. Brachet (11), M. Legoarand (12), en tout dix-huit faits, rien ne donne lieu de supposer que la maladie soit provenue des organes génitaux. Parmi les auteurs que j'ai pu

<hr>

(1) *Opera omnia*, t. I, *De morbis convulsivis*, cap. v.
(2) *Traité des affections vaporeuses du sexe*, p. 43.
(3) *Traité d'accouchem., des malad. des femmes*, etc., t. Ier, p. 251.
(4) *Traité de l'hypochondrie et de l'hystérie*, t. Ier, p. 6.
(5) *Gaz. méd. de Paris*, 1836, p. 761.
(6) *Malad. de la moelle épinière*, t. II, chap. des *Lésions organiques de la moelle épinière*.
(7) *Ann. médico-psychol.*, t. I, p. 306 (trois faits).
(8) Thèse de 1844 (trois faits).
(9) *New-York med. Times*, décembre 1854.
(10) *Gazette méd. de Lyon*, février 1854.
(11) *Traité de l'hystérie*, p. 190 (deux faits).
(12) Thèse de 1853.

consulter, Hoffmann (1), M. F. Voisin (2) et M. Bouneau (3) sont les seuls qui offrent chacun un fait permettant de supposer que l'hystérie avait eu son point de départ dans les organes génitaux.

Enfin, si je consulte les faits que j'ai moi-même observés, et dans lesquels le point de départ de la maladie et l'état des organes génitaux ont été soigneusement étudiés, je trouve que sur sept malades dont j'ai rapporté l'histoire, il y en a cinq où la maladie ne peut être en aucune façon rapportée aux organes génitaux, un où la première attaque hystérique a eu lieu pendant le coït, mais où, depuis longtemps, il existait des accidents de gastralgie hystérique; enfin, dans le dernier, la maladie, née sous l'influence de causes morales, et entretenue par elles, se compliquait de pertes séminales abondantes. Ce qui donne un fait, au plus, contre six, proportion qui se rapproche de celle que j'ai tirée des observations des auteurs qui m'ont précédé.

Il est donc bien établi que, dans la très grande majorité des cas, l'hystérie chez l'homme n'a pas son point de départ dans les organes génitaux. Ce fait est capital contre la théorie qui rapporte l'affection hystérique à la non-satisfaction des besoins génitaux. En effet, chez la femme, les troubles qui peuvent provenir de la réaction du sens génital, se compliquent très fréquemment avec ceux que la menstruation et la parturition peuvent provoquer, de telle sorte que chez elle, le résultat complexe ne permet pas le plus souvent de distinguer, parmi les effets de ces troubles, ceux qui proviendraient des besoins non satisfaits. Chez l'homme, au contraire, les organes génitaux n'ayant de rapports qu'avec le sens génital proprement dit, le résultat est réduit à sa plus grande simplicité. Alors on peut soutenir que, dans la grande majorité des cas, l'hystérie chez l'homme n'a aucun rapport avec le sens génital, et qu'elle en est complétement indépendante; forte raison pour supposer qu'il en est de même chez la femme.

L'existence de l'hystérie chez l'homme étant constatée, quel est le rapport existant entre la fréquence de cette maladie chez lui et cette même fréquence chez la femme? Il est bien certain que les cas d'hystérie chez l'homme ne sont rares que dans les auteurs qui ont observé avec prévention, car presque tous les autres en ont

(1) Hoffmann, *Opera omnia*, t. III, *De malo hysterico*, p. 155.
(2) *Des causes physiques et morales des maladies mentales*, p. 235.
(3) Bouneau, thèse de 1817.

observé des exemples; ils sont assez communs dans les hôpitaux de Paris, pour qu'il n'y ait guère de chef de service qui n'en ait eu dans ses salles. Néanmoins il est assez difficile de déterminer avec exactitude le chiffre représentatif de ce rapport, quoiqu'il existe des éléments desquels on peut se servir pour arriver à quelque approximation.

En réunissant les faits divers d'hystérie consignés dans les auteurs, à ceux qui sont contenus dans cet ouvrage, on a un total d'un millier de cas d'hystérie chez la femme, contre une cinquantaine de cas chez les hommes. D'une autre part, en relevant les cas d'hystérie qui se sont présentés chez les ascendants des hystériques dont j'ai pris l'observation, il s'est trouvé 204 hystériques chez les personnes du sexe féminin, et seulement 11 chez les hommes.

Cette concordance assez remarquable entre deux ordres de faits si différents, permet, jusqu'à plus ample informé, de supposer que les femmes sont au moins vingt fois plus exposées que les hommes à devenir hystériques.

L'hystérie est donc, en quelque sorte, l'apanage du sexe féminin. Mais à quel degré l'hystérie est-elle fréquente chez les femmes, et avec quelle facilité sont-elles atteintes de cette maladie?

Démocrite avait dit, dans une épître à Hippocrate, que l'utérus était chez les femmes la cause de maux innombrables. Selon Raulin, les vapeurs étaient déjà fréquentes en Grèce du temps de Démocrite et d'Hippocrate, mais elles l'étaient devenues encore plus du temps de Galien.

D'après les observateurs des siècles suivants, l'hystérie est devenue d'autant plus commune, que la civilisation, le luxe et la mollesse ont été en s'étendant.

Sydenham, que je citerai souvent comme l'un des hommes qui ont le mieux vu tout ce qui a rapport à l'hystérie, dit que cette maladie forme au moins la moitié des maladies chroniques des femmes, et, selon lui, parmi les personnes du sexe qui ne se livrent pas à des travaux rudes, il en est très peu qui soient exemptes d'accidents hystériques.

Tels sont les seuls renseignements que la science possède sur un point qui intéresse à un si haut degré l'hygiène publique.

J'ai cherché à remplir cette regrettable lacune, en visitant toutes les femmes qui se trouvaient à un moment donné, dans les diverses salles de l'hôpital de la Charité, tant en médecine qu'en chirurgie, pour y trouver celles qui pouvaient être atteintes d'hystérie, et en prenant près des médecins de la ville, des renseignements relatifs au nombre des hystériques existant dans leur clientèle.

Il est résulté de ces recherches, dont les détails se trouvent à l'article de l'influence qu'a la position sociale sur la tendance à l'hystérie, que sous le rapport de cette maladie, les femmes peuvent être distinguées en quatre classes.

La première comprenant celles qui ont des attaques d'hystérie, dans laquelle se trouve le sixième des femmes; la seconde comprenant celles qui sont hystériques sans avoir d'attaques, dans laquelle on compte le huitième des femmes; la troisième comprenant celles qui sont très impressionnables, c'est-à-dire qui éprouvent des troubles nerveux très prononcés lors des émotions ordinaires et dont la santé est assez bonne en tout autre instant, classe dans laquelle se trouve le quart des femmes; enfin la quatrième qui se compose de celles qui ne sont ni hystériques, ni très impressionnables, et qui comprend la moitié des femmes.

Ainsi le quart des femmes prises en général, est atteint d'hystérie, et un peu plus de la moitié d'entre elles, est ou hystérique, ou très impressionnable.

L'assertion de Sydenham sur la fréquence de l'hystérie chez les femmes est donc parfaitement juste, car de l'état d'impressionnabilité assez vive à l'état hystérique il n'y a qu'un pas, et la moindre cause déterminante le fait franchir.

L'hystérie est par conséquent une maladie très commune chez les femmes; il faut le savoir pour être toujours en garde contre la possibilité de son intervention dans les maladies, et pour rassurer les femmes qui, préoccupées de leurs souffrances, se croient gravement malades, tandis qu'elles ne sont réellement atteintes que d'une affection nerveuse.

L'hystérie se trouvant être en quelque sorte l'apanage de la femme, quelle est la raison de ce triste privilége?

Il est évident qu'on ne peut guère l'attribuer qu'à trois ordres de causes : à la constitution particulière des organes génitaux de la femme, à l'état spécial de l'ensemble de son organisation en général, et à celui de son système nerveux en particulier.

Je commencerai par l'étude de l'influence que peut exercer l'appareil génital de la femme. Cet appareil et surtout l'utérus, qui, pour la majorité des auteurs, en est l'organe principal, doivent-ils être considérés comme gouvernant toute l'économie, qui lui serait en quelque sorte subordonnée, et comme ayant tellement déterminé les diverses particularités de l'organisation de la femme, que le simple fait de l'existence de l'utérus, se trouverait être la condition unique des maladies particulières aux femmes? Ou bien cet appareil, sans dominer toute l'économie, serait-il le siége d'un degré de vitalité et de sensibilité assez supérieur à celui de l'homme, pour que cela rendît suffisamment raison de l'existence spéciale de ces maladies? C'est ce que je vais examiner.

Il ne manque pas de personnes qui croient que l'utérus est tout chez la femme. C'était l'opinion la plus accréditée dans les temps hippocratiques. Hippocrate avait dit : *Mulier propter uterum condita est;* et les philosophes de l'antiquité n'ont jamais varié dans la pensée que la femme était gouvernée par l'utérus. Depuis ces temps jusqu'au xviii° siècle, la grande majorité des auteurs n'a pas eu une autre idée; aussi Van Helmont pouvait-il dire avec l'approbation générale, *propter solum uterum mulier est id quod est*, et M. Dubois (d'Amiens) a pu ajouter que c'était en effet l'utérus qui constituait la femme, pendant la période moyenne de sa vie (1).

Malheureusement pour cette opinion, il s'est rencontré un certain nombre de femmes chez lesquelles l'utérus manquait complétement, sans qu'aucune autre partie vînt suppléer à cette absence; or, ces femmes n'en présentaient pas moins tous les attributs du sexe féminin, et la plupart d'entre elles remplissaient complétement leurs obligations d'épouses.

Colombus (*De re anatomica*, lib. XV) et Fromendus (*Imperfor. mulier.*, etc.), cités par Morgagni, ont présenté les premiers chacun un exemple de cette absence d'organe. L'une de ces deux femmes était mariée, et le coït, auquel elle se livrait souvent, occasionnait habituellement un peu de douleur.

L'absence de l'utérus a également été constatée par Dupuytren (2) sur une fille de vingt-sept ans. Le vagin, chez elle, avait tout au plus un pouce de profondeur; derrière le cul-de-sac qui le terminait, existait le rectum; au-dessus de la vessie et derrière elle, on trouvait les ligaments larges qui contenaient dans leur épaisseur des trompes volumineuses et des ovaires bien développés; à l'endroit de réunion des trompes, existait un petit renflement qui n'offrait ni cul-de-sac ni cavité, et qui ne ressemblait en rien à l'utérus. Chez cette femme, les mamelles étaient bien développées, les par-

(1) *Histoire philosophique de l'hypochondrie et de l'hystérie.* Paris, 1837.
(2) *Répertoire d'anatomie pathologique*, t. V, p. 99.

ties génitales extérieures étaient bien conformées, et rien ne rappelait la constitution masculine : elle n'avait jamais été réglée. Elle vivait en état d'adultère.

J'ai moi-même observé, en 1853, un fait analogue, mais plus complet encore (1). Une jeune femme de chambre, de vingt-quatre ans, vint à l'hôpital de la Charité pour une fièvre typhoïde grave, à laquelle elle succomba. C'était une grande et belle personne, blonde, ayant une belle chevelure, des mamelles bien développées, et une peau très fine et très blanche ; elle n'avait jamais été réglée.

A l'autopsie, on vit que le vagin se composait d'un canal de largeur médiocre, de 6 à 7 centimètres de hauteur. Il se terminait par un cul-de-sac très solide, au-dessus duquel il n'y avait que du tissu cellulaire condensé et rougeâtre, qui n'avait en rien ni la forme ni le tissu de l'utérus. Sur ses côtés se trouvaient deux cordons fibreux aboutissant chacun à un rudiment d'ovaire à tissu grisâtre. Le bassin était néanmoins bien conformé, large comme il l'est chez les femmes, le pubis était garni de poils comme chez une femme adulte, les grandes et les petites lèvres étaient, ainsi que les corps caverneux et le clitoris, médiocrement développés.

Cette jeune fille n'avait aucun des attributs du sexe masculin, sa figure était douce et ses traits fort délicats, il n'y avait pas de poils à la lèvre supérieure ; la voix était celle d'une jeune femme. Les membres assez ronds avaient la forme de ceux d'une femme et ne présentaient pas de saillies musculaires. Les épaules étaient peu fortes et les hanches très larges. On prit des informations sur sa manière d'être habituelle, et l'on sut que ses habitudes et son caractère étaient ceux des femmes ; on sut de plus qu'elle avait eu un amant auquel, par complaisance a-t-elle dit, elle était dans l'usage de tout permettre.

Engel avait déjà constaté que l'absence de l'utérus ne portait pas d'obstacle aux modifications qu'imprime la puberté, et n'empêchait pas les désirs vénériens d'exister ; c'est ce que tous les anatomistes admettent maintenant.

Le professeur Heyfelder (d'Erlangen), rapporte avoir vu une femme chez laquelle on ne trouvait pas d'utérus en touchant par le ventre, par le vagin et par le rectum. Elle était bien faite, avait des seins bien conformés ; les parties génitales extérieures, le clitoris,

____

(1) *Bullet. de la Soc. anatomique*, 29ᵉ année, 1854, p. 115 (observation transmise par M. Alby, mon élève intime).

l'urèthre, l'entrée du vagin étaient à l'état normal; cette femme, peu menstruée, remplissait régulièrement ses devoirs conjugaux.

Sans avoir recours aux cas d'imperfection, il est facile de prouver que l'utérus ne constitue pas la femme ; tout le monde, en effet, sait que dans l'enfance, avant que l'utérus et l'appareil génital existent réellement, et quand ces parties sont encore à l'état rudimentaire, les caractères du sexe sont déjà très évidents, tant au physique qu'au moral. Tout ce qui a été dit de la prétendue suprématie que l'utérus exerce sur la femme, se trouve être une erreur dont la source vient des doctrines erronées de la philosophie des anciens et des idées religieuses du paganisme.

Il est évident, d'après ces faits, que la femme peut exister avec tous les attributs du sexe féminin, malgré l'absence des principaux organes de la génération. Bien plus, l'hystérie a été vue chez des femmes privées d'utérus.

M. Grisolle (1) rapporte l'observation suivante :

En 1850, une fille de vingt-deux ans vint mourir à l'hôpital Saint-Antoine, après y avoir séjourné trois mois passés, pendant lesquels elle avait été tourmentée par les accès d'hystérie les plus violents, et avait offert tous les mois les signes de la congestion qui précède les règles, mais sans perdre de sang.

A l'autopsie, à laquelle assistèrent MM. Grisolle et Chassaignac, on ne trouva ni vagin ni utérus ; sur les parties latérales de l'excavation pelvienne, il y avait deux corps qui semblaient se rapporter aux ovaires. La vulve était bien conformée et les mamelles avaient un volume considérable.

Je sais bien que par le terme d'*utérus,* on a presque toujours entendu signifier l'ensemble des organes génitaux, et que les faits qui viennent d'être présentés ne sont pas complétement dirimants. Mais ils prouvent au moins que l'absence de l'organe principal, que celui qui, selon M. Landouzy, joue le premier rôle dans l'hystérie, peut être complète, sans que la prédisposition à l'hystérie en soit le moins du monde diminuée.

L'utérus n'étant pas l'organe autour duquel tout se groupe pour constituer la femme, trouve-t-on au moins dans le mode de texture de cet organe, dans son mode de vitalité ou dans sa fonction, des raisons suffisantes pour expliquer la disposition spéciale qu'ont les femmes à contracter l'hystérie?

Pour les anciens, cela ne faisait pas le moindre doute.

____
(1) *Traité de pathologie interne,* 5e édition, p. 754.

Selon Hippocrate, la matrice, privée par la continence de l'humidité qui lui était nécessaire, allait la pomper sur les organes voisins, et par la pression qu'elle exerçait sur eux, elle produisait l'hystérie. Selon Galien, la matrice engorgée soit par le sperme, soit par le sang menstruel, qui ne trouvaient pas un écoulement suffisant, en éprouvait une stimulation qui retentissait sur toute l'économie. Selon Sennert, Houillier et Rivière, cet organe était une sorte de cloaque, une sentine de l'économie, dans lequel se rendaient toutes les impuretés, qui s'y pourrissant, allaient ensuite infecter toute l'organisation de la femme, si les flueurs blanches ne les enlevaient pas, et donnaient ainsi naissance à l'hystérie.

A la fin du siècle dernier, au moment où l'on reconnut les vésicules de de Graaf, on crut trouver dans cette découverte la raison pour laquelle la matière séminale pouvait devenir plus nuisible chez la femme que chez l'homme. On supposait que les vésicules de de Graaf contenaient une matière séminale, qui ne trouvant pas de canaux excrétoires et obligée de transsuder à travers les parois des vésicules, était, par le fait de ce séjour forcé, très exposée à s'altérer et à devenir nuisible. On croyait même avoir constaté ces altérations dans les autopsies où on avait rencontré les diverses dégénérescences qu'offre si souvent le liquide contenu dans ces vésicules. On voit par là, sur quelles bases était fondée la théorie qui fait de l'utérus le pivot de l'hystérie.

De pareilles idées ne pouvant plus avoir cours maintenant, il faut chercher dans l'anatomie et dans la physiologie des raisons plus plausibles que les précédentes.

Il est évident que s'il existe des différences de vitalité et de sensibilité entre les organes génitaux des deux sexes, ces différences doivent se trouver dans l'état du système vasculaire, dans celui du système nerveux ou dans les propriétés qui résultent de l'arrangement anatomique de ces parties, c'est donc là où il faut les chercher.

Les organes génitaux de la femme, l'utérus excepté, étant, d'après Kobelt (1), les analogues de ceux de l'homme, il est par conséquent facile de les comparer entre eux, et de voir lequel des deux sexes possède la plus grande somme d'activité et de sensibilité.

Les organes génitaux de la femme comprennent :

1° Les grandes et les petites lèvres de la vulve, qui reçoivent des artères et des nerfs provenant de la même source que les artères

____

(1) *De l'appareil du sens génital dans les deux sexes.* Paris, 1851.

et les nerfs du scrotum, mais qui sont d'un volume un peu moins
considérable chez la femme que chez l'homme.

2° Le clitoris, qui est l'analogue du pénis chez l'homme : or, les
artères de cet organe, qui proviennent de la honteuse interne, sont
moins grosses que celles du pénis qui proviennent de la même
source. Les nerfs qui, chez l'homme comme chez la femme, naissent
de la branche honteuse, quoique plus nombreux, comparativement
au volume du clitoris, que ne le sont ceux du pénis, sont en réalité
plus grêles que ceux de l'homme.

3° Le vagin, entouré jusqu'à une certaine hauteur d'un tissu spongieux, qui représente les corps spongieux de l'urèthre, a des artères
et des nerfs qui naissent des mêmes sources que chez l'homme,
mais les uns et les autres sont d'un volume plus considérable que
chez ce dernier.

4° Les ovaires, qu'on peut regarder comme les analogues des
testicules de l'homme. Or, ces organes reçoivent leurs artères d'une
branche de l'artère utéro-ovarique, l'analogue de la spermatique
chez l'homme, mais elles ont un volume des deux tiers moins considérable chez la femme que chez l'homme. Les nerfs de l'ovaire,
qui naissent du plexus hypogastrique, appartiennent mi-partie à
la vie organique et mi-partie à la vie de relation ; ils sont doués,
par conséquent, d'une sensibilité moins vive que les nerfs des testicules qui sont bien plus gros et qui partent des nerfs spermatiques,
nerfs de la vie de relation, nécessairement doués d'une très vive
sensibilité.

5° Les trompes de Fallope, avec leur pavillon et les plexus veineux développés dans les léguments larges, qui n'ont d'analogues
chez l'homme que les tissus parsemés d'un lacis veineux placés
autour de la prostate. Ces organes, chez la femme, ne reçoivent
que peu d'artères et que très peu de filets nerveux provenant de
ceux de la vie organique ; tandis que chez l'homme il y a les
mêmes vaisseaux, mais les nerfs proviennent de la vie de relation.

6° Enfin l'utérus, organe sans analogue chez l'homme, et qu'on ne
pourrait à la rigueur, comparer qu'aux vésicules séminales. Les
artères de l'utérus sont, pour le corps : 1° l'artère utéro-ovarique,
l'analogue de la spermatique, qui, dans l'état de vacuité de cet organe, est toujours fort grêle ; 2° une branche de l'artère spermatique
également fort petite ; et, pour le col, une très petite branche provenant de l'artère hypogastrique.

Les nerfs naissent des plexus hypogastriques et spermatiques qui sont formés par les filets du grand sympathique, et par ceux des trois premières paires des nerfs sacrés. Leur distribution a été le sujet d'opinions fort opposées.

Le docteur Robert Leé a prétendu que les plexus qui allaient à l'utérus étaient composés de nerfs fort nombreux, sur le trajet desquels se trouvaient de nombreux ganglions, et qu'ils venaient en grand nombre se jeter dans le corps et dans le col de l'utérus dont ils entouraient les artères. Selon cet anatomiste, l'utérus était un organe pénétré de très nombreuses divisions nerveuses.

Les planches dans lesquelles se trouvent représentés ces plexus, excitèrent un grand étonnement, et quelques doutes s'étant élevés sur leur exactitude, le sujet fut mis au concours pour la nomination de prosecteurs à l'École de médecine de Paris. Il a été unanimement reconnu que Robert Lee s'était trompé ; qu'en raison de ce qu'il faisait longtemps macérer ses pièces et qu'il les disséquait sous l'eau, il avait pris des filaments celluleux pour des filets nerveux.

Valentin, MM. Rendu (1), Fano (2), Foucher et Boullard (3) ont singulièrement réduit les richesses des appareils nerveux dont l'utérus avait à tort été si libéralement doté. Ils ont constaté tout au contraire, que ces plexus résultaient de nombreux filets réunis par un tissu cellulo-fibreux très dense et très résistant, qui donnait à l'ensemble un aspect gangliforme ; que, par conséquent, il ne s'y trouvait pas, comme l'avait dit Robert Lee, de ganglions, c'est-à-dire d'appareils de renforcement de la sensibilité. Selon ces anatomistes, qui sont parfaitement d'accord entre eux, il existe deux plexus hypogastriques qui proviennent : 1° du plexus lombo-aortique lequel se divise pour se terminer dans chacun des deux plexus ; 2° de la portion sacrée du grand sympathique dont ils reçoivent tous les rameaux ; 3° enfin des troisième, quatrième et cinquième paires de nerfs sacrés. L'entrelacement est tellement intime dans ces plexus, qu'on ne peut distinguer si les filets qui se rendent à l'utérus sont fournis plutôt par les nerfs de la vie organique que par ceux de la vie de relation. Ceux qui se portent à l'utérus sont extrêmement ténus et en petit nombre ; ils n'augmentent pas de volume pendant la grossesse. Ils gagnent les côtés

(1) Thèse de M. Rendu, 1842.
(2) Snow Bech, *Transact. philosoph.*, 1846.
(3) Thèse de M. Boullard, 1854.

de la matrice sans accompagner, comme on le croyait, les vaisseaux utérins qu'ils ne recouvrent pas de leurs mailles; ils se rendent sur les faces antérieure et postérieure de l'organe, quelques-uns remontent jusqu'au bord supérieur, puis ils pénètrent dans l'épaisseur de l'utérus, où ils se ramifient bientôt en filaments très ténus que l'on peut poursuivre quelque temps dans le tissu musculaire, mais on ne peut les conduire jusqu'à la membrane muqueuse: quelques-uns de ces filets vont jusque dans le col. Tous sont isolés et peu nombreux. M. Jobert (1) prétend qu'il n'existe aucun nerf appréciable dans le col de l'utérus. Ainsi, loin d'être un organe abondamment pourvu de nerfs, l'utérus en a très peu, et ses nerfs proviennent en grande partie des divisions du grand sympathique, auxquelles se joignent quelques divisions des nerfs de la vie de relation.

Tel est l'ensemble de l'appareil génital chez la femme. En réunissant les traits qui le composent, on voit qu'à part ce lacis vasculaire si généralement répandu autour de ses parties principales, et sur lequel Kobelt s'est, avec raison, appesanti, cet appareil est moins riche en vaisseaux et en nerfs que l'appareil génital de l'homme, et que, par conséquent, il n'existe dans l'arrangement anatomique de ces organes aucune raison qui explique, d'une manière satisfaisante, pourquoi les organes génitaux de la femme auraient sur le système nerveux en général, une influence plus grande que celle qu'exercent les organes génitaux de l'homme.

Puisque l'anatomie ne donne pas la raison suffisante de cette prétendue influence, il est naturel de la chercher dans la physiologie.

Trois organes doivent sous ce rapport fixer l'attention : ce sont les ovaires, l'utérus, et le lacis vasculaire signalé par Kobelt.

L'ovaire a été regardé par quelques physiologistes comme une partie fort sensible. On a supposé qu'il était le siége de la sensation voluptueuse lors de l'excitation vénérienne, mais Kobelt a démontré la fausseté de cette supposition. On sait, d'ailleurs, que lorsqu'on presse l'ovaire à l'état normal, à travers les parois abdominales, on provoque une douleur incomparablement plus faible que celle que provoque la pression du testicule. Cet organe, qui prend une part si active dans l'acte de la menstruation et dans

_____

(1) *Recherches sur la disposition des nerfs de l'utérus et application de ces connaissances à la physiologie et à la pathologie de cet organe* (*Mémoires des savants étrangers* de l'Acad. des sciences. Paris, 1853, t. VIII, p. 386, avec pl.).

ce'ui de la fécondation, est nécessairement doué d'une certaine vitalité ; mais celle-ci ne s'élève jamais dans l'état physiologique à un haut degré.

Ce qui vient d'être dit pour l'ovaire peut également s'appliquer à l'utérus. Cet organe n'est pas doué d'une sensibilité bien vive, le col ne jouit pas de la faculté de percevoir les corps qui le touchent ; on peut le piquer, le cautériser sans provoquer de sensations douloureuses. La face interne des cavités du corps et du col jouit seule d'une sensibilité assez vive au contact des corps étrangers.

L'utérus est un organe de réception, une sorte de sac destiné à contenir les produits de la conception. Comme l'ovaire, il prend part à des fonctions qui se répètent très souvent, et c'est dans cette répétition fréquente, plus que dans le degré de leur activité, que se trouve la cause des fréquentes altérations pathologiques dont ces deux organes sont le siége. Leur degré de vitalité s'élève seulement dans ces altérations, et c'est alors qu'ils peuvent l'un et l'autre réagir sur le système nerveux, de manière à provoquer des accidents hystériques.

Il n'en est pas de même de ce lacis de veines, sorte de plexus veineux que Kobelt a signalé comme étant un appareil de sensibilité, par la raison qu'il est toujours plus abondant dans les lieux où les sensations paraissent avoir le plus de vivacité. Il est certain que, d'après les descriptions qu'en a faites l'anatomiste suisse que je viens de citer, cette espèce d'appareil se trouve plus abondant autour des parties génitales de la femme qu'autour de celles de l'homme. Mais conclure de là, avec Kobelt, que la somme des sensations qui peut être dévolue à cet appareil, est plus grande que celle qui est dévolue à l'homme, c'est ce que l'expérience n'a pas encore démontré.

En définitive, on ne trouve pas dans l'exercice régulier des fonctions des organes génitaux de la femme, des raisons pour y admettre une dose d'excitation supérieure à celle de ces organes chez l'homme.

La cause pour laquelle l'hystérie affecte de préférence les femmes ne résidant pas dans l'appareil génital, il est rationnel de la chercher dans les autres parties de l'organisme, et spécialement dans l'ensemble du système nerveux. Roussel avait dit, qu'il eût été à désirer que les médecins se fussent arrêtés un peu plus qu'ils ne l'ont fait sur la constitution particulière à la femme, et que ses fonctions génitales n'eussent pas autant absorbé leur attention.

Cette pensée dut se présenter à l'esprit des médecins qui cherchèrent à rattacher l'hystérie à autre chose qu'aux organes génitaux. Willis, l'un d'entre eux, supposait que l'hystérie était propre à la femme, parce que le cerveau, ainsi que les nerfs, étaient chez elle plus mous et avaient une texture moins forte que chez l'homme; que, par cette raison, elles ne pouvaient ni supporter vigoureusement les choses qui leur étaient nuisibles, ni leur résister avec efficacité. Chez les femmes, dit-il, les esprits animaux, *magis in fugam et in distractionem proclives*, permettent avec plus de facilité l'introduction de la matière hétérogène et explosive qui constitue l'hystérie. Ce qui veut dire que les femmes reçoivent plus facilement que les hommes, les impressions venues du dehors, et qu'elles les sentent plus vivement. Raulin exprimait la même idée en disant que l'hystérie résultait de la susceptibilité nerveuse augmentée. Cullen en faisait autant en rattachant cette affection à la mobilité du système nerveux. Isenflamm supposait que cette disposition particulière venait de la laxité et de la faiblesse du tissu cellulaire qui, chez la femme, réunit les filets nerveux. Enfin, tous les observateurs ont reconnu que la femme jouissait d'un mode de sentir qui lui était spécial.

On va voir que l'état anatomique de l'axe encéphalo-rachidien et de ses prolongements, ne donne pas la clef de la sensibilité et des aptitudes de chacun des deux sexes.

Aristote a rapporté que de son temps on pensait que le volume et le poids du cerveau étaient moindres chez la femme que chez l'homme.

M. Parchappe a établi que le poids moyen de l'encéphale était de 1323 grammes chez l'homme, dont 1155 grammes pour le cerveau et 179 grammes pour le cervelet, tandis qu'il n'était que de 1210 grammes chez la femme, dont 1055 pour le cerveau et 147 pour le cervelet.

D'après Peacock, l'encéphale de l'homme adulte pèse en moyenne 1576 grammes, et celui de la femme 1384 grammes.

D'après Read, l'encéphale de l'homme pèse entre 1464 et 1504 grammes, et celui de la femme entre 1316 et 1440 grammes.

D'après Krause, l'encéphale de l'homme pèse 1536 grammes, et celui de la femme 1408 grammes.

Ces chiffres, qui ne représentent que des poids absolus, montrent que l'encéphale de l'homme est toujours plus volumineux que celui de la femme, disposition anatomique qui répond aux usages nombreux auxquels l'homme doit faire servir son encéphale, soit comme intelligence, soit comme mouvement ; mais c'est tont.

Afin de combler cette lacune, on a cherché à apprécier les rapports qu'ont entre elles les diverses parties de l'encéphale.

Ainsi M. Parchappe a constaté que le cervelet et le bulbe rachidien sont, chez l'homme, du sixième au septième du poids du cerveau, tandis que chez la femme ils ne sont que du septième au huitième de ce même poids. Cet expérimentateur a également constaté que chacune des autres parties de l'encéphale prise isolément, se trouve être dans les mêmes proportions dans les deux sexes.

Par conséquent, le cervelet et le bulbe rachidien sont plus gros chez l'homme que chez la femme, fait qui paraît être en rapport avec la puissance musculaire en prédominance chez l'homme.

Comme des poids absolus n'éclairent pas suffisamment la question, M. Parchappe a été plus loin : il a cherché les rapports qui existent entre le poids de l'encéphale et celui du corps dans les deux sexes, et il a vu que le poids de l'encéphale entier était à celui du corps, comme 37 1/2 est à l'unité chez l'homme, et comme 33 1/4 est à l'unité chez la femme.

Cela prouve que le système nerveux central est réellement et proportionnellement moins volumineux chez la femme que chez l'homme ; mais cela n'indique en rien s'il y a chez la première plus de parties destinées à l'exercice de la sensibilité qu'il n'y en a chez l'homme.

Ce que l'examen matériel des organes ne donne pas, se trouve dans l'analyse de l'état dynamique de la femme.

Il est facile de constater qu'il existe chez elle, au moral comme au physique, une sensibilité plus vive que chez l'homme. Chez la femme, les sensations sont plus facilement excitées, plus vivement ressenties, et ont plus de retentissement dans toute l'économie que chez l'homme.

Si l'on examine les effets de cette disposition sur le moral des femmes, on voit que chez elles l'imagination est vive, le tact intellectuel délicat, la parole aisée, la joie facilement provoquée, le chagrin vivement ressenti, la pitié profonde, l'amour maternel exalté, les émotions incessantes ; tout chez la femme est une occasion de sensation, et toutes les sensations chez elle exercent de l'influence sur les viscères splanchniques.

La femme, dit Georget, sent plus qu'elle ne pense, et tout porte coup sur elle. Cette sensibilité excessive était nécessaire chez celle qui devait entourer l'enfant de toute sa sollicitude, et deviner ses premiers besoins ainsi que ses premiers désirs, chez celle dont les attributions sont d'être la compagne de l'homme pendant l'âge mûr, et son soutien dans la vieillesse.

La femme, dit Virey, est beaucoup plus expansive, plus tendre que l'homme ; elle cherche les infortunes et s'intéresse surtout au sort des faibles ; elle s'attache avec un généreux dévouement à tous ceux qu'on persécute ; elle prodigue les plus tendres et les plus constants secours à l'enfant, au malade, au vieillard ; elle s'émeut jusqu'aux larmes au simple récit des misères humaines ; elle partage plus volontiers les peines du pauvre que les plaisirs de l'opulent ; elle compte au nombre de ses jouissances le soulagement qu'elle apporte dans l'asile du malheur.

Si du moral on passe au physique, on voit la femme extrêmement impressionnable dans toutes les parties de son corps : le moindre trouble lui donne la migraine, une lumière un peu vive blesse son œil, la vue d'un objet dégoûtant la fait frissonner ; les odeurs un peu fortes lui donnent la syncope, les aliments de haut goût la révoltent, les boissons fortes lui brûlent la gorge et l'estomac, un contact un peu rude lui fait mal et blesse sa peau, un air chargé d'émanations ou d'électricité l'étouffe, elle ne peut supporter que difficilement le chaud et le froid. Les femmes sont tellement disposées à la sensation, qu'il est rare d'en trouver chez qui les émotions un peu vives ne provoquent pas l'oppression à l'épigastre, la suffocation, l'étouffement, l'étranglement à la gorge, le malaise et l'agitation des membres, les pleurs et les sanglots. Ajoutez à cela qu'il n'existe rien pour contre-balancer cet excès de sensibilité. Tout ce qui a rapport aux mouvements est, chez elle, peu développé. La femme a généralement la luette petite, les membres délicats, les courbures et les tubérosités osseuses peu prononcées, et les saillies musculaires peu marquées. Aussi, dit Roussel, « la faiblesse et la sensibilité qui en est la suite, sont les attributs dominants des femmes ; ils se retrouvent partout ; non-seulement elles sont la source de certaines affections morbifiques qui leur sont spéciales, mais en outre ils donnent aux maladies qui sont communes aux deux sexes un certain aspect qui les différencie. »

Il n'y a pas le moindre doute que ce mode de sensibilité des femmes et cette disposition de leur économie, ne leur soit départie par la Providence, pour remplir le rôle qu'elles doivent prendre dans la société.

Cabanis avait dit, avec un grand sens, que la nature n'avait pas seulement distingué les sexes par les seuls instruments directs de la génération, mais qu'il existait entre l'homme et la femme des différences dépendant du rôle respectif qui leur est assigné dans la société. Or, ce rôle ne se borne pas, selon cet auteur, à la reproduction de l'espèce, qui n'occupe qu'un temps fort court dans la vie, il s'étend au but particulier pour lequel chaque sexe est constitué. A l'homme est dévolu le rôle de la protection, aussi la force physique et morale, la persévérance, sont-elles son partage. A la femme revient le rôle de l'éducation de l'enfance, de la consolation de l'homme à l'état adulte, et du soin de la vieillesse. Pour remplir ce rôle, qui dure presque toute la vie, la force a chez elle été sacrifiée au sentiment.

Cet appareil de sensibilité chez les femmes a son thermomètre que le médecin peut manier, et qui lui permet de juger exactement le degré d'intensité auquel cette sensibilité est portée. Il se trouve dans l'effet des émotions; toute femme éprouve sous leur influence, à un degré quelconque, de la compression à l'épigastre, de l'oppression, du resserrement à la gorge, et du trouble dans les membres. Les femmes peu sensibles ont ces effets peu prononcés; celles qui sont très impressionnables les ont à un degré élevé, et celles qui sont hystériques les ont au maximum. Or, comme ces effets des émotions sont les phénomènes du spasme hystérique, on ne sera pas étonné de trouver que la femme qui offre ces phénomènes à un degré prononcé, soit presque hystérique, et qu'elle le devienne infailliblement, pour peu que des émotions pénibles se renouvellent fréquemment. Il est donc naturel que ces effets des émotions soient le meilleur moyen de juger le degré de prédisposition à l'hystérie. Mais on va voir bien autre chose.

Il m'est souvent arrivé d'interroger successivement tous les malades d'une salle d'hommes, puis tous ceux d'une salle de femmes, afin de connaître le genre de sensation que chacun d'eux éprouvait lors des émotions morales. Or, le résultat de cette enquête a toujours été le même. Lors d'une émotion vive, la femme étouffe, sanglotte, pleure, éprouve de la strangulation à la gorge, un sentiment de compression à l'épigastre, de la douleur, du tremblement ou de l'agitation dans les membres, une sorte d'hystérie passagère. Les hommes s'exaltent, s'animent, s'agitent, rougissent, sentent le sang se porter à la tête, exécutent des mouvements involontaires de locomotion, d'agitation violente et menaçante; le cœur leur bat ; leur respiration s'accélère, ils semblent près d'entrer dans une attaque d'apoplexie ou d'épilepsie. En résumé, lors des émotions pénibles, la femme souffre, tandis que l'homme s'agite.

J'ai constaté plus encore : j'ai étudié l'état moral des hommes devenus hystériques, et j'ai trouvé de la manière la plus évidente, que ces sujets s'impressionnaient exactement à la manière des femmes, et qu'avant d'être atteints de l'hystérie, ils éprouvaient, lors des émotions, de la compression et de la douleur à l'épigastre, la sensation de la boule hystérique, la strangulation à la gorge, les étouffements, les palpitations et l'agitation dans les membres. Je connais un homme très distingué par son éducation et par ses qualités intellectuelles, qui lors des plus légères émotions, éprouve tout ce que peut ressentir la femme la plus impressionnable. Cet homme est maintenant hystérique au plus haut degré. On voit, dit Raulin, des hommes vaporeux, avoir les mêmes accès spasmodiques et la même boule à la gorge que les femmes, et dans ces accès on les prendrait pour des femmes.

Il est évident, d'après de pareils faits, que la facilité à être impressionné, et que le mode particulier de réaction qu'excitent les impressions, sont la mesure de la disposition à l'hystérie. On trouvera par conséquent dans les différences qu'offrent à cet égard les deux sexes, la cause de l'aptitude à l'hystérie chez l'un, et de l'inaptitude chez l'autre.

Que signifie donc une pareille différence entre les deux sexes, si ce n'est qu'un effet de leur destination providentielle. La femme est faite pour sentir, et sentir c'est presque de l'hystérie ; l'homme, au contraire, est fait pour agir, à lui les inconvénients de l'action.

Ettmüller disait que les femmes étaient plus sujettes à l'hystérie que les hommes, parce qu'elles ont le système nerveux d'un tissu plus tendre, plus délicat et plus faible.

Sors mulierum, dit Duvernoy, *est quò deterior quod divites et pauperes, viduas, uxores et virgines, cujuscumque ætatis et conditionis, adoritur morbus hystericus si vel levissima suggeritur occasio, in debili structura viscerum nativa vel adscitia.*

C'est cette disposition particulière que les Raulin, les Sydenham, les Leroy, les Cullen, les Whytt, appelaient faiblesse, mobilité, instabilité nerveuse ; c'était sur elle qu'ils insistaient pour expliquer l'apparition si facile des troubles nerveux chez les hystériques.

Morgagni n'avait pas manqué de faire la même remarque ; après avoir rapporté (*Epist.* XLV, nᵒ 13), le fait d'une fille publique de Venise qu'il supposait avoir été atteinte d'hystérie à la suite d'une phlegmasie utéro-ovarienne avec suppuration ; il ajoute : « Je sais bien qu'on trouve fréquemment sur les femmes des lésions de l'utérus et des ovaires bien plus considérables que celles de cette fille, et qui cependant n'avaient pas éprouvé d'accidents hystériques ; mais toutes les femmes ne sont pas aussi aptes à recevoir l'irritation que l'était celle-là, qui était extrêmement timide, et qui depuis son enfance tremblait de crainte pour la cause la plus légère. »

CONCLUSIONS.

On peut résumer ainsi l'influence du sexe sur la prédisposition à l'hystérie :

1ᵒ L'homme peut être atteint de l'hystérie ;

2ᵒ Il paraît disposé à cette maladie à peu près vingt fois moins que la femme ;

3ᵒ Dans les cinq sixièmes des cas, les organes sexuels n'ont chez lui aucun rapport possible avec la maladie ;

4ᵒ L'hystérie est très commune chez les femmes ;

5ᵒ La moitié au moins d'entre elles est hystérique ou très impressionnable, et le cinquième est pris d'attaques ;

6ᵒ La disposition spéciale ne réside pas dans les organes sexuels à l'état physiologique ; elle ne réside pas non plus dans des dispositions matérielles appréciables de l'encéphale et de ses dépendances ;

7ᵒ La femme a dans la société une mission noble et de la plus grande importance, celle d'élever l'enfance, de soigner et de faire le bien-être de l'âge mûr et de la vieillesse ;

8ᵒ Pour remplir ce but, elle a été douée d'un mode spécial de sensibilité qui est fort différent de celui de l'homme ;

9ᵒ C'est dans ce mode de sensibilité que se trouve la source de l'hystérie ;

10ᵒ Ce mode de sensibilité se constate et s'apprécie par la série des troubles que produisent les émotions, série de troubles qui constituent le type du spasme hystérique ;

11ᵒ L'expérience montrant que cette série de troubles n'existe chez l'homme que par exception, donne la raison pour laquelle l'hystérie est si rare chez lui.

ARTICLE II.

INFLUENCE DE L'AGE.

Le rapport entre l'âge et la disposition à l'hystérie, n'est pas une simple question de faits, comme on pourrait le croire au premier abord ; c'est, au contraire, un élément important dans la solution du problème de la nature de cette maladie. Aussi tous les auteurs ont si bien senti cette vérité, qu'ils se sont efforcés à l'envi de faire cadrer ce rapport avec la théorie qu'ils avaient adoptée.

Depuis Hippocrate jusqu'à Louyer-Villermay, l'hystérie étant censée résulter de la rétention dans l'utérus du sperme et du sang menstruel, il était indispensable que cette maladie atteignît surtout les femmes d'un certain âge. « L'hystérie attaque de préférence les vieilles filles, les veuves, les femmes d'un certain âge plutôt que les jeunes, parce que chez les premières la matrice est beaucoup plus légère, » dit Hippocrate (1).

Galien disait : « Consentiunt omnes medici, quàm passiones hys-
» tericæ præcipue viduis, quæ utero purgari, parere, et concubitu
» virorum gaudere desierunt, evenire solent. » Les Arabes, les arabistes, Forestus, Hollerius, Fernel, Sennert, Baillou, Montanus, Rivière, et tous les médecins de ces époques, animés du même sentiment, regardèrent comme un fait d'observation, que l'hystérie sévissait particulièrement sur les femmes veuves, et sur celles qui avaient cessé d'être menstruées ; pour eux, l'hystérie était une maladie de l'âge adulte.

Cependant tout fascinés qu'ils étaient par leurs idées théoriques, quelques-uns d'entre eux avaient fini par voir que l'hystérie pouvait atteindre et les jeunes filles et les femmes âgées, et Rivière, qui avait fait cette remarque, se demandait comment cela pouvait arriver chez des sujets, dont les premiers n'ont encore ni sperme ni menstrues, et dont les seconds n'ont plus ni l'un ni les autres. Fréd. Hoffmann avait fait la même observation ; mais, comme il était partisan très prononcé des opinions des auteurs de l'antiquité, il disait: « Passioni hystericæ sunt pariter obnoxiæ virgines sensibi-
» lioris et tenerioris naturæ, et virgines viro maturæ. » Enfin, M. Landouzy, qui clôt la liste des fauteurs de la théorie des besoins utérins

---

(1) *Œuvres complètes*, traduites par Littré (*Maladies des femmes*, livre Ier).

non satisfaits, reconnaît que l'hystérie peut, à la vérité, exister chez des personnes de tous les âges, mais qu'elle n'atteint que très rarement les jeunes filles avant la puberté, et les femmes après la ménopause. Quand des idées physiologiques plus exactes sur l'hystérie commencèrent à avoir cours, et quand cette maladie fut simplement regardée comme étant liée à l'utérus surexcité ou malade, on établit, ainsi que M. Dubois (d'Amiens) l'a fait le premier, que l'hystérie ne devait exister chez les femmes que pendant toute la période de la vie utérine, parce que, disait-on, la vitalité des organes génitaux commençait à cette époque et finissait avec elle. M. Monneret, qui adopta cette nouvelle théorie, voulut également que les femmes ne pussent devenir hystériques qu'autant que le système génital avait pris tout son développement et jouissait de la plénitude de ses fonctions. Selon ces médecins, l'hystérie ne peut exister chez les femmes que depuis l'époque de la puberté jusqu'à celle de l'âge critique, c'est-à-dire pendant un laps de trente-trois ans environ. M. Foville, ayant eu l'occasion d'observer des hystériques à la Salpêtrière, avait reconnu qu'on avait trop allongé cette période, et il a avancé que l'hystérie n'attaquait guère les femmes que de quinze à trente ans ; il s'est rapproché en cela de Cullen, qui pensait que cette période allait de la puberté à l'âge de trente-cinq ans. Ainsi, suivant la théorie antique, l'hystérie se verrait ordinairement au delà de l'âge de trente ans, et suivant la théorie nouvelle, elle ne se verrait, au contraire, qu'avant cet âge mais après la puberté.

Tel a été l'état de la science pendant tout le temps où ce que l'on appelait l'observation, se bornait à ne tenir compte que des faits en harmonie avec les théories en vogue.

Voyons maintenant les faits.

M. le docteur Landouzy (1) est entré le premier dans cette voie, et il a recueilli, avec un soin digne de toutes sortes d'éloges, les faits épars dans les auteurs. Il en a tiré le tableau suivant, qui comprend 354 observations extraites des auteurs qui l'ont précédé :

L'hystérie a éclaté chez 48 personnes, de l'âge de 10 à celui de 15 ans ; chez 105, de 15 à 20 ; chez 80, de 20 à 25 ; chez 40, de 25 à 30 ; chez 38, de 30 à 35 ; chez 15, de 35 à 40 ; chez 7, de 40 à 45 ; chez 8, de 45 à 50 ; chez 4, de 50 à 55 ; chez 4, de 55 à 60 ; chez 1, de 60 à 65 ; chez 1, de 80 à 85.

(1) *Traité de l'hystérie.* Paris, 1846, 1 vol. in-8.

M. Landouzy a fait une omission en ne plaçant pas dans ce tableau les quatre cas d'hystérie observés avant l'âge de dix ans, qu'on trouve dans sa collection d'observation. Les auteurs, convaincus que cette maladie ne pouvait pas exister dans l'enfance, n'auront pas voulu reconnaître, comme lui appartenant, les cas que le hasard aura pu leur présenter ; aussi ce médecin dit-il que, de l'aveu des auteurs les plus opposés quant au siége et à la nature de la maladie, l'hystérie ne se manifeste jamais avant les approches de la puberté.

Georget avait également donné dans son *Traité des maladies du système nerveux* un tableau déduit des observations qu'il avait prises lui-même à la Salpêtrière ; mais comme on n'admet dans cet établissement que des incurables au delà de l'enfance, il n'a pu voir la maladie à cet âge.

Toutefois, sur 20 hystériques observés par lui, la maladie avait paru à l'âge de 9 ans, chez 1 personne ; à 12 ans chez 1, à 14 chez 1, à 15 chez 3, à 16 chez 3, à 18 chez 2, à 19 chez 2, à 21 chez 1, à 22 chez 2, à 25 chez 1, à 26 chez 1, à 28 chez 2.

Enfin, M. le docteur Beau, qui, lui aussi, a observé dans le même établissement que Georget, a trouvé que, sur 19 femmes, l'hystérie s'était déclarée de 10 à 15 ans, chez 6 jeunes filles ; de 15 à 20, chez 7 femmes ; de 20 à 30, chez 3 ; de 30 à 40, chez 1 ; de 40 à 50, chez 1 ; de 50 à 60 chez 1.

Il faut regarder ces chiffres comme étant incomplets, d'abord à raison du lieu où s'est fait l'observation, et en second lieu, parce qu'ils ne comprennent que les cas d'hystérie avec attaques convulsives. Or, il est un assez bon nombre de femmes qui sont atteintes d'hystérie d'une manière non douteuse, sans avoir jamais eu d'attaques hystériques, et, de plus, parmi celles qui ont des attaques, le plus grand nombre est pris d'accidents évidemment hystériques pendant un temps plus ou moins long avant l'apparition de la première attaque de convulsions.

Il fallait donc, pour avoir un tableau complet, y faire rentrer tous les faits, et prendre la maladie à son véritable début. Mais là se trouvait une difficulté. Dans un certain nombre de cas, les troubles hystériques débutent d'une manière si lente, leur apparition est si peu prononcée, que les malades elles-mêmes sont embarrassées pour en déterminer l'époque d'une manière précise. D'autres fois, ces premiers troubles ressemblent tellement à ceux que peuvent provoquer le simple état nerveux, la débilité, les maladies de l'estomac ou celles de l'utérus, qu'il est souvent difficile de les distinguer les uns des autres, d'après les récits que font les malades. Cependant je puis le dire ici par anticipation, toutes les fois qu'on trouve réunis chez la même personne en un groupe plus ou moins complet les phénomènes suivants, on peut être sûr qu'il existe chez elle un état hystérique, et par conséquent on est en droit de considérer la malade qui le présente comme atteinte d'hystérie.

Ces symptômes sont une impressionnabilité très grande, des maux de tête fréquents, des douleurs habituelles à la région épigastrique, plus augmentées par l'exercice et par la pression de la main que par l'ingestion des aliments ; des douleurs au côté gauche et le long de la gouttière vertébrale gauche, des étouffements, et enfin une sensation de compression à l'épigastre, et celle du globe hystérique, lors des émotions ou lors des contrariétés.

C'est dans cet esprit que j'ai recueilli les observations, desquelles sont tirés les tableaux suivants. Les chiffres y sont distribués en deux catégories, l'une comprenant les cas où la maladie a débuté graduellement par les simples troubles de fonctions qui viennent d'être indiqués, et l'autre, moins nombreuse, comprenant les cas où la maladie a débuté d'emblée par une attaque de convulsion.

On ne sera pas étonné qu'envisagée de cette manière, l'hystérie se trouve débuter à des époques plus rapprochées de la naissance, qu'on ne l'a cru jusqu'à présent.

§ Ier. — Hystérie depuis l'enfance jusqu'à l'époque de la puberté.

Le début de l'hystérie s'est fait à une époque qui n'a pu être désignée autrement qu'en l'appelant l'enfance, chez 31 enfants, 14 fois par des attaques convulsives, et 17 fois par les souffrances qui viennent d'être indiquées comme étant spéciales à l'hystérie ; à l'âge de 5 ans, chez 3, tous 3 par des attaques ; à l'âge de 6 à 7 ans, chez 6, tous les six par des attaques ; à l'âge de 7 à 8 ans, chez 11, 10 fois par des attaques, 1 fois par les accidents spéciaux ; à l'âge de 8 à 9 ans, chez 6, 3 fois par des attaques, 3 fois par les accidents spéciaux ; à l'âge de 9 à 10 ans, chez 9, 6 fois par des attaques, 3 fois par les accidents spéciaux ; à l'âge de 10 à 11 ans, chez 4, 1 fois par des attaques, 3 fois par les accidents spéciaux ; à l'âge de 11 à 12 ans, chez 17, 9 fois par des attaques et 8 fois par les accidents spéciaux. En tout, 87 enfants.

Ainsi, d'après ce tableau, l'hystérie s'est développée chez quatre-vingt-sept enfants, à partir de l'enfance jusqu'à l'âge de douze ans inclusivement, époque à laquelle commence la puberté; par conséquent un cinquième des hystériques observées par moi ont été atteintes avant l'âge de puberté.

Charles Lepois avait fait la même observation, il avait dit : « Enim vero experientiæ fide, multæ puellulæ vivunt hystericis » tentatæ symptomatibus ante duodecimum ætatis annum. » Willis, Hoffmann et Cullen avaient également vu des cas d'hystérie avant l'âge de la puberté. Raulin (page 48), avait cité trois cas d'affections hystériques héréditaires, qu'il avait vus chez des enfants de deux et de trois ans.

Comme les faits d'hystérie dans l'enfance sont encore peu connus, et comme mes assertions peuvent paraître quelque peu hasardées, je crois nécessaire de mettre le lecteur à même de constater la réalité des faits, en rapportant intégralement, et comme spécimen, l'un d'entre eux, et en donnant une analyse succincte, mais suffisante, de plusieurs des autres.

Ces relations serviront d'abord à bien établir la nature hystérique de la maladie; elles donneront, en outre, une idée des circonstances sous l'influence desquelles se développent les accidents chez les enfants.

Je commence par les faits d'hystérie avec attaques datant de l'enfance :

8ᵉ Observation. — *Hystérie datant de l'enfance; paraplégie hystérique guérie.* — Marie Gaudin, blanchisseuse. Née et élevée à la campagne jusqu'à l'âge de douze ans; mère hystérique sans attaques; père maladif, attaqué de gastralgie depuis vingt-cinq ans. Un frère bien portant, un autre frère gastralgique, une sœur hystérique avec attaques.

Cette fille a reçu une éducation ordinaire; elle était dans son enfance fort chétive et fort impressionnable, ayant souvent des migraines, et un appétit irrégulier. Depuis sa naissance, elle est sujette à des attaques convulsives qui ont été très fréquentes. Pendant l'enfance, elles avaient souvent lieu plusieurs fois par semaine, et rarement elles étaient distantes les unes des autres de plus de quinze jours; le plus souvent elles étaient provoquées par les émotions les plus légères.

Depuis qu'elle a de l'intelligence, elle a bien étudié ses attaques qui ont continué jusqu'à l'âge de vingt-six ans; elle assure qu'elles ont toujours été précédées par une sensation d'oppression épigastrique qui dure de cinq à dix minutes. Puis survient la sensation d'une boule du volume d'une grosse noix, partant de l'épigastre et montant jusqu'au niveau de la partie supérieure du larynx. L'ascension en est très rapide; elle est accompagnée de palpitations ; à peine arrivée à la gorge, la sensation globuleuse amène un étranglement très fort ; au même instant, la malade perd complétement sa connaissance, et alors surviennent de l'agitation et des convulsions. La durée des attaques est d'une demi-heure au moins ; au moment du réveil, il y a de l'oppression, des sanglots, des pleurs, puis une céphalalgie et un brisement des membres, qui durent de douze à quinze heures.

Les menstrues ont paru à douze ans ; elle était alors assez grande, mais faible et toujours maladive. La première menstruation fut pénible. Les règles ont ensuite apparu tous les quinze ou vingt jours ; elles étaient abondantes, duraient de six à huit jours, et n'ont jamais été interrompues. Habituellement le premier jour il y avait des douleurs. Lors de l'époque menstruelle, il n'y avait pas plus de céphalalgie, de douleurs épigastrique et de douleurs de jambes que d'habitude.

A dix-huit ans, grossesse pénible, vomissements fréquents, attaques fréquentes en raison de beaucoup de contrariétés, accouchement normal : l'enfant vit et se porte bien.

Elle s'est réfugiée à Paris à dix-neuf ans, pour fuir les reproches qu'on lui faisait à cause de sa grossesse : à dater de cette époque, elle a eu beaucoup de contrariétés.

A vingt ans, accidents rhumatismaux dans les jointures et dans les muscles.

A vingt-trois ans, elle dut se marier, plus par raison que par goût ; sa famille s'est contrariée de ses dispositions ; de là de nouveaux chagrins, et apparition de céphalalgie, d'une douleur très vive siégeant vers le milieu de la région dorsale, descendant le long de la gouttière vertébrale droite, contournant le scapulum ; les fausses côtes droites et venant à l'épigastre. Cette douleur a été vive pendant plusieurs mois, elle s'est accompagnée de toux, mais jamais d'expectoration ; il s'y est joint de l'inappétence et des vomissements des ingesta ; il ne paraît pas y avoir eu de la fièvre ; le lit a été gardé pendant tout ce temps, en raison de la faiblesse ; à la fin de cette maladie, la jambe droite ne pouvait plus supporter le poids du corps, et depuis ce moment, la faiblesse de ce membre a persisté : depuis deux mois et demi, la jambe gauche est devenue faible à son tour.

Entrée à la Charité le 26 septembre 1854, dans l'état suivant :

Femme de vingt-cinq ans, assez maigre, taille moyenne, face non colorée, peau blanche, cheveux châtains, intellect régulier, céphalalgie temporale très fréquente, ayant lieu pendant le repos comme pendant le mouvement ; sensibilité au toucher de la conjonctive gauche, à peu près normale ; sensibilité de la conjonctive droite obtuse ; vue de l'œil droit très obtuse, vue normale de l'œil gauche. Sensibilité de la peau de la face assez nette à gauche, anesthésie à droite.

Ouïe normale à gauche, presque nulle à droite ; bourdonnements dans l'oreille droite avec anesthésie de la peau. Sensibilité de tact nulle à la narine droite, à peu près normale à gauche. Odorat nul à droite, normal à gauche. Sensibilité de tact de la langue, nulle à droite, normale à gauche. Goût nul à droite, normal à gauche. Les aliments ne sont pas sentis dans le côté droit de la bouche.

Anesthésie presque complète de la peau du côté droit du tronc et des membres; il reste un peu de sensibilité en haut de l'abdomen. La sensibilité des parties profondes paraît exister, mais il faut une pression assez forte pour l'éveiller. Diminution de la force des muscles des membres supérieur et inférieur droits, qui ne sont pas assez forts pour supporter le poids du corps; affaiblissement notable du membre inférieur gauche.

Douleur épigastrique habituelle depuis sept à huit ans, appétit modéré, dyspepsie. Depuis six ans, fréquents vomissements des ingesta; depuis deux ans, douleurs au niveau des fausses côtes gauches et dans la partie moyenne des muscles des gouttières vertébrales; ces douleurs sont plus fortes à gauche qu'à droite. Douleur assez vive à la pression du flanc gauche. Les papilles des deux mamelons qui sont anesthésiés, s'érigent par le toucher. Le mamelon droit est insensible à la piqûre; les grandes et les petites lèvres de la vulve sont insensibles à droite; il existe un peu de sensibilité à la partie droite du vagin; insensibilité du clitoris lors de la non-érection, mais la sensibilité devient assez vive pendant l'érection, laquelle se produit facilement et sans faire éprouver aucune sensation agréable; du reste, cette femme dit n'avoir jamais éprouvé de grands désirs; le col de l'utérus est à l'état normal : il n'y a jamais eu ni leuccorrhée, ni aucune douleur à la vulve.

Depuis cinq ou six ans, palpitations et essoufflement lors de la marche; il existe actuellement un très léger susurrus dans les vaisseaux ; les bruits du cœur sont normaux. Les menstrues ont apparu il y a quinze jours; elles ont lieu tous les dix-huit jours, le sang en est pâle et peu abondant. La dernière attaque hystérique a eu lieu il y a quinze jours.

Examinée à l'électrisation localisée, on observe que les premières applications de la brosse électrique n'ont été senties ni par la peau ni par les muscles, et que les applications suivantes l'ont été; la contractilité des muscles sous l'influence du courant électrique est entière.

Traitement. — Fer réduit, 20 centigrammes; extrait de noix vomique, 7 centigrammes; sinapismes sur l'épigastre; deux portions d'aliments.

Pas de changement notable pendant les mois d'octobre, de novembre et de décembre; une seule attaque hystérique.

En janvier, février et mars 1855, amélioration peu prononcée, néanmoins il n'y a pas eu de nouvelle attaque hystérique; on a fait succéder les frictions d'huile de croton à l'électrisation localisée, on a placé des vésicatoires à l'épigastre. Cette médication a réveillé la sensibilité de la peau, et calmé des douleurs pendant quelques jours seulement; puis les accidents se sont reproduits comme avant.

Vers le milieu de mai 1855, la malade n'éprouvait pas d'amélioration notable; il y avait toujours des étourdissements, des douleurs de tête, de la dyspepsie, de l'épigastralgie, des douleurs au rachis entre les deux épaules; l'anesthésie des membres droits persistait. La malade ne marchait toujours qu'avec ses deux béquilles; elle a souvent voulu se passer de ces béquilles, mais elle n'a jamais pu y réussir. Ennuyée, elle perdit courage et voulut sortir de l'hôpital.

On suspendit alors toute médication, et l'on se borna à donner l'extrait de noix vomique en solution, et on l'a porté graduellement à 45 centigrammes par jour. Ce médicament a été pris régulièrement et sans le moindre accident.

En août, les douleurs épigastriques ont notablement diminué, ainsi que les douleurs rachidiennes; l'appétit est devenu assez bon, quoique les digestions fussent quelquefois pénibles, suivies de pesanteur après le repas, et de disposition à la régurgitation. Les jambes ont repris un peu de force et la malade marche, mais péniblement; elle a fini par abandonner une béquille, et le 15 août, elle a marché seule sans soutien, le dos un peu courbé en avant.

Cette femme ayant vu une malade voisine prise de paraplégie, s'améliorer sous l'influence du même traitement, cela lui a donné courage, et entrant dans ses idées, on a poussé le traitement avec énergie, on y a joint des frictions irritantes sur les membres, l'usage du fer, du vin de Bordeaux et d'une bonne alimentation.

A la fin d'août, coloration rosée de la face, peu de céphalalgie, quelques vertiges, pas de vomissements, appétit assez bon pour manger deux portions, point d'épigastralgie, encore de la sensibilité à la pression de l'épigastre et de la pesanteur après les repas; douleurs à la pression dans le côté gauche et dans les gouttières vertébrales; douleurs dans les fosses iliaques lors de la pression, surtout à droite. Un peu de diminution de la sensibilité de la conjonctive gauche, vue de l'œil gauche trouble, sans altération notable de l'organe. Sensibilité de la peau de la face à droite à peu près normale; le nez, la bouche et l'oreille droite, ont recouvré leur sensibilité de tact et leur sensibilité spéciale; la peau du membre thoracique droit possède de la sensibilité, mais les muscles ont encore un peu moins de force qu'à gauche, où la contractilité est normale. La sensibilité du membre inférieur droit est à peu près normale. La malade marche lentement en se portant sur ses deux pieds. Les menstrues ont apparu un peu en avance.

Traitement. — Limonade vineuse; vin de Bordeaux, 200 grammes; fer réduit, 20 centigrammes; julep avec extrait de noix vomique, 45 centigrammes; deux portions d'aliments.

10 septembre. La malade est sortie hier; elle a été à pied, aidée seulement d'une canne, jusqu'au Jardin des plantes.

Comme elle tolère la noix vomique sans en éprouver aucun trouble, on veut s'assurer si cette tolérance est générale et on administre chaque jour un julep avec sulfate de quinine, 50 centigrammes, en suspendant la noix vomique.

10 septembre. Pendant quatre jours, durant lesquels le sulfate de quinine a été donné, il s'est produit des troubles cérébraux très évidents; ils ont été assez forts pendant trois jours; en même temps il s'est reproduit de la faiblesse d'une manière très notable, dans le membre inférieur droit, et la malade recommençait à craindre de redevenir paralytique, car elle pouvait à peine aller au bout de la salle.

On rend l'extrait de noix vomique, en commençant par 10 centigrammes, en montant graduellement jusqu'à 40 centigrammes, toujours en solution. Sous l'influence de cette médication, les forces sont revenues rapidement, la malade a marché assez bien, elle s'est levée toute la journée. Elle aide au service de la salle, mais il n'y a pas de changement dans la sensibilité de la peau. Le même traitement est continué.

Le 15 septembre les menstrues sont venues sans troubles et coulent convenablement; bon état général, il n'y a plus d'attaques hystériques.

Vers le mois d'octobre, sous l'influence de quelques refroidissements, la malade, en très peu de jours, a notablement perdu de la facilité avec laquelle elle marchait. Il est survenu de la douleur en ceinture autour des lombes; c'est une récidive de ses anciennes douleurs rhumatismales des membres inférieurs. Il existe en même temps quelques douleurs épigastriques; il y a de nouveau du malaise à l'épigastre et de la difficulté dans la marche, surtout pendant les jours qui précèdent l'apparition des menstrues. On constate encore que la sensibilité de la peau est toujours un peu obtuse du côté droit.

En décembre, on a continué l'usage du fer réduit, du vin et de l'extrait de noix vomique en solution, 50 centigrammes. On a observé que quand la dose de l'extrait était trop élevée, il y avait de la roideur dans les membres inférieurs et que la marche était plus difficile, puis, que quand on cessait l'usage de ce médicament, il se manifestait aussitôt une faiblesse très notable des membres. La malade a l'espérance de guérir; elle est calme et la nutrition se fait bien. Toujours même traitement.

3 février 1856. Bon état général; embonpoint convenable; légère coloration rosée de la face; céphalalgie frontale et temporale à degré modéré, encore assez fréquente. Un peu de diminution de la sensibilité des deux conjonctives et surtout de la droite. Vue extrêmement faible de l'œil gauche. Vue très bonne à droite; ouïe à gauche à l'état normal; et très dure à droite. Odorat très notablement diminué à droite; goût un peu obtus. Toujours un peu d'anesthésie à la peau du côté *droit* de la face, à la narine droite et au côté droit de la bouche; sensibilité assez obtuse de la peau des membres; encore un peu de faiblesse dans les membres inférieurs, cependant la malade prend part aux travaux de la salle. Le pied droit se tourne un peu en dedans et l'articulation tibio-tarsienne est très faible, la malade la soutient par un bandage. Appétit modéré, un peu de dyspepsie. Légère sensibilité de la région épigastrique à la pression, et à l'ingestion des aliments. Douleur assez vive au rachis entre les deux épaules, ainsi que dans la portion correspondante de la gouttière vertébrale *gauche*. Très léger susurrus à droite; rien à gauche, bruits du cœur à l'état normal. Douleur à la pression des deux fosses iliaques et des muscles correspondants. Douleur sus-pubienne augmentée par la titillation des muscles pyramidaux; menstrues régulières, très douloureuses le premier jour et forçant la malade à se courber en marchant; elles sont abondantes et durent sept à huit jours. Les membres inférieurs ne sont affaiblis que pendant les époques menstruelles.

Les parties génitales sont complétement anesthésiées. L'introduction du doigt dans le vagin n'est pas sentie. Le clitoris est complétement insensible.

On a plusieurs fois constaté que les contrariétés et les émotions morales amenenaient une diminution très notable dans la force musculaire des membres inférieurs, et qu'au contraire les encouragements rendaient rapidement de la force. — Sortie.

Cette jeune femme est rentrée dans sa famille, où elle a été bien accueillie ; sa santé s'est améliorée ; tous les accidents nerveux se sont dissipés, et dix-huit mois après, j'ai appris qu'elle se portait parfaitement bien et qu'elle n'avait plus de traces ni de faiblesse ni d'anesthésie.

9ᵉ Observation.—Jeannette Guyot est née d'un père toujours mal portant, gastralgique ; elle a un frère atteint également de gastralgie, et une sœur affectée d'hystérie. Elle est sujette depuis sa plus tendre enfance à des attaques hystériques convulsives avec perte de connaissance, précédées de constriction à l'épigastre, et de la montée d'une boule à la gorge occasionnant de la strangulation, et suivies de perte complète de connaissance et de mouvements convulsifs spéciaux dont la durée est variable ; au moment où la connaissance revient, ces attaques se terminent par des pleurs involontaires, par des sanglots, et laissent après elles, pendant douze ou quinze heures, de la céphalalgie et du brisement des membres. Ces attaques, qui se sont répétées tous les quinze jours, et qui le plus souvent venaient à la suite des contrariétés ou des émotions morales, ont duré jusqu'à l'âge de vingt ans, et depuis cette époque, cette malade, qui a actuellement vingt-sept ans, est restée anesthésique de toute la surface du corps, et paraplégique.

10ᵉ Observation.—Marie Vessière a son père et son oncle paralytiques par suite d'apoplexie. Elle a été atteinte, depuis son enfance, de convulsions avec perte de connaissance, qui venaient toujours à la suite de contrariétés, et qui ont été très fréquentes jusqu'à l'âge de quinze à seize ans, époque de la puberté ; ces attaques ont cessé à ce moment. De quinze à trente ans, quelques malaises hystériques ont reparu. A trente-deux ans, il y avait de l'anesthésie de la peau et des sens du côté droit de la face avec affaiblissement notable des muscles de ce côté.

11ᵉ Observation. — Joséphine Grosjean a été prise dans son bas âge d'attaques convulsives avec perte de connaissance et avec tous les phénomènes caractéristiques des attaques hystériques. Ces attaques, qui revenaient dix à douze fois par an, avaient presque toujours lieu après quelques contrariétés. Elles ont cessé, comme chez la malade précédente, à l'époque de la puberté, ce qui n'indique pas qu'elles aient eu une relation bien intime avec les organes génitaux. Elles ont été trois à quatre ans sans reparaître, mais pendant ce temps il est toujours resté quelques troubles hystériques ; elles ont reparu de nouveau, à la suite de contrariétés, et se sont reproduites assez fréquemment jusqu'au moment actuel ; la malade a dix-sept ans.

12ᵉ Observation. — Virginie Dorchy a perdu sa mère de phthisie ; elle a deux sœurs qui sont toujours souffrantes. Elle a été fort maltraitée par ses parents, et depuis son bas âge jusqu'à vingt-neuf ans, elle a eu tous les huit ou dix jours, une attaque convulsive avec perte de connaissance et avec

tous les caractères des attaques d'hystérie. Les contrariétés avaient beaucoup
d'influence sur la production de ces accès. Puis les attaques ont cessé, mais
il est resté jusqu'à ce moment (trente-sept ans) un état hystérique général
très prononcé ; deux grossesses, qui sont survenues de vingt-cinq à trente
ans, n'ont pas fait revenir d'attaques.

13e OBSERVATION. — Antoinette Cavelier a sa mère prise d'attaques hystériques, son père est mort phthisique, et l'une de ses sœurs est morte avec
des convulsions. Depuis sa plus tendre enfance elle a, lorsqu'on la contrarie,
des étouffements et de la strangulation à la gorge ; à sept ans elle a eu une
attaque complète d'hystérie, à seize ans elle était choréique, et à dix-sept
ans elle était redevenue sujette aux attaques d'hystérie qu'elle a encore
actuellement.

14e OBSERVATION. — Marie Ponsard est née d'une mère qui a des attaques
hystériques ; elle a une sœur également atteinte d'hystérie. Elle est prise
depuis son enfance d'attaques convulsives avec perte de connaissance et
avec tous les signes qui caractérisent les attaques hystériques : ces attaques
ont, pendant plusieurs années, eu lieu très fréquemment, quelquefois même
tous les jours. Elles se sont ralenties pendant une année où les menstrues
coulaient bien, puis elles ont repris leur cours sur le même pied jusqu'à
l'époque actuelle ; la malade a vingt-huit ans.

15e OBSERVATION. — Zoé Lallement a son père atteint d'épilepsie. Cette
malade a été depuis son enfance sujette à tomber en syncope complète avec
de la distorsion des yeux et quelques convulsions dans les membres ; à la fin
de chaque attaque il y avait des pleurs involontaires et des sanglots. Ces
accès ont continué jusqu'à l'âge de dix-huit ans, et pendant tout ce temps il
y avait eu de fréquentes céphalalgies, des douleurs habituelles à l'épigastre
et de la dyspepsie. A dix-huit ans les attaques ont cessé et ont été remplacées
par un état hystérique général assez grave, qui a pour caractères de la strangulation à la gorge, des douleurs temporales et sincipitales, de la titubation,
de la douleur au sternum et à l'épigastre, une dyspepsie très prononcée,
des douleurs dans l'abdomen, à la région sus-pubienne, au rachis entre les
deux épaules et au niveau des fausses côtes gauches. Il existe souvent des
vomissements ; fréquemment il y a de la dyspnée et des étouffements ;
quelquefois il se manifeste de la rétention d'urine. Ces accidents persistent
encore actuellement, où la malade est âgée de quarante ans.

16e OBSERVATION. — Adélaïde Fouqueray a été fort maltraitée chez ses
parents. A l'âge de cinq ans, elle fut prise un jour, à la suite de mauvais
traitements, d'une attaque convulsive avec perte de connaissance et avec
tous les signes caractéristiques d'une attaque d'hystérie. Ces attaques se
sont renouvelées presque tous les huit jours, jusqu'à l'âge de vingt-cinq
ans où elle se maria ; fort heureuse en ménage, elle eut ses attaques bien
plus rarement quoiqu'elle n'ait jamais été menstruée ; elle les a encore
tous les mois à ce moment où elle a trente-sept ans ; son mari est malade

depuis un an, et depuis cette époque, elle a beaucoup plus de troubles hystériques qu'auparavant.

17e Observation. — Célestine Jehan à une mère hystérique, une première sœur atteinte de cancer, une autre sœur attaquée d'un anévrysme. A cinq ans elle a été prise d'une attaque convulsive avec perte de connaissance, immédiatement après avoir été maltraitée ; cette attaque était accompagnée de tous les symptômes caractéristiques d'une attaque hystérique. Il n'y a eu que cinq ou six attaques semblables depuis cette époque jusqu'à l'âge de dix-sept ans, mais il a existé pendant tout ce temps une série continue d'accidents hystériques. Les attaques ont toujours eu lieu sous l'influence d'affections morales.

18e Observation. — Virginie Paitre a perdu sa mère et sa sœur de phthisie pulmonaire. Elle a eu sa première attaque convulsive avec perte de connaissance après un violent mouvement de colère, à l'âge de cinq ans ; cette attaque s'est accompagnée de tous les phénomènes qui caractérisent l'hystérie. Elle s'est reproduite d'abord tous les deux jours, puis peu à peu, devenue plus rare, elle a fini par n'avoir plus lieu que deux ou trois fois par an ; les attaques se produisent habituellement après des émotions morales, et existent encore à vingt-quatre ans, âge qu'a la malade en ce moment.

19e Observation. — Reine Philipin, née d'une mère hystérique ayant des attaques. Elle a été, sans causes que la malade puisse rappeler, prise à l'âge de quatre à cinq ans d'attaques convulsives accompagnées des phénomènes caractéristiques de l'hystérie ; ces attaques se terminaient par un état de somnolence d'une durée de trois à quatre heures. Revenant d'abord presque tous les jours, quelquefois plusieurs fois par jour, et se produisant spontanément ou pour la cause la plus légère, ces attaques n'ont commencé à s'éloigner les unes des autres qu'à l'époque de quinze à seize ans, où parurent les menstrues, quoique la malade soit tombée dans un état hystérique grave. Les dernières attaques ont eu lieu il y a quelques mois. La malade a vingt-quatre ans.

20e Observation. — Joséphine Damnaine a perdu son père et sa mère de phthisie. Mise inopinément, à l'âge de sept ans, en présence d'un cadavre, elle eut une grande frayeur et fut prise à l'instant même d'une attaque convulsive avec perte de connaissance. Les attaques qui suivirent avaient lieu dans les premiers temps, plusieurs fois par jour ; mais peu à peu elles se sont éloignées et ont cessé vers l'âge de douze ans, époque à laquelle la menstruation s'est établie. D'abord elles étaient spontanées, puis plus tard elles ne se produisaient que sous l'influence des émotions. Ces attaques différaient quelque peu des attaques ordinaires ; elles étaient précédées d'étourdissements et de tintements d'oreilles, puis au bout de quelques minutes, il y avait perte de connaissance, et quand la malade revenait à elle, elle éprouvait des étouffements et de la constriction à l'épigastre, mais il n'y avait ni pleurs ni sanglots. Cependant, malgré cette légère anomalie, l'ensemble des phénomènes se rapportait trop à l'hystérie pour qu'il y ait lieu au moindre doute. D'ailleurs dix ans après, à l'âge de vingt-deux ans, elle a eu, à la Charité même, une attaque bien complète et bien caractéristique d'hystérie, laquelle était survenue à l'occasion d'une nouvelle frayeur.

21ᵉ Observation.— Louise L..., née de parents bien portants ; le père est un ivrogne qui tremble constamment et qui a eu le *delirium tremens*. A l'âge de sept ans, elle fut prise, sans cause connue, ou plutôt, comme le dit M. Goupil à qui je dois cette observation, sans cause avouée par les parents, d'une attaque convulsive avec perte de connaissance et avec tous les phénomènes qui caractérisent l'attaque hystérique. Depuis six ans, ces attaques ont eu lieu d'abord deux ou trois fois par mois, puis elles se sont rapprochées, et il est rare actuellement qu'il se passe huit jours sans qu'il y en ait une ; le plus souvent elles ont lieu spontanément, quelquefois cependant elles apparaissent à la suite de contrariétés. Il existe en même temps un état hystérique général pour lequel cette fille est entrée à l'hôpital des Enfants.

22ᵉ Observation. — Marie-Louise Vaché, dont les parents sont de bonne santé, mais qui est vive et fort impressionnable, est, en jouant avec ses amies, saisie d'une grande frayeur, et aussitôt elle est prise d'une attaque convulsive avec perte de connaissance : elle avait alors sept ans. Ces attaques se sont répétées, dès l'abord, tous les jours ou tous les deux jours pendant deux à trois ans, puis elles n'ont plus eu lieu que deux fois par semaine, mais alors elles étaient plus fortes. Enfin, il y a sept ans, à l'occasion de l'enlèvement de son mari, qui se trouvait compromis dans l'insurrection de juin 1848, elle eut une forte émotion qui a rendu ses accès plus fréquents ; elle les a encore à l'âge de cinquante-deux ans, époque à laquelle elle continue à éprouver les accidents généraux de l'hystérie et un commencement de paraplégie avec anesthésie des membres.

Les attaques sont souvent spontanées, mais elles ont lieu aussi par suite d'émotions. Il n'y a pas de symptômes précurseurs, l'invasion de l'attaque est inopinée, et la perte de connaissance est instantanée ; il y a beaucoup de cris, de l'écume à la bouche, les convulsions sont celles de l'hystérie, puis souvent à la fin de l'accès, étouffement, pleurs involontaires et sanglots, et enfin céphalalgie et brisement des membres pendant vingt-quatre heures.

A part un peu d'anomalie dans les phénomènes du début de l'attaque, l'ensemble des troubles a trop de rapport avec l'hystérie, et trop peu avec l'épilepsie, pour qu'on ne doive pas hésiter à regarder la maladie comme un état hystérique.

23ᵉ Observation. — Madeleine Roche fut, à l'âge de sept ans, fort effrayée par des aliénés, qui la poursuivirent quelques instants ; elle eut aussitôt une attaque convulsive avec perte de connaissance, et avec tout ce qui constitue une attaque hystérique, qui, à partir de ce moment, se répéta souvent. Les attaques, qui avaient habituellement lieu à la suite des émotions, se continuèrent assez fréquentes jusqu'à vingt-quatre ans ; la menstruation qui se fit pendant ce temps, n'y apporta aucun changement.

Elle se maria à vingt-quatre ans, eut des enfants, et bien qu'elle ait eu beaucoup d'occasions d'ennuis, les attaques ont cessé, et l'état hystérique général a diminué.

24e Observation. — Clémence Valmontet a ses parents en bonne santé. A l'âge de sept à huit ans, elle fut, à la suite d'une frayeur très vive arrivée la nuit, prise tout à coup d'une attaque convulsive avec perte de connaissance, et avec tous les accompagnements caractéristiques de l'hystérie. Ces attaques se renouvelèrent tous les quinze jours ou tous les mois au plus tard ; elles étaient d'abord très fréquentes et presque toujours occasionnées par une émotion. Après chaque attaque, la malade tombait dans une sorte de coma vigil, avec les membres roides. Ces attaques ont continué jusqu'à ce moment (dix-huit ans). Dans leurs intervalles, il n'existe aucun trouble notable.

25e Observation. — Marie Maret a eu son père et un de ses oncles atteints d'aliénation mentale ; une de ses sœurs est prise de chorée. Elle était forte et de belle santé, lorsqu'elle fut prise à sept ans, et sans cause appréciable, d'une attaque ayant tous les caractères de l'attaque hystérique complète. A la suite de cet accident, il y a eu une sorte de paralysie avec anesthésie générale, qui s'est prolongée en s'accompagnant de phénomènes hystériques , jusqu'à l'âge de seize ans, époque à laquelle elle a diminué notablement, sans cependant cesser jamais complétement. A l'âge de trente-six ans, à l'occasion de soucis, d'inquiétudes sérieuses et de fatigues, les attaques hystériques sont revenues, et se sont accompagnées de troubles généraux de l'hystérie.

26e Observation. — Victoire Buffart née de parents en bonne santé ; à sept ans, à l'occasion d'une frayeur dont elle fut prise en descendant un escalier, elle eut une attaque convulsive accompagnée de tout ce qui caractérise l'hystérie. Cette attaque s'est reproduite tous les mois et se continue encore actuellement (dix-sept ans), sans être exacte dans ses retours, et sans être influencée par les émotions. La malade, d'ailleurs, a des accidents hystériques généraux.

27e Observation. — Joséphine Rémond a sa mère hystérique, une sœur avec des attaques hystériques et un frère atteint de convulsions. A l'âge de huit ans, après avoir été fort maltraitée par son père, elle eut une attaque hystérique complète avec tous les phénomènes qui caractérisent cet état. Depuis ce moment, elle perd connaissance et a des roidissements des membres lors des émotions ; ce qui avait lieu souvent, attendu qu'elle était continuellement en butte à de mauvais traitements. A onze ans, elle eut une seconde attaque hystérique complète à l'occasion de violences qu'elle eut à subir, et, dans les deux mois qui suivirent, elle eut trois autres attaques semblables. Plus tard, il s'est déclaré un état hystérique général, et les attaques se reproduisent de temps en temps jusqu'à ce moment, où elle est âgée de vingt et un ans.

28e Observation. — Clémence Baron a une mère hystérique, et un de ses frères pris d'attaques probablement épileptiques. Elle a eu sa première attaque hystérique à l'âge de huit ans, aussitôt après avoir été maltraitée. Cette attaque s'est reproduite très fréquemment et paraissait à la moindre contrariété. La menstruation s'est établie à treize ans sans avoir la moindre influence sur l'état hystérique, qui a continué comme avant, quoique les menstrues vinssent régulièrement et fussent sans douleur. Ces attaques ont encore lieu à vingt-six ans, comme dans les premiers temps, et sont toujours accompagnées des symptômes qui caractérisent les attaques hystériques.

29e Observation. — Louise Labrue était restée un an au lit pour une large brûlure de la peau du dos, et s'y était affaiblie, lorsque, à l'âge de huit ans, et à peine remise de sa longue maladie, elle se trouva en présence d'une femme qui avait une attaque épileptique; elle en fut fort effrayée, et, à l'instant même, elle eut une attaque convulsive avec perte de connaissance. Cette attaque ne se reproduisit pas; mais la constitution restée chétive amena des malaises continuels, et à treize ans, cette enfant était atteinte de tous les accidents d'une grave hystérie qui duraient encore à l'âge de dix-huit ans.

30e Observation. — Marie Dumont a eu ses père et mère morts phthisiques très jeunes. A l'âge de neuf ans, elle tomba entre les mains de parents chez lesquels sa vie, qui jusque-là avait été fort douce, devint très pénible; elle était fort maltraitée, à chaque instant elle était en pleurs et comme suffoquée. Bientôt elle devint sujette à des attaques hystériques complètes avec tous les symptômes caractéristiques; ces attaques furent d'abord très fréquentes, se reproduisant plusieurs fois par semaine et ayant lieu pour la plus légère contrariété. Elles sont actuellement moins fréquentes (dix-sept ans), et en même temps il y a des phénomènes généraux d'hystérie prononcée.

31e Observation. — Joséphine Crucière a sa mère, un frère et une sœur, morts phthisiques; elle a toujours été très maltraitée; un jour, à l'âge de huit ans, après avoir été battue plus fort que de coutume, elle eut une attaque hystérique complète, et depuis ce moment jusque vers dix ans, elle eut de semblables attaques presque tous les jours. A cet âge, elles diminuèrent de fréquence, pour reprendre de l'intensité vers l'âge de quinze ans, époque à laquelle la menstruation se faisait difficilement. Actuellement, à vingt-neuf ans, cette fille a ses attaques tous les huit jours.

32e Observation. — Julienne Bonard a une mère très nerveuse et deux sœurs toujours maladives et chlorotiques. Elle avait toujours été maltraitée dans sa famille, lorsqu'à l'âge de neuf ans et demi, à l'occasion de mauvais traitements, elle eut une première attaque hystérique complète, et depuis cette époque elle a eu jusqu'à l'âge de quinze ans, très fréquemment des attaques semblables. A quinze ans, elle est devenue paraplégique et anesthésique de toute la surface du corps; aujourd'hui qu'elle a vingt-deux ans, elle est encore dans le même état.

33e Observation. — Marguerite Gosan a un père sujet a des attaques hystériques très prononcées, et huit frères et sœurs, tous sujets aux mêmes attaques, les deux frères comme les six sœurs. Vers l'âge de neuf ans, elle vit pour la première fois une de ses sœurs dans les attaques ; elle en eut beaucoup de frayeur, et elle fut aussitôt prise d'une attaque hystérique complète. D'abord fort rares, les attaques devinrent plus fréquentes lors de l'établissement des menstrues, et plus fréquentes encore après son mariage. A quarante-six ans, elle les a encore tous les ans. Elles ont presque toujours lieu à la suite de contrariétés.

Je m'arrête ici dans l'exposé d'une partie des quarante-neuf cas d'attaques hystériques développées avant la puberté.

Ces observations, malgré le laconisme que j'ai cru nécessaire d'introduire dans leur rédaction par égard pour la patience du lecteur, me paraissent assez significatives, pour qu'il soit inutile d'y ajouter des commentaires propres à en établir la valeur.

Les faits qu'elles comprennent ne pourraient se rapporter, à la rigueur, qu'à l'épilepsie et à l'éclampsie ; or, rien dans les symptômes n'ayant les caractères de l'épilepsie, on peut tout de suite écarter cette possibilité. Quant à l'éclampsie, cette affection convulsive n'affecte jamais la périodicité régulière qu'on remarque dans les faits qui viennent d'être exposés ; l'éclampsie n'est pas une maladie d'une durée aussi prolongée que l'a été l'état convulsif de tous ces malades. Enfin, dans tous les faits, les attaques ont eu les caractères propres à l'hystérie, elles se reproduisaient sous l'influence des émotions morales ; leurs retours, plus ou moins fréquents, avaient eu lieu à des intervalles assez réguliers ; et enfin tous ces enfants étaient devenus plus tard des femmes hystériques atteintes des troubles continus dont cette maladie provoque le développement. Ainsi, ces faits sont donc bien évidemment autant de cas d'hystérie non douteuse avec attaques, développée pendant les premières années de la vie.

Comme il n'est pas aussi facile de démontrer l'existence des cas d'hystérie sans attaques chez les jeunes enfants, on pourrait élever quelques doutes sur l'exactitude du diagnostic d'après lequel a été fait le classement de ces cas. Je me trouve donc encore obligé de donner une analyse abrégée d'un certain nombre d'entre eux, afin de bien constater l'état hystérique de ces malades, et de pouvoir établir, comme fait évident, l'existence de l'hystérie sans attaques chez les enfants.

Voici un certain nombre de ces cas :

34e Observation. — Marie Heurtier a une mère sujette à des attaques d'hystérie. Depuis son enfance, elle est mal portante, chétive, sujette aux migraines et aux douleurs d'estomac, ayant des malaises dans les membres lorsqu'elle a des contrariétés ; elle est très impressionnable et jalouse de ce que, à son idée, ses frères et sœurs sont mieux traités qu'elle. Pendant toute sa jeunesse, elle est restée dans le même état. La menstruation s'est établie assez bien et à l'époque convenable ; puis plus tard, et à la suite de contrariétés, elle est devenue sujette aux attaques d'hystérie. Actuellement qu'elle a trente-quatre ans, elle est d'un teint pâle, assez maigre, habituellement prise de céphalalgie, incomplétement anesthésique de tout le côté gauche du corps, présentant une diminution très prononcée de la vue, de l'ouïe, de l'odorat et du goût à gauche, de la strangulation à la gorge, de l'épigastralgie, de la gastralgie, de la douleur au rachis entre les deux épaules et au niveau des fausses côtes gauches.

35e Observation. — Desgrois (Joséphine) a sa mère légèrement hystérique ; son père est mort phthisique. Elle a toujours été chétive, très impressionnable et fort maltraitée par ses parents. Depuis son enfance, elle est prise d'oppression et de constriction à l'épigastre, en même temps que d'étranglement à la gorge, toutes les fois qu'elle est grondée. Depuis cette époque, sa santé a toujours été délicate ; à douze ans, elle a été menstruée. Vers quinze ou seize ans, elle est devenue sujette à de l'engourdissement dans les membres, et à du tremblement musculaire. A vingt-deux ans, elle a commencé à être prise d'attaques d'hystérie, et à vingt-sept ans, elle est encore sous l'influence d'un état hystérique général.

36e Observation. — Thérèse Laudat est née d'une mère sujette à des attaques hystériques. Elle a toujours été d'une mauvaise santé, très impressionnable, prise de douleurs d'estomac et de dos ; dès son enfance, elle tombait en syncope, lorsqu'elle éprouvait quelques contrariétés. A l'âge de seize ans, elle est devenue, sans causes connues, sujette à des attaques d'hystérie, et à l'âge de vingt-sept ans, elle offrait tous les accidents de l'état hystérique : Céphalalgie frontale, fréquente strangulation à la gorge, diminution de la sensibilité de l'ouïe, de la vue, de l'odorat et du goût à gauche. Anesthésie complète de tout le côté droit du corps. Diminution de la force musculaire du côté droit.

37e Observation. — Céline Mauffray, toujours malportante depuis son enfance, quoiqu'elle ait les apparences d'une belle santé, ayant très fréquemment de la céphalalgie, de la gastralgie, des coliques, un appétit très irrégulier et souvent nul, presque toujours un malaise quelque part. Extrêmement impressionnable, elle s'émouvait pour la moindre chose et était malade quand on la grondait. Plus tard, les menstrues ont été irrégulières, et jusqu'à ce moment où elle a vingt ans, elle est atteinte d'un état hystérique général sans pourtant avoir d'attaques.

Elle a des douleurs d'estomac, très souvent elle vomit les aliments. Il existe un point douloureux au rachis entre les épaules ; cette douleur se prolonge en bande en contournant l'angle inférieur du scapulum pour aller s'étaler au niveau des fausses côtes, et se terminer à la région épigastrique.

38e OBSERVATION. — Émilie Clairgette n'a pas connu ses parents, et a souffert des mauvais traitements et de la mauvaise nourriture ; a toujours été chétive depuis son enfance, ressentant des douleurs à la tête, au dos, à la région de l'estomac et dans les membres. A la moindre contrariété, elle a toujours éprouvé, depuis son enfance, de l'agitation, une sensation de compression derrière le sternum, et d'une boule qui partait de l'épigastre pour s'arrêter au niveau du pharynx où elle causait de la strangulation. Cet état s'est prolongé jusqu'à ce moment où elle a vingt-huit ans.

39e OBSERVATION. — Caroline Peny. Il n'y a pas d'affections nerveuses dans la famille. Elle a eu une enfance pénible, et fort maltraitée. Quoique, dès son jeune âge, elle ait été constamment souffrante, elle avait assez d'embonpoint, mais à la moindre contrariété, il lui survenait des étouffements dans la poitrine, de la strangulation à la gorge et une sorte de mouvements convulsifs dans les membres. A onze ans, il lui est survenu des attaques hystériques, qui ont continué jusqu'à présent (seize ans) en s'accompagnant d'un état hystérique très prononcé.

40e OBSERVATION. — Louise Brou. Il n'y a pas d'affections nerveuses dans sa famille, elle a toujours été délicate et maladive, et, depuis son enfance, elle a constamment été sujette à la céphalalgie, à des douleurs à l'épigastre, au dos entre les épaules, aux fausses côtes gauches, et à des vomissements des ingesta. Plus tard, vers l'âge de dix-sept ans, elle a été atteinte d'attaques hystériques convulsives qui durent jusqu'à présent (vingt-deux ans), et s'accompagnaient d'un état hystérique général.

Je m'arrête ici dans la relation des cas d'hystérie sans attaques chez les enfants, jugeant le nombre de ceux que j'ai rapportés suffisant pour prouver le fait que je veux établir.

Les vingt-cinq autres malades desquelles je ne donne pas l'observation ont présenté des phénomènes absolument semblables à ceux qui viennent d'être notés : les deux tiers d'entre elles eurent plus tard des attaques convulsives hystériques ou des paralysies, l'autre tiers avait continué à présenter tous les accidents de l'éta hystérique, moins les attaques.

C'est donc un fait irrécusable, que l'hystérie peut se rencontrer chez les filles depuis les premières années de leur enfance jusqu'aux approches de la puberté, avec une fréquençe telle, qu'on peut l'évaluer au quart ou au cinquième du nombre total des hystériques.

§ II. — Hystérie à l'époque de la puberté.

Les auteurs sont unanimes pour admettre que l'hystérie est très commune à l'époque de la puberté. D'après les faits que j'ai recueillis, l'hystérie a débuté :

De l'âge de 12 à celui de 13 ans inclusivement, chez 12 malades, 2 fois par des attaques convulsives, 10 fois par les accidents spéciaux ; de l'âge de 13 à celui de 14 ans, chez 21, 6 fois par des attaques, et 15 fois par les accidents spéciaux ; de l'âge de 14 à celui de 15 ans, chez 37, 11 fois par des attaques, et 26 fois par les accidents spéciaux ; de l'âge de 15 à celui de 16 ans, chez 36, 14 fois par des attaques, et 22 fois par les accidents spéciaux ; de l'âge de 16 à celui de 17 ans, chez 31, 12 fois par des attaques, et 21 fois par les accidents spéciaux ; de l'âge de 17 à celui de 18 ans, chez 33, 8 fois par des attaques, et 25 fois par les accidents spéciaux ; de l'âge de 18 à celui de 19 ans, chez 23, 5 fois par des attaques, et 18 fois par des accidents spéciaux ; de l'âge de 19 à celui de 20 ans, chez 28, 6 fois par des attaques, et 22 fois par des accidents spéciaux. Total : 221 cas, 62 par attaques, 159 par accidents spéciaux.

Il résulte de là, que de la puberté jusqu'à l'âge de vingt ans, c'est-à-dire pendant un laps de huit années, il s'est produit plus de la moitié du nombre total des invasions de l'hystérie : c'est donc incontestablement durant cette période de la vie qu'a lieu le maximum de fréquence de ces invasions. Je me borne en ce moment à la constatation du fait. Arétée admettait cette vérité, car il disait : « Juvenes feminæ hysteriam patiuntur, seniores vero im-» muniores sunt. » La raison qu'il donne de la prédilection de l'hystérie pour le jeune âge est la suivante. Chez les jeunes filles : « Ætas, vita, et mens, vaga magis et erratica sunt, his vulva erra-» bunda instabilisque sit necesse est. » Chez les femmes âgées : « Firma et stabilis, mens, ætas et vita fuerint, iis vulva similiter » afficitur. »

§ III. — Hystérie chez les adultes.

La fréquence de l'hystérie est loin d'être la même durant les diverses périodes dont se compose l'âge adulte chez les femmes.

L'hystérie s'est déclarée, de l'âge de 20 à celui de 21 ans, chez 17 sujets, 6 fois par des attaques, et 11 fois par des accidents spéciaux ; de l'âge de 21 à celui de 22 ans, chez 16, 5 fois par des attaques, et 11 fois par les accidents spéciaux ; de l'âge de 22 à celui de 23 ans, chez 10, 3 fois par des attaques, et 7 fois par les accidents spéciaux ; de l'âge de 23 à celui de 24 ans, chez 15, 3 fois par des attaques, et 12 fois par les accidents spéciaux ; de l'âge de 24 à celui de 25 ans, chez 14, 6 fois par des attaques, et 8 fois par les accidents spéciaux. Total : 72 cas, 23 par attaques et 49 par accidents spéciaux.

Ici se termine la période de l'âge où l'hystérie est fréquente, et bien que la vie utérine continue à être fort active dans les âges qui vont suivre, on va trouver une très grande différence dans les chiffres des invasions d'hystéries. C'est cependant, si l'on en croyait les auteurs anciens, l'époque où cette maladie serait commune, celle où les femmes commencent à perdre leurs maris, celle où les maladies utérines sont plus communes. A entendre ces auteurs, la seconde moitié de l'âge adulte devrait être l'époque du maximum de l'hystérie. Or voici ce qui est arrivé.

L'hystérie s'est déclarée de l'âge de 25 à celui de 26 ans, chez 6 malades, 1 fois par une attaque, et 5 fois par les accidents spéciaux ; de l'âge de 26 à celui de 27 ans, chez 5, 1 fois par une attaque, et 4 fois par les accidents spéciaux ; de l'âge de 27 à celui de 28 ans, chez 5, toutes les fois par les accidents spéciaux ; de l'âge de 28 à celui de 29 ans, chez 5, 1 fois par une attaque, et 4 fois par les accidents spéciaux ; de l'âge de 29 à celui de 30 ans, chez 3, 1 fois par des attaques, et 2 fois par les accidents spéciaux ; de l'âge de 30 à celui de 31 ans, chez 3, toutes les fois par les accidents spéciaux ; de l'âge de 31 à celui de 32 ans, chez 4, 2 fois par des attaques, et 2 fois par les accidents spéciaux ; de l'âge de 32 à celui de 33 ans, chez 2, 1 fois par une attaque, 1 fois par les accidents spéciaux ; de l'âge de 33 à celui de 34 ans, chez 1, par les accidents spéciaux ; de l'âge de 34 à celui de 35 ans, chez 3, toutes les fois par les accidents spéciaux ; de l'âge de 35 à celui de 36 ans, chez 1, par les accidents spéciaux ; de l'âge de 36 à celui de 37 ans, chez 3, par les accidents spéciaux ; de l'âge de 37 à celui de 38 ans, chez 3, 1 fois par des attaques, et 2 fois par les accidents spéciaux ; de l'âge de 38 à celui de 39 ans, chez 1, par les accidents spéciaux ; de l'âge de 39 à celui de 40 ans, chez 1, par les accidents spéciaux ; ce qui fait 48 cas d'invasions dans une période de 15 ans. On voit que de vingt-cinq à quarante ans, les invasions d'hystérie sont rares, et qu'elles le sont à peu près au même degré pendant tout ce temps.

§ **IV**. — **Hystérie à l'époque de la ménopause.**

Les opinions des auteurs sont fort partagées relativement à la question de l'influence qu'a la ménopause sur le développement de l'hystérie.

Gardane (1) prétendait que de toutes les maladies qui se montrent à l'époque de la ménopause, aucune n'est plus fréquente que l'hystérie. Louyer-Villermay, que l'on retrouve toujours quand il s'agit de consacrer une erreur, voulait également que l'âge critique fût une condition favorable au développement de l'hystérie.

M. Dubois (d'Amiens), Béclard et bon nombre d'auteurs, qui voient dans la cessation des menstrues la fin de la période d'activité de l'utérus, supposent, au contraire, que la ménopause est une raison de la disparition de l'hystérie à cet âge.

L'expérience montre que ces assertions opposées, basées sur quelques faits particuliers, ne sont pas plus exactes les unes que les autres, puisque l'époque à laquelle l'hystérie commence à être très rare, est l'âge de trente-sept ans, qui précède de beaucoup l'époque de la ménopause.

A partir de l'âge de quarante ans, les invasions d'hystérie sont rares.

Ainsi mes observations ne constatent plus qu'un cas d'invasion de l'hystérie à 42 ans, et par une attaque ; un à 46 ans, par les accidents spéciaux ; un à 48 ans, par les accidents spéciaux ; un à 53 ans, par une attaque ; 2 à 54 ans, par une attaque ; 2 à 55 ans, par les accidents spéciaux ; et enfin un à 56 ans, par les accidents spéciaux. En tout, 8.

Je n'ai pas vu de cas d'invasion d'hystérie au delà de cet âge. Chambon rapporte avoir vu l'une de ses parentes prise d'hystérie à l'âge de quatre-vingts ans.

Tels sont les résultats que m'ont donnés les observations prises sur 425 femmes hystériques.

Il s'agit maintenant de comparer entre elles la statistique, de M. Landouzy, celle de Georget, celle de M. le docteur Beau et la mienne, afin de mieux sentir la concordance remarquable qui existe entre elles.

____

(1) *De la ménopause.* Paris, 1821.

	Chiffres de M. Landouzy.	Chiffres de Georget.	Chiffres de M. Beau.	Chiffres de M. Briquet.
De 0 à 10 ans....	4	1	»	66
De 10 à 15 ans....	48	5	6	98
De 15 à 20 ans....	105	7	7 ?	140
De 20 à 25 ans....	80	4	3	71
De 25 à 30 ans....	40	3	»	24
De 30 à 35 ans....	38	»	»	9
De 35 à 40 ans....	15	»	»	9
De 40 à 45 ans....	7	1	»	1
De 45 à 50 ans....	8	»	1	3
De 50 à 55 ans....	4	»	»	3
De 55 à 60 ans....	4	»	1	2
De 60 à 80 ans....	2	»	»	»
	351	20	19	431

Il serait difficile de trouver, entre des observations prises à des sources si diverses, une concordance plus parfaite que celle qu'on peut remarquer entre les quatre séries de chiffres que je viens de présenter, car à part les cas d'hystérie chez les enfants, il existe entre elles pour tout le reste, une harmonie complète. On voit les chiffres qui les composent, aller croissant dans la même proportion, depuis le jeune âge jusqu'à vingt ans, époque à laquelle ils atteignent leur maximum, puis décroître très rapidement de vingt à vingt-cinq ans, devenir ensuite très faibles tout en restant réguliers de vingt-cinq à quarante ans, et enfin se trouver encore plus faibles et complétement irréguliers de quarante à soixante ans.

Comme ces chiffres portent sur plus de huit cents faits, nombre assez considérable pour atténuer les petites erreurs inévitables en pareil cas, on peut les regarder comme l'expression de la vérité, et tirer hardiment les conséquences qui en doivent résulter.

On est donc en droit de regarder comme exactes les conclusions suivantes :

1° Un cinquième des cas d'hystérie se développe, dans nos climats et avec nos mœurs, avant l'âge de puberté.

Il est complétement impossible de rattacher aux organes génitaux le point de départ de la maladie chez ce cinquième. En effet, dans l'enfance, les organes génitaux intérieurs de la femme, ainsi que les mamelles, sont à l'état rudimentaire. L'utérus est très petit, presque cylindrique, et ses parois sont sans épaisseur, le tissu en est décoloré. Les ovaires peu volumineux, collés contre les psoas, ne présentent à leur intérieur rien qui ressemble au tissu de l'ovaire après la puberté. Le clitoris n'a presque pas de tissu caverneux, les mamelles ne font pas la moindre saillie. Tous ces organes sont à l'état négatif et dans une sorte de sommeil qui ne leur permet pas d'exercer une influence quelconque sur l'économie. Ils ne subissent presque aucun accroissement jusqu'à l'époque de la puberté. D'après M. Cruveilhier, l'utérus a de 24 à 28 millimètres au moment de la naissance ; à dix ou onze ans, il en a 40, et aussitôt après la puberté, il en a de 70 à 80. D'après Schnapf (1), la longueur de la cavité du corps de l'utérus avant la puberté est de 8 millimètres, celle de la cavité du col de 18, et, après la puberté, la longueur de la première est 30 millimètres, et celle de la seconde de 24 millimètres. Les ovaires, d'après Rœderer, ont, avant la puberté, 8 à 10 lignes de longueur ; après elle, ils en ont 20. Le vagin reste complétement inerte jusqu'à douze ans.

On comprend qu'avec un tel état rudimentaire, l'ensemble de ces organes ne puisse exercer sur l'économie une action physiologique suffisante pour la troubler au degré nécessaire à la production des accidents de l'hystérie.

La proportion des cas d'hystérie, chez les enfants, est trop considérable, pour qu'on puisse raisonnablement les attribuer, soit à une précocité anormale dans le développement des organes génitaux, soit au développement prématuré de certaines habitudes qui se remarquent quelquefois dans l'enfance. J'ai vu des parents, parmi lesquels se trouvaient des médecins, honteux et fort préoccupés de voir leurs enfants, qu'ils avaient élevés avec tous les soins qu'on sait que les familles aisées donnent aux filles, et dont ils étaient sûrs que le cœur était aussi pur que la personne, être pris d'une maladie qui, dans leur pensée, supposait des appétits et des penchants humiliants. Je leur ai rendu la tranquillité en leur montrant que la maladie dont leurs enfants étaient atteints n'avait pas la signification qu'ils y attachaient, et je n'ai pas eu de peine à les persuader.

Ainsi, on peut établir, comme un fait au-dessus de toute contestation, que chez ce premier cinquième des hystériques, la maladie n'a aucune relation possible avec les organes génitaux.

Mais ce rapport, qu'on ne trouve pas dans les organes génitaux, existe dans un autre système d'organes, dont tous les pathologistes ont reconnu l'extrême activité chez l'enfant. Je veux parler de l'appareil encéphalo-rachidien et de ses dépendances dont l'activité vitale est excessive chez l'enfant.

Tout le monde sait que le développement de cet appareil est très

____

(1) *Archives de médecine*, mai 1854.

rapide à cet âge, que les actions vitales s'y exercent avec une grande énergie, et que les maladies inflammatoires et les affections convulsives y sont très communes. De l'époque de la naissance jusqu'à celle de la puberté, l'encéphale quintuple de volume.

Le développement de l'état dynamique est bien plus actif encore. Chez l'enfant tout fait sensation, tout excite les sentiments affectifs, rien n'est indifférent; et comme la raison ne vient pas contre-balancer cette disposition, on le voit tour à tour agité par la passion, se livrer à la joie la plus expansive, au chagrin le plus profond, à la colère la plus vive, ou aux désirs les plus ardents. Son système nerveux, incessamment surexcité, offre les condition les plus favorables pour être influencé et troublé par les causes extérieures; cette disposition constitue nécessairement la plus forte des prédispositions aux affections nerveuses. On verra plus loin, quand il sera question des causes déterminantes de l'hystérie, jusqu'à quel degré ces causes ont du rapport avec cette prédisposition.

« Les enfants, dit Whytt (1), si on les compare avec les adultes,
» ont plus de sensibilité et de mobilité dans le système nerveux que
» ceux-ci. C'est cet état du cerveau et des nerfs des enfants, cette
» constitution délicate et si faible, qui les rend aussi sujets aux con-
» vulsions occasionnées par des causes qui ne seraient pas capables
» de produire les mêmes effets chez les personnes qui seraient plus
» avancées en âge. Aussi les enfants peuvent-ils être sujets aux sym-
» ptômes nerveux ou hystériques les plus violents. »

2° Un peu plus du tiers des cas d'hystérie se développent de l'âge de quinze à celui de vingt ans.

La fréquence des invasions de l'hystérie, c'est-à-dire la disposition à être affecté de cette maladie, va graduellement et très rapidement en croissant depuis l'époque de la puberté jusqu'à l'âge de vingt ans, âge où l'hystérie est à son maximum de fréquence et où presque les deux tiers des femmes qui doivent être hystériques le sont déjà devenues.

Durant cette période, il se produit dans les organes sexuels de la femme un développement d'activité provoqué par le travail de la puberté et par celui de la menstruation; ce double travail ne peut manquer d'entretenir la vivacité des actions organiques dans ces parties. Mais cette surexcitation ne dure pas pendant tout le temps qui s'écoule entre l'âge de douze à celui de vingt ans; elle ne se

____

(1) Whytt, *Des maladies nerveuses.* Paris, 1777, t. I, p. 406.

manifeste que pendant deux à trois ans au plus, après quoi les choses rentrent dans l'état normal, et alors la production si fréquente de l'hystérie au delà de ce moment reste sans explication sous le point de vue des organes génitaux.

On pourrait supposer qu'à cet âge où les besoins génitaux commencent à se faire sentir, leur non-satisfaction avait provoqué l'arrivée des accidents hystériques. J'ai dû chercher à déterminer la valeur de cette hypothèse, en examinant, sous ce point de vue, mes feuilles d'observations ; or, j'ai trouvé que sur 184 jeunes personnes chez lesquelles l'hystérie s'était développée de l'âge de quinze ans à celui de vingt-deux ans, il y en avait 68 qui vivaient conjugalement ; un certain nombre d'entre elles avaient eu des enfants. J'ai, d'ailleurs, la certitude que parmi les malades sur lesquelles j'ai fait ma statistique, un assez bon nombre n'avaient pas passé la période d'âge de quinze ans à celle de vingt ans, sans donner satisfaction d'une manière souvent très large aux prétendus besoins génitaux.

Si l'on ne peut trouver dans l'influence des organes de la génération une raison suffisante de la fréquence de l'hystérie à l'époque de la puberté, l'examen attentif de l'état du système nerveux général pourra la fournir plus complétement.

Pendant que se fait dans les organes génitaux, le travail dont je viens de parler, il s'en fait également un autre dans l'appareil encéphalo-rachidien, lequel marche parallèlement avec le premier. De ce travail résulte un développement considérable dans l'état intellectuel et dans l'état affectif des jeunes filles. Durant toute cette période de douze à vingt ans, la jeune fille prend, sous le rapport moral, une nouvelle vie ; à la sensibilité en quelque sorte physique de l'enfant, succède la sensibilité morale de la femme : alors naissent les aspirations vers une nouvelle existence ; alors règnent les illusions, les chimères, et par conséquent les déceptions, les désillusions ; alors aussi se produisent de très nombreuses occasions d'émotions, et l'on verra, quand il sera question des causes déterminantes, combien sont nombreuses les sources d'où ces occasions peuvent naître. Je ne veux pas ici débiter les lieux communs qu'on trouve partout sur l'état moral de la jeune fille ; je ne veux pas, opposant ce qui, dans cet état, provient des organes génitaux à ce qui part de l'encéphale, mettre dans la balance, d'un côté, tout ce qui tient au sens génital, et de l'autre côté, tout ce qui dépend de l'état intellectuel : j'aime mieux laisser au médecin doué d'une certaine expérience du monde, qui lira cet ouvrage, le soin de faire lui-même ce départ, et je ne doute pas un instant qu'à ses yeux, la somme des effets intellectuels ne l'emporte de beaucoup, chez les jeunes filles, sur celle des effets du sens génital.

En résumé, on trouve dans les actions organiques de l'appareil sexuel de la femme des raisons très plausibles pour rapporter l'hystérie à l'utérus ; mais ces raisons ne subsistent que pendant la plus petite partie de la période de douze à vingt ans. On trouve, au contraire, dans l'état intellectuel de la jeune fille, des motifs pour rapporter l'hystérie à l'encéphale, tout aussi satisfaisants que les précédents, et ces motifs se maintiennent pendant toute la durée de cette période. Il y a donc, même à cette époque, des raisons pour rapporter l'hystérie plus à l'encéphale qu'à l'utérus.

3° La fréquence de l'hystérie, va rapidement en décroissant de l'âge de vingt à celui de vingt-cinq ans, puisqu'elle est de moitié moindre que celle de la période précédente.

Ces deux périodes sont cependant toutes les deux comprises au même degré, dans la période d'activité de la vie utérine, par les médecins qui pensent trouver un lien entre l'excitation de l'utérus et l'hystérie. Comment la différence qui vient d'être indiquée pourrait-elle exister, si ce lien était aussi étroit qu'on l'a supposé?

4° La prédisposition s'affaiblit notablement et reste au même degré de l'âge de vingt-cinq jusqu'à celui de quarante ans. Elle est alors six fois moindre que celle de douze à vingt ans.

Il n'est pas douteux que de vingt à quarante ans, les organes génitaux ne soient mis dans leur maximum d'activité, par la vie conjugale, par les accouchements et par les maladies utérines. Pendant tout ce temps, les fonctions des organes génitaux sont le plus exposées à être troublées. J'ai constaté que sur les 132 femmes hystériques âgées de plus de vingt ans, que j'ai observées, il y avait eu pendant cette période 207 accouchements. On sait également que cette époque est celle où les maladies de l'utérus et de ses annexes sont plus communes. Il y a donc, durant tout ce laps de temps, une opposition complète entre l'activité très notable des organes génitaux et le peu de fréquence de l'hystérie.

Il n'en est pas de même pour le système nerveux, dans lequel on trouve une explication suffisante de cette rareté de la maladie. Le moral des femmes a subi, après l'âge de vingt ans, des modifications profondes, qui vont toujours en augmentant. Après vingt ans, le règne des illusions a cessé, les chimères se sont évanouies, les épreuves de la vie ont émoussé la sensibilité, et enfin la raison est venue modérer les ardeurs trop vives de l'imagination. Le système nerveux n'est plus, comme il l'était auparavant, incessamment ouvert à toutes les impressions, et l'on trouve donc, dans cette sorte d'impassibilité, la meilleure raison de l'affaiblissement si notable de la prédisposition à l'hystérie. Il est clair qu'on ne peut attribuer, comme l'ont fait les anciens, à la non-satisfaction des besoins de l'utérus, les troubles nerveux qui se développent pendant cette période de l'âge.

5° L'hystérie est infiniment rare de quarante à soixante ans ; et, durant cette longue portion de la vie, elle n'est pas plus fréquente à une époque qu'à l'autre.

L'âge critique est donc sans influence sur la prédisposition à l'hystérie. On trouve encore ici, dans l'état du système nerveux à ces époques, des raisons qui expliquent suffisamment cette rareté. A ces âges, la sensibilité est moins vive, l'impressionnabilité est moins grande, et les occasions d'émotions encore moins fréquentes. Les moyens de développement de l'hystérie manquant, l'hystérie ne peut se produire que par exception.

Concluons de toutes ces considérations, que les assertions hippocratico-galéniques et celles de tous les auteurs de l'antiquité sur la prédisposition à l'hystérie selon les âges, sont matériellement fausses, et que leur théorie n'est pas plus exacte. L'hystérie, en effet, est commune à un âge où il n'y a ni sperme ni menstrues, ni besoins génitaux ; elle a son maximum de fréquence à un âge où les besoins utérins reçoivent ordinairement toute satisfaction ; enfin, elle cesse précisément au moment où naissent les conditions qui, au dire des anciens, devraient la favoriser.

Concluons encore que la théorie qui rapporte l'hystérie à l'activité des organes génitaux ne cadre pas mieux avec les faits, puisque la période d'activité de l'appareil génital ne commence qu'à l'âge de douze ans, et qu'avant cet âge, un cinquième des enfants est déjà hystérique ; puisque, d'un autre côté, cette période va jusqu'à l'âge de quarante-cinq ans, ayant ainsi une durée de trente-trois ans, tandis qu'il n'y a de prédisposition à l'hystérie que pendant une moitié de ce temps, l'autre moitié en étant presque exempte.

Concluons enfin, que le mode d'être du système nerveux et celui de ses actions rendent, sous le rapport des âges, mieux raison du développement de l'hystérie que toutes les autres explications.

On peut résumer ce qui a rapport à la prédisposition à l'hystérie selon les âges dans les termes suivants :

La prédisposition qui naît des âges est la même dans les classes élevées, dont M. Landouzy a donné l'expression, que dans les classes pauvres qui ont été observées dans les hôpitaux.

Un cinquième des hystériques l'est devenu avant la puberté.

L'époque du maximum de l'hystérie est celle de 12 à 18 ans ; elle comprend les deux cinquièmes des hystériques. La prédisposition va très rapidement et très régulièrement en croissant de 12 à 18 ans ; elle va en diminuant à partir de l'âge de 18 ans jusqu'à celui de 25 ans ; elle est très faible de 25 ans à 40 ans ; enfin elle est presque nulle de 40 à 60 ans.

Les chiffres qui expriment la force de la prédisposition sont les suivants : 1° De l'enfance jusqu'à 12 ans inclusivement, 11 ; 2° de 12 ans à 18 ans, 28 ; 3° de 18 ans à 25 ans, 17 ; 4° de 25 ans à 40 ans, 3 ; 5° de 40 ans à 58 ans, 1/2.

La prédisposition avant l'âge de puberté n'a aucun rapport avec les organes génitaux ; elle en a, au contraire, un très évident avec les organes encéphaliques. La prédisposition qui s'établit à la puberté, de 12 à 18 ans, a plus de rapports avec l'état de l'encéphale et de ses fonctions, qu'avec les organes sexuels et leurs fonctions. La décroissance de la prédisposition qui se manifeste de 19 à 25 ans est en opposition avec l'état d'activité des organes génitaux. Enfin, la faible prédisposition de l'âge de 25 à celui de 40 ans n'est point non plus en rapport avec l'activité encore assez permanente des organes sexuels, on y trouve au contraire un rapport plus intime avec la diminution de la prépondérance des actions de l'encéphale.

ARTICLE III.

INFLUENCE DE L'HÉRÉDITÉ.

L'influence que l'état de la santé des parents peut avoir sur celui de leurs enfants doit, relativement à l'hystérie, être considérée sous deux points de vue principaux : le premier, qui consiste à rechercher si des parents hystériques donnent plus que d'autres naissance à des enfants hystériques, et le second, qui a trait à l'influence que la mauvaise santé des parents non hystériques peut avoir sur le développement de l'hystérie chez leurs enfants.

Les auteurs anciens ne se sont guère occupés de la transmissibilité de l'hystérie ; cette question ne s'est présentée que quand ayant commencé à modifier la théorie généralement adoptée, on a senti le besoin d'établir ces modifications sur des bases plus larges qu'auparavant. Ainsi Willis, qui était d'opinion que l'organisation de l'encéphale pouvait présenter des modifications transmissibles, voulut-il que l'hystérie, qui, selon lui, dépendait du cerveau, fût également transmissible : « Quod spectat ad ipsius cerebri malam » dispositionem, eadem aliquando hereditaria existit, ita parentibus » apoplecticis aut convulsionibus obnoxiis, oriundi in eosdem af- » fectus plerumque et ipsi proclives sunt. » Et il rapporte comme preuve de la vérité de ses assertions, l'observation d'une jeune hystérique morte à la suite d'une attaque de convulsions hysté- riques, dans l'encéphale de laquelle on avait trouvé des altérations pathologiques, et il explique la gravité de ces cas par la réflexion suivante : « Si quidem valetudinariam hanc diathesim originaliter, » vel hereditario jure contraxerat. »

Pomme cite sur cette influence un exemple frappant par la qua- lité des personnages : c'est celui de la princesse de Vaudemont qui, à l'âge de dix-neuf ans, était atteinte d'hystérie à un très haut point, parce que, dit cet auteur, son père et sa mère étaient morts nerveux au suprême degré.

Hoffmann avait dit : « In fœminis, malum hystericum.... in li- » beros per nativitatem transire, constantis semper et perpetuæ » fuit experientiæ. »

Il pensait que les enfants recevaient de leur père une disposition morbide des parties solides ou motrices qui s'était propagée par la génération. Selon lui, cette disposition était une faiblesse de l'état nerveux.

Tissot reconnaît qu'il est peu de parties qui ne soient faibles dans certaines familles, et que parmi ces faiblesses, il n'en est pas qui soient plus facilement héréditaires que celle du système nerveux.

Cet auteur disait qu'il ne fallait pas s'étonner si les maladies nerveuses étaient si communes ; le genre de vie des hommes qui leur a donné naissance les a rendues héréditaires. Des parents va- létudinaires engendreront-ils des fils robustes? Si ces derniers pa- raissent forts pendant quelque temps, c'est que la nature a fait tous ses efforts, mais bientôt elle a épuisé ses forces ; aussi les voit-on bientôt affligés des mêmes maladies que leurs parents et attaqués des mêmes infirmités, avec ce désavantage que le mal a pris de nouvelles forces en se développant plus tard.

Selon Raulin, les femmes qui depuis leur jeunesse ont été sujettes aux vapeurs, et qui conçoivent dans cet état, ont nécessairement des enfants faibles qui doivent participer aux mêmes infirmités.

Enfin les divers observateurs qui se sont occupés spécialement de l'hystérie, Whytt, Cheyne, Louyer-Villermay, parlent dans le même sens : tous disent avoir vu des jeunes filles hystériques nées de parents hystériques eux-mêmes ; et ces faits leur avaient suffi pour admettre l'influence de l'hérédité sur la production de l'hystérie.

MM. Gaussail et Gintrac, qui ont chacun, en 1845, fait un travail relatif à l'influence de l'hérédité sur les maladies qui dépendent de la surexcitation nerveuse, reconnaissent aussi l'existence de l'hérédité de l'hystérie. Ces auteurs ont fondé leur opinion bien plus sur des inductions physiologiques que sur quelques faits qui leur étaient tombés sous les yeux.

Georget avait senti la nécessité de fixer la science sur ce point, autrement que par de simples raisonnements ou que par la relation de quelques faits particuliers. Il avait vu que pour être utile, l'observation devait être faite plus en grand. Il suivit dans les salles de l'hospice de la Salpêtrière un assez grand nombre d'hystériques, et il émit, comme proposition nouvelle, que les femmes hystériques avaient presque toujours, parmi leurs proches parents, des hystériques, des épileptiques, des hypochondriaques, des aliénés, des sourds ou des aveugles.

Ainsi généralisée, l'observation pouvait déjà porter quelques fruits, ce n'était plus un simple fait sans portée, c'était la preuve d'une liaison entre l'hystérie et les diverses névroses cérébrales, et par conséquent d'un rapport entre l'hystérie et l'encéphale.

Quelque importantes que fussent les recherches de Georget, elles se réduisaient à une simple assertion qui ne portait pas sa preuve avec elle : on pouvait d'ailleurs objecter qu'il se trouve aussi des hystériques, des épileptiques et des aliénés dans les familles de personnes non atteintes d'hystérie. Il fallait donc reprendre la question.

Mais pour l'étudier avec fruit, il était nécessaire de tenir compte de la santé des ascendants et des collatéraux des hystériques, puis de celle de leurs descendants, et enfin, pour avoir un terme de comparaison, il fallait répéter le même travail sur les sujets non hystériques.

PREMIER TABLEAU. — *Antécédents de famille de 351 hystériques dont l'état de santé des parents (père, mère, frères et sœurs) a pu être déterminé assez exactement.*

Sur les 282 pères de ces malades dont l'état de santé a été connu, il y avait eu 6 cas d'hystérie, trois avec des attaques de convulsions, et un avec complication d'épilepsie ; 4 cas d'épilepsie, l'un d'eux avec aliénation mentale ; 5 cas d'aliénation , le frère de l'un de ces aliénés étant également aliéné ; 2 cas de maladies convulsives, 9 cas d'apoplexie, 9 de phthisie, 6 de maladies chroniques, et un de delirium tremens.

Sur les 327 mères dont l'état de santé a pu être connu, il y avait eu 103 cas d'hystérie, 53 avec attaques et 50 sans attaques ; 4 cas d'aliénation mentale, un cas d'épilepsie, un cas de paraplégie, 13 cas de phthisie, et 7 d'état maladif continuel.

Sur les 338 sœurs dont l'état de santé a pu être connu, il y avait eu 100 cas d'hystérie, 43 avec attaques et 57 sans attaques ; 3 cas d'épilepsie, 7 cas de convulsions suivies de mort, 3 cas de somnambulisme, 8 de phthisie, et 12 d'état maladif habituel.

Sur les 148 frères dont l'état de santé a pu être déterminé, il y avait eu 5 cas d'hystérie, dont un avec attaques ; 5 cas d'épilepsie, un cas d'aliénation mentale, 5 cas de convulsions suivies de mort, 10 cas de phthisie ou de scrofules.

En résumant les faits de ce tableau, on trouve que, pour 351 hystériques, dont les familles composent un ensemble de 1103 personnes, 430 hommes et 673 femmes, il s'est trouvé, parmi les ascendants et les collatéraux, 214 hystériques, 13 épileptiques, 16 aliénés, un delirium tremens, une paraplégie, 3 somnambules, 14 maladies convulsives et 10 d'apoplexie. En tout, 272 cas d'affections des centres nerveux pour 1103 personnes, ou près de 25 pour 100 ; et comme il a existé un certain nombre de mères et de sœurs dont les antécédents n'ont pu être connus, et que parmi elles, il s'en trouvait nécessairement quelques-unes atteintes de ces maladies, on peut donc porter le chiffre au nombre rond de 25 personnes atteintes d'affections de l'encéphale sur 100 parents, c'est-à-dire presque un quart.

Il s'agit maintenant de comparer ces résultats avec ceux qui proviennent des parents de sujets non hystériques. Dans ce but, j'ai parcouru toutes les salles de l'hôpital de la Charité, et j'ai pris avec soin les antécédents de famille de toutes les malades, de l'âge de vingt-cinq ans jusqu'à la vieillesse, qui s'y trouvaient couchées, en mettant de côté, toutefois, les hystériques, les épileptiques, les hypochondriaques, les aliénés, les paralytiques et les femmes atteintes de névroses cérébrales, et j'en ai extrait le tableau suivant :

Deuxième tableau. — Antécédents de famille de 167 femmes qui n'étaient ni hystériques ni atteintes de névroses, prises depuis l'âge de vingt-cinq ans jusqu'à la vieillesse, et qui ont pu donner des renseignements suffisants sur la santé de leurs parents (père, mère, frères et sœurs).

Sur les 151 pères de ces femmes dont l'état de santé a pu s'établir, il s'est trouvé 8 atteints de maladies chroniques, et aucun qui eût été atteint d'affection hystérique.

Sur les 166 mères, 6 seulement étaient hystériques, 2 avec attaques et 4 sans attaques ; une était aliénée ; 4 étaient apoplectiques ou paralytiques, et 13 étaient atteintes de maladies chroniques graves.

Sur les 197 sœurs dont la santé avait pu être connue, 5 seulement étaient hystériques, 3 avec attaques et 2 sans attaques ; une était aliénée ; 15 avaient été prises, dans leur jeunesse, d'état maladif, de phthisie ou d'affections scrofuleuses.

Sur les 190 frères dont l'état de santé avait pu être connu, il n'y avait pas d'hystériques ; un était aliéné, un était nostalgique ; et 14 étaient atteints de maladies chroniques graves, telles que phthisie, scrofules, etc.

En résumant les faits contenus dans ce second tableau, on trouve que pour 167 femmes non hystériques, au delà de 25 ans, et dont les familles constituent un ensemble de 704 personnes dont l'état de santé était connu, il s'est trouvé 11 hystériques, 3 aliénés, point d'épileptique et un nostalgique ; en tout, 15 sujets pris de névroses cérébrales : ce qui donne 2 parents et 1/8e atteints d'affections nerveuses, pour 100. Or, on vient de voir que, chez les hystériques, la proportion est de 25 pour 100, d'où l'on peut conclure que parmi les parents d'une hystérique, il y a douze fois plus d'hystériques que chez les parents de sujets non hystériques. Ce chiffre établit évidemment l'existence de l'hérédité.

En effet, dans les familles des femmes non hystériques, on trouve un hystérique sur 66 personnes, un aliéné sur 219 ; tandis que dans les familles des hystériques, on trouvait un hystérique sur 4 personnes, un épileptique sur 78 personnes, un aliéné sur 102 personnes.

Enfin si, pour rendre les résultats plus simples et plus décisifs, on veut se borner à ne prendre en considération de part et d'autre que l'état de santé des pères et mères, on trouve que sur les 167 sujets non hystériques, il y avait seulement 6 mères hystériques, soit un peu moins de 4 pour 100, tandis que sur les 351 hystériques, il y avait en tout 109 pères ou mères hystériques, à peu près 30 pour 100.

On s'étonnera, sans doute, de trouver si peu d'hystériques parmi les ascendants des sujets non hystériques, surtout si l'on rapproche ce fait d'un autre que j'ai également bien constaté, à savoir, que sur 4 femmes prises au hasard depuis l'âge de 15 ans jusqu'à celui de 60 ans, il y a une hystérique.

Ainsi donc, l'hystérie est fort rare parmi les ascendants des sujets qui ne sont pas destinés à devenir hystériques.

Il y aurait, d'après cela, deux classes parmi les femmes : la classe des non hystériques, qui ne transmettrait pas la disposition à contracter l'hystérie, et dont la postérité serait en quelque sorte réfractaire aux causes qui développent cette maladie; et la classe des hystériques, ou des prédisposées à l'hystérie, qui fournirait à elle seule la plus grande partie de la masse des hystériques. Il existe, en effet, des dispositions héréditaires qui font que dans certaines familles les parents transmettent à leurs enfants une constitution irritable, un caractère très impressionnable, tandis que dans d'autres ils ne transmettent qu'une grande impassibilité et une sorte de caractère sans souci; il y a des familles de trembleurs, comme il y en a de *Pococurante*.

Il est bien évident que cette hérédité ne peut résulter que de l'existence de certaines particularités d'organisation communes à tous les membres d'une même famille, particularités que les ascendants transmettent à leurs descendants. Ce n'est pas, comme on le pense bien, une transmission de la maladie elle-même, mais une transmission de l'aptitude à la contracter. Aussi n'y a-t-il pas seulement hérédité, quand une mère hystérique donne naissance à une fille hystérique, il y a encore hérédité, comme on le verra plus loin, quand une mère très impressionnable, mais qu'un heureux concours de circonstances a préservée de l'hystérie, donne naissance à une fille impressionnable comme elle, mais qui, placée dans des conditions moins favorables, sera devenue hystérique;

or, ce dernier cas est de beaucoup plus fréquent que le premier.

1° Puisqu'on ne trouve que 6 cas d'hystérie chez les pères contre 104 chez les mères, il en résulte d'une manière frappante que le père n'a, sous le rapport de la transmission de l'hystérie, qu'une influence presque nulle. Ce fait se rapproche de celui qu'a observé M. Baillarger relativement à la folie, à savoir, que la transmission de la folie par la mère est bien plus à craindre pour les filles que pour les garçons.

De là résulte cette conséquence que, comme le père ne prend presque aucune part dans la transmission de l'hystérie, et comme l'influence de la mère y est seule active, le croisement, conseillé par Haller et par Burdach pour prévenir la génération des maladies héréditaires, serait absolument inefficace contre l'hystérie.

Il paraît évident que ce privilége dévolu à la mère vient de ce que l'hystérie étant une maladie produite par la disposition affective du système nerveux et par son mode d'impressionnabilité, la femme, qui seule a cette impressionnabilité, est nécessairement seule susceptible de la transmettre.

De là découle ce précepte important, que tous les moyens prophylactiques employés dans le but d'améliorer la constitution des enfants à venir doivent de préférence être appliqués à la jeune fille, et plus tard à la jeune mère.

2° Pour constater l'étendue de l'influence de l'hérédité, il faut voir le rôle qu'elle joue et la part qu'elle prend, quand l'hystérie éclate subitement, et sous l'influence d'une cause très passagère, par une attaque hystérique, ou quand elle se produit chez des enfants, et en quelque sorte avant l'âge. Tout en effet porte à supposer que les sujets qui sont pris de cette manière ont une aptitude à contracter la maladie plus grande que les sujets chez lesquels elle se développe lentement, graduellement, sans attaques, et sous l'influence de causes pour ainsi dire chroniques. Or, cette aptitude doit, selon toutes probabilités, consister en partie dans la disposition héréditaire.

C'est ce que constatent les tableaux suivants.

TROISIÈME TABLEAU. — *Antécédents de famille de 120 hystériques chez lesquelles la maladie a débuté d'emblée par une attaque avec convulsion.*

Sur les 103 pères de ces malades dont la santé a pu être connue, il y avait eu 4 cas d'hystérie, un d'épilepsie, 2 d'aliénation mentale, 2 d'apoplexies, 3 de phthisie, et 4 de maladies chroniques.

Sur les 114 mères dont l'état de santé a pu être connu, il y avait eu 36 cas d'hystérie, 24 avec attaques et 12 sans attaques ; un cas d'aliénation mentale, 8 de phthisie, et 4 d'état maladif habituel.

Sur les 124 sœurs dont l'état de santé a pu être connu, il y avait eu 43 cas d'hystérie, 20 avec attaques, et 23 sans attaques ; 2 cas de somnambulisme, 2 d'épilepsie, 8 de convulsions suivies de mort, 5 de phthisie, et 7 d'état maladif habituel.

Sur les 69 frères dont l'état de santé a pu être connu, il y avait eu 4 cas d'hystérie, 2 d'épilepsie, un d'aliénation mentale, 3 de convulsions suivies de mort, 4 de phthisies ou de scrofules.

En résumé, on trouve que sur 120 hystériques chez lesquelles la maladie a débuté par une attaque avec convulsions, il y a eu, chez les parents, père, mère, frères et sœurs, 87 cas d'hystérie, 5 d'épilepsie et 4 d'aliénation mentale. Cela donne une proportion de 27 parents hystériques, épileptiques ou aliénés, pour 100.

QUATRIÈME TABLEAU. — *Antécédents des 80 sujets qui ont été atteints d'hystérie de la naissance à l'âge de douze ans, c'est-à-dire avant la puberté.*

Sur les 56 pères de ces hystériques dont l'état de santé a été connu, il y avait eu 3 cas d'hystérie, l'un d'eux combiné à l'épilepsie ; un cas d'aliénation mentale, un de delirium tremens, 3 apoplexies et 6 phthisies ou cancers.

Sur les 74 mères dont l'état de santé a pu être connu, il y avait eu 28 cas d'hystérie, 12 avec attaques, et 16 sans attaques ; 1 cas de paraplégie, 11 de phthisie ou de cancer.

Sur les 81 sœurs dont l'état de santé a pu être connu, il y avait eu 23 cas d'hystérie, 10 avec attaques, 13 sans attaques ; un cas d'épilepsie qui s'est communiqué à l'enfant ; 6 cas de convulsions, tous 6 suivis de mort ; 6 cas de phthisie et 6 d'état maladif habituel.

Sur les 43 frères dont l'état de santé a pu être connu, il y avait eu 4 cas d'hystérie, un d'épilepsie, un d'aliénation mentale, 3 de convulsions suivies de mort, 3 de phthisie.

En résumé, sur 80 cas d'hystérie chez des enfants, il s'est trouvé 58 cas d'hystérie ; chez les parents, 2 cas d'aliénation mentale, 3 cas d'épilepsie. Cela donne une proportion de 28 1/2 pour 100 de parents hystériques, épileptiques ou aliénés.

Cinquième tableau. — *Antécédents de famille des 223 hystériques chez lesquelles la maladie a débuté lentement par de simples troubles.*

Sur les 180 pères de ces hystériques, et dont la santé a pu être connue, il y avait eu 3 cas d'hystérie, l'un d'eux avec épilepsie ; 3 cas d'épilepsie, l'un d'eux avec aliénation ; 3 cas d'aliénation mentale, 7 d'apoplexie, 2 de convulsions, un de delirium tremens, 6 de phthisie et 2 d'état maladif habituel.

Sur les 212 mères dont l'état de santé a pu être connu, il y avait eu 67 cas d'hystérie, 31 avec attaques, 36 sans attaques ; 3 cas d'aliénation mentale, un d'épilepsie, un de paraplégie, 6 de phthisie, et 3 de maladies chroniques.

Sur les 220 sœurs dont l'état de santé a pu être connu, il y avait eu 63 cas d'hystérie, 25 avec attaques, 38 sans attaques ; un cas de somnambulisme, un d'épilepsie, un de convulsions, 3 de phthisie, 5 de maladies chroniques.

Sur les 82 frères dont l'état de santé a pu être connu, il y avait eu un cas d'hystérie avec attaques, 3 d'épilepsie, 6 de phthisie et de scrofules.

En définitive, il s'est trouvé sur 231 cas d'hystérie développée graduellement, 133 cas d'hystérie, 8 d'épilepsie, 3 de convulsions et 7 d'aliénation. Cela donne une proportion de 19 pour 100 de parents hystériques, épileptiques ou aliénés.

Ainsi, dans les trois classes d'hystérie qui viennent d'être passées en revue, l'influence de la prédisposition est indiquée par les chiffres 27 1/2, 28 1/2 et 19 pour 100 de parents hystériques, chiffres qui constatent bien le degré de la prédisposition.

Il reste, pour observer le fait de l'hérédité dans tous ses détails, à voir comment l'hystérie se répartit dans les familles des hystériques.

Or, on trouve que pour les 351 cas d'hystérie ci-dessus : 1° 171 fois, il n'y avait eu qu'une hystérique dans la famille, et, dans ces cas, c'était celle qui avait été soumise à mon observation ; 2° que 122 fois il y en avait 2 ; 3° que 44 fois il y en avait 3 ; 4° que 9 fois il y en avait 4 ; 5° qu'une fois il y en avait 5 ; 6° enfin que 2 fois il y en avait eu 7, et une fois 11.

Par conséquent, les cas d'hystérie ne sont pas habituellement nombreux à la fois dans une même famille ; il est vrai que les familles des hystériques ne sont ordinairement pas nombreuses.

Dans les 171 cas où les hystériques n'avaient pas eu d'affections nerveuses dans leur famille, il ne faudrait pas croire que l'hystérie ait été accidentelle, et que l'hérédité n'y ait été pour rien. J'ai, en effet, constaté bien souvent, comme je l'ai dit plus bas, que des filles hystériques avaient eu pour mères des femmes très impressionnables et infiniment sensibles, et auxquelles il n'avait, en quelque sorte, manqué que l'occasion pour devenir hystériques.

Après avoir cherché à déterminer l'influence de la santé des ascendants, en remontant de l'hystérique elle-même à ses parents, il me reste à rechercher cette même influence en allant de l'hystérique à ses descendants, afin de déterminer à quel degré sont affectés les enfants nés d'une mère hystérique.

En suivant cette recherche sur les malades que j'ai observées, j'ai trouvé que sur 100 mères hystériques, 21 n'avaient donné naissance qu'à des filles qui étaient devenues hystériques ; 29 avaient donné naissance à des filles dont aucune n'avait été hystérique ; 8 avaient eu des garçons non hystériques ; 6 avaient eu en même temps, et en nombre égal, des filles hystériques et des filles non hystériques ; 6 avaient eu des filles hystériques en même temps que des garçons non hystériques ; 4 avaient eu à la fois des filles hystériques, et des garçons de mauvaise santé ; 30 avaient eu seulement des garçons qui tous se portaient bien, et 4 avaient eu uniquement des garçons maladifs.

Par conséquent, sur 68 mères hystériques qui avaient donné naissance à des filles, il s'en est trouvé 37 qui ont eu des filles hystériques, et 32 qui ont eu des filles non hystériques ; d'où l'on peut induire provisoirement, qu'un peu plus de la moitié seulement des mères hystériques a transmis sa maladie à ses descendants.

On a vu que la santé du père a paru avoir peu d'influence sur la production de l'état hystérique des filles ; maintenant on voit que l'état hystérique de la mère ne paraît pas avoir d'influence sur la santé des garçons, de manière à les prédisposer à l'hystérie.

En combinant ces résultats avec ceux de la première série de faits, on a vu que 100 mères hystériques, dont chacune avait transmis sa maladie, avaient donné naissance à 220 filles qui étaient encore vivantes à l'époque à laquelle l'hystérie apparaît, et que sur ce nombre 124 étaient devenues hystériques et 5 avaient eu des convulsions ; ce qui donne un peu plus d'une hystérique sur 2 filles. On vient de voir que sur 100 mères hystériques, il y en a un peu plus de 50 qui transmettent leur maladie. Il résulte de là que les filles qui naissent de mères hystériques ont un peu plus d'une chance sur moins de trois, pour de devenir hystériques à leur tour.

Ces faits, qui n'ont pu être observés que dans les hôpitaux, se reproduisent, selon toute probabilité, dans les classes plus élevées ; en recherchant les analogues dans sa pratique particulière, chaque médecin peut facilement constater combien il est difficile que les filles échappent à l'hystérie dont leur mère était affectée. L'hystérie est donc l'une des maladies les plus transmissibles par voie d'hérédité.

Le second point de vue sous lequel l'hérédité doit être étudiée a trait à l'influence que les maladies des parents, autres que l'hystérie, peuvent avoir sur la production de l'hystérie chez les enfants.

On a vu que Georget avait trouvé que des parents aliénés apoplectiques, épileptiques, sourds ou aveugles de naissance, donnaient naissance à des enfants qui étaient facilement atteints d'hystérie.

Dans mes recherches, j'ai constaté qu'il existait chez les parents des 351 hystériques observées par moi, 51 personnes atteintes de ces affections, ou 14 et 1/2 pour 100, tandis que chez ceux de 167 femmes non hystériques, il ne s'en était trouvé que 4, c'est-à-dire 2 et 1/2 pour 100.

Il n'y a donc pas de doute que les maladies cérébrales chez les parents ne soient une prédisposition à l'hystérie chez leurs enfants.

Il est également hors de doute que l'âge, le degré de la force et la nature de la constitution des parents, ne puissent avoir de l'influence sur la propension qu'auront leurs enfants à devenir hystériques. Je n'ai pu établir ce point dans mes recherches, mais le bon sens suffit pour faire reconnaître la justesse de l'opinion générale à ce sujet. Les médecins anglais, comme on le sait, insistent beaucoup sur l'origine de parents vieux, faibles et épuisés, comme-constituant une forte prédisposition à l'hystérie. Tissot allait plus loin encore, car il assurait que des parents valétudinaires pouvaient quelquefois engendrer des enfants qui pendant quelque temps paraissaient forts ; mais que plus tard ces mêmes enfants, chez lesquels la nature avait fait tous ses efforts, qui bientôt s'étaient épuisés, tombaient dans la débilité, de laquelle naissaient des maladies nerveuses d'autant plus graves, que la maladie avait pris de nouvelles forces en se développant plus tard.

On peut provisoirement, et jusqu'à de nouvelles recherches, résumer ce qui a rapport à l'influence prédisposante de l'hérédité dans les propositions suivantes :

1° Les hystériques ont 25 pour 100 de parents atteints de maladies nerveuses ou d'affections de l'encéphale.

2° Les sujets non hystériques n'ont que 2 et 1/8 pour 100 de ces parents.

3° Les sujets hystériques chez lesquels la maladie a débuté d'emblée par une attaque de convulsions venaient de parents chez lesquels il y en avait eu 28 pour 100 de maladies nerveuses.

4° Les hystériques chez qui la maladie a débuté lentement avaient eu chez leurs parents 19 pour 100 de maladies nerveuses.

5° Les sujets qui sont devenus hystériques avant l'âge de la puberté avaient eu chez leurs parents 28 et 1/2 pour 100 de maladies nerveuses.

6° Le chiffre de 2 et 1/2 pour 100 exprime la valeur de la prédisposition à l'hystérie chez les sujets nés de parents non hystériques ; ceux de 19 de 25, et de 28 pour 100 indiquent la prédisposition chez les sujets nés de parents hystériques.

Ainsi les sujets nés de parents hystériques sont par le fait de l'hérédité douze fois plus prédisposés à l'hystérie que les sujets nés de parents non hystériques. Il est clair que plus l'hystérie aura eu d'intensité chez les parents, plus les enfants auront de chances de devenir eux-mêmes hystériques.

7° La moitié des mères hystériques donne naissance à des hystériques.

8° Une fille qui naît d'une mère hystérique a un peu plus d'une chance de devenir hystérique, et moins de 3 de ne pas le devenir.

9° Enfin dans la majorité des cas, il n'y a dans une famille que l'une des filles qui soit hystérique ; dans un nombre un peu moindre, il y en a 2, et dans un plus petit nombre encore, il y en a 3.

ARTICLE IV.

INFLUENCE DE LA CONSTITUTION PHYSIQUE ET DE LA DISPOSITION MORALE.

Depuis Hippocrate jusqu'à nos jours, les médecins ont constamment écrit qu'il existait un mode spécial d'organisation prédisposant les femmes à l'hystérie, mode qui se traduisait à l'extérieur par des apparences assez caractéristiques et assez constantes pour pouvoir être nettement tracées.

Mais le fait une fois admis, chaque auteur l'a vu à sa manière, suivant les idées qu'il avait sur la nature de la maladie.

Hippocrate, qui supposait que les femmes étaient d'autant plus prédisposées à l'hystérie qu'elles avaient plus de fluide séminal, et qui croyait que les humeurs de la leucorrhée étaient formées par ce fluide, voulait que les femmes lymphatiques et blanches, qui, selon lui, sont très humides, fussent plus prédisposées à l'hystérie que les femmes brunes, qui, encore selon lui, sont sèches.

Arétée, ce grand peintre de la nature, pensait comme Hippocrate, car il dit que les femmes hystériques sont : « Juvenes mulierculæ, » quæ sunt sensibilioris generis nervosi, et texturæ tenuioris (1). »

Galien, l'inventeur de l'engorgement de l'utérus par le sperme muliébral et par le sang menstruel, assurait, au contraire, que la prédisposition à l'hystérie ne se rencontrait que chez les femmes fortes, charnues, pleines de sucs, et chez les filles sanguines, replètes et *viro maturæ*.

Entre Hippocrate qui dit oui, et Galien qui dit non, le choix était assez difficile ; mais, à ces époques, la théorie suppléait à tout, et chacun trouva bientôt dans ses opinions une raison suffisante pour se décider.

Ainsi Forestus, le plus grand partisan de la réplétion spermatique, décrit en ces termes la prédisposition à l'hystérie : « Mulieres » virosæ, corpulentes, et multo sanguine præditæ. »

La grande majorité des auteurs, Fernel, Sennert, Baillou, etc., s'est rangée à cette manière de voir, de telle sorte que, au dire de cette majorité, les viragos seraient les femmes les plus exposées à l'hystérie.

D'après Louyer-Villermay, toute femme hystérique est forte, courte, brune, pléthorique, pleine de vie et de santé. « Ces femmes, » dit-il, ont un teint brun, très coloré, des yeux vifs et noirs, la » bouche grande, les dents blanches, les lèvres d'un rouge incar» nat, les cheveux abondants, le système pileux bien fourni et de » couleur de jais, les organes sexuels très prédominants et beau» coup de liquide spermatique. » En un mot, le type des belles odalisques d'Ingres.

Les auteurs, au contraire, qui n'ont pas eu un goût aussi décidé pour les théories galéniques, ceux qui voyaient dans l'hystérie une sorte de faiblesse générale, ont vu la prédisposition hystérique avec les traits que lui donne Arétée.

Ainsi, Bonet était d'opinion que les femmes blanches, dont les chairs étaient molles, « delicatulæ et otiosæ quia cerebrum et ner-

____

(1) *Opera omnia*, lib. XXVIII, obs. 28.

» vosum systema molle et imbecillum habent, a levi quolibet oc-
» casione spirituum animalium distractiones, partiumque nervosa-
» rum motus inordinatos perpetiuntur : utique hic obiter notandum
» est, quod fœmina præ viris, aliæque ejus sexus præ aliis affectio-
» nes dictas hystericas sentiunt ; non tam ob uteri ipsius vitia, quam
» propter debiliores cerebri et nervosi generis constitutiones (1). »

Ch. Lepois, qui supposait que l'hystérie provenait d'une diathèse séreuse, admettait comme prédisposition tout ce qui tendait
à augmenter la partie séreuse du sang.

Selon Whytt, il existe souvent une faiblesse et une délicatesse
des parties du corps qui exposent certaines personnes à éprouver
des troubles violents et fort extraordinaires à l'occasion de causes
qui n'auraient amené aucun dérangement chez des personnes
d'une bonne constitution.

Sydenham, Raulin, Lorry, regardent l'hystérie comme étant plus
commune chez les femmes pâles, débilitées, maigres, que chez
celles qui sont d'une constitution opposée.

D'après Copland, les médecins anglais regardent la maigreur, la
faiblesse et la délicatesse de la constitution comme une prédisposition aux affections hystériques.

Entre des assertions aussi opposées, il y a de quoi tenir le
médecin dans une grande perplexité, à moins qu'il ne fasse comme
Hoffmann, qui, dans le même chapitre, abondant dans les idées de
Galien, regarde la constitution forte et pléthorique, la « virago
» succi plena » (ainsi qu'il la nomme), comme une prédisposition
à l'hystérie ; puis quelques lignes plus loin, adoptant la description
d'Arétée, présente comme disposées à l'hystérie, les « puellæ teneræ
» et molles, etc. »

Comme tout le monde n'aime pas à souffler du même vent le
chaud et le froid, ainsi que l'a fait le savant pathologiste que je
viens de citer, on sera peut-être bien aise de savoir à quoi s'en
tenir à ce sujet. Or, la vérité est qu'il n'existe pas de constitution
hystérique appréciable par les apparences extérieures ; cette maladie prend les femmes comme elle les trouve, blondes, brunes,
grasses, maigres, fortes, faibles, colorées ou pâles : il n'y a pas de
choix. Quelques hystériques, à la vérité, ont la figure délicate, intelligente ; mais il en est tant dont la face béotienne, apathique et
dure, trahit la stupidité, ou dont les traits amaigris, décharnés et

____

(1) Boneti *Polyalhes*, t. I, p. 303.

le teint hâve constatent la dégradation, qu'il faut renoncer au beau type grec comme spécimen de la prédisposition à l'hystérie. Il y a d'ailleurs de par le monde trop de femmes hystériques pour que cette maladie n'atteigne que des belles. M. Dubois (d'Amiens) (1) avait deviné tout cela ; car, au milieu du fatras d'écritures sur cette matière, qu'il avait été forcé de compulser, il finit par dire : « Je soupçonne fort qu'il n'existe pas de constitution hystérique, comme l'entendent les auteurs. »

J'ai recueilli sur 425 femmes tout ce qui a trait aux attributs extérieurs de la constitution, sans pourtant avoir pris au physiono-trace les traits de chacune d'entre elles, ni scruté leur prédominance génitale, comme semble l'avoir fait Louyer-Villermay, et voici ce que j'ai trouvé :

Relativement à la taille, sur 401 femmes, il y avait 127 femmes grandes, 168 de taille moyenne, et 106 de petite taille.

Relativement à la force, sur 161 femmes, il y en avait 99 qui étaient fortes, 36 qui étaient de force moyenne, et 26 qui étaient faibles.

Relativement à l'embonpoint, sur 392 femmes, il y en avait 194 qui avaient de l'embonpoint, 106 qui étaient de moyenne grosseur, et 92 qui étaient maigres ou chétives.

Relativement à la coloration de la peau, sur 384 femmes, 220 avaient la peau blanche et 164 l'avaient brune.

Relativement à la couleur du système pileux, sur 425 femmes, 27 avaient les cheveux blonds, 39 les avaient noirs, 174 les avaient châtain clair, et 185 les avaient châtain foncé.

Relativement à la coloration de la figure, sur 342 femmes, 168 étaient pâles ou basanées, et 174 étaient colorées.

Tous ces attributs sont, comme on le voit, ceux du commun des femmes ; ils n'ont rien de particulier à l'hystérie.

L'ensemble de ces résultats ne donnant rien qui paraisse spécial à l'hystérie, et ne s'accordant guère avec les dires des auteurs, il m'a semblé que, pour dégager les traits particuliers de la prédisposition supposée, il fallait observer séparément ces apparences extérieures sur les hystériques prises d'emblée, puis sur les hystériques devenues malades lentement et graduellement, afin de mettre en saillie ces caractères spéciaux, s'il en existait.

---

(1) *Histoire philosophique de l'hypochondrie et de l'hystérie.* Paris, 1837.

§ Iᵉʳ. — Apparences extérieures de la constitution des hystériques chez lesquelles la maladie a débuté brusquement par une attaque.

Taille. — Sur 145 hystériques, il y en avait 51 de grande taille, 60 de taille moyenne, et 74 de petite taille, nombres qui sont entre eux à peu près comme 5, 6 et 3 1/2.

Embonpoint. — Sur 138 hystériques, il y en avait 75 avec de l'embonpoint, 37 de corpulence ordinaire, et 26 maigres ou chétives, nombres qui sont entre eux comme 7 1/2, 3 1/2 et 2 1/2.

Coloration de la peau. — Sur 148 hystériques, il y en avait 80 dont la peau était blanche, et 68 chez qui elle était brune, nombres qui sont entre eux comme 8 est à 7.

Sur 124 d'entre elles, 60 avaient la figure convenablement colorée, 9 étaient peu colorées, et 55 étaient pâles ou avaient le teint basané.

Couleur des cheveux. — Sur les 80 femmes dont la peau était blanche, 15 avaient les cheveux de couleur foncée, 8 les avaient blonds, et 57 les avaient châtains. Sur les 68 dont la peau était brune, 10 avaient les cheveux noirs, 50 de couleur châtain foncé, et 8 de couleur châtain clair.

§ II. — Apparences extérieures de la constitution des hystériques chez qui la maladie s'était développée par de simples troubles qui s'étaient graduellement accrus et qui avaient été suivis ou non d'attaques hystériques.

Taille. — Sur 242 hystériques de cette classe, il y en avait 75 de grande taille, 104 de taille moyenne, et 63 de petite taille, nombres qui sont entre eux comme 7 1/2, 10 et 6.

Embonpoint. — Sur 228 hystériques, 116 avaient de l'embonpoint, 69 étaient de corpulence ordinaire, et 56 étaient maigres ou chétives, nombres qui sont entre eux comme 12, 7 et 5.

Coloration de la peau. — Sur 245 hystériques, 135 avaient la peau blanche et 110 l'avaient brune, nombres qui sont entre eux comme 13 1/2 est à 10.

100 avaient la figure convenablement colorée, 18 étaient peu colorées, et 102 étaient pâles ou avaient le teint basané.

Couleur des cheveux. — Sur les 175 femmes qui avaient la peau blanche, 19 avaient les cheveux blonds, 15 les avaient ou noirs ou châtain foncé, et 101 les avaient de couleur châtain clair.

Il suffit de jeter un coup d'œil sur les tableaux qui précèdent, pour s'assurer que les appréciations des auteurs sur la prétendue constitution hystérique n'ont aucun fondement. Il est, en effet, impossible de faire sortir de ces résultats d'observations quelque chose de spécial, et d'y trouver autre chose que les traits communs à l'ensemble des femmes.

En effet, si l'on rapproche les conditions qu'offrent les trois ordres d'hystériques ci-dessus indiqués, on trouve à peu près les mêmes rapports :

1° Pour la taille, on voit que, dans ces trois classes d'hystériques, les femmes de taille moyenne sont les plus nombreuses ; que, après elles, ce sont les femmes grandes, puis enfin celles de petite taille, dans les proportions suivantes :

	TAILLE		
	moyenne.	grande.	petite.
Pour le premier ordre........	17	6	10
Pour le deuxième............	13	5	7 1/2
Pour le troisième...........	11	3 1/2	6

Il est évident que cette proportionnalité des tailles n'a rien qui soit particulier à l'hystérie ; car les rapports qu'on vient de voir sont ceux qu'on observe en général dans la taille des femmes.

2° Relativement à l'embonpoint, les trois classes d'hystériques se trouvent encore être entre elles dans les mêmes proportions.

Ainsi, les femmes qui ont de l'embonpoint sont les plus nombreuses, puis viennent celles qui ont un embonpoint ordinaire, et enfin celles qui sont maigres ou chétives.

Dans les proportions suivantes :

	1er ordre.	2e ordre.	3e ordre.
Femmes ayant de l'embonpoint..	19 1/2	7 1/2	12
Ayant un embonpoint ordinaire .	11	3 3/4	7
Maigres......................	9	2 1/2	5

Le degré d'embonpoint des femmes n'a donc aucune influence sur leur manière d'être atteintes par l'hystérie.

En a-t-il sur la propension à être atteint de cette maladie ?

Il est évident que près des trois quarts des hystériques sont des femmes ayant beaucoup d'embonpoint, ou douées pour le moins d'un embonpoint ordinaire, tandis qu'on ne trouve les femmes maigres ou chétives que pour un quart. Mais, s'ensuit-il que l'embonpoint soit une prédisposition à l'hystérie, je ne le pense pas ; je crois, au contraire, que là, comme pour les autres apparences extérieures, se trouvent les proportions d'embonpoint communes à toutes les femmes.

Ce ne sont donc pas précisément, comme on avait été porté à le croire d'après les assertions des auteurs, ni l'amaigrissement, ni l'exagération de l'embonpoint, qui sont les qualités dominantes des femmes destinées à devenir hystériques.

3° Relativement à la couleur de la peau, on observe encore des faits analogues aux précédents. Ainsi, les femmes dont la peau est blanche se trouvent plus nombreuses que celles dont la peau est brune, dans les proportions suivantes sur les trois ordres d'hystériques :

	1er ordre.	2e ordre.	3e ordre.
Femmes à peau blanche......	22	8	13 1/2
Femmes à peau brune........	16 1/2	6	11

C'est encore à peu près la proportion générale de couleur de peau, chez les femmes de notre climat.

5° Relativement à la couleur des cheveux, sur 421 femmes hystériques, la coloration des cheveux se trouvait distribuée de la manière suivante chez les trois ordres d'hystériques :

	Chatains.	Chatain foncé.	Noirs.	Blonds.
Premier ordre.............	188	188	39	27
Deuxième ordre...........	65	65	14	8
Troisième ordre...........	112	113	25	19

On ne voit encore ici rien qui soit spécial à une classe particulière d'hystériques, ni rien qui soit propre à l'hystérie, puisque c'est à peu près la proportion qu'on observe chez les femmes en général.

Enfin, relativement à la coloration de la face, sur 342 femmes hystériques, la coloration de la face se trouvait distribuée de la manière suivante :

	1er ordre.	2e ordre.	3e ordre.
Colorées.............	168	60	100
Pâles	138	55	102
Un peu colorées.......	36	9	18

Évidemment, sous le rapport de la coloration de la face, les femmes hystériques se trouvent partagées en groupes à peu près égaux, de telle sorte que là, comme pour les autres apparences extérieures, on ne trouve rien qui constitue une prédisposition ; la seule différence appréciable est celle qui se remarque entre les hystériques prises d'emblée, chez lesquelles dominent les sujets à teint coloré, tandis que chez celles qui sont prises graduellement, les sujets à teint pâle sont un peu plus nombreux.

Si les auteurs ne sont pas d'accord sur le genre de constitution qui prédispose à l'hystérie, ils le sont encore moins sous le rapport du tempérament.

Hippocrate voulait que ce fût le tempérament lymphatique, et cela parce que les femmes de ce tempérament ont facilement de la leucorrhée ; Galien, au contraire, prétendait que c'était le tempérament sanguin , et la grande majorité des auteurs qui lui ont succédé avait adopté son opinion. Fréd. Hoffmann était pour le tempérament bilioso-sanguin, et Astruc pour le tempérament mélancolique et atrabilaire ; Louyer-Villermay avait mis en avant un prétendu tempérament utérin ; M. Landouzy suppose que le tempérament lymphatico-nerveux est celui qui prédispose le plus à l'hystérie ; enfin le plus grand nombre des médecins assurent que la prédisposition réside dans le tempérament lymphatico-sanguin.

Une telle dissidence sur un point de fait prouve une fois de plus que toutes ces appréciations *à priori* ont été établies sur de simples souvenirs.

J'ai dû chercher à remplir cette lacune, et malgré les difficultés qu'on éprouve à distinguer les unes des autres des apparences qui sont souvent peu tranchées ou dont les nuances se confondent entre elles, j'ai pu dresser le tableau suivant :

Sur 383 femmes hystériques observées par moi, 144 étaient d'un tempérament lymphatico-sanguin ; 125 étaient d'un tempérament lymphatique ; 91 étaient d'un tempérament, soit nerveux, soit lymphatico-nerveux ; 12 étaient d'un tempérament bilieux et 11 d'un tempérament sanguin.

Parmi les hystériques, chez lesquelles la maladie avait débuté brusquement par une attaque :

Sur 138 femmes, il y en avait 55 d'un tempérament lymphaticosanguin, 45 d'un tempérament lymphatique, 32 d'un tempérament lymphatico-nerveux ou nerveux, 6 d'un tempérament bilieux et 6 d'un tempérament sanguin.

Enfin, parmi celles chez qui la maladie avait débuté lentement par les troubles ordinaires :

Sur 231 femmes, il y en avait 86 de tempérament lymphaticosanguin, 75 de tempérament lymphatique , 55 de tempérament nerveux ou lymphatico-nerveux, 6 de tempérament bilieux et 5 de tempérament sanguin.

Il n'est pas besoin de rapprocher les divers chiffres qui expriment les proportions des divers tempéraments, pour voir que ces proportions sont à peu près celles qu'on rencontre chez les femmes de l'âge de quinze à trente ans, composées mi-partie de personnes de la campagne, et mi-partie de personnes de la ville. Aussi ne peut-on pas trouver, dans ces chiffres, de raisons suffisantes pour admettre qu'un tempérament quelconque prédispose à l'hystérie plus que tout autre.

En résumé, l'observation directe ne confirme en aucune manière les assertions des auteurs ; elle montre qu'il n'y a rien de spécial à cet égard, et que l'hystérie affecte les diverses constitutions et les divers tempéraments dans la proportion où ils se trouvent chez le commun des femmes.

Mais ce qui ne se trouve pas dans la constitution physique des femmes qui doivent être hystériques, se trouve d'une manière bien évidente dans leur disposition morale.

Celle-ci offre chez les hystériques des caractères tellement constants, que sur les 430 hystériques observées par moi, il en est au plus une vingtaine qui ne les aient pas présentés.

M. le docteur Cerise (1), auquel on doit un ouvrage très important sur la psychologie du système nerveux, a fait une sorte d'analyse des diverses attributions de ce système, qui va servir à faire comprendre ce que j'ai à en dire.

Selon cet auteur, le système nerveux est divisé en trois départements :

1° L'appareil ganglionnaire viscéral, qui représente les besoins et les penchants, lequel constitue l'élément affectif.

2° L'appareil réuni des sensations spéciales, qui est destiné à recueillir les propriétés sensibles des corps, lequel constitue l'élément sensorial.

3° L'appareil psycho-cérébral, représentant les idées, lequel constitue l'élément intellectuel.

Or, ce qui a rapport à l'élément affectif du système encéphalo-rachidien est précisément ce qui domine dans la prédisposition constitutionnelle à l'hystérie. A de très rares exceptions près, les hystériques offrent, dès leur plus tendre enfance, une prédominance extrême de cet élément affectif. Toutes les hystériques que j'ai ob-

____

(1) *Des fonctions et des maladies nerveuses dans leurs rapports avec l'éducation*, p. 14.

servées étaient extrêmement impressionnables ; toutes, dès leur enfance, étaient très craintives, elles avaient une peur extrême d'être grondées, et quand il leur arrivait de l'être, elles étouffaient, sanglotaient, fuyaient au loin, ou se trouvaient mal. Un peu plus grandes, elles éprouvaient des sensations très vives pour la moindre chose, elles pleuraient en entendant parler d'un sujet attendrissant ; extrêmement timides, elles s'effrayaient de tout, et étaient peureuses à l'excès ; presque toutes étaient très affectueuses. Le plus grand nombre de ces enfants était d'un caractère gai et avait de la vivacité dans les mouvements ; un très petit nombre était au contraire triste et calme.

Sur 425 hystériques, je n'en ai trouvé que 25 qui eussent été ou peu impressionnables, ou d'un caractère insouciant.

Tel est le seul attribut de la disposition constitutionnelle à l'hystérie : aucun auteur n'en a parlé d'une manière explicite ; mais il n'en est pas moins constant et pas moins caractéristique. Dès qu'un enfant le présente, craignez l'hystérie plus tard.

On comprend aisément que cette prédisposition qui porte sur une des parties centrales du système nerveux n'a rien de commun avec les organes génitaux, et qu'elle est fort différente du tempérament lascif, et des besoins génitaux sur lesquels se sont tant appesantis les auteurs anciens.

Le caractère des hystériques présente également quelque chose de spécial. Les six septièmes des femmes hystériques que j'ai observées étaient d'un caractère vif ; elles étaient vives dans leurs mouvements ; un septième seulement se composait de personnes d'un esprit calme, ayant de la tenue dans les allures.

On peut distinguer en trois classes la manière de sentir des femmes hystériques. La plus grande partie d'entre elles sont douées d'une extrême susceptibilité, s'offensant de tout, se piquant pour des riens, tout leur portant ombrage ; le reste se compose à peu près, en parties égales, de femmes emportées, violentes, intraitables, et de sujets doux, sensibles, de véritables souffre-douleur.

Tels sont les traits moraux que présentent les hystériques : ils ne sont pas nombreux, mais ils sont constants ; ils portent sur les qualités affectives et nullement sur les intellectuelles. Les jeunes filles prédisposées à l'hystérie peuvent être indifféremment intelligentes ou stupides, la prédisposition ne siégeant pas dans la partie intellectuelle du système nerveux. Les femmes destinées à devenir hystériques ont, ainsi que le dit avec justesse M. Landouzy, moins de profondeur que d'instantanéité dans les sensations, moins d'idées que de sentiments, et moins de sentiments que d'émotions.

Copland, qu'on peut regarder comme le représentant des idées médicales en Angleterre, paraît avoir été frappé de la même pensée, car il dit qu'il ne peut être mis en doute que l'augmentation de la susceptibilité, soit originelle, soit acquise, ne soit l'un des attributs les plus communs des sujets hystériques.

C'est enfin cette disposition que Raulin appelle une débilité, Cullen et Tissot une mobilité, et M. Giraud une instabilité du système nerveux.

C'est dans cette facilité qu'a la femme d'être émue par les causes qui donnent lieu à des sensations affectives que consiste la grande prédisposition à l'hystérie; c'est parce que les femmes sentent vivement, qu'elles deviennent si fatalement la proie de l'hystérie. Supposez une femme douée de cette sensibilité affective dont je viens de parler, en butte à du chagrin, à des passions tristes; celles-ci vont agir sur la portion de l'encéphale où siége l'élément affectif. Cet élément, péniblement influencé, réagira, et sa réaction se manifestera par les phénomènes extérieurs auxquels on reconnaît l'émotion pénible, la tristesse; c'est-à-dire par la constriction et le malaise à l'épigastre, par l'oppression dans la poitrine, les palpitations, l'étranglement à la gorge, le vertige, le malaise dans les membres, les sanglots et les pleurs : or ces phénomènes, je l'ai déjà dit, constituent le fond de l'hystérie. Cela admis, variez les causes d'impression pénible sur cet élément affectif de l'encéphale, vous aurez une variété de souffrances de la part de cet élément, et nécessairement une variété dans la manifestation de chacune de ces souffrances, qui ne sera rien autre chose qu'une variété dans les phénomènes hystériques. Supposez, au contraire, un homme sur lequel viendront agir les influences morales dont je viens de parler, l'élément affectif de son encéphale sera médiocrement influencé, et il réagira à sa manière. Or, on a vu que le mode de manifestation des passions de l'homme était tout autre que celui de la femme, qu'il avait lieu d'une manière toute différente; que la manifestation s'en faisait par la violence, par l'agitation, si c'est un homme fort ; par la colère concentrée ou par l'abattement, si c'est un sujet faible : cet homme pourra devenir épileptique, aliéné, hypochondriaque, mais il deviendra rarement hystérique. Chez lui, les troubles par lesquels se manifestent les passions ne sont pas ceux que présente l'hystérie.

C'est donc parce que la femme est profondément sensible aux impressions, et parce que, dans la vie, les impressions pénibles sont plus fréquentes et bouleversent plus que les impressions doucement agréables, c'est dis-je pour cette raison que l'hystérie est l'apanage de la femme. Pour remplir la grande et noble mission qui lui a été dévolue, il était indispensable qu'elle eût une facilité très grande à recevoir les impressions affectives, qu'elle pût en quelque sorte sentir tout en elle-même, et malheureusement là comme dans tout, le mal naît du bien, l'hystérie provient de cette grande facilité à être affectée. Supposons un homme doué de la faculté d'être affecté à la manière de la femme, il deviendrait hystérique, et par conséquent impropre à remplir le rôle auquel il est destiné, celui de la protection et de la force. Un homme hystérique, c'est le renversement des lois constitutives de la société.

Telle est la source de l'hystérie, source bien plus élevée que ne l'est celle où on l'a placée jusqu'à présent.

Où siége cette disposition aux sensations affectives? Rien ne l'indique. Les différences qu'on remarque entre l'encéphale des femmes et celui des hommes ne portent que sur les poids respectifs des uns et des autres. Le professeur Huschke prétend que la supériorité intellectuelle de l'homme dépend du développement des lobes antérieurs du cerveau, qui est plus considérable chez lui, tandis que la supériorité affective de la femme dépendrait de celui des lobes moyens. Schnepf a tenté de faire des recherches au point de vue de cet aperçu, mais il n'est arrivé à aucun résultat. Heureusement cette question de siége n'a aucun intérêt pour la pratique. A la supposer résolue, il n'en résulterait absolument rien de plus pour le traitement de l'hystérie.

On peut tirer de cette discussion les conclusions suivantes :

1° Il n'y a pas de constitution hystérique appréciable par des signes extérieurs, constants et prédominants; les hystériques présentant, en général, les attributs extérieurs ordinaires aux femmes. Ainsi les qualités dominantes sont une taille moyenne, de l'embonpoint, une peau blanche, des cheveux châtain clair ou foncé. Il n'y a pas de tempérament qui prédispose à l'hystérie plus que les autres, la majorité des hystériques se composant en parties à peu près égales de femmes d'un tempérament lymphatico-sanguin ou d'un tempérament lymphatique, les deux tempéraments qui dominent en général chez les femmes.

3° La prédisposition à l'hystérie consiste principalement dans la disposition morale.

4° Presque toutes les hystériques sont douées d'une impressionnabilité très vive aux sensations affectives, et elles manifestent au dehors les impressions pénibles que leur causent ces sensations, par une série d'actes qui sont propres aux femmes et qui ne se produisent pas chez l'homme.

5° Le degré plus ou moins avancé de l'intelligence n'a, chez le plus grand nombre des hystériques, aucun rapport avec le degré de cette impressionnabilité.

6° Le fond dominant du caractère des hystériques est une disposition aux sentiments affectueux, et une susceptibilité d'humeur très grande qui trouve dans tout un sujet de sensations pénibles.

7° Chez le plus petit nombre des enfants destinés à être hystériques, le caractère est emporté, violent, et s'irrite contre tout obstacle, ou bien il est doux et faible.

8° La prédisposition principale à l'hystérie consiste dans la facilité qu'a la femme d'être impressionnée péniblement.

ARTICLE V.

INFLUENCE DES CLIMATS.

On entend par climat, d'après M. de Humboldt, l'ensemble des circonstances atmosphériques qui influencent nos organes d'une manière sensible. Mais comme à un climat donné se trouvent réunis des mœurs, une alimentation et un certain degré de bien-être ou de souffrances spéciaux, il est assez difficile de déterminer la part que prend chacune de ces circonstances dans l'effet général qui s'est produit. Je vais cependant chercher à saisir ce qu'il y a de plus saillant sous ce rapport.

Les auteurs, partant de ce point non contesté, que les affections nerveuses sont plus communes dans les pays chauds que dans toutes les autres contrées, en ont conclu que l'hystérie était fréquente dans les climats chauds et rare dans les pays froids ; ils ont fait de la science *à priori*, et ils ont ainsi propagé des erreurs.

C'est surtout parmi les peuplades des pôles, rabougries par l'excès de la froidure, parmi les Jakutes, les Koriaques nomades, les Jukagres, les Samoièdes et les Lapons, qu'on observe chez les femmes la plus grande disposition aux affections spasmodiques.

Les Esquimaux, les Groënlandais, qui vivent sous les latitudes les plus boréales que l'homme puisse habiter, sont, au rapport de Canstatt, d'une susceptibilité nerveuse extrême ; le moindre cri ou le moindre attouchement imprévu provoque en eux les états spasmodiques les plus prononcés. Les odeurs d'empyreume, celle des cheveux brûlés, sont, dit Pennant (article ZOOLOGIE, t. I, p. 26), souvent nécessaires pour rétablir le calme de leurs nerfs. Les Lapons et les Groënlandais sont généralement atteints de la gastralgie et du pyrosis.

En Islande, d'après Schleisner et Thorstensen, le trismus exerce les plus grands ravages sur les enfants. Au rapport de Schleisner (*Voyage de la Recherche*), l'hystérie est l'une des trois maladies régnantes de l'Islande ; elle atteint les sept centièmes de la population. Elle s'accompagne très habituellement du pyrosis et d'une affection convulsive des membres supérieurs.

Les souffrances extrêmes qu'occasionne une lutte incessante contre les rigueurs du froid et contre les nécessités les plus dures de la vie, expliquent l'existence si fréquente de ces névroses.

En Russie, chez les femmes des classes élevées de la société, chez qui la vie est tout artificielle, l'hystérie est assez fréquente ; chez les femmes du peuple, au contraire, qui vivent dans l'insouciance la plus complète, et qui sont en quelque sorte réduites à la condition des animaux, l'hystérie est plus rare.

Je tiens d'un médecin de Wilna que dans la Pologne septentrionale l'hystérie est assez commune, et qu'elle sévit principalement sur la population juive. Chez ces juifs, les femmes sont d'une constitution chétive ; on est dans l'usage de les marier très jeunes, quand à peine elles sont nubiles, et ce sont toujours les maris les plus riches qu'on choisit, quel que soit leur âge ; de là des mariages mal assortis et des unions malheureuses. M. Magnus, professeur à l'université de Stockholm, d'après une lettre qu'il m'a écrite, dit que l'hystérie est très commune en Suède, chez les gens de la campagne, et que la gastralgie y est très fréquente. M. le professeur H. Lebert (de Zürich) m'écrit également que les femmes du Valais, celles des environs du Mont-Blanc et de l'Oberland bernois, qui sont enfermées pendant six mois de l'année sous les neiges et sous les glacés, sont très fréquemment atteintes par les affections hystériques. Enfin, si l'on en croit Sydenham, peu de femmes sous le ciel de la Grande-

Bretagne sont exemptes de l'hystérie : il est vrai que cet auteur confond l'hypochondrie avec l'hystérie ; mais comme la première névrose est fort rare chez les femmes, cette confusion ne modifie pas d'une manière appréciable la proposition de Sydenham.

Ces faits, qui sont tous d'une authenticité non douteuse, prouvent d'une manière irréfragable que l'hystérie est de tous les climats, aussi bien des pays froids que des autres régions, parce qu'il y a partout de la souffrance ; parce que dans les régions froides les êtres vivant dans la misère et dans le dénûment, il en résulte que la nutrition devient insuffisante, d'où la détérioration de la constitution, et par suite la prédominance de l'irritabilité nerveuse.

En Italie, les femmes sont assez facilement prises d'hystérie, et je tiens d'un médecin de Florence qu'en raison des habitudes de galanterie qui règnent dans les classes aisées, et des émotions de diverses espèces qui en sont la suite inévitable, l'hystérie y est fréquente, tandis qu'elle est moins commune chez les femmes du peuple qui vivent plus régulièrement.

En Savoie, où les mœurs douces, régulières, où le domaine de l'intelligence peu étendu, et la vie calme, uniforme, n'agitent pas beaucoup les passions, l'hystérie, au rapport des médecins de ce pays, est peu commune. D'après M. le docteur Cambay, qui a dirigé l'hôpital militaire de Constantinople pendant l'expédition de Crimée, l'hystérie est assez commune en Turquie, dans les harems, où règnent la jalousie, l'ennui, ainsi que chez les jeunes filles qui y sont élevées, et qui vivent dans la réclusion et dans l'indolence la plus complète. Les climats chauds semblent donc donner naissance à l'hystérie par la fréquence et la vivacité des passions auxquelles les mœurs donnent lieu.

ARTICLE VI.

INFLUENCE DE LA POSITION SOCIALE.

Tous les auteurs regardent l'hystérie comme l'apanage en quelque sorte exclusif des femmes qui appartiennent aux classes élevées de la société, et comme l'attribut presque constant de la richesse. Tous répètent à l'envi que l'hystérie est la maladie des gens riches, et que la pauvreté met à l'abri de ses atteintes.

Il est bien certain que l'oisiveté avive la sensibilité et la susceptibilité du système nerveux, tandis que le travail en général, et le travail manuel en particulier, tendent au contraire à les diminuer. Il est également certain que chez les personnes riches, l'habitude de voir les désirs constamment satisfaits rend les femmes plus irritables et mal disposées à tolérer les émotions et les contrariétés inséparables de la vie, dans quelque position qu'on soit placé. Les riches, dit Jos. Frank, dont les vœux sont remplis aussitôt que formés, sont souvent affectés de spasmes, desquels ils ne se délivrent que par l'adversité. Durant la révolution française, les névroses disparaissaient chez les gens autrefois riches, et devenus pauvres pendant les tourmentes de cette révolution.

Les mêmes auteurs prétendent que les femmes des basses classes, habituées aux privations et aux duretés de la vie, ne doivent pas être impressionnables. Chez elles, disent-ils, la sensibilité morale étant à l'unisson de la sensibilité physique, l'hystérie ne peut manquer d'être rare.

Ces raisons, sans doute, sont excellentes, mais l'observation n'en confirme pas l'exactitude. En France, les femmes du peuple peuvent bien, en général, être moins impressionnables que ne le sont celles des classes plus élevées, mais elles le sont encore assez pour être fréquemment ébranlées par les émotions auxquelles elles sont en butte ; si leur impressionnabilité est moins grande, en revanche les causes d'impressions pénibles sont plus puissantes. On verra plus loin, quand il sera question de l'action des causes déterminantes de l'hystérie, par combien de sortes d'émotions sont assaillies les femmes des classes malaisées, émotions dont les femmes des autres classes sont complétement à l'abri. Ceux qui connaissent les habitudes des gens du peuple, les besoins avec lesquels ils sont constamment aux prises, la manière dure avec laquelle ils se traitent entre eux, les violences auxquelles ils se livrent les uns à l'égard des autres, ceux-là savent jusqu'à quel degré sont fréquentes, chez les femmes de cette condition, les occasions de chagrin et d'émotion.

Pour déterminer autrement que par de simples vues de l'esprit le degré de fréquence de l'hystérie dans les classes pauvres, j'ai visité toutes les femmes qui se trouvaient, dans un moment donné, dans les salles de l'hôpital de la Charité, tant dans les salles de médecine que dans celles de chirurgie, en les prenant depuis l'âge de quinze ans, époque à laquelle débute ordinairement l'hystérie, jusqu'à la vieillesse.

En les rangeant dans les quatre classes, de femmes hystériques avec attaques, d'hystériques sans attaques, de femmes fort impressionnables, et de femmes qui ne sont ni hystériques ni très impressionnables, j'ai pu tirer le tableau suivant :

Résultats de l'examen de toutes les femmes malades de l'hôpital de la Charité.

Salle Sainte-Anne, service de **M.** le professeur Piorry. Sur 24 malades présentes, j'ai trouvé :

Femmes hystériques avec des attaques	5	Femmes très impressionnables ...	1
Femmes hystériques sans attaques.	2	Femmes ni hystériques ni très impressionnables............	16

Salle Saint-Basile, service de **M.** Rayer. Sur 31 malades présentes, il y avait :

Femmes hystériques avec des attaques	6	Femmes très impressionnables ...	6
Femmes hystériques sans attaques.	7	Femmes ni hystériques ni très impressionnables............	12

Salle Sainte-Catherine, service de **M.** le professeur Velpeau, chirurgie. Sur 26 malades présentes, il y avait :

Femmes hystériques avec des attaques	4	Femmes très impressionnables...	6
Femmes hystériques sans attaques.	5	Femmes ni hystériques ni très impressionnables............	11

Salle Saint-Joseph, service de **M.** le professeur Cruveilhier. Sur 22 malades présentes, il y avait :

Femmes hystériques avec des attaques	3	Femmes très impressionnables...	6
Femmes hystériques sans attaques.	2	Femmes ni hystériques ni très impressionnables	12

Salle Sainte-Marthe, service de **M.** Briquet. Sur 47 malades présentes, il y avait :

Femmes hystériques avec des attaques	7	Femmes très impressionnables...	15
Femmes hystériques sans attaques.	5	Femmes ni hystériques ni très impressionnables............	20

Salle Sainte-Rose, service de **M.** le professeur Gerdy, chirurgie. Sur 25 malades présentes, il y avait :

Femmes hystériques avec des attaques	6	Femmes très impressionnables...	6
Femmes hystériques sans attaques.	3	Femmes ni hystériques ni très impressionnables............	10

Salle Saint-Vincent, service de M. le professeur Andral. Sur 28 malades présentes, il y avait :

Femmes hystériques avec des attaques 7	Femmes très impressionnables... 4
Femmes hystériques sans attaques. 3	Femmes ni hystériques ni très impressionnables........... 14

En réunissant ces chiffres, on obtient le tableau suivant :

Nombre des malades.	Femmes hystériques à attaques.	Femmes hystériques sans attaques.	Femmes très impressionnables.	Femmes ni hystériques ni très impressionnables.
24	5	2	6	11
31	6	7	6	12
26	4	5	6	11
22	3	2	6	11
47	7	5	15	20
25	6	3	6	10
28	7	3	4	14
Totaux. 203	38	27	49	89

Ce qui donne approximativement pour 100 :

20 hystériques avec attaques ; 13 hystériques sans attaques ; 24 femmes très impressionnables et 43 femmes ni hystériques ni impressionnables.

La plus grande partie de ces femmes étaient entrées à l'hôpital pour y être traitées de maladies autres que l'hystérie, de telle sorte que le chiffre des femmes entrées pour y être soignées d'accidents hystériques ne peut pas empêcher de regarder les résultats de ce tableau comme étant à peu près communs à toutes les femmes de la classe du peuple. Il suffit, en effet, de jeter un coup d'œil sur les chiffres fournis par les malades des salles de chirurgie, pour voir que les proportions de femmes hystériques y sont à peu près les mêmes dans les salles de médecine.

Je fais observer en outre qu'il existe une concordance à peu près semblable entre le chiffre qui exprime le nombre des hystériques dans chacune des salles de médecine.

On peut donc conclure de ces résultats, que chez les gens du peuple :

1° Il y a une femme atteinte d'hystérie avec attaques sur cinq ;

2° Une femme atteinte d'hystérie sans attaques sur sept, par conséquent une femme hystérique sur près de quatre ;

3° Une femme très impressionnable sur quatre ;

4° Qu'enfin il n'y a qu'un peu moins de la moitié des femmes qui ne soit ni fort impressionnable ni hystérique.

D'après ce tableau, il existe chez les femmes de la classe mal-aisée une proportion d'hystériques beaucoup plus considérable qu'on ne l'aurait supposé, et je suis sûr que le chiffre que je viens de donner n'est pas exagéré.

M. le professeur Forget, dont je citerai toujours avec éloge le travail sur l'hystérie, parce que c'est une œuvre d'observation, avait déjà présenté des faits qui devaient faire pressentir ce résultat ; tout le monde, en effet, avait été frappé du nombre considérable d'hystériques qu'il avait observées parmi les paysannes de l'Alsace.

Je tiens du professeur Magnus Huss (de Stockholm) qu'en Suède l'hystérie est très commune dans la basse classe des villes, surtout parmi les domestiques.

« L'hystérie, m'écrit M. le professeur Lebert, de l'université de Zurich, est commune en Suisse aussi bien parmi la population pau-vre que parmi la population riche. Elle n'existe pas moins dans les cantons pauvres qui, comme le Valais et le Faucigny, renfer-ment beaucoup de crétins et de goîtreux, que dans les contrées riches de ce pays. » Les voyageurs qui ont traversé les vallées du Faucigny et du Valais peuvent seuls se faire une idée de la misère profonde et du dénûment dans lequel vivent les habitants de ces contrées ; seuls ils peuvent savoir à quel degré d'amaigrissement et de dégradation physique les femmes y sont arrivées. Ce ne sont pas là, il faut en convenir, des dispositions favorables à l'exagé-ration des besoins génitaux.

Il faut maintenant voir si parmi les femmes des classes aisées les choses se passent de la même manière.

Il n'est pas possible d'avoir à leur égard des notions aussi pré-cises que le sont celles qu'on peut obtenir dans les hôpitaux. Ce-pendant on peut arriver à une évaluation plus ou moins approxi-mative : ainsi, d'après des renseignements pris auprès de médecins très occupés, j'ai trouvé qu'on rencontre au plus une femme ayant des attaques hystériques sur sept, au lieu d'une sur cinq. Il est très probable que le nombre des femmes atteintes d'hystérie sans attaques est proportionnel à celui-là ; de sorte que bien évidem-ment, l'hystérie est moins commune dans les classes aisées que dans les classes pauvres.

Les notions me manquent pour apprécier le degré de fréquence de l'hystérie dans les classes très élevées ; mais, d'après les données que j'ai pu recueillir, il y a lieu de supposer qu'il est plus consi-dérable que dans les classes moyennes.

Comme on le voit, la fréquence de l'hystérie est en général en rapport avec le degré des souffrances que la condition dans laquelle se trouvent les femmes les met à même d'éprouver.

« Hujus modi affectionibus obnoxiæ sunt fœminæ cujusque » ætatis et conditionis, scilicet divites et pauperes, virgines, uxores » et viduæ ; observavi symptomata illius in puellis ante pubertatem, » etiam in vetustis post catameniorum defectum. » (Wilis, *De morb. convulsiv.*, cap. x, p. 259.)

On s'est donc trompé quand on a pensé que l'hystérie tourmentait les riches et délaissait les pauvres ; l'observation constate précisément le contraire et vient donner raison à ce vieux proverbe : « Heureux les riches, aux pauvres la besace. » « Toutes les femmes, disait Duverney en 1710, peuvent devenir hystériques, pauvres et riches, mais elles le deviennent en proportion des peines qu'elles endurent ; et bien évidemment les pauvres en endurent plus que les riches. »

ARTICLE VII.

INFLUENCE DU LIEU OU S'EST FAITE LA PREMIÈRE ÉDUCATION.

Tous les auteurs rapportent que les femmes scythes ne connaissaient pas l'hystérie, tandis que cette maladie était devenue très fréquente à Rome, lorsque les Romains, après la conquête de l'Asie, commencèrent à se rassembler dans les villes et à se livrer à tous les raffinements du luxe et de la mollesse ; d'après eux, les progrès de l'hystérie auraient suivi ceux de la civilisation. Ce récit n'est évidemment qu'un argument de rhétorique dont les poëtes et les moralistes se sont servis pour opposer aux mœurs relâchées des habitants de Rome les mœurs prétendues simples d'un peuple à l'état de nature.

Il faudrait bien se garder de prendre ces récits à la lettre, comme l'ont fait tant de graves médecins dont ils flattaient les opinions médicales. Il n'est pas probable qu'Horace, que Tacite, et que les historiens romains aient possédé des notions assez précises sur la pathologie des Scythes, pour savoir positivement à quelles maladies ces peuplades étaient sujettes. Il faut donc reléguer ces récits au rang des fables dont est remplie l'histoire ancienne.

Bien que dénuée de preuves, la tradition n'en a pas moins conservé cette opinion ; puis on l'a combinée avec les idées théoriques qu'elle pouvait faire naître, et il en est résulté cette opinion généralement admise, que l'hystérie est une maladie des villes, et qu'elle est complétement inconnue dans les campagnes. Forestus insistait beaucoup sur ce double fait, et oubliant ses opinions sur la constitution qui dispose à l'hystérie, il opposait l'organisation molle et l'oisiveté des villes à la bonne constitution et à l'habitude du travail des habitants des campagnes. G. Hoffmann dit : « Docet observatio fœ-» minas robustas, plebeias, laboribus deditas, immunes esse. » Cette opinion, soutenue par la presque unanimité des médecins, n'en est pas moins une erreur qui n'a jamais reçu la sanction de la véritable observation.

M. le professeur Forget, dans un travail sur l'hystérie qui a paru en 1847 dans la *Gazette médicale*, a le premier donné des observations prouvant que l'hystérie pouvait se voir chez les femmes de la campagne; et l'on fut tout étonné d'apprendre que tant de bonnes paysannes alsaciennes, les types présumés de la simplicité rustique, étaient prises d'une maladie qu'on regardait comme le propre des femmes des citadins. D'après M. Magnus Huss, l'hystérie est très fréquente en Suède chez les femmes de la campagne.

Les observations que j'ai faites sont complétement d'accord avec celles de ces habiles professeurs.

Sur 324 hystériques dont j'ai pu connaître le lieu de la naissance et de la première éducation, j'ai trouvé que 168 étaient nées et avaient été élevées à la ville, et que 156 étaient nées, avaient été élevées à la campagne, et avaient, pour la plupart, été occupées aux travaux des champs.

Sur ces 156 filles devenues hystériques, il y en avait 56 chez lesquelles la maladie avait débuté brusquement par une attaque hystérique convulsive, c'est-à-dire par la forme de la maladie dans laquelle la prédisposition joue le plus grand rôle.

Enfin, parmi ces hystériques de la campagne, 42 avaient eu leur mère atteinte également d'hystérie, avec attaques convulsives chez 29, et sans attaques chez 13. Et ces mères étaient des femmes de la campagne, occupées aux travaux des champs.

Je n'ai pas l'intention d'établir une proportion entre les deux classes d'hystériques, je veux seulement établir que l'hystérie est loin d'être rare dans les campagnes.

Il est vrai que bon nombre de ces filles de la campagne n'ont été prises d'accidents hystériques qu'après avoir séjourné dans les villes, où elles se sont trouvées exposées aux causes accidentelles de ces accidents. Mais toutes n'en avaient pas moins présenté d'une manière bien évidente tous les caractères de la prédisposition à l'hystérie. Or, en fait d'hystérie, comme on le verra, la prédisposition est tout, le reste n'est plus qu'une affaire de hasard.

Il n'y a donc pas de doute que l'hystérie ne se voie assez communément chez les femmes de la campagne. Il résulte de là qu'on peut regarder comme certain, que chez les personnes du sexe, malgré une écorce plus ou moins rude, il y a un fonds d'affectivité qui se trouve toujours le même, et que le degré d'intelligence n'est pas dans un rapport direct avec la vivacité des passions affectives, les seules d'où provienne l'hystérie.

Quoiqu'elles puissent être atteintes par l'hystérie, il est certain que les femmes nées à la campagne montrent plus de résistance à l'invasion de cette maladie que celles qui sont nées à la ville. En effet:

1° L'hystérie ne saisit les filles de la campagne qu'à un âge plus avancé que celles des villes. Ainsi, d'après mes observations, sur 73 sujets pris de l'hystérie pendant l'enfance, il ne s'en trouvait que 31 qui fussent nés à la campagne contre 42 nés dans les villes.

2° Elle attaque moins facilement les premières que les secondes. Sur 170 sujets, l'hystérie a débuté par un accès de convulsions sur 56 filles de la campagne seulement, tandis qu'elle avait débuté de cette manière sur 74 filles des villes.

3° Enfin, la maladie trouve moins de facilité à se développer chez les gens de la campagne que chez ceux des villes. Sur 194 cas d'hystérie développés lentement et graduellement après une modification lente de l'économie, 100 avaient eu lieu chez des personnes de la campagne, contre 94 chez des personnes qui étaient nées à la ville.

S'il existe peu de différence entre l'influence qu'exerce l'habitation à la campagne et celle qu'exerce la vie dans une ville ordinaire, il n'en est plus de même quand il s'agit des grandes villes. Tous les auteurs sont unanimes pour reconnaître que l'hystérie est très commune dans les grands centres de population. Dans les grandes villes, en effet, se trouvent réunis tous les éléments qui débilitent l'organisation et qui font prédominer le système nerveux, et toutes les conditions qui peuvent influencer péniblement la partie affective de ce système.

Si l'hystérie avait quelques rapports avec les besoins utérins non satisfaits, elle devrait être plus rare au milieu de populations agglomérées, chez lesquelles les occasions de satisfaire ces besoins sont loin de manquer, que chez celles qui, plus clair-semées comme elles le sont dans les petites villes, conservent plus de moralité.

ARTICLE VIII.

INFLUENCE DU MODE D'ÉDUCATION.

Les auteurs s'accordent assez généralement, et avec raison, à regarder une éducation trop douce, une vie trop calme, une existence dans laquelle on prend trop de soin d'éviter les fortes impressions, comme pouvant aviver la sensibilité, et comme étant capable de conduire à l'hystérie : « Quand la susceptibilité des femmes aura été trop ménagée, dit Louyer-Villermay, quand elles auront été entourées de soins trop recherchés, ou quand elles auront été prévenues dans leurs moindres désirs, elles éprouveront souvent une forte commotion à la suite d'une contrariété légère. »

Une éducation frivole, dans laquelle toute satisfaction aura été donnée aux sens, et dans laquelle la lecture des romans, la fréquentation assidue des grandes réunions, l'assistance au théâtre, l'usage abusif des parfums, la culture de la musique portée à l'excès, forment l'occupation principale, cette éducation a été regardée généralement comme une prédisposition très puissante à l'hystérie. « Si votre fille lit des romans à quinze ans, dit Tissot, elle aura des attaques de nerfs à vingt ans. »

Je tiens de M. le docteur Cambay, qu'on attribue la facilité avec laquelle les jeunes filles turques de Constantinople sont prises de l'hystérie à la vie molle, oisive et sédentaire qu'elles mènent dans les harems.

Mais si la vie trop douce conduit à la névrose hystérique, une éducation dirigée d'après les principes contraires n'a pas des effets moins funestes. La manière dont les gens du peuple traitent leurs enfants fournit un exemple frappant de la vérité de cette assertion.

Un tiers des hystériques dont j'ai pris l'observation avait été maltraité dans l'enfance par les père et mère, ou avait été très durement élevé, ou bien avait éprouvé de grandes privations.

Sur les 87 cas d'hystérie développés chez des enfants, il y en a eu 74 sur lesquels j'ai pu avoir des renseignements.

26 fois ces enfants avaient été ou maltraités habituellement, ou tenus constamment en crainte, ou dirigés très durement ; 9 fois

ils n'avaient été ni bien ni mal élevés, et 29 fois ils avaient été convenablement élevés.

Chez un certain nombre de ces enfants, l'influence de la cause prédisposante avait suffi; il n'y avait pas eu besoin de l'intervention d'une cause déterminante pour faire éclater la maladie; ces enfants avaient en quelque sorte succombé à la peine, quelques-uns avaient même eu leur première attaque au moment où ils venaient d'être plus maltraités que de coutume.

L'influence de l'éducation se fait donc ressentir, soit en rendant le système nerveux trop impressionnable, soit en multipliant les occasions d'impressions.

ARTICLE IX.

INFLUENCE DU MODE D'ALIMENTATION.

Les auteurs de l'antiquité, qui ne voyaient dans les affections hystériques que le résultat de la plénitude, n'avaient considéré l'influence du régime alimentaire qu'en ce qu'il pouvait, en fournissant trop de sucs, donner naissance aux penchants lascifs. Forestus (1) avait, après Galien, regardé comme prédisposées à l'hystérie, « mulieres victu calido humido et flatulento utentes, in otio » viventes, cum ventris irritamentis, vino nempe generoso, ferculis » delicatis, venerem excitantibus fruentes. »

D'après ce principe, un régime de vivre trop substantiel, des aliments trop stimulants, ou trop fortement épicés, des viandes de haut goût, etc., ont été considérés comme une puissante prédisposition. On sait que l'usage du thé et du café a été regardé comme nuisible au premier chef. Whytt, dans son ouvrage, a consacré un chapitre tout entier à l'examen de l'influence défavorable que ces infusions peuvent exercer sur la santé, et les auteurs ne tarissent pas sur les inconvénients attachés à leur usage. M. Magnus Huss attribue à ces boissons qui se prennent pendant toute la journée à une température fort élevée, la fréquence si grande de la gastralgie hystérique observée en Suède. Il y a dans toutes ces assertions beaucoup plus de résultats d'induction que de véritable observation.

L'influence du régime me paraît avoir été considérée sous un

____

(1) 46-28, obs. 18.

point de vue trop général. Pour être à même de déterminer avec quelque exactitude l'effet du régime alimentaire sur la disposition à l'hystérie, il faut faire une distinction.

Il est, comme je l'ai dit, des hystériques dont le caractère est violent, emporté, intraitable, et qui sont fortes et vigoureuses. Chez les personnes de cette catégorie, il est évident que les aliments trop nutritifs, trop stimulants ou trop abondants, devront être nuisibles. Mais il en est d'autres, au contraire, et c'est le plus grand nombre, dont le caractère est ou très susceptible ou très doux, et dans les deux cas facile à impressionner ; chez elles un régime débilitant accroîtra l'affaiblissement. Chez les premières, un régime trop stimulant augmentera l'irritabilité, rendra ces femmes plus violentes, moins tolérantes, et les disposera à réagir plus vivement contre toutes les causes qui pourront les impressionner. Chez les secondes, au contraire, l'usage prolongé des débilitants, en affaiblissant l'organisation, en diminuant la quantité du sang qui se trouve dans les vaisseaux, fera prédominer le système nerveux, celui-ci prendra l'empire, dominera toute l'économie et sera désagréablement impressionné par les causes les plus légères.

Tel est l'aspect sous lequel doit être considéré tout ce qui a rapport au régime alimentaire.

Il y a longtemps que l'effet d'une alimentation insuffisante est reconnu : Baglivi, *De usu et abusu diluentium*, s'était prononcé sur ce sujet ; Zimmermann, Tissot, Buchan, reconnaissaient, comme lui, que le régime débilitant augmentait notablement la susceptibilité nerveuse, et prédisposait aux affections hystériques. Tissot va même jusqu'à dire : prenez l'homme le plus robuste, le plus sec, le plus brûlé par les travaux ou par les liqueurs, cet homme ne connaît pas les maux de nerfs, aucune cause physique ou morale ne pourra lui donner les accidents qui les caractérisent. Mais que cet homme devienne malade, on le saigne, on le baigne, on le fait vivre de lait d'amandes, de décoctions d'orge, d'eau, de poulet, etc., etc. Au bout de quelques semaines, son corps est devenu mou, son sang est aqueux, et cet homme fort, robuste, ferme, que rien n'aurait ému, devient une femme hystérique : les odeurs, les surprises, les nouvelles fâcheuses, lui donneront tous les symptômes de l'hystérie : tremblements, palpitations, craintes, angoisses, gonflements, évanouissements, sursauts, urines aqueuses, etc.

M. le professeur Lebert attribue la fréquence de l'hystérie chez les classes pauvres de la Suisse à la mauvaise alimentation. Chez elles, dit-il, l'usage de la viande est très rare, les gens du peuple se nourrissent de lait, de mauvais café, de pommes de terre et de quelques légumes. Ils ne consomment pas plus de 500 à 750 grammes de lait par jour ; or cette substance fait la base de leur alimentation. Pour lui, l'hystérie trouve bien souvent sa cause dans une dépense de forces disproportionnée avec le peu d'aliments réparateurs de la nutrition.

M. le docteur Cambay m'écrit que l'hystérie est assez fréquente chez les jeunes filles turques, en raison de leur nourriture insuffisante composée uniquement de fécules, de pâtes et de sucreries.

L'hystérie, comme on vient de le voir, est plus commune chez les femmes du peuple que chez celles de la classe plus aisée ; or, les gens du peuple ne s'asseoient pas tous les jours à la table de Lucullus. D'un autre côté, on sait combien peu, en général, mangent les jeunes filles des classes aisées.

Il faut que les auteurs aient été bien fascinés par leurs idées théoriques, pour n'avoir pas vu que la grande majorité des femmes atteintes d'hystérie péchait par un défaut d'hématose, et pour avoir supposé, comme ils l'ont constamment fait, que cette maladie résultait de la surabondance des sucs nourriciers. Tout, au contraire, concourt à démontrer de la manière la plus péremptoire que l'alimentation ne prédispose à l'hystérie, dans la plupart des cas, que par son insuffisance.

Il est évident que tout en reléguant au second plan l'influence de la stimulation des organes génitaux, on n'en devra pas moins regarder l'usage d'aliments trop nutritifs, trop stimulants, et particulièrement celui de certaines substances telles que les truffes, les morilles, l'usage de certains poissons de mer, etc., comme pouvant être nuisible aux personnes chez lesquelles il y aurait une prédominance dans l'activité de ces mêmes organes et comme pouvant les prédisposer aux accidents hystériques.

ARTICLE X.

INFLUENCE DES PASSIONS ET DES AFFECTIONS MORALES.

L'hystérie étant une maladie du système nerveux, nécessairement tout ce qui peut troubler l'équilibre de ce système doit, théoriquement parlant, être regardé comme capable d'y imprimer une modification de laquelle pourront naître des accidents hystériques. C'est ainsi que l'ont pensé presque tous les auteurs, et, fondés sur cette donnée, ils ont considéré les passions en général comme pouvant indistinctement prédisposer à l'hystérie.

L'expérience montre que les choses ne se passent pas de la sorte. Toutes les sensations ne provoquent pas nécessairement la disposition à l'hystérie, toutes ne disposent pas au même degré à contracter cette maladie. Pour provoquer l'hystérie, il faut que les passions ou que les affections morales influencent le cerveau d'une manière désagréable, il faut qu'elles lui fassent éprouver pendant un certain temps des sensations pénibles ; en un mot, il faut que cet organe souffre, pour qu'il réagisse sur toutes ses expansions dans l'économie, de manière à y provoquer les accidents de l'hystérie. Les passions et les affections morales tristes ont seules le pouvoir de mettre l'encéphale dans l'état pathoogique nécessaire à la production de l'hystérie. La joie, le bonheur, le plaisir moral ou physique, ne prédisposent jamais aux accidents hystériques ; ces affections morales peuvent susciter des névroses de toute espèce, mais point de névroses hystériques. Elles pourront à la rigueur susciter quelques troubles chez des sujets déjà hystériques, mais elles ne produiront jamais l'hystérie. D'après Raulin, la crainte et la tristesse sont les passions qui ont le plus d'influence sur la production de l'hystérie. Primerose disait aussi que les affections les plus puissantes dans ce sens, étaient les chagrins. La jalousie, disait Montanus, est l'une des causes qui prédisposent le plus à cette maladie. Il est constaté que le chagrin, l'ennui, la tristesse, la jalousie, la crainte, les inquiétudes et les émotions tristes sont les affections qui ont le plus de puissance pour développer la prédisposition à l'hystérie.

Sur les 430 malades dont j'ai pris l'observation, j'ai trouvé que les passions et les affections morales qui ont prédisposé à l'hystérie avaient été dans l'ordre suivant :

1° Les mauvais traitements que les enfants avaient reçus de la part de leurs parents ou que les femmes avaient éprouvés de la part de leurs maris ;

2° Les tracasseries, les préoccupations, les soucis et les contrariétés qui proviennent, soit du ménage, soit de la famille, soit des relations illicites ;

3° Les inquiétudes d'affaires ou de commerce, les revers de fortune, les changements défavorables de position.

4° L'ennui d'avoir quitté le pays, pour prendre le service pénible de domestique ;

5° La jalousie, la crainte continuelle, l'ennui, les déceptions ;

6° Et enfin, dans un très petit nombre de cas, les affections de cœur contrariées.

Je n'ai pas trouvé, chez ces hystériques, un seul cas dans lequel la prédisposition résultant des affections morales eût été produite par des affections autres que celles qui viennent d'être indiquées.

On aurait tort de croire que les choses se passent autrement parmi les personnes des classes aisées. Sans avoir tenu registre des causes morales que j'ai pu observer, je suis à même d'assurer que dans ces classes, les causes prédisposantes, sans être précisément les mêmes que celles que je viens de passer en revue, sont toujours du même ordre. Ainsi, j'ai vu des mères devenir hystériques, après avoir soigné leurs enfants atteints d'affections graves ; j'en ai vu d'autres chez lesquelles le dépit de se voir surpassées dans des choses frivoles avait produit le même effet. Tous les médecins savent que les rivalités, la jalousie, les contestations qui naissent si souvent dans les familles, donnent fréquemment naissance à des accidents hystériques.

Ces divers agents moraux viennent, par leur action continue, influencer désagréablement la portion d'encéphale destinée aux impressions affectives ; elles en avivent la sensibilité de telle sorte, que la moindre cause de sensation pénible venant à agir sur ce département de l'encéphale, provoque tout de suite, de sa part, une réaction, c'est-à-dire la manifestation du malaise ressenti, et cette manifestation c'est l'hystérie.

ARTICLE XI.

INFLUENCE DES PROFESSIONS.

Les professions doivent, sous le rapport de la prédisposition à l'hystérie, être considérées sous un double point de vue : 1° sous celui de l'état de débilité dans lequel elles peuvent plonger toute l'économie ; 2° sous celui de l'excitation qu'elles peuvent développer, soit sur l'ensemble du système nerveux, soit sur l'une de ses parties.

1° On a vu que tout ce qui tend à débiliter jusqu'à un certain degré l'économie, augmente par contre-coup l'excitabilité du système nerveux. Les appareils vasculaires, et l'appareil encéphalo-rachidien sont toujours en opposition; la prédominance de l'un entraîne ordinairement la diminution dans l'action de l'autre ; rarement ces deux ordres d'appareils sont-ils en équilibre dans notre économie. Quand le sang devient pauvre, quand les globules rouges y manquent, les actions encéphaliques prédominent. Lorsque, au contraire, il y a de la pléthore dans les vaisseaux sanguins, lorsque les globules abondent dans le sang, la susceptibilité nerveuse diminue dans la même proportion, « sanguis roborat nervos. »

Il résulte de là que les professions sédentaires qui tiennent le corps dans un repos trop prolongé, celles qui nécessitent un séjour habituel dans des ateliers, et celles enfin qui donnent un salaire insuffisant, sont autant de prédispositions à l'hystérie, tandis que, au contraire, les professions qui nécessitent du mouvement, celles qui s'exercent en plein air, et celles qui permettent de se nourrir convenablement, sont autant de moyens propres à prévenir cette maladie.

D'après le récit de MM. Percy, médecins distingués de Lausanne, l'hystérie est très commune dans l'Oberland bernois et dans quelques autres régions élevées de l'Helvétie; et ils attribuent les causes de cette fréquence, à la lecture des romans, au repos forcé et à la vie sédentaire que doivent garder ces peuplades renfermées pendant six mois dans des neiges qui ne leur permettent pas de sortir des habitations.

Tous les auteurs reconnaissent, en effet, que les femmes qui travaillent à l'aiguille, que celles qui se tiennent habituellement renfermées, comme le sont les ouvrières des manufactures, que celles qui ne gagnent que de petites journées, sont plus exposées à devenir hystériques que les femmes des autres professions. M. le professeur Magnus Huss m'écrit qu'il attribue la fréquence de l'hystérie toujours croissante en Suède chez les femmes de la campagne à ce que celles-ci ont cessé de travailler aux champs avec leurs maris comme elles le faisaient auparavant, pour se borner au soin de leur maison.

2° La stimulation que certaines occupations exercent sur l'ensemble du système nerveux, en provoquant son activité, a généralement été considérée comme une prédisposition aux maladies nerveuses. Aussi regarde-t-on la culture exclusive des lettres et des beaux-arts comme une prédisposition à l'hystérie.

Je regarde cette opinion plutôt comme un résultat d'induction physiologique, que comme un fait d'observation. Comme on l'a vu, toutes les sensations et toutes les passions ne produisent pas l'hystérie directement. La culture des lettres et celle des beaux-arts entretient dans l'économie un ordre de sensations en quelque sorte harmoniques avec elle et bien différent de celui qui provoque l'hystérie. Toute cause prédisposante à l'hystérie doit, si elle a quelque puissance, amener la maladie par la seule prolongation de son action ; or, c'est ce que ne font jamais les travaux de la littérature et des beaux-arts. Mais ce qui peut la provoquer, ce sont les déceptions, les rivalités et les écarts qui se voient si fréquemment dans la vie des littérateurs et des artistes qui appartiennent à la classe des femmes. On ne doit donc pas attribuer à la culture des lettres et des beaux-arts les effets des passions accessoires à ces nobles travaux.

Il est naturel de supposer que la stimulation habituelle de certaines portions du système nerveux puisse, par sa continuité, provoquer des troubles de nature hystérique. Parmi les divisions du système nerveux, il en est une qui a singulièrement préoccupé les auteurs, celle qui se rend dans les organes génitaux. La très grande majorité des médecins, comme on le sait, a regardé la non-satisfaction des besoins génitaux, et par conséquent la continence prolongée, comme une cause de stimulation incessante des nerfs qui se répandent dans ces organes, stimulation qui, par sa réaction sur les centres nerveux, provoquerait presque exclusivement l'hystérie. Il est donc fort intéressant d'étudier l'influence de certaines professions, ou de certaines positions sociales, qui ont les rapports les plus directs avec ce qui se rattache à la continence. Je commencerai par les professions dans lesquelles la continence est de rigueur. Je passerai ensuite à celles où se rencontre ordinairement la satisfaction modérée des besoins génitaux, et j'arriverai à celles dans lesquelles l'incontinence est en quelque sorte obligée.

Vie religieuse. — Parmi les positions sociales qui exigent la continence, il n'en est aucune dont les médecins des siècles passés se soient plus préoccupés que de la vie religieuse. La vie claustrale a été unanimement regardée pour cette raison comme aidant beaucoup au développement de l'hystérie. Les ouvrages anciens sont remplis d'histoires de maladies hystériques observées dans les couvents, et l'opinion est si bien établie à cet égard, que, même de nos jours, il est peu de médecins qui ne croient que l'hystérie est commune chez les religieuses, à raison de la continence qu'elles sont obligées d'observer. Cette opinion est pourtant une erreur fondée sur ce qu'on n'a tenu compte que de l'un des éléments de la vie religieuse, et qu'on a négligé tous les autres.

Je dois, pour dégager les effets de la continence, faire cet examen auquel personne n'a songé à se livrer.

La vie religieuse se compose, médicalement parlant : 1° du célibat qui est de rigueur pour tous les ordres monastiques ; 2° du défaut d'exercice au grand air, qui n'existe que dans les communautés cloîtrées ; 3° de la vie contemplative unie à l'oisiveté, qui ne s'observe que dans un petit nombre de couvents ; 4° enfin des austérités et de la préoccupation constante des effets terribles de la justice divine, qui ne se trouve que dans quelques maisons spéciales. Quelle est la part de chacun de ces éléments sur l'ensemble du système nerveux ? L'observation la donne d'une manière très nette.

En effet, l'hystérie ne se voit guère chez les sœurs de charité, qui vivent en plein air, qui font beaucoup d'exercice, et qui sont très occupées. Elle est également fort rare chez les sœurs hospitalières qui pourtant sont soumises à la règle du cloître, mais qui suppléent par le mouvement et par leurs occupations continuelles dans les lieux bien aérés, au défaut d'air extérieur. Depuis quarante ans que je suis attaché au service des hôpitaux, j'y ai rarement entendu parler d'hystérie chez les sœurs. Cette maladie ne se voit pas fréquemment non plus, dans les maisons où les religieuses se livrent à l'éducation et à l'enseignement, dans lesquelles cependant le cloître est encore de rigueur. M. Brachet, médecin de plusieurs maisons religieuses de cette classe, assure n'y avoir jamais vu d'hystériques.

Voilà donc trois catégories de personnes vouées au célibat, et chez lesquelles l'hystérie ne se voit que par exception.

Cette maladie ne se rencontre que dans le petit nombre de maisons où les religieuses sont livrées à la prière incessante, aux austérités et à la vie contemplative ; encore y est-elle fort rare, et les auteurs qui ont indiqué ces faits, n'ont pas toujours songé à constater si la maladie n'avait pas existé avant l'entrée au couvent, entrée qui se fait le plus communément au delà de l'âge où débute ordinairement l'hystérie.

Chez ce dernier ordre de religieuses, attribuera-t-on la névrose hystérique aux perturbations provoquées par la continence, à la débilité occasionnée par le défaut d'exercice, d'air extérieur ou d'aliments réparateurs, ou bien à l'excitation que doit produire sur le système nerveux la contention incessante d'un esprit toujours tendu vers un seul objet observé avec crainte.

Ce qui vient d'être dit des trois premières classes de religieuses prouve que ce n'est pas aux trois premiers ordres de causes qu'il faut attribuer l'apparition de l'hystérie dans les couvents.

Il est difficile que, dans des conditions semblables, les besoins génitaux exercent un grand empire sur une économie si peu riche en matériaux réparateurs. Je pense qu'on est fondé à attribuer cette prédisposition à la permanence des idées tristes de la vie ascétique. Autrefois, quand la vie monastique n'était pas due au libre choix, quand elle était, au contraire, le résultat de la contrainte, quand dans les couvents on s'occupait plus du monde que des devoirs religieux, alors l'oisiveté, le regret du passé, l'ennui du présent, les préoccupations pour l'avenir, devaient nécessairement amener des perturbations dans le système nerveux et provoquer l'apparition d'accidents hystériques de toute espèce. Comme ces accidents nerveux se produisaient en face de personnes soumises aux mêmes influences, il en résultait facilement une diffusion de la maladie, et de là les épidémies d'hystérie si fréquentes à ces époques. C'était chez les Ursulines, chez les Carmélites, religieuses qui étaient loin de suivre une règle sévère, que se trouvaient les miauleuses, les aboyeuses, les sauteuses, les convulsionnaires, et tous les genres plus ou moins singuliers d'hystérie dont parlent les auteurs qui vivaient à ces époques.

Ainsi l'on voit la continence être commune à tous les ordres monastiques, et l'on ne rencontre l'hystérie que chez le plus petit nombre d'entre eux.

Je passe maintenant à une profession dans laquelle, au su de tout le monde, la continence est rare, c'est-à-dire à la *domesticité.*

Domestiques. — Je m'occupe des femmes de cette classe, non parce que la profession de domestique mène directement à l'hystérie, mais parce qu'elle servira de transition entre le célibat de la vie religieuse et les habitudes contraires d'une autre classe, de laquelle il va être fait mention plus loin.

Les domestiques femmes et les ouvrières de Paris, sont par leur position, exposées à nouer des relations, souvent très passagères, avec leurs pareils de l'autre sexe, et les affections vénériennes qui sont la suite très fréquente de ces relations, amènent ces femmes à l'hôpital de Lourcine. Dans cet établissement se trouvent donc ces filles, dont la moyenne d'âge est de vingt-deux ans. Ce ne sont pas des prostituées, car elles ne se livrent pas habituellement à la débauche; elles n'ont eu que des relations sexuelles souvent très limitées, bon nombre d'entre elles ont été touchées à peine par ceux qui les ont contaminées; elles entrent à l'hôpital atteintes d'accidents syphilitiques primitifs, tels que blennorrhagies, chancres, plaques muqueuses, etc., souvent légers et ordinairement récents.

Ce sont donc des personnes qui, d'une part, n'ont point observé la continence, et qui, d'une autre part, n'ont point fait un usage excessif de leurs organes génitaux. Elles ne se trouvent ni dans le cas des hystéries par besoins non satisfaits des auteurs anciens, ni dans celui de ces mêmes besoins excessivement satisfaits des auteurs modernes. Or, voici ce que donne l'observation chez les femmes reçues dans cet établissement.

Un de mes élèves, auquel on doit une fort bonne dissertation inaugurale sur l'hystérie, M. le docteur Carrerc (de Tarn-et-Garonne), a trouvé que sur 192 de ces femmes qu'il a pu étudier, 62 étaient hystériques, et que parmi celles-ci, 28 avaient des attaques convulsives avec perte de connaissance. Ce chiffre paraît assez fort, et cependant je suis convaincu qu'un assez bon nombre des symptômes hystériques aura échappé à ce jeune observateur.

Deux de mes anciens élèves internes se sont, à ma prière, également occupés des mêmes recherches pendant leur séjour à l'hôpital de Lourcine. L'un d'eux, M. le docteur Besançon, auteur d'une thèse fort curieuse sur l'hystérie, a constaté que sur 180 de ces femmes, dont la moyenne d'âge était de vingt-deux ans et demi, 84 étaient hystériques confirmées, 21 d'entre elles ayant des attaques. L'autre, M. le docteur E. Goupil, qu'on sait s'occuper spécialement de l'étude des affections de l'utérus, a constaté, de son côté, que sur 52 femmes du même hôpital, qui se trouvaient dans le service de M. Bernutz, avec la même moyenne d'âge que les précédentes, 23 étaient hystériques d'une manière évidente, 8 d'entre elles ayant des attaques.

Je donne ces chiffres avec d'autant plus de confiance qu'ils viennent d'observateurs habitués à ce genre de recherches, et très au courant de ce qui concerne l'hystérie. Leur résultat peut être considéré comme l'expression de la vérité, attendu que les recherches ont été faites séparément, à trois années de distance, et sans que l'un des trois ait connu le moins du monde les données obtenues par les deux autres.

Ainsi la moitié à peu près des femmes admises à l'hôpital de Lourcine est atteinte d'hystérie, chiffre bien supérieur à celui qui exprime la fréquence de l'hystérie chez les femmes en général.

A quoi tient cette fréquence de l'hystérie ? On ne peut l'attribuer à l'affection syphilitique dont ces femmes étaient atteintes, car, d'une part, personne au monde ne croira qu'une blennorrhagie, que quelques chancres ou quelques plaques muqueuses à la vulve, puissent provoquer de grands accidents hystériques ; d'ailleurs ces femmes étaient, depuis un temps plus ou moins éloigné, atteintes d'hystérie, avant d'être infectées de la syphilis. On ne l'attribuera pas non plus, ni au défaut de la satisfaction des organes génitaux, ni à l'exercice abusif de ces mêmes organes ; les raisons qui ont été données plus haut ne le permettent pas.

La seule cause de la fréquence de l'hystérie, chez les femmes de Lourcine, tient à ce qu'elles sont dans l'âge où cette maladie est en quelque sorte à son maximum de fréquence, et à ce que ces filles, arrivées pour la plupart de la campagne à Paris pour y être domestiques ou bien ouvrières, ressentent bientôt le mal du pays, l'ennui de la servitude ou d'un travail inaccoutumé, les préoccupations d'une existence précaire, et les tracasseries nées de leurs liaisons illicites. Or, toutes ces circonstances sont les causes ordinaires des affections hystériques.

Filles publiques. — J'arrive maintenant à une profession où toute satisfaction est donnée aux besoins génitaux, à la *prostitution*. On a vu d'abord l'hystérie extrêmement rare chez une classe de personnes vouées au célibat et observant la continence ; on vient de la voir assez fréquente chez une seconde classe de femmes ayant donné satisfaction aux besoins génitaux, mais n'ayant pas porté cette satisfaction jusqu'à l'abus. On va voir maintenant comment se comporte l'hystérie chez une dernière classe de femmes, celles qui abusent des organes génitaux.

Les auteurs ont singulièrement varié relativement à l'influence que la prostitution pouvait avoir sur la production de l'hystérie. Naturellement les médecins qui regardent la continence comme l'une des causes les plus actives de l'état hystérique, et dont M. Landouzy peut être considéré comme la dernière expression, croient que cette maladie est rare chez les femmes de cette classe, et s'appuient sur l'autorité de Parent-Duchâtelet (1), qui prétend qu'on voit rarement l'hystérie chez les femmes publiques. Les médecins qui, au contraire, adoptent l'opinion plus récente, que l'hystérie est le résultat de la surexcitation de l'utérus, accordent que les filles publiques puissent être atteintes d'hystérie, parce que chez elles les organes génitaux sont dans un état habituel de surexcitation, mais ils ne paraissent pas supposer que cette maladie soit fréquente chez elles. Qui d'entre eux a raison ? Voici des faits qui vont le montrer.

J'ai voulu, pour savoir à quoi m'en tenir sur ce sujet ainsi controversé, étudier la question moi-même, et j'ai examiné, sous le point de vue de l'hystérie, les filles publiques que l'administration de la police de la ville de Paris envoie à l'établissement municipal de Saint-Lazare, pour y être traitées de la maladie vénérienne.

J'ai donc, avec le concours des deux médecins de cette maison, MM. les docteurs de la Morlière et Bois de Loury, examiné 197 femmes inscrites sur les registres de la police, et de l'âge de 16 à celui de 30 ans, c'est-à-dire ayant à peu près la même moyenne d'âge que les femmes de l'hôpital de Lourcine.

Ces femmes sont dans cet établissement rangées en deux catégories. La première, composée de femmes qui habitent les maisons de prostitution, descendent dans la rue et paraissent dépourvues de tout sentiment moral. Ces femmes sont en général d'une forte constitution et d'un caractère fort insouciant. Or, chez 104 de ces filles, il s'en est trouvé : 1° 14 qui avaient ou qui avaient eu des attaques d'hystérie avec convulsions; 2° 40 qui étaient atteintes des divers symptômes de l'hystérie sans les attaques ; 3° 14 qui étaient fort impressionnables, c'est-à-dire qui éprouvaient, soit des étouffements, soit de la compression à l'épigastre, soit de la constriction à la gorge lors des émotions ; 4° enfin, 36 seulement, qui n'avaient aucun accident hystérique, et qui n'étaient point impressionnables.

La seconde catégorie se compose des femmes publiques qui demeurent chez elles, ou qui ne se livrent pas constamment à la prostitution. Ces femmes étant en général d'une constitution moins forte que les précédentes, paraissent beaucoup moins endurcies

____

(1) *De la prostitution dans la ville de Paris*, 3ᵉ édition. Paris, 1857, t. I, p. 241 ; t. II, p. 36.

qu'elles, et semblent avoir encore conservé quelque sentiment de moralité.

Or, sur 95 de ces femmes, dont l'âge moyen est un peu inférieur à celui des femmes de la première classe, il s'est trouvé: 1° 18 femmes qui avaient eu ou qui avaient encore des attaques d'hystérie ; 2° 34 qui avaient des symptômes continus ou presque continus d'hystérie, moins les attaques ; 3° 14 qui étaient très impressionnables, et 4° 29 seulement qui n'étaient ni hystériques, ni impressionnables. En résumé, sur 197 femmes publiques, il y avait 106 hystériques, 28 impressionnables et 65 non hystériques.

Ainsi, plus de la moitié des filles publiques est atteinte d'hystérie à tous les degrés. Comme j'ai opéré sur un chiffre assez fort pour que le hasard n'ait pu avoir de l'influence sur les résultats, ceux-ci peuvent être considérés comme exacts.

Il est clair que chez ces femmes, on ne peut pas invoquer la continence résultant de la réclusion momentanée dans laquelle ces filles se trouvent, non plus que l'influence de la syphilis comme ayant provoqué l'hystérie, attendu que chez toutes, cette maladie était de beaucoup antérieure à l'une et à l'autre.

Invoquera-t-on la surexcitation des parties génitales? On sait que chez ces femmes l'exercice du coït, nécessité par leur profession, ne s'accompagne ordinairement d'aucun orgasme vénérien, d'aucune réaction sur le système nerveux. On sait encore qu'elles prennent grand soin d'éviter dans ces circonstances tout ce qui pourrait les provoquer ; aussi chez elles l'ébranlement du système nerveux ne peut point être mis en ligne de compte. Restent les excitations mécaniques et les maladies dont ces parties sont le siége fréquent ; or, il sera prouvé plus loin, que les affections de l'utérus et des parties génitales ont très peu d'influence sur la production de l'hystérie ; d'ailleurs, des chiffres montrent que les femmes publiques de la seconde catégorie, qui exercent moins que les autres, offrent plus d'hystériques que les femmes de la première.

En réfléchissant à la vie que mènent ces femmes, et à la multiplicité des impressions pénibles auxquelles elles sont en proie, on ne s'étonnera pas que l'hystérie soit si commune chez elles. La misère, les veilles, l'abus des boissons alcooliques, les craintes continuelles des exigences de la police, ou des mauvais traitements de la part des hommes avec lesquels elles vivent, les séquestrations forcées qu'occasionnent les maladies qu'elles contractent, la jalousie effrénée et les passions violentes qui les animent, expliquent assez chez elles la fréquence des accidents hystériques. Il est probable que cette fréquence serait encore plus grande, si n'était la force de la constitution de ces femmes et l'espèce d'insensibilité morale dans laquelle leur profession les a mises. En effet, les moins avancées dans la prostitution sont précisément celles qui ont fourni le plus d'hystériques.

Ce tableau comparatif des trois ordres de professions qui viennent d'être étudiées, détruit de la manière la plus décisive les assertions des auteurs sur les prétendus effets de la continence, et établit positivement que les faits, sur lesquels ils ont prétendu les appuyer, sont complétement controuvés, et que l'observation donne précisément des résultats complétement opposés à ceux qui avaient été avancés.

ARTICLE XII.

INFLUENCE DE LA CONTINENCE.

Depuis les temps les plus reculés, la philosophie et la médecine ont regardé la continence comme la principale et même comme la seule cause de l'hystérie. Si l'on ne savait jusqu'à quel point les préjugés ont le pouvoir de fasciner même les esprits les plus élevés, on comprendrait difficilement comment une pareille erreur a pu naître, comment elle a pu passer d'âge en âge comme une sorte de monnaie courante, et se conserver intacte jusqu'à nos jours ; on s'étonnerait qu'il soit, actuellement encore, nécessaire de combattre une croyance qui n'est fondée sur rien de sérieux, et qui n'a jamais été soumise au contrôle d'une véritable observation. Mais comme cette croyance a quelque chose de dégradant pour les femmes, et comme elle conduit à de si fausses applications en thérapeutique, je n'hésite pas à consacrer quelques pages à son examen.

Platon, dans les œuvres duquel on trouve les premiers aperçus de cette doctrine, dit « que la matrice des femmes est un animal qui veut à toute force concevoir, et qui entre en fureur s'il ne conçoit pas. » Il n'accompagne cette allégation d'aucune preuve ; Platon semble avoir pris cette doctrine des matrones que l'usage de ces temps avait mises en possession de traiter les maladies des femmes. Ces dames, comme on l'a vu, furent les premières à imaginer que les besoins génitaux non satisfaits conduisaient infailliblement les femmes à l'hystérie, et l'on sait que ce furent elles qui, pour parer à cette non-satisfaction, inventèrent les diverses pratiques connues sous le nom de *confrication de la vulve*.

Ces idées furent adoptées par Hippocrate. Le père de la médecine, imbu des idées de la philosophie platonicienne, ne douta pas un instant que les fureurs de l'utérus né fussent tout simplement l'hystérie. Il supposa que l'utérus non satisfait et privé de son humidité se précipitait vers les organes des cavités splanchniques dans le but d'y aller pomper l'humide qui lui faisait défaut et qu'il les étouffait. Hippocrate ne s'occupa pas plus que Platon d'appuyer sur des raisons plus ou moins plausibles des idées aussi bizarres, il se borna à l'énonciation du fait et à cette assertion erronée que l'hystérie attaque de préférence les femmes qui n'ont pas de rapports sexuels et celles qui sont stériles.

Galien ne chercha pas plus que les autres à montrer les preuves du rapport supposé entre l'hystérie et la continence; il regardait ce rapport comme un fait au-dessus de toute contestation. D'ailleurs, la disposition d'esprit de cet auteur ne le portait guère vers l'observation telle qu'on l'entend actuellement, et il eût été le dernier des hommes à imaginer la méthode numérique. Toute son industrie se réduisit à trouver, pour rendre raison de ce rapport, une explication meilleure que celle qui avait eu cours jusqu'alors. Inventeur de la théorie humérale qui porte son nom, Galien dut nécessairement trouver ses explications dans un vice des humeurs; et pour lui, l'hystérie devint la conséquence de la rétention soit de la semence muliébrale, soit du sang menstruel, dans les vaisseaux de l'utérus. La rétention du fluide séminal était sensée nuisible au premier chef, et la preuve s'en trouve, au dire de Galien, dans ce qui arrive chez les hommes aussi bien que chez les femmes, quand ils gardent une continence excessive.

Il est, dit-il, des hommes pour lesquels l'usage fréquent du coït est un besoin; et si ce besoin n'est pas satisfait, il en résulte chez eux des pesanteurs de tête, de l'anorexie et même de la fièvre. Galien avait vu plusieurs fois des hommes trop continents devenir tristes, mélancoliques, et n'avoir été soulagés de leur mal que par la cessation de la continence. Il raconte même sur Diogène le cynique l'anecdote suivante :

« Ille vir alioqui, omnium mortalium, quod ad continentiam per-
» tinet constantissimus, libidini tamen indulgebat, non a copulata
» voluptate veluti bono aliquo allectus, sed ut noxiam quæ a re-
» tento semine provenire solet, evitaret; cùm meretrix adire polli-

» cita, diutius cessaret, ipse manu pudendis admota, semen projecit
» ac venientem deinde mulierculam remisit, inquiens, manus hy-
» menæum celebrando te prevenit. »

Beaucoup d'honnêtes gens, dans ce temps, imitaient, à ce qu'il
paraît, la conduite du cynique, non par goût pour le plaisir, mais
pour éviter comme lui la plénitude d'humeurs.

Enfin il est probable, dit encore Galien, qu'en se livrant au coït
les animaux ont des intentions hygiéniques, et qu'ils exécutent cet
acte non pour le plaisir qu'ils y trouvent, mais pour se débarrasser
d'une surcharge incommode, comme ils le font pour les urines et
pour les matières fécales.

Ce qui arrive chez les hommes se produit de la même manière
chez les femmes qui, selon Galien, diffèrent peu des hommes sous
ce rapport, et comme preuve de cette assertion, cet auteur rapporte
le fait suivant :

« Quædam mulier ex longo tempore vidua, quæ per cætera mala
» nervorum distensione vexata erat, ac dicente obstetrice uterum
» esse retractum, remediis consuetis uti decrevit; quibus adhibitis
» partim ob eorum calorem, partim etiam quod inter curandum,
» manibus tractarentur partes muliebres, oborta titillatione cum
» labore et voluptate veluti per coiti usu venire solet, excrevit
» crassum plurimumque semen, atque a molestia sua liberata fuit
» mulier. »

Pour prévenir l'incrédulité que pourrait faire naître cette étiologie de la maladie hystérique, Galien ajoute qu'on aurait tort de
s'étonner qu'une si petite quantité de liqueur suffise pour causer
des troubles hystériques, attendu qu'on voit pareille chose arriver
tous les jours; on sait, en effet, dit-il, qu'il ne faut qu'une très
petite quantité de matière toxique introduite par l'un des plus petits
pores de la peau pour infecter toute l'économie. Les accidents qui
suivent la piqûre du scorpion sont produits par une liqueur sortie
d'un canal tellement fin qu'on ne peut le voir. La simple blessure
faite par une aiguille peut provoquer des troubles fort grands. Enfin
la rage communiquée par les chiens n'est-elle pas due à une très
petite quantité de la bave de ces animaux.

Les accidents les plus habituels de l'hystérie sont toujours,
selon Galien, la suffocation et la syncope, accidents pendant lesquels le corps est habituellement refroidi. Ils ne peuvent être produits que par la matière séminale, attendu sa nature froide et
aqueuse; aussi est-ce pour cette raison que les femmes qui, par

leur constitution, sécrètent beaucoup de cette matière sont plus disposées à être atteintes d'hystérie que les autres. Cet auteur, ainsi que les anciens, prenait pour de la matière séminale, les écoulements muqueux provenant des cryptes de l'utérus et du vagin.

Comment de pareilles doctrines, ont-elles pu se propager jusqu'à nos jours? C'est-ce qu'il serait difficile de concevoir, si l'on ne se reportait pas à la manière suivant laquelle la médecine était enseignée dans les écoles publiques, et à la manière dont elle était comprise par ceux qui écrivaient.

Il était d'usage alors de jurer *in verba magistri;* les écrits d'Hippocrate et ceux de Galien étaient le code de la médecine; on se bornait à en commenter les passages obscurs, et il ne venait à l'idée de personne, de supposer que ces écrits pussent contenir des erreurs, encore moins qu'ils dussent être contrôlés par l'observation des malades. On peut voir dans Baillou, le seul des auteurs de ces époques qui ait imaginé et découvert quelque chose, combien de précautions oratoires il fut obligé d'employer, pour démontrer l'existence du croup, maladie non connue d'Hippocrate, et pour prouver contre l'opinion des anciens, que les saignées étaient utiles dans le rhumatisme aigu. Il faut lire les Lettres de Guy-Patin pour se faire une idée de l'opiniâtreté avec laquelle se défendaient les dogmes antiques, et de l'obstination qu'on mettait à repousser tout ce qu'on appelait nouveautés.

Dans ces temps, le professeur lisait ses cahiers dans la chaire, les écoliers écrivaient sous la dictée; puis, professeurs à leur tour, ils lisaient aux autres ce qu'on leur avait dicté, en se bornant à y ajouter ce qu'ils avaient rencontré d'inédit dans les anciens auteurs. Un médecin était un érudit qui traitait des malades, et qui ne les étudiait qu'en vue de constater que tout allait selon les préceptes établis. Pour les écrivains de ces époques, la médecine était faite depuis longtemps, les lois en étaient tracées, il n'y avait plus qu'à en suivre les prescriptions. Avec une pareille méthode, on comprend aisément que la grande majorité des auteurs en médecine ait continué à regarder comme un axiome, que l'hystérie était le produit de la continence.

L'influence des doctrines sur la manière de voir les faits se montre ici dans toute son évidence; tant qu'on a cru à l'existence d'un fluide séminal chez la femme, la croyance dans sa nocivité a été unanime. Valescus (de Tarente) assurait que la réplétion des vaisseaux spermatiques était la seule cause des accidents hystériques.

Forestus supposait que les hystériques étouffaient sous l'accumulation du sperme. Fernel, Sennert, Houillier, Rivière, J. Hoffmann, ne doutaient pas non plus que l'engorgement de la matière spermatique dans les parois de l'utérus, ne fût l'une des causes les plus ordinaires de l'hystérie.

Sennert et Rivière avaient bien reconnu que des hystéries arrivées chez des enfants et chez de vieilles femmes, ne pouvaient pas dépendre du fluide séminal, et ils avaient imaginé pour ces cas une humeur crasse qui se produisait dans le ventre. Mauriceau, cent cinquante ans après, ayant rencontré des cas d'hystérie provoqués par de simples maladies du ventre, reconnut, quoique grand partisan du danger de la continence, que la liqueur spermatique ne pouvait pas non plus être invoquée dans ces cas, et pour les interpréter, il avait imaginé une humeur qui devait siéger dans le ventre et qu'il appela néphro-spléno-pancréatico-mésentérique. Langius, qui vint ensuite, ayant observé des cas dans lesquels la cause de l'hystérie ne siégeait même plus dans le ventre, fut contraint à dire que pour ceux-là, il fallait admettre la présence d'une humeur répandue partout, qu'il appelle l'*humor viscidus*. Malgré toutes ces restrictions, l'influence de la matière séminale comme la cause la plus commune de l'hystérie ne fut pas même mise en doute.

Quelques médecins distingués par un grand sens pratique, tels que Lepois, Willis, Sydenham, Raulin, étaient loin d'admettre de pareilles idées ; mais leur opinion n'était point partagée par la majorité.

Quand on découvrit les vésicules ovariennes, il y eut quelque indécision, mais bientôt on assura que ces vésicules contenaient le liquide spermatique, et on trouva dans la difficulté que ce liquide enfermé dans ces coques devait avoir à sortir, une raison suffisante de son séjour forcé, et conséquemment de son influence sur la production de l'hystérie.

Chambon, médecin élevé dans les anciennes idées, eut beau vouloir modifier la théorie antique et l'approprier aux idées nouvelles, afin de soutenir le dogme des inconvénients de la continence, il convainquit peu de monde. Ce médecin, qui peut être regardé comme l'expression des opinions médicales de la fin du xviii⁰ siècle, expose ainsi sa manière d'interpréter les mauvais effets de la continence : « La matrice renferme, dans ses parois, des sinus dans lesquels filtre une humeur muqueuse excrémentitielle qui s'altère aisément, et qui, par cela même, devient irritante. Il paraît que cette humeur, dans son plus grand degré de pureté, a toujours une odeur et une saveur assez marquées. C'est donc un aiguillon très actif qui sollicite la matrice d'autant plus puissamment que cette humeur est plus abondante et moins évacuée par les plaisirs de l'amour ; alors elle regorge dans les vaisseaux qui la sécrètent, ce qui établit une sorte de pléthore dont les effets portent le trouble dans l'utérus et provoquent les accidents de l'hystérie (1). »

L'interprétation de Chambon ne paraît pas avoir porté bonheur au dogme galénique, car, à partir de cette époque, le nombre de ses adeptes alla rapidement en diminuant, et l'on ne trouve plus guère que Louyer-Villermay, dont l'ouvrage est de 1816, qui croie à l'existence du sperme chez la femme et à sa congestion dans ses réservoirs. Cet auteur cite, comme Galien, des faits de femmes qui, tour à tour mariées puis veuves plusieurs fois, tombaient en hystérie, ou en guérissaient suivant la position dans laquelle elles se trouvaient.

Quand il fut démontré que les vésicules ovariennes contenaient des ovules et non du sperme, la théorie des dangers de la continence perdit toute la faveur dont elle jouissait. M. Dubois (d'Amiens), qui pensait que l'hystérie résultait de la surexcitation de l'utérus et de ses annexes, rejeta nécessairement toute cette ancienne théorie. MM. Foville et Monneret, qui ont écrit dans le sens de la doctrine émise par M. Dubois, rejettent, d'un commun accord, l'influence qu'aurait la continence sur la production de l'hystérie.

Il va sans dire que les médecins, tels que Georget, Brachet, Sandras, MM. Giraud, Lélut et Gendrin, qui ne rattachent pas d'une manière absolue l'hystérie aux organes génitaux, admettent encore moins que les autres, le dogme des dangers de la continence.

M. Laudouzy seul, parmi les écrivains modernes, a soutenu l'ancienne étiologie sans ajouter d'arguments nouveaux à ceux qui avaient cours dans les temps où de simples assertions passaient pour des preuves. Ce médecin se préoccupa tellement des dangers de la continence, qu'il regarda comme prédisposant à l'hystérie, non-seulement la continence forcée des femmes dont les sens et l'imagination auraient été excités, mais même la continence de celles qui seraient dans la plus complète ignorance des désirs et des satisfactions sexuelles (p. 184).

(1) *Encyclopédie méthodique, Dictionn. de médecine*, art. HYSTÉRIE, 1798.

Les partisans du danger de la continence s'appuient sur de prétendus faits de pratique et sur des motifs théoriques qu'il est temps d'apprécier.

Il résulterait de leurs observations que toutes les causes prédisposantes de l'hystérie seraient des agents qui auraient pour effet, selon eux, soit de donner lieu à beaucoup de liquide spermatique ou à de grands besoins génitaux, soit d'empêcher l'écoulement libre de ce liquide, ou de ne pas permettre la satisfaction de ces besoins. Or, on sait qu'il n'y a pas de liquide spermatique chez les femmes

Ces auteurs gémissent, d'un commun accord, sur le sort des pauvres veuves, selon eux, proie inévitable de l'hystérie.

Il faut que leur sollicitude pour les veuves ait été bien grande, car elle leur a fait singulièrement exagérer le danger qu'elles couraient. En effet, sur les 375 cas d'hystérie recueillis par M. Landouzy dans les écrits des divers auteurs, il ne se trouve que 13 cas observés chez des veuves. Parmi ces 13 cas, 4 appartiennent à M. Landouzy lui-même, et 3 à F. Hoffmann, de sorte qu'il n'en reste plus que 6 pour les autres auteurs. Sur 430 cas d'hystérie que j'ai observés, 14 seulement avaient eu lieu chez des femmes veuves, durant un laps de trois années après la mort du mari, c'est-à-dire au bout d'un temps assez long pour que les besoins génitaux aient eu le temps de s'éveiller d'une manière suffisante.

C'est à peu près une veuve hystérique sur 30 malades atteintes d'hystérie. Comme ce résultat porte sur un total de près de 800 hystériques, on peut en conclure, sans grande crainte d'erreur, que l'hystérie est loin d'être aussi fréquente chez les veuves qu'on le croyait autrefois, et que celles-ci ne sont pas dans un aussi grand danger qu'on le supposait.

Il s'agit maintenant de savoir si l'on est en droit de rapporter à la continence ce petit nombre de cas d'hystérie. Or, pour acquérir ce droit, il faut dégager cette cause de toute autre circonstance, et il est par conséquent indispensable de se faire les questions suivantes : Ces hystériques observées par les auteurs étaient-elles ou n'étaient-elles pas atteintes d'hystérie avant leur veuvage? L'état de veuve datait-il de loin au moment où les accidents hystériques ont apparu? S'est-il joint à la perte du mari, quelque autre cause d'hystérie? Les auteurs sont muets sur toutes ces questions. Tout ce qu'on trouve dans l'ouvrage de M. Landouzy, est que deux de ces veuves étaient nymphomanes, et qu'une troisième avait une maladie chronique de l'utérus. Il s'en faut donc de beaucoup qu'outre leur petit nombre relatif, ces faits aient quelque valeur intrinsèque, puisque les éléments propres à former une conviction y manquent.

Pour remplir cette lacune, j'ai consulté les observations que j'ai recueillies et dans lesquelles j'avais tenu compte, autant que possible, de toutes les circonstances utiles à connaître. Voici ce que j'y trouve : Chez 6 de ces 14 femmes veuves, les accidents, qui presque toujours ont commencé par une attaque, avaient apparu le jour même de la mort du mari. Chez 4 autres, le début de l'hystérie avait eu lieu, soit au bout de quelques jours, soit au bout d'un mois. Ainsi, sur les trois quarts de ces femmes, il ne s'était pas écoulé, entre la mort du mari et l'apparition des accidents, un temps moralement suffisant pour qu'un besoin quelconque ait pu réagir sur l'économie ; aussi paraît-il bien plus naturel d'attribuer l'hystérie à l'émotion ou au chagrin, qu'à un besoin génital non satisfait. Mais ce n'est pas tout : chez un certain nombre de ces veuves, diverses circonstances s'étaient jointes au chagrin qui pouvait provenir directement de la mort du mari. Ainsi, chez 5 d'entre elles, cette mort avait amené de vives préoccupations, beaucoup de contrariétés, des embarras d'affaires ou des contestations de famille assez notables pour avoir pu agir comme causes de l'hystérie. Une sixième avait perdu en même temps son père et son mari. Enfin, quelques-unes de ces 14 veuves avaient déjà éprouvé des accidents hystériques, de sorte que les nouveaux accidents ne se trouvaient être que des récidives.

Il est trop évident que ces faits sont si loin de prouver l'action de la continence, que je n'insiste pas davantage, et que je me borne à citer un passage de Sennert qui rentre dans mon sujet : « Melan-» cholia hysterica evenit viduis, imprimis ob curas et mœrorem » animi, in quem ob mariti obitum plerumque conjiciuntur. » Ces influences morales sont tellement puissantes, qu'il n'est pas rare de rencontrer des femmes malheureuses en ménage, chez lesquelles la mort du mari a été promptement suivie d'amélioration, et quelquefois même de guérison des accidents hystériques. Parmi les malades soumises à mon observation, il s'en est trouvé 6 qui avaient été dans ce cas.

Les veuves ne sont donc pas plus exposées à l'hystérie que les autres femmes ; et chez celles qui ont été atteintes de cette maladie, tout permet d'assurer que les influences morales ont eu, dans sa production, beaucoup plus de part que les influences génitales.

Toute l'antiquité a été d'opinion que l'hystérie ne se produisait guère que chez les adultes, époque à laquelle existent beaucoup de sperme ou beaucoup de besoins génitaux.

Hippocrate assure que les femmes d'un certain âge sont beaucoup plus exposées à l'hystérie que les jeunes. Galien pose en fait que l'hystérie est plus fréquente au delà de l'âge de trente ans, chez les femmes qui ont cessé d'avoir des enfants *et concubitu virorum gaudere*. La grande majorité des auteurs n'a pas manqué d'adopter cette assertion et de la regarder comme chose prouvée.

On a, pour ce motif, longtemps pensé que l'hystérie n'attaquait pas les enfants avant l'âge de la puberté. M. Landouzy adopte tellement la croyance commune, que, dans ses tableaux, il ne compte pas d'hystérique avant l'âge de douze ans, quoique si l'on parcourt son ouvrage, on y trouve 4 cas d'hystérie chez des enfants de sept à dix ans, et 9 chez des enfants de douze ans.

D'après les faits que j'ai recueillis, un cinquième des sujets qui devaient être atteintes d'hystérie l'avaient été avant l'âge de la puberté. Il serait difficile de rapporter ces cas d'hystérie, aux inconvénients de la continence.

Les assertions des observateurs anciens ne sont pas plus exactes relativement à l'âge où l'hystérie paraît le plus souvent.

Il résulte des 350 faits recueillis par M. Landouzy, et des 430 recueillis par moi-même, que les quatre cinquièmes des hystériques avaient été atteintes avant l'âge de trente ans. Ainsi, contrairement à l'opinion générale, l'hystérie ne se développe que rarement chez les femmes qui ont dépassé l'âge de trente ans. On peut juger, d'après ce simple fait, de la valeur des prétendues observations d'autrefois.

La grande majorité des auteurs prétend que l'hystérie survient presque exclusivement chez les filles, chez les personnes non mariées, et chez celles qui vivent dans la continence ; elle croit que l'hystérie est extrêmement rare dans les conditions opposées.

Ainsi Forestus assure que les filles *maturæ viro, aut virosæ*, que les femmes corpulentes qui se nourrissent bien, qui vivent dans le repos, qui s'excitent par l'usage des vins généreux, des mets trop succulents, etc., etc., qui portent sur les organes génitaux, sont les plus exposées à l'hystérie.

Le Camus (*Méd. prat.*) assure que la virginité donne des vapeurs.

J. Jahn (*Thèse*) prétend formellement que l'hystérie est causée par les excitations, et surtout par les pensées vénériennes. Pour lui, toute femme est lascive de fait ou d'intention.

Chambon (*Encyclop. méth.*, 1798) avance que l'hystérie n'attaque guère les femmes mariées, et que la disposition à l'hystérie tient à l'abondance du sperme, à tel point qu'il est des femmes qui ne pourraient pas passer quelques jours dans la continence sans devenir hystériques.

D'après le recensement des faits contenus dans le sommaire des observations contenues dans le livre de M. Landouzy, on trouve que, sur un total de 360 hystériques, il y a 13 veuves, 85 femmes mariées, 126 filles au delà de l'âge de la puberté, et 122 hystériques dont la qualité n'est pas indiquée.

Sur les 330 hystériques ayant dépassé la puberté, que j'ai eu l'occasion d'observer, il se trouvait que 152 étaient mariées ou l'avaient été, et que parmi elles il y en avait eu 107 qui s'étaient mariées à des âges qui ont varié de 14 à 23 ans.

Ainsi, d'après un total de 800 observations, il se trouve que les femmes sont moins fréquemment prises de l'hystérie que les filles nubiles, dans la proportion de 7 à 9, différence assurément moins grande que ne l'aurait fait supposer les assertions des auteurs.

On avait répété jusqu'à satiété que le mariage préservait de l'hystérie. On voit quel est le degré de cette préservation.

L'opinion antique, représentée par les noms les plus célèbres, veut que toute femme qui use du coït soit rarement exposée à l'hystérie.

Toute femme qui use du coït est à l'abri de l'hystérie, ou ne contracte cette maladie que très difficilement, dit Zacutus avec l'assentiment de tout ce qui fait autorité en médecine. Hippocrate avait depuis longtemps émis la même opinion : « Nubat illa, et morbum » effugiet. »

Selon Parent-Duchâtelet, celles des filles publiques qui entrent au couvent des Femmes repentantes, sont fréquemment prises d'hystérie, parce qu'elles sont sages ; celles, au contraire, qu'on renferme dans les maisons ordinaires de correction, n'y sont pas sujettes, parce qu'elles se dédommagent de la continence forcée que leur impose la réclusion, par des moyens collatéraux (1).

_____

(1) Ce bon Parent-Duchatelet, qui a rapporté tant de choses d'après des ouï-dire, donne quelquefois des exemples d'une crédulité singulière. Ainsi, il raconte

Voici des faits qui répondent à ces assertions :

Comme on l'a vu, l'hystérie est fort rare chez les religieuses ; elle sévit sur un peu moins de la moitié des domestiques et des ouvrières, lesquelles sont fort loin d'être exposées aux dangers de la continence, et enfin elle atteint plus de la moitié des filles publiques.

Parmi les 300 hystériques au-dessus de l'âge de quinze ans dont j'ai pris l'observation, j'ai la certitude qu'un nombre très minime a pu être victime de la continence ; les médecins qui ont l'habitude de visiter les hôpitaux de Paris, ne seront pas étonnés de mon affirmation. Il y avait parmi elles 152 femmes mariées, parmi lesquelles 127 s'étaient mariées de l'âge de 14 à celui de 23 ans.

Comme je m'occuperai de la question du mariage quand je traiterai de la prophylaxie, je n'entrerai actuellement dans aucun détail sur ce sujet, et je me bornerai ici à dire que les effets du mariage sont loin d'être aussi avantageux qu'on le croit, et qu'on aurait grand tort de les considérer comme un argument favorable à l'opinion des dangers de la continence.

On a déjà vu que, loin de soulager, le coït a plusieurs fois été le point de départ d'accidents hystériques graves. Pomme disait que cet acte était contraire aux personnes nerveuses, et qu'il avait vu plusieurs femmes dans cet état, avoir été contraintes de s'en abstenir. Il est peu d'auteurs qui ne rapportent des cas d'attaques hystériques provoquées par l'exercice du coït ; on en trouve dans les ouvrages d'Hoffmann, de Louyer-Villermay et de M. Landouzy. M. Dechambre a cité (*Gazette hebdomadaire*) le fait d'une dame qui avait une attaque toutes les fois qu'elle remplissait ses devoirs conjugaux. J'ai vu deux femmes qui rapportaient leur état hystérique à l'usage excessif du coït. On a remarqué que les attaques qui

bonnement que, du temps de Michel Cullerier, les filles publiques atteintes de syphilis qu'on renfermait à la Salpêtrière n'y étaient jamais gardées que six semaines. Au bout de ce temps, guéries ou non, on les renvoyait ; celles qui n'étaient pas guéries et que l'on mettait à la porte en avaient tant de chagrin, qu'elles étaient souvent prises d'attaques de nerfs, et comme tout cela faisait des sortes d'épidémies qui troublaient le bon ordre, on finit par déployer un appareil de tonnes pleines d'eau froide, de fers à cautériser chauffés dans des fourneaux à *réverbère*, qui arrêta tout.

Si Parent-Duchatelet n'a pas été induit en erreur, il faut que depuis ce temps le goût de la liberté ait fait de bien grands progrès, car actuellement, dans les établissements qui ont remplacé l'hospice de la Salpêtrière, on observe précisément tout le contraire ; les filles qu'on renvoie, guéries ou non, en sont folles de joie, et ce sont celles qu'on garde, qui ont les attaques de nerfs.

survenaient dans ces cas, avaient eu lieu au moment où l'excitation vénérienne était à son plus haut degré.

Les auteurs anciens, et la plupart des écrivains modernes, semblent admettre comme un fait avéré, que les attaques hystériques se terminent le plus ordinairement par une émission de liquide provenant de l'utérus ou du vagin. On a cru jusque dans ces derniers temps, que ce liquide était de la matière séminale, et l'on en a conclu que cette émission, qui était toujours suivie de soulagement, était une sorte de crise.

Le premier exemple de cette évacuation censée critique est rapporté par Galien. Il est relatif à une femme qui, veuve depuis longtemps, était atteinte d'hystérie. Une sage-femme appelée ayant trouvé la matrice rétractée, avait appliqué les remèdes ordinaires, et comme on l'a vu (page 128), une évacuation qui se produisit la soulagea à l'instant même. Les faits analogues à celui qu'a rapporté Galien, sont répétés dans tous les livres, de telle sorte qu'on les croirait fort nombreux.

Je rapporte le fait suivant comme spécimen de ces histoires curieuses :

D'après Forestus (lib. II, conf. 33), une fille sujette à des attaques d'hystérie avait ordinairement, avant que l'attaque ne commençât, une envie incroyable d'embrasser les hommes. Gabelchoverus fit un jour frotter les parties génitales de cette fille avec de l'huile de spica au moment de l'accès. Cette huile fit évacuer une grande quantité de matière séminale, et la malade revint à elle.

Ces faits sont cependant assez rares, car on n'en trouve que six dans l'ouvrage de M. Landouzy qui contient pourtant la grande majorité des faits d'hystérie épars dans les auteurs, car cet écrivain, partisan des dangers de la continence, n'aurait pas négligé de recueillir les faits favorables à son opinion. De ces six faits, trois appartiennent à Forestus, qui les présente comme les résultats heureux de la titillation du clitoris dont il était le partisan déclaré; le quatrième est de Zacutus, le narrateur de tant de choses si singulières que Guy-Patin l'appelait le menteur juif; le cinquième se trouve dans Diemerbroek, et le sixième est de Louyer-Villermay, auteur qui, ainsi que je l'ai dit, croyait encore, en 1816, à l'existence du sperme chez la femme, et qui écrivait à cette époque, que les femmes qui étaient les plus abondantes en matière séminale, étaient les plus exposées à l'hystérie.

Je ne doute nullement qu'un certain nombre de faits semblables n'aient échappé aux patientes investigations de M. Landouzy ; mais que peuvent prouver ces quelques histoires plus ou moins exactes. Certainement beaucoup moins que ne le pensaient leurs auteurs. On comprend très bien que l'abattement profond qui succède à l'orgasme vénérien puisse laisser après lui une sédation capable de calmer l'état d'excitation sous l'influence duquel se produisent les convulsions. Il n'est pas besoin, pour expliquer un fait si simple, de recourir à l'hypothèse du trop plein d'un liquide imaginaire. Je suis dans l'usage d'arrêter les attaques hystériques par l'inspiration de chloroforme, et d'amener ainsi, plus naturellement, un collapsus qui fait cesser l'excitation convulsive.

Georget fait remarquer, d'ailleurs, que si ces émissions étaient si utiles, la masturbation devrait prévenir ou guérir l'hystérie, tandis qu'on observe le contraire.

A supposer que des accès hystériques aient été abrégés par l'excitation vénérienne, il est un grand nombre de cas, dans lesquels cette excitation, au contraire, a provoqué des attaques qui se sont produites avant que le collapsus ne soit arrivé. J'ai la certitude que, dans mes salles à l'hôpital de la Charité, bien des attaques qui ont lieu le matin, sont dues à certaines manœuvres de la nuit.

Quelques médecins, et M. Landouzy entre autres, ont présenté en faveur de la thèse relative aux dangers de la continence, un argument très singulier. Ils prétendent que quand un organe n'exerce pas la fonction pour laquelle il a été créé, il en résulte nécessairement des perturbations morbides, et ils en concluent que le non-exercice des organes génitaux arrivés à leur état de développement, est une raison d'hystérie.

Ces auteurs oublient que toutes les fonctions ne doivent pas, sous le rapport de la nécessité de leur exercice, être placées sur la même ligne ; il en est dont l'exercice continuel est indispensable, telles sont la circulation et la respiration ; il en est d'autres qui peuvent ne s'exercer que de temps en temps, telles sont la digestion, la défécation, etc.; enfin il en est dont l'exercice ou le non-exercice sont complétement indifférents à la santé, telles sont la plupart des fonctions de relation. La plus forte moitié de l'espèce humaine ne se sert de l'encéphale que pour les besoins grossiers des sens ou pour ceux de la mécanique animale, et elle n'en est pas pour cela plus sujette à des réplétions de l'intelligence. Si le non-exercice d'un appareil était une raison de maladie, il faudrait en conclure, comme l'a fait Louyer-Villermay, que la continence est un état contre nature. Si, dès qu'un appareil d'organes est arrivé à son développement, il doit nécessairement fonctionner, le sujet pubère doit, sous peine de lèse-nature, être libre de se livrer aux penchants qui le sollicitent, et, comme dans l'état de société où nous vivons, les choses ne peuvent pas se passer de cette manière, il en résulte comme conséquence forcée, que notre état social est sous ce rapport un état contre nature qu'il faut absolument modifier, si l'on ne veut pas laisser dépérir la jeunesse des deux sexes. Je ne pousserai pas plus loin ces réflexions; elles suffisent à prouver que toutes les fonctions, et en particulier les fonctions génitales, ne doivent pas être mises en exercice sous peine de maladie.

On a tenté de faire regarder comme résultat de la continence forcée, les cas dans lesquels des accidents hystériques se sont produits à la suite de passions contrariées ou d'attachements déçus, mais on n'a pas songé que, dans ces circonstances, il y a trop de passions mises en jeu, trop de souffrances morales excitées, pour pouvoir établir que, dans ce conflit, les besoins génitaux ont eu la suprématie.

On ne peut non plus admettre, comme le font beaucoup de médecins, cette théorie encore plus générale, qui voudrait faire du sentiment tendre qu'inspirent à une jeune fille les qualités d'une personne de sexe différent, une dépendance de l'action des organes génitaux, comparable à l'effet que produit la vue ou l'odeur des aliments sur une personne dont l'estomac est à jeun, une pareille comparaison n'étant qu'un abus de l'analogie.

Telles sont les raisons sur lesquelles on s'est appuyé pour considérer la continence comme la cause la plus ordinaire de l'hystérie. On voit qu'elles se composent de faits erronés pour la plupart, et d'allégations sans preuves. Aucune d'elles, en effet, ne repose sur des faits positifs et exacts.

En combattant la doctrine des dangers de la continence en ce qu'elle a de trop général, je suis loin de nier qu'elle ne puisse s'appliquer à un certain nombre de cas particuliers.

J'admets que des femmes ayant usé des droits du mariage et qui, soit par leur nature, soit par suite de cette habitude, ont contracté des besoins que les circonstances les empêchent de satisfaire, j'admets, dis-je, que l'agacement et le malaise qui en résultent puissent se transmettre à l'encéphale, lui faire éprouver des sensations pénibles et le mettre dans cet état pathologique, duquel l'hystérie peut procéder. Charleton (*Exercit. pathol.*, 7) disait avec raison : « Mu-

» lieres quædam, acribus copiosis spermatis igniculis prurientes,
» desiderio conscuescendi cum viris, in sæva hysterica pathemata
» incidunt, etc. »

M. le docteur Cambay, duquel j'ai déjà parlé, assure qu'en
Turquie l'hystérie se voit chez les femmes du harem que le maître
a délaissées après en avoir fait pendant un temps plus ou moins
long, les objets de son choix. Il est vrai que le même médecin ajoute
que la jalousie que ces femmes conçoivent, soit de cet abandon,
soit des préférences données à d'autres, est aussi regardée comme
une cause très puissante d'hystérie.

J'admets encore que des femmes, sollicitées par les désirs non
satisfaits que peut faire naître leur position, puissent arriver à faire
de cette simple sollicitation une cause d'hystérie. Ainsi quand, à
force de lectures ou de conversations lascives, à force de concentrer la pensée sur des choses relatives aux actes génitaux, des
femmes ont mis leur système nerveux dans un état de surexcitation
pénible, on comprend que l'encéphale, aboutissant nécessaire de
ces sensations, puisse réagir et produire des phénomènes hystériques.

J'admets enfin que des femmes mariées, qui vivent avec leur
mari dans un contact habituel sans user du coït, puissent, par le
fait de l'irritation qui en résulte, finir par être atteintes d'hystérie.
« Cœlibem vitam, dit J. Frank, plures sine noxa ducere possunt
» fœminæ, sed vix unam illarum invenies quæ prope maritum
» impotentem decumbere possit ; idem de uxoribus a mariti ne-
» glectu valet. »

Mais ces cas se présentent-ils souvent ? c'est ce qu'on ne peut
savoir qu'à l'aide d'observations exactes : or ces observations
exactes manquent complétement. On ne trouve, à cet égard, dans
les auteurs, au lieu d'observations directes, que des allégations sans
preuves et des inductions. Parmi les hystériques soumises à mon
observation, il n'y en a pas eu une seule chez laquelle j'ai pu
constater la non-satisfaction des besoins génitaux comme cause
d'hystérie. Je dois avouer qu'il m'a toujours paru très délicat de
faire des questions sur ce sujet, et qu'il m'a semblé peu sûr de se
fier aux réponses obtenues ; je suppose que les auteurs partisans de
la continence, ont eu la même pensée, car il est aisé de voir qu'ils
ont plus usé de l'induction que de l'observation directe. Chez
l'homme, avec lequel on peut user de moins de réserve et compter
sur plus de franchise, chez qui les désirs vénériens et l'excitation

vénérienne sont très prononcés, on trouve que sur 31 cas d'hystérie, 6 seulement pouvaient, avec quelque raison, être attribués à l'influence des organes génitaux. Ce n'est pas là, on en conviendra, une preuve bien grande des dangers de la continence.

En résumé, il est constaté :

1° Que les femmes veuves ne sont pas plus que les autres femmes exposées à l'hystérie ; que chez elles, cette affection résulte bien plus souvent des affections morales auxquelles elles ont été en butte, que de tout autre chose.

2° Que, contrairement aux assertions des auteurs, l'hystérie est très rare au delà de l'âge de trente ans, et très commune avant cet âge ;

3° Que l'hystérie paraît chez un cinquième des hystériques avant l'âge de la puberté, et qu'alors elle ne peut avoir aucun rapport avec la continence ;

4° Que cette maladie est moins commune chez les femmes mariées que chez les filles, seulement dans la proportion de 7 à 9 ;

5° Qu'elle n'est pas plus commune chez les personnes qui, par état, vivent dans la continence, que chez les autres ; qu'elle peut être au contraire très fréquente chez celles qui n'y vivent pas du tout ;

6° Que la satisfaction des besoins sexuels ne met nullement à l'abri de l'hystérie ;

7° Qu'il est faux que les attaques hystériques se terminent fréquemment par l'évacuation d'un liquide provenant des organes génitaux ;

8° Qu'il n'est pas vrai que dès que les organes génitaux sont arrivés à leur développement complet, il est nécessaire que leurs fonctions soient mises en exercice, sous peine d'hystérie ;

9° Qu'il est possible que dans quelques circonstances assez limitées les besoins génitaux, naturellement ou artificiellement excités, et n'ayant pas une satisfaction suffisante, soient une cause d'excitation pénible de l'encéphale, de laquelle pourraient naître des dispositions à l'hystérie ; mais que jusqu'à présent cette prédisposition doit être admise comme résultat d'induction, plutôt que comme une conséquence directe de l'observation.

Je demande pardon au lecteur de la longueur de cette discussion, mais comme les matières qui en font le sujet, forment la base de l'étiologie des anciens, il était indispensable de montrer sur quels fondements cette étiologie portait, et de prouver qu'il était facile de faire crouler tout l'édifice en le sapant par sa base. J'espère être arrivé à produire ce résultat, et à faire éviter aux médecins qui me suivront, le dégoût de composer un article sur les dangers de la continence sous le rapport de l'hystérie.

ARTICLE XIII.

INFLUENCE DE LA MENSTRUATION.

Il existe entre le flux menstruel et l'hystérie des rapports qui sont connus depuis longtemps. Hippocrate les admettait sans en tirer aucune induction, mais Galien leur faisait jouer un rôle plus important.

Selon cet auteur, l'hystérie était produite par la rétention dans l'utérus de deux sortes d'humeurs, d'abord par l'humeur spermatique, puis par le sang menstruel, dont la puissance hystérique ne venait qu'en seconde ligne. Pour Galien, il n'y avait pas de cas d'hystérie dont l'un ou l'autre de ces deux liquides ne fussent responsables, chacun à peu près pour moitié. La rétention du fluide séminal était censée donner naissance à l'hystérie aiguë, et la rétention du fluide menstruel à l'hystérie lente qui ne se présente qu'avec des accidents modérés. Le raisonnement à l'aide duquel Galien appuyait ses idées théoriques était fort simple : Étant établi que l'affection hystérique provenait de la rétention de l'un des deux liquides susdésignés, toutes les fois que la maladie ne provenait pas du liquide séminal, il fallait bien qu'elle vînt du sang menstruel; tel était son dilemme.

L'opinion de Galien sur l'influence de la rétention des menstrues était fondée sur une erreur d'observation. Cet auteur prétendait qu'on ne voyait l'hystérie que chez les femmes qui étaient mal menstruées ou chez celles qui avaient cessé de l'être. Quoique les médecins eussent bientôt constaté qu'il y avait des cas fort nombreux dans lesquels on ne pouvait rapporter la maladie ni au liquide séminal ni au sang menstruel, la théorie galénique n'en fut pas moins assez généralement admise, et l'on a toujours pensé que les troubles menstruels avaient une grande influence sur la prédisposition à l'hystérie. M. le docteur Valette (de Toulouse), auquel on doit une fort bonne thèse sur l'hystérie, va même jusqu'à supposer que l'hystérie ne peut exister qu'après des troubles préalables dans la menstruation.

J'ai étudié d'une manière spéciale l'état de la menstruation chez toutes les hystériques dont j'ai pris l'observation, et il est résulté de mes recherches les données suivantes :

La menstruation à l'état physiologique est une cause prédisposante de l'hystérie beaucoup moins puissante qu'on ne le pense généralement. Ainsi, la première époque d'apparition des menstrues, qui est évidemment une cause puissante de perturbation, n'a été suivie de l'apparition des premiers phénomènes de l'hystérie que chez sept jeunes filles.

Les époques menstruelles subséquentes, tant qu'elles se passent bien, n'ont guère plus de puissance prédisposante, que la première époque. Quoique les femmes soient plus impressionnables à ce moment qu'à tout autre temps, je n'ai trouvé que quinze femmes chez lesquelles les premiers accidents hystériques avaient paru aux époques menstruelles.

Mais une fois l'hystérie développée, les choses changent beaucoup, car la grande majorité des femmes hystériques éprouve des malaises aux époques menstruelles, et il est commun de voir les accidents hystériques augmenter à ces moments.

La menstruation passée à l'état pathologique, c'est-à-dire suspendue, ralentie, diminuée, ou bien accompagnée, soit de vives douleurs, soit de pertes de sang abondantes, soit de troubles généraux, a beaucoup plus de puissance pour prédisposer à l'hystérie, que n'en a la menstruation à l'état physiologique, sans cependant avoir celle qu'on lui a généralement attribuée.

Sur 392 hystériques, il s'en est trouvé : 1° 102, c'est-à-dire le quart, chez lesquelles la maladie avait apparu avant que la menstruation ne fût établie ; 87 d'entre elles n'étaient pas encore arrivées à l'âge de la puberté, et chez 22 qui avaient dépassé cet âge, les menstrues n'avaient point encore paru quand sont venus les premiers phénomènes de l'hystérie. La prédisposition n'a donc pu exister que sur un petit nombre de ces jeunes filles.

2° Chez 128, c'est-à-dire à peu près chez un peu plus du quart des malades, la menstruation se faisait mal depuis un temps plus ou moins long, quand les premiers accidents hystérisques ont apparu ; cependant je n'ai trouvé que 16 femmes chez lesquelles les dérangements des menstrues eussent agi seulement comme causes prédisposantes, et 39 chez qui ils avaient agi à la fois comme causes prédisposantes et comme causes déterminantes.

3° Chez 156 femmes, c'est-à-dire chez les trois huitièmes, la menstruation se faisait depuis plus ou moins de temps régulièrement et sans douleurs notables, au moment où l'hystérie s'est développée. Par conséquent chez elles, la menstruation n'était pas une prédisposition. Ch. Lepois reconnaissait que cette maladie pouvait avoir lieu chez des jeunes filles bien menstruées. « Meminimus, » dit-il (sect. 2, pars 2, cap. 7), nobilissimam virginem primum in- » vasit detinuitque toto anno hystericus affectus adeo pertinaciter, » ut vix spirandi locum frequentia symptomatum permitteret, ta- » men mensis illi flexisse legitimo tempore et modo, ac pro con- » suetudine, et postea semper. »

4° Enfin, chez 6 femmes, les accidents hystériques avaient apparu une ou plusieurs années après la ménopause, et n'avaient, par conséquent, pu avoir aucune relation avec la névrose qui s'était développée plus tard.

En réunissant les sujets atteints d'hystérie avant l'âge de la puberté, ceux chez lesquels les menstrues coulaient bien, et ceux chez qui l'hystérie n'a paru qu'après la ménopause, on trouve un ensemble de 249 femmes sur 392, chez qui la menstruation n'a pu agir comme prédisposition.

En réunissant à leur tour les malades chez lesquelles la menstruation très en retard n'avait paru qu'après l'hystérie, à celles chez qui cette fonction se faisait mal avant que la maladie ne parût, on a un ensemble de 143 cas dans lesquels les troubles menstruels puissent être regardés comme une prédisposition.

Par conséquent, dans les cinq huitièmes des cas, il n'y avait eu aucuns troubles de la menstruation, et il n'en avait existé que dans les trois huitièmes. On peut donc établir, d'après une série de faits assez grande pour faire loi, que, dans la majorité des cas, l'hystérie est indépendante de la menstruation.

Il s'agit maintenant de voir si dans les trois huitièmes, où l'on peut admettre les troubles menstruels comme ayant agi à titre de causes prédisposantes, l'utérus et ses annexes doivent être mis en cause, et si l'on peut tirer de là un argument en faveur de l'opinion qui fait dépendre l'hystérie de l'utérus.

Sur les cinq jeunes filles qui avaient été prises de l'hystérie au moment où elles étaient menstruées pour la première fois, il y a lieu de penser que le système nerveux très impressionnable a dû être dans le développement de la maladie pour au moins autant que les organes génitaux. En effet, chez elles il n'y a pas eu de suppression de menstrues, tandis qu'il y avait eu une émotion morale très vive.

La première apparition des menstrues n'étant que l'une des nombreuses manifestations de la puberté, il n'y a pas de motifs suffisants pour regarder cette manifestation comme la plus importante de celles qui se produisent alors, et comme celle qui doit avoir le plus d'influence sur l'économie. Il est, comme je l'ai déjà dit, un appareil de premier ordre qui, lors de la puberté, se développe en même temps que l'appareil génital, et dont l'influence sur l'organisme de la femme est certainement plus grande que celle de ce dernier, c'est l'appareil encéphalo-rachidien. Comme ces deux appareils prennent ensemble à cette époque critique un surcroît d'activité, il n'y a pas, physiologiquement parlant, de raison assez péremptoire pour attribuer à l'un de ces appareils plutôt qu'à l'autre, l'aptitude qu'ont les jeunes filles qui deviennent pubères, à être atteintes par l'hystérie.

Lorsque la menstruation est troublée, la part de chacun des éléments de la prédisposition est plus facile à saisir que quand elle est à l'état normal. Ainsi, quand la menstruation est accompagnée de vives douleurs ou d'une grande perturbation, on est fondé à regarder les organes génitaux et leurs annexes, comme étant le point de départ de la prédisposition. Quand il y a une suppression brusque des menstrues avec un retentissement dans toute l'économie, ainsi que cela a lieu le plus ordinairement, il n'y a pas de doute non plus que la prédisposition ne puisse venir des mêmes organes.

Mais les cas qui rentrent dans ces deux catégories sont peu nombreux; ils ne roulent que sur un chiffre de trente hystériques.

Dans le plus grand nombre des cas, au contraire, la prédisposition ne peut plus être rapportée à ces organes d'une manière aussi certaine. Ainsi, lorsqu'il y a des retards, des suspensions dans l'apparition des menstrues, de la diminution dans la quantité de sang rendue, et enfin de l'aménorrhée avec ou sans chlorose, on voit des troubles se manifester, le teint pâlit, il survient de l'amaigrissement, le sang est moins abondant, ses globules rouges font défaut, l'appétit se perd ou se dérange, l'estomac douloureux devient le point de départ d'une multitude de sensations pénibles, les digestions se font mal, et la nutrition s'altère. L'encéphale, devenu le centre de souffrances multipliées, s'affecte à son tour, et contracte une susceptibilité telle, que toutes les impressions qu'il reçoit produisent des sensations pénibles, desquelles résulte un sentiment habituel d'ennui, de morosité et de tristesse. Pendant ce temps, les organes génitaux sont le siége de quelques douleurs, d'une exhalation leucorrhéique, et souvent d'un défaut de vitalité.

Sous quelles influences se produit cet état de trouble dans lequel, à la vérité, tout l'ensemble de l'économie paraît affecté, mais dans lequel l'encéphale et ses dépendances, les viscères gastriques et la nutrition paraissent plus spécialement intéressés ?

Sous l'influence d'une constitution faible, d'une disposition héréditaire à la débilité, de passions et d'affections tristes, d'un défaut d'air et de soleil, d'un défaut d'aliment, d'un travail excessif, de pertes abondantes, de maladies des principaux viscères de l'économie.

Par quelle sorte de traitement combat-on un pareil état? car, selon Hippocrate, « curationes morborum ostendunt eorum na» turam. » Par les moyens suivants : de l'air, de la lumière, une nourriture substantielle, le repos, l'éloignement des causes de tristesse, les toniques, le vin, le quinquina, les amers, le fer, le traitement des diverses diathèses, rachitique, scrofuleuse, rhumatismale, etc., qui ont pu exister, l'expulsion des vers s'il y en a eu, le traitement des états morbides des viscères principaux qui ont été malades, et parmi ces viscères, il est certain que l'utérus et ses annexes, sont moins souvent intéressés que les organes digestifs et les organes encéphaliques, tels sont les divers modes de traitement des dérangements de la menstruation.

On peut voir dans les dictionnaires de médecine, à l'article AMÉNORRHÉE, que les organes génitaux sont si loin d'être les parties du corps qui ont le plus d'influence sur la production des troubles de la menstruation, qu'il n'y a pas d'exagération à prétendre que les causes d'aménorrhée qui résident dans ces organes, sont à celles qui viennent des autres parties du corps, comme 1 est à 10. Conséquemment, sur 100 cas d'hystérie qui rentrent dans la catégorie de laquelle je m'occupe, il doit y en avoir au plus 10 dans lesquels la cause des troubles menstruels puisse provenir des organes génitaux.

L'influence que la menstruation et ses dérangements exercent sur le développement de l'hystérie, est donc loin de prouver que cette maladie prenne sa source dans un état pathologique des organes génitaux, comme l'ont assuré tant d'auteurs, parmi les plus modernes desquels je citerai Louyer-Villermay, Lisfranc, Mongellaz, Dugès, madame Boivin, MM. Dubois (d'Amiens) et Lan-douzy.

La menstruation et ses dérangements disposent à l'hystérie de deux manières. Dans la grande majorité des cas, c'est en affaiblissant l'économie et en rendant le système nerveux plus accessible aux impressions, et plus facile à en éprouver des perturbations. Dans le plus petit nombre des cas, au contraire, ce sont les souffrances parties des divers points de l'économie, de l'utérus ainsi que de ses annexes, qui montent ce système jusqu'au degré pathologique.

On excusera la longueur de ce chapitre et l'étendue des discussions qu'il contient, parce que l'influence évidente que la menstruation exerce sur l'hystérie, est l'un des principaux faits sur lesquels s'appuie la doctrine qui trouve dans l'utérus le point de départ de cette maladie. La question qui s'y trouve traitée n'est d'ailleurs pas une simple question de théorie ; elle se rapporte, au contraire, à ce qu'il y a de plus important dans la pratique. En effet, si l'aménorrhée est le résultat d'un état anémique, ce qui est le cas le plus fréquent, si elle dépend de la souffrance du tube digestif, comme on le voit assez souvent, si elle résulte d'impressions pénibles ressenties par l'encéphale, ainsi qu'on le voit dans un si grand nombre de cas, il est clair que le médecin n'aura à s'occuper de l'utérus que pour le stimuler, le tirer de l'état de torpeur dans lequel il se trouve, et en faire un lieu de révulsion. Il est clair, en outre, que les organes génitaux ne devront attirer l'attention du médecin que dans le petit nombre des cas dans lesquels les phlegmasies de l'utérus ou de ses annexes pourront être considérées comme le point de départ de la maladie.

Tous les auteurs ont admis que les troubles de la menstruation étaient plus souvent suivis d'hystérie chez les jeunes filles que chez les femmes d'un âge plus avancé. C'est ce que j'ai observé sur mes malades. Chez elles, les trois quarts des femmes que les troubles de la menstruation avaient prédisposé à l'hystérie étaient de l'âge de douze à celui de vingt-cinq ans. Un quart seulement l'avait été au delà de cet âge. Dans la jeunesse, les dérangements des menstrues provoquent beaucoup plus de troubles dans l'économie, et le système nerveux est bien plus impressionnable qu'à toute autre époque de la vie.

Pour compléter l'ensemble des notions qu'on peut désirer avoir, relativement à l'influence des troubles de la menstruation sur la disposition à l'hystérie, il fallait savoir si ces troubles ont plus d'influence sur la production de l'hystérie qui commence par une attaque, que sur celle dont le développement est lent et graduel.

Cette recherche fait l'objet des tableaux suivants.

Hystérie à début par une attaque avec convulsion. — Sur les 142 femmes atteintes de ce genre d'hystérie, il y en avait 61 dont les menstrues coulaient régulièrement, lorsqu'elles ont été saisies par l'attaque hystérique, seulement chez 8 d'entre elles, il y avait de la douleur à l'hypogastre et aux lombes.

Parmi les 81 autres femmes :

18 étaient alors mal menstruées, et parmi elles se trouvaient 8 cas de suppression brusque des menstrues, 3 cas de menstrues accompagnées de douleurs, 4 cas de chlorose, et 1 cas dans lequel l'aménorrhée ne s'accompagnait d'aucun trouble appréciable ;

2 venaient d'avoir une suppression brusque des menstrues ;

56 n'avaient pas encore été menstruées quand est arrivée la première attaque hystérique ;

5 avaient à ce moment passé l'âge de la ménopause.

Ainsi, parmi les hystériques chez lesquelles la maladie a débuté par une attaque de convulsion, il y en a eu au plus une sur cinq chez laquelle la prédisposition ait pu provenir des menstrues.

Par conséquent, les troubles menstruels ne paraissent pas avoir une grande influence sur la production de l'hystérie à début brusque.

Hystéries à début lent. — Il n'en est pas de même pour la classe des hystériques chez lesquelles la maladie s'est développée lentement.

Sur les 288 hystériques de cette classe, il y en avait :

1° 104 chez qui la menstruation se faisait bien, et trois fois seulement il y avait chez les malades des douleurs lombaires et hypogastriques ;

2° 83 chez qui elle se faisait mal, s'accompagnant d'un état chlorotique chez 37, et de douleurs lombo-hypogastriques chez les autres ;

3° 10 chez qui il y avait eu suppression brusque des menstrues ;

4° 44 dont les menstrues ne s'étaient pas encore établies, ou bien étaient presque nulles ;

5° Enfin, deux fois les malades avaient passé l'âge de la ménopause.

Le nombre des cas dans lesquels la menstruation est troublée, est ici bien plus considérable que dans la catégorie précédente. Comme on le verra plus loin, les femmes qui doivent être prises lentement par les accidents de l'hystérie, ne le sont ordinairement qu'après avoir subi une altération notable dans leur constitution, et nécessairement les troubles menstruels entrent pour une grande part dans cette altération.

On peut conclure de ces faits divers :

1° Que la menstruation, soit normale, soit à l'état pathologique, ne peut être considérée comme prédisposition que chez les trois huitièmes des hystériques ;

2° Que chez les cinq huitièmes de ces malades, la menstruation n'a pu avoir d'influence sur la production de l'hystérie, puisque chez 87 sujets, l'hystérie avait paru avant l'âge de la puberté, chez 156, la menstruation se faisait bien, et chez 6, l'hystérie avait apparu après la ménopause : l'hystérie ne peut donc pas être considérée comme résultant ordinairement des troubles menstruels ;

3° Que l'influence de la menstruation se fait sentir plus fortement de l'âge de 12 à celui de 20 ans, qu'en tout autre temps ;

4° Que les troubles menstruels prédisposent bien plus à l'hystérie lente et graduelle qu'à celle dont le début brusque a lieu par une attaque, dans la proportion de 4 à 1 ;

5° Qu'on ne peut rapporter cette sorte de prédisposition à l'influence de l'utérus et de ses annexes, que dans la plus petite partie dés cas de troubles de la menstruation, la plus grande partie dépendant d'altérations générales de l'économie ou des souffrances des autres organes.

ARTICLE XIV.

INFLUENCE DES DIVERS ÉTATS MORBIDES.

Les divers troubles morbides desquels l'économie peut être atteinte, ont sur l'hystérie une influence plus générale qu'on ne l'a cru pendant longtemps.

Je commence par examiner l'influence des maladies des organes génitaux, parce que c'est sur elle que les auteurs ont particulièrement insisté.

L'observation antique plaçait, à la vérité, le siége de l'hystérie dans l'utérus, mais elle entendait bien que ce n'était pas dans l'utérus malade. D'après les propres paroles d'Hippocrate, l'utérus ne produisait pas directement les accidents de l'attaque hystérique ;

c'étaient les parties qu'on supposait être comprimées par les pressions que leur faisait subir cet organe étroitement appliqué sur elles, c'étaient ces parties elles-mêmes qui, par la souffrance ou par la gêne qu'elles éprouvaient, provoquaient les troubles dont se compose l'attaque hystérique. Ainsi, le coma et la léthargie venaient de ce que la matrice comprimait les vaisseaux qui montent au cerveau ; la strangulation, de ce qu'elle comprimait les tuyaux bronchiques ; les palpitations, de la compression du cœur, et l'oppression épigastrique de celle du foie, etc., etc. Il manquait à l'utérus quelque chose, qu'il allait chercher ailleurs, c'était là toute sa maladie. Quand l'utérus était réellement dans un état pathologique, par déplacement, par inflammation, par ulcère, etc., cela constituait des maladies différentes de l'hystérie, et l'on peut voir dans le *Traité des maladies des femmes*, liv. Ier, que ces affections se présentaient avec un cortége de symptômes et d'accidents complétement semblable à celui qui s'observe aujourd'hui.

Galien, pas plus qu'Hippocrate, ne regardait la matrice comme positivement malade dans l'hystérie ; il la trouvait agacée, excitée par les liqueurs séminale et menstruelle privées d'un écoulement suffisant ; mais ces liquides soustraits, il ne restait plus d'état morbide.

Les médecins des époques suivantes paraissent avoir toujours considéré l'hystérie sous ce même point de vue ; on retrouve encore dans l'ouvrage d'Astruc, auteur qu'on peut regarder comme exprimant les opinions de son époque, que la cause morbifique de l'hystérie agit sur la matrice, non pas en altérant le tissu de cet organe, non pas en l'enflammant ni en y provoquant de la douleur, mais seulement en le titillant : telle était aussi l'opinion de Chambon.

La doctrine antique voulait que la cause conjointe de l'hystérie ne portât que sur les forces de la vie, et point sur la matérialité des tissus ; c'est donc, tout en admirant le génie de l'observation antique et tout en admettant ses décisions, se montrer infidèle à sa doctrine, que de vouloir rattacher l'hystérie à des lésions matérielles. C'est cependant ce que l'on a fait aussitôt qu'on a commencé à étudier l'anatomie pathologique ; et l'on a vu Riolan, Vésale, Bonet, rapporter des exemples d'ovaires malades chez des femmes qui avaient été atteintes d'hystérie, sans cependant oser assurer que cette névrose dépendît des altérations qu'ils avaient rencontrées.

Morgagni, qui rapporte aussi des cas d'altérations matérielles de l'utérus et des ovaires observées chez des hystériques, reconnaît bien explicitement qu'il ne faut pas regarder ces diverses altérations anatomiques comme des causes absolues d'hystérie.

C'est surtout de Pujol (1) et de la doctrine de Broussais que datent les efforts faits pour matérialiser l'hystérie. A cette époque, on n'était satisfait que quand on pouvait placer le siége d'une maladie dans un viscère. Il parut alors naturel de placer celui de l'hystérie dans l'utérus pris de phlegmasie chronique, non pas parce qu'on avait souvent rencontré l'utérus phlogosé dans les cas d'hystérie, mais parce que théoriquement il en devait être ainsi.

A partir de ce moment jusqu'à la période actuelle, on n'a pas manqué de recueillir les divers cas de métrite et d'altérations de l'utérus, telles que les kystes, les corps fibreux, les cancers et même les déplacements, pendant le cours desquels on avait observé quelques phénomènes soit nerveux, soit hystériques, et de les présenter sans aucune discussion, comme des preuves du rapport qui existait entre l'hystérie et les lésions utérines.

L'attention ne s'était portée de prime abord que sur les maladies de l'utérus, et l'on a été longtemps dans la pensée que la matrice seule avait le privilége d'engendrer les affections hystériques. Actuellement même M. Landouzy prétend qu'il est celui de tous les organes génitaux qui a ce privilége à un plus haut degré.

Mais plus tard, les études nouvelles paraissant avoir démontré que les ovaires sont les organes primordiaux de la génération, ceux qui ne manquent jamais quand les autres font défaut, l'attention se porta sur eux ; et plusieurs pathologistes, parmi lesquels il faut placer en première ligne MM. Piorry, Schutzemberger et Négrier, ont prétendu que les maladies des ovaires avaient plus d'influence que celles de l'utérus pour disposer à l'hystérie.

Enfin Kobelt, à son tour, ayant à peu près constaté que le siége des sensations vénériennes était dans les tissus caverneux que recouvre la muqueuse du vagin et de la vulve, il a fallu faire entrer les maladies de ces membranes au rang des prédispositions. Je vais donc passer en revue les maladies de ces diverses parties.

Maladies des ovaires. — D'après les travaux de MM. Coste et Pouchet (2), le molimen menstruel s'accompagnerait d'un état congestif des ovaires, et comme l'hystérie naît, dans un certain nombre

(1) *Essai sur les inflammations chroniques.*
(2) *Théorie positive de l'ovulation spontanée et de la fécondation.* Paris, 1847.

de cas, à la suite des dérangements de la menstruation, il en résulterait que cette maladie se trouverait ainsi liée aux perturbations morbides des ovaires.

On a vu que les cas de dysménorrhée ou d'hémorrhagies utérines étaient les seuls dans lesquels ont pouvait admettre, avec une certaine apparence de raison, un rapport entre ces troubles et l'hystérie, ce serait donc, pour les faits que j'ai observés, un ensemble de 20 à 24 cas seulement de prédisposition possible sur les 430 cas d'hystérie. On a vu encore que sur les cas, soit d'aménorrhée, soit de retard dans l'apparition des menstrues, il y en avait un dixième au plus qui pouvait être rapporté aux organes génitaux.

Il résulte de là que le chiffre de 30 à 40, sur 430, n'indique pas un degré de prédisposition bien puissant.

Si l'on s'en rapportait aux auteurs, on trouverait dans les lésions matérielles des ovaires, autres que celles qui viennent de la menstruation, c'est-à-dire dans les maladies de ces organes, une prédisposition bien plus puissante que la précédente.

On a beaucoup insisté, pour prouver l'existence de ces rapports intimes, sur une douleur qui s'observe très fréquemment, lorsqu'on presse les régions iliaques chez les femmes hystériques, et on l'a regardée comme un signe d'ovarite. Il est maintenant constaté que cette douleur est due à une hyperesthésie de la partie inférieure de l'un des deux grands obliques de l'abdomen, par conséquent les inductions qu'on avait cru devoir tirer de l'existence fréquente de cette douleur n'ont plus aucune valeur.

Enfin on a rapporté un certain nombre de faits dans lesquels des lésions des ovaires de toute espèce, depuis la petite hémorrhagie qui suit l'expulsion de l'ovule jusqu'aux cancers, en comprenant les phlegmasies aiguës ou chroniques, les suppurations, les tubercules, les kystes, les corps fibreux, etc., etc., avaient été vues chez des femmes atteintes d'hystérie; et l'on en a conclu que les maladies des ovaires agissaient comme prédisposition.

Il ne manque à ces faits, pour avoir la valeur qu'on leur attribue, que deux choses : la première, de prouver que ces diverses lésions ont eu quelque part dans la production de l'hystérie, ce qui n'a pas encore été fait, et la seconde, de constater que les femmes affectées de ces maladies sont plus fréquemment que les autres atteintes, d'hystérie, ce qu'on n'a pas encore tenté de faire.

En résumé, la prédisposition suscitée par les maladies des ovaires est encore à l'état d'hypothèse. On peut supposer que ces maladies réagissent sur le cerveau par la souffrance qu'elles occasionnent ou par l'affaiblissement qu'elles amènent; mais rien n'autorise à prétendre qu'elles aient, sous ce rapport, plus d'influence que les maladies d'autres organes. Tout ce qu'on sait jusqu'à présent est que, sur des milliers de femmes hystériques soumises à l'observation des médecins, on a noté au plus une centaine de cas dans lesquels il y avait des lésions des ovaires.

Maladies de l'utérus. — La prédisposition que développent les affections morbides de l'utérus, n'est pas plus démontrée que ne l'est celle que les lésions des ovaires sont censées déterminer. Abondant dans le sens que les troubles des organes génitaux amènent nécessairement l'hystérie, les auteurs ont regardé comme une conséquence naturelle de leurs idées, que les maladies de ces organes et de l'utérus en particulier, devaient avoir une influence certaine sur la disposition à l'hystérie, et ils se sont bornés à rapporter un certain nombre de faits dans lesquels des femmes atteintes de maladies utérines avaient, pendant le cours de ces maladies, été prises d'hystérie. Il faut appliquer à ces faits, tout nombreux qu'ils sont, les réflexions qui ont été faites relativement aux maladies des ovaires.

On trouve dans la *Gynécologie* de Scanzoni (1), professeur de maladies des femmes à Wurtzbourg, des idées sur ce sujet beaucoup plus saines que celles que l'on trouve dans la grande majorité des auteurs. Ce praticien habile, en traitant de diverses maladies des organes de la génération, termine beaucoup de ses chapitres par la phrase suivante : « Cette maladie, par les souffrances prolongées » qu'elle provoque et par l'altération dans l'hématose qu'elle suscite, amène l'affaiblissement de la constitution, l'état chloro-» anémique, et, par suite, l'état hystérique. »

J'adopte complétement les opinions du professeur de Scanzoni, et je ne vois dans l'influence des maladies des organes génitaux que les conditions suivantes :

1° Ces maladies peuvent être fort longues et altérer profondément la constitution, sans cependant susciter, comme le font beaucoup d'autres, des désorganisations graves.

2° Comme la plupart des parties qu'elles atteignent, sont douées d'une très vive sensibilité, il en résulte des impressions nombreuses

____

(1) *Traité pratique des maladies des organes sexuels de la femme.* Paris, 1858.

qui viennent douloureusement agir sur l'encéphale, et provoquer des réactions nerveuses.

3° L'affaiblissement général qu'elles occasionnent amène indirectement une grande susceptibilité du système nerveux et, par suite, une extrême facilité à être impressionné douloureusement.

Il est possible qu'en raison de ces circonstances qui ne se retrouvent pas unies au même degré dans les maladies des autres organes, les affections des organes génitaux prédisposent plus que les autres aux affections hystériques, mais on a évidemment exagéré la puissance de cette prédisposition. Ignorant l'extrême diffusion des maladies hystériques, et voyant cette maladie apparaître assez fréquemment dans les diverses circonstances qui viennent d'être indiquées, les observateurs ont cru trouver dans ces circonstances la raison de la maladie qu'ils voyaient survenir.

Maladies du vagin.—Les affections chroniques et douloureuses du vagin et de la vulve qui nécessitent des traitements prolongés et douloureux, devraient, si l'on en croyait Kobelt, être, avec bien plus de raison que les précédentes, regardées comme pouvant amener, par les troubles prolongés qu'elles entretiennent, une prédisposition à l'hystérie ; mais les faits ne sont pas encore venus confirmer ces idées *a priori ;* on a vu quelques jeunes femmes, atteintes de ces maladies, être prises d'accidents hystériques, c'est là tout ce que l'on sait sur ce point.

Chlorose. — L'influence du défaut d'hématose sur la susceptibilité nerveuse n'est nulle part plus évidente que dans l'action qu'a la chlorose sur l'économie, et dans la prédisposition à l'hystérie qui résulte de cette action. Sur les 430 hystériques, il s'en est trouvé 152 chez lesquelles la chlorose existait d'une manière notable avant l'apparition de l'hystérie, et chez qui elle a pu rendre le système nerveux impressionnable.

Fièvres typhoïdes. — On n'a jamais supposé que les fièvres graves fussent une raison d'apparition de l'hystérie ; c'est néanmoins ce qu'on voit arriver de temps en temps. J'ai rencontré dix cas dans lesquels des jeunes filles qui n'avaient jamais présenté d'accidents hystériques, ont été prises de cette maladie pendant la convalescence de la fièvre typhoïde, pour les causes les plus légères et quelques-unes sans même qu'on eût pu assigner de cause accidentelle. Dans ces divers cas, les malades tombées dans la plus grande débilité, et cachexiées par la chloro-anémie, avaient acquis une impressionnabilité et une susceptibilité du système nerveux, telles que les impressions les plus légères avaient provoqué les réactions qui constituent l'hystérie.

Affections graves. — Les maladies graves, comme des varioles intenses qui avaient laissé après elles une débilité profonde, des pneumonies et des rhumatismes aigus qui avaient nécessité des traitements antiphlogistiques énergiques, des coliques prolongées qui avaient provoqué pendant longtemps de nombreuses évacuations, des fièvres intermittentes prolongées, ont été chez 20 de mes malades suivis d'accidents hystériques qui se sont développés pendant la convalescence. Ces maladies avait agi chez 8 malades comme simples causes prédisposantes, et chez 12 comme causes prédisposantes et déterminantes tout à la fois. J'ai vu une jeune fille qui ayant été forcée de garder le lit pendant dix mois pour une brûlure très étendue, était devenue cachectique par le fait d'une suppuration et d'un séjour au lit très prolongés, et qui fut prise brusquement d'une attaque d'hystérie sous l'influence d'une contrariété insignifiante. Une autre jeune personne était devenue hystérique à la suite du séjour prolongé dans le lit pour une fracture compliquée de la jambe. Dans tous ces cas, la prédisposition n'a pu s'expliquer que par la débilité.

Il existe quelques conditions morbides qui semblent, au contraire, agir en sens opposé de la prédisposition à l'hystérie ; ainsi, dans tous les cas où une dégénérescence grave envahit l'économie, on ne voit jamais apparaître cette névrose, quelle que soit la faiblesse qui se soit produite. Les maladies organiques du cœur, la phthisie pulmonaire, les maladies organiques du foie ainsi que celles des reins, ne sont point ordinairement suivies d'accidents hystériques, quelles que soient les douleurs et la débilité qu'elles aient amenées. Quand les maladies des organes génitaux eux-mêmes ont de l'intensité, comme cela a lieu dans les métrites puerpérales, dans les ovarites phlegmoneuses, dans les grands abcès du bassin, il ne se développe jamais d'accidents hystériques. Enfin il en est de même dans les cas où il y a de grandes douleurs, comme dans la coxalgie, dans les ulcérations des cartilages articulaires, dans les tumeurs blanches. On voit assez souvent des attaques hystériques survenir après de petites opérations, telles qu'une exploration au spéculum, la cautérisation d'un chancre, une faradisation de la peau, tandis que les grandes opérations chirurgicales ne les provoquent jamais.

Il faut conclure de là qu'une grande perturbation appelant à elle toutes les forces de la vie, ne permet pas la formation de l'orgasme nerveux duquel naît l'hystérie.

En résumé, on voit : 1° que les maladies prolongées qui occasionnent un grand affaiblissement, un état anémique et des souffrances prolongées, sont celles qui prédisposent le plus à l'hystérie ; 2° que les affections prolongées des organes génitaux provoquent peut-être cette prédisposition plus que celles des autres organes, parce qu'elles réunissent à un plus haut degré que les autres les conditions qui viennent d'être indiquées ; 3° qu'il n'existe pas encore dans la science de faits sur lesquels on puisse baser le degré de la relation qui gouverne cette dernière prédisposition.

ARTICLE XV.

INFLUENCE DE L'ÉTAT DE LA SANTÉ AVANT L'INVASION DE LA MALADIE.

Pour compléter les notions qu'il est utile d'avoir sur la manière d'être des sujets destinés à devenir plus tard hystériques, il fallait déterminer avec précision l'état de leur santé avant l'époque à laquelle ont agi les causes des accidents hystérique. Afin de faire cette étude avec le plus d'exactitude possible, je l'ai divisée en deux sections. La première qui comprend l'état de la santé depuis la naissance jusqu'à l'âge de la puberté, et la seconde qui part de la puberté et va jusqu'au moment où les causes directes de la névrose hystérique ont commencé à agir.

État de santé depuis la naissance jusqu'à la puberté. — On est naturellement disposé à penser que les personnes qui sont destinées à devenir hystériques, doivent présenter dans leur enfance, c'est-à-dire à l'époque à laquelle la nature jette les bases de la constitution future des sujets, les attributs d'un état de santé particulier, et à croire qu'ils ont été maladifs pendant toute cette période de leur vie.

Pour déterminer la valeur de cette croyance, j'ai noté cet état sur 296 sujets qui n'étaient pas encore hystériques durant les premières années de leur vie, mais qui devaient l'être plus tard.

1° Chez 75 d'entre eux, l'enfance s'est accompagnée, soit de migraines fréquentes, soit de douleurs à l'estomac, soit de dérangements ou de caprices dans l'appétit, soit de malaises fréquents.

2° Chez 33, l'enfance, sans présenter les troubles spéciaux précédents, s'était passée dans un état maladif presque continuel.

3° Chez 181, l'enfance avait toujours été accompagnée d'un bon état de santé.

Par conséquent, on peut regarder comme exacts les faits suivants :

1° Chez les deux tiers des femmes qui devaient être hystériques, l'enfance s'était passée dans un bon état de santé.

2° Un peu plus du quart des futures hystériques présentait, dès l'enfance, des troubles spéciaux qui annonçaient l'invasion future de l'hystérie.

3° Enfin, un huitième d'entre elles avait eu constamment des maladies dans l'enfance, ou avait été pendant tout ce temps d'une santé chétive.

Si, pour voir l'influence que peut avoir cet état de santé sur la manière dont prend l'hystérie, on distingue les malades en celles chez qui la maladie a débuté d'emblée par une attaque, et en celles chez qui elle s'est développée lentement, on trouve que chez les premières, au nombre de 95 :

1° L'enfance s'est passée dans un bon état de santé chez 63 ;

2° Elle s'est accompagnée d'une mauvaise santé chez 32.

Tandis que chez les seconds, au nombre de 191 :

1° L'enfance s'est passée dans un bon état de santé chez 118 ;

2° Elle s'est accompagnée d'une mauvaise santé chez 76.

Il résulte de là que le nombre des sujets qui avaient été de bonne santé pendant leur enfance, a été, chez les sujets sur lesquels l'hystérie a débuté par une attaque, double de celui des enfants maladifs, tandis qu'il n'a été que du tiers chez ceux en qui cette névrose s'était développée lentement et graduellement.

On peut tirer de ces faits les conséquences suivantes :

1° L'aptitude a être frappé par l'hystérie d'une manière soudaine, est plus grande chez les sujets dont la constitution n'a pas été détériorée que chez ceux dont la santé a été préalablement altérée.

2° Au contraire, l'hystérie qui se développe lentement, a plus de tendance à se produire chez les sujets dont la constitution a été affaiblie.

État de la santé, depuis la puberté jusqu'au moment où les causes productrices de l'hystérie ont commencé à agir. — Nécessairement les 87 cas d'hystérie développés avant la puberté, c'est-à-dire jusqu'à l'âge de douze ans, ne sont pas compris dans ce tableau :

Sur les 317 autres, 188 étaient en bonne santé depuis l'âge de la puberté, et 129 étaient mal portantes depuis cette époque.

Les 129 femmes mal portantes peuvent être classées de la manière suivante :

11 étaient de santé douteuse; 84 étaient, ou de mauvaise santé, ou mal menstruées, ou chlorotiques; 22 venaient d'éprouver une maladie grave ou de longue durée, enfin 12 venaient d'avoir une suppression brusque des menstrues.

Par conséquent, les trois cinquièmes des hystériques étaient des femmes bien portantes, les deux cinquièmes, au contraire, ayant été de mauvaise santé depuis la puberté.

Il était à supposer que ces chiffres s'appliqueraient dans des proportions différentes, aux hystériques prises d'emblée par une attaque, et à celles qui sont devenues malades graduellement; c'est effectivement ce qui est arrivé.

Parmi les hystériques prises d'emblée par une attaque, 62 étaient bien portantes, et 27 étaient de mauvaise santé.

Parmi les hystériques, chez qui la maladie s'est développée graduellement, 188 étaient bien portantes, et 102 étaient de mauvaise santé.

Il résulte de là qu'avant et après la puberté, le nombre des hystériques bien portantes était relativement plus considérable chez les femmes qui ont été brusquement atteintes d'hystérie, que chez celles chez qui cette maladie s'est développée graduellement.

Les maladies des femmes mal portantes ont toutes eu pour effet d'amener l'anémie ou l'hydroémie, de troubler la nutrition; finalement, de produire une diminution dans la force de résistance aux agents perturbateurs de l'économie, et de confirmer ce que disaient Sydenham, Van Swieten, Tissot, Viridet et Whytt, que la trop grande diminution de la quantité du sang, amenait la délicatesse, l'atonie et la mobilité du système nerveux.

ARTICLE XVI.

RÉSUMÉ DE LA PRÉDISPOSITION.

Après être entré dans le détail de chacune des modifications qui constituent la prédisposition à l'hystérie, il n'est pas sans intérêt de voir dans quelles proportions les principales d'entre elles, celles qu'on pourrait appeler primordiales, se sont en quelque sorte combinées chez les malades soumises à mon observation.

Sur 396 femmes hystériques qui ont pu donner des renseignements suffisants, il s'en est trouvé :

1° 102 qui étaient seulement très impressionnables et qui ne présentaient aucune autre prédisposition.

2° 38 qui étaient très impressionnables, et dont les parents avaient été atteints, soit d'hystérie, soit d'épilepsie, soit d'aliénation mentale, soit de convulsions, sans autre prédisposition.

3° 55 qui étaient très impressionnables, et dont la constitution était chétive et détériorée.

4° 45 qui étaient très impressionnables et qui éprouvaient des troubles plus ou moins graves de la menstruation.

5° 12 qui étaient très impressionnables et qui venaient d'éprouver des maladies graves ou longues, à la suite desquelles il était resté une grande débilité.

6° 39 qui étaient fort impressionnables, qui avaient eu des parents hystériques et qui étaient d'un constitution faible.

7° 32 qui étaient très impressionnables, qui étaient nées de parents hystériques et qui avaient des dérangements dans la menstruation.

8° 34 qui étaient très impressionnables, qui avaient une mauvaise constitution et qui étaient mal menstruées.

9° 4 qui étaient très impressionnables, qui étaient d'une constitution chétive, et qui, en outre, étaient cachexiées par suite de graves maladies.

10° 24 qui étaient très impressionnables, qui avaient eu des parents hystériques, qui étaient d'une mauvaise constitution et qui avaient des dérangements dans la menstruation.

Enfin il ne s'est trouvé que 10 hystériques, chez lesquelles on n'a pu reconnaître aucune espèce de prédisposition.

Il résulte de ce tableau : 1° que, comme l'avaient dit Raulin et Sydenham, il existe toujours, chez les femmes hystériques, une disposition spéciale de l'économie de laquelle est née l'aptitude à être atteinte de l'hystérie. Dans les cas très rares où cette aptitude n'existe pas, elle est suppléée par une cause déterminante dont l'action a été très puissante. Ainsi l'une de ces femmes non prédisposées, née de parents sains, d'une bonne constitution, d'un caractère autrefois gai et insouciant, élevée doucement chez ses parents, bien menstruée, n'était, comme on l'a vu, devenue hystérique qu'au bout de dix années de mariage, temps pendant lequel sa vie en communauté n'avait été qu'un long martyre.

2° Que le plus souvent les hystériques réunissent plusieurs genres de causes prédisposantes primordiales. Parmi les malades que j'ai observées, 24 en réunissaient quatre; 112 en réunissaient trois; 150 en réunissaient deux, et 102 n'avaient été influencées que par un seul ordre de ces causes.

La prédisposition constitue le fonds sur lequel viennent agir les causes déterminantes dont l'action est plus passagère, et qui n'ont le plus ordinairement d'autre effet que celui de donner l'impulsion à une économie toute disposée à la recevoir.

La nature de la modification que produisent les causes prédisposantes est facile à déterminer après l'examen qui vient d'être fait du mode d'action de ces causes; toutes, en effet, ont pour résultat de rendre plus vive cette propriété générale de notre économie qu'on pourait appeler l'affectivité, c'est-à-dire la facilité à être impressionné. A quoi se réduisent, en effet, les véritables influences prédisposantes, celles qui proviennent du sexe, de l'âge, de l'hérédité, du mode d'éducation et d'alimentation, des professions, de l'état de la menstruation, des diverses maladies antécédentes, si ce n'est à donner au système nerveux qui se résume dans l'encéphale et dans ses prolongements, un excès d'irritabilité. Or, cet excès se trouve être produit, soit en augmentant directement sa susceptibilité, soit en déprimant les autres systèmes organiques, et en faisant indirectement prédominer celui-là.

Aussi l'hystérie prend-elle d'autant plus d'intensité que l'encéphale est plus irritable, et les troubles qu'elle provoque dans les divers appareils de l'économie sont d'autant plus intenses que la faculté de sentir y est plus développée. Whytt était à peu près de cette opinion, car il réduit la prédisposition à deux grands ordres de causes, qu'il interprète à sa manière, mais qui n'en sont pas moins exactes : 1° une délicatesse et une sensibilité trop grande du système nerveux; 2° une faiblesse extraordinaire ou un sentiment dépravé ou contre nature dans quelqu'un des organes du corps.

On peut encore reconnaître dans la prédisposition un autre effet, celui de multiplier les occasions de sensations. C'est de cette manière qu'agissent aussi certaines périodes d'âge, quelques dispositions morales, le mode d'éducation, les professions et les maladies antérieures.

La prédisposition à l'hystérie peut donc, d'après tous ces faits, se réduire à deux points principaux : rendre le système nerveux plus apte à sentir vivement les impressions, et multiplier les occasions de sensations pénibles.

Une grande partie de ces recherches ayant été faite sur des sujets pris dans les classes peu aisées de la société, on pourrait peut-être penser qu'il en est autrement dans les classes plus élevées, et que chez elles, le sang surabondant et surexcitant, le besoin des plaisirs, l'habitude du bien-être, prédisposeraient à l'hystérie, soit en augmentant la somme des besoins à satisfaire, soit en empêchant que ces besoins ne soient satisfaits, et donneraient raison aux opinions de l'antiquité, qui ne voyaient dans la prédisposition que des penchants lascifs et des liqueurs surabondantes qui manquaient d'écoulement. Mais tout en concédant que ces conditions puissent être, dans quelques cas, chez les classes aisées, des causes prédisposantes de l'hystérie, il suffit de l'observation la plus superficielle pour voir que la diversité des positions ne change rien au fond des choses, et que les riches comme les pauvres ont chacun leur part dans les souffrances communes.

On peut résumer ce long article sur la prédisposition par les conclusions suivantes :

1° L'impressionnabilité augmentée de l'élément affectif du système nerveux constitue le fond de la prédisposition à l'hystérie.

2° L'hystérie est presque spéciale au sexe féminin, parce que, chez lui, il existe une prédominance de cet élément affectif.

3° Néanmoins l'hystérie peut exister chez l'homme, mais à la condition qu'il y aura chez lui la même prédominance.

4° On ne trouve pas dans l'appareil génital de la femme la raison de cette spécialité; on la trouve dans le mode de sensibilité propre aux femmes.

5° L'hystérie est manifestement héréditaire ; le quart des filles qui naissent d'une mère hystérique est atteint à son tour d'hystérie.

6° Il existe dès l'enfance un état spécial de susceptibilité, qui est particulier aux sujets destinés à devenir plus tard des hystériques.

7° L'hystérie peut exister chez l'enfant avant l'âge de la puberté ; l'époque du maximum de sa fréquence est l'âge de douze à vingt-cinq ans ; au delà de cet âge, l'invasion de l'hystérie est rare.

8° On trouve dans le développement des actions nerveuses, plus que dans celui des organes génitaux, les causes de ces aptitudes à l'hystérie.

9° Il n'y a pas de tempérament ni de disposition matérielle de la constitution qui prédispose à l'hystérie.

10° L'hystérie est plus commune dans les basses classes de la société, où elle atteint le quart des femmes, que dans les classes plus élevées, chez qui elle en atteint au plus le huitième.

11° L'hystérie est presque aussi commune dans les campagnes que dans les villes.

12° Une éducation trop dure conduit plus à l'hystérie qu'une éducation trop douce.

13° Le régime de vie dans lequel l'alimentation est insuffisante conduit plus à l'hystérie qu'un régime trop succulent.

14° Les passions et les affections morales tristes sont les seules qui prédisposent à l'hystérie.

15° Les professions n'ont d'influence sur l'aptitude à contracter l'hystérie qu'en déterminant un affaiblissement général de la constitution, en faisant prédominer le système nerveux et en multipliant les occasions d'impressions pénibles sur ce système.

16° Les maladies des organes génitaux ne prédisposent pas beaucoup plus que celles des autres organes à contracter l'hystérie.

17° La continence ne dispose à l'hystérie que chez un très petit nombre de sujets chez lesquels des circonstances particulières viennent exciter les organes génitaux, ou stimuler la portion de l'encéphale qui correspond à coordonner les actions de ces organes.

18° Rien, dans la prédisposition, ne justifie les opinions des anciens sur les causes matérielles de l'hystérie.

CHAPITRE II.

CAUSES DÉTERMINANTES.

Entraînés par leurs idées *a priori*, les anciens ne regardaient comme pouvant donner directement naissance à l'hystérie, que les modificateurs qui avaient de l'influence sur les organes génitaux. Selon eux, ces modificateurs agissaient, tantôt en augmentant la somme des besoins génitaux, tantôt en empêchant que ces besoins ne reçussent satisfaction suffisante, tantôt en troublant le flux menstruel dont les relations avec la génération ont une si grande affinité, tantôt enfin en provoquant des écoulements leucorrhéiques qu'ils supposaient être des preuves de trop de plénitude de l'utérus.

Toute leur étiologie se bornait là, et les médecins des époques subséquentes n'y ont ajouté que peu de chose; Forestus, Sennert, Fernel, Baillou, Rivière, si fidèles aux doctrines hippocratiques, se seraient bien gardés de les modifier. Selon ces auteurs, on ne devient hystérique que quand certaines circonstances ont excité les besoins génitaux, et que quand d'autres circonstances ont mis obstacle à la satisfaction de ces mêmes besoins.

Cependant, depuis l'époque à laquelle vivait Willis, on avait remarqué plusieurs fois que des troubles hystériques avaient apparu sous l'influence de modificateurs, tels que des chagrins, des émotions tristes, qui étaient évidemment en dehors du cercle tracé par les anciens ; mais ces faits avaient généralement été considérés comme étant un effet du hasard.

A mesure que la véritable observation faisait des progrès, à mesure aussi ces faits s'étaient multipliés, et il fallut bien à la fin les rattacher directement aux troubles qui s'étaient produits. Mais comme les préventions scientifiques sont de celles qui se dissipent le plus difficilement, les auteurs aimèrent mieux supposer que ces circonstances agissaient comme de simples moteurs n'ayant aucun rapport physiologique entre leur mode d'action et la nature de la maladie qu'ils produisaient, et ils les appelèrent des causes occasionnelles, faisant bien entendre par là qu'elles n'étaient que de simples incidents.

Au moyen de cette sorte de compromis, les pathologistes devinrent très faciles dans l'admission des divers modificateurs comme causes occasionnelles de l'hystérie. Toute circonstance qui avait précédé l'apparition des troubles hystériques fut mise par eux au rang des causes de cette maladie ; ils ne cherchèrent pas même à séparer les modificateurs capables de donner naissance à l'hystérie, de ceux qui se bornaient à en faire reparaître les accidents.

Pour donner une idée de ce qu'est encore la science à l'époque actuelle, je me bornerai à faire ici l'énumération de ces divers modificateurs qu'on est convenu de regarder comme étant des causes occasionnelles de l'hystérie, et qu'on trouve présentés comme tels dans les écrits des auteurs les plus classiques, Fréd. Hoffmann, Cullen, J. Frank, Louyer-Villermay, MM. Dubois (d'Amiens), Monneret, Landouzy, Copland, Conolly, etc.

Ce sont les suivants :

1° Les affections de l'âme, et principalement la colère, l'envie, la jalousie, l'amour, et surtout l'amour contrarié, l'ennui, le chagrin, la terreur, l'attention trop prolongée, les contrariétés. En général, toutes les circonstances qui peuvent exciter la sensibilité en même temps qu'il y a des efforts tentés pour dissimuler cette excitation.

2° La vue d'objets déplaisants ; celle de personnes en attaque d'épilepsie ou d'hystérie ; celle de choses antipathiques, telles que des sangsues, des grenouilles, des souris, des chats, des araignées ; celle de corps agités, soit par un mouvement rotatoire, soit par un autre mouvement continu.

3° L'audition de sons forts, désagréables ou émouvants.

4° La respiration d'exhalaisons déplaisantes, telles que celles qui s'élèvent de certains animaux, des émanations qui partent de certaines plantes, comme la jusquiame, la belladone, de celles qui proviennent de certains métaux, comme le mercure, ou de certaines substances, comme l'opium, le musc, le castoréum ; les odeurs qui viennent des parfums de la rose, du jasmin, de l'héliotrope.

5° L'usage des aliments de haut goût, celui des préparations excitantes, toniques, stimulantes, celui de certaines substances telles que le miel, le sucre de mauvaise qualité, la vesce de loup, les truffes, les écrevisses, les fraises, la crème, le chocolat aromatisé, les crabes, le turbot, la laitance des poissons, etc., etc.; une alimentation trop peu réparatrice, l'abus du laitage ; les boissons excitantes, telles que le thé, le café, les alcooliques, les liqueurs fermentées ; les boissons trop chaudes et celles qui sont prises à la glace ; les médicaments qui irritent le tube digestif, et surtout ceux qui, comme l'aloès, la coloquinte, agissent directement sur le gros intestin, et sympathiquement sur l'utérus.

6° Les vêtements gênants, les corsets, le chatouillement de la peau, les écorchures, les crevasses du sein, les impétigos et toutes les irritations de la peau ; les refroidissements.

7° La musique et les spectacles propres à faire naître des passions vives ; la lecture des romans et des livres où sont présentés sous des couleurs animées, les sentiments et les passions les plus tendres ; les peintures lascives ; le plaisir qu'éprouve la femme à la vue de l'homme dont elle est éprise, un baiser ou même un simple toucher de la part de la personne chérie ; la fréquentation habituelle des promenades publiques, des bals, des concerts, des réunions nombreuses ; la vue de tous les objets qui ont rapport au luxe ou aux beaux-arts ; une inclination secrète, l'espoir d'une alliance impossible, l'abandon après un amour partagé, les séparations entre époux, les peines domestiques, les outrages à la pudeur, les désirs vénériens excités et non satisfaits, la masturbation, les excès vénériens.

8° L'acidité des premières voies, les vers, la bile épaissie ; la rétention d'un prétendu sperme trop abondant chez certaines femmes ; les congestions hémorrhoïdales ; l'approche des menstrues, leur suppression, leurs irrégularités ; la leucorrhée trop abondante, trop âcre, ou supprimée trop tôt ; l'application des sangsues à la vulve ; les injections irritantes dans la cavité de l'utérus, la blennorrhagie, les chancres de la vulve, les maladies de l'utérus, et spécialement celles de son col, les affections des annexes de la matrice, celles des organes génitaux, la grossesse et l'accouchement.

Tel est le tableau confus des causes dites occasionnelles de l'hystérie, tel qu'on le trouve dans les auteurs anciens et modernes.

Il est facile de constater que, parmi ces nombreux modificateurs, 1° un bon nombre d'entre eux doit être rangé dans la catégorie des causes prédisposantes ; tels sont la plupart de ceux qui sont relatifs aux affections de l'âme, à l'excitation des sens, à l'alimentation, etc., etc. ; 2° un nombre plus grand encore doit être considéré comme de simples excitants des accidents ou des attaques hystériques chez des malades déjà prises d'hystérie, tels sont la vue d'objets déplaisants, les odeurs fragrantes, les aliments salés, etc. ; 3° plusieurs sont des causes imaginaires, comme l'odeur de l'opium, de la jusquiame, des souris, des chats, les émanations du mercure, l'usage du miel, du sucre, de la crème, etc. ; 4° et enfin il en est qui sont des causes réelles de l'hystérie, mais dont rien n'indique ni la puissance ni la fréquence d'action.

Ch. Lepois et Willis avaient depuis longtemps fait sentir le vide de cette étiologie, et ils avaient l'un et l'autre insisté sur le rapport qui devait exister entre les causes de l'hystérie et la nature de cette maladie, en établissant les premiers que les véritables causes de l'hystérie étaient toutes des modificateurs de l'encéphale et de ses prolongements.

Malgré tout ce qu'avaient de rationnel les considérations présentées par ces deux auteurs, ils n'avaient convaincu que très peu de médecins ; l'opinion générale n'en était pas ébranlée. Mauriceau, Astruc, Fréd. Hoffmann et Chambon, qui vinrent plus tard, n'en restèrent pas moins partisans des idées antiques, et l'on voyait encore, il y a trente ans, Louyer-Villermay qui, d'après son ouvrage, semble n'avoir étudié l'hystérie que sur ce qu'on appellerait maintenant le demi-monde ; on voyait, dis-je, ce médecin se faire le complaisant écho des vieilles doctrines médicales, et rapporter encore l'hystérie à l'utérus et à la rétention de la prétendue liqueur séminale.

L'observation finit pourtant par reprendre son empire ; Georget placé dans l'hôpital de la Salpêtrière, au milieu des hystériques, reconnut bientôt combien étaient exactes les idées de Lepois et de Willis ; il recueillit des faits, et il put constater par l'expérience que les modificateurs qui avaient le plus d'influence sur la production de l'hystérie étaient ceux qui agissaient sur les organes encéphaliques.

M. le docteur Beau, alors élève interne dans le même établissement, se livra plus tard au même genre de recherches ; il prit un certain nombre d'observations, et leur résultat se trouva en concordance avec celui qu'avait obtenu Georget. Les faits recueillis par ces deux observateurs, étant peu nombreux, n'eurent pas assez de poids pour décider la question et pour entraîner l'opinion des médecins. Dans cet état de choses, il n'y avait qu'à recueillir des faits sur une plus grande échelle : pour atteindre ce but, j'ai cherché avec soin, sur 430 femmes hystériques, toutes les circonstances qui pouvaient être considérées comme ayant donné directement naissance à l'hystérie, ou comme l'ayant reproduite quand elle avait disparu depuis un certain temps, et j'en ai tiré les tableaux suivants qui comprennent tout ce qu'on a désigné, avec raison, sous le nom de causes déterminantes de l'hystérie.

Pour compléter l'ensemble de cet ordre de causes, et pour constater qu'il n'était pas particulier aux femmes qui fréquentent les hôpitaux, j'ai cru devoir recourir à l'estimable ouvrage de M. le docteur Landouzy : ce savant laborieux a, comme on le sait, recueilli les principaux faits d'hystérie épars dans les auteurs les plus graves, Galien, Forestus, Fernel, Baillou, Sennert, Rivière, Hoffmann, P. Frank, Louyer-Villermay, etc., hommes qui ne donnaient leurs soins qu'aux personnes des classes élevées. J'ai joint tous ces faits à ceux que j'avais recueillis ; de cette manière j'espère avoir compris, dans les tableaux étiologiques qui vont suivre, l'ensemble des vraies causes déterminantes de l'hystérie, chez toutes les classes de la société.

Ces modificateurs ont été bien réellement des causes déterminantes, car ils ont donné naissance à l'hystérie directement et sans aucun intermédiaire, les phénomènes hystériques auxquels ils ont donné lieu ayant suivi immédiatement leur action.

Ils comprennent non-seulement des agents dont l'action a été instantanée ou bien a duré un temps assez limité, mais encore quelques-uns de ceux qui, bien que causes prédisposantes, ont agi seuls pendant un temps plus ou moins long. On doit donc entendre par causes déterminantes de l'hystérie, tous les modificateurs qui ont déterminé directement, et sans aucun intermédiaire, la production de cette maladie, quelle qu'ait été la durée du temps pendant lequel ils ont agi, avant de provoquer le développement de la maladie.

TABLEAU *des diverses causes déterminantes de l'hystérie observées sur 591 femmes atteintes de cette maladie, et sur lesquelles on a pu avoir des renseignements.*

Je ne comprendrai dans ce tableau que les causes productrices de l'hystérie chez les femmes qui n'en étaient pas encore atteintes, et celles qui ont provoqué la récidive de cette maladie chez les femmes qui en étaient guéries.

Ces causes, qu'on peut réduire à un nombre assez restreint, sont les suivantes, que je range par ordre de fréquence :

1° Les chagrins de ménage ou de famille, tels que ceux que produisent les mauvais traitements exercés par les parents sur leurs enfants, ou par les maris sur leur femme, la position de gêne et de préoccupation dans laquelle se trouve le ménage, la perte de mari, d'enfants ou de proches parents. Ces causes ont existé sur 117 femmes, c'est-à-dire sur près d'un cinquième des hystériques : 104 d'entre elles ont été observées par moi, et 13 ont été tirées de l'ouvrage de M. Landouzy.

Les modificateurs de cet ordre sont incontestablement ceux qui ont le plus de puissance ; les auteurs sont unanimes sur ce point ; Willis dit : « Observare licet hanc affectionem a subito terrore, in » genti tristitia, indignatione aut aliave passione, violenter crebro » affectum ducere. » Primerose, Ettmuller, Comparetti, reconnaissent que les chagrins, les mauvaises nouvelles, provoquent fréquemment l'hystérie. Georget dit expressément qu'il a recueilli un grand nombre d'observations d'hystérie, dans lesquelles la maladie avait été causée par des affections morales vives, et Louyer-Villermay rapporte un certain nombre de cas dans lesquels la maladie était née sous l'influence de ces mêmes agents.

2° La suppression brusque des menstrues, provoquée par une cause physique, chez 16 femmes; la suspension, ou les retards de l'apparition de cet écoulement, l'aménorrhée, la dysménorrhée, etc., qui ont été observées chez 50 personnes, 39 par moi, et 11 par les auteurs qu'a cités M. Landouzy, c'est-à-dire sur un neuvième des hystériques.

Dans ces divers cas, les accidents ont paru directement, à la suite des troubles menstruels, et sans l'intervention d'aucune autre cause.

Tous les auteurs, quelle qu'ait été leur opinion sur la nature de l'hystérie, ont insisté avec raison sur la puissante influence qu'ont les troubles menstruels dans la production de cette névrose; ce qui ne signifie pas, comme je l'ai prouvé dans le chapitre précédent, que le point de départ de la maladie ait, dans ces cas, été les organes génitaux.

Pour les médecins qui voient les choses sous un point de vue restreint, ces troubles indiquent une lésion de l'utérus ou de ses annexes; mais pour ceux qui les voient d'une manière plus large et plus pratique, il existe chez les femmes dont les menstrues se font mal ou ont été arrêtées brusquement, un état de malaise qui peut influencer trois ordres d'organes : 1° d'abord, l'encéphale, auquel aboutissent toutes les souffrances; 2° l'estomac et les organes de la digestion qui offrent des signes de malaise dans la majorité de ces cas; 3° enfin, l'utérus et ses annexes qui, dans un nombre assez limité de cas, peuvent être regardés comme le point de départ d'irradiations douloureuses.

3° La frayeur, celle par exemple qu'avait produite la vue inopinée d'un cadavre, d'un combat entre plusieurs hommes, celle qu'avait excitée la vue d'un frère se précipitant d'une fenêtre élevée, celle qu'avait provoquée l'arrivée au milieu du feu parti d'une barricade, celle qu'avait occasionnée l'irruption dans l'appartement de gens supposés mal intentionnés, celle qui avait suivi l'attaque brusque de la part d'un chien supposé enragé, la vue d'un incendie dans la maison même, le bruit de cris inopinés entendus au milieu de la nuit, etc., etc.

Ces causes ont été observées sur 61 femmes hystériques, 41 fois par moi, et 20 fois par les divers auteurs cités par M. Landouzy;

elles ont, par conséquent, agi sur un neuvième des hystériques.

4° Les contrariétés plus ou moins vives et plus ou moins prolongées à raison de causes diverses, telles que celles qu'éprouvent des jeunes filles incessamment tracassées par une belle-mère, celles qui accompagnent les grossesses illicites, celles qui suivent les inclinations contrariées, celles que produit une position fausse, etc., etc.

Ces causes ont été constatées sur 40 femmes, c'est-à-dire chez un douzième des hystériques. Il est probable qu'une partie des malades influencées par cet ordre de causes, a été considérée par les auteurs recensés dans le livre de M. Landouzy comme ayant été affectées d'émotions morales, et a été classée sous ce titre dans les observations.

5° Les émotions morales vives, telles que celles qui résultent du départ de personnes chéries, de l'arrivée de nouvelles désagréables, de la vue d'objets émouvants, de contestations vives, de surprises, de la colère, de l'assistance aux cérémonies de la première communion.

Ces causes ont été observées sur 53 femmes, c'est-à-dire sur un peu plus du douzième des hystériques ; 36 avaient été observées par moi, et 17 par les auteurs qu'a cités M. Landouzy.

Si l'on jette les yeux sur les résultats des recherches de même genre entreprise à la Salpêtrière, on trouve que :

Sur 22 cas d'hystérie, Georget avait trouvé que la cause déterminante avait été la frayeur chez 15 malades, et les chagrins violents chez 7.

Sur 19 cas observés par M. Beau, la cause avait été la frayeur chez 10, les chagrins chez 4, l'amour contrarié chez un, et la vue d'une épileptique en attaque chez un.

Il existe, comme on le voit, une concordance parfaite entre les observations de ces deux auteurs et celles qui précèdent.

6° L'affaiblissement produit par des maladies graves et longues, telles que la pneumonie intense, la pleurésie avec épanchement considérable, le rhumatisme articulaire aigu et prolongé, la fièvre typhoïde grave, l'ovarite ou la métrite succédant à l'accouchement ; la débilitation occasionnée par les allaitements trop répétés ou trop prolongés ; ces affections avaient occasionné de grandes déperditions dans les forces et avaient nécessité la mise à la diète et l'emploi de traitements le plus souvent débilitants. Ces causes ont agi sur 21 hystériques, toutes observées par moi, c'est-à-dire sur le trentième des hystériques.

7° L'ennui d'avoir quitté le pays natal et la famille, joint au désagrément, soit de servir comme domestique, soit de travailler à Paris comme ouvrière. Cette cause a été observée par moi chez 20 femmes.

8° Les peines du cœur produites par les inclinations contrariées ou non satisfaites, par les mariages manqués, etc., etc., dont l'action a été observée sur 21 femmes, c'est-à-dire sur le trente-deuxième des hystériques, 18 fois par moi, et 3 fois par les auteurs cités par M. Landouzy. On est surpris de voir un genre de causes qui, d'après beaucoup d'auteurs, aurait tant d'influence sur la production de l'hystérie, avoir en réalité une action si restreinte.

9° Les revers de fortune et les pertes d'argent qui ont été observés par moi chez 15 hystériques.

10° Les fatigues extrêmes jointes, soit à l'ennui, soit à un travail excessif. Cet ordre de causes a été observé par moi chez 11 hystériques.

11° La vue de personnes en attaque d'hystérie ou d'épilepsie, qui a été observée 7 fois par moi, et 1 fois par un auteur cité par M. Landouzy.

Bailly, dans son *Rapport sur le magnétisme animal*, dit qu'un jour de première communion à l'église Saint-Roch, une jeune fille fut prise tout à coup de convulsions hystériques pendant la messe, et que, dans l'espace d'une demi-heure, cinquante à soixante femmes avaient eu des convulsions semblables.

Alibert raconte (1) qu'une personne étant tombée dans une attaque d'hystérie au moment où elle était entourée de plusieurs dames, dans la soirée même deux d'entre elles furent affectées de convulsions semblables à celles qu'elles avaient vues le matin chez leur amie, quoiqu'elles n'eussent jamais auparavant subi la moindre atteinte de la névrose hystérique.

Kaw Boerhaave (2) fait le récit suivant : Une petite fille, qui se trouvait dans celui des hôpitaux de Harlem où l'on nourrit les pauvres, ayant eu quelque frayeur, fut attaquée de convulsions qui se renouvelaient à des époques fixes. Dans le nombre des jeunes enfants tant filles que garçons, qui étaient présents et qui lui donnaient des soins, une fille que ce spectacle frappa, fut prise du même mal ; le second jour, il y en eut une autre, ensuite une troisième, puis une quatrième, enfin presque tous les assistants des

(1) *Traité de thérapeutique*, t. II, p. 32.
(2) *Impetum faciens*, p. 406.

deux sexes parurent épileptiques (on veut dire hystériques); les convulsions chez les uns en faisaient naître chez les autres, lorsque Boerhaave intervint.

M. le professeur Andral et M. le docteur Landouzy parlent d'hystérie développée dans tout un pensionnat par la simple vue des attaques d'une hystérique.

Ces faits s'expliquent très bien par la frayeur et par l'impression pénible que produisent les cris souvent effrayants, les convulsions violentes et l'aspect de souffrance qui accompagnent fréquemment les attaques d'hystérie.

12° Après ces divers genres de causes que j'ai pu classer par ordre de fréquence, viennent quelques modificateurs dont l'action ne s'est produite qu'un petit nombre de fois, et que je range, pour cette raison, dans la même catégorie; ce sont l'accouchement, qui a agi comme cause déterminante chez 7 hystériques, la grossesse chez 6, la première menstruation chez 5, les hémorrhagies et la saignée chez 6, le viol chez 2, l'abus du coït chez 2, la magnétisation chez 2, les changements d'habitude chez 2, la cautérisation d'un chancre chez 1, et la contusion à l'épigastre chez 1

13° Les auteurs qui rattachent l'hystérie aux affections des ovaires supposent que les maladies ovariennes produisent fréquemment cette névrose, et ils rapportent un certain nombre de faits dans lesquels on a trouvé des lésions des ovaires chez des femmes qui avaient été ou qui étaient encore hystériques, et ils prétendent expliquer l'existence de l'hystérie par la présence de ses altérations.

Pour juger la valeur de ces assertions en connaissance de cause, je présenterai, dans cet article, les principaux d'entre ces faits. Les voici :

1° Attaques hystériques chez une jeune fille, douleurs à l'épigastre; mort; altération des ovaires, des trompes, et déformation de l'utérus.

2° Mêmes accidents chez deux jeunes filles hystériques. Lésion des ovaires (Bonnet, *Sepulchretum*, lib. III, sect. 33, p. 48 et 49).

3° Hystérie après de vifs chagrins, aliénation mentale; altération des trompes et des ligaments ronds (*Id.*, p. 49).

4° Hystérie avec chlorose chez une jeune fille de quatorze ans. Mort; lésion des ovaires (Vésale, *De corpor. humani fabric.*, lib. V, cap. xv).

5° Hystérie chez une jeune fille de vingt-cinq ans ; altération des ovaires (Heurnius, *Hist.*, 16).

6° Femmes hystériques ayant des lésions des ovaires (Diemerbroeck, *Anat.*, lib. I, cap. XXIII).

7° Lésion des ovaires chez des femmes hystériques (Bauhin, *Anat.*, lib. III, cap. XXXV).

8° Chez une femme hystérique, altération grave du poumon; lésion de l'ovaire gauche (Rivière, cent. 1, obs. 60).

9° Jeune fille de quinze ans, entrée à l'Hôtel-Dieu, avec des convulsions continuelles sans perte de connaissance, et une constriction très forte à la gorge, avec horreur des liquides, chez laquelle il n'y a néanmoins pas eu le moindre signe caractéristique de l'hystérie; morte au bout de quelques jours au milieu de ses accès. A l'autopsie, ovaires volumineux (Rullier, *Thèse inaugurale*, Paris, 1808).

10° Femme âgée, séparée de son mari, prise de prurit des parties génitales, puis de nymphomanie et d'attaques hystériques. Un très petit kyste dans l'un des ovaires (Helwig, *Ephem. nat. cur.*, cent. 3 et 4, obs. 142, *in* Morgagni).

11° Fille publique hystérique depuis quatre mois qu'elle n'avait plus ses menstrues, puis devenue aliénée et morte subitement. Ovaires blancs, durs, squirrheux et gros, entraînés derrière l'utérus (Morgagni, épître 45, n° 21).

12° Hystérie complète chez une fille de 27 ans, suite de frayeur. Accidents inflammatoires du côté de l'abdomen; vomissements continuels; mort. Péritonite suppurée, trompes rouges, contenant du pus; ovaires volumineux, lardacés, couverts de plaques pseudo-membraneuses (Louis, *Gaz. méd. de Paris*, 1846, p. 311).

13° Hystérie avec attaques, douleurs violentes à l'épigastre; mort. Ovaires doublés de volume, noirâtres, parsemés de foyers hémorrhagiques (Clinique de M. Piorry, *Gaz. des hôpitaux*, 6 juin 1846).

Tels sont les faits anatomiques sur lesquels se fonde l'opinion que les maladies des ovaires provoquent l'hystérie. Ils ne sont pas nombreux, et il est permis de les regarder comme étant d'une faible valeur.

Il est évident que les huit premiers faits ne prouvent absolument rien, on y voit seulement que des sujets hystériques étaient porteurs d'altérations des ovaires. Mais quelles étaient ces altérations, avaient-elles précédé l'hystérie, l'avaient-elles suivie, y avait-il eu quelque rapport entre le développement de l'hystérie et celui de la lésion ovarienne? On ne peut le savoir.

Le neuvième fait, celui de M. Rullier, est un cas non douteux de névrose hydrophobique, et non d'hystérie. Georget et M. Dubois qui l'ont rapporté, ne mettent pas le moindre doute à cet égard.

Le dixième fait offre un très petit kyste de l'ovaire qui est certainement bien innocent, du prurit, de la nymphomanie et des attaques hystériques qu'a présentés la malade.

Le onzième montre des ovaires squirrheux, par conséquent malades depuis longtemps, chez une femme qui n'était hystérique que depuis quatre mois.

Le douzième a rapport à une femme qui était hystérique depuis longtemps, et chez laquelle il est survenu de la péritonite aiguë produite par une ovarite, ce qui n'explique en rien les accidents hystériques antérieurs.

Le treizième est trop incomplet pour avoir la moindre valeur ; la lésion des ovaires paraît avoir été récente et se rapporter aux dernières expulsions d'ovules ; l'hystérie, au contraire, paraît avoir été ancienne.

Ajouterai-je à ces faits les suivants qui reposent, sur une pure erreur de diagnostic, laquelle a consisté à prendre l'hyperesthésie des muscles de la partie inférieure de la paroi antérieure de l'abdomen, pour une douleur provenant des ovaires.

Le premier appartient à M. Piorry (*Traité de méd. prat.*, t. VIII, p. 377) : Une femme éprouve une première attaque d'hystérie, suite de jalousie, et pendant cette attaque, on remarque une vive douleur à la région de l'ovaire droit.

Je ferai observer avant tout, que le plus souvent les ovaires non tuméfiés sont dans la cavité du petit bassin, et qu'ils ne correspondent à aucune partie de la paroi abdominale antérieure.

Les autres faits appartiennent au professeur Schutzemberger :

1. Tuméfaction à la région ovarique droite, avec douleurs, qui, lors des exaspérations, s'accompagnent d'accidents hystériques. Apparition de ces accidents toutes les fois qu'on presse la partie douloureuse.

2. Hystérie chez une jeune fille, apparue avant la menstruation. Plus tard, aucun rapport entre les menstrues et l'hystérie ; mais lors des attaques, douleurs à la région iliaque droite, et production de paroxysmes nerveux dès qu'on presse cette région.

3. Accès convulsifs d'hystérie, avec région ovarique droite douloureuse et rénitente; retour des paroxysmes, sitôt que l'on comprime cette région, et leur cessation, dès que l'on cesse de comprimer (1).

(1) *Recherch. sur les causes organ. des affect. hystériques*, par Schutzenberger (*Gazette médicale*, 26 septembre 1846).

Je ne doute pas qu'en parcourant les recueils d'observations, on ne trouve de nouveaux cas ; mais, même en admettant cette possibilité, qu'en résulterait-il ? que quelques femmes, parmi le très grand nombre de celles qui sont atteintes de maladies des ovaires, ont des accidents hystériques, et que, parmi ces quelques malades, il a pu s'en trouver quelques-unes chez qui ces maladies auront, par leur réaction douloureuse sur un système nerveux déjà prédisposé, provoqué le développement d'accidents hystériques.

MM. Bernutz et Goupil, dont les nombreux travaux sur les phlegmasies des annexes de l'utérus sont si connus, regardent l'hystérie comme fort rare dans ces maladies. Il existe constamment dans mes salles, à l'hôpital de la Charité, un certain nombre de femmes atteintes d'ovarites à tous les degrés ; or, depuis dix ans que je les observe avec soin, j'ai rarement vu chez elles de véritables accidents hystériques. Les médecins des hôpitaux qui se sont livrés à ce genre de recherches, ont fait la même observation.

On peut donc regarder comme établi que, dans la très grande majorité des cas, les maladies des ovaires n'ont aucune influence appréciable sur la production de l'hystérie, mais que, dans certaines circonstances peu nombreuses, des maladies douloureuses et longues de ces organes ont pu, chez les sujets prédisposés, devenir elles-mêmes une cause directe d'hystérie.

14° Le discrédit dans lequel sont graduellement tombées les théories antiques, sur l'importance du rôle de l'utérus, a conduit les médecins de nos jours à chercher d'autres explications de ces faits qu'ils supposaient exacts ; il était naturel qu'ils cherchassent dans les altérations matérielles de l'utérus ce qu'ils reconnaissaient ne pouvoir dépendre des lésions d'une autre nature. Aussi Pujol a-t-il ouvert une voie qu'on a volontiers suivie, placé, comme on l'était, sous l'empire des idées qui rattachaient l'hystérie aux organes génitaux.

Les partisans de l'opinion qui voudrait que toute maladie fût rattachée à la lésion matérielle d'un viscère, tels que Broussais, ainsi que les médecins de son école, et la plupart des hommes qui se sont occupés du traitement chirurgical des maladies de l'utérus, comme Lisfranc, Récamier, MM. Duparque et Landouzy, prétendent que les maladies de l'utérus occasionnent très fréquemment l'hystérie.

Leur opinion s'appuie sur des faits assez nombreux qu'il faut distinguer en deux ordres : le premier qui se compose des affections légères de peu de durée et des phlegmasies aiguës de l'utérus ; le second qui comprend les affections chroniques.

Je commence par l'examen des premières.

L'exploration de la cavité du corps de l'utérus par l'hystéromètre provoque quelquefois de la douleur dans les flancs, et le plus souvent dans le flanc gauche ; très rarement elle amène des accidents spasmodiques, et ces derniers peuvent tout aussi bien être attribués à l'appréhension qu'éprouvent les femmes, qu'au contact de l'instrument contre les parois utérines:

Les injections et les cautérisations intra-utérines, en raison de la sensation douloureuse qu'elles font éprouver, peuvent donner lieu à des espèces de spasmes, à des attaques hystériques incomplètes, et, dans quelques cas, on les a vu provoquer une sorte de syncope ou d'état léthargique. Mais ces accidents qui ont d'abord été observés par Hunter, puis par MM. Ricord, Robert, Nonat, sont passagers, et se voient principalement chez les femmes qui avaient déjà été atteintes d'accidents hystériques. On sait qu'au contraire les opérations pratiquées sur le col utérin produisent très rarement ces effets chez les femmes non hystériques,

Relativement à la grossesse où l'utérus est dans une sorte d'état pathololologique, et où les effets devraient être de toute évidence, si l'excitation de cet organe avait pour conséquence directe la production de l'hystérie, on trouve que les opinions diffèrent. Les médecins partisans de la nécessité de satisfaire les besoins utérins, prétendent que la grossesse dans laquelle ces besoins ont reçu toute satisfaction, préserve des accidents hystériques ; ceux qui ne voient dans l'hystérie qu'une réaction de l'utérus surexcité, trouvant que la grossesse était un état de surexcitation, sont d'opinion au contraire que la grossesse doit donner facilement naissance à ces accidents. On verra à l'article de l'influence de l'hystérie sur la grossesse, que le plus souvent l'utérus n'est pour rien dans les accidents hystériques qui se montrent alors, et que ceux-ci dépendent plus des conditions morales et du bien-être dans lequel se trouvent les femmes à ce moment, que de toute autre chose, et qu'en fin de compte, il est autant de femmes qui se trouvent améliorées par les grossesses qu'il en est qui s'en trouvent mal.

Il arrive quelquefois dans les accouchements que, pendant le travail, et surtout quand la tête de l'enfant porte sur le périnée, une attaque hystérique éclate. Or, on a regardé ces cas comme étant très nombreux. D'après les faits que j'ai recueillis, sur

257 accouchements, et sur un nombre moitié moindre d'avortements, qui avaient eu lieu chez des hystériques, il ne s'est trouvé que 22 cas d'attaques convulsives au moment de l'accouchement, lesquels avaient lieu sur 12 femmes différentes. D'après un travail du docteur Braun sur les convulsions des femmes enceintes ; sur 24 000 accouchements qui ont été faits dans un des hôpitaux de Vienne, il n'y a eu que 2 cas de convulsions hystériques.

Par conséquent, les attaques hystériques au moment de l'accouchement sont très rares chez les femmes bien portantes. Ces attaques résultent de la vive souffrance qui se produit à ce moment, et de l'agacement qui en naît, lequel se propage jusqu'à l'encéphale. Ces derniers faits réunis à ceux qui résultent des irritations artificielles de la face interne du corps de l'utérus, sont les seuls faits positifs sur lesquels on puisse établir que les surexcitations de la face interne de l'utérus peuvent provoquer assez facilement des accidents hystériques.

Je ne fais pas entrer en ligne de compte les quelques cas d'hystérie survenus, soit après une exploration au spéculum, soit après la cautérisation de quelques chancres à la vulve, parce qu'ils peuvent tout aussi bien dépendre de l'émotion que de la douleur.

Mais si l'irritation de la face interne du corps de l'utérus peut provoquer les phénomènes hystériques, il est loin d'être prouvé qu'il en soit de même pour les irritations du corps ou du col de cet organe, ainsi qu'on va le voir par les faits suivants qui ont été donnés comme spécimen.

On trouve dans l'ouvrage de M. Landouzy :

1° Hystérie débutant après un *état morbide de l'utérus* chez une dame de vingt-trois ans. Guérison de la névrose par l'amélioration de la maladie utérine. Récidive de la maladie après un accès de colère, et plus tard après l'acte conjugal, etc. (Lisfranc, *Clin. chir.*, t. II, p. 596).

2° Hystérie dépendant d'un *état morbide de l'utérus* chez une femme de trente-quatre ans. Attaques après chaque application du spéculum ; rapport entre la diminution des paroxysmes et la diminution de l'engorgement utérin. Guérison en six mois (Lisfranc, *id.*, p. 600).

3° Hystérie dépendant d'une *affection utérine* chez une femme âgée de vingt-six ans. Les attaques diminuent en même temps que la maladie de matrice diminue. Guérison complète (Lisfranc, *id.*, p. 602).

4° Hystérie dépendant d'une *affection utérine* chez une femme âgée de dix-huit ans. Guérison de la névrose ayant lieu en même temps que celle de l'affection utérine (Lisfranc, *id.*, p. 604).

5° Accès hystériques, suffocations, syncopes fréquentes, globe hystérique, etc., coïncidant avec une inflammation traumatique de l'utérus, chez une jeune femme de vingt-huit ans. Disparition des accidents nerveux au fur et à mesure de la diminution de la métrite (1).

6° Premier paroxysme d'hystérie coïncidant avec l'apparition d'une métrite chez une femme de vingt-six ans. Fièvre intermittente (Piorry, *Gazette des hôpitaux*, t. VIII, p. 66).

7° Hystérie consécutive à une passion contrariée; suppression des menstrues; inflammation de l'utérus; attaques fréquentes; avortements. Guérison (Duparcque, *Maladies de matrice*, t. I, p. 105).

Tels sont les seuls faits que présente M. Landouzy en faveur de l'opinion que les phlegmasies utérines sont des causes puissantes d'hystérie. Ces faits se réduisent à sept sur des milliers de cas de métrite aiguë.

Ils sont tous les mêmes, ils manquent tous de la sanction importante, celle qui consisterait à garantir que l'hystérie n'existait pas déjà depuis longtemps, qu'on n'a pas pris une réapparition momentanée des accidents pour une première apparition, et que des influences morales n'avaient pas existé en même temps que la maladie utérine. Cela eût été d'autant plus nécessaire, que dans quelques-uns de ces cas, il y a lieu de supposer que des causes autres que l'inflammation utérine sont intervenues avant le développement de l'hystérie, et que dans d'autres il y a de grandes probabilités qu'il n'y a eu que reproduction d'accidents spasmodiques chez des sujets déjà frappés d'un certain degré d'hystérie.

D'ailleurs dans les divers cas qui viennent d'être présentés, les chirurgiens paraissent n'avoir tenu compte que de la maladie de matrice et des opérations qu'ils y ont faites. Ils ne semblent pas avoir pensé aux inquiétudes, à la tristesse, et à l'ennui que doivent causer chez les malades, des affections dont elles redoutent l'issue souvent fatale, la crainte incessante de la souffrance, et la réclusion prolongée. Ils ne semblent pas le moins du monde avoir songé à la débilité, résultant d'une immobilité prolongée, d'un traitement affaiblissant et du peu d'aliments que prennent les malades. Or on connaît la puissance de cet ordre d'agents.

---

(1) *Traité de l'hystérie.* Paris, 1846, p. 396.

Une autre source d'erreurs assez fréquentes vient de ce qu'on a pris pour de l'hystérie, tantôt de simples troubles nerveux qui ne se rapportent pas à cette maladie, et d'autre fois quelques accidents isolés d'hystérie résultant de la réaction d'un organe souffrant sur le cerveau, ainsi que l'a dit le premier M. Bennett.

Si l'on n'en jugeait que par les écrits de ces observateurs, qui ayant eu l'occasion de traiter beaucoup de maladies utérines, ont dû nécessairement voir un assez bon nombre de cas d'hystérie, on serait disposé à attribuer aux maladies aiguës de l'utérus une influence presque spéciale.

Mais si, au lieu de s'en tenir aux résultats observés par les médecins spécialistes, on observe ce qui a lieu dans des salles de femmes malades, on voit que les choses se passent tout différemment.

L'opinion des hommes qui se sont occupés des maladies de l'utérus d'une manière scientifique n'est pas douteuse ; ils sont unanimes pour regarder l'hystérie comme étant fort rarement le résultat de la métrite aiguë.

Le docteur Bennett, médecin d'un dispensaire de Londres exclusivement réservé aux maladies des femmes, et où l'on visite près de dix mille femmes par an, dit (1) : « Au dire de beaucoup » d'auteurs, l'inflammation vive de l'utérus donnerait souvent lieu » à des symptômes hystériques. Je peux affirmer que cela est peu » commun, et lorsque cela a lieu, c'est en général chez des jeunes » femmes qui ont déjà présenté des symptômes d'affections hysté- » riques. »

MM. Bernutz et A. Goupil, dont les travaux sont connus par la sévérité de l'observation et par le nombre des faits observés, ont obtenu les mêmes résultats que M. le docteur Bennett ; ils regardent les cas dans lesquels l'hystérie est née à l'occasion des phlegmasies de ces organes, comme étant très rares.

Mon collègue à l'hôpital de la Charité, M. Nonat, qui s'occupe de la rédaction d'un *Traité pratique des phlegmasies de l'utérus et de ses annexes*, est également de la même opinion que les auteurs qui précèdent ; pour lui, la véritable hystérie est très rarement le produit des inflammations de l'utérus.

M. Landry, auquel on doit d'intéressants travaux sur les maladies nerveuses, pense également que l'influence de l'utérus a été singulièrement exagéré.

______

(1) *Traité pratique de l'inflammation de l'utérus et de ses annexes*, p. 17.

« Pendant une année d'internat dans le service de M. Robert,
» j'ai soigneusement constaté, dit-il, qu'au milieu de deux salles de
» femmes, en grande partie occupées par des femmes ayant des ma-
» ladies utérines, j'ai eu de la peine à trouver quelques cas d'hys-
» térie franche et même de symptômes hystériformes, et toujours
» ils avaient eu lieu chez des femmes qui étaient en même temps
» chloro-anémiques ou dyspeptiques. Au contraire, dans le service
» de M. Sandras, où les maladies utérines étaient extrêmement
» rares, et les chloroses très communes, les accidents hystériques
» de toutes formes abondaient dans les salles (1). »

Sans avoir une expérience aussi spéciale que celle des médecins
que je viens de citer, j'ai eu l'occasion de voir bien des phlegmasies utérines aiguës, et j'avais d'abord tenu note de tous les cas,
afin de constater ceux dans lesquels l'hystérie se serait produite.
Après un temps assez long, j'ai cessé de tenir ces notes par la raison qu'elles étaient à peu près toutes négatives.

Si l'hystérie est rarement produite par les maladies aiguës de
l'utérus ou de ses annexes, en est-il de même pour les maladies
chroniques de ces organes? Si l'on en croyait encore certains
écrivains, cette influence serait très grande et pourrait être exercée
par des affections de toute espèce, ainsi qu'on va le voir dans les
faits suivants :

1° Chez une femme de vingt-huit ans. Disparition des accidents
nerveux au fur et à mesure de la diminution de la métrite chro-
niqué (Landouzy, *Traité complet de l'hystérie*, p. 396).

2° Hystérie cataleptique chez une femme de vingt-huit ans, ayant
apparu après une métrorrhagie abondante ; engorgement chronique et ulcération du col utérin. (Idem, *ibid.*)

3° Hystérie débutant à vingt-neuf ans, après de violentes émotions ; phthisie, augmentation du volume de la matrice et des
ovaires, érosions, granulations du col. (Idem, *ibid.*)

4° Hystérie consécutive à une passion contrariée, suppression des
menstrues, métrite, deux avortements; guérison. (Duparcque,
Maladies de la matrice, t. I, p. 105.)

5° Hystérie chez une femme de vingt-sept ans, descente de l'utérus, engorgement chronique du col, leucorrhée. Attaques se reproduisant tantôt sous l'influence des douleurs utérines, tantôt

____

(1) *Recherches sur les causes et les indications des maladies nerveuses.* Paris,
1855, p. 86.

sous l'influence des moindres contrariétés, etc. Guérison par la position horizontale, les antiphlogistiques, etc. (Duparcque, *id.*, p. 350).

6° Hystérie consécutive au veuvage et à la dysménorrhée chez une femme de vingt-six ans. Névralgie utérine; engorgement du col. Guérison par les antiphlogistiques et par les antispasmodiques (Duparcque, *id.*, p. 83).

7° Hystérie intense chez une femme de vingt-deux ans, augmentant avec les troubles de la menstruation ; métro-péritonite chronique; diminution des attaques, à mesure que la maladie de l'utérus augmentait (Duparcque, *id.*, p. 108).

8° Accès hystériques déterminés par le moindre attouchement du col utérin malade depuis longtemps. Guérison (Duparcque, *id.*, t. I, p. 104).

9° Accès hystériques consécutifs à un cancer encéphaloïde de l'utérus chez une femme de trente-cinq ans. Diminution des accès au fur et à mesure des progrès de l'altération utérine (Landouzy, *loc. cit.*, p. 400).

10° Accès hystériques sans convulsions chez une femme de quarante ans. Kystes dans les parois de l'utérus; phlogose du col (Morgagni, épître 45).

11° Accès hystériques chez une femme de cinquante ans, consécutifs à un cancer utérin. Cerveau sain ; désorganisation d'une partie de l'utérus (Piorry, *Mémoire sur les névroses*, Clin. méd., p. 312).

12° Hystérie compliquée d'affection vermineuse chez une fille de trente ans. Persistance des attaques après l'expulsion du ténia ; tumeur fibreuse du cæcum (Seurre, dans Landouzy, p. 407).

13° Hystérie chez une femme de quatre-vingts ans, qui avait un corps fibreux implanté sur l'utérus (Chambon, *Encyclopédie méthodique*, art. HYSTÉRICISME).

14° Enfin, on trouve, dans l'ouvrage de M. Landouzy, l'énoncé de quatre cas, dans lesquels les accidents hystériques provoqués par un déplacement de l'utérus ont été guéris rapidement par l'emploi convenable des pessaires. Ces quatre cas appartiennent à la pratique de l'auteur lui-même.

Tels sont les principaux faits à l'aide desquels on a pensé démontrer que les lésions quelconques de l'utérus étaient toutes-puissantes pour provoquer l'apparition de l'hystérie.

Il suffit de parcourir ces faits pour voir que, dans la plupart d'entre eux, il n'y a eu qu'une simple coïncidence; car on ne peut y reconnaître le moindre rapport de développement entre les deux lésions.

Ainsi, on a vu que le sixième des hystériques avait été atteint avant l'âge de la puberté ; ces cas n'avaient certainement aucun rapport avec les maladies utérines.

Les trois quarts des hystériques sont atteintes avant l'âge de vingt-cinq ans, et un quart seulement est pris au delà de cet âge. Or, les affections utérines n'ont apparu, chez la plupart des femmes dont il vient d'être fait mention, qu'à partir de cet âge. Il existe donc un rapport inverse entre les époques de fréquence de l'hystérie et celles des maladies utérines.

Sur 684 cas de cancer utérin groupés par M. Leroy (d'Étiolles) dans un mémoire lu à la Société de médecine de Paris, 616 s'étaient produits après l'âge de trente ans ; sur 393 cas de ces mêmes cancers observés à la Salpêtrière, 390 n'avaient paru qu'après le même âge. On vient de voir que l'hystérie, au contraire, est extrêmement rare au delà de l'âge de trente ans. Cette simple opposition suffit pour trancher la question. Aussi, dans l'ouvrage de Dugès et madame Boivin, on trouve que sur 400 cas de cancer utérin recueillis par ces auteurs, un seul a été suivi d'hystérie ; Récamier n'indique pas de fait d'hystérie sur les 150 cas de cancer utérin qu'il a notés.

On peut d'ailleurs faire à ces divers cas de maladies chroniques les objections que je viens de faire pour les maladies aiguës : on n'indique pas l'état antérieur des malades ; on se tait sur les causes morales qui peuvent avoir agi en même temps que la cause maté-rielle ; on ne tient pas compte de l'état d'affaiblissement et de pré-occupation dans lesquelles ces femmes se sont trouvées.

D'ailleurs seraient-ils plus probants, quelle valeur auraient ces faits en face des faits contraires observés par la grande majorité des praticiens ?

Les auteurs qui se sont le plus occupés de l'étude des déplace-ments de l'utérus, tels que M. Bennett, M. Piachaud, l'un de mes élèves internes et maintenant médecin distingué à Genève, etc., ne regardent pas ces maladies comme pouvant faire naître l'hystérie d'une manière directe.

M. Bennett dit (p. 231) : « Sur plus de 300 femmes affectées de » maladies utérines, chez lesquelles j'ai recueilli à mon dispensaire » des notes détaillées, une ou deux au plus présentaient de véri-» tables accidents hystériques. »

Il est évident qu'on a notablement exagéré l'influence des lésions chroniques de l'utérus et de ses annexes, dans le but de soutenir une théorie que les faits sont très loin de fortifier. Mais, si de la région des hypothèses on descend dans le champ de l'observation, on trouve que le nombre de cas, dans lesquels on a vu l'hystérie naître sous l'influence de lésions utérines, est fort restreint.

Sur les 430 hystériques dont j'ai pris l'observation, il ne s'est trouvé que deux cas, dans lesquels la maladie devait son origine probable à une lésion chronique de l'utérus.

Dans l'ouvrage de M. Landouzy, sur 375 cas, on ne trouve que 7 cas de phlegmasie chronique du corps ou du col de l'utérus, et 12 cas, dans lesquels l'hystérie a été rapportée avec plus ou moins de raison à des abaissements ou à des déviations de l'utérus.

Ces deux proportions ne s'éloignent pas beaucoup l'une de l'autre.

Cette influence des maladies des organes génitaux n'indique rien de spécial, elle résulte soit de la simple réaction nerveuse que produit la souffrance prolongée des organes génitaux, qui, allant incessamment agir sur la portion affective de l'encéphale, finit par provoquer les actes à l'aide desquels cette portion manifeste sa souffrance, soit parce que l'état morbide prolongé, altère l'hématose, influe sur la nutrition, amène l'amaigrissement, et parce que de ce dépérissement il résulte une impressionnabilité très grande du système nerveux, puis l'hystérie.

C'est ce qu'avait déjà constaté M. Bennett, qui s'exprime ainsi : « Parmi les symptômes généraux qu'occasionne la métrite chroni-» que, le seul qui ait quelque rapport avec l'hystérie est la fréquence » des nausées, phénomènes insignifiants comme fait d'hystérie. »

Enfin le même auteur dit, à propos des inflammations du col de l'utérus (p. 112) : « J'ai observé, dans les inflammations chroniques » du col, un grand nombre de phénomènes nerveux que l'on rap-» porte habituellement à l'hystérie ; mais quant à cette affection » elle-même, en tant qu'elle est caractérisée par des convulsions, je » ne l'ai observée qu'un petit nombre de fois ; je ne saurais donc » admettre avec quelques pathologistes que l'hystérie ait son point » de départ dans une affection de l'utérus. Que, chez des sujets » prédisposés, les maladies utérines puissent, par leur réaction sur le » système cérébro-spinal, devenir une cause déterminante de l'hys-» térie convulsive, cela est possible, même probable, mais ce n'est » là qu'un phénomène symptomatique, et le siége de la maladie » nerveuse se trouve toujours dans le système cérébro-spinal. »

Le professeur de Scanzoni (de Wurtzbourg) parle souvent d'hystéries arrivées à la suite de maladies utérines longues, mais il ne regarde pas cette névrose comme produite directement par un effort réactionnel ; il pense, au contraire, qu'elle vient de l'affaiblissement de la constitution et de l'état cachectique, desquels naît la prédominance nerveuse et, par suite, l'hystérie.

Il n'est pas douteux que le plus grand nombre des cas d'hystérie ne se soient produits de cette manière.

Telles sont les opinions des hommes qui ont le plus de droits à faire autorité.

Il n'est donc pas certain que les affections chroniques de l'utérus et de ses principales annexes donnent plus souvent lieu à l'apparition des phénomènes hystériques que les affections des autres organes. Cependant, comme ces organes sont à peu près les seuls qui puissent être atteints de maladies à la fois longues, douloureuses et n'engendrant pas de diathèses, il est possible qu'ils aient un peu plus d'influence que les autres.

15° Après les organes génitaux, vient l'estomac, dont les troubles de fonctions et les lésions inflammatoires chroniques, marquées par de la dyspepsie, peuvent donner naissance aux accidents hystériques ; cette influence de l'estomac était l'une des raisons sur lesquelles se fondait Cullen pour prétendre que l'hystérie provenait de l'estomac. On conçoit facilement que des souffrances habituelles de cet organe puissent finir par influencer le cerveau et par provoquer les réactions nerveuses qu'occasionne la souffrance. On comprend encore que la digestion troublée provoque une diminution dans l'hématose, de là dans la nutrition, et que la susceptibilité nerveuse en soit augmentée.

16° La chlorose est encore un de ces états généraux à la suite desquels on voit apparaître graduellement l'hystérie, sans qu'il soit intervenu la moindre cause accidentelle appréciable ; je l'ai vue agir de cette manière chez douze jeunes filles non menstruées.

17° Dans un certain nombre de cas, encore plus limités que le précédent, les accidents hystériques ont apparu pour la première fois dans le cours d'une fièvre typhoïde ; cette complication se reconnaissait au délire qui apparaissait plus tôt et qui était plus vif que de coutume, à la production d'attaques hystériques qui n'avaient jamais eu lieu auparavant, et à ce qu'à la fin de la maladie il restait une paraplégie plus ou moins complète qui pouvaient durer jusqu'à cinq ou six mois.

J'ai vu l'hystérie arriver de cette manière quatre fois.

L'observation a constaté que l'hystérie était survenue directement et sans aucune autre cause appréciable sous l'influence d'une longue dysenterie, sous celle d'une néphrite purulente, sous celle de fièvres intermittentes, de fractures des membres inférieurs, de tumeurs du sein, etc. Mais ces cas sont peu communs et se sont présentés aussi rarement les uns que les autres.

Enfin M. Landouzy a rapporté sept cas d'hystérie dans lesquels la maladie a été rapportée à l'existence de vers intestinaux.

Tel est l'ensemble des circonstances sous l'influence desquelles l'hystérie peut se produire directement et sans l'intervention d'aucune autre cause appréciable.

Pour compléter l'étude des causes déterminantes de l'hystérie, il est indispensable de la suivre dans deux ordres de circonstances importantes : 1° suivant que la maladie a débuté brusquement par une attaque de convulsions, ou suivant qu'elle s'est développée lentement et graduellement; 2° suivant l'âge auquel l'hystérie a commencé à se manifester.

1° *Causes déterminantes chez les femmes dont la maladie a débuté par une attaque.* — Il était bien probable que les modificateurs qui donnent lieu à l'hystérie à manifestation brusque, avaient quelque chose de brusque et d'instantané qui se trouvait en rapport avec l'effet qu'ils produisent, mais c'était à l'expérience à le constater.

Sur les 430 hystériques desquelles j'ai pris l'observation, il s'en est trouvé 142 chez lesquelles la maladie avait débuté par une attaque convulsive.

Sur ces 142 femmes, 35 avaient attribué leur maladie à une frayeur subite; 23 à des émotions brusques et pénibles; 17 à des mauvais traitements de la part de leurs parents ou de leur mari, et très souvent la première attaque avait eu lieu après l'un de ces mauvais traitements qui avait été plus fort que de coutume; 17 à des passions tristes fort vives et de peu de durée; 7 à la vue de personnes en attaque d'hystérie ou d'épilepsie; 3 à un arrêt brusque des menstrues; 3 à des maladies graves, dans la convalescence desquelles l'attaque hystérique avait apparu ; 2 à l'opération du magnétisme, et 6 à une saignée, à la première menstruation, à un coït trop fréquemment répété, au viol et à la cautérisation d'un chancre à la vulve.

Enfin, l'attaque hystérique avait eu lieu sans cause déterminante appréciable, chez 12 enfants, chez 5 jeunes personnes de douze à vingt ans, et chez 2 femmes de vingt à trente ans.

Ainsi, comme cela était probable, l'expérience démontre que les causes qui ont donné lieu à l'hystérie à début brusque sont elles-mêmes des agents doués d'une certaine intensité, et dont la durée d'action a toujours été fort courte, sinon instantanée ; elle montre aussi que ces causes ont agi presque toutes sur l'encéphale, de manière à y produire une brusque perturbation.

2° Causes déterminantes chez les hystériques dont la maladie s'est développée lentement et graduellement. — L'action des modificateurs de cet ordre a été observée sur 289 femmes chez qui les phénomènes hystériques s'étaient développés lentement et graduellement. Ces phénomènes ont eu lieu :

Après des passions tristes à action prolongée, chez 121 femmes ; après les dérangements de la menstruation, chez 46 ; après des maladies graves ou longues, chez 18 ; après les mauvais traitements prolongés, chez 12 ; après des fatigues combinées avec les soucis, chez 11 ; après l'arrêt brusque des menstrues par causes autres que les émotions, chez 17 ; après un séjour inaccoutumé à Paris, chez 9 ; après une frayeur, chez 6 ; après un viol et après des douleurs, chez 2 ; enfin, l'hystérie à début lent s'est développée sans cause appréciable chez 46 femmes.

D'après ce tableau, il est évident que toutes ces causes ont exercé longuement et lentement leur action, et que, pendant ce temps, elles ont pu modifier graduellement l'économie, de manière à en altérer peu à peu la constitution.

3° Causes déterminantes de l'hystérie suivant l'âge. — a. *Causes chez 79 enfants, depuis l'enfance jusqu'à l'âge de douze ans.* — Ces causes ont été : les mauvais traitements infligés par les parents, chez 18 ; la frayeur vive, chez 8 ; l'ennui dans la pension, chez 3 ; la vue d'une attaque convulsive, chez 3 ; les contrariétés et le chagrin, chez 3 ; les émotions morales, la colère, chez 2 ; les cérémonies de la première communion, chez 1 ; la chlorose et la saignée, chez 2.

Enfin, chez 43 la maladie s'était développée sans causes déterminantes appréciables, parce que, d'une part, le début de la maladie s'était fait à un âge où le souvenir du passé avait dû se perdre, et, d'autre part, parce que les enfants qui sont atteints d'hystérie dans leur bas âge, le sont sous l'influence de prédispositions héréditaires très prononcées, et en quelque sorte par le fait seul de leur constitution impressionnable.

Il résulte de ce tableau que les mauvais traitements, et après eux les émotions morales vives, sont, chez les enfants du peuple, les causes les plus habituelles de l'hystérie.

Il est clair qu'on ne peut trouver dans ces causes rien de relatif aux fonctions génitales, puisque ces fonctions sont encore nulles à cet âge.

b. *Causes déterminantes chez* 211 *jeunes personnes de l'âge de douze à celui de vingt ans.* — Ces causes ont été : les troubles de la menstruation, chez 41 ; la frayeur, chez 21. Les chagrins et les passions tristes : par le fait de peines de cœur chez 7, par suite de contrariétés chez 17, par suite de mauvais traitements chez 10, par cause non indiquée chez 9, par suite des fatigues et des ennuis de l'apprentissage chez 5, par suite d'ennuis chez 3, par des inquiétudes et des préoccupations chez 2, par revers de fortune des parents chez 2, par suite de jalousie chez 1 (en tout, 56). Les émotions morales vives : résultant de causes non indiquées chez 6, de la vue de personnes en convulsion chez 5, de la perte de parents chez 5, de contestations vives chez 5, du viol chez 1, et de la vue d'une dispute chez 1 (en tout, 29). L'arrêt brusque des menstrues, chez 11 ; les suites de maladies longues, chez 15 ; les fatigues, chez 4. Enfin, chez ces jeunes personnes, la maladie n'est arrivée sans causes déterminantes connues que chez 17.

On voit que de douze à vingt ans, époque à laquelle les besoins génitaux sont censés jouer un si grand rôle, les causes dominantes de l'hystérie sont tout simplement les passions tristes et les dérangements de la menstruation. On peut, en outre, reconnaître combien peu les peines de cœur, dont l'influence avait été si exagérée par les auteurs, ont agi sur ces malades. On voit sur quoi sont fondés tous les romans qu'on trouve à ce sujet dans la plupart des ouvrages de médecine ; c'est à cette époque, où, selon les auteurs, toute la vie de la femme est concentrée dans les besoins génitaux, qu'on trouve seulement 7 femmes devenues hystériques à la suite de peines de cœur, sur 211.

Il n'y a plus que les rares partisans de la puissance morbifique de la continence qui croient que les peines de cœur, les inclinations contrariées, causent l'hystérie en raison des troubles qu'elles suscitent dans les besoins génitaux. Les autres médecins supposent avec raison que l'amour-propre froissé, la confiance trahie, des sentiments tendres blessés, la jalousie excitée, le chagrin causé par la non-réalisation d'espérances de fortune ou d'une belle position, les récriminations intempestives, sentiments qui se rappor-

tent à l'encéphale et qui n'ont aucun rapport avec les besoins génitaux, l'emportent de beaucoup, dans la majorité des cas, sur les
sensations qui pourraient provenir des organes génitaux.

c. *Causes déterminantes de l'hystérie chez* 120 *femmes de vingt à
trente ans.* — Ces causes ont été : les contrariétés et les ennuis
du ménage, chez 33 femmes; la frayeur, chez 7. Les émotions
morales : par perte de parents chez 3, par nouvelles tristes chez 1,
et par causes non indiquées chez 5 (en tout, 9). Les chagrins par
pertes d'argent et revers de fortune chez 9, par suite de séjour
à Paris comme domestique chez 8, par inquiétudes et préoccupations chez 3, par peines de cœur chez 4, par causes non indiquées
chez 7 (en tout, 31). Les troubles de la menstruation, chez 5; les
suites de maladies graves, chez 3; la grossesse, chez 2; l'accouchement, chez 3; l'allaitement, chez 2; les fatigues, chez 2.

Enfin, chez 4 malades seulement on n'avait pu rencontrer l'existence de causes déterminantes.

C'est donc au moment de la vie où, selon beaucoup de philosophes, les besoins génitaux dominent le plus et devraient, par
conséquent, être l'une des causes fréquentes d'hystérie, qu'on
trouve précisément l'opposé. Dans cette période, les femmes sont
devenues hystériques parce qu'elles étaient malheureuses dans leur
ménage; parce qu'elles éprouvaient des mauvais traitements de la
part de leurs maris; parce que le besoin, les préoccupations des
nécessités de la vie se faisaient sentir; parce que les souffrances à la
vue des privations obligées, du dénûment dans lequel étaient les
enfants, les tenaient constamment émues et parce que les revers de
fortune, les pertes d'argent et les inquiétudes du commerce les
agitaient constamment; c'est pendant cette période qu'on ne trouve
que 4 cas d'hystérie développés à la suite de peines de cœur, sur
101 malades. Il est bien évident qu'encore ici l'observation des faits
est loin d'être en concordance avec les spéculations des théoriciens.

d. *Causes déterminantes de l'hystérie chez* 20 *femmes de l'âge
de trente à celui de quarante ans.* — Ces causes ont été les chagrins : par pertes de parents chez 5, par perte d'argent chez 2, par
contrariétés de ménage chez 3 (en tout, 10). Les émotions morales
vives, chez 4; les maladies graves, chez 2; l'arrêt brusque des
menstrues, chez 1; la fatigue, chez 1; les maladies graves, chez 2.

Dans cette catégorie de malades, l'hystérie s'est développée sans
causes connues chez deux malades seulement.

e. *Causes déterminantes chez les femmes hystériques de l'âge de quarante à celui de soixante ans.* — Il s'est trouvé que les causes déterminantes ont été chez 8 malades : les émotions vives, la jalousie, la frayeur, les contrariétés et les revers de fortune. L'une d'entre elles est devenue hystérique sans causes appréciables.

Dans ces deux dernières classes de femmes hystériques, on ne trouve plus pour causes principales de l'hystérie, que des affections morales tristes ou des causes de débilité, et aucune modification des organes génitaux.

Si l'on veut chercher sur quels organes agissent directement les diverses causes déterminantes de l'hystérie qui viennent d'être passées en revue, on trouve les résultats suivants :

1° Plus de la moitié d'entre elles a une action directe sur l'encéphale et sur ses prolongements dont elle a troublé les fonctions, par les impressions, soit trop vives, soit douloureuses, qu'elle a produites. Ainsi, les émotions morales vives, les chagrins, les contrariétés, la frayeur, les soucis de ménage, les revers de fortune, les mauvais traitements, etc., agissent principalement et presque uniquement sur l'encéphale. Il faut ranger dans cette catégorie de causes, les peines de cœur, les inclinations contrariées, parce que, dans ces circonstances, les sensations pénibles, dont j'ai parlé plus haut, ont sur l'encéphale une influence qui, dans la majorité des cas, l'emporte de beaucoup sur celles qui pourraient provenir des organes génitaux. C'est encore sur l'encéphale qu'agissent directement les impressions reçues par les sens de la vue, de l'ouïe et de l'odorat ; telles que la vue d'objets qui répugnent, la respiration d'odeurs fragrantes ou fétides, l'audition de sons et de cris déplaisants ou inopinés. Enfin, dans tous les cas où l'hystérie résulte d'une souffrance partie d'un point quelconque du corps, c'est encore à l'encéphale que cette souffrance vient aboutir. H. Girard avait dit : « On voit, en général, l'hystérie naître sous l'influence de modificateurs qui agissent sur l'encéphale par l'intermédiaire des sensations qui produisent sur ce centre de la sensibilité une impression pénible, de laquelle résulte un trouble des fonctions nutritives et intellectuelles. »

Ch. Lepois et Willis avaient, à leur époque, été beaucoup plus loin, car ils prétendaient que toute cause d'hystérie devait agir principalement sur l'encéphale.

Georget paraît avoir eu la même pensée ; Brachet et M. Allègre ancien élève de la Salpêtrière, affirment aussi que le plus souvent l'hystérie a le cerveau pour point de départ. D'après M. Pidoux, l'hystérie, ainsi que les autres maladies nerveuses, ont leur source dans l'organe qui produit les passions, les affections et les instincts ; les maladies nerveuses sont dans l'état pathologique ce que ces dernières sont dans l'état physiologique. Le même genre de troubles se produit par le même mécanisme dans l'un et l'autre cas. On voit par ces citations combien d'auteurs recommandables ont considéré les faits sous le même point de vue.

2° Plus d'un cinquième des causes déterminantes de l'hystérie résulte d'influences qui ont pour effet de débiliter l'économie, d'altérer la constitution du sang, et de rendre en même temps le système nerveux plus impressionable et moins capable de se remettre des pérturbations qu'il a subies. C'est dans cet ordre de causes qu'il faut ranger les longues maladies, les traitements débilitants soit par une abstinence prolongée soit par des évacuations sanguines répétées, l'ennui prolongé, les fatigués extrêmes, l'alimentation insuffisante, la chlorose, etc. Ces causes ont une influence tellement évidente sur l'organisme tout entier, que le grand observateur Sydenham s'était beaucoup appesanti sur cet ordre de causes dont il se rendait compte dans son langage humoral, en disant qu'il produisait la viciation des esprits animaux. Raulin, ce médecin si judicieux, insistait fortement sur la puissance de cet état général qu'il appelait une cachexie.

3° Un sixième des causes déterminantes agit sur les organes de la digestion. Cullen exagérait certainement la portée de cet ordre d'agents, quand il prétendait que l'hystérie venait le plus souvent de l'estomac. On ne peut en effet ranger dans cette catégorie que la série des ingesta stimulants, soit alimentaires, soit médicamenteux, l'abus du thé, du café, les aliments non suffisamment réparateurs, les vers intestinaux, la chlorose et les affections morales tristes. Ces diverses causes ont une action directe sur les organes digestifs, mais la plupart d'entre elles occasionnent des souffrances qui vont retentir jusque dans l'encéphale. D'après Whytt, aucun organe du corps n'est, par l'état contre nature de ses nerfs, aussi fréquemment la cause des affections hypochondriaques et hystériques que le canal des aliments, et spécialement l'estomac.

4° Un huitième au plus des causes déterminantes, se compose de modificateurs agissant sur les organes génitaux, en comprenant parmi ces causes les diverses maladies de ces organes, et les troubles de la menstruation. Dans les cas même où cet ordre de causes a provoqué l'apparition de l'hystérie, on ne doit pas toujours rapporter la production de la maladie exclusivement à ces organes. Comme le fait remarquer M. Lepecq de la Cloture, dans une excellente thèse de 1831, une jeune fille, chez laquelle la continence pourrait être considérée comme cause de la maladie, ne devient pas toujours hystérique parce qu'elle a un utérus, mais aussi parce qu'elle a une imagination et un cerveau qui travaillent sur certaines idées de plaisir et de bonheur.

5° Enfin quelques causes déterminantes, qui se trouvent dans une proportion trop faible pour être régulièrement classées, agissent sur le tégument externe : tels sont les vêtements gênants, les corsets, les pressions désagréables, certaines plaies, des écorchures très douloureuses. M. Raynaud (*Journal hebdomadaire*, t. IV) a cité le fait d'une femme qui, à la suite d'un coup reçu au sein, eut une première attaque d'hystérie. Deux petites tumeurs se développèrent dans ce sein, et pendant sept ans qu'elles y restèrent, il y eut continuellement des attaques ; M. Boyer enleva ces tumeurs, et aussitôt les attaques cessèrent et ne revinrent plus. Il est évident que, dans ces divers cas, c'est encore au cerveau qu'aboutissent les impressions produites sur les parties extérieures par cet ordre de causes.

En parcourant ces divers ordres d'agents de l'hystérie, on se demande avec étonnement comment on a pu, pendant des siècles, faire jouer aux organes génitaux un rôle si important dans la production de cette maladie. Il est facile de voir, en examinant les faits, que la névrose hystérique résulte ordinairement de trois ordres différents de modificateurs : les souffrances morales, les souffrances physiques, et l'affaiblissement de l'organisme. On ne devient hystérique qu'après avoir souffert, ou qu'après avoir éprouvé de vives secousses ; le bonheur, le contentement, la joie douce, le plaisir modéré, n'occasionnent jamais l'hystérie. Les sensations agréables ne produisent cet effet que quand, ayant trop de soudaineté ou de vivacité, elles deviennent une cause de perturbation, et d'ébranlement dans le système nerveux. L'hystérie est incontestablement le résultat de la souffrance ou du malaise, et bien plus encore de la souffrance morale que de la douleur physique.

La souffrance morale qui marche lentement, qui dure longtemps, a son aboutissant obligé dans la partie affective de l'encéphale ; il suffit, en effet, qu'une femme impressionnable éprouve pendant quelque temps l'une des impressions morales tristes, dont il vient d'être fait mention, pour être infailliblement prise d'hystérie. La douleur physique a beaucoup moins de puissance, elle peut bien provoquer l'apparition des accidents hystériques, mais elle ne peut que rarement faire naître la maladie elle-même, à moins que sa durée n'ait été longue. Les faits dans lesquels des accidents hystériques ont apparu à la suite des excitations douloureuses de l'utérus, sont, comme je l'ai dit, douteux pour la plupart, et en regardant de près ces divers cas, on trouve que, dans plusieurs d'entre eux, il y a de grandes probabilités que ces femmes étaient déjà hystériques, ou qu'elles étaient douées d'une forte prédisposition à cette maladie avant ces diverses opérations. J'ai eu bien des fois l'occasion de rencontrer de semblables faits, et j'ai toujours pu constater que les opérations n'avaient agi que comme des causes excitantes accidentelles. Pour que la douleur physique donne naissance à l'hystérie, il faut que, comme dans les phlegmasies chroniques et dans les plaies d'organes très sensibles, les douleurs se prolongent.

La cause de l'hystérie est loin d'être, comme le pensaient les anciens, un défaut de bien-être, un manque de jouissances; c'est, au contraire, l'effet de souffrances réelles que je ne puis mieux rendre qu'en faisant le récit de ce que me confiait une hystérique de la Salpêtrière, qui avait appartenu autrefois à la classe aisée. « Je suis née, disait-elle, de parents sains; il n'y a jamais eu d'affection nerveuse parmi les miens. J'étais d'une bonne constitution, mon caractère était gai et insouciant; j'ai été convenablement élevée, mes règles ont toujours coulé régulièrement et sans douleur, ma santé avait été parfaite jusqu'à l'époque de mon mariage. A partir de cet événement, j'ai souffert, dans ma personne, dans celle de mes enfants, et dans mes biens, tout ce qu'on peut souffrir. Ma vie, pendant quinze ans, n'a été qu'un long martyre. Au bout de six mois de ménage, j'avais des douleurs d'estomac, au bout de dix mois, étaient survenues des suffocations et de la strangulation; au bout d'un an, à l'occasion d'une scène de violence, j'ai eu ma première attaque de convulsions; ces attaques sont bientôt devenues de plus en plus fréquentes, et avaient lieu deux ou trois fois par semaine; elles n'ont cessé qu'à la mort de mon mari, arrivée au bout de quinze ans de ménage; depuis ce moment, je n'en ai plus eu, et mes souffrances habituelles ont été graduellement en diminuant. »

Les sensations et les passions agréables occasionnent un bien-être qui s'exprime ordinairement par l'expansion des traits de la face, par le rire, tandis que le spasme hystérique avec strangulation à la gorge; constriction et douleur à l'épigastre, agitation et inquiétude dans les membres, est l'expression de la souffrance et du malaise.

Quel que soit l'organe sur lequel agissent ces diverses influences, il est indubitable qu'elles finissent toutes par aboutir à l'encéphale; qu'elles portent primitivement sur le tube digestif, sur les organes génitaux et sur la peau, c'est toujours, en dernière analyse, l'encéphale qui perçoit les sensations de malaise et de souffrance qui s'y sont produites. En effet, supprimez l'encéphale, il n'y a plus de souffrances perçues, et, par conséquent, point d'hystérie possible. Romberg paraît supposer que l'hystérie ne serait que le produit d'actions réflexes qui se passeraient sur la substance nerveuse de la moelle rachidienne; mais qu'ont de commun avec la moelle les souffrances morales, les passions, qui donnent lieu à des phénomènes hystériques.

Toutes les causes déterminantes vont donc agir soit directement, soit indirectement sur la portion de l'encéphale qui est réservée aux sensations affectives, et sur laquelle se porte tout ce qui détermine les passions. Cette portion d'encéphale devient alors un centre de sensations pénibles; elle est, par conséquent, impressionnée douloureusement. Dès l'abord, elle réagit régulièrement et elle provoque les manifestations propres au genre de souffrances qu'elle éprouve, c'est-à-dire qu'elle détermine l'apparition des caractères extérieurs qui distinguent chaque passion. Mais comme l'action des causes déterminantes dure ordinairement un certain temps, les effets qu'elles produisent se prolongent, et au lieu d'être une simple manifestation passionnelle momentanée, ils constituent une manifestation permanente; en outre, comme ces causes déterminantes sont généralement des agents de l'ordre des sentiments tristes, il en résulte que les réactions qu'elles provoquent sont habituellement celles qu'excitent les passions tristes; jamais, dans l'hystérie, on n'éprouve ce sentiment de bien-être, d'expansion, de jeu libre des fonctions, auxquels donnent lieu les impressions agréables; c'est toujours, au contraire, ce sentiment de malaise, de souffrance, d'oppression, de resserrement que font naître les impressions désagréables.

On comprend que, quand la portion affective de l'encéphale a été pendant longtemps le centre de sensations pénibles et incessantes, elle finisse par se trouver dans une sorte d'état pathologique; alors les réactions qui en naissent, perdent à leur tour leur régularité; les actions organiques qu'elles mettent en jeu pourront être exaltées, diminuées ou perverties; l'encéphale n'étant plus capable de les diriger, elles se feront, en quelque sorte, automatiquement et à l'insu de la conscience; aussi résultera-t-il de ce défaut de direction, que les combinaisons des actions ou des mouvements les plus ordinaires à chacun des sujets, en raison de leur susceptibilité, de leurs passions ordinaires et de leurs actions habituelles, seront celles qui se produiront, et que ce seront, suivant les individus, la tête, le cœur, l'estomac, l'utérus ou les muscles qui seront mis en jeu pour ces manifestations. Ainsi perverties, ces manifestations pourront donner lieu à un bouleversement et à un mélange des expressions passionnelles, qui seront précisément tout ce que présente en apparence de bizarre et d'incohérent certains cas d'hystérie.

Un pareil trouble ne peut pas, comme on le sent bien, exister impunément; les divers organes, devenus de cette manière le siége presque continuel de sensations pénibles, se prennent à leur tour, et, à force de souffrir, ils se trouvent dans un état pathologique qui est une véritable maladie; chacun d'eux devient un centre d'irradiations sympathiques; de là les souffrances si nombreuses de l'hystérie, de là tous ces centres spontanés de souffrances qui tourmentent incessamment les hystériques.

Quelques exemples feront encore mieux comprendre ma pensée.

Je suppose une femme en proie à un chagrin prolongé; elle éprouvera tous les malaises par lesquels se manifestent les passions tristes. Elle ressentira infailliblement une constriction pénible à la région épigastrique; cette constriction, en se continuant, deviendra une gastralgie; sous l'influence de la douleur prolongée, les fonctions de l'estomac se troubleront; il se sécrétera plus ou moins de suc gastrique, sa nature sera modifiée; de là les pyrosis, les soda, les dyspepsies. Les nerfs de l'estomac, devenus les conducteurs continus de sensations douloureuses, s'endoloriront eux-mêmes, et de là naîtront les spasmes et les crampes de l'estomac. A leur tour, les plans musculeux finiront par être influencés, et alors surviendront les vomissements, etc., etc. Si, chez cette femme, l'encéphale est naturellement impressionnable, il arrivera de la céphalalgie et de la pesanteur de tête qui, incessamment provoquées, finiront par devenir continues; puis la sensibilité des parties endories s'exaltera, et la céphalalgie arrivera d'abord à se produire spontanément, puis à acquérir un degré élevé de violence et d'acuïté. Si cette femme est de la nature de celles qui ne savent pas prendre un parti, et qui reviennent toujours sur les mêmes pensées, les idées tristes qui l'assiégent et qui la préoccupent sans cesse, provoqueront des hallucinations, la perte de la mémoire, et enfin de la folie triste ou gaie. Un pareil état pathologique troublera nécessairement la circulation cérébrale ; de là les vertiges et les congestions cérébrales qu'on voit si communément chez les hystériques.

Si cette femme est l'une de ces personnes chez lesquelles les affections morales tristes réagissent sur les membres, les muscles seront pris d'un endolorissement et d'une sorte de courbature; ils éprouveront une sensation d'agitation, d'inquiétude, qui fera sentir le besoin de les contracter; il y aura un tremblement, une agitation ou même des convulsions, ou bien ce sera une sensation d'engourdissement, de pesanteur, puis de l'affaiblissement, et pour peu que les influences passionnelles se prolongent, arriveront les convulsions ou la paralysie, les hyperesthésies ou les anesthésies.

Je m'arrête ici, parce que j'en ai dit assez pour être compris, et parce que je désire n'être pas obligé à des répétitions quand, en traitant de chacun des phénomènes hystériques en particulier, je devrai m'occuper de la pathogénie de chacun d'eux.

Bien que le rôle que les causes déterminantes jouent dans la production de l'hystérie soit très important, il est néanmoins des femmes tellement prédisposées, soit par l'hérédité, soit par leur constitution, que l'hystérie survient chez elles sans qu'on ait pu saisir l'intervention d'aucune cause déterminante. Ainsi chez 65 de mes hystériques, il n'a pas été possible de constater l'existence d'aucune de ces causes ; il faut cependant noter que 42 d'entre elles avaient été attentes de l'hystérie avant l'âge de la puberté, tandis que, parmi les autres, 17 seulement en avaient été atteintes de l'âge de douze ans à celui de vingt ans, 4 l'avaient été de l'âge de vingt ans à quarante ans, et une seule au delà de trente ans. Cette proportion indique bien nettement chez ces sujets la force de la prédisposition; celle-ci ayant été d'autant plus grande que l'âge était moins avancé.

Je dois faire observer que le chiffre qui exprime l'absence des causes déterminantes est fort élevé chez les enfants, peut-être à raison de la difficulté qu'on éprouve à reconnaître à ces âges l'existence de ces causes.

Sur les 65 malades qui n'ont pas pu rapporter leur maladie à des causes déterminantes, il s'en est trouvé 10 chez lesquelles on n'a pu reconnaître l'existence d'aucune cause ni prédisposante ni déterminante. Je suis porté à supposer qu'il y a eu, dans ces cas, soit des réticences de la part des malades, soit une appréciation inexacte de leur état antérieur, car il me paraît impossible que l'hystérie se produise sans l'intervention de quelque modificateur appréciable; les troubles nerveux qui constituent cette maladie, indiquent un dérangement trop grand dans l'économie, pour que les agents qui l'ont produit ne soient pas très palpables. Aussi, regardé-je comme un fait très général, que l'hystérie résulte le plus ordinairement de l'action de deux ordres de modificateurs, dont l'un comprend la prédisposition et l'autre la cause déterminante.

On peut résumer toute cette étude des causes déterminantes de l'hystérie dans les termes suivants :

1° Chez les cinq sixièmes des hystériques, la maladie a suivi l'action d'une cause déterminante.

2° Chez un septième, elle s'est développée sous la seule influence de la prédisposition.

3° Chez un cinquantième, elle s'est produite sans causes appréciables.

4° Plus de la moitié de ces causes avaient agi directement sur l'encéphale. Le cinquième avait agi en débilitant l'économie et en produisant la prédominance nerveuse. Le sixième avait fait sentir son action primitive sur l'estomac. Le huitième avait d'abord agi sur l'utérus et sur ses dépendances ; enfin des causes dont il est difficile d'apprécier la proportion avaient agi sur le tégument extérieur, mais toutes en définitive avaient agi sur l'encéphale.

5° L'importance qu'on avait attachée à l'influence des organes génitaux, soit à l'état physiologique, soit à l'état pathologique, a été excessivement exagérée.

6° Les causes qui produisent l'hystérie débutant par une attaque sont ordinairement instantanées et puissantes.

7° Celles qui produisent l'hystérie graduelle sont, au contraire, lentes, peu intenses et de nature à changer la constitution.

8° Les causes de l'hystérie, étudiées suivant les âges, montrent le peu d'influence des organes génitaux et la profonde influence des parties qui composent l'encéphale.

On pourrait supposer qu'il existe une différence entre les causes qui donnent lieu à l'hystérie chez les classes pauvres et celles qui produisent le même effet dans les classes aisées. *A priori*, la supposition paraît assez juste : les deux classes vivent dans des milieux assez dissemblables pour qu'on puisse s'attendre à trouver quelque différence dans l'action de chacun d'eux. Mais l'expérience montre que la différence n'est pas aussi grande qu'on le croirait. Tous les grands observateurs, Primerose, Ettmuller, Lorry, Sydenham, Raulin, Whytt, Cheyne, reconnaissent que les passions de l'âme, et surtout les passions tristes, sont les causes les plus ordinaires de l'hystérie. On peut voir, dans l'ouvrage sur les vapeurs, de Comparetti, médecin qui pratiquait à Venise dans le siècle dernier, au milieu de la haute classe et des riches négociants, que les passions tristes et les émotions pénibles se trouvent indiquées comme causes principales dans les diverses observations de maladies hystériques rapportées par cet auteur. On a vu que, dans l'ouvrage de M. Landouzy, où se trouvent réunis tous les faits épars publiés par Galien, Forestus, Sennert, Fernel, Baillou, Rivière, Hoffman, Frank, Louyer-Villermay, hommes qui ne donnaient leurs soins qu'aux gens de qualité et à la haute bourgeoisie ; on a vu, dis-je, que sur une soixantaine de cas, où la cause déterminante se trouve indiquée, la frayeur se trouve notée chez 15 hystériques ; les contestations et les émotions morales chez 21 ; les chagrins de famille chez 10 ; les tracasseries et les contrariétés chez 6 ; total, 52. Les médecins des époques plus récentes, MM. Dubois (d'Amiens), Monneret, Copland, Conolly, admettent également que les affections morales jouent le plus grand rôle dans la production de l'hystérie chez les femmes de toutes les classes. Un moraliste a dit que les causes des maladies nerveuses ne seraient jamais ignorées, si l'on pouvait fouiller dans les replis du cœur humain.

La seule différence qu'on puisse trouver entre les diverses classes de femmes, consiste uniquement dans le degré de sensibilité et dans le degré de puissance des modificateurs. Agissant sur les natures peu impressionnables des femmes des classes inférieures, les influences morales ont besoin d'être puissantes, mais Dieu sait si entre eux les gens du peuple se les ménagent. Sur les organismes infiniment plus sensibles des femmes du monde, ces influences n'ont pas besoin d'être énergiques pour produire de grands effets.

M. le docteur Gendrin, auquel on ne peut refuser le mérite d'avoir bien observé l'hystérie et de la bien connaître, attribue cette maladie aux affections morales et aux souffrances physiques ; il ne croit point, pas plus que M. Lélut, de la Salpêtrière, que les besoins utérins non satisfaits, la produisent fréquemment. Il pense que la souffrance perturbe le système nerveux et en augmente l'excitabilité.

DEUXIÈME PARTIE.

SYMPTOMATOLOGIE.

CHAPITRE III.

ARTICLE PREMIER.

PRODROMES DE L'HYSTÉRIE.

Je ne crois pas pouvoir donner une meilleure idée de la manière
suivant laquelle se développent les divers troubles desquels se
compose l'hystérie, qu'en présentant tout d'abord une observation
de cette maladie, dans laquelle on la verra suivre graduellement et
successivement toutes ses phases.

44ᵉ Observation. — Célina Tonnelle est, au moment où je prends son
histoire, une jeune fille de vingt-cinq ans, de petite taille, douée d'assez
d'embonpoint ; sa peau est blanche et fine, son teint est pâle, sa figure
assez intelligente, offre des traits délicats. Elle est d'un tempérament
lymphatique. Elle est née et a été élevée dans une petite ville ; enfant naturel, elle n'a connu que sa mère qui est d'une humeur violente, emportée,
d'un caractère très impressionnable, et dont la santé toujours bonne,
n'a pas été troublée par des accidents hystériques très saillants.

L'enfance de cette jeune fille a toujours été malheureuse. Constamment
maltraitée par sa mère et très fréquemment battue par elle, Célina Tonnelle est devenue morose et très impressionnable, la moindre chose faisait
effet sur elle ; toujours tenue sous le coup de la crainte, elle avait peur de
tout ; le moindre geste de sa mère la mettait en émoi ; quand elle était
grondée elle étouffait, avait de la strangulation à la gorge et un sentiment
de compression à l'épigastre ; la moindre chose attendrissante la faisait
fondre en larmes.

Sous l'influence de ce mode d'éducation, cette jeune fille est bientôt
devenue sujette aux migraines, bientôt aussi elle a été prise de douleurs

à l'estomac; son appétit était variable, toujours peu prononcé, et ses digestions le plus souvent pénibles; en même temps elle commença à ressentir de la douleur au rachis entre les deux épaules, douleur qui se prolongeait en avant jusqu'au niveau des fausses côtes gauches. Avec de tels obstacles à une bonne nutrition, elle est, jusqu'à l'âge de treize ans, restée petite, chétive, constamment tourmentée par toutes sortes de malaises. A cet âge, la gastralgie avait augmenté notablement, et il y avait très fréquemment des vomissements des ingesta. Ces vomissements même étaient devenus continuels pendant quatre mois.

A treize ans apparurent les premières menstrues, lesquelles s'accompagnèrent de vives douleurs à l'hypogastre. Cette jeune fille avait ses menstrues pour la seconde fois, lorsqu'elle fut vivement effrayée par l'irruption soudaine d'un chien furieux, qui sortit d'un buisson pour se jeter sur elle au moment où elle était seule dans la campagne. A l'instant même elle perdit connaissance, et eut sa première attaque hystérique avec convulsions; pendant les trois mois qui suivirent, ces attaques se répétèrent tous les jours, et le plus souvent deux fois par jour, puis peu à peu elles devinrent plus rares.

A seize ans, elle fut prise d'une fièvre typhoïde grave qui dura plus d'un mois, et pendant qu'elle était à peine convalescente, elle fut atteinte de ce qu'elle nomme une fièvre cérébrale, c'est-à-dire d'une maladie qui dura trois mois, et pendant laquelle il y eut un délire qui dura longtemps, de fréquentes attaques d'hystérie avec convulsions, et une envie continuelle de se lever et de se promener dans l'appartement.

Les menstrues ont toujours paru fort irrégulièrement depuis la première menstruation.

La malade eut, à dix-sept ans, ce qu'elle nomme une fluxion de poitrine qui dura au moins deux mois, et pendant ce temps elle eut très fréquemment des vomissements et une expectoration de sang pur, produits d'hémorrhagies très probablement supplémentaires.

A vingt et un ans elle devint enceinte, et pendant les premiers mois de la grossesse il y eut des vomissements presque continuels, de fréquentes expuitions de sang et quelques attaques convulsives hystériques. L'accouchement s'est néanmoins fait à terme, il s'est accompagné de quelques attaques convulsives pendant le travail. Les suites de couches ont été mauvaises, et il y a eu une péritonite. L'enfant est mort au bout de neuf jours à la suite de convulsions.

Elle est entrée à l'hôpital de la Charité à l'âge de vingt-deux ans, pour s'y faire traiter de son état hystérique, et elle y séjourne depuis trois ans. Pendant ce laps de temps elle a successivement eu plusieurs pleurésies, une pericardite qui a laissé pendant longtemps un fort bruit de frottement à la région précordiale, et un rhumatisme polyarticulaire aigu.

A vingt-quatre ans elle fut prise, à la suite d'un refroidissement, d'une laryngite avec œdème et spasmes de la glotte pour laquelle on fut obligé de pratiquer la trachéotomie. Facilement améliorée, on retira assez promptement la canule; mais, au bout de six semaines, elle commit une imprudence qui amena un nouvel œdème spasmodique de la glotte avec suffocation. On fut obligé de pratiquer une seconde fois la trachéotomie, à la suite de laquelle la canule fut laissée à demeure pendant sept mois.

Durant tout ce temps l'état hystérique resta le même, les attaques de convulsions hystériques avaient lieu tous les six à huit jours, les douleurs de tête, de dos, de côté gauche et de l'estomac restaient toujours les mêmes. Pendant plusieurs mois elle fut prise d'une rétention d'urine pendant laquelle il fallait cathétériser la malade tous les jours.

Enfin, depuis cinq mois, des attaques épileptiques, survenues sans cause appréciable, alternent avec les attaques hystériques.

Tel est le tableau des accidents d'une hystérie constitutionnelle qui s'est fait sentir dès l'enfance, et qui a présenté une série non interrompue d'incidents depuis cet âge jusqu'à celui de vingt-cinq ans.

Voici, par opposition, l'histoire d'une femme qui n'est devenue hystérique que fort tard, et par le fait de causes accidentelles.

42ᵉ OBSERVATION. — Louise Lesage, couturière, est une femme de petite taille, ayant un embonpoint modéré, une peau assez blanche, et la figure complétement décolorée. Elle est née et a été élevée à la ville, son père est de bonne santé, sa mère était atteinte d'une grave maladie du cœur, ses frères et sœurs sont bien portants, il n'y a pas eu d'hystériques dans sa famille. Elle a été convenablement élevée par ses parents. Son caractère est assez gai, elle est néanmoins très impressionnable.

Depuis l'âge de dix ans, elle est devenue sujette aux migraines et a toujours eu le ventre gonflé et douloureux. Aussi était-elle assez chétive.

A dix-sept ans apparurent les menstrues, et depuis ce moment la menstruation a continué à être facile et régulière. A partir de cette époque tous les dérangements du ventre ont disparu et la santé est devenue bonne.

A dix-neuf ans elle fut atteinte d'un rhumatisme articulaire qui a duré près d'un an et qui n'a pas reparu depuis.

A vingt-quatre ans elle s'est mariée ; elle était alors en bonne santé, avait un certain embonpoint et n'avait encore éprouvé aucun trouble nerveux. Elle n'a pas eu d'enfants.

A trente et un ans survinrent des contrariétés de famille qui la tourmentèrent pendant plusieurs mois, et qui, durant ce temps, l'ont beaucoup fait pleurer.

Au bout de peu de temps cette femme commença par ressentir de la douleur à l'épigastre, dans le dos et entre les deux épaules. Puis survinrent des étouffements, de la strangulation à la gorge lors des contrariétés, de l'agitation des membres, de l'oppression, de la suffocation, et, enfin, de la dyspepsie et des vomissements des ingesta.

Au bout de trois mois de cet état, un jour, à l'occasion d'une contrariété plus vive que de coutume, apparition de la première attaque hystérique, convulsions avec perte de connaissance, et depuis ce temps jusqu'au moment où je prends son observation, à trente-sept ans, elle est restée sujette à des attaques qui ont lieu tous les huit à dix jours.

Tels sont les traits du développement graduel d'une hystérie accidentellement survenue.

Il me reste à présenter un exemple d'hystérie survenue brusquement chez une femme qui auparavant n'avait donné aucun signe notable de cette névrose.

43° OBSERVATION.—Madelaine Yars; père mort aliéné à soixante et quinze ans, mère et sœurs d'une santé inconnue. — Elle est fort impressionnable et a été élevée fort durement par une belle-mère; sujette aux migraines depuis son enfance, elle avait néanmoins un bon estomac et était assez bien portante. Elle a été menstruée à quinze ans, et les menstrues ont pendant longtemps été accompagnées de douleurs dans les lombes et le bas-ventre; vers l'âge de dix-sept ans, elle paraît avoir eu une tumeur blanche à l'un des genoux, laquelle s'est résolue lentement.

A dix-huit ans, elle fut prise d'une maladie de six semaines, pour laquelle on fit plusieurs fois des applications de sangsues sur le ventre et on conseilla le mariage.

Elle s'est effectivement mariée à vingt ans, et était alors en bon état. Sa santé ne fut pas mauvaise quoique son ménage ne fût pas heureux. Elle a eu six enfants et deux fausses-couches; deux de ses enfants sont morts peu après leur naissance, deux autres sont morts plus tard de convulsions. Il ne lui reste que deux enfants : l'aîné, qui est un garçon, est bien portant; l'autre, qui est une fille, est sujette à des attaques de convulsions hystériques. Vers l'âge de quarante ans, elle était d'une santé ordinaire et n'éprouvait aucun accident particulier, lorsque, à la suite d'une vive contestation de famille, elle fut prise brusquement, et pour la première fois, d'une attaque de convulsions hystériques qui fut suivie dans la journée même d'une seconde attaque semblable; ces attaques, qui étaient avec perte complète de connaissance, se répétèrent plusieurs fois, puis elles se transformèrent en attaques incomplètes, la santé s'altéra, divers phénomènes hystériques apparurent, et, à l'âge de cinquante ans, cette femme entra à l'hôpital de la Charité présentant tous les phénomènes de l'hystérie, tels que diverses hyperesthésies, un certain degré d'anesthésie dans les membres gauches, et un tremblement musculaire continu. Il n'y a plus d'attaques de convulsions.

Le début de l'hystérie comme on le voit peut se faire de manières différentes, mais qu'on peut réduire à trois principales :

1° Tantôt l'hystérie commence dès les premières années de la vie, soit par le fait d'une transmission héréditaire, soit par le fait d'une constitution spéciale, soit enfin sous l'influence de sensations pénibles longtemps prolongées. Ce mode de début a eu lieu chez un sixième des hystériques.

Les enfants chez qui l'hystérie débute de cette manière, commencent par devenir de plus en plus impressionnables; ils sont moroses ou très irritables, les moindres contrariétés les troublent notablement. Au plus léger reproche, leur figure rougit ou pâlit, ils étouffent, suffoquent, sanglotent, sont pris de strangulation, de palpitations, d'agitation et de tremblement dans les membres, quelquefois ils tombent en syncope. Bientôt ils deviennent sujets aux migraines et à la céphalalgie, leur sommeil est agité et troublé par des rêves pénibles; ils se réveillent en sursaut ou sont pris de cauchemar, et quelquefois de somnambulisme. L'épigastre est le siége de douleurs, l'appétit est variable, peu prononcé, capricieux, la digestion est pénible; quelquefois il y a des vomissements; enfin, des douleurs se manifestent dans le dos entre les deux épaules et dans le côté gauche du thorax.

2° D'autres fois, et chez un peu moins de la moitié des sujets, l'hystérie se développe à un âge plus avancé et d'une manière graduelle sous l'influence des circonstances suivantes : tantôt ce sont des jeunes filles de force moyenne, chez lesquelles l'état hystérique est né sous l'influence des fatigues, de la mauvaise nourriture ou de l'ennui; alors les menstrues se dérangent et finissent par se supprimer : d'autres fois, ce sont des femmes mariées qui sont abreuvées de chagrins, ou tourmentées soit par des tracasseries, soit par des contrariétés de ménage. Dans l'un et l'autre cas, les malades pâlissent, maigrissent, leur susceptibilité devient extrême, leur caractère s'aigrit, elles s'emportent pour la moindre chose; à la moindre émotion, il survient des pleurs avec des sanglots, de la strangulation à la gorge, de l'oppression à l'épigastre et de l'agitation dans les membres; puis se développent de la céphalalgie, des palpitations, de l'essoufflement, et tous les phénomènes de la chlorose; la constitution s'altère, le système nerveux devient prédominant et les fonctions digestives se troublent. La gastralgie avec tout son cortége de malaises apparaît; il survient des douleurs dans le dos et dans le côté gauche du thorax ; de l'inquiétude et des fourmillements se font sentir dans les membres.

(Les auteurs, et M. Gendrin entre autres, ont noté divers phénomènes moins tranchés et moins uniformes que les précédents. Tels sont une mobilité extrême dans le caractère, une grande disposition à l'impatience, des idées bizarres ou des pensées tristes, des pleurs et des rires sans motifs, de l'insomnie, des rêves bizarres ou effrayants, des inquiétudes, des fourmillements et de l'agitation dans les membres, tantôt des frissons vagues, tantôt une chaleur brûlante, fréquemment un froid glacial aux mains. Les maladies qui se produisent ont une marche anomale ou s'accompagnent de symptômes qui ne sont pas ordinaires.

Les troubles prodromiques s'accompagnent d'accidents particuliers dépendant, soit de la nature de la cause qui a produit l'hystérie, soit de l'organe qui a été le point de départ des accidents. Ainsi Louyer-Villermay insiste beaucoup sur la série des troubles intellectuels suivants, que cet auteur, dans sa préoccupation, regarde comme étant communs à la majorité des hystériques, tandis qu'en réalité ils sont particuliers aux cas où cette affection résulte de peines de cœur, et peuvent avec assez de raison être considérés plutôt comme le résultat direct des circonstances qui les ont fait naître, que comme faisant partie de la maladie elle-même.

D'après cet écrivain, la jeune fille qui commence à être atteinte d'hystérie, ressent en elle-même un trouble dont elle ne peut se rendre compte; bientôt elle devient craintive, dissimulée, incertaine, sa sensibilité s'exalte, elle cherche la solitude, ses idées sont d'abord vagues, errantes; par la suite, elles se fixent et se concentrent sur un seul objet; en vain, elle veut en éloigner l'image, le souvenir ne peut s'effacer de son esprit pendant la veille, et durant la nuit des songes le lui retracent encore. Le sommeil est souvent interrompu, la santé s'affaiblit, la pâleur succède à l'éclat de la fraîcheur. Ces malades ont alors des instants de délire ou plutôt d'absence, quelquefois elles chantent ou tiennent momentanément, et comme par distraction, des propos inconvenants; elles sont ordinairement tristes et rêveuses.

Quand l'hystérie est due à des chagrins réels, à de vives contrariétés de ménage, à des revers de fortune, à la perte de personnes chères, les troubles intellectuels n'ont plus le même mysticisme; ce sont tantôt des insomnies avec céphalalgies fatigantes, tantôt des rêves effrayants, souvent des idées fixes, de la taciturnité, d'autres fois de l'agitation et du désespoir, enfin des souffances bien réelles et bien matérielles.

Si la maladie est due à l'action d'une lumière trop vive qui aura blessé l'œil, on trouve, parmi les prodromes, des dérangements ou des douleurs dans les yeux; si elle est due à des odeurs pénétrantes, la céphalalgie dominera; si ce sont des gaz méphitiques ou une asphyxie, on remarquera des troubles dans la respiration; si la cause réside dans les organes digestifs, les dérangements de ces viscères donneront des symptômes qui prédomineront. Il en sera de même pour les cas où l'hystérie dépendra d'un état pathologique de l'utérus, car alors des douleurs ou des altérations de sécrétion auront lieu de ce côté. Des écrivains, sur lesquels je reviendrai, ont parlé de sensations spéciales et de quelques mouvements particuliers dans les organes génitaux, comme étant des phénomènes constants, et qu'on retrouve toujours au milieu des nombreux prodromes de l'hystérie. Ces écrivains ont émis une assertion erronée, les troubles des organes génitaux ne sont pas communs au début de l'hystérie; ils sont, au contraire, fort rares, et n'ont lieu que dans les cas, également assez rares, où la maladie a son point de départ dans ces organes.

Raulin indique à son tour comme prodromes de l'hystérie les phénomènes suivants :

Impressions sourdes dans le bas-ventre, éternuments et bâillements fréquents, éructations, engourdissements de la langue, faiblesse, pesanteur ou tremblements des membres inférieurs, fourmillements et tension douloureuse des extrémités, froid à la peau de ces parties, mouvements convulsifs de la bouche. Obscurcissements de l'esprit et appesantissement; sensation d'odeurs et de saveurs spontanées et désagréables; joie, tristesse ou craintes non motivées, sommeil trop lourd ou insomnie; tintement d'oreilles, vertiges, étourdissement, vue d'étincelles, et urines incolores.

Quelle que soit leur forme et leur nature, ces divers accidents se changent peu à peu en de véritables symptômes d'hystérie; mais le moment où se fait cette transformation varie beaucoup. Quand ces accidents prodromiques sont nés sous l'influence de causes peu puissantes, sous celle d'un état chlorotique ou d'un dérangement des menstrues, ils durent longtemps, et ils se mêlent tellement aux troubles produits par la chlorose, qu'il est souvent difficile de les reconnaître. Quand, au contraire, l'hystérie vient de chagrins vifs, de tourments de l'esprit, la marche de ces prodromes est bien plus rapide, et ils ne durent souvent que pendant quelques semaines.

3° Enfin, dans un certain nombre de cas, qu'on peut évaluer au tiers, il n'a existé aucun phénomène précurseur qu'on ait pu apprécier; l'observation la plus attentive n'a pu constater aucun trouble préalable, et les femmes paraissaient être dans un état de santé très florissant, lorsque à l'occasion d'une frayeur vive, ou d'une émotion morale puissante, il s'est produit, soit à l'instant même de l'action de la cause, soit quelques heures après, une attaque hystérique avec convulsions et perte complète de connaissance. Quand l'attaque a eu lieu à l'instant même, le début a été brusque et n'a été précédé d'aucun symptôme morbide. Les malades ont été brusquement prises d'une sensation de compression à l'épigastre dont la durée a été de quelques minutes, puis une sorte de boule leur est rapidement montée de l'épigastre à la gorge; elles ont alors jeté un grand cri produit par la vive douleur que provoque la strangulation, et aussitôt il y a eu perte complète de connaissance et mouvements convulsifs.

Quand il s'était écoulé quelques heures entre l'action de la cause et le moment de l'attaque, la malade avait été durant ce temps, toute troublée, toute tremblante, prise de céphalalgie, d'étourdissement, de strangulation, de palpitations, de compression à l'épigastre, d'étouffements, d'agitation dans les membres, et de frissonnements de tout le corps, pendant que des bouffées de chaleur montaient à la figure et à la tête.

Que peut voir, dans les divers troubles prodromiques dont je viens de présenter le tableau, et qui constituent cet état que divers auteurs ont appelé l'hystéricisme, l'observateur dont l'esprit n'est pas préoccupé par des idées préconçues? Évidemment, une perturbation très prononcée dans l'encéphale avec tous les signes d'une congestion vers cet organe, puis une influence de ce centre nerveux sur les diverses divisions, soit splanchniques, soit musculaires, soit sensoriales, du système nerveux. Il serait difficile d'y trouver la moindre preuve d'une action primitive des organes génitaux.

J'ai insisté sur ces prodromes, parce qu'ils intéressent le médecin à un double titre. Sous le rapport pratique, ils indiquent l'arrivée d'une maladie qu'il est alors facile de combattre, puisqu'elle n'a pas encore pris en quelque sorte droit de domicile. Sous le rapport théorique, ils font connaître la nature et le siége de l'affection, puisqu'ils indiquent d'une manière précise les organes qui doivent être considérés comme point de départ de la maladie.

ARTICLE II.

SYMPTÔMES.

Les phénomènes morbides auxquels l'hystérie donne naissance sont assez nombreux; quelques-uns d'entre eux sont constants et ne manquent jamais : tels sont une extrême impressionnabilité, les douleurs à l'épigastre, au côté gauche du thorax et le long de la gouttière vertébrale gauche. D'autres sont moins constants, mais ils existent ordinairement, et constituent, en quelque sorte, le fond de la maladie. Tels sont les hyperesthésies diverses, les spasmes, les anesthésies, les attaques de convulsion, les paralysies, etc. Enfin, il en est qu'on ne voit qu'accidentellement, qui ne se produisent que sous l'influence des conditions particulières dans lesquelles les hystériques se trouvent. Tels sont le délire, la léthargie, la catalepsie, l'extase, le somnambulisme, etc. Ces divers phénomènes, dont les premiers ont seuls un ordre d'apparition assez régulier, peuvent être distingués en huit classes : la première, comprenant les hyperesthésies ; la seconde, les anesthésies ; la troisième, les perversions de la sensibilité ; la quatrième, les spasmes ; la cinquième, les attaques de spasme, de convulsions, de catalepsie, de somnambulisme, d'extase, de coma, de léthargie et de syncope ; la sixième, les paralysies ; la septième, les perversions de contractilité ; la huitième, les modifications d'exhalation et de sécrétion.

§ Ier. — Des hyperesthésies.

On entend par hyperesthésie (de υπερ, sûr, et αισθεσις, faculté de sentir) l'excès de la sensibilité, porté le plus souvent au point d'occasionner du malaise, de la souffrance ou de la douleur.

L'hyperesthésie diffère infiniment, sous le rapport pathologique, des douleurs provenant, soit des hypérémies, soit des altérations de tissu ; elle ne paraît pas être liée à des modifications matérielles dans les tissus ; elle se voit principalement dans les maladies dynamiques, telles que l'hystérie, les névroses, les rhumatismes musculaires, la colique de plomb, etc. Elle a pour caractères d'apparaître très brusquement et de cesser de la même manière, d'être extrêmement instable, d'avoir une grande mobilité et une grande disposition à changer de lieu, de provoquer des sensations douloureuses ordinairement très pénibles à supporter, et enfin de céder rapidement et souvent instantanément à des moyens qui n'ont aucune influence avantageuse et qui souvent même en ont une défavorable, sur les douleurs d'un autre genre.

L'hyperesthésie hystérique se distingue des autres par les caractères suivants : elle siége dans certains endroits de prédilection ; elle est plus instable et plus mobile que les autres espèces ;

enfin elle est très notablement influencée par les affections morales.

L'hyperesthésie hystérique peut intéresser tous les organes auxquels se distribuent les nerfs de la vie de relation, et en particulier la peau, les muscles, les articulations, les nerfs, les organes des sens, le larynx, les bronches, l'estomac, les intestins, les reins, la vessie et l'utérus.

Hyperesthésie de la peau ou dermatalgie. — Il y a peu de temps que l'attention des médecins a été fixée sur l'hyperesthésie de la peau ; cette exagération de la sensibilité a dû plusieurs fois, sans aucun doute, être rencontrée par les observateurs ; mais la première notion expresse qui en ait été faite, se trouve dans le *Compendium de médecine* de MM. Monneret et Fleury en 1842. Après avoir parlé des douleurs que les hystériques peuvent éprouver, ces auteurs disent : « Quelquefois ces douleurs ne suivent pas le trajet des nerfs et semblent résider dans la peau. » L'exactitude de cette remarque a été confirmée par M. le docteur Henrot, qui a donné, dans une thèse fort remarquable qu'il a soutenue en 1847, les premières notions un peu précises qu'on ait eues sur ce sujet.

L'hyperesthésie de la peau peut offrir plusieurs degrés. Dans celui qui s'éloigne le moins de l'état physiologique, le tact acquiert une finesse telle, que les objets les plus déliés font impression sur le réseau nerveux et papillaire qui s'étale à la surface de la peau, et que les fluides impondérables, tels que l'électricité, ainsi que les mouvements de l'atmosphère, affectent très vivement les malades. A un degré plus élevé, l'hyperesthésie de la peau s'élève jusqu'à la douleur, et constitue la dermatalgie.

La dermatalgie hystérique n'est pas aussi fréquente qu'on l'a supposé. Sur les 430 observations que j'ai prises, je ne l'ai notée que dans 44 cas, c'est-à-dire sur un neuvième des hystériques : il est possible que, quand elle était peu prononcée, et quand elle n'occupait qu'une petite étendue de la peau, elle ait existé sans que ni moi ni les malades ne nous en soyons aperçus. Mais, dans ces cas, elle ne devait être qu'un phénomène sans importance.

L'hyperesthésie de la peau doit être considérée comme le résultat d'une perversion des actes auxquels la peau participe, dans la manifestation des passions ; on connaît la rougeur qui colore les joues et quelquefois la peau du sein chez les femmes qui éprouvent une émotion vive ; on sait quelle puissante influence les passions, et surtout le chagrin, les préoccupations et la contention de l'esprit, ont sur la production des maladies de la peau, et principalement sur celle des acnés, de la mentagre et des ecthymas. Bien des femmes déclarent que, lors des émotions vives, elles ressentent des picotements et des fourmillements désagréables dans l'épaisseur de la peau, qu'elles y éprouvent une sorte de frémissement dont l'hyperesthésie n'est que le degré le plus élevé. Il est naturel que la peau du tronc et celle des mamelles, qui est en quelque sorte plus vivante que celle des membres, soient plus souvent affectées que cette dernière.

Chez les 44 malades l'hyperesthésie occupait les parties de peau suivantes :

1° Chez 3, elle occupait toute la surface de la peau ; chez une d'entre elles la face et le col étaient à l'état normal, l'hyperesthésie ne commençait qu'au niveau des clavicules et des épines du scapulum.

2° Chez 11, elle affectait l'une des moitiés latérales du corps, dix fois à droite et une fois à gauche, occupant la face, le col, le tronc et les membres, et le plus souvent, elle était limitée, tant en avant qu'en arrière, par la ligne médiane.

3° Chez 12, elle occupait le tronc ; siégeant sur le dos quatre fois, sur le côté droit trois fois, sur la partie antérieure du thorax une fois, sur la partie antérieure de l'abdomen trois fois, et sur tout le tronc une fois.

4° Chez 4, elle affectait les avant-bras une fois, les pieds et les mains simultanément deux fois, et les mains seules une fois.

5° Chez 10, elle siégeait sur les grandes lèvres de la vulve et sur l'entrée du vagin.

6° Enfin chez 5, la douleur de la peau s'étendait à toute l'épaisseur de la mamelle, et quatre fois la douleur existait dans la mamelle gauche.

Astley Cooper (*Traité des maladies de la mamelle*) a signalé l'hyperesthésie de la peau de cette partie accompagnée de celle des graisses subjacentes et de la glande mammaire elle-même. M. Landouzy rapporte qu'il a été consulté par deux malades hystériques, l'une de vingt-trois, l'autre de trente-cinq ans, qui éprouvaient des douleurs intolérables au sein gauche, et pour lesquelles des chirurgiens habiles avaient conseillé l'amputation, quoiqu'il n'y eût aucune modification appréciable ni dans la peau de cette partie, ni dans les tissus subjacents.

La dermatalgie ne se voit guère que sur les femmes chez lesquelles l'hystérie suit une marche assez aiguë. Des trois cas dans lesquels cette hyperesthésie occupait toute la peau, le premier avait eu lieu chez une jeune fille de vingt ans qui avait, depuis peu de temps, éprouvé des contrariétés très vives; le second était une femme qui, à la suite de pertes d'argent auxquelles elle avait été très sensible, était devenue hystérique à l'âge de quarante-deux ans; la troisième était devenue très promptement hyperesthésique après la mort inopinée de sa mère. Chez les deux dernières malades, la dermatalgie avait été précédée par de l'agitation dans les membres, par une sensation de chaleur insolite à la peau et par des élancements d'abord vagues, puis très fréquents. L'hyperesthésie avait débuté par un point très restreint, et de là elle s'était étendue assez promptement à toute la surface du corps. Cet état de la peau s'était accompagné d'une excitation générale telle que l'une des malades avait dû être saignée plusieurs fois avant son entrée à la Charité. Chez ces femmes, la peau était le siége d'une sensibilité extrême, d'un engourdissement permanent, de fourmillements continuels et d'élancements fort douloureux; cette membrane paraissait aux malades être roide, tendue et brûlante, quoique, à la main de l'observateur, elle parût plutôt fraîche que chaude, et que sa couleur ne fût pas changée. La moindre pression était douloureuse, le simple contact du bout du doigt produisait une sensation semblable à celle que provoquerait la piqûre d'un faisceau d'aiguilles. Ces femmes ne pouvaient se servir de leurs mains pour rien saisir, ni de leurs pieds pour marcher, tout ce qu'elles touchaient avec ces parties leur paraissait garni d'aspérités, comme si les objets avec lesquels elles étaient en contact eussent été des épines. Le simple frottement de leur linge contre la peau, le décubitus dans le lit étaient pour elles une cause de souffrances. La dermatalgie s'accompagnait de l'hyperesthésie des chairs subjacentes, de telle sorte qu'elles ne pouvaient faire le moindre mouvement sans souffrir. Il n'y avait pas de fièvre, mais l'insomnie était continuelle; chez l'une d'elles, les yeux étaient très sensibles à la lumière, les oreilles assiégées de forts bourdonnements étaient douloureusement impressionnées par les sons, et les odeurs fortes étaient désagréablement senties par les narines.

La dermatalgie, limitée à des surfaces moins étendues, détermine moins de souffrances; au thorax et à l'abdomen, elle gêne la respiration; au dos, elle force les malades à se tenir couchées sur le ventre ; au tronc, elle rend les vêtements tellement gênants, que beaucoup de femmes ne peuvent se tenir habillées ; à la vulve et à l'entrée du vagin, loin d'être, comme on pourrait le penser, une cause d'excitation des organes génitaux, elle rend le simple contact tellement douloureux, qu'elle oppose un obstacle insurmontable au rapprochement des sexes ; aux mains, elle empêche les malades de tenir quoi que ce soit, et aux pieds, elle rend la marche impossible.

Les dermatalgies limitées qu'on peut observer en divers points du corps, suivent ordinairement le sort des douleurs des parties subjacentes dont elles sont souvent l'accompagnement.

Enfin, il arrive fréquemment que des malades aient de l'hyperesthésie sur une partie de la peau, et de l'anesthésie sur une autre partie : ainsi j'ai vu une malade qui était affectée d'hyperesthésie de la peau d'un côté du corps, et d'anesthésie de l'autre côté.

La dermatalgie hystérique se voit après des attaques d'hystérie, et après des émotions vives ; d'autres fois, elle n'est que l'extension d'une hyperesthésie des parties subjacentes ; dans certains cas, elle est le symptôme de la souffrance d'un organe profond. M. Piorry rapporte avoir vu la dermatalgie de la peau du bassin et des cuisses accompagner des douleurs de l'utérus. Il est possible, à la rigueur, que chez les femmes, auxquelles j'ai trouvé l'hyperesthésie de la vulve, l'utérus fût malade, mais cet organe ne déterminait positivement aucune souffrance. Enfin, dans beaucoup de cas, la dermatalgie se développe sans qu'on ait pu la rapporter à une cause quelconque.

La dermatalgie hystérique peut être fort pénible à supporter, mais elle n'entraîne jamais après elle de conséquences graves.

Quand la dermatalgie est fort étendue, elle se comporte ordinairement comme le font les affections aiguës, et elle se termine souvent assez rapidement sous l'influence d'un traitement approprié. Ainsi chez deux des femmes dont je viens de parler, la dermatalgie durait depuis six semaines, et ne paraissait pas disposée à se modifier, lorsque, après beaucoup d'essais infructueux, M. Andral eut l'idée de donner du musc à la dose de 30 centigr. par jour ; en peu de temps, tout excès de sensibilité avait disparu. Chez l'autre, qui avait été traitée sans succès par les sangsues, les vésicatoires, les bains soit simples soit sulfureux, les ventouses sèches, et les ventouses scarifiées le long du rachis, il m'a suffi de faire faradiser la peau douloureuse dans une étendue assez limitée, pour voir disparaître en quelques jours la dermatalgie, non-seulement à l'endroit faradisé, mais encore dans tous les autres points.

M. Beau (1) rapporte avoir vu trois fois l'hyperesthésie de la totalité de l'enveloppe cutanée ; elle s'était produite après des attaques de convulsions hystériques, et avait disparu spontanément au bout de quelque temps.

Chez l'une de mes trois malades atteintes de dermatalgie générale, la douleur avait duré cinq mois, en éprouvant de temps en temps des suspensions, puis des récidives. L'une de ces suspensions avait eu lieu après une attaque de choléra.

Le diagnostic de la dermatalgie n'est pas difficile à établir ; la plus légère pression, exercée sur le corps, ne fût-ce même qu'avec le bout du doigt, le plus léger frottement, déterminent une vive douleur ; et si l'on fait un pli à la peau, de manière à ne saisir que cette enveloppe du corps, on constate facilement que c'est en elle que siège l'hyperesthésie. La peau reste blanche, la chaleur n'y est point augmentée, ce qui prouve qu'il n'y a d'autre modification que celle de la sensibilité.

§ II. — Myosalgie.

L'hyperesthésie des parties charnues qui constituent les parois des cavités splanchniques et l'épaisseur des membres chez les hystériques, est un fait connu depuis longtemps. Hippocrate (2) rapporte que chez la femme d'Apromotus, qui était atteinte de la fièvre, il était survenu des suffocations hystériques et des douleurs le long du rachis, dans sa portion dorsale.

Ces douleurs, qui se manifestent dans l'épaisseur des parties charnues, sont des accompagnements si communs de l'affection hystérique, qu'il n'est pas un observateur qui ne les ait indiquées, et que le seul point qui reste à éclaircir est celui de savoir dans quelle partie elles siégent.

On s'est généralement borné à les regarder comme des douleurs nerveuses, et quand on a voulu y mettre plus de précision, on les a considérées comme des névralgies.

M. le docteur Henrot est encore le premier qui ait avancé d'une

(1) *Archives de médecine*, octobre 1841.
(2) *Œuvres d'Hippocrate*, traduites par Littré. DES ÉPIDÉMIES, t. V, liv. VII, p. 451.

manière explicite que ces douleurs pouvaient siéger dans les muscles, et n'être tout simplement que des douleurs musculaires. Mais il est facile de constater, que ni lui, ni M. Gendrin, son chef de service à l'hôpital de la Pitié, ne se sont pas doutés de l'importance du rôle que joue l'hyperesthésie des muscles dans l'hystérie, car ils placent les muscles au rang des parties qui sont le moins souvent atteintes de cette exaltation de la sensibilité.

L'hyperesthésie des muscles est au contraire un phénomène tellement commun dans l'hystérie, qu'il n'est pas une seule femme, atteinte de cette névrose, qui n'ait éprouvé, pendant le cours de sa maladie, quelques douleurs dans les muscles.

Sur les 430 hystériques dont j'ai pris l'observation, il ne s'en est trouvé qu'une vingtaine au plus chez lesquelles il n'y avait pas eu de douleurs musculaires au moment où je les ai observées.

Les muscles sont certainement de tous les organes de l'économie ceux qui sont l'aboutissant le plus fréquent des troubles hystériques ; c'est sur eux que se passent le plus grand nombre des manifestations de l'hystérie. C'est sur les muscles que se produisent les convulsions, les paralysies, les anesthésies et la plus grande partie des douleurs hystériques. Les muscles, chez les hystériques, sont continuellement influencés, soit dans leur sensibilité, soit dans leur contractilité.

Il est facile de se rendre raison des troubles fréquents que présente l'appareil musculaire dans l'hystérie. Les muscles constituent l'un des moyens principaux par lesquels se manifestent les passions ; l'expression de la figure, le ton de la voix, les gestes, les divers mouvements du corps, sont des actes qui s'exécutent à l'aide des muscles. Qu'une femme soit en proie à une passion vive, la gorge se serre, le larynx convulsé et douloureux ne permet pas de jeter des cris, les muscles de la poitrine et ceux de l'épigastre sont le siége d'une compression pénible qui arrête la respiration, il se manifeste dans les membres un sentiment de malaise, de crampe, qui force les bras à se tordre. Tout le monde sait quel frémissement s'empare des membres, quelles sensations de malaise on y éprouve lors des émotions violentes. Qui ne connaît la sensation de courbature, de lassitude, de brisement, que donnent les muscles après qu'a cessé l'agitation d'une passion violente. Les médecins savent qu'il n'est pas rare de voir des femmes se plaindre d'une douleur subite dans l'un des points du tronc ou des membres à la réception d'une nouvelle qui les a fortement émues.

On comprend que sous l'influence de passions, continues ou fréquemment répétées, ces sensations douloureuses finissent, à force
de se reproduire, par persister et par passer de l'état physiologique
à l'état pathologique.

Si l'on observe ce qui arrive chez une femme hystérique qui
vient d'avoir une attaque spasmodique, dans laquelle la strangulation, la compression de la poitrine, le resserrement du
creux épigastrique auront dominé; ou bien une attaque de convulsions, dans laquelle tous les muscles du tronc et des membres auront éprouvé les vives souffrances dont il sera parlé plus loin, on
verra qu'après chacune de ces circonstances il se développe des
douleurs dans les muscles de la tête, du thorax, de l'épigastre, du
dos et des membres; ou que si elles existaient auparavant, elles
augmentent notablement. Il faudrait que l'appareil musculaire fût
impassible, pour que sa sensibilité ne fût pas augmentée après de
pareilles secousses.

On comprend donc que les manifestations de l'hystérie se passent
principalement sur le système musculaire, parce que c'est sur lui
que portent les manifestations des diverses passions de l'âme et les
grandes perturbations de l'hystérie.

Il s'agit maintenant de prouver que les diverses douleurs dont
le tableau va être déroulé, siégent dans les muscles; la chose
est tellement facile, qu'il est surprenant qu'on ne l'ait pas fait
plus tôt.

1° La douleur qui constitue l'élément principal de cette hyperesthésie siége toujours dans des lieux occupés par la portion charnue
des muscles, ou à l'endroit de leurs attaches aux parties osseuses.

2° Comme elle intéresse le plus souvent les muscles superficiels,
la douleur est superficielle et située exactement sous la peau.

3° En pressant modérément, avec le bout de l'index, le muscle
sur le trajet duquel siége la douleur, en l'agaçant modérément par
le grattement avec le bout du doigt, en ayant grand soin de ne pas
agir sur les parties plus profondément situées, on fait naître de la
douleur si elle n'était pas sentie auparavant, ou bien on l'exaspère
si elle existait déjà.

4° La douleur ainsi produite est très vive, fait faire des contorsions à la malade, ou lui fait jeter des cris, et quelquefois même
provoque une attaque hystérique convulsive avec perte complète de
connaissance. Cette douleur semble être extrêmement vive, car les
femmes crient, s'agitent, éprouvent souvent une sorte de mouve-

ment convulsif involontaire, et presque toujours elles arrètent et retiennent la main qui les presse. Il suffit du simple grattement exercé avec le bout d'un doigt sur le muscle douloureux, pour provoquer les manifestations de la douleur la plus vive.

On est bien certain que la pression exercée de cette manière sur les muscles de la poitrine et sur ceux du dos, ne va pas jusqu'aux viscères contenus dans la cavité thoracique. On s'assure également que cette pression exercée sur les muscles douloureux de la paroi de l'abdomen, ne porte pas sur les viscères splanchniques, d'abord parce qu'elle est très légère, puis parce que la douleur que l'on provoque fait contracter les muscles abdominaux, qui forment de cette manière un plan solide, lequel empêcherait la pression la plus forte de porter sur les parties profondes ; enfin on s'assure qu'elle ne siége pas dans la peau, parce qu'en pressant entre les doigts un pli fait à ce tégument, il n'en résulte que la douleur ordinaire à cette pression.

5° Le courant galvanique d'intensité moyenne, qu'on fait passer dans toute la longueur d'un muscle, y occasionne une sensation qui n'est pas même pénible et qui est loin d'être douloureuse, quand le muscle est sain. Quand, au contraire, le muscle est le siége d'une douleur, ce même courant, quelque faible qu'il soit, devient très difficile à supporter ; et, pour peu qu'il ait de force, il provoque une douleur qui, si elle durait, finirait par être intolérable. Si donc on fait passer ce courant dans le muscle hyperesthésié d'une hystérique, on provoque à l'instant une très vive douleur, tandis que si l'on fait passer ce même courant dans le muscle voisin non douloureux, la malade ne perçoit que la sensation ordinaire du courant, et n'éprouve aucune douleur.

6° La mise en mouvement des fibres des muscles hyperesthésiés, soit par le fait d'un raccourcissement actif produit par la contraction musculaire, soit par l'allongement passif résultant de la contraction des muscles antagonistes, exaspère la douleur quand elle existe, la réveille quand elle était assoupie, ou enfin la fait naître quand elle n'existait pas. Aussi l'observation constate que les fatigues, la marche, les grands mouvements, font naître ou exaspèrent ces douleurs ; que la simple contraction du muscle hyperesthésié est douloureuse, et que surtout ces douleurs apparaissent avec force après une attaque hystérique convulsive.

7° Le repos absolu et l'absence de mouvement, au contraire, calment et font disparaître plus ou moins promptement toutes ces sensations douloureuses, à un point tel, qu'il est très peu de myo-salgies hystériques qu'on ne puisse diminuer très notablement et le plus souvent même faire cesser, par le repos absolu des muscles dans lesquels elles siégent. De là le précepte de faire garder le repos aux hystériques atteintes de douleurs des muscles.

8° Enfin, la thérapeutique possède maintenant dans la faradisation le moyen de faire cesser à l'instant même, dans la grande majorité des cas, les douleurs musculaires qui ne sont pas de nature inflam-matoire, les douleurs rhumatismales, par exemple, celles de la co-lique de plomb, etc.; or, les douleurs de la myosalgie, chez les hys-tériques sont celles que l'on fait disparaître le plus facilement de toutes par la faradisation.

Tels sont les caractères à l'aide desquels on constate que la dou-leur dont il est ici question, ne siége ni dans la peau, ni dans les viscères sur lesquels les muscles sont placés, mais bien qu'elle réside dans les muscles eux-mêmes.

Cette douleur résulte-t-elle d'un état phlegmasique des muscles, ou provient-elle d'une simple perversion de leur sensibilité?

Tous les faits démontrent qu'il n'y a pas de phlegmasie dans les muscles hyperesthésiés. La douleur n'est ni tensive ni pulsative. Sa nature est spéciale ; elle peut apparaître brusquement et arriver en quelques instants à son summum d'intensité ; elle peut égale-ment disparaître rapidement, en laissant complétement indolent le lieu qu'elle occupait quelques instants auparavant. Elle n'a ni la tenue, ni la régularité, ni la marche graduellement croissante, puis décroissante, des douleurs provoquées par l'inflammation. Elle ac-quiert quelquefois un degré d'intensité tel, que Mayo a été obligé de faire, chez la même femme, deux amputations successives sur la même cuisse, pour enlever une douleur hystérique qui siégeait sur ce membre. Opiniâtre et tenace chez certaines malades, sur les-quelles elle persisterait des mois entiers si on ne l'arrêtait, tandis que sur d'autres, elle a une instabilité qui fait l'étonnement du médecin lui-même; elle est sous l'influence directe des émotions morales qui la font paraître quand elle n'existait pas, l'augmentent notablement quand elle existait déjà, et la font disparaître prom-ptement, quand elles-mêmes ont cessé d'agir. La douleur inflam-matoire, au contraire, est indifférente à ces agents.

Elle n'est point influencée par les moyens antiphlogistiques, ne cède souvent que par une sorte de caprice aux simples narcotiques et ne se dissipe ordinairement que par des moyens spéciaux, lesquels ne produisent aucun effet avantageux sur les douleurs inflammatoires.

Enfin elle ne s'accompagne d'aucun des phénomènes qui caractérisent l'inflammation. Les muscles ne sont ni chauds ni tuméfiés, et l'examen cadavérique n'y fait découvrir aucune lésion matérielle.

Les faits tendent également à prouver que la myosalgie ne résulte pas de la lésion des cordons nerveux qui passent près des muscles ou qui traversent leurs fibres. La douleur ne siége pas le long du trajet des nerfs; elle réside, au contraire, dans le muscle lui-même, elle en suit toute la configuration jusqu'aux points d'attache; lorsqu'on presse le muscle douloureux, elle ne se fait sentir qu'à l'endroit comprimé, au lieu d'avoir des points d'élection et de s'irradier le long des cordons nerveux comme dans la névralgie. Enfin les moyens appropriés la font facilement disparaître, comme ils le font pour toutes les hyperesthésies musculaires, tandis qu'ils ont une action très faible sur les véritables névralgies.

La myosalgie hystérique siége dans la fibre musculaire elle-même et n'est qu'une perversion de la sensibilité de ces organes.

Elle se produit tantôt immédiatement après une attaque de convulsion, après une émotion morale, après une vive contestation, et, en général, après tout ce qui opère une secousse dans l'économie; aussi est-il rare qu'a la suite d'une attaque d'hystérie, il ne se déveleppe pas à l'instant même quelque myosalgie. Tantôt, au contraire, elle a lieu lentement et graduellement chez les hystériques atteintes d'anémie et chez celles qui sont en proie à des affections morales tristes. Toute femme qui a des chagrins, pendant un certain temps, finit nécessairement par éprouver, à l'épigastre et dans le dos, des douleurs qui affectent les muscles de ces parties.

Une fois produite, la myosalgie peut se prolonger tant que les malades sont sous l'influence des causes qui l'ont produite, tant qu'elles ne prennent pas de repos, et tant qu'on ne met pas en usage les moyens propres à la combattre.

La myosalgie entraîne fréquemment l'endolorissement du tissu cellulaire qui entoure les muscles, ainsi que l'hyperesthésie ou l'anesthésie de la peau qui les recouvre. Quand elle siége sur les membres, elle peut s'accompagner de la contracture des muscles.

Elle ne peut guère être confondue qu'avec la névralgie, le rhumatisme musculaire et les douleurs résultant de l'intoxication saturnine.

Il sera presque toujours très facile d'éviter cette confusion.

On vient de voir par quels signes la névralgie se distingue de l'hyperesthésie des muscles, il est donc inutile d'y revenir.

La myosalgie hystérique ne sévit que chez des femmes qui ont déjà eu des accidents hystériques ; celle qui provient du rhumatisme a lieu chez les sujets déjà rhumatisants, et celle qui suit l'intoxication saturnine se voit chez ceux qui travaillent au plomb et qui ont en même temps des accidents saturnins. L'existence des rhumatismes antécédents est un fait si capital que, dès qu'on a pu constater cette existence, on peut, sans hésiter, faire le traitement des douleurs rhumatismales. La difficulté serait plus grande si la malade était en même temps hystérique et rhumatisante. Dans ce cas, l'inefficacité des moyens qui réussissent ordinairement dans l'hyperesthésie hystérique, serait un motif suffisant pour diagnostiquer la nature rhumatismale de la douleur.

Il est, en outre, quelques différences secondaires desquelles on doit tenir compte. Ainsi la douleur rhumatismale a plus de fixité que la douleur hystérique ; elle affecte de préférence les muscles profonds, tandis que la dernière siége plus volontiers dans les muscles superficiels. L'hyperesthésie hystérique est accompagnée à la pression de beaucoup plus de douleurs que ne l'est l'hyperesthésie rhumatismale ; elle est moins augmentée par les mouvements et plus influencée par les émotions morales qu'elle. Enfin, elle siége presque toujours au tronc et rarement aux membres, dans des lieux déterminés, en attaquant de préférence le côté gauche, ce qui n'a pas lieu pour les douleurs rhumatismales.

La douleur saturnine n'a pas les mêmes lieux d'élection que celle qui dépend de l'hystérie ; quand elle occupe l'abdomen, elle n'affecte pas exclusivement le côté gauche, mais intéresse ordinairement les deux côtés à la fois, et porte plus sur les muscles droits, obliques et transverses que sur les autres ; elle s'étend ordinairement aux muscles des lombes et du bas des gouttières vertébrales des deux côtés, et elle s'accompagne presque toujours de douleurs sympathiques dans les muscles des membres inférieurs.

Le pronostic de la myosalgie n'a par lui-même aucune gravité. Cette hyperesthésie cause de la gêne, mais elle ne va jamais jusqu'à provoquer des désordres sérieux, et, d'ailleurs, on la fait ordinairement cesser avec assez de facilité ; mais, comme elle n'est que la manifestation d'un état général, elle se reproduit aisément, tant que la maladie qui l'entretient n'est pas dissipée.

Tous les muscles volontaires de l'économie pourraient, à la rigueur, être atteints d'hyperesthésie, mais l'observation montre qu'habituellement cette exagération de la sensibilité n'atteint que les muscles situés immédiatement sous la peau, et que, parmi eux, il n'en est qu'un certain nombre sur lesquels l'hyperesthésie s'établisse de préférence. Il est même tels de ces muscles qui sont si constamment hyperesthésiés, qu'on peut prendre cette altération de la sensibilité comme d'un des caractères de l'hystérie, et s'en servir comme l'un des moyens de diagnostic les plus sûrs ; les autres sont moins communément atteints, tels sont ceux des membres.

Je vais donc étudier successivement par ordre de fréquence la myosalgie hystérique.

A. *Céphalalgie.* — On sait depuis longtemps que les hystériques sont sujettes à souffrir de la tête ; néanmoins, à l'exception de ce qu'on a nommé le clou hystérique, la céphalalgie hystérique a très peu fixé l'attention des auteurs. On a généralement pensé que les douleurs de tête qu'on observe chez les hystériques, siégeaient dans les parties profondes, comme le font celles qui se voient dans la méningite et dans les lésions cérébrales, et on était loin de supposer que le mécanisme de sa production ne fût pas le même dans ces diverses circonstances. A l'exception du clou hystérique, dont le siége était évidemment fixé hors de la cavité crânienne, toutes les autres céphalalgies étaient regardées comme intracrâniennes, et personne n'avait jamais supposé qu'elles pussent siéger dans les muscles occipito-frontaux, sourciliers, temporaux, et dans la partie supérieure des trapèze, splénius, complexus et droits du col.

La douleur de tête est l'une des perversions de la sensibilité qui se rencontre le plus souvent chez les femmes hystériques; elle se voit si communément que, sur 356 d'entre elles que j'ai interrogées à ce sujet, 300 avaient constamment mal à la tête, ou étaient prises de céphalalgie, très souvent et très facilement, et que 56 seulement n'y étaient pas sujettes ; d'où l'on peut conclure que les six septièmes des femmes hystériques sont sujettes à la céphalalgie.

Cette douleur avait été générale, c'est-à-dire qu'elle avait occupé toute la tête chez 16 d'entre elles ; chez toutes les autres elle avait été partielle et avait siégé :

1° A la région frontale, dans les muscles sourciliers et dans la portion antérieure des muscles occipito-frontaux seulement, chez 72.

2° Aux deux régions temporales à la fois, où elle occupait les muscles temporaux, chez 22 femmes.

3° A la région temporale gauche, chez 12 ; à la région temporale droite, chez 6.

4° Au sommet de la tête, où elle occupait l'aponévrose des muscles crâniens, chez 10.

5° A la région occipitale, sur la partie charnue postérieure des muscles occipito-frontaux, et s'étendant à la partie supérieure des muscles trapèze, splénius et complexus, chez 8 d'entre elles.

6° A la région frontale et aux régions temporales simultanément, chez 68 malades.

7° A la région frontale et à l'occipitale simultanément, chez 10.

8° Enfin à la région frontale et au sommet de la tête, chez 3.

Chez 76 malades, le siége de la douleur n'avait pas été noté.

Il résulte de là que, sur la très grande majorité des hystériques (244 fois contre 10), l'hyperesthésie siégeait dans la portion charnue des muscles du crâne, ce qui ne veut pas dire qu'elle fût exactement limitée à cette portion, car les malades l'avaient ressentie à une certaine distance de ces portions, dans les parties blanches voisines ; mais toujours le maximum de la douleur et les endroits où la pression était le plus douloureuse, correspondaient aux parties charnues des muscles. La douleur était pulsative à battements isochrones aux pulsations artérielles chez la moitié de ces femmes ; elle était lancinante chez le tiers, et chez les autres, elle était ou gravative ou constrictive.

La sensation de pulsation qu'éprouvent le plus grand nombre de malades tient à ce que les artères battant au milieu de parties hyperesthésiées, le choc qu'elles impriment à ces parties est douloureusement ressenti. Aussi l'un des moyens les plus efficaces de soulager ces douleurs consiste-t-il à presser méthodiquement par une bande ou par un serre-tête les régions frontale ou temporale. Le mouvement qui augmente la force et la fréquence des pulsations artérielles augmente très notablement la douleur. Quant à la douleur lancinante, qui est encore assez commune, elle tient à la nature de la douleur hystérique dont l'attribut est d'exister souvent par élancements.

Généralement la céphalalgie hystérique se fait sentir même pendant le repos le plus complet et pendant que les malades gardent le lit, à la différence de la céphalalgie chlorotique qui n'existe guère que quand les sujets sont en mouvement, et qui se calme aussitôt qu'ils sont, soit en repos, soit dans une position horizontale.

Elle n'a présenté du côté de la tête aucun autre trouble particulier chez les deux tiers des hystériques ; chez le dernier tiers, au contraire, elle s'accompagnait de troubles cérébraux divers, tels que les vertiges, la titubation, les étourdissements et la perte de mémoire.

Cette hyperesthésie a existé dès l'enfance chez un huitième des hystériques ; les jeunes filles qui en étaient atteintes avaient souvent soit la migraine, soit des douleurs de tête. Quand elle a débuté dans un âge plus avancé, elle a été l'un des premiers malaises notables que les malades aient éprouvé. Ainsi, chez le tiers des hystériques, elle avait devancé les douleurs de l'épigastre.

La céphalalgie est un trouble si fréquent, elle existe si facilement dans toutes sortes de circonstances, qu'il est impossible de savoir sous quelle influence elle naît chez les hystériques. Cependant si l'on songe à la facilité avec laquelle les émotions la font naître, on ne sera pas étonné de la voir se produire si constamment dans l'hystérie.

Il est une forme de la céphalalgie qui ne se trouve que dans l'hystérie, c'est le clou ou l'œuf hystérique (*clavus, ovum*), noms que lui a donnés Sydenham. Ce phénomène doit être rare, car il n'est relaté que deux fois dans mes feuilles d'observation. Il peut siéger sur toutes les parties de la tête, mais le plus ordinairement il en occupe les régions temporales et la région sincipitale; il n'est jamais multiple. Il occupe, en général, une étendue très limitée, depuis la largeur de l'ongle jusqu'à celle d'une pièce de cinq centimes. La douleur qu'il produit est extrêmement violente, et souvent elle est portée à un point tel, que les malades gémissent ou poussent les hauts cris et sont privés de sommeil ; la sensation qu'elle cause est variable; ainsi quelquefois elle ressemble à celle que provoquerait un clou ou bien un coin de fer enfoncés dans la tête, quelquefois il semble que ce soit un morceau de glace; d'autres fois, elle imite celle que causerait un charbon ardent. Certains auteurs prétendent, sans autre preuve que celle qu'ils tirent des sensations éprouvées par les malades et de la fixité de la douleur, que le clou hystérique peut siéger jusque dans les os. Baglivi supposait que la douleur pouvait venir de la dure-mère. On a quelquefois soulagé les malades en exerçant une forte pression sur le lieu douloureux, preuve irréfragable que la douleur siége dans les parties superficielles.

La douleur du clavus est fixe, ne se déplace pas. Sa durée est de plusieurs jours. On l'a vue aller jusqu'à trois semaines ou un mois. Le clavus s'accompagne fréquemment de frissonnements, de vomissements, des troubles digestifs et quelquefois de la fièvre.

B. *Épigastralgie*. — Je comprends sous ce nom les douleurs des muscles de la région épigastrique ; ces douleurs jouent dans les affections nerveuses, un rôle bien plus important qu'on ne l'a pensé jusqu'à présent.

Presque tous les auteurs ont parlé des souffrances de l'épigastralgie, mais aucun d'eux n'a songé à les rapporter aux muscles. Ainsi, dans l'article HYSTÉRIE de Copland, il est dit seulement que les douleurs peuvent siéger à la région de l'estomac et à celle de la rate.

Rien n'est cependant plus fréquent que l'hyperesthésie des muscles de la région épigastrique. Sur 358 femmes hystériques, qui ont pu donner des renseignements à ce sujet, 317 étaient atteintes d'épigastralgie ; sur ce nombre, 130 n'avaient de douleurs que dans les muscles, sans aucun trouble notable dans les fonctions digestives, et sans que les diverses phases de la digestion aient eu la moindre influence sur cette hyperesthésie ; 187, au contraire, présentaient en même temps, et l'épigastralgie, et les troubles des organes digestifs qui sont propres à la gastralgie ; 10 seulement n'avaient que de la gastralgie, sans ressentir la moindre souffrance dans les muscles, et 31 n'avaient ni épigastralgie, ni gastralgie, quoiqu'il y eût parmi elles des femmes atteintes d'hystérie à un haut degré, mais sans attaques.

On peut donc établir approximativement que les neuf dixièmes des hystériques sont pris de l'hyperesthésie des muscles de l'épigastre, et que, sur ce nombre, un peu moins de la moitié n'a que ces douleurs des muscles. Il est évident qu'on est en droit de tirer de la constance de ce phénomène un caractère en quelque sorte pathognomonique de l'hystérie.

Quelle peut être la raison de la constance d'un trouble de parties qui semblent, au premier abord, n'avoir aucune relation avec la nature morale de la maladie ? Qu'a de commun en effet une lésion dynamique de l'encéphale avec les muscles de la région épigastrique ?

L'étude des circonstances dans lesquelles naît l'épigastralgie donne la clef de cette sorte d'énigme.

L'épigastralgie naît et se développe dans les circonstances suivantes :

1° Chez les petites filles qui sont mal nourries, ou qui sont nées avec une prédisposition héréditaire à l'hystérie, l'épigastralgie s'accompagne assez habituellement de troubles des organes digestifs et d'une disposition à la migraine ; les enfants qui présentent cette triple association morbide, peuvent être considérés comme fatalement dévoués à l'hystérie.

2° Chez d'autres malades, elle paraît soit à l'époque de l'établissement des menstrues ; soit plus tard, quand la menstruation se fait difficilement et douloureusement ; elle semble alors venir des souffrances qui se sont produites.

3° Chez un certain nombre de jeunes filles, l'épigastralgie apparaît à l'âge de quinze à vingt ans, au milieu des troubles et des malaises divers que suscite la chlorose ; alors la nutrition languit, l'hématose se fait mal, il existe un malaise général, et nécessairement les perturbations du système nerveux se produisent avec la plus grande facilité.

4° Chez un nombre assez restreint d'hystériques, l'épigastralgie naît, avec les autres symptômes de l'hystérie, pendant l'évolution graduelle des divers phénomènes nerveux qui composent cette maladie.

Ces diverses circonstances donnent naissance à la moitié au plus des cas d'épigastralgie, et dans ces cas l'hyperesthésie naît, comme on le voit, sous l'influence d'organes souffrants ou de troubles de la nutrition. L'autre moitié de ces cas se développe sous l'influence des attaques hystériques et des affections tristes.

Les attaques hystériques sont habituellement précédées par une vive douleur de la région épigastrique. Pendant l'attaque, cette même sensation doit être bien douloureuse, car il est très commun de voir les hystériques, au plus fort de leurs convulsions, chercher à se frapper ou à s'arracher l'épigastre, ou bien indiquer par leurs gestes et par la gêne de la respiration, qu'il existe une forte souffrance en cet endroit. A la fin de l'attaque, il subsiste encore dans cette même région un malaise qui se traduit par de l'oppression. Enfin, pendant les vingt-quatre heures qui suivent l'attaque, les malades, qui ont, durant leurs convulsions, exercé des efforts auxquels les muscles abdominaux ont pris part, éprouvent toujours une augmentation notable de la douleur épigastrique qu'elles pouvaient avoir auparavant. Il n'est pas besoin de chercher plus loin pour trouver la cause de l'épigastralgie ; aussi, pour peu que les attaques se répètent, l'épigastralgie devient permanente et ne disparaît plus. Il ne faut pas un grand nombre d'attaques pour amener la permanence de cette hyperesthésie.

Les affections morales tristes agissent d'une manière assez analogue à la précédente. On sait que toute influence morale triste a pour effet immédiat et certain, de provoquer une constriction douloureuse à la région de l'épigastre, en même temps qu'un sentiment de malaise et d'oppression au creux épigastrique.

Cette constriction et les phénomènes qui l'accompagnent se passent en partie dans l'estomac, et en partie dans les muscles de la région épigastrique : aussi ne faut-il pas des chagrins bien longs pour amener la permanence de l'épigastralgie, et quand celle-ci a existé pendant un certain temps, la maladie a en quelque sorte acquis droit de domicile et persiste, quoique les affections morales qui l'avaient produite aient complétement cessé.

Je crois ne pouvoir donner une idée plus nette de la génésie de l'épigastralgie qu'en racontant le fait suivant :

Une jeune fille arrive à la Charité, avec des coliques violentes et des vomissements ; elle est prévenue de suicide par empoisonnement. Or, voici ce qui lui était arrivé : Séduite par un homme qui l'avait enlevée à sa famille, cette jeune fille était arrivée à Paris, où son séducteur l'avait, au bout de quelques jours, abandonnée. En proie d'abord aux pressentiments les plus tristes, elle avait dès le premier jour commencé à éprouver de la constriction, puis de la souffrance à l'épigastre ; mais bientôt certaine de sa position, elle avait passé plusieurs jours à fondre en larmes et à ressentir le plus vif chagrin. La constriction de l'épigastre s'était changée rapidement en une violente douleur épigastrique, portée au point de ne pouvoir plus dilater la poitrine et de ne pouvoir avaler. La soif et la faim avaient disparu, les souffrances épigastriques s'en étaient accrues. Ce fut au bout de quelques jours de cet état, qu'elle s'imagina de mettre quelques allumettes phosphoriques dans un verre d'eau qu'elle avala précipitamment ; poison bien innocent. On constata qu'il n'y avait que de l'épigastralgie ; la peau de l'épigastre fut aussitôt faradisée, et en dix minutes tous les accidents prétendus toxiques avaient disparu, à tel point que cette fille pût sortir de l'hôpital dans la journée même.

On peut donc, pour résumer ces divers modes de production de l'épigastralgie, établir que cette hyperesthésie se produit de deux manières : tantôt par une influence directe des centres nerveux, tantôt par la réaction du tube digestif souffrant, sur les muscles et sur les viscères de la région épigastrique. L'influence directe des centres nerveux se produit, dans ces cas, comme elle se produit lors des passions. Quant à l'influence que peuvent exercer les viscères, et en première ligne l'estomac, elle est un effet de cette grande loi de la nature qui veut la conservation des êtres ; la douleur étant l'un des moyens les plus puissants de nous empêcher de nous nuire à nous-mêmes, et de nous prévenir que les agents placés hors de nous, sont sur le point de nous être nuisibles.

L'épigastralgie est, ainsi que la céphalalgie, l'un des premiers troubles qu'éprouvent les hystériques. La douleur siége dans la partie supérieure des muscles droits et grands obliques de l'abdomen, en se portant plus sur les muscles du côté gauche que sur ceux du côté droit ; quelquefois elle s'étend jusqu'à la partie inférieure des muscles grands pectoraux en remontant jusqu'à la moitié de la hauteur du sternum ; elle descend rarement au-dessous de l'ombilic, presque toujours elle se prolonge vers le côté gauche du thorax en se continuant avec la douleur pleuralgique, rarement s'étend-elle au côté droit.

Cette douleur est vive, continuelle ; elle s'exaspère sous l'influence des émotions morales, des attaques hystériques, des grands mouvements musculaires, et surtout sous celle de la marche portée jusqu'à la fatigue.

L'épigastralgie gêne les mouvements respiratoires, et quand elle s'étend au diaphragme, le malade n'a plus que la respiration costale, toute ampliation de la poitrine dans le sens vertical étant rendue impossible. La toux provoque de la douleur, les vêtements qui serrent la taille, les simples cordons qui l'entourent, ne peuvent être supportés. L'attitude des malades est toujours plus ou moins gênée ; quand la douleur est vive, elle les force à se tenir courbés en avant sans pouvoir se redresser. Enfin, ce qui constate bien le siége superficiel de cette hyperesthésie, c'est que quand elle est simple, elle n'est jamais influencée par les diverses phases que subit la digestion. Quand l'épigastralgie se combine avec la gastralgie, comme cela a lieu dans un peu plus de la moitié des cas, les phénomènes épigastralgiques se combinent avec les symptômes de la gastralgie. Cette hyperesthésie peut aussi s'accompagner, soit de l'hyperesthésie, soit de l'anesthésie de la peau qui recouvre les muscles douloureux.

On constate le siége de l'épigastralgie par les caractères suivants :

En pressant légèrement avec le bout du doigt, en grattant en quelque sorte l'endroit où la malade souffre, on provoque une douleur qu'elle exprime par des plaintes, par des contorsions, et quelquefois par une attaque hystérique. La vivacité avec laquelle

cette douleur est exprimée suffit même pour reconnaître l'hystérie.
On acquiert la certitude que la douleur, ainsi provoquée, siége dans
les muscles et non dans les parties plus profondes, en exerçant la
pression sur les attachés des muscles droits, à l'endroit de leurs
insertions aux cinquième, sixième et septième côtes, ainsi qu'à
leurs cartilages, car alors la douleur provoquée ne peut plus venir
des viscères profonds.

L'épigastralgie hystérique ne peut se confondre qu'avec les douleurs rhumatismales et avec les douleurs saturnines.

Mais les douleurs rhumatismales sont moins aiguës et moins augmentées par la pression que ne le sont les douleurs hystériques;
elles augmentent beaucoup plus qu'elles par les mouvements et
beaucoup moins par les émotions morales; elles sont rarement
limitées à l'épigastre, et se voient aussi bien à droite qu'à gauche;
elles se lient d'ailleurs presque toujours à des douleurs dans les
lombes et dans les flancs, dont elles ne semblent être que l'extension. Les douleurs résultant d'intoxication saturnine s'accompagnent du liséré ardoise aux gencives, et de la constipation; elles
siégent surtout à la partie supérieure des deux muscles droits autant
à droite qu'à gauche; elles y ont une fixité opiniâtre, et n'ont
presque jamais l'acuité des douleurs hystériques.

On ne peut pas non plus la confondre avec les douleurs de la
gastralgie qui n'ont jamais la continuité des douleurs de l'épigastre,
qui ne sont augmentées ni par une pression légère, ni par la marche,
et qui, d'ailleurs suivent les phases diverses de la digestion.

L'ignorance dans laquelle on s'est trouvé jusqu'à présent sur le
siége de l'épigastralgie, a fait commettre l'une des erreurs les plus
capitales qui aient existé dans la médecine. Ne sachant pas que ces
douleurs dites d'estomac, pouvaient siéger dans les muscles, on les a
placées tantôt dans le plexus solaire, tantôt dans l'estomac, et on a
fait de cette hyperesthésie, selon les goûts et selon les temps, une
névrose, une gastrite ou une gastralgie, et on a prescrit aux malades
les divers traitements que comportait chacune de ces affections.

Si l'on songe qu'à peu près la moitié des personnes qui ont
des douleurs à l'épigastre n'ont de douleurs que dans les muscles,
on s'affligera en pensant que près de la moitié des sujets, dits gastralgiques, ont subis de longs traitements pour une maladie qu'ils
n'avaient pas. Si, de plus, on veut bien remarquer que, chez les malades atteintes simultanément d'épigastralgie et de troubles dans
les fonctions digestives, la première a une existence indépendante

des seconds, et qu'elle peut assez facilement être enlevée par des moyens qui s'adressent à elle, on gémira de voir que, pendant si longtemps, on ait opiniâtrement et infructueusement adressé à l'estomac, un traitement qui eût pu être efficacement dirigé contre les muscles. Je ne prétends pas que l'estomac lui-même ne puisse être le siége de vives douleurs, telles que la sensation de brûlure du pyrosis, celle d'un déchirement analogue à celui que produiraient les griffes d'un animal, celle qu'amène la distension de l'estomac par des gaz, celles que provoque la digestion des aliments dans la dyspepsie, etc. Mais ces douleurs sont intermittentes, passagères, faciles à reconnaître et ne ressemblant nullement aux douleurs des muscles de l'épigastre, qui sont continues et constantes.

Personne n'a, jusqu'à présent, fait cette distinction. Trnka, Schmidtmann, Comparetti, Barras, qui ont fait des traités de la gastralgie, n'ont pas même songé à la possibilité de l'existence des douleurs dans les muscles ; ils rapportent à l'estomac toutes les douleurs de l'épigastre, et comme, sur 358 cas d'hystérie, il ne s'en est trouvé dans mes observations que 10 chez lesquels la gastralgie existait sans épigastralgie, on peut juger combien de milliers d'erreurs ont été commises et combien de fois l'estomac a été rendu passible de maux qu'il n'avait pas causés.

L'épigastralgie hystérique peut durer tout le temps que dure l'hystérie, et persister jusque dans un âge très avancé ; mais pendant cette longue période, elle est rarement continue ; le plus ordinairement elle paraît à l'occasion de quelque cause particulière, puis, après une durée variable de quelques semaines ou de quelques mois, elle disparaît pour reparaître plus tard. En général, elle suit le sort des autres accidents de l'hystérie, s'accroissant ou s'affaiblissant selon que l'état hystérique dont elle est une dépendance augmente ou diminue lui-même.

Quand l'épigastralgie est peu intense, c'est seulement un symptôme ennuyeux ; mais quand elle a de l'intensité, la chose devient plus grave, la douleur constante qui en fait le caractère, finit par fatiguer les malades, par leur inspirer de la répugnance au mouvement qui rend ces douleurs insupportables, et par les mettre hors d'état de se livrer aux moindres occupations. Cette permanence de la douleur détruit l'appétit et porte une atteinte profonde à la nutrition. Sous ces influences nuisibles, les malades se découragent, tombent dans la mélancolie, maigrissent notablement, et présentent toutes les apparences d'une vieillesse anticipée.

Heureusement qu'il est très facile d'enlever ces épigastralgies par les moyens appropriés, et de rendre en quelque sorte à la vie ces malheureuses femmes qui semblent près de s'éteindre d'épuisement.

C. *Rachialgie*. — Quand l'hyperesthésie siége dans les muscles du dos, elle porte le nom de rachialgie ; elle y affecte les muscles trapèze, grand dorsal et la masse commune au sacro-lombaire et au long dorsal, qui remplit les gouttières vertébrales.

Les douleurs des muscles du dos sont connues des médecins depuis longtemps, mais on n'y avait attaché aucune importance.

Sydenham avait pourtant dit : « De tous les symptômes de l'hys-
» térie, il n'en est point de si fréquent qu'une certaine douleur au
» dos, laquelle ne manque jamais de se faire sentir, même dans les
» plus légères attaques de la passion hystérique ; cette douleur a
» cela de particulier, qu'après qu'elle est passée, elle laisse les par-
» ties tendres et sensibles, comme si elles avaient été rouées à coups
» de bâton, de sorte qu'on n'y saurait toucher, et cette sensibilité
» ne cesse que peu à peu. »

Brodie avait, en 1837 (*Gaz. méd.*), annoncé l'existence de cette hyperesthésie.

M. Andral, dans ses *Leçons de pathologie générale*, avait également signalé, dès l'année 1842, la présence de ces douleurs qui avaient leur siége le long du rachis, et il avait indiqué l'un de leurs caractères, celui de l'exaspération de la douleur par la pression des apophyses épineuses des vertèbres.

La rachialgie est tellement fréquente chez les hystériques qu'on pourrait presque dire qu'elle existe chez presque tous ces malades.

Sur les 430 hystériques que j'ai observées, son existence a été notée 306 fois, et son absence seulement 5 fois. Dans les autres cas, on avait négligé d'en tenir compte. On peut donc assurer qu'il est fort rare que les hystériques n'éprouvent pas des douleurs dans le dos.

La douleur siége le long des apophyses épineuses des vertèbres, et dans les muscles puissants, qui, de chaque côté, remplissent les gouttières vertébrales. Presque toujours, elle existe simultanément dans les parties qui viennent d'être indiquées ; un petit nombre de femmes a des douleurs à la pression des vertèbres, sans en avoir dans les gouttières vertébrales, et un bien plus petit encore en a dans ces gouttières sans en avoir aux vertèbres.

Sur les 306 femmes, chez lesquelles elles ont été notées, ces douleurs siégeaient :

1° 2 fois au niveau des dernières vertèbres cervicales seulement;

2° 11 fois au niveau des dernières cervicales et des quatre premières vertèbres dorsales ;

3° 140 fois au niveau des six ou huit premières vertèbres dorsales ;

4° 10 fois au niveau du tiers moyen de la portion dorsale du rachis ;

5° 40 fois au niveau des cinq dernières vertèbres dorsales et des premières vertèbres lombaires ;

6° 4 fois dans toute la longueur du rachis.

Il résulte de là, que la rachialgie chez les hystériques siége cinq fois et demie plus souvent dans la moitié supérieure du rachis que dans la moitié inférieure.

Dans la majorité des cas, la douleur n'occupe qu'une étendue qui varie de trois à cinq vertèbres consécutives.

Les douleurs qui siégent dans les muscles des gouttières vertébrales, occupent, sur les côtés du rachis, une hauteur qui correspond à peu près à la douleur des vertèbres ; elles commencent à peu près au même niveau, mais elles finissent un peu plus bas, en s'étendant aux deux tiers supérieurs du rachis. Néanmoins, elles offrent, dans leur distribution, une disposition bien remarquable, dont on a pu déjà distinguer quelques traces, dans la disposition topique de l'épigastralgie.

Sur les 174 femmes chez lesquelles le siége de cette partie de la rachialgie a été noté, il s'est trouvé que :

Chez 57, la douleur existait dans les deux gouttières vertébrales, et qu'elle était un peu plus forte du côté gauche que du côté droit, chez 9 d'entre elles ;

Et chez 117, elle n'existait que le long de l'une des gouttières vertébrales, 97 fois dans la gouttière du côté gauche, et 20 fois seulement dans la gouttière du côté opposé.

Il est par trop évident qu'une pareille disposition n'est point un effet de hasard ; elle est trop prononcée pour ne pas être le résultat d'une loi générale. On a déjà vu que le maximum de l'épigastralgie était le plus souvent à gauche, mais comme à l'épigastre les muscles endoloris se touchent, la distinction est plus difficile à faire. Au rachis, au contraire, les deux ordres de muscles étant séparés l'un de l'autre par un intermédiaire osseux, la distinction est de toute facilité.

La rachialgie n'apparaît ordinairement qu'après la céphalalgie et après l'épigastralgie; cette apparition se fait lentement et de telle manière qu'il est difficile d'apprécier exactement les circonstances qui lui donnent naissance. Il en est cependant quelquesunes dont j'ai pu constater l'influence.

Sydenham croyait que la douleur dorsale était l'un des phénomènes habituels de l'attaque hystérique. Je suis sûr du contraire: cette douleur existe rarement avant et pendant l'attaque, mais quand celle-ci est dissipée, parmi les souffrances qu'elle laisse après elle, la rachialgie est l'une des plus prononcées. Elle paraît résulter des mouvements violents qui ont agité les muscles, et, en particulier, ceux du rachis qui sont si fortement mis en action dans les mouvements d'extension du tronc. On sait également que les passions tristes et que les souffrances prolongées provoquent fréquemment l'apparition de douleurs dans le dos. Copland prétend que ces douleurs dépendent de l'excitation des organes de la génération qui réagit sur la moelle épinière. Cette opinion n'a aucun fondement.

La rachialgie a plusieurs degrés : dans le plus léger, les malades ne se doutent pas qu'elles ont de la douleur au rachis; elles sentent quelques malaises lorsqu'elles éprouvent de la fatigue, lorsqu'elles exécutent de grands mouvements, ou lorsqu'elles prennent quelque mauvaise position. Pour la faire paraître, il faut presser avec un peu de force la série des apophyses épineuses des vertèbres et les muscles des gouttières vertébrales; alors la malade se plaint et le tronc se fléchit en avant par un mouvement automatique destiné à fuir la souffrance. C'est cette manière d'être qui fait que la rachialgie a souvent été méconnue; presque toujours, à ce degré, c'est le médecin qui fait connaître à la malade étonnée l'existence d'une douleur qu'elle ignorait.

A un degré plus élevé, la douleur est constamment perçue par les malades; elle les gêne dans leurs mouvements; elles prennent toutes sortes d'attitudes pour s'en soulager; la marche, la fatigue, les émotions morales, et surtout les attaques hystériques exaspèrent les souffrances; celles-ci finissent par constituer un état de malaise qui réagit à son tour sur les organes digestifs, fait perdre l'appétit, trouble la digestion et entrave notablement la nutrition. Ces malaises portent également leur influence sur l'utérus et sur ses annexes; les menstrues se dérangent, il paraît des écoulements leucorrhéiques, et l'on voit surgir un état de fièvre hectique qu'on a appelé le *tabes dorsalis*.

Il se développe assez souvent à l'occasion de cette hyperesthésie des phénomènes sympathiques fort remarquables ; si l'on presse fortement les apophyses épineuses et les muscles de la partie correspondante de la gouttière vertébrale, on provoque à l'instant même de l'oppression et de la constriction à l'épigastre. J'ai vu plusieurs fois cette action réflexe se produire plus complétement. Chez une même malade, la pression de la portion cervicale du rachis provoquait de la strangulation à la gorge et de la constriction à la glotte. Celle du haut de la portion dorsale produisait un resserrement de la poitrine, de l'oppression, de la dyspnée, et quelquefois des battements de cœur. Enfin la pression de la partie inférieure de cette même région déterminait l'apparition d'un resserrement épigastrique avec une douleur assez semblable à celle qui est le prélude des attaques hystériques.

La rachialgie hystérique est un phénomène doué de peu de mobilité ; quand la douleur est forte, elle est permanente, très fixe, et elle constitue même l'un des symptômes les plus difficiles à dissiper. On amène assez aisément un peu de soulagement ; mais à la moindre cause, la douleur reparaît.

Il est évident que la douleur de la rachialgie ne siége ni dans le prolongement rachidien, ni dans l'étui osseux qui l'enveloppe ; la pression qui la provoque est trop superficielle et n'est point assez forte pour agir sur des parties que leur position profonde et leur contexture spéciale met à l'abri de ces pressions ; elle ne siége pas non plus dans la peau ; il faut donc que ce soit dans les muscles des gouttières vertébrales, muscles qui reçoivent les branches postérieures des six premières paires de nerfs intercostaux. En remontant plus haut, on serait conduit à supposer que la portion de la moelle épinière de laquelle partent ces branches nerveuses, est elle-même le point de départ de ce phénomène.

Le diagnostic de cette hyperesthésie est très facile ; il suffit d'exercer une certaine pression sur les lieux où la douleur siége de préférence, pour la faire apparaître ; or, ce siége de prédilection est le haut de la région dorsale et la gouttière vertébrale gauche. De plus, elle s'accompagne toujours de l'épigastralgie et des autres douleurs particulières aux hystériques. Rien de cela ne se rencontre ni dans le rhumatisme, ni dans les caries des vertèbres, ni dans la myélite, affections qui ont des caractères si différents de ceux que je viens d'indiquer, que je crois inutile d'insister davantage sur ce point.

Malgré cette facilité d'établir un diagnostic, les phénomènes de la rachialgie ont été jusqu'à présent tellement ignorés, qu'ils ont très fréquemment donné lieu aux erreurs les plus graves.

Il n'est pas douteux qu'on n'ait souvent pris les douleurs de la rachialgie pour des signes préliminaires de la tuberculisation des poumons ; on ne saurait croire à quel point est grand le nombre des hystériques rachialgiques qui se croient menacées de la phthisie pulmonaire, parce qu'elles ont une douleur constante entre les deux épaules.

Il est également certain que l'affection que les auteurs ont décrite sous le nom de *tabes dorsalis* n'a fréquemment été qu'une rachialgie avec réaction sur les viscères, et atteinte profonde à la nutrition.

Mais l'une des erreurs les plus graves et les plus sérieuses dans ses conséquences, est la triste confusion qu'on a souvent faite de la rachialgie avec une maladie de la moelle épinière. « J'ai vu, dit » sir Brodie, je ne dirai pas quelques-unes, mais un nombre consi- » dérable de jeunes femmes condamnées à passer plusieurs années » à garder la position horizontale, ou à être tourmentées par des » sétons, des moxas, des cautères, que l'air, l'exercice et des » distractions agréables auraient souvent pu guérir en quelques » mois. »

J'ai vu, plus souvent encore que sir Brodie, l'erreur dont il parle ; elle est même si commune, que, quand il s'y joint un peu d'affai- blissement des membres inférieurs, il est à peu près certain qu'on trouvera le dos labouré par de nombreuses cicatrices de moxas ou de cautères ; j'ai même vu quelques-unes de ces hystériques avoir le long des deux côtés du rachis, une série de larges cicatrices qui commençaient au col et ne finissaient qu'au niveau du sacrum ; ces malades se plaignaient que les exutoires, loin de les soulager, les avaient fait beaucoup souffrir ; elles étaient arrivées à l'état ca- chectique le plus avancé, par le fait de la suppuration, de la douleur et de l'immobilité qui, disaient-elles, avaient graduellement et constamment augmenté leur maladie.

Il ne faut pas placer dans la même catégorie ce qu'a avancé le docteur Turck, à propos de ces points douloureux qu'on trouve en pressant les apophyses épineuses des vertèbres qui sont en rapport avec la moelle épinière atteinte de spinitis, attendu que cela n'a pas de rapport avec la myosalgie des gouttières vertébrales.

Le pronostic de la rachialgie n'a rien de grave. La rachialgie hystérique est un symptôme fatigant, capable de gêner les fonctions principales jusqu'à un certain point, reparaissant avec la plus grande facilité, mais ne pouvant pas aller plus loin.

D. *Pleuralgie.* — C'est le nom qui me semble devoir être donné à la douleur qui, chez les hystériques, occupe l'un ou l'autre des côtés du thorax. Ces douleurs sont tellement évidentes, qu'elles ont frappé presque tous les observateurs ; mais le premier travail qui ait été publié sur cette matière l'a été par M. Nicod, dans le *Nouveau journ. de méd. et chir. prat.*, en 1818 ; dans ce travail, on trouve indiqué pour la première fois que la pleuralgie est beaucoup plus fréquente à gauche qu'à droite. M. Bassereau a fait, en 1840, sur ce sujet, une thèse dans laquelle cette maladie est considérée comme une névralgie des nerfs intercostaux, et l'auteur y rattache la rachialgie et l'épigastralgie, qui, selon lui, seraient, la première une névralgie des branches d'origine, et la seconde une névralgie des branches de terminaison des nerfs intercostaux. Valleix (*Traité des névralgies*) s'est également occupé de cette hyperesthésie sous le même point de vue. Aucun de ces auteurs n'a songé à la rapporter à l'affection hystérique.

La pleuralgie est très commune chez les hystériques, puisque, sur 300 de ces malades sur lesquelles elle a été cherchée, elle existait chez 223, c'est-à-dire sur les quatre cinquièmes d'entre elles. Il résulte de là qu'on peut, ainsi que les deux hyperesthésies précédentes, la regarder, en quelque sorte, comme un caractère de la maladie. Il est évident, d'après les récits des auteurs dont je viens de parler, que la majorité des femmes chez lesquelles ils l'ont observée était atteintes d'hystérie.

Elle est très rare chez les hommes.

Son siége a quelque chose de fixe qui n'avait pas échappé à l'attention des observateurs. Elle s'étend ordinairement en manière de demi-ceinture, qui tantôt suit la disposition oblique des côtes, tantôt est encore plus oblique qu'elles, et d'autres fois est assez exactement horizontale. Cette ceinture part de la gouttière verté-brale, où elle semble souvent être une continuation de la rachialgie, et vient se terminer en avant, en se confondant en quelque sorte avec l'épigastralgie. Elle occupe ordinairement une hauteur de quatre à cinq travers de doigt au niveau des cinquième, sixième, septième et huitième côtes, et des espaces intercostaux correspon-dants. Quelquefois, mais très rarement, elle a plus de hauteur ; dans un certain nombre de cas, je l'ai vue se confondre inférieurement avec l'hyperesthésie des muscles grand oblique de l'abdomen.

La pleuralgie ne siége pas indifféremment sur un côté quelconque du thorax ; comme les autres hyperesthésies hystériques, elle affecte de préférence le côté gauche. M. Nicod dit que 15 fois sur 16 cette douleur siégeait au côté gauche du thorax. Sur 33 cas, M. Bassereau l'a vue siéger 27 fois à gauche et 6 fois seulement à droite ; Valleix, sur 20 sujets, l'a vue siéger 13 fois à gauche et 7 fois à droite ; moi-même je l'ai observée sur 201 hystériques, siégeant 183 fois à gauche et 18 fois à droite. Ainsi la pleuralgie est sept à huit fois plus commune à gauche qu'à droite.

Dans quelques cas rares, cette hyperesthésie intéresse les deux côtés à la fois. M. Bassereau l'a vue siéger 19 fois simultanément sur les deux côtés ; Valleix ne l'avait vue avec ce double siége que 5 fois ; je l'ai, pour ma part, observée 19 fois. Par conséquent, elle est unilatérale six fois sur sept.

Quand la pleuralgie est légère, les malades ne s'aperçoivent de son existence que dans certains mouvements brusques, ou lorsque l'on presse les parties où elle siége ; quand elle est plus intense, la douleur est continuelle, très vive, et s'exaspère par les émotions, par les mouvements et par la pression. Sa nature est celle des douleurs musculaires, elle n'est pas, comme celle de la névralgie, lancinante, et partant comme un éclair de l'origine dorsale vers la terminaison à l'épigastre. La pression des doigts la fait naître ou l'exaspère à la manière de toute partie douloureuse, et non en provoquant ni des élancements, ni des irradiations douloureuses ; elle est la même partout et n'offre pas des points d'élection ; toute l'étendue de l'espace qu'elle occupe entre les muscles des gouttières vertébrales et la région épigastrique est également douloureuse, que la pression s'exerce sur les espaces intercostaux, ou qu'elle s'exerce sur les côtes elles-mêmes.

Cette douleur peut gêner la respiration, la toux, et même la marche, à peu près comme le ferait une pleurodynie. Elle peut s'accompagner de l'hyperesthésie d'une portion plus ou moins étendue de la peau qui lui correspond, mais rarement elle se joint à de l'anesthésie. Jamais elle ne provoque de phlegmasie des parties correspondantes des plèvres. On voit de ces douleurs de côté, durer des années, faire éprouver beaucoup de souffrances, et néanmoins laisser complétement intactes pendant tout ce temps les parties profondes de la poitrine.

Le début de la pleuralgie est, en général, assez mal déterminé; cette hyperesthésie apparaît ordinairement après l'épigastralgie et après la rachialgie, dont elle semble n'être que l'extension; mais les circonstances sous l'influence desquelles elle se produit ne peuvent être saisies; en général, quand les malades s'aperçoivent de son existence, elles ne savent à quoi la rapporter.

Quand on a cru que cette affection était une névralgie, on en avait trouvé une raison très plausible, en l'attribuant à une réaction de l'utérus souffrant. M. Bassereau, qui a émis cette opinion, l'a appuyée sur ce que, chez 24 des femmes, chez lesquelles il l'a observée, il y avait des maladies de l'utérus, telles que métrite, flueurs blanches, aménorrhée, douleurs aux régions des ovaires, etc. Or, la leucorrhée, l'aménorrhée et les prétendues douleurs ovariennes ne sont pas des preuves de maladies de l'utérus. M. Bassereau a même été plus loin; il a dit que comme la névralgie intercostale était presque spéciale au côté gauche, il fallait bien que la métrite fût plus fréquente à gauche, fait positivement contredit par Valleix.

La meilleure raison qu'on puisse donner de son existence, est qu'on trouve son analogue dans la manifestation des passions; ainsi beaucoup de femmes éprouvent de la pleuralgie à gauche qu'elles appellent une douleur au cœur, lors des émotions.

Sa marche est semblable à celle des autres hyperesthésies musculaires; la pleuralgie est une gêne, une souffrance qui peut paraître de temps en temps, ou qui peut rester en permanence pendant longtemps, mais qui finit toujours par se dissiper.

Il suffit d'être averti de son existence pour ne la confondre, ni avec la pleurodynie, ni avec la douleur pleurétique, ni avec des douleurs rhumatismales. La coexistence avec l'épigastralgie et avec la rachialgie n'appartient qu'à la pleuralgie hystérique, et ce caractère, qui existe dans la presque totalité des cas, suffit pour qu'il soit inutile de chercher d'autres moyens de distinction.

Il est une autre affection avec laquelle la confusion paraît plus facile; c'est la névralgie intercostale. Il est certain que cette méprise a dû être commise par les auteurs qui ont traité de la névralgie intercostale. Il n'est pas douteux qu'ils n'aient compris sous le nom de névralgie intercostale, plus de pleuralgies hystériques que de véritables névralgies. En effet, d'après eux-mêmes, ce qu'ils appellent la névralgie intercostale se voit très fréquemment chez les femmes, et en particulier chez les hystériques; est au contraire rare chez les hommes, et siége beaucoup plus fréquemment à gauche qu'à droite; circonstances caractéristiques de l'hystérie. La pleuralgie hystérique a donc fourni son contingent d'erreur à la pathologie, erreurs qui ont de l'importance, car on ne traite pas une myodynie comme on traite une névralgie. Les analogies que la pleuralgie semble avoir avec la névralgie intercostale ont été la cause de cette erreur. On a pris la rachialgie pour le point vertébral de cette névralgie, l'épigastralgie pour son point abdominal, et la pleuralgie pour son point latéral, puis on a supposé que ces trois hyperesthésies dépendaient de la lésion du même nerf intercostal; la rachialgie dépendant des branches spinales, l'épigastralgie des branches abdominales, et la pleuralgie du tronc du nerf intercostal lui-même.

La pleuralgie ne se trouve pas ordinairement avec la rachialgie dans le rapport qu'exigerait la supposition d'une névralgie intercostale. Ainsi, dans un quinzième des cas, la rachialgie correspondait aux vertèbres cervicales et aux quatre premières dorsales, et dans aucun de ces cas, la pleuralgie ne se trouvait en rapport avec elle; son point de départ était plus bas. Dans un peu plus du quart des cas, la rachialgie occupait les dernières vertèbres dorsales et les premières lombaires, et alors la pleuralgie naissait toujours bien au-dessus du lieu de cette douleur; il n'y avait eu de correspondance que dans un peu plus de la moitié des cas où la rachialgie, occupant les deuxième, troisième, quatrième, cinquième, sixième et septième vertèbres dorsales, la pleuralgie naissait à la hauteur des lieux endoloris.

L'observation attentive et minutieuse à laquelle je me suis livré à cet égard, me fait douter beaucoup de l'existence de la névralgie intercostale chez les hystériques; et voici mes raisons :

L'hyperesthésie des muscles, y compris les tissus qui les entourent, sont l'apanage constant de l'hystérie. Les véritables névralgies, au contraire, y sont rares. La pleuralgie occupe exactement les muscles dans leur étendue, et est ordinairement plus forte aux points d'attache de ceux-ci que partout ailleurs; ce qui n'est point le propre des névralgies, qui suivent habituellement la direction des branches nerveuses. Enfin la douleur se fait sentir comme dans toutes les myodynies, à l'endroit qu'on presse et non ailleurs, et ne s'irradie pas du point touché vers les autres parties du nerf. Elle siége dans toute l'étendue du muscle, au même degré à peu près, et n'a pas de points d'élection. L'épigastralgie hystérique occupant ordinairement toute la région épigastrique à droite comme à gauche, tandis que la rachialgie et la pleuralgie n'occupent le plus ordinairement que le côté gauche du corps, il en résulterait que l'épigastralgie de droite serait le point douloureux de terminaison d'une névralgie qui n'aurait pas d'autres points douloureux; ce qui paraît assez irrégulier. Chacune des hyperesthésies dont il vient d'être question naît séparément et sous l'influence de causes qui sont spéciales à chacune d'entre elles, ce qui n'aurait pas lieu si elles n'étaient qu'une seule et même névralgie.

Enfin, dans presque la moitié des cas, les hyperesthésies ne siégent pas dans des parties qui reçoivent les divisions du nerf intercostal supposé atteint de névralgie. Ainsi on a vu que, sur le quart des hystériques, la douleur vertébrale était au-dessous de la douleur pleurale, et sans aucune connexité avec elle. On a vu que l'épigastralgie était presque constante dans l'hystérie, et que dans cette hyperesthésie, la douleur siégeait presque exclusivement dans la partie supérieure des muscles droits de l'abdomen, muscles qui reçoivent leurs nerfs des cinq ou six dernières paires intercostales; or le point vertébral siége à l'origine des six premières paires intercostales dans les quatre cinquièmes des cas. Les branches terminales de ces six premières paires se jettent dans les muscles de la partie antérieure de la poitrine; or, on va voir plus bas que ces muscles sont ceux du tronc qui sont le moins fréquemment hyperesthésiés.

L'hyperesthésie des muscles de l'épigastre, de ceux des côtés du rachis et de ceux des parties latérales du thorax n'est donc pas la névralgie intercostale, et la pleuralgie paraît en définitive n'être qu'une extension des deux hyperesthésies qui précèdent.

Le docteur Addison a vu mourir, dans une attaque d'hystérie, une femme qui avait depuis longtemps une pleuralgie très forte; à l'autopsie, on ne trouva rien ni dans les plèvres ni dans les muscles, il y avait seulement une légère hyperémie autour du cardia.

E. *De la cœlialgie.* — Je comprends, sous ce nom, tiré de χοιλος, ventre, l'hyperesthésie des divers muscles qui composent, tant en avant qu'en arrière, l'enceinte de la cavité abdominale.

On sait depuis longtemps que les hystériques sont sujettes à éprouver des douleurs à l'abdomen; mais on ne s'est jamais beaucoup occupé de la question de savoir où siégeaient ces douleurs, dans la persuasion où l'on était qu'en qualité de douleurs nerveuses, elles devaient siéger dans l'abdomen ; on était certainement bien éloigné de penser qu'elles pouvaient siéger dans l'épaisseur des parois abdominales. L'hyperesthésie des muscles des parois abdominales est pourtant très fréquente.

Sur les 430 hystériques observées par moi, il s'en est trouvé 196, chez lesquelles il y avait eu de l'hyperesthésie de ces parois ; par conséquent, on peut assurer que près de la moitié des hystériques souffre de douleurs dans les muscles des parois de l'abdomen. Sur 110 cas où il n'y avait qu'un côté qui fût douloureux, il s'est trouvé que la cœlialgie siégeait 76 fois à gauche et 34 fois à droite, par conséquent qu'elle avait été deux fois plus commune à gauche qu'à droite. Chez 42 femmes, la cœlialgie occupait les deux côtés de l'abdomen, en n'y comprenant pas la douleur sus-pubienne qui occupe ordinairement les deux muscles pyramidaux à la fois.

Outre ces différences de côté, l'hyperesthésie des parois abdominales a présenté les différences suivantes : elle a occupé :

1° La totalité de la paroi antérieure de l'abdomen chez 6, et toujours elle s'est accompagnée de dermatalgie.

2° Les deux tiers supérieurs de l'abdomen, en n'y comprenant pas la région épigastrique, chez 65.

3° La moitié inférieure, chez 19.

4° Les flancs et les régions iliaques, chez 78 ; 27 fois à gauche, 16 fois à droite et 29 fois des deux côtés.

5° La région sus-pubienne à l'endroit des muscles pyramidaux et à celui des attaches inférieures des muscles droits, chez 96 femmes.

6° La partie supérieure des régions fessières droite et gauche, chez 51 femmes.

7° Et les régions lombaires, chez 17 ; 3 fois seulement du côté gauche, et 14 fois des deux côtés.

Il résulte de là que l'hyperesthésie des parois abdominales se voit très fréquemment dans les divers points de la paroi antérieure.

La cœlialgie naît sous l'influence de causes qui diffèrent selon le siége de l'hyperesthésie. L'hyperesthésie des muscles droits, grands obliques, transverses, pyramidaux et des attaches inférieures des muscles droits, se produit presque constamment sous l'influence de l'exercice forcé de ces muscles, soit par le fait de la fatigue, soit par celui des attaques hystériques.

L'hyperesthésie des flancs et des régions iliaques, c'est-à-dire celle des muscles obliques, naît d'une cause bien différente ; elle correspond presque toujours à des troubles aigus dans la menstruation, tels que la suppression brusque des menstrues, la dysménorrhée. Copland assure qu'elles est le résultat de la congestion de l'utérus ; et enfin l'hyperesthésie des muscles des régions susfessières se lie presque constamment aux affections chroniques et douloureuses de l'utérus et de ses annexes.

La cœlialgie occupe, en général, une portion plus ou moins étendue des muscles abdominaux dont elle suit la direction. La douleur est continuelle, à raison de la part que ces muscles prennent, soit dans la marche, soit dans la station, soit dans la position assise; elle est ordinairement moins forte pendant le décubitus. Elle est toujours augmentée par les mouvements du corps ou par une pression même légère. Celle-ci provoque la douleur des muscles hyperesthesiés, et non celle qui est propre aux névralgies.

Cette hyperesthésie n'amène pas ordinairement de bien grands dérangements dans les fonctions, elle peut gêner l'accomplissement de la défécation et de la miction ; quelquefois elle entrave les mouvements respiratoires. Je l'ai vue deux fois être générale et assez forte pour rendre extrêmement douloureux tous les mouvements du corps, et pour forcer les malades à garder le lit.

J'ai rencontré une seule fois l'hyperesthésie du diaphragme, et cet accident avait eu pour conséquence, une grande gêne dans la respiration et l'impossibilité absolue de la dilatation de la poitrine dans le sens vertical. Cette impossibilité se reconnaissait à ce que la partie supérieure du ventre n'était pas soulevée pendant l'inspiration. Chez cette malade, la toux ne pouvait pas avoir lieu, le besoin de tousser provoquait une sorte de suffocation ; la parole était brève, saccadée et fort entrecoupée.

Le diagnostic de la cœlialgie se tire de la vivacité de la douleur, qui ne se trouve jamais au même degré dans le rhumatisme des parois abdominales, et de la coexistence des autres hyperesthésies hystériques; les caractères qui la distinguent des douleurs dues à la colique de plomb sont assez tranchés. Celle-ci siége indifféremment des deux côtés du ventre. Elle occupe de préférence la partie supérieure des muscles droits en ne se continuant jamais avec la pleuralgie, mais s'étendant fort souvent à la partie moyenne des muscles obliques en allant gagner les lombes. Elle coïncide souvent avec des douleurs de même genre dans les membres inférieurs, avec la constipation, et avec les divers signes de l'intoxication sa-

turnine. La difficulté serait plus grande si la colique de plomb existait chez une hystérique ; mais avec les données qui précèdent on
viendra toujours à bout de cette difficulté. Enfin, la douleur de la
cœlialgie diffère de celle de la péritonite et des véritables coliques,
soit par son siége superficiel, soit par l'absence de la fièvre.

Le peu de notions qu'on avait sur les hyperesthésies des muscles
abdominaux chez les hystériques, a donné lieu à une méprise
dont les conséquences, sans être immédiatement importantes pour
les malades, n'en ont pas moins eu une certaine importance pour
la théorie.

Plusieurs médecins, parmi lesquels il faut mettre en première
ligne des hommes dont le nom fait, à juste titre, autorité dans la
science, MM. les professeurs Piorry, Schutzemberger et Négrier,
qui regardent les ovaires comme le point de départ le plus
ordinaire de l'hystérie, ayant plusieurs fois observé que les côtés
de la région hypogastrique étaient, chez les hystériques, douloureux à la pression, en conclurent que cette douleur venait des
ovaires atteints de phlegmasie, et firent de cette prétendue sensibilité de l'ovaire, l'argument principal de leur théorie. Je n'ai pas la
prétention de soutenir que les ovaires ne soient jamais douloureux
chez les hystériques qui ont une phlegmasie de ces organes ; mais j'ai
la certitude qu'on a très fréquemment pris l'hyperesthésie de la partie
inférieure des muscles de l'abdomen pour celle des parties plus profondément placées ; c'est même cette méprise qui a fait avancer que
l'ovarite était beaucoup plus fréquente à gauche qu'à droite, préférence qu'on n'observe pas dans les cas où il existe une véritable
ovarite avec tuméfaction.

La méprise dont je parle est facile à constater. La pression la
plus légère exercée avec le bout du doigt et le simple grattement,
qui n'agissent que sur le muscle et non sur les ovaires, suffisent
pour provoquer la douleur ; bien plus si, à l'aide des moyens dont
il sera question plus loin, on enlève cette douleur musculaire, on
peut palper et presser les régions ovariennes aussi fortement qu'on
le voudra, sans provoquer la moindre sensibilité anormale. Aussi,
maintenant, quand on voudra constater que l'ovaire est douloureux
à la pression, il faudra préalablement éliminer la myosalgie du
problème, ce que n'ont pas fait les auteurs distingués desquels je
viens de parler.

La cœlialgie résulte évidemment d'une douleur qui est propre
aux muscles ; elle est encore moins que les hyperesthésies précé-

dentes une névralgie des nerfs intercostaux et des nerfs lombaires. En effet, elle existe chez la moitié des hystériques ; or, on vient de voir que la douleur vertébrale existait, chez plus de la moitié des malades, au niveau des six premières vertèbres dorsales, dont les branches de terminaison ne donnent point aux muscles de l'abdomen. Les huitième, neuvième, dixième et onzième paires des nerfs intercostaux qui fournissent à ces muscles, et surtout aux muscles droits qui sont si souvent pris, ont leur origine au niveau des six dernières vertèbres dorsales ; or, il n'y a douleur en ces points que chez le quart des hystériques.

L'hyperesthésie de la partie inférieure des muscles droits, et celle des muscles pyramidaux, a donné lieu à une erreur du même genre que celle des muscles obliques. On a supposé que la douleur que les hystériques éprouvent, lorsqu'on leur presse la région sus-pubienne, provenait de l'utérus, et il en est résulté que la simple hyperesthésie des muscles pyramidaux a merveilleusement servi la théorie qui rattache l'hystérie à l'utérus. Tant qu'on n'a pas connu l'hyperesthésie des muscles pyramidaux, l'erreur était inévitable ; maintenant, pour établir qu'une douleur à la pression siége dans l'utérus, il faudra préalablement avoir constaté qu'elle ne siége pas dans les muscles pyramidaux.

La durée de la cœlialgie est variable, et elle dépend de l'état général de la malade, des conditions de repos ou de fatigue dans lesquelles elle se trouve. Celle qui occupe les régions iliaques et sus-fessières, et qui répond aux troubles menstruels et aux lésions des organes intérieurs de la génération, suit en général le sort de ces lésions.

F. *Thoracalgie.* — Je comprends sous ce nom l'ensemble des hyperesthésies des muscles de la partie antérieure du thorax.

Les muscles de cette région du corps sont rarement atteints d'hyperesthésie, puisque, sur les 400 hystériques, il ne s'en est trouvé que 27 chez lesquelles ces muscles aient été atteints. On trouve la raison de cette particularité dans ce que ces muscles servent beaucoup moins que d'autres à la mimique des passions.

L'hyperesthésie siégeait dans la portion gauche de cette partie antérieure chez 12 malades, et dans la portion droite seulement chez 2, fait qui rentre dans la loi générale de la prédominance du côté gauche. Chez les 13 autres malades, la douleur occupait toute la partie antérieure ; une seule fois, elle occupait seulement la région précordiale.

La thoracalgie porte rarement un grand trouble dans la respiration ; elle ne s'accompagne de toux que quand elle est réunie à une bronchite ; elle a, en général, peu d'importance.

Le diagnostic en est facile ; elle ne siége point aux lieux d'élection de la pleurodynie ; elle a, d'ailleurs, sous l'influence de la pression du doigt, une acuité qui devient un caractère ; enfin, elle coïncide ordinairement avec d'autres symptômes de l'hystérie. La thoracalgie est une douleur inhérente aux muscles eux-mêmes, et non une névralgie des intercostaux, car, au lieu de 27 fois sur 400, on devrait la trouver constamment réunie avec la douleur de la moitié supérieure des gouttières vertébrales.

G. *Mielosalgie*, de μελοσ, membre. — C'est le nom que je donne à l'hyperesthésie des muscles des membres.

On trouve peu de traces de la mielosalgie simple dans les auteurs. Je l'ai cependant notée 64 fois sur mes hystériques.

Sur ces malades, j'ai trouvé que l'hyperesthésie occupait :

1° Les membres supérieurs et inférieurs simultanément chez 13 malades.

2° Les membres supérieurs seulement, chez 24 ; les gauches avaient été atteints 9 fois et les droits 5 fois ; la douleur avait occupé l'épaule et les environs chez 4, le bras chez 4, l'avant-bras chez 2, les mains chez 6, et toute l'étendue du membre supérieur chez 6.

3° Les membres inférieurs seulement, chez 24 ; les gauches avaient été atteints 5 fois et les droits 2 fois ; chez les 17 autres malades, l'hyperesthésie avait occupé les deux membres inférieurs ; la douleur s'était bornée aux cuisses chez 4, aux jambes chez 2, et aux pieds chez 1.

4° Les membres supérieur et inférieur d'un côté du corps, la douleur étant limitée à la ligne médiane, à gauche chez 5 et à droite chez 4.

La mielosalgie a affert d'assez nombreuses variétés. Au degré le plus léger, elle n'était qu'un engourdissement, un léger picotement et une sorte d'inquiétude ressentis dans toute la longueur du membre malade. A un degré plus fort, il s'y était joint des élancements spontanés continuels et très douloureux, une chaleur vive, puis des crampes ; et au degré le plus élevé, l'hyperesthésie s'était accompagnée de la contracture de la totalité des muscles du membre hyperesthésié.

Dans les degrés moyens, l'hyperesthésie des membres gêne très notablement les mouvements; quelquefois même elle les empêche, et elle s'accompagne d'un sentiment de malaise plus ou moins grand.

Dans le degré le plus élevé, l'hyperesthésie, jointe à la contracture, provoque des accidents assez sérieux; presque toujours il y a de la fièvre; une douleur des membres contracturés qui est une combinaison d'engourdissement, de fourmillements, d'élancements et de crampes, empêche le sommeil et rend tout repos impossible. Les malades, forcés à rester couchés sans avoir la faculté de faire de mouvements, voient bientôt leur peau rougir et s'ulcérer; de là, des accidents graves qui finissent néanmoins par se dissiper graduellement.

La miélosalgie peut se combiner tantôt avec la dermatalgie, et le plus souvent avec l'anesthésie de la peau correspondante.

Cette affection naît sous l'influence de causes variées; souvent elles sont inconnues, mais d'autres fois on peut les apprécier, et dans ces cas, on voit la miélosalgie succéder à de la fatigue, à un exercice forcé, à un refroidissement; celle qui affecte les membres inférieurs est assez souvent consécutive à des troubles de la menstruation. On sait avec quelle facilité les émotions et les passions provoquent des souffrances dans les membres.

Il serait difficile de rapporter cette hyperesthésie à une névralgie des nerfs provenant du rachis, attendu que dans les deux tiers des cas, le point où siége la rachialgie ne correspond pas aux nerfs rachidiens qui vont se distribuer dans les muscles hyperesthésiés.

§ III. — Arthralgie.

Les douleurs que les hystériques éprouvent quelquefois au niveau de certaines articulations se présentent d'une manière tellement frappante, qu'elles ont dû être observées depuis longtemps; cependant c'est dans Fréd. Hoffmann qu'on trouve les premières notions sur ces douleurs, « præsertim in pede et in fe- » more sinistro circa os ischion dolorem fere intolerabilem sentie- » bat, motus pedis impedientem », dit-il en parlant d'une hystérique; mais le mérite d'avoir généralisé le fait et d'avoir fixé sur lui l'attention des médecins doit être rapporté à sir Brodie, (*Illustration of certain local nervous affections*. London, 1837; *Gaz. méd. de Paris*, 1838, et *Treatise on the diseases of the joints*, 1850).

Sur les 430 malades que j'ai observées, il ne s'en est trouvé que 15 chez lesquelles il y ait eu de l'arthralgie ; on peut donc considérer cette hyperesthésie comme se produisant rarement, du moins dans les conditions où je me suis trouvé placé. Peut-être est-elle moins rare en Angleterre, puisque Brodie assure qu'un cinquième des femmes qui se plaignent de douleurs dans les articulations, n'a que l'arthralgie hystérique.

D'après la remarque de Brodie, cette hyperesthésie se voit presque aussi souvent chez les femmes du peuple que chez les personnes de la classe aisée. Je l'ai, pour mon compte, observée plus souvent chez les femmes jeunes que chez celles d'un âge plus avancé.

Les causes sous l'influence desquelles elle naît, sont variables : tantôt c'est un effort, une position forcée, une chute, un coup porté sur l'articulation douloureuse, la fatigue d'une marche forcée ; d'autres fois l'arthralgie succède à d'autres hyperesthésies qui ont disparu ; enfin il arrive encore assez fréquemment qu'elle survient sans aucune cause à laquelle on puisse la rapporter.

Sir Brodie paraît ne l'avoir observée qu'à la hanche et au genou. Je l'ai vue siéger aux épaules, à toutes les grandes articulations des membres inférieurs, et aux poignets ; mais il est certain que la hanche et le genou en sont le siége le plus habituel. Trois fois sur quatre, l'arthralgie occupe les membres inférieurs.

Ordinairement l'arthralgie hystérique est mono-articulaire ; cependant chez 5 de mes 15 malades, elle occupait à la fois, soit les deux épaules, soit toutes les grandes articulations des membres inférieurs.

Quand elle ne siége que d'un côté, elle affecte de préférence le côté gauche, ainsi que les autres hyperesthésies.

Jamais l'arthralgie hystérique n'est un symptôme primitif, toujours elle se développe chez des sujets depuis longtemps en proie aux affections hystériques.

Son développement peut être lent et graduel ; mais dans presque la moité des cas, la douleur apparaît brusquement et avec une grande vivacité, sans avoir été précédée par aucun phénomène précurseur qui ait pu faire prévoir son apparition. Cette douleur est quelquefois continue ; d'autres fois elle est intermittente, et d'autres fois enfin elle présente des rémissions ; elle est ordinairement extrêmement violente et de nature lancinante. Dans quelques cas, elle avait été si vive, que, pour en être délivrées, des malades se sont soumises à des opérations très douloureuses. Ainsi Brodie cite l'exemple d'une dame qui réclamait instamment l'amputation pour des douleurs du genou. Mayo, dans un cas d'arthralgie, a pratiqué successivement chez la même personne deux amputations, l'une du genou, l'autre de la cuisse, puis l'extraction de la tête du fémur et enfin la section du nerf sciatique. Cette douleur peut exister, soit dans les parties les plus profondes d'une articulation, soit dans les parties superficielles, mais ne siége jamais dans les lieux où se trouve la synoviale. Quelquefois elle occupe le même point de l'articulation d'une manière tellement fixe, qu'elle semble résulter d'une maladie des cartilages articulaires ; le plus souvent, elle varie et occupe successivement divers points d'une même articulation ; enfin, dans quelques cas, elle disparaît brusquement de l'articulation douloureuse, pour se porter dans une autre partie plus ou moins éloignée. Les mouvements de l'articulation douloureuse, ainsi que cette opération qui consiste à presser les surfaces articulaires les unes contre les autres, n'augmentent pas les souffrances, et Brodie insiste sur ce point. Dans quelques cas, au contraire, la pression la plus légère provoque une sensibilité fort vive. Les émotions morales, qui ont si peu d'influence sur les maladies organiques des articulations, en ont une très grande sur l'arthralgie hystérique ; les émotions les passions vives, exaspèrent ces douleurs d'une manière incroyable.

L'hyperesthésie s'étend, dans quelques cas, aux parties voisines; ainsi quelquefois le membre entier est douloureux, d'autres fois il y a seulement de la dermatalgie.

Ordinairement l'articulation douloureuse ne présente ni rougeur de la peau, ni chaleur appréciable au toucher, ni gonflement d'aucune espèce, on ne trouve aucun signe d'hydarthrose dans la synoviale de l'articulation malade.

Sir Brodie dit avoir vu, dans quelques cas, un gonflement assez notable de l'articulation douloureuse, et même du membre entier où siégeait cette douleur ; ce gonflement général, d'après Brodie, s'étend bientôt à tout le membre ; il est résistant et élastique ; néanmoins des ponctions qui y ont été faites n'ont pas donné lieu au moindre écoulement de liquide. Je n'ai jamais observé rien d'analogue à ce gonflement qui, s'il existe, doit être fort rare. Sir Brodie parle encore de dermatalgie qui existerait dans ce cas : cet auteur a fait sans doute confusion, en rangeant dans l'arthralgie les douleurs de la peau qui entoure les diverses articulations.

L'arthralgie hystérique a une durée très variable ; quelquefois la douleur disparaît brusquement ; d'autres fois elle persiste pendant des années au même degré, sans éprouver aucune diminution. Dans certains cas, elle disparaît lentement, et peut être remplacée par l'hyperesthésie d'une autre partie du corps ; en général, la durée de cet accident offre l'irrégularité qui est le propre des affections nerveuses ; résistant au traitement le plus approprié et cédant quelquefois aux moyens les plus simples et sous les influences les plus diverses. Sir Brodie a vu une de ces malades, condamnée depuis plusieurs années à garder le lit à cause de ses douleurs, être guérie par les prières ferventes de son directeur spirituel, et la douleur cesser à l'instant même. En définitive, de quelque manière que la chose se passe, les malades guérissent toujours après un temps plus ou moins long.

Georget (*Dictonnaire de médecine*, t. XVI, p. 177) rapporte, d'après Pomme, un cas d'hystérie dans lequel il y avait une rétraction spasmodique de la cuisse, qui fut traitée pour une luxation spontanée ; la malade guérit, mais, au bout de quelque temps, les mêmes accidents revinrent après une frayeur vive et se calmèrent quelque temps après. La malade mourut au bout de peu de temps, et à l'autopsie, on trouva l'articulation coxo-fémorale saine.

Le diagnostic de l'arthralgie hystérique a pu être difficile quand on ne connaissait pas l'existence de ce symptôme, mais actuellement il est très facile.

La coexistence d'autres accidents hystériques qui ont précédé l'arthralgie, la présence d'une hyperesthésie dans le membre lui-même où elle siége, l'irrégularité de la douleur, son extrême vivacité, son exaspération sous l'influence du contact le plus léger, le peu d'influence qu'a sur elle le mouvement de l'articulation souffrante, l'influence extrême qu'ont, au contraire, les affections morales, l'absence de chaleur et de rougeur de la peau, le défaut d'un gonflement quelconque, sont des caractères qui ne permettent pas de confondre cette affection avec l'arthrite aiguë rhumatismale ou goutteuse.

Le rhumatisme articulaire subaigu et sans gonflement, espèce heureusement peu commune, peut être confondu avec l'arthralgie hystérique, ainsi que sir Brodie en a donné des exemples. Mais il y a des moyens de distinction assez précis. Dans l'arthralgie hystérique, la douleur siége dans le centre des articulations, elle est très violente et n'augmente point notablement par les mouvements de l'articulation, mais elle varie considérablement sous l'influence des affections morales. Elle se distingue encore des ulcérations des cartilages diarthrodiaux en ce que la douleur n'a jamais la vivacité de la douleur due aux ulcérations, et qu'elle ne s'accompagne pas habituellement de fièvre et d'amaigrissement.

L'arthralgie saturnine est le seul symptôme local qui, à ma connaissance, n'offre pas de caractères locaux qui la distinguent de l'arthralgie hystérique, si ce n'est que l'arthralgie saturnine occupe ordinairement les deux membres, ce que ne fait pas l'arthralgie hystérique ; heureusement cette arthralgie est toujours accompagnée des phénomènes saturnins qui servent surtout à l'établissement du diagnostic.

§ IV. — Névralgies.

Si l'on en croyait les auteurs, rien ne serait, chez les hystériques, plus commun que les névralgies, car tous en parlent comme d'un phénomène assez fréquent. Cette opinion est le résultat de l'erreur qui, dans un grand nombre de cas, a fait prendre les hyperesthésies de la peau, des muscles, ou des viscères splanchniques, pour des névralgies.

Les véritables névralgies sont, au contraire, assez rares chez les hystériques, et chez elles, ces maladies sont plutôt des complications que des effets directs de l'hystérie elle-même.

On a vu dans l'étiologie, que toutes les causes de cette névrose venant en dernière analyse agir sur l'encéphale, celui-ci se trouvait être le point de départ des actes par lesquels se manifeste sa réaction ; on a déjà vu dans la symptomatologie, que cette réaction a pour aboutissants nécessaire, les surfaces et les muscles, organes qui seuls servent de moyens de manifestation des sensations affectives éprouvées par l'encéphale ; par conséquent les cordons nerveux, simples conducteurs de ces actes vitaux, n'entrent pour rien dans ces modifications ; leurs extrémités centrale et périphérique sont seules affectées, la portion intermédiaire reste impassible.

Sydenham a noté la fréquence de l'odontalgie chez les hystériques, et il a montré que la douleur devait siéger dans les nerfs dentaires, attendu qu'on n'observe ni cavité dans la dent, ni fluxion dans les parties voisines. L'observation constate que des troubles hystériques sont quelquefois remplacés par des douleurs dentaires, et qu'à leur tour, celles-ci peuvent disparaître pour être remplacées par d'autres symptômes. J. Frank rapporte qu'une jeune fille de

Vienne fut subitement prise d'une odontalgie, et que le chirurgien allait extraire la dent douloureuse qu'il supposait cariée, lorsque survint une attaque de convulsions hystériques, pendant laquelle la douleur de dent disparut brusquement.

Il est difficile de trouver la raison de l'existence de la névralgie dentaire.

On voit de temps en temps survenir des douleurs de l'oreille qui, par leur vivacité et par leur disparition brusque, ne peuvent être que des otalgies.

M. Bassereau regarde la douleur qui suit le côté et le dos, comme une névralgie intercostale, et je ne doute pas que plusieurs des cas de ce genre observés par lui chez des hystériques, n'aient été de véritables névralgies intercostales, mais bien certainement les autres n'étaient, ainsi que je l'ai prouvé, que des hyperesthésies des muscles.

On voit encore quelques névralgies des cordons nerveux des parois abdominales.

Quant aux gros cordons nerveux qui parcourent les membres, l'observation constate qu'ils ne sont guère atteints par le fait de l'hystérie; ainsi voit-on rarement survenir la névralgie sciatique, les névralgies des nerfs médian et cubital, à la suite d'une affection morale vive, après une attaque d'hystérie.

Les névralgies hystériques participent du caractère des affections du même genre ; elles se produisent sous l'influence des causes qui donnent naissance aux autres phénomènes hystériques ; elles sont très évidemment soumises dans leur marche aux influences morales ; elles sont infiniment instables; la douleur qu'elles provoquent peut être plus violente que dans les névralgies d'une autre espèce, et, enfin, elles se substituent à d'autres accidents de cette maladie, et peuvent, comme il vient d'être dit, disparaître subitement pour être remplacées par d'autres accidents.

Les névralgies qui existent chez les hystériques comme complication n'ont aucun de ces caractères, et se comportent à l'instar des névralgies ordinaires.

§ V. — Hyperesthésie des organes des sens.

L'hyperesthésie peut atteindre les organes des sens, et ceux-ci, par cela même, acquièrent une finesse dont on ne peut, dit M. Monneret, avoir une idée, quand on n'a pas observé des hystériques.

Ainsi, j'ai vu une jeune femme qui pouvait, lorsqu'elle était surexcitée, lire les yeux presque fermés, les paupières ne laissant entre elles qu'une fente très étroite. Ces jeunes filles, dont il a été, il y a quelques années, si fort question dans le monde et dans les sociétés savantes, et qui passaient pour lire les yeux fermés, n'étaient que des hystériques avec hyperesthésie des nerfs optiques.

L'ouïe peut également acquérir une vive sensibilité, et distinguer des sons lointains qui échapperaient aux oreilles les plus délicates. Une femme hystérique, qu'observait M. Monneret, fut prise d'une forte attaque après laquelle elle annonça aux personnes qui l'entouraient, que son mari, absent depuis quelque temps, allait rentrer à la maison. En effet, quelques instants après cette espèce de divination, le mari se présenta. Plus tard, elle avoua qu'elle l'avait reconnu à son pas, au moment où il entrait par une porte cochère fort éloignée de son appartement.

L'odorat peut avoir aussi son hyperesthésie, et alors il peut être frappé par les odeurs les plus faibles ; il en est de même du goût.

Cette exagération de la sensibilité peut être portée au point de rendre douloureux, pour chacun de ces organes, l'accomplissement de la fonction dont il est chargé ; ainsi il peut arriver que la lumière devienne douloureuse pour l'œil, et les sons pour l'oreille.

§ **VI**. — **Hyperesthésie laryngo-bronchique.**

Lorsque l'hyperesthésie attaque le larynx et la partie supérieure de la trachée-artère, il en résulte quelques phénomènes particuliers dont les plus importants sont la toux hystérique, la suffocation pseudo-croupale et l'asthme.

A. *Toux hystérique.* — Sydenham, dans son admirable dissertation épistolaire à G. Coole, a le premier indiqué d'une manière si exacte les caractères d'une toux qui est particulière aux hystériques, qu'il est peu de choses à y ajouter. M. le docteur Lasègue a donné sur la toux hystérique des détails fort étendus qu'on trouve dans les *Archives de médecine.*

Au dire des observateurs, et d'après ce que j'ai vu, cette toux est plus commune chez les jeunes filles que chez les femmes qui ont dépassé l'âge de trente ans.

Sydenham suppose que les sujets lymphatiques y sont plus exposés que les autres. J'incline à supposer le contraire ; en effet, la toux hystérique s'observe principalement chez les filles ou chez les jeunes femmes très impressionnables, et chez lesquelles la respiration et la circulation sont précipitées.

Elle n'est jamais un symptôme primitif, car elle ne se montre que chez les femmes qui ont présenté depuis longtemps des signes d'hystérie.

Elle apparaît dans des circonstances très diverses : tantôt elle succède à une laryngite ou à la bronchite ; d'autres fois on la voit survenir après une suppression, soit brusque, soit graduelle des menstrues ; souvent elle remplace un symptôme hystérique brusquement disparu ; dans quelques cas, elle résulte d'une excitation directe des voies aériennes, provoquée par les efforts de respiration suite d'une marche forcée, par l'introduction d'un air chargé de fumée ou de molécules âcres. Enfin, dans certains cas rares, elle apparaît sans avoir été précédée d'aucune cause appéciable et sans que rien puisse expliquer son apparition.

Chez quelques malades, la toux hystérique est continue et incessante, ne laissant pas un instant de repos, si ce n'est pendant la nuit quand vient le sommeil ; elle fatigue presque autant les personnes qui l'entendent que celles qui en sont atteintes. Mais le plus ordinairement cette toux se montre par accès plus ou moins rapprochés les uns des autres et d'une durée habituelle de plusieurs heures. Ces accès se produisent souvent sans cause appréciable ; quelquefois ils paraissent à la suite d'une légère irritation des voies aériennes ; d'autres fois ils paraissent après une émotion morale ; enfin, dans un assez bon nombre de cas, ils paraissent à la suite d'une marche précipitée qui aura déterminé de l'accélération dans les mouvements respiratoires.

Le plus ordinairement irréguliers dans leur retour, on voit de temps en temps ces accès affecter une régularité surprenante, apparaître tous les jours aux mêmes heures, une ou deux fois dans la journée. Il est très rare qu'ils aient lieu pendant la nuit et qu'ils réveillent les malades.

« Æger creberrime tussit et fere sine intermissione, nihil prorsus » expectorans et quantumlibet hæc tussis species non ita valido » nisu, thoracem concutit utque illa quæ convulsiva dicitur, ex- » plosiones tamen longe frequentiores sunt », tels sont les traits sous lesquels Sydenham peint la toux hystérique.

Une titillation à la gorge très pénible et à laquelle le malade a peine à résister, précède toujours de quelques instants l'apparition des accès de toux, qui ne sont que la conséquence de ce picotement.

La toux qui lui succède donne un son aigre à timbre très aigu, et qui est toujours le même chez chaque malade depuis le commencement jusqu'à la fin; il y a une ou plusieurs secousses dans une seule expiration, et souvent il y a des secousses à chaque expiration; cette toux est toujours sèche, sans aucune expectoration, même quand l'accès de toux tire vers sa fin; quand il y a de l'expectoration, celle-ci ne contient que de la salive ou quelque peu de mucus transparent.

Pendant les accès, l'inspiration est constamment normale sans aucune sibilance, et l'auscultation ne révèle absolument aucun bruit morbide, à l'exception de quelques bulles de râle sibilant.

Quand les accès de toux durent longtemps et sont très rapprochés les uns des autres, la respiration s'accélère et peut aller de 40 à 50 inspirations par minute, le pouls prend de la fréquence, 120 à 140 pulsations par minute, la peau s'échauffe et quelquefois se couvre de sueur, il survient de l'amaigrissement, et l'on peut craindre l'existence de tubercules miliaires.

J'ai vu la toux hystérique s'accompagner chaque fois d'une convulsion du thorax et des membres supérieurs chez une jeune personne; chez une autre, chaque effort de toux était suivi d'une attaque de convulsions avec perte de connaissance; chez une troisième, chacun de ces efforts était suivi d'un bêlement. Lorsque la toux hystérique s'accompagne de l'aménorrhée, il peut survenir des hémoptysies supplémentaires qui augmentent encore les craintes. Heureusement que le sang contenu dans l'expectoration se présente sous des apparences tellement spéciales, qu'elles suffisent à établir un diagnostic précis. Le sang expectoré est de couleur incarnat; il n'est jamais mélangé avec le mucus et n'est jamais pénétré de bulles d'air. Il est facile de voir qu'il vient des bronches et non des vésicules pulmonaires. D'autres fois la toux hystérique est continue et incessante. Les malades ont à chaque instant une secousse; j'ai vu une jeune personne chez laquelle elle revenait toutes les demi-minutes durant la journée entière.

Qu'elle soit continue ou qu'elle ait lieu par accès, la toux cesse toujours complétement pendant le sommeil.

Ordinairement, après un laps de temps qui peut varier de quelques mois à un et même à deux ans, la toux hystérique disparaît. Cette disparition est quelquefois lente et graduelle; mais le plus souvent elle se fait brusquement, soit à l'occasion de quelques circonstances particulières qui modifient profondément et rapidement le système nerveux en agissant surtout sur la portion de cet organe qui correspond aux passions affectives, soit à l'occasion d'un changement de lieu, et surtout à l'occasion d'un changement de position morale. Les auteurs citent des faits dans lesquels des attaques hystériques, ou l'apparition de quelque autre phénomène nerveux, ont fait disparaître cette toux.

La toux hystérique est plus effrayante que grave. Quand on voit des malades tousser douze à quinze fois par minute, pendant des heures entières, on ne peut se défendre d'une certaine préoccupation sur l'issue d'un pareil trouble, et cependant l'expérience montre que la terminaison est toujours heureuse, quoiqu'il soit difficile de prévoir à quelle époque elle aura lieu.

B. *Suffocation pseudo-croupale.* — Les auteurs ont à peine fait mention d'un accident qui doit se produire de temps en temps chez les hystériques. Comme, chez certaines de ces malades, la sensibilité de la membrane muqueuse laryngo-trachéale est très exaltée, il arrive, dans quelques cas, que, lors de l'invasion d'une bronchite, l'hyperesthésie de cette muqueuse provoque une contraction convulsive des muscles de la glotte; il naît de là une suffocation qui se manifeste par accès; et pour prévenir une mort imminente, on a été quelquefois obligé d'avoir recours à la trachéotomie. Cet accident ne doit pas être excessivement rare, car je l'ai vu deux fois. Chacune des deux malades avait été opérée deux fois à des époques différentes. L'opération n'avait pas été faite légèrement, car l'une des deux malades avait été opérée par M. Michon, alors chirurgien à l'hôpital Cochin, et l'autre par M. Velpeau. Ces deux hystériques avaient été chaque fois débarrassées de leur dyspnée aussitôt l'opération, et la guérison de la suffocation, ainsi que celle de la plaie des conduits aériens, avait toujours eu lieu très promptement.

Il résulte de là que, sans engager à avoir prématurément recours à la trachéotomie, on aurait grand tort d'hésiter à pratiquer cette opération, puisque l'observation montre qu'elle donne des résultats si satisfaisants.

C. *Asthme.* — La dyspnée hystérique est connue depuis longtemps : c'est d'elle que voulait parler Van Helmont, quand il a traité de la maladie à laquelle il a donné le nom d'*asthma uteri*.

Les hystériques peuvent, en effet, être prises d'une dyspnée intermittente qui se présente avec tous les caractères apparents de l'emphysème pulmonaire : respiration gênée, courte, sibilante, avec augmentation de la dyspnée lors de la parole, lors de la toux et lors de la position horizontale. Râle sibilant très abondant, chant sibilant laryngo-trachéal, expectoration semblable à de l'eau gommeuse, crachats perlés, et de temps en temps, accès de dyspnée plus forte que de coutume, avec nécessité de se tenir soit sur son séant soit le corps penché en avant. En un mot, tous les signes de l'emphysème pulmonaire moins ceux qui indiquent la dilatation des cellules pulmonaires, c'est-à-dire moins l'absence du murmure vésiculaire.

Cet asthme n'est jamais permanent; il peut, comme tous les phénomènes hystériques, acquérir beaucoup d'intensité et durer des mois entiers; mais, presque toujours, il disparaît, soit graduellement, soit brusquement. Je l'ai vu alterner avec une paraplégie hystérique; ordinairement il apparaît après la disparition de quelque phénomène hystérique saillant, et il disparaît à son tour quand celui-ci revient. Son début assez brusque, les variations qu'il éprouve dans sa marche, font assez reconnaître l'asthme hystérique, qu'on observe plus fréquemment chez les sujets lymphatiques et contractant facilement des rhumes, que chez tous les autres.

§ VII. — Hyperesthésie des voies digestives.

L'hyperesthésie des voies digestives comprend la gastralgie et l'entéralgie.

Gastralgie. — Tous les auteurs qui se sont occupés de l'hystérie, à partir de Willis (*Affectionum quæ dicuntur hystericæ et hypochondriacæ, pathologia spasmodica*, 1670) et d'Ettmuller (*Dissertatio de malo hypochondriaco*, 1676), ont parlé des troubles de l'estomac, comme de malaises très communs chez les femmes hystériques; et néanmoins, malgré l'importance qu'ils ont attachée à ces troubles, il en est fort peu qui aient songé à rattacher à l'estomac l'origine des névroses hystériques. Cullen est presque le seul qui ait fait jouer un rôle à cet organe dans la production de l'hystérie.

Les hystériques, en effet, sont facilement atteintes de troubles à l'estomac. Sur 358 d'entre elles, qui avaient été observées par moi sous ce point de vue, 30 seulement, c'est-à-dire un onzième, n'avaient eu aucun signe de gastralgie ni d'épigastralgie, 130 n'avaient de douleurs qu'à l'épigastre, et 187 avaient en même temps des douleurs à l'épigastre et du dérangement dans les fonctions de l'estomac, enfin, 10 seulement n'avaient que des troubles gastriques sans épigastralgie.

On peut donc avancer qu'il est rare que, dans l'hystérie, les fonctions de l'estomac ne soient pas, ou n'aient pas été dérangées pendant un temps plus ou moins long.

Les dérangements de l'estomac sont le plus souvent les premiers symptômes qui apparaissent chez les femmes en qui l'hystérie s'est développée lentement et graduellement ; c'était l'une des raisons sur lesquelles Cullen s'appuyait pour faire venir l'hystérie du dérangement des organes digestifs. Il est vrai qu'il est souvent difficile de distinguer, dans les récits des malades, les cas où il n'y avait eu que de l'épigastralgie, de ceux où il y avait véritablement de la gastralgie.

Quoi qu'il en soit, ces troubles apparaissent dans les circonstances suivantes :

1° Chez un certain nombre de jeunes filles dont la menstruation se fait mal et s'accompagne de chlorose, on voit peu à peu l'appétit se déranger, des douleurs apparaître à l'épigastre, et la digestion devenir difficile.

2° Chez un nombre plus considérable de sujets, les troubles de l'estomac apparaissent à la suite de contrariétés ou d'affections morales tristes. C'est de cette manière qu'on les voit naître chez des enfants maltraités par leurs parents, chez des jeunes filles tourmentées par leurs belles-mères, ou chez celles qui se trouvent dans une position où elles ont de l'ennui et chez des femmes malheureuses dans leur ménage. On sait qu'il suffit d'une émotion morale, même passagère, pour faire venir de la suffocation, de la douleur à l'épigastre, pour serrer l'estomac, comme on le dit, et pour troubler les fonctions de la digestion. L'expérience montre que, pour peu que ces émotions se répètent ou qu'elles aient une certaine durée, les troubles gastriques, de passagers qu'ils étaient, deviennent bientôt permanents, et constituent une gastralgie complète.

3° On voit encore naître cette affection chez les hystériques qui sont sujettes à des attaques convulsives d'hystérie, soit fréquentes, soit longues et intenses. Il est aisé de constater ce fait, car il est de ces malades, chez lesquelles le premier symptôme de l'hystérie est une attaque, et chez elles, on voit la gastralgie se développer graduellement, à mesure que les attaques se multiplient. J'ai constaté qu'il fallait quelquefois un bien petit nombre d'attaques, pour voir se développer des douleurs à l'estomac ou à la région épigastrique.

4° Dans un nombre de cas plus limité, la gastralgie s'est développée à la suite de fatigue ou d'excès de travail, après le passage d'une vie active à des occupations très sédentaires, pendant la convalescence de maladies longues, à la suite des traitements pendant lesquels on a prodigué la saignée, et, enfin, pendant le cours de grossesses qui avaient été pénibles.

5° L'usage abusif de certains ingesta dispose aussi beaucoup à la gastralgie. Ainsi, il est certain que l'usage que font les peuplades du Nord des poissons pourris, des huiles fermentées, des alcooliques, que l'abus du thé, du café que certaines populations portent à un degré extrême, ne soient la cause de la fréquence de la gastralgie chez les peuplades du Groenland, de la Laponie et de l'Islande, et chez les femmes de la Suède, de la Hollande et du Brandebourg.

La gastralgie hystérique peut apparaître dès les premières années de la vie. Ainsi j'ai constaté que près du tiers des femmes hystériques, reçues dans les hôpitaux, avait eu, soit de la gastralgie, soit de l'épigastralgie, avant l'âge de treize ans, et avant la première menstruation.

Ces gastralgies se rencontrent de préférence chez les enfants dont la mère a été atteinte d'hystérie. Ainsi Schmidtmann rapporte que la cardialgie est très fréquemment héréditaire, en Prusse, qu'elle est commune chez les sujets dont la constitution est chétive, et chez ceux que les mauvais traitements, ou le défaut d'une alimentation convenable et la misère, ont détériorés.

Quand une jeune fille éprouve de la gastralgie dès son enfance, on peut être assuré que, plus tard, elle deviendra hystérique, à moins que des soins incessants et bien entendus ne modifient cette disposition.

Il est fort rare que la gastralgie apparaisse pour la première fois après l'âge de vingt-cinq ans.

Quand l'hystérie se développe lentement, le début de la gastralgie est ordinairement lent et graduel ; quand, au contraire, elle apparaît brusquement par une attaque, la gastralgie débute aussi très brusquement.

Le plus ordinairement l'appétit commence par diminuer, puis il se déprave. Les malades ont du dégoût pour les aliments ordinaires et surtout pour les viandes ; elles recherchent les choses aigres, salées, les fruits verts, les crudités : c'est alors que se manifestent les goûts bizarres du pica et du malacia. On peut même assurer que ces goûts sont particuliers aux femmes hystériques, car on voit très peu d'hommes en être atteints ; si l'on parcourt les écrits de Schmidtmann, de Trnka, de Comparetti et de Barras, on s'assurera facilement que la grande majorité des malades qui avaient des appétits bizarres, étaient des hystériques, et l'on observera avec étonnement que le cercle de ces appétits bizarres est très limité. Ainsi la terre, la craie, le charbon, le café en grains, sont presque les seuls objets sur lesquels ces appétits se soient portés.

L'habitude d'avaler des aiguilles et des épingles ne se voit guère que quand l'hystérie se joint à un certain degré d'aliénation mentale.

Tout bizarres que paraissent ces appétits, on trouve assez fréquemment leur raison d'être. Ainsi, une jeune femme qui mangeait avec délices la braise de sa chaufferette, m'a raconté que dès l'abord elle aimait beaucoup la croûte du pain, de là elle en vint à la croûte grillée, puis à la croûte à l'état de charbon, puis graduellement au menu charbon. Je suppose que, si l'on recherchait l'origine de beaucoup de ces goûts bizarres, on en trouverait une aussi simple.

Après les goûts bizarres viennent les antipathies singulières. Stahl et Gavard ont vu des femmes tomber en attaque chaque fois qu'elles mangeaient une pomme. Wepfer parle d'une dame qui ne pouvait approcher de ses lèvres une goutte de vinaigre ou un fruit crû, sans éprouver une forte cardialgie. Brassavole cite le fait d'une princesse de Naples qui tombait en syncope toutes les fois qu'elle approchait de la viande de sa bouche ; enfin Boyle raconte la même chose d'une dame à qui cela arrivait toutes les fois qu'elle prenait du café. Brachet parle d'une femme qui avait une attaque toutes les fois qu'elle mangeait du fromage.

Ordinairement, ces dépravations de l'appétit s'accompagnent du dégoût pour les substances véritablement alimentaires ; de là résultent l'ennui quand on se met à la table et le refus des choses qui s'y servent ; puis, par compensation, les caprices, les fantaisies et l'habitude de ne manger que hors de chez soi ; de ne vivre que de sucreries, que de pâtisseries et que de fruits. Arrivée à ce degré, la gastralgie capricieuse qui n'a ordinairement que des effets passagers, devient grave ; les jeunes personnes, qui en sont presque exclusivement atteintes, voient leurs forces se perdre, leur teint pâlir et leur organisme se détériorer, de telle sorte que, plus tard, elles deviennent des femmes toujours valétudinaires, constamment souffrantes et destinées à périr jeunes, sans avoir eu, dans certains cas, d'autre maladie qu'un dépérissement graduel.

Cette forme, arrivée à ce degré, est donc très dangereuse pour l'avenir, et elle doit être, dès le principe, combattue avec la plus grande énergie et la plus grande persévérance.

6° Chez d'autres, les vomissements constituent le symptôme dominant. Au degré le plus léger, le vomissement n'a lieu que de loin en loin, ou après certains aliments, et toujours au bout de plusieurs heures après le repas. A un degré plus élevé, les vomissements sont plus fréquents; enfin, au dernier degré, les vomissements sont constants; à peine l'aliment est-il introduit dans l'estomac, que celui-ci devient le siége d'une douleur aussi vive que celle que produirait une substance corrosive. Cette douleur augmente graduellement, et ne cesse que quand le vomissement a eu lieu. J'ai vu des jeunes femmes qui vomissaient soit tout d'un coup, soit par gorgées, tout ce qu'elles prenaient, jusqu'à ce que leur estomac fût complétement débarrassé. Il en est parmi elles dont l'appétit conservé, fait sentir incessamment le besoin de manger, de sorte que leur journée se passe, littéralement parlant, à manger pour remplacer ce qu'elles viennent de vomir, et à vomir pour se débarrasser de ce qu'elles viennent de manger. Quand le vomissement n'est pas précédé de douleurs vives, et quand la sensation se borne à la simple nausée, les hystériques sujettes à ces accidents deviennent pâles et maigres. Cependant il arrive encore assez fréquemment que ces malades restent fraîches, et conservent de l'embonpoint. J'aurai toujours présent à l'esprit le souvenir d'une jeune femme hystérique et paraplégique, qui, pendant toute la durée de l'épidémie du choléra de 1849, resta placée près d'un lit, dans lequel, à raison des dispositions du service, on mettait ordinairement les cholériques algides, et, par conséquent, dans lequel il y avait eu le plus de mortalité. Pendant tout ce temps, elle ne cessa pas un seul jour de vomir tout ce qu'elle prenait d'aliments, ce qui ne l'empêcha pas de conserver de l'embonpoint, et de sortir indemne de l'épidémie.

Le plus ordinairement les vomissements des hystériques se composent d'aliments qui n'ont encore subi aucune élaboration de la part de l'estomac. Rarement ils ont subi un certain degré de digestion, et plus rarement encore se composent-ils de matières muqueuses ou bilieuses.

La gastralgie avec prédominance des vomissements est la forme la plus aiguë, mais en même temps la moins grave, et celle qui cède le plus facilement aux médications appropriées; dans quelques cas cependant, elle dure pendant plusieurs années.

7° Chez beaucoup d'hystériques, la douleur est le symptôme dominant de la maladie; elle va de la simple dyspepsie jusqu'à la sensation la plus pénible de déchirement. Quelquefois l'appétit est conservé, les malades ont le désir de manger, mais ils éprouvent de la souffrance aussitôt que les aliments ont pénétré dans l'estomac. D'autres fois l'appétit est nul, il y a répugnance pour toute espèce d'aliments, et quand le besoin absolu finit par se faire sentir, la plus petite quantité de substance alimentaire, soit solide, soit liquide, provoque des douleurs atroces que les malades comparent à des crampes, à de la brûlure, à un froid glacial ou à des griffes de fer avec lesquelles on râclerait l'estomac, ces souffrances durent jusqu'à ce que cette parcelle d'aliments soit vomie ou soit digérée. Cette forme de la gastralgie est la plus grave de toutes; la souffrance perpétuelle et l'état d'inanition amènent bientôt l'amaigrissement et l'altération des liquides de l'économie, les malades s'épuisent et finissent par périr dans le dernier degré d'affaiblissement et de consomption. Quelquefois une sorte d'hypochondrie ou de monomanie s'emparant de leur esprit, les tient dans la préoccupation constante de leur état de santé. J'ai vu une jeune personne de vingt ans et de l'intelligence la plus élevée, dont toute l'existence se passait, en partie à surveiller la confection d'un pot au feu dont elle comptait prendre le bouillon, et en partie à y mettre de l'eau pour l'affaiblir.

Les parents et le médecin doivent être bien avertis que, quand cette forme de la gastralgie se déclare, il faut à tout prix l'arrêter dès son principe, autrement la mort, et la mort affreuse est inévitable.

Il ne faut pas confondre les douleurs de la gastrodynie, qui siégent bien positivement dans l'estomac, avec les douleurs de l'épigastralgie qui résident dans les muscles droits et dans les muscles obliques de l'abdomen. Il est certain qu'il est un bon nombre de cas dans lesquels l'épigastralgie n'est que le produit sympathique de la gastralgie, dont elle n'est que la manifestation extérieure, car elle naît sous l'influence de cette névrose, s'exaspère, ou s'amoindrit suivant qu'elle augmente ou qu'elle diminue. Il arrive fréquemment que la gastralgie étant dissipée, son produit, l'épigastralgie, subsiste seule, en quelque sorte par droit de domicile.

8° Chez quelques femmes, la gastralgie a pour phénomène dominant, soit des éructations continuelles, des espèces de vomissements de gaz qui sont très fatigants, très incommodes, qui prennent la marche chronique, mais qui heureusement n'offrent aucun danger; soit plus rarement de la salivation, au moyen de laquelle ces malades rendent chaque jour plusieurs crachoirs pleins d'une salive transparente et incolore, analogue à de l'eau mousseuse; soit enfin des étouffements et de l'oppression, qui se bornent à être gênants.

Quelle que soit sa forme, la gastralgie hystérique est sous l'influence immédiate des affections morales. Les chagrins, les émotions tristes, les contrariétés, l'exaspèrent constamment, tandis que les sensations agréables la soulagent ou même la font disparaître très promptement. Il est très ordinaire de voir ces gastralgies se dissiper quand les malades sont placées dans des conditions meilleures que celles dans lesquelles elles étaient auparavant, tandis qu'il est impossible d'obtenir des résultats satisfaisants tant qu'elles sont placées dans des conditions morales défavorables.

La gastralgie peut cesser brusquement et être remplacée par un autre accident hystérique. Les auteurs sont pleins de faits dans lesquels des phénomènes gastralgiques fort intenses, tels que des vomissements, une douleur vive, etc., ont disparu en quelques heures, sous l'influence de l'apparition d'une céphalalgie, d'une dyspnée, d'une entéralgie, etc.

Le diagnostic de la gastralgie hystérique est des plus simples, la coexistence des phénomènes caractéristiques de l'hystérie fait assez bien reconnaître cette névralgie même dans les cas peu nombreux où elle ne présente pas de symptômes particuliers; mais le plus habituellement elle a quelque chose de spécial qui la rapproche de celle des femmes enceintes; l'exagération d'un symptôme et la présence de l'épigastralgie, qui est presque spéciale à l'hystérie, mettent tout de suite le médecin sur la voie.

La nature de cette forme de l'hystérie ne peut plus être mise en question. Quand on ne connaissait pas l'hyperesthésie dans les parties superficiellement placées, on pouvait, à l'aide de discussions savantes, et l'opinion générale aidant, donner à supposer que la phlegmasie de la membrane muqueuse de l'estomac jouait le principal rôle dans les gastralgies; mais actuellement, si l'on voulait renouveler cette tentative, on ne le pourrait plus.

Les douleurs de la dermatalgie, celles de l'hyperesthésie des muscles superficiellement placés, démontrent de la manière la plus irréfragable que l'état le plus douloureux qu'on puisse imaginer, existe ordinairement chez les hystériques, sans qu'on puisse constater le plus léger signe d'inflammation, de rougeur, de chaleur, de tuméfaction et de modification quelconque de tissu, dans les parties qui sont le siége de la douleur. L'observation montre qu'il en est de même pour les organes plus profondément situés, et pour l'estomac en particulier. Ainsi la gastralgie naît le plus souvent sous l'influence directe de causes morales, qui ordinairement ne donnent pas lieu à des inflammations. Elle est, pendant toute sa durée, sous la puissance la plus directe et la plus évidente de ces mêmes causes, qui sont loin d'agir d'une manière aussi immédiate sur les inflammations. Elle peut disparaître à l'instant même, et au moment où elle a le plus d'intensité, par l'effet de l'apparition d'un autre accident hystérique. Elle guérit promptement par les révulsifs et par les opiacés, qui n'auraient sur les phlegmasies qu'une action très lente et très bornée ; les antiphlogistiques énergiques, tels que les saignées, les sangsues et les ventouses scarifiées, au contraire, n'ont ordinairement sur elle qu'une influence défavorable ; les seuls effets avantageux produits par ces moyens se bornent à ceux que les évacuations sanguines locales exercent sur l'épigastralgie, sur laquelle elles agissent évidemment à la manière des révulsifs. Enfin les autopsies des sujets morts par le fait de la gastralgie, ou accidentellement enlevés pendant qu'ils étaient en proie depuis des années, aux accidents gastralgiques les plus prononcés, ne révèlent dans l'estomac et dans ses annexes aucune altération de nature phlegmasique.

On trouve, dans le *Traité de la gastralgie* du docteur Barras, des autopsies de gastralgiques dans lesquelles on n'avait rencontré dans l'estomac aucune altération anatomique indiquant de l'inflammation.

J'ai eu l'occasion d'en voir de semblables, et je citerai entre autres le fait suivant :

44ᵉ Observation. — Célestine Henriet, âgée de trente-six ans, couturière, née d'une mère qui avait été sujette à des attaques d'hystérie, a toujours été chétive et très impressionnable.

Vers l'âge de vingt-neuf ans, à la suite d'émotions morales assez fortes, cette femme a eu quelques attaques d'hystérie, apres lesquelles elle commença à être prise de vomissements qui, d'abord rares, devinrent bientôt plus fréquents, puis arrivèrent bientôt à être continuels, et, depuis six ans à peu près, elle a régulièrement vomi tous ses aliments après les avoir pris.

On a tenté sur elle divers traitements ; on a entre autres, cautérisé toute la muqueuse de la bouche avec le nitrate d'argent, et, depuis ce temps, ses dents sont complétement noires. Plus tard, Magendie lui fit appliquer sur l'épigastre six cautères très larges, desquels elle porte les cicatrices caractéristiques. Inutile d'ajouter que ces traitements n'ont eu aucun succès.

Il y a un mois, à l'occasion d'un refroidissement, les menstrues de cette femme, qui jusque-là avaient régulièrement coulé, se supprimèrent et amenèrent dans le ventre des douleurs modérées, pour lesquelles la malade est entrée à la Charité.

Elle est assez fraîche et conserve un certain embonpoint. On remarque qu'elle a de l'anesthésie à la conjonctive de l'œil gauche, de la rachialgie, de la pleuralgie à gauche et de l'épigastralgie. Il existe une douleur constante à l'épigastre, laquelle est notablement augmentée par le grattement des muscles de cette partie. L'appétit est conservé ; la langue est d'un aspect normal ; les aliments sont pris avec plaisir, mais à peine sont-ils arrivés dans l'estomac, qu'il y a du malaise à la région épigastrique, de la pesanteur, puis surviennent la nausée et le vomissement de ces ingesta. Une fois que l'estomac est débarrassé, il n'y a plus aucune douleur ni aucun malaise. Tous les repas sont régulièrement suivis des mêmes vomissements. L'abdomen est souple, sans altération appréciable ; il n'y a pas de fièvre. L'utérus est à l'état complétement normal.

Il n'y avait pas à douter que cette femme ne fût atteinte de la gastralgie hystérique. Je prescrivis successivement la glace, l'eau de chaux, l'eau de Seltz, les lavements au laudanum, les sinapismes sur l'épigastre et les ferrugineux ; on mit enfin quelques sangsues à l'anus.

En peu de temps il y eut de l'amélioration, et la malade sortit de l'hôpital, après un mois de séjour, en très bon état, n'ayant plus ni douleur épigastrique, ni vomissements.

Après quelques jours de sortie, les vomissements reparurent. Cette femme rentre à la Charité, où l'on galvanisa la muqueuse de l'estomac à l'aide d'une sonde œsophagienne : cette galvanisation, répétée plusieurs fois, occasionna à l'instant même de très vives douleurs, mais sans aucun résultat utile pour la malade, les vomissements persistant au même degré.

Dans ces entrefaites, cette femme est prise brusquement du choléra algide, duquel elle meurt en vingt-quatre heures.

A l'autopsie, on trouva l'estomac ayant son volume ordinaire ; sa membrane muqueuse était partout d'un blanc légèrement rosé, parfait ; elle n'offrait, ni dans son aspect, ni dans sa consistance, ni dans son épaisseur, aucune altération appréciable ; la membrane musculeuse n'avait pris aucun développement anormal ; les nerfs pneumogastriques, examinés dans l'épaisseur de l'estomac et jusqu'au cou, étaient à l'état normal. La vésicule biliaire était remplie de concrétions, qui n'avaient provoqué de phlogose ni sur les parois de cette poche, ni dans ses environs.

L'utérus et ses annexes se trouvaient à l'état complétement normal.

Cette femme était hystérique : depuis longtemps cependant l'utérus et ses annexes étaient restés à l'état normal. Depuis sept ans, elle avait de la gastralgie avec des vomissements tous les jours, quoique la muqueuse et la musculeuse de l'estomac n'aient présenté aucun signe quelconque de phlogose; évidemment cette longue gastralgie n'avait aucun caractère phlegmasique. On ne peut attribuer les vomissements ni aux concrétions biliaires de la vésicule, qui habituellement ne provoquent pas d'accidents, ni à la membrane muqueuse de la vésicule biliaire, qui était, ainsi que celle de l'estomac, parfaitement blanche.

La fille de l'un des hommes les plus éminents dans la science, morte après avoir été pendant plusieurs années atteinte de la gastralgie hystérique sous la forme gastrodynique, et après avoir lentement passé par tous les degrés de l'épuisement et du marasme, n'offrait aucune altération anatomique de l'estomac; la membrane muqueuse de cet organe était d'une blancheur parfaite; elle avait la consistance la plus normale. Le tissu musculaire subjacent était dans l'état le plus normal.

La gastralgie hystérique est donc une hyperesthésie de l'estomac et le résultat d'une exaltation de la sensibilité de cet organe.

Entéralgie. — Si la gastralgie est une affection qui se rencontre très communément chez les hystériques, par contre l'entéralgie est une affection assez rare. Elle ne s'est, en effet, rencontrée que vingt fois chez les quatre cents hystériques observées par moi. Il est clair que, dans ce petit nombre de cas, ne se trouvent pas compris ceux dans lesquels les malades ressentent de temps en temps des coliques passagères, non plus que ceux, assez nombreux, dans lesquels des gaz se promènent constamment d'une manière bruyante dans les intestins.

On sait que les affections morales troublent infiniment moins souvent les fonctions des intestins que celles de l'estomac; de là le motif de la moins grande fréquence de l'entéralgie.

Les causes sous l'influence desquelles naît cette affection sont peu connues; cependant j'ai cru avoir remarqué qu'elle était le plus souvent liée à des désordres douloureux de la menstruation, ou à des lésions douloureuses de l'utérus. Mais il est un assez bon nombre de femmes chez lesquelles les émotions portent primitivement et principalement sur le ventre, en y produisant des coliques ou de la diarrhée.

L'entéralgie, à l'opposé de la gastralgie, qui dure ordinairement pendant toute la durée de l'hystérie, l'entéralgie est ordinairement une affection passagère; elle peut durer des mois, et même une année et au delà ; mais une fois guérie, elle ne reparaît plus, comme le fait la gastralgie, à la moindre perturbation de l'économie.

Les symptômes de cette hyperesthésie sont peu nombreux, mais ils se présentent avec une uniformité rare parmi les troubles nerveux.

Le plus souvent, ils se bornent à des coliques plus ou moins vives qui apparaissent brusquement, et qui, après une certaine durée, disparaissent aussi brusquement qu'elles sont venues. Pendant ces coliques, le ventre se tend et se ballonne notablement. On voit des femmes hystériques ne pouvoir faire un seul repas sans que, pendant la digestion, leur abdomen prenne un développement fort gênant, et sans que cette distension ne s'accompagne de bruyants borborygmes et d'éructations encore plus désagréables. Dans ces cas, le diaphragme, soulevé, rend la respiration courte et occasionne des palpitations. La constipation accompagne le plus ordinairement cet état, et cette constipation est souvent telle, que les lavements et les moyens ordinaires dont on fait usage pour provoquer les selles, restent habituellement sans effet.

Très rarement l'entéralgie s'accompagne de la diarrhée ; cependant on voit de temps en temps des hystériques être brusquement prises, sous l'influence d'affections morales, d'une diarrhée qui devient bientôt aussi excessive que l'était la constipation.

A ces degrés, l'entéralgie est plutôt une incommodité qu'une véritable maladie ; mais quand les troubles intestinaux dépassent les limites ordinaires, elle peut constituer alors un état grave.

Cet état se présente avec un appareil de symptômes toujours si constamment les mêmes, qu'on les croirait dus à une maladie matérielle d'un organe, tant l'uniformité est grande. Chez ces malades, le ventre se tend, devient dur, tympanique, si douloureux à la pression et même au simple toucher des parois abdominales, qu'on pourrait croire à la métro-péritonite la plus intense. Cette tension amène la dyspnée, la suffocation et les palpitations, de telle sorte que bientôt la respiration et la circulation entravées amènent un pouls excessivement fréquent, donnant de 120 à 140 pulsations à la minute, une accélération de la respiration qu'on a vue aller de 30 à 60 inspirations également à la minute. Dans quelques cas, les coliques et la douleur continue sont tellement vives, que les malades poussent jour et nuit des cris incessants. Sous ces influences, les traits s'altèrent, la face se décompose, pâlit, devient livide, le nez s'effile, les yeux s'enfoncent dans l'orbite, les lèvres se sèchent, et la figure prend l'aspect hippocratique que peuvent offrir les malades atteints de péritonite au dernier degré.

J'ai vu une jeune fille, dont l'histoire sera citée plus loin, présenter ces accidents à un degré tel, que tous les assistants, parmi lesquels se trouvaient des praticiens très habitués aux malades, et moi-même, pensaient qu'elle n'avait plus vingt-quatre heures à vivre, si l'on ne parvenait point, par un moyen quelconque, à entraver les accidents, hasard que la malade a eu le bonheur de voir se réaliser.

Deux autres symptômes qui ne manquent jamais, pour peu que l'entéralgie ait une certaine intensité, apparaissent bientôt. Le premier est la rétention tellement complète des urines dans la vessie, que les malades ne rendraient pas une goutte d'urine, si l'on n'introduisait une sonde dans la vessie. Cette rétention est le plus ordinairement sans douleur, l'introduction de la sonde elle-même ne provoque pas de sensation trop pénible; il existe alors une paralysie des parois de la vessie, en même temps qu'un état spasmodique du col. Le second accompagnement est la constipation, également complète et invincible, avec constriction des sphincters de l'anus et insensibilité des parois du rectum et du côlon. Les malades passeraient des semaines entières sans rendre des selles, si l'on n'employait pas les moyens propres à les provoquer, et encore ces moyens n'agissent-ils ordinairement que d'une manière lente et incomplète.

Il est rare que ces malades ne soient point en même temps atteintes d'aménorrhée, de douleurs dans le haut des fesses et dans les annexes de l'utérus; et il est rare encore que le travail qui se fait aux époques menstruelles, même chez les aménorrhéiques, n'amène pas un accroissement notable des phénomènes de l'entéralgie.

Portée au dernier degré, il serait impossible que cette forme d'entéralgie, si elle durait quelque temps, n'amenât pas la mort, à raison de la perturbation qu'elle introduit dans les fonctions principales; et bien que les auteurs n'en citent pas d'exemples, j'ai la conviction qu'il a dû s'en rencontrer, mais qu'ils sont restés ignorés et probablement méconnus.

A un degré moins intense, cet ensemble si constant de troubles abdominaux se maintient et persiste pendant des mois, et souvent pendant plus d'une année, avec une ténacité désespérante, et une immobilité qui contraste d'une manière étonnante avec la mobilité ordinaire aux accidents nerveux. J'ai vu des jeunes filles, ayant pendant une année entière le ventre douloureux, tendu comme un tambour, ne pouvant uriner qu'à l'aide de la sonde qu'elles s'introduisaient elles-mêmes, n'allant à la garderobe à l'aide de pilules d'aloès et de lavements qu'une fois tous les huit jours, ayant pendant tout ce temps le pouls à 100 et 120 pulsations à la minute, ne mangeant au plus qu'une portion d'aliments par jour, et cependant conservant encore un assez bel embonpoint.

Les phénomènes hystériques qui ont précédé, ou qui accompagnent l'entéralgie, font en général assez facilement reconnaître cette affection ; la douleur excessive qu'elle présente et l'exagération des accidents aideront encore le diagnostic. Cependant, dans les cas graves, le médecin sera souvent embarrassé pour se décider sur la question de savoir si, dans le cas qui se présente sous ses yeux, il n'y a pas entérite, péritonite, ou métrite, en même temps qu'entéralgie. C'est alors une affaire de tact médical ; il faut, dans ce cas, bien observer, puis, pour agir, *sumere consilium in arena.*

L'entéralgie, en tant qu'elle se borne soit à des coliques plus ou moins passagères, soit au développement excessif des gaz intestinaux, peut durer tout le temps que dure l'hystérie. Mais quand elle elle a de l'intensité et quand elle se compose de l'ensemble des désordres qui viennent d'être indiqués, elle a ordinairement une durée limitée, et se termine toujours par une guérison qui a lieu quelquefois très rapidement ; le médecin est étonné de voir une affection qui avait duré depuis un temps fort long, sans éprouver la moindre amélioration, disparaître en très peu de temps, soit le plus communément par le retour de l'écoulement menstruel, soit après la cessation de la phlogose utérine concomitante, soit enfin parce que les malades se trouvent placées dans des conditions physiques et morales meilleures qu'auparavant.

§ **VIII.** — **Néphralgie.**

Sydenham disait, en parlant de l'hystérie : « Quandoque
» hoc malum in alterutrum ex renibus incursans, atrocissimum
» illuc parit dolorem, paroxysmum nephreticum omnino mentitur,
» non solum doloris genere, locoque quo sævit, sed et addictis vo-
» mitionibus immanioribus, tum etiam non nunquam ex eo quod
» dolor per ureterum ductus propagetur. »

La néphralgie hystérique doit être rare, attendu que les auteurs parlent tous de la remarque de Sydenham, sans rapporter de faits observés par eux. Je n'ai eu l'occasion d'observer cette hyperesthésie que deux fois chez des hystériques, et chez elles les symptômes étaient, ainsi que Sydenham l'avait observé, analogues à ceux que produit la présence des calculs. Douleurs exacerbantes à la région des reins, se propageant le long du trajet des uretères, siégeant habituellement d'un seul côté, et, dans les cas observés par moi, siégant du côté gauche ; éructations continuelles, nausées, et vomissements de matières, soit purement aqueuses, soit mêlées beaucoup de mucus.

Chez l'une de ces malades la douleur était survenue sans cause appréciable ; elle eut une durée de quelques jours, en se présentant sous la forme de paroxysmes assez réguliers qui reparaissaient tous les jours, sans cependant amener de troubles notables dans la sécrétion urinaire ; jamais la douleur ne quitta la région des reins.

Les causes de la néphralgie sont peu connues : Sydenham suppose que cet accident peut arriver à la suite d'un violent chagrin, et je crois sa supposition exacte.

Le diagnostic de cette forme de l'hyperesthésie peut être fort difficile, c'était l'avis de Sydenham : « Ægre admodum diagnosci » queat, utrum hæc symptomata ab incluso calculo, an vero ab » effectu aliquo hysterico crescantur, » disait-il. Cependant je crois qu'il n'est pas impossible d'arriver à le formuler. D'abord cet incident n'a jamais lieu que chez des femmes qui sont fortement et depuis longtemps atteintes d'hystérie. Or par leur mode d'alimentation et par la nature de leurs urines, les hystériques sont peu exposées à la lithiase ; ensuite les douleurs acquièrent bientôt une intensité excessive bien supérieure à celles que font naître les calculs ; enfin il y a ordinairement assez peu de troubles dans la sécrétion et dans l'excrétion des urines. Raulin rappelle qu'il n'y a pas de vomissements de bile verdâtre.

§ IX. — Cystalgie.

La vessie peut être également le siége de l'hyperesthésie, ainsi que l'avait reconnu Sydenham, qui pense, à tort selon moi, que cet accident est plus rare que ne l'est la néphralgie. Sur mes 400 hystériques, j'ai rencontré au moins une vingtaine de fois l'hyperesthésie de la vessie. Dans les cas où je l'ai vue, elle accompagnait constamment, soit la dysménorrhée, soit l'aménorrhée, soit l'hyperesthésie de l'utérus.

Dans ces cas, il existe une douleur constante à la région sus-pubienne, laquelle est ordinairement augmentée par la pression; le besoin d'uriner devient fréquent, et les efforts que font les femmes pour satisfaire à ce besoin sont accompagnés de vives souffrances; quelquefois il y a rétention d'urine, d'autres fois l'urine peut être émise, mais son émission s'accompagne d'une vive douleur au méat urinaire. L'introduction de la sonde dans l'urèthre est souvent excessivement douloureuse. L'urine ne présente aucun caractère particulier, si ce n'est celui de se rapprocher de l'urine normale.

L'hyperesthésie de la vessie a le plus souvent une durée assez longue; comme elle est presque toujours subordonnée à des lésions de la menstruation dont la marche est constamment chronique, on s'explique facilement l'opiniâtreté qu'elle montre.

Le diagnostic de cette affection est fort simple : cette maladie ne peut être confondue qu'avec la cystite. Or, dans celle-ci, il existe de la fièvre; la douleur à la vessie est continuelle, les besoins d'uriner sont incessants; l'urine, trouble, contient du mucus, du muco-pus ou des fausses membranes; enfin il existe ordinairement de la rougeur au méat urinaire. Or, rien de tout cela n'a lieu dans la cystalgie.

§ X. — Hystéralgie.

Les douleurs nerveuses de l'utérus n'ont fixé l'attention d'une manière spéciale que depuis assez peu de temps. Lisfranc en avait parlé, mais d'une manière tellement vague, que ce qu'il en a dit pouvait aussi bien s'adresser à toutes les maladies de l'utérus qu'à son hyperesthésie. Chomel, qui est venu après Lisfranc, n'a pas non plus donné de notions bien précises; seulement on voit qu'il incline vers l'opinion que ces douleurs dépendraient habituellement d'une altération matérielle, soit de l'utérus, soit de ses annexes.

M. Bassereau, à qui l'on doit une thèse fort intéressante sur la névralgie intercostale, ayant, parmi ses malades, rencontré des femmes atteintes de névralgie du col utérin, supposa qu'elle n'était qu'une extension de la névralgie intercostale. Valleix (*Bulletin de thérapeutique*) s'est également occupé de cette affection, et, contrairement à son prédécesseur, il a émis l'opinion que la névralgie partait de l'utérus et s'étendait aux lombes et au dos.

Enfin M. le professeur Malgaigne (*Revue méd.-chir.*; p. 333) a, plus que les autres, précisé les caractères de la névralgie et institué contre elle un traitement spécial.

L'hystéralgie est rare chez les hystériques, et je n'en ai rencontré qu'un petit nombre d'exemples; cependant elle doit se voir de temps en temps, puisque les auteurs que je viens de citer l'ont observée; c'est parce qu'ils l'ont vue chez les hystériques, qu'ils lui ont cru trouver une liaison avec la rachialgie et avec la pleuralgie. La malade qu'a citée M. Malgaigne était également une hystérique.

L'hystéralgie n'a ordinairement lieu qu'après l'apparition d'autres phénomènes de l'hystérie, et c'est la raison pour laquelle M. Basséreau croyait qu'elle n'était qu'une extension des autres hyperesthésies, qu'il prenait pour des névralgies. Cependant, comme l'ont vu Valleix et M. Malgaigne, elle peut apparaître avant celles-ci.

On ne sait pas trop sous quelle influence elle se produit; mais il est probable que, dans bien des cas, elle accompagne ou suit les phlegmasies utérines ou vaginales; cependant on l'a vue exister seule et indépendante de toute autre affection locale.

Il y a lieu de s'étonner de voir si rarement une maladie qui devrait être si commune, en supposant, comme l'ont fait tant d'auteurs, que l'hystérie ne fût que le produit de la réaction de l'utérus malade, et surtout malade d'une manière dynamique. Comprendrait-on qu'une maladie censée résulter de l'excitation de l'utérus ne présentât en quelque sorte que par exception des névralgies de cet organe. Ce fait, aussi bien constaté qu'il l'est, suffirait à lui seul pour renverser la théorie de ces auteurs.

L'hystéralgie peut attaquer, soit le corps, soit le col de cet organe.

Quand elle attaque le corps, elle donne lieu à des désordres qui malheureusement n'ont rien de caractéristique et qui peuvent se confondre avec ceux que produisent les congestions, les phlegmasies et les altérations organiques de ce viscère. Il n'en est pas de même quand elle s'étend au col; elle provoque une douleur continue, très vive, un véritable point constamment douloureux, que le simple contact du doigt ou des instruments exaspère d'une manière notable. Ce point, qu'a souvent vu M. Malgaigne, existe, selon lui, toujours à gauche et un peu en avant. Sur 7 cas observés par M. Bassereau, il y en avait également 4 à gauche; enfin dans le fait rapporté par Valleix, le point douloureux se trouvait aussi siéger à gauche. Il n'est donc pas douteux que, comme toutes les autres hyperesthésies, celle de l'utérus ne siége de préférence à gauche. Ce point douloureux s'accompagne fréquemment de douleurs dans le bassin, dans les lombes, dans le dos et jusque dans les membres; et l'on a regardé ces douleurs comme des sympathies de la douleur utérine, tandis qu'elles ne sont les unes et les autres que les manifestations d'un état général, de l'hystérie.

Les vives douleurs qui accompagnent la gastralgie, l'entéralgie et les hystéralgies, ont été fréquemment prises pour des signes de gastrite, d'entérite, de néphrite, de cystite, de péritonite et de maladie utérine. Dans toutes ces affections on évitera la méprise : 1° en tenant compte des antécédents et en faisant l'examen de l'état général des malades, ce qui fera connaître tous les signes de l'état hystérique; 2° par le facies, qui n'est jamais celui ni des phlegmasies, ni celui des affections graves; 3° par l'absence de la fièvre qui se constatera toujours, quel que soit l'état du pouls sous le rapport de la fréquence : en effet, il faut, dit Whytt, distinguer le pouls fréquent de l'hystérie du pouls d'une maladie inflammatoire; dans le premier cas, le pouls a de la mollesse et n'est ni plein, ni dur, ni serré; il est d'autant plus petit, qu'il est plus fréquent; 4° par la vivacité, l'exagération, la nature de la douleur et par sa manière de se comporter. Les douleurs hystériques, en effet, sont toujours plus violentes, plus variables, et ont moins de tenue que les douleurs qui dépendent d'une phlegmasie.

CHAPITRE IV.

DE L'ANESTHÉSIE.

On entend maintenant par *anesthésie* (de α priv., et αἴσθησις, faculté de sentir) la diminution ou la perte de la faculté de sentir.

Ce terme a été, ainsi qu'on le verra plus loin, usité depuis longtemps, mais on avait fini par l'oublier, et on l'avait remplacé par celui de paralysie de la sensibilité. Mais comme ce dernier mot a en quelque sorte un sens absolu, et qu'il emporte presque la signification de perte complète, on lui préfère avec raison celui d'anesthésie, qui se prête mieux aux variétés nombreuses qu'offre la diminution de la sensibilité chez les hystériques.

La connaissance de l'anesthésie date de beaucoup plus loin qu'on ne le pense. On sait que dès les temps les plus reculés, on a cru à la magie, aux enchantements ; on sait encore que lors de l'établissement du christianisme, les rapports que les magiciens (hommes et femmes) étaient censés, chez les anciens, avoir avec les puissances occultes, furent convertis en des rapports avec les démons.

On croyait alors que les gens qui, disait-on, avaient fait pacte avec le diable, en portaient la marque, Ainsi, d'un côté, Tertullien, un des Pères de l'Église, écrivait que « le corrupteur du genre hu- » main a coutume de marquer les siens pour les reconnaître, vou- » lant se rendre semblable au très haut Créateur, lequel marque » intérieurement les siens d'une marque inhérente à l'âme. » Saint Hippolyte, martyr, disait : « Adducit eos ad adorandum ipsum, » ac sibi obtemperantes sigillo suo notat. »

D'un autre côté, nombre de pauvres gens, convaincus de sortilége, confessaient devant la justice avoir été, de leur consentement, marqués par le diable, la première fois qu'ils avaient assisté au sabbat, et avoir senti à ce moment, les uns une chaleur pénétrante, les autres un froid très vif à l'endroit marqué, dont la chair demeurait pour toujours un peu enfoncée. (Chenu, *Procès-verbaux des interrogatoires de dix-huit accusés de sortilége.*)

Il paraissait donc bien positivement constaté que tous ceux qui étaient sous la puissance du démon en portaient la marque.

A ces époques, où les malheureux atteints de lypémanie, de délire non fébrile, d'extases ou de convulsions, étaient regardés comme possédés du démon, ou comme ayant fait pacte avec lui en qualité de sorciers, on s'était aperçu que des parties plus ou moins étendues de leur peau avaient perdu la faculté de sentir, au point même de ne plus percevoir la douleur. Alors, par un esprit de synthèse digne de ces temps d'ignorance, cet état d'insensibilité, qui, paraissant extraordinaire, était censé ne pouvoir être que l'œuvre du démon, fut rapproché des maculatures que le malin esprit imprimait sur la peau des siens, et alors on regarda comme un fait bien avéré que ces *stigmata diaboli*, signes de la souveraineté du démon, et, selon quelques auteurs, sortes de mamelons destinés à allaiter les enfants que la sorcière ou la possédée, si c'était une femme, pouvait avoir du démon, on regarda, dis-je, comme un fait avéré que ces stigmates étaient toujours privés de sensibilité. Dès lors l'insensibilité de la peau devenait un signe de sorcelleric de la plus haute valeur. (Chenu, *Questions de droit*, 2ᵉ cent., question 18.)

On trouve dans l'ouvrage d'un médecin de Paris, Paul de Bé (*Medicinæ theoreticæ medulla, seu medicina animi et corporis*), un chapitre intitulé : *Energumeni* (les sorciers ou les possédés) *quomodo diagnoscendi*. Dans ce chapitre sont indiqués les signes caractéristiques de la sorcellerie ou de la possession, et parmi ces signes on voit celui-ci : « *Imo ἀναισθησία tanta, ut si acu, pungantur nec sen-* » *tiant, nec fundant sanguinem.* » Remigius, jurisconsulte du duc de Lorraine (*De demonolatria*, 1505) cite dix à douze jeunes femmes prétendues sorcières, chez lesquelles la justice avait trouvé des parties de peau anesthésiées. Dans le procès fait en 1609, par les présidents d'Espagnet et de Lancre, à 500 sorciers d'un petit canton au pied des Pyrénées, nommé Terre-de-Labour, on trouva que la plus grande partie d'entre eux avaient de l'anesthésie à la peau. A Laon, sur 18 accusés, 12 furent trouvés insensibles. Chenu, bailli d'un village du Berri, avait également constaté juridiquement 11 cas d'insensibilité sur 15 accusés. (Chenu, *Question de droit*, 2ᵉ cent., question 98, ann. 1616.)

La recherche de l'anesthésie devint nécessairement un moyen juridique de découvrir les sorciers, et l'usage s'établit, dès qu'un individu accusé de sorcellerie niait les faits à lui imputés, d'ordonner qu'il fût soumis à la piqûre.

Voici, d'après Pigray (*Chirurgie*, 1609), comment on constatait juridiquement l'anesthésie. Lorsqu'une personne était accusée de sorcellerie, les experts, après lui avoir bandé les yeux et rasé toutes les parties du corps recouvertes de poils, promenaient une loupe sur toute la peau, pour y découvrir la marque de Satan. La plus légère tache de la peau était sondée à l'aiguille. Si la piqûre n'éveillait aucune sensation douloureuse, si elle ne provoquait aucun cri ou aucun mouvement, la personne était réputée sorcier, et par ce fait immédiatement condamnée à mort. Si, au contraire, elle sentait la piqûre, elle était acquittée : Satan ne lui avait pas imprimé sa griffe.

A défaut de taches, on portait l'aiguille sur les divers points de la peau.

Il y avait des experts-jurés qui avaient devant la justice qualité pour exercer la fonction de piqueurs. On prenait ordinairement les barbiers-chirurgiens pour remplir cet office, mais quelquefois il se trouvait des gens qui se livraient à ce genre de recherches par fanatisme et par horreur pour les sorciers. Walter Scott (*Démonologie*, chap. 8) parle d'un nommé Hopkins, qui, en Écosse, où l'on poursuivait les sorciers avec animosité, avait une grande réputation pour son habileté à découvrir les points anesthésiés. Il y avait aussi à Bayonne un chirurgien qui était si habile, que, comme je l'ai dit, sur 500 accusés, il trouva que la plus grande partie avaient des points anesthésiés (D'Espagnet et de Lancre, *Procès fait à 500 sorciers*, 1609). A Laon, c'était un nommé Mithou qui était aussi fort adroit dans ce genre de recherches.

Les piqueurs en réputation avaient des procédés à eux ; il paraît que les plus habiles pratiquaient tout simplement l'acupuncture ; ils avaient des aiguilles longues et fines qu'ils introduisaient lentement dans la peau, ce qui était un moyen facile de trouver des sorciers.

Cette pratique s'était répandue partout, en Italie, en Espagne, en Écosse, en Allemagne et en France ; et sans qu'elle eût été établie comme règle de jurisprudence, presque tous les juges s'en servaient comme d'une épreuve presque infaillible. On voit, en effet, dans les très nombreux procès rapportés par Bodin, par Remigius, par Boguet, par de Lancre et par Chenu, que les accusés commençaient par nier formellement ce dont on les accusait ; qu'alors le juge ordonnait l'épreuve par la piqûre, et qu'aussitôt qu'on avait constaté l'existence des points insensibles, ces accusés non-seulement avouaient tout, mais, en outre, se mettaient, hommes et femmes, à raconter une infinité de choses incroyables de leur commerce avec les démons.

La fureur de découvrir des sorciers par la piqûre finit par avoir un terme, et quoique la partie théorique ne fût pas contestée, l'application pratique se trouva être souvent éludée, ainsi qu'on le voit par le rapport suivant de Pigray, chirurgien de Henri III : « La » cour du parlement de Paris, s'étant réfugiée à Tours, en 1589, » nomma MM. Leroy et Renard, médecins du roi, et moi, pour » visiter quatorze, tant hommes que femmes, qui étaient appelants » de la mort à laquelle ils étaient condamnés pour crime de sorcel- » lerie ; nous vîmes le rapport sur lequel avait été fondé le jugement » prononcé par les premiers juges. Je ne connaissais ni la capacité » ni la fidélité de ceux qui avaient fait ce rapport, mais nous ne » trouvâmes rien de ce qu'il disait, entre autres choses, qu'il y » avait certaines places sur eux qui étaient complétement insen- » sibles, etc., etc. Ces prétendus sorciers étant tout simplement des

» imbéciles ou mélancoliques. » (Merlin, *Répertoire universel de jurisprudence*, art. SORTILÈGE.)

Enfin, par un arrêt du parlement de Paris, daté de 1603, il fut expressément défendu d'employer l'épreuve par la piqûre. Mais les tribunaux inférieurs ne tinrent aucun compte de cette défense, et ils continuèrent à faire piquer les sorciers.

Ce n'était pas une petite chose que d'être convaincu de sorcellerie. La jurisprudence et tous les auteurs en démonomanie regardaient ce crime comme résumant en lui tous les autres crimes, et en premier lieu celui d'apostasie. Ce fut pour cette raison que la connaissance en fut d'abord réservée aux tribunaux ecclésiastiques. Or, d'après le *Lévitique* (cap. xx) : « Vir, sive mulier, in quibus pytho- » nicus vel divinationis fuerit spiritus, morte moriantur. » En conséquence, tout individu convaincu de sorcellerie était condamné à faire, nu en chemise, amende honorable, puis à être brûlé vif, et le corps restait exposé sur un gibet. Plus tard, on pendait d'abord et l'on brûlait ensuite. Ces exécutions ont dû être fréquentes, car, dans le *Traité sur la démonomanie* de Bodin, membre d'une cour de justice (1506, ouvrage de 250 pages), il n'y a pas une seule page où il ne soit fait mention de quelque sorcier brûlé vif. D'après des appréciations authentiques, on peut porter à 100 000 le chiffre des sorciers ou possédés qui ont été mis à mort. Dans le pays de Labour, sur 500 accusés, une grande partie furent exécutés. Ces exécutions étaient si fréquemment ordonnées, que malgré la réclamation de l'évêque de Paris, en 1282, le parlement, considérant qu'il devait répugner aux ecclésiastiques de condamner si fréquemment à la mort, transporta aux juges séculiers le droit de connaître du crime de sorcellerie.

La croyance à l'insensibilité de la peau chez les sorciers et chez les possédés, qui commença à attirer l'attention de l'autorité vers l'an 700, où le pape Innocent VIII institua des inquisiteurs pour rechercher les sorciers, paraît ne s'être affaiblie que vers le milieu du xviii⁰ siècle. Qu'on juge, d'après cela, du nombre des lypémaniaques, des hypochondriaques et des hystériques qui ont dû être sacrifiés par le seul fait de l'insensibilité de quelques parties de leur peau, et qu'on se félicite de n'être pas né dans des temps où il suffisait d'un peu d'anesthésie de cette partie, trouble extrêmement commun, pour être exposé à périr d'une mort ignominieuse, au milieu du bûcher, ou au haut d'une potence.

Les progrès des lumières et de la raison, ayant peu à peu fait justice de toutes ces erreurs, et ayant démontré la fausseté de ces prétendus sortiléges, on supposa que l'anesthésie de la peau était, comme le reste, le fait d'une erreur, et après avoir pendant longtemps trop cru, on finit, passant à l'extrême opposé, par ne plus rien croire.

Primerose (liv. III, cap. VII), avait cependant dit, en parlant des hystériques : « Quædam non vident, apertis oculis ; quædam non » audiunt, aliæ loqui non possunt. » De son côté, Pomme avait également rapporté d'assez nombreux faits d'anesthésie des divers sens ; mais, à l'exemple des hystériques, les médecins ne voyaient pas, et surtout ils ne croyaient plus aux anesthésies, et encore moins à celles de la peau. Les jeunes filles nerveuses de la Salpêtrière et les somnambules des magnétiseurs, qu'on piquait, qu'on coupait, ou dont on brûlait la peau sans qu'elles donnassent le moindre signe de douleur, passaient pour faire des tours de jonglerie, et les observateurs s'ingéniaient de toutes les manières pour les prendre en défaut. On étudiait alors l'hystérie avec si peu de soin, que dans les traités spéciaux d'Hoffmann, de Loyer-Villermay, et que dans les ouvrages plus récents sur les maladies nerveuses, il n'est pas même fait mention de l'anesthésie chez les hystériques.

Ce ne fut guère qu'en 1843, que M. le professeur Piorry, qui avait à l'hôpital de la Pitié des salles dans lesquelles se trouvaient bon nombre de ces malades, fit de nouveau constater, sous le nom de paralysies ou d'anervies, aux élèves qui suivaient ses visites, l'existence des anesthésies de la peau, des sens et des muscles, qu'on pouvait observer sur un certain nombre d'entre elles.

On trouve dans les *Annales médico-psychologiques* de 1844, tome III, un travail de M. Macario sur la paralysie hystérique, travail dans lequel sont relatés plusieurs de ces faits que l'auteur suppose être peu communs. Aussi faut-il rapporter à M. Gendrin la connaissance de l'anesthésie, comme fait général, chez les hystériques. Ce médecin, dans une note adressée en 1846 à l'Académie de médecine, a le premier avancé que la perte de la sensibilité était l'un des phénomènes constants de l'hystérie, et que certaines femmes nerveuses et certaines somnambules magnétiques, dont l'insensibilité passait pour un tour de jonglerie, étaient tout simplement des hystériques frappées d'anesthésie.

L'anesthésie est, en effet, très commune chez les hystériques ;

M. Gendrin, par l'organe de M. Henrot, paraît supposer que toutes les femmes atteintes d'hystérie présentent de l'anesthésie dans un point quelconque de leur corps.

Szokalsky prétend que sur 17 femmes hystériques qu'il a traitées, il a constamment trouvé chez elles de l'anesthésie.

L'anesthésie persistante n'est pas aussi constante que ces auteurs le prétendent. Sur 400 hystériques observées avec tout le soin possible, il ne s'en est trouvé que 240, c'est-à-dire 60 pour 100, qui aient présenté des signes évidents et constants d'anesthésie.

Dans cette évaluation je ne tiens pas compte des cas où il existe de l'insensibilité à la conjonctive de l'œil gauche, qu'on rencontre sur la très grande majorité des hystériques, parce que ne l'ayant pas cherchée sur toutes les malades, je ne puis déterminer dans quelle proportion elle existe. Je ne tiens pas non plus compte de ces anesthésies de quelques heures qu'on observe chez certaines hystériques au sortir d'une attaque.

L'anesthésie naît sous l'influence de causes bien connues.

On l'observe assez fréquemment après les attaques d'hystérie auxquelles elle succède immédiatement. M. Gendrin prétend qu'elle est toujours la suite de ces attaques. Cette assertion est, comme la précédente, évidemment inexacte. Ainsi, d'après mes observations, sur 221 femmes atteintes d'anesthésie à un degré quelconque, 160 seulement avaient eu des attaques d'hystérie, et 61 n'en avaient pas eu; il n'y avait donc pas eu d'attaques chez un peu plus d'un quart des anesthésiques. De plus, chez plusieurs de ces femmes, l'anesthésie avait apparu avant les attaques.

Dans un certain nombre de cas, l'anesthésie s'est produite après une émotion manifeste. Ainsi, j'ai vu une jeune fille qui avait été atteinte tout à coup de l'anesthésie de presque toute la moitié gauche du corps, au moment où elle venait d'apprendre brusquement la mort de sa mère.

Quelquefois elle naît à la suite d'une hyperesthésie assez prononcée de l'une des parties du corps. Ainsi, on voit de temps en temps la peau qui recouvre des muscles hyperesthésiés être elle-même frappée d'anesthésie. J'ai vu, dans trois cas, l'hyperesthésie d'une partie très étendue de la peau se dissiper graduellement et laisser à sa suite une anesthésie de cette enveloppe du corps. Il n'est pas douteux que, dans plusieurs cas, l'anesthésie des organes des sens n'ait été précédée d'une hyperesthésie plus ou moins forte de ces mêmes organes.

En général, l'anesthésie se produit chez les hystériques dans les cas où il a existé chez elles une perturbation assez vive de l'économie.

Après les opérations chirurgicales les plus graves, chez les sujets ordinaires, on n'observe jamais l'anesthésie.

Pour qui a suivi avec quelque attention les effets des passions, l'amoindrissement ou la perte de la faculté de sentir ne paraîtra pas un phénomène extraordinaire, attendu qu'il entre dans l'expression d'un certain nombre de ces passions. Dans les simples émotions, on voit la peau pâlir, se refroidir et se prendre d'engourdissement; dans les émotions fort vives, on ne voit plus, on n'entend plus; lorsque l'esprit est fortement préoccupé, les objets avec lesquels le corps est en contact ne sont plus sentis; dans la frayeur, les jambes se dérobent sous le corps, etc.

Le développement de l'anesthésie peut être lent et graduel, alors le début s'annonce par des fourmillements, par des picotements, par des élancements et par de l'engourdissement dans la partie qui doit être frappée; puis l'insensibilité arrive au bout de quelque temps. Dans un assez bon nombre de cas, il ne se produit rien de particulier, et les malades ne s'aperçoivent de leur anesthésie que quand le médecin vient à palper la partie anesthésiée. D'autres fois, la perte de la sensibilité apparaît brusquement; ainsi, il n'est pas rare de voir une partie plus ou moins étendue du corps perdre soudainement et complétement la sensibilité, après une attaque d'hystérie ou après une affection morale vive.

L'anesthésie a pour caractère la diminution ou la perte de la sensibilité de relation dans les parties qui en sont atteintes.

Elle s'accompagne habituellement d'un abaissement souvent très appréciable de la température, et d'une diminution évidente dans l'activité de la circulation capillaire de la partie anesthésiée. En même temps, il peut exister dans les parties environnantes des sensations de fourmillement et d'engourdissement, ainsi qu'une faiblesse musculaire qui peut aller jusqu'à la paralysie la plus complète.

Quand l'anesthésie est très étendue, elle s'accompagne toujours d'une céphalalgie générale gravative très persistante et très intense, qui semble bien indiquer que le point de départ du mal est dans le cerveau.

Le trouble dans la sensibilité varie dans son étendue et dans son intensité. L'anesthésie peut frapper toute la surface du corps, ou se borner à une partie très limitée, comme un pied, une jambe, une portion de la peau du dos, un œil, etc. Elle peut n'intéresser que la superficie de la peau, ou bien frapper toute l'épaisseur d'un membre, et comprendre la peau, les muscles et les os. Il est fort ordinaire de rencontrer l'anesthésie de tout un côté du corps, depuis la tête jusqu'aux pieds, en même temps que l'insensibilité des organes des sens du même côté. Mais, quelle que soit son étendue, l'anesthésie n'occupe jamais que les parties animées par les nerfs provenant de l'encéphale ou du prolongement rachidien ; jamais elle n'affecte celles qui reçoivent leurs nerfs principaux du grand sympathique, telles que les poumons, le tube digestif, le cœur. Aussi celle du tronc ne pénètre jamais dans les cavités splanchniques, tandis qu'aux membres elle peut en frapper toute l'épaisseur depuis la peau jusqu'aux os. Il y a plus, c'est que ce trouble de la sensibilité n'affecte jamais que les extrémités périphériques des nerfs. L'observation constate que le tronc et les cordons principaux d'un nerf dont les expansions sont anesthésiées, conservent toute leur sensibilité et toute leur excitabilité, les expansions seules étant frappées d'insensibilité. La même chose existe dans l'hyperesthésie, ainsi qu'on l'a vu. C'est une loi générale de l'hystérie que les conducteurs des actions vitales, qui ne sont dans l'expression des passions que des agents purement passifs, soient respectés, tandis que les surfaces, téguments, sens et muscles, qu'il faut considérer comme les aboutissants des actions vitales provoquées par les passions, sont seules troublées dans leur équilibre.

M. Longet a cherché à se rendre raison de ces faits de la manière suivante : « Il arrive fréquemment, dit cet auteur, que la sensibilité a disparu dans les parties extérieures et dans les extrémités terminales d'un tronc nerveux, tandis qu'elle existe encore d'une manière très prononcée dans le tronc lui-même. Chez des chiens, sur lesquels la portion lombaire de la moelle épinière avait été mise à nu, l'incision de la peau et celle des muscles n'était pas douloureuse, tandis que la simple piqûre d'un tronc nerveux arrachait des cris. » M. Longet admet qu'en général les nerfs sensitifs peuvent fonctionner à leur origine et dans une partie de leur trajet, pendant que les filets terminaux sont frappés d'anesthésie.

La durée de l'anesthésie est très variable. Dans certains cas, la perte de sensibilité est passagère et se dissipe en quelque sorte spontanément.

Dans d'autres cas, elle dure longtemps et ne se dissipe que

quand les phénomènes hystériques qu'elle accompagne ont disparu. Enfin, dans certaines circonstances, elle durerait des années et resterait en quelque sorte inamovible, quoique tout autre phénomène hystérique ait cessé ; et alors, quelle qu'ait été sa durée, on la voit souvent céder très promptement aussitôt qu'on fait un emploi convenable des stimulants appropriés. C'est toujours un grand sujet d'étonnement que de voir des femmes garder pendant des années, des anesthésies qui les rendaient paralytiques, recouvrer complétement la sensibilité et le mouvement après une ou deux faradisations.

Il arrive assez fréquemment qu'après s'être dissipée sous l'influence d'un traitement approprié, l'anesthésie reparaisse par l'effet de nouvelles causes de perturbation, et que l'on voie ces alternatives se répéter tant que l'hystérie persiste. J'ai eu longtemps dans mes salles une jeune femme qui présentait ces alternatives d'une manière frappante. Elle arrivait à l'hôpital, atteinte de l'anesthésie d'un côté du corps, avec paraplégie complète. Sous l'influence du repos, du calme, d'une bonne alimentation et de l'absence de tout souci, elle se rétablissait peu à peu, l'anesthésie disparaissait et la paraplégie cessait. Lorsque, dans cet état, le hasard lui fournissait l'occasion de nouer quelque liaison à l'aide de laquelle elle pût vivre à son gré, elle sortait de l'hôpital, se promenait dans les rues, fréquentait les bals publics, s'y livrait à la danse, et n'offrait plus aucune trace d'anesthésie ni de paralysie ; mais bientôt le dénûment et la misère faisaient renaître l'anesthésie, elle rentrait alors anesthésique et paraplégique. Au bout de quelques mois de soins et de séjour au lit, elle s'améliorait, et finissait par sortir, marchant très bien, puis après s'être livrée à de nouveaux excès, elle rentrait de nouveau dans mes salles, complétement anesthésiée.

Quand l'anesthésie n'occupe que la peau du tronc, elle est souvent si peu incommode, que fréquemment les malades ne se doutent pas de son existence. Ainsi j'ai vu des femmes ayant une anesthésie de la peau d'une moitié du tronc, qui ne s'étaient aperçues de leur infirmité qu'au moment où on les examinait. Quand elle affecte les extrémités des membres, les sens ou les muscles, alors elle devient un phénomène fort gênant.

Les moyens de reconnaître l'anesthésie sont très simples et très sûrs ; quand cette affection attaque la peau, les membranes muqueuses ou les muscles, il suffit de toucher, de pincer ou de piquer la partie anesthésiée pour constater l'insensibilité. Quand elle attaque les sens, on la reconnaît à ce que ces organes ont perdu leur sensibilité spéciale et souvent en même temps leur sensibilité générale.

Il est bien entendu que, pour peu qu'il y ait quelques doutes sur la simulation, il faut prendre les précautions nécessaires pour n'être pas dupe d'une supercherie.

Le pronostic de l'anesthésie est le plus ordinairement peu grave ; dans les cas ordinaires, la perte de sensibilité cesse très promptement dès qu'on lui oppose un traitement convenable. Mais, dans quelques cas heureusement fort rares, dans lesquels la perte de sensibilité affecte une grande étendue et est portée au point d'amener l'insensibilité complète, elle résiste pendant plusieurs années à tous les traitements employés, mais elle finit toujours à la longue par céder.

J'ai vu une jeune fille dont toute la peau et tous les muscles étaient anesthésiés ; elle avait perdu l'ouïe et la vue du côté gauche ; elle n'avait plus ni odorat ni goût ; elle ne distinguait pas la saveur des aliments qu'elle prenait ; cependant elle ne mangeait pas ses aliments indifféremment, il y avait une sorte d'élection ; elle mangeait avec plus de plaisir ceux qui lui plaisaient à voir. Elle entendait très difficilement : obligée de rester au lit toute la journée, à cause de la faiblesse de la contractilité de ses muscles, elle ne pouvait se servir de ses mains qu'à l'aide de la vue, qui était en quelque sorte le sens qui gouvernait tout. L'insensibilité de ses membres était si profonde, qu'en lui bandant les yeux, on pouvait l'enlever de son lit, la poser presque nue sur le carreau, puis la replacer dans le lit, sans qu'elle eût la moindre idée de ce qui s'était passé. Elle comparait la sensation qu'elle éprouvait ordinairement, à ce que devrait éprouver une personne suspendue en l'air par un ballon.

J'ai eu cette jeune fille plus d'un an sous les yeux ; elle a été stimulée et faradisée de toutes les manières, et toujours les effets avantageux de la médication n'ont été que passagers. Je l'ai perdue de vue à une époque où il n'y avait pas encore d'amélioration notable dans son état.

L'observation clinique ayant démontré que la peau, les membranes muqueuses qui tapissent l'entrée des ouvertures naturelles jusqu'à une certaine profondeur, les organes des sens, les muscles soumis à l'empire de la volonté et les os, pouvaient être

frappés d'anesthésie, soit séparément, soit collectivement, il est
indispensable d'étudier ce phénomène morbide dans ses diverses
parties.

§ Ier. — Anesthésie de la peau.

L'enveloppe extérieure du corps est la partie sur laquelle on
observe le plus fréquemment l'anesthésie. Sur les 240 anesthésiques observées par moi, il n'y en a pas eu une seule chez
laquelle la peau n'ait été frappée d'insensibilité à un degré quelconque.

Il est de toute évidence que ce genre d'anesthésie existait chez
les trembleurs des Cévennes et chez les convulsionnaires de Saint-
Médard, que l'histoire de ces temps présente comme étant complétement insensibles, et comme ne percevant pas la douleur, quelque
torture qu'on leur fît subir.

L'insensibilité de la peau offre, relativement à son siége, des particularités assez curieuses.

Je l'ai vue affecter :

1° Toute la surface de la peau chez 4 malades seulement. Szokalsky dit l'avoir observée cinq fois occupant toute la peau sur un
total de 17 hystériques, ce qui a dû dépendre de quelque circonstance particulière, attendu qu'il existe rarement des causes capables de donner lieu à un si grand trouble de la sensibilité ; l'anesthésie générale de la peau se trouve être dans la même proportion
que son hyperesthésie générale, une fois sur cent.

2° Toute une moitié latérale du corps, en intéressant à la fois la
peau de la tête, de la face, du tronc et des membres, chez 93 malades. Elle constituait une sorte d'hémiplégie de la sensibilité qu'on
pourrait appeler une hémi-anesthésie, et qui intéressait le côté
gauche du corps bien plus fréquemment que le côté droit. Ainsi
l'anesthésie avait affecté le côté gauche seulement, chez 70 malades,
tandis qu'elle n'avait attaqué le côté droit seul que chez 20. Chez
3 hystériques, l'anesthésie, très forte du côté gauche, commençait
déjà à gagner le côté droit.

L'anesthésie, ainsi que l'hyperesthésie, a, comme on le voit, une
prédilection marquée pour le côté gauche du corps, dans la proportion de trois contre un. Outre les motifs pour lesquels l'anesthésie, ainsi que tous les symptômes hystériques, se voit plus sou-

vent à gauche, il en est un qui est particulier à la peau ; Weber a constaté que la peau du côté gauche du corps est, 11 fois sur 14, plus impressionnable et douée d'un tact plus fin que celle du côté droit. Or, il n'est pas douteux que cette sensibilité plus délicate ne soit, pour cette raison, plus facile à troubler.

L'hémi-anesthésie de la peau est le plus souvent très exactement limitée par la ligne médiane, tant en avant qu'en arrière, et cette limitation est tellement précise, que de deux piqûres d'épingle, faites à quelques millimètres de distance l'une de l'autre sur une même ligne horizontale, celle du côté anesthésié n'est nullement sentie, tandis que celle du côté opposé l'est très nettement. Dans quelques cas cependant la limite est moins précise, et tantôt l'anesthésie ne va pas, dans certains endroits, jusqu'à la ligne médiane, tandis que, dans d'autres endroits, elle s'étend de l'autre côté.

Assez généralement l'hémi-anesthésie de la peau s'étend aux organes des sens et à leurs membranes muqueuses qui sont situés du même côté, de telle sorte qu'une malade atteinte d'hémi-anesthésie complète, est en même temps aveugle, sourde, sans odorat et sans faculté gustative d'un côté, tandis qu'elle conserve toutes ces facultés dans l'état d'intégrité le plus complet de l'autre côté.

Cette disposition fort remarquable est en opposition complète avec ce qui a lieu dans les hémiplégies par lésion matérielle du cerveau, dans lesquelles les lésions des organes des sens se trouvent être ordinairement du côté opposé à la paralysie des membres.

Une différence aussi capitale indique une différence dans la manière dont se produisent chacune des deux espèces de paralysie. Ainsi il est bien évident que, dans l'hémi-anesthésie avec perte des sens, la lésion n'est pas sur le trajet des nerfs dont la fonction est annihilée, comme elle y est dans les hémiplégies ordinaires ; il est clair qu'elle est au delà : son point de départ, c'est le centre des impressions affectives. Or ce centre, influencé, je suppose, par une émotion vive, réagit sur les organes destinés à être le théâtre des manifestations de cette réaction : les organes des sens se trouvent renfermés dans cette catégorie. Cette réaction peut, selon les cas, amener, soit une exaltation, soit une dépression des actes de la vie.

Il reste à déterminer pour quelle raison ces effets réactionnels de l'encéphale amènent une altération de la sensibilité qui se limite précisément à l'une des moitiés latérales du corps. Je crois qu'on peut arriver à la solution de cette difficulté par les considérations suivantes : Si le corps de l'homme est, pour la vie de relation, composé de deux moitiés juxtaposées, il l'est surtout par le cerveau et par la moelle épinière, dont les actions peuvent se faire séparément dans chacune des deux moitiés, ainsi que le prouvent les notions les plus communes de la physiologie, et les lésions matérielles de l'encéphale. Cela établi, si l'on suppose une influence morale venant agir sur le centre des sensations et venant les perturber, ce centre réagira, mais cette réaction ne pourra se faire que par l'intermédiaire de ses instruments habituels, les hémisphères cérébraux et cérébelleux, et le prolongement rachidien. Or il est très concevable que l'une des moitiés symétriques soit plus employée que l'autre dans cette réaction, et qu'en conséquence il se produise des troubles plus prononcés dans le côté du tronc et des membres qui correspond à cette moitié de l'encéphale, que dans l'autre. Rien donc d'étonnant qu'il y ait de l'hyperesthésie comme de l'anesthésie dans une des moitiés latérales du corps.

3° L'anesthésie de la peau affecte souvent des surfaces assez limitées; dans ces cas, elle intéresse tantôt une portion fort étendue du tronc ou des membres, tantôt, au contraire, elle n'en occupe qu'une partie fort restreinte et bornée à quelques centimètres carrés, et alors l'insensibilité va en décroissant graduellement à mesure qu'on s'éloigne du centre de l'anesthésie, ou bien elle se transforme brusquement et sans transition aucune, la partie non anesthésiée qui entoure les points d'anesthésie jouissant de toute sa sensibilité.

J'ai trouvé, chez mes malades, l'anesthésie locale offrant les dispositions suivantes :

1° Elle affectait une des moitiés latérales de la face, et presque toujours celle du côté gauche chez 8 malades ;

2° Elle intéressait la peau du tronc chez 44 d'entre elles. L'insensibilité s'étendant à la totalité de cette partie du corps chez 4 ; elle était bornée à la moitié gauche chez 16, et à la moitié droite chez 3, à une partie du dos chez 10, et à la région épigastrique chez 11 ;

3° Elle intéressait les membres supérieurs seuls chez 51 malades, l'insensibilité occupant les deux membres chez 6, le membre supérieur gauche chez 25, le membre supérieur droit chez 3, l'épaule gauche chez 3, les avant-bras des deux côtés chez 8, l'avant-bras droit chez 6, le gauche chez 3, les deux mains seulement chez 5, et la main droite seule chez 1.

4° Elle occupait les membres inférieurs chez 31, occupant les deux côtés chez 6, le membre inférieur gauche chez 8, le membre inférieur droit chez 3, les deux jambes chez 8, la jambe gauche chez 1, la jambe droite chez 1, les deux pieds chez 3, le pied gauche chez 1 ;

5° Enfin elle occupait les quatre membres chez 4 malades, les deux pieds ainsi que les deux mains à la fois chez 5 malades.

Il résulte de cet exposé que l'anesthésie générale de la peau est fort rare ; que celle qui est limitée à un des côtés du corps se voit dans les deux cinquièmes des cas ; que l'anesthésie restreinte est la plus commune de toutes, puisqu'elle se voit chez les trois cinquièmes des malades ; que l'anesthésie siége le plus souvent à gauche qu'à droite, dans la proportion de 139 contre 36, c'est-à-dire comme 4 est à 1 ; qu'enfin elle occupe plus souvent les membres supérieurs que les inférieurs dans la proportion de 5 contre 3.

On conçoit très bien que les membres supérieurs, qui servent bien plus souvent que les inférieurs à la manifestation des passions, offrent à la peau des perturbations plus fréquentes que les membres inférieurs.

L'anesthésie de la peau, limitée à des surfaces médiocrement étendues, offre dans sa disposition une grande bizarrerie ; ainsi elle occupera une épaule, la moitié externe, la moitié interne, la partie supérieure ou la partie inférieure d'un membre, une portion plus ou moins étendue du dos, du thorax ou de l'abdomen, sans qu'on puisse trouver entre cette disposition et le trajet des cordons nerveux correspondants un rapport quelconque. Chez une jeune femme, elle occupait tout le pourtour de l'anus et s'étendait sur la moitié postérieure des grandes lèvres où elle s'arrêtait d'une manière très tranchée. On remarque, au contraire, une certaine relation avec la distribution des vaisseaux sanguins ; ainsi l'anesthésie est plus commune aux extrémités des membres qu'à leur partie la plus rapprochée du tronc, et à leur face externe qu'à la face interne ; enfin elle débute souvent par les parties de peau les plus éloignées du centre, telles que les extrémités des doigts, la face externe des membres, les coudes, les poignets, les genoux, les malléoles, etc.

L'anesthésie cutanée n'intéresse que le tissu de la peau lui-même et, par conséquent, que les filets de la peau qui y sont comme fondus. Les cordons nerveux qui se distribuent aux portions anesthésiées conservent toute leur sensibilité, et l'altération porte uniquement sur les houppes nerveuses qui se distribuent à la surface libre. Si l'on fait traverser par une épingle un pli fait à la peau anesthésiée, on observe que les malades ne perçoivent la sensation de la piqûre qu'au moment où l'épingle, après avoir traversé la moitié du pli de la face externe à la face interne de la peau, est arrivée au contact de la face interne de la peau de l'autre moitié de ce pli. Ce fait, que j'ai constaté bien des fois, a été indiqué par M. Turck, dans un travail sur l'anesthésie, et par M. Mesnet, dans une excellente thèse sur l'hystérie.

La sensibilité de la peau à l'état physiologique a été, de la part de Gerdy et de M. le docteur Landry, l'objet d'une analyse très délicate. On a reconnu dans l'enveloppe cutanée divers modes de sentir assez différents les uns des autres, et qui peuvent être réduits à cinq : le tact, la douleur, le plaisir, le chatouillement et l'appréciation des températures ; par conséquent, l'anesthésie peut porter sur un ou sur plusieurs de ces modes de sentir.

L'observation constate que les sensations de plaisir, de douleur et de chatouillement sont celles qui s'anéantissent le plus facilement; ainsi des malades ayant complétement perdu les sensations qu'éveille le coït, celles que provoque la piqûre de la peau et celle du chatouillement, conservent encore, à un certain degré, la sensation du contact des corps. M. Beau suppose que toujours l'anesthésie de la douleur, qu'il appelle l'analgésie, précède la perte des sensations de contact : M. Landry atteste avoir vu le contraire, et je puis, pour mon compte, certifier l'avoir assez souvent constaté ; je considère comme un fait hors de toute contestation que, dès qu'une des facultés de sentir est altérée, celle du contact l'est toujours en même temps, à un degré quelconque. Les sensations des températures paraissent douées de plus de résistance, parce que, dans les expériences, on se sert ordinairement de corps très chauds ou très froids, desquels il résulte une impression très vive, et, par conséquent, assez facile à ressentir. Mais si l'on expérimente avec des températures peu différentes de celles de la peau, on trouve alors qu'elles sont fort mal senties. M. Mesnet rapporte qu'une de nos malades, qu'on avait mise dans un bain froid, ne sentait la température de l'eau froide que du côté non anesthésié ;

elle se trouvait, disait-elle, comme si la moitié de son corps était seule plongée dans l'eau.

Je pense que ces sensations de plaisir, de douleur et de température, que j'appellerai des sensations accessoires, étant moins indispensables à l'individu, tiennent moins à la trame nerveuse, et ont pour se produire besoin d'une somme de vitalité beaucoup plus grande que les sensations simples du contact, et que c'est par cette raison qu'elles disparaissent facilement.

Les sensations élémentaires du tact, c'est-à-dire celles qui servent à faire connaître le contact des corps ambiants indépendamment de leurs qualités, et qui sont, au contraire, indispensables à la conservation de l'individu, sont celles qui résistent le plus et qui disparaissent les dernières.

L'anesthésie est complète ou incomplète.

Quand l'anesthésie est incomplète, le tact est obtus, la douleur imparfaitement sentie et les températures mal appréciées : l'affaiblissement de ces diverses manières de sentir n'est pas toujours au même degré pour toutes. Ainsi, chez une malade, il y aura de l'analgésie pendant que le tact existera encore à un certain degré. Chez une autre, ce sera le contraire; chez une troisième, les températures seront mal appréciées. Mais, quelque variété qu'il y ait, il existe toujours, comme lésion fondamentale, une diminution notable dans le tact.

Lorsque l'anesthésie est complète, la partie de peau anesthésiée est insensible au toucher, à la pression, aux pincements, aux piqûres, aux incisions, à la cautérisation, au passage des courants électriques intermittents ; elle ne perçoit plus ni les températures ni le chatouillement. Les topiques irritants, vésicants, rubéfiants, etc., ne sont pas plus sentis que ne le sont les douleurs qui résultent des phlegmasies de la peau, et cependant les phénomènes de rubéfaction, d'urtication et de vésication s'y produisent à peu près comme dans une peau complétement douée de toute sa sensibilité. Cependant les tissus érectiles, tout en ne transmettant pas d'impression au cerveau, conservent la faculté de s'ériger ; ainsi les mamelons du sein, le clitoris, bien qu'insensibles au toucher, conservent la faculté de s'ériger au moindre contact. La température de la peau anesthésiée est abaissée de 1 à 2 degrés centigrades. La circulation capillaire s'y fait lentement. Les malades y sentent du froid.

L'anesthésie de la peau entraîne avec elle de la gêne plutôt que du malaise. Les malades ayant perdu la faculté de distinguer les qualités tactiles des corps, telles que leur dureté, leur poli, leur étendue, ne peuvent plus rien juger de ce qui les touche ; elles ne sentent pas si elles sont couvertes ou découvertes, elles ne distinguent pas les vêtements qui les couvrent, le lit sur lequel elles sont couchées. Si la vue n'intervenait pas, elles ne seraient pas averties de la présence de corps dont le contact pourrait leur être nuisible. Les mains ne peuvent plus rien tenir ; les malades, si elles ne dirigent pas leurs yeux sur ces organes, laissent tomber, sans s'en apercevoir, les objets qu'elles tiennent. Les pieds ne percevant plus le contact du sol, les malades marchent d'une manière mal assurée, elles trébuchent contre le moindre obstacle et lors de la moindre inégalité du sol. Une malade, dont toute la peau était anesthésiée, disait qu'elle se trouvait comme dans le vide.

On ne saurait croire, si on ne le voyait, jusqu'à quel degré l'anesthésie de la peau entraîne de troubles dans les mouvements des membres. Nous ne jugeons guère, en effet, de la situation de nos membres que par les sensations qui se produisent à la peau par le contact de l'air ou des corps ambiants, et par un certain sentiment d'activité dans les parties destinées au toucher. Aussi le malade qui veut porter un membre à la rencontre de l'autre, s'il a les yeux fermés ne sait où le diriger, parce qu'il ne sait pas où est le but qu'il veut atteindre, il ne juge même pas bien le mouvement qu'il opère, parce qu'il ne sent pas bien ce qu'il fait.

Quand l'anesthésie est peu étendue ou quand elle est ancienne, aucune sensation pénible n'accompagne cet état. Mais lorsque l'anesthésie a de l'intensité, elle s'accompagne d'engourdissements, de fourmillements, de picotements très pénibles, et, dans quelques cas, de fortes douleurs lancinantes qui s'étendent jusque dans les parties subjacentes à la portion de peau privée de sensibilité. Il est à remarquer que ces sensations douloureuses n'ont ordinairement lieu que lorsque l'anesthésie occupe les membres. Ainsi elles existaient : 1° dans les quatre membres des femmes qui étaient atteintes d'anesthésie de toute la surface du corps ; 2° dans le côté anesthésié chez 24 des femmes atteintes d'anesthésie de l'une des moitiés latérales du corps ; 3° dans les membres supérieurs chez 16, et dans les inférieurs chez 12.

Il arrive encore assez souvent au tronc, que les muscles superficiels des lieux où existe l'anesthésie limitée sont atteints d'hyperesthésie.

Des anesthésies plus profondes accompagnent souvent celle de la peau ; les plus communes sont celles des membranes muqueuses des orifices, celles des organes des sens, et celle des muscles.

Dans l'anesthésie générale de la peau, il y a ordinairement anesthésie des sens des deux côtés, et des muscles des membres ; or, comme l'anesthésie des muscles s'accompagne ordinairement d'un affaiblissement dans la puissance musculaire, cet état équivaut presque à une paralysie générale ; les malades ne peuvent pas sortir du lit, et elles ne sont capables de faire quelque chose avec les mains, qu'autant que la vue vient aider à leur action.

Dans l'anesthésie de la peau d'une des moitiés du corps, toujours les sens du même côté sont plus ou moins profondément anesthésiés, et en même temps les malades sont assez souvent, pour le mouvement, dans un état assez approchant de celui d'un hémiplégique pris de paralysie incomplète.

Enfin l'anesthésie limitée de la peau du tronc donne en général lieu à très peu de troubles.

Quand l'anesthésie de la peau se produit lentement, ou la malade ne s'aperçoit de rien, ou elle éprouve préalablement une sensation de froid et d'engourdissement. Quand elle se produit rapidement, elle est précédée de sensations assez pénibles à la peau, excepté les cas où elle apparaît à la suite d'une attaque ; alors elle n'est précédée par aucune sensation particulière.

L'anesthésie légère qui se voit après les premières attaques d'hystérie est très passagère et n'a qu'une durée de quelques heures au plus ; celle, au contraire, qui a de l'intensité ou qui est survenue lentement est permanente.

L'anesthésie qui n'occupe qu'une portion médiocrement étendue de la peau se dissipe en général assez facilement, soit parce que les troubles hystériques se sont améliorés, soit parce qu'on l'a attaquée directement par les moyens appropriés.

Celle au contraire qui est fort étendue, persisterait pendant longtemps, irait graduellement en s'étendant en surface puis en profondeur, et finirait par affecter au tronc toutes les parties contenantes, et aux membres toute leur épaisseur jusqu'aux os.

Enfin l'anesthésie générale offre, dans certains cas, une ténacité désespérante.

L'anesthésie de la peau résulte ordinairement des causes qui ont été indiquées à propos de l'anesthésie en général, et, comme on le suppose bien, ces causes sont d'autant plus puissantes que l'anesthésie est plus étendue ; ainsi les hémi-anesthésies cutanées dépendent presque toujours, ou de vives émotions, ou d'attaques de convulsions hystériques.

Dans un certain nombre de cas, l'anesthésie de la peau se trouve être le résultat de l'hyperesthésie des parties profondes, et surtout de l'hyperesthésie des muscles correspondants. Il semble qu'alors la sensibilité ait abandonné les parties superficielles pour se concentrer dans les parties profondes.

Tout extraordinaire que paraisse cette perte de sensibilité de la peau, ce qui arrive à la suite de vives émotions, des passions violentes et des douleurs vives, en donne l'explication d'une manière bien satisfaisante.

On sait que, dans les émotions vives et pénibles, à la réception d'une nouvelle affligeante, etc., la peau devient pâle et froide, qu'elle se glace et finit par perdre toute faculté de sentir. Dans la frayeur on ne se sent plus ; lors d'une forte contention d'esprit, on ne distingue plus rien à l'extérieur, le siége sur lequel on est assis depuis longtemps, les corps durs environnants qui pressent la peau, cessent d'être sentis. Quand une passion violente, telles que les passions politiques, les passions religieuses, celles qu'excite la per-sécution, celles qu'enfante l'enthousiasme, etc. ; quand, dis-je, une de ces passions vient à agir, on voit aussitôt la sensibilité des parties extérieures diminuer.

Croit-on qu'il sentait beaucoup ce soldat athénien, qui se laisse successivement couper les deux mains et tient encore entre ses dents un des cordages de son bâtiment ; et Mucius Scævola, qui laisse froidement sa main brûler sur un brasier ; et ce grand maître des templiers, qui meurt en chantant des psaumes au milieu des flammes ; et, dans des temps plus voisins de nous, ces convulsion-naires de Saint-Médard, qui, excitées par le fanatisme religieux et par la persécution, se font crucifier, se laissent tordre les seins avec des tenailles, etc.

Les attaques de convulsions qui s'accompagnent de perte de connaissance, amènent dans la circulation et dans le système ner-veux une perturbation qui donne facilement la raison du trouble dans la peau, dont le résultat est la perte de sa sensibilité. Enfin les douleurs vives des parties profondes peuvent amener également l'insensibilité de la peau. Ainsi, dans les pleurésies très intenses, et surtout dans les péritonites étendues, il n'est pas rare de ren-contrer l'anesthésie de la peau soit du thorax, soit de l'abdomen.

Il est donc tout naturel que, dans l'hystérie, qui n'est que la répétition des actes que produit la manifestation des passions, actes pendant lesquels il y a de violentes perturbations et où se développent de très vives douleurs, on voie la peau perdre sa sensibilité.

Le diagnostic de l'anesthésie de la peau est tellement facile à établir, que je ne m'en occuperais pas, si je ne sentais la nécessité d'édifier sur ce point bon nombre de médecins qui, trouvant fort extraordinaire de voir considérer comme très communs des accidents qu'ils n'ont jamais observés, bien qu'ils aient eu des hystériques à traiter, paraissent croire que ces prétendues anesthésies sont le produit d'une illusion de la part des observateurs, ou de supercheries de la part des personnes soumises à l'observation.

Le diagnostic de l'anesthésie de la peau est facile à établir ; il suffit de toucher la peau avec les doigts, de la piquer avec une épingle, de la pincer, ou de diriger sur elle un courant par induction, pour distinguer l'insensibilité et pour en reconnaître les degrés. Weber a proposé un instrument destiné à apprécier les degrés les plus faibles de l'anesthésie. Cet instrument, basé sur ce fait, connu en physiologie, que la double sensation que doivent produire les deux pointes d'un compas ne se perçoit que quand les pointes sont à un certain degré d'éloignement l'une de l'autre ; cet instrument, dis-je, composé de deux pointes parallèles se mouvant sur une tige graduée qui leur est perpendiculaire, et semblable à celui dont les cordonniers se servent pour prendre leurs mesures, en indiquant le degré d'écartement nécessaire pour arriver à la perception de la double sensation, donne exactement la mesure du degré de sensibilité de la peau.

Il est bon d'empêcher la vue des malades de se porter sur les parties dont on explore la sensibilité ; et quand on a lieu de soupçonner quelque supercherie, il faut que les yeux soient couverts, et que l'observateur prenne ses précautions pour ne pas être trompé. Le moyen le plus sûr de découvrir la simulation, est de lancer à l'improviste, à travers la peau, un courant par induction, lequel provoque une douleur telle, qu'il y a peu de personnes assez maîtresses d'elles-mêmes pour ne pas donner de signes évidents de souffrance.

Mais la difficulté réelle consiste à distinguer l'anesthésie hystérique de celle qui se voit dans la grossesse, dans la chlorose, dans l'anémie, dans la dyspepsie, dans l'aliénation mentale, dans l'hypochondrie, dans le rhumatisme, dans l'intoxication saturnine, dans les phlegmasies intenses des séreuses, dans les leucorrhées, et à la suite des fièvres typhoïdes et des autres maladies graves.

MM. Bezançon et Mesnet ont, dans leur thèse, résolu si bien ces difficultés, qu'il ne me reste guère qu'à reproduire ici ce que ces deux jeunes et habiles médecins ont consigné dans leur travail.

Il faut avant tout se rappeler : 1° que l'anesthésie hystérique de la peau ne se manifeste que quand il existe déjà depuis un temps plus ou moins long des symptômes évidents de l'hystérie, qu'elle est toujours un phénomène consécutif, et par conséquent que l'existence des phénomènes primitifs est déjà une probabilité en faveur de sa nature hystérique ;

2° Que cette anesthésie est beaucoup plus commune à gauche qu'à droite, ce qui n'existe dans aucune des autres espèces d'anesthésies ;

3° Enfin que les diverses maladies qui peuvent donner lieu à l'insensibilité de la peau ont des caractères qui leur sont propres, et qui permettent facilement de les reconnaître.

Cela posé, on complétera le diagnostic au moyen des différences suivantes :

L'hémi-anesthésie hystérique ne peut être confondue qu'avec celle qui suivrait les hémorrhagies et les ramollissements de l'encéphale. Or, dans ces deux maladies, il n'y a jamais perte de sensibilité de la peau de la face et des sens du même côté que la paralysie des membres ; l'anesthésie n'y a jamais l'intensité de celle que cause l'hystérie et elle ne va que rarement jusqu'à la peau.

L'anesthésie restreinte à des surfaces médiocrement étendues de la peau, peut offrir, au contraire, de nombreuses difficultés dans l'établissement d'un diagnostic, attendu que, par son siége et par ses caractères, elle n'offre aucun caractère spécial.

Dans les cas les plus simples, tels que l'anesthésie des aliénés, des hypochondriaques, des sujets pris d'affections saturnines, celle qui suit les formes typhoïdes dans les maladies graves, la nature de l'anesthésie sera très facilement reconnue à raison des phénomènes concomitants qui seront ceux de la maladie elle-même.

La difficulté serait plus grande s'il s'agissait de distinguer l'anesthésie suite de pleurésie ou de péritonite aiguës, attendu que, dans ces cas, les douleurs de la membrane séreuse peuvent facilement être prises pour des hyperesthésies des muscles correspondants. Alors il faudrait recueillir avec beaucoup d'attention les signes divers des phlegmasies aiguës des séreuses, et constater avec soin les troubles généraux, l'état fébrile, l'altération distraite qui sont ordinairement graves dans les cas de phlegmasie et peu considérables dans les cas d'anesthsie.

§ II. — Anesthésie des membranes muqueuses.

Les membranes muqueuses qui tapissent les ouvertures naturelles du corps, les conjonctives, la pituitaire, la muqueuse buccale et pharyngienne, la muqueuse qui tapisse le pourtour de l'anus et la fin du rectum, celle qui revêt les parties génitales en allant jusqu'au col de l'utérus, et celle du méat urinaire de l'urèthre et de la vessie, peuvent être atteintes d'anesthésie.

Aucun fait ne prouve qu'au delà de l'isthme du gosier, la membrane muqueuse des voies digestives et celle des voies respiratoires puissent être frappées d'anesthésie. Il en est de même pour celle du rectum au delà d'une certaine hauteur, et pour celle des voies urinaires au delà de la vessie. La raison de ces faits est facile à saisir : ces dernières membranes muqueuses tapissent des organes qui reçoivent la plus grande partie de leurs nerfs du grand sympathique ; or, comme on l'a vu, ces nerfs sont plus rarement influencés par l'hystérie que les nerfs de la vie de relation.

L'anesthésie des conjonctives, et principalement de la conjonctive gauche, se rencontre si fréquemment, qu'il est rare de trouver une hystérique qui sente bien nettement le contact du doigt ou celui d'une tête d'épingle promenés sur la conjonctive scléroticale de l'œil gauche. Cette insensibilité est tellement constante, qu'elle pourrait être regardée comme un signe caractéristique de l'hystérie.

L'anesthésie des membranes muqueuses nasale et buccale, se rencontre presque exclusivement dans les cas d'hémi-anesthésie ; elle existe à peu près dans les deux tiers de ces cas, quelquefois elle existe isolément. Elle s'accompagne ordinairement de la perte de l'odorat et du goût.

L'anesthésie de la muqueuse qui tapisse l'anus est fort rare ; je n'en connais qu'un petit nombre d'exemples, et, dans plusieurs d'entre eux, la peau des parties voisines était elle-même anesthésiée.

Il en est de même de celle des muqueuses des voies urinaires.

L'anesthésie frappe plus fréquemment la membrane muqueuse des voies génitales que les deux membranes précédentes ; elle peut s'étendre à la face interne des grandes lèvres, des petites lèvres, et à tout le pourtour du vagin jusqu'au col de l'utérus. Le clitoris lui-même peut être anesthésié, mais il n'est ordinairement atteint que le dernier ; chez quelques malades on le voit conserver toute sa sensibilité au milieu de parties complétement insensibles. Quoique anesthésié, il peut, sous l'influence de la titillation, conserver comme le mamelon, la faculté d'entrer en érection.

Chez l'homme, la membrane muqueuse du prépuce peut être atteinte d'anesthésie, le gland conservant encore toute sa sensibilité.

L'anesthésie des membranes muqueuses paraît toujours consécutive à celle de la peau dont elle ne semble être que l'extension. L'insensibilité semble le plus ordinairement commencer par les membranes muqueuses des parties supérieures du corps, et ne s'étendre que plus tard aux muqueuses des parties inférieures qui sont, en général, moins fréquemment atteintes que les premières. Il est également constaté que l'anesthésie des muqueuses des parties inférieures se rencontre habituellement dans les cas où, l'hystérie se portant sur les organes abdominaux, il y a tout à la fois tympanite douloureuse, rétention d'urine et constipation. Je crois trouver la raison de cette différence en ce que la manifestation des passions se fait, comme je l'ai déjà dit, beaucoup plus souvent par les parties supérieures du corps que par les parties inférieures.

Quand l'anesthésie intéresse toute la peau, elle occupe aussi toutes les muqueuses. Lorsqu'elle n'affecte qu'une des moitiés du corps, les membranes muqueuses ne sont anesthésiées que d'un côté, et toujours du côté où la peau l'est. Ainsi une conjonctive, un orifice des fosses nasales, la moitié des lèvres, de la face interne de la bouche et de la langue, peuvent être frappés d'insensibilité, tandis que l'autre moitié symétrique est parfaitement sensible.

Au vagin, il arrive souvent que l'un des côtés est seul anesthésié. Aux voies urinaires et à l'anus, il est difficile de déterminer si l'anesthésie est latérale ou générale.

L'anesthésie des membranes muqueuses entraîne toujours avec elle un certain trouble dans les fonctions.

Aux conjonctives, elle prive l'œil de l'un de ses moyens de protection; les courants d'air, le contact des corps étrangers, ne sont pas perçus, et l'œil se phlogose plus facilement.

A la membrane muqueuse buccale, les inconvénients sont plus graves; les malades ne percevant pas le contact des aliments, ne sont point avertis de leur séjour dans cette cavité, la déglutition en est, par conséquent, un peu troublée, et les aliments se logeant entre les arcades dentaires et les joues, y resteraient inaperçus, si les malades n'avaient le soin de se curer la bouche avec le doigt.

Au méat urinaire, le contact des urines n'est pas perçu, et les malades ne sentent pas quand elles ont fini d'uriner.

A la vessie, le contact de l'urine n'étant plus senti, il n'y a plus de besoins d'uriner ; ce liquide, séjournant dans la vessie, s'altère, et bientôt naît la véritable rétention d'urine ; le contact de la sonde contre les parois vésicales n'est plus senti.

Il en est de même pour la muqueuse du rectum : les malades ne distinguent plus le passage des fèces, et lors de la diarrhée les matières s'échappent sans qu'ils en aient conscience.

Aux parties génitales, que l'anesthésie soit générale, ou qu'elle existe seulement d'un côté, les malades sont ou complétement indifférentes, ou même insensibles à l'excitation du coït ; chez la plupart d'entre elles, le sens génital n'existe pas ; le clitoris titillé entre en érection sans que la malade le sente. Plusieurs femmes ont perdu jusqu'au sens du toucher. Ainsi, j'ai vu une jeune femme qui ne sentait même pas les approches conjugales.

Le diagnostic de l'anesthésie des membranes muqueuses est facile à établir ; il suffit de piquer, de pincer, ou d'appliquer des substances irritantes sur les muqueuses, pour juger du degré de sensibilité de d'une quelconque de ces membranes.

Les muqueuses, comme la peau, peuvent perdre leur sensibilité soit complétement, soit incomplétement.

§ III. — Anesthésie des organes des sens.

On sait depuis longtemps que les femmes hystériques éprouvent, dans quelques circonstances, des troubles de la vue, lesquels ont pu quelquefois être portés jusqu'au degré de l'amaurose complète ; Pomme, Raulin, Louyer-Villermay ont rapporté des cas où ces amauroses étaient passagères.

A cela se bornaient, jusque, il y a huit ou dix ans, toutes les notions qu'on possédait sur les anesthésies des sens. On regardait ces faits comme quelque chose d'anormal, et l'on était fort loin de se douter qu'ils faisaient partie d'une loi générale.

Tous les sens peuvent, en effet, être frappés d'anesthésie, comme les muqueuses et la peau. La vue, l'ouïe, l'odorat et le goût peuvent être atteints soit séparément, soit simultanément, d'un affaiblissement capable d'aller jusqu'à la perte complète du sens.

Jamais ces anesthésies ne paraissent d'emblée ; elles ne se voient que quand des troubles hystériques existent déjà depuis un temps plus ou moins long, et quand une portion plus ou moins étendue de la peau ou des membranes muqueuses a été déjà prise de l'anesthésie.

L'anesthésie des sens est donc un phénomène consécutif, et, de plus, il est fort rare qu'elle ne s'accompagne pas de l'anesthésie de la peau.

Lorsque l'insensibilité occupe toute la peau, les organes des sens sont atteints des deux côtés ; lorsqu'elle n'occupe que l'une des moitiés latérales du corps, les organes des sens sont le plus souvent atteints seulement d'un côté, et toujours du même côté que celui où la peau est anesthésiée. Ainsi, sur les 93 cas d'anesthésie de cette espèce, tous les sens étaient atteints dans 58. Dans les autres cas, l'anesthésie était répartie de la manière suivante. Elle existait seulement :

Sur un des yeux, chez 16 malades ; sur une des oreilles, chez 3 ; sur une des narines, chez 3 ; sur une des moitiés de la bouche, chez 1 ; sur un œil et sur la narine correspondante, chez 5 ; sur une narine et sur la moitié correspondante de la bouche, chez 2 ; sur un œil, sur une narine et sur une oreille, chez 4 ; sur un œil, sur une narine et sur une moitié de la bouche, chez 4 ; sur une oreille, sur une narine et sur une moitié de la bouche, chez 4.

Lorsque l'anesthésie n'occupe que des portions restreintes de la peau, l'anesthésie des organes des sens ne se voit que rarement. Je ne l'ai observée que chez 3 malades, et ce fut précisément chez ceux qui avaient de l'anesthésie de la face.

On voit que les yeux sont le plus fréquemment atteints, tandis que les autres organes des sens, qui sont moins fréquemment intéressés, le sont dans une proportion à peu près égale entre eux.

Il est impossible d'indiquer dans quel ordre l'anesthésie attaque les organes des sens, attendu que les malades ne donnent sur ce point que des renseignements insuffisants ; ce qui paraît plus certain, c'est qu'elle commence ordinairement par les yeux.

L'anesthésie des organes des sens se présente à l'observateur à des degrés différents, depuis la diminution légère jusqu'à la perte complète du sens ; et ce qu'il y a de remarquable, c'est que chez un même malade l'anesthésie intéresse tous les sens à peu près au même degré.

Dans la grande majorité des cas, l'anesthésie avait frappé non-seulement le sens spécial, mais encore la muqueuse ou la peau

qui revêtent l'organe de ce sens. Dans un très petit nombre de cas
où l'anesthésie des sens était faible, la sensibilité de tact était
conservée. Ainsi, l'anesthésie peut porter collectivement sur le nerf
destiné à la sensation spéciale et sur les nerfs qui président aux
sensations du toucher.

L'anesthésie des sens peut ne durer que quelques mois et se
dissiper soit d'elle-même, soit sous l'influence d'un traitement
général. D'autres fois, elle peut durer des années, sans aucune
modification, et, ce qu'il y a de plus curieux, c'est que, même
dans ces cas, on peut souvent la faire cesser presque instantanément sous l'influence de stimulants spéciaux appliqués à la
peau.

Enfin, de quelque manière que les choses se passent, il est extrêmement rare que ces anesthésies ne finissent pas par se dissiper,
car on en trouve rarement des traces chez les femmes âgées autrefois prises d'hystérie.

A l'œil. — Lorsque l'anesthésie est à un degré modéré, la vue
par l'œil anesthésié est affaiblie, la malade voit mal, les objets ne
dessinent pas nettement leur image ; les draps du lit et le papier
paraissent gris, les caractères d'un livre ne semblent pas d'un
beau noir, et ils sont souvent si peu distincts, que les malades ne
peuvent pas les lire, elles voient sur le livre du gris plus foncé sur
du gris moins foncé. Cette faiblesse de la vue ne permet pas aux
femmes de travailler à l'aiguille. Quand l'œil reste quelque temps
fixé sur un objet, il se produit dans l'orbite un sentiment pénible
de fatigue.

A ce degré, les malades savent rarement ce qu'elles ont ; comme
un seul œil est atteint, celui qui est sain supplée à l'autre, et elles
ne se plaignent que d'un affaiblissement de la vue qui ne leur permet pas de voir les objets d'une manière bien nette. C'est cette
anesthésie que les auteurs ont ignorée. Cependant, pour la constater, il suffisait de fermer l'œil sain.

Ce degré de l'anesthésie peut se dissiper avec les autres accidents
hystériques ; mais bien souvent il persiste, et il subsisterait longtemps si la médecine n'intervenait pas.

Lorsque l'anesthésie est portée au dernier degré, elle donne lieu
à l'amaurose, ainsi que le prouvent des observations de Pomme,
de Télinge (*Journ. de méd., chirurg. et pharm.*, année 1771,
t. XXXVI, p. 437) ; du docteur Allègre (thèse *Sur l'hystérie et sur
l'épilepsie*, 1833, n° 64) ; du docteur Landouzy (*Traité de l'hystérie*,

p. 120); de Hocken (*Journ. de méd.* de Schmidt, 1844, p. 246). J'ai rencontré, pour ma part, trois femmes hystériques qui, au nombre des divers accidents dont elles avaient été assaillies, avaient été pendant quelque temps prises d'amaurose complète.

Le plus souvent l'amaurose avait occupé les deux yeux; et dans les cas où elle était bornée à un œil, il s'est trouvé qu'elle avait attaqué indifféremment l'un ou l'autre de ces organes.

Chez quelques hystériques, l'amaurose n'intéresse qu'une portion de la rétine, et le plus ordinairement, l'une de ses moitiés latérales, soit la moitié externe, soit la moitié interne, et alors les malades ne voient que les objets qui peignent leur image sur son côté sain, tout un côté des corps qui se trouvent dans le champ de la vision restant inaperçu.

Hocken semble penser que cette anesthésie complète est ordinairement précédée par de la céphalalgie; mais cet auteur n'a pas songé que les hystériques, atteintes d'anesthésies un peu sérieuses, ont toujours de la céphalalgie comme fonds de leur névrose.

Le plus ordinairement l'amaurose a paru brusquement après une attaque d'hystérie, après une émotion morale vive, et quelquefois après la disparition de quelque symptôme hystérique important. Dans quelques cas, son apparition avait été brusque et sans aucun signe précurseur. Ainsi, M. Landouzy rapporte que, chez l'une des jeunes filles chez lesquelles il avait observé l'amaurose, la perte de la vue avait frappé les deux yeux pendant qu'elle se frottait l'œil. Il est fort probable qu'avant d'être complète, l'anesthésie existait déjà à un degré modéré, car cette jeune fille se plaignait depuis quelque temps de troubles dans la vue. Hocken parle de malades chez lesquelles l'amaurose n'avait paru qu'après des troubles de la vue qui existaient depuis longtemps. Quelquefois les malades distinguent le jour d'avec la nuit; mais, le plus souvent, elles ne voient rien; la pupille reste dilatée et immobile comme dans les amauroses ordinaires. Les phosphènes sur lesquels M. Serre (d'Alais) a fait des recherches si curieuses, ne peuvent se produire, mais il n'y a pas d'injection dans l'œil; Hocken parle du mouvement convulsif des paupières et de la photophobie, phénomènes qui doivent être rares, attendu que l'anesthésie est un état de dépression plutôt que d'exaltation nerveuse. Je l'ai vue s'accompagner d'un affaiblissement inégal des muscles droits et obliques de l'œil.

Ordinairement, dans l'anesthésie de l'œil, la conjonctive oculaire et quelquefois la conjonctive palpébrale ne sentent pas le contact des corps; on peut toucher le blanc de l'œil avec le doigt ou avec la tête d'une épingle sans que les malades en aient conscience, et surtout sans qu'elles éprouvent de sensation pénible. Comme aux époques où les faits d'amaurose ont été observés, on ne connaissait ni l'anesthésie de la peau ni celle des muqueuses, les auteurs ont omis de parler de l'état de sensibilité des paupières et du globe de l'œil.

Chez ces diverses malades, il avait existé, soit avant, soit pendant l'existence de l'amaurose, des paralysies diverses des membres.

L'amaurose hystérique a une durée qui varie de quelques jours à quelques mois, jamais au delà. Elle cesse le plus ordinairement aussi rapidement qu'elle a paru. Dans l'observation de M. Allègre, la jeune fille, qui était amaurotique et paraplégique tout à la fois, eut un jour une attaque d'hystérie, et aussitôt elle put se lever et se promener dans les dortoirs de la Salpêtrière, voyant parfaitement bien les objets.

Chez l'une des malades dont j'ai pris l'histoire, l'amaurose était survenue brusquement après une attaque, elle avait duré deux mois et avait cessé, après une autre attaque, aussi brusquement qu'elle était venue.

Il est des malades chez lesquelles l'amaurose est revenue à plusieurs reprises.

A l'oreille. — L'anesthésie est presque toujours incomplète, car il est très peu de cas dans lesquels il y ait surdité absolue. Les malades éprouvent d'abord du côté anesthésié un bourdonnement et une sorte de sifflement continuels qui les fatiguent beaucoup. Quelques-unes d'entre elles éprouvent dans l'oreille moyenne une sorte de tension douloureuse, puis l'ouïe devient dure, les malades entendent mal quand on parle à voix un peu élevée; ils ne distinguent pas les battements d'une montre placée très près de leur oreille. Enfin, le plus ordinairement, la peau du pavillon de l'oreille, de la conque et du conduit auditif externe, est également anesthésiée et ne perçoit ni la sensation des piqûres, ni celle du contact des corps. L'oreille opposée conserve, au contraire, toute sa sensibilité.

La surdité hystérique pourrait être présentée comme le type de la surdité par atonie que paraissent ne pas connaître les médecins qui s'occupent des maladies de l'oreille; elle est exactement semblable à celle qui résulte quelquefois de l'emploi des sels de quinine à dose élevée, qui est aussi une surdité par anesthésie, et qu'on dissipe facilement par les moyens propres à dissiper la surdité hystérique. L'anesthésie de l'oreille a une grande tendance à se perpétuer tant qu'on ne la traite pas ; cependant elle se dissipe quelquefois spontanément quand les autres accidents disparaissent.

Aux narines. — L'anesthésie s'accompagne, le plus habituellement, de l'insensibilité de la pituitaire aux piqûres et au contact. On peut piquer avec une épingle le pourtour de l'orifice antérieur de la fosse nasale et toutes les parties de cette cavité qui sont accessibles aux instruments, sans que la malade en ait conscience. En même temps, il n'y a plus d'olfaction de la part de cette narine, on peut placer sous elle les odeurs les plus fortes, les vapeurs les plus pénétrantes, elles ne sont pas senties. Cette anesthésie ne paraît pas modifier sensiblement la sécrétion du mucus nasal.

Comme l'insensibilité n'atteint le plus ordinairement qu'une seule narine, les malades ne s'aperçoivent souvent pas de cette perte de la sensibilité ; elles disent seulement qu'elles ont peu d'odorat.

A la bouche. — L'anesthésie est plus curieuse encore ; elle est le plus souvent partielle, et occupe exactement l'une des moitiés latérales de cette cavité. Elle s'accompagne presque toujours de l'anesthésie de la membrane muqueuse de la moitié correspondante de la bouche. Ainsi, toute une moitié latérale des deux lèvres, de la face interne des joues, de la voûte palatine, du voile du palais, des gencives, des faces supérieure et inférieure de la langue, ne sent ni la piqûre par une épingle, ni le contact des doigts, tandis que l'autre moitié conserve sa sensibilité de tact à l'état normal. La ligne médiane sépare très exactement, dans le haut et dans le bas de la bouche, la portion sensible de la peau anesthésiée. Il n'y a plus de goût ; le contact du sel marin, du vinaigre, de l'éther, du chloroforme, n'est pas perçu par le côté anesthésié, l'autre côté continuant à percevoir les sensations de saveur, d'une manière normale. Cet état amène un trouble notable dans la faculté du goûter. Les malades qui ne perçoivent les saveurs que d'une manière incomplète, n'ont pas grand plaisir à manger ; la mastication qui se fait mal parce que le contact des aliments n'est pas complétement perçu, devient un ennui, il en résulte assez facilement du dégoût, et par suite des troubles dans la nutrition. Quand l'anesthésie existe des deux côtés, il n'y a plus de faculté gustative, les aliments sont très mal sentis, et leurs qualités sapides ne sont plus appréciées ; les mouvements de déglutition se font en quelque sorte par habitude, néanmoins les sécrétions de la bouche ne paraissent pas être modifiées.

Si le diagnostic de l'anesthésie des organes des sens est très facile à établir, celui qui en dénote la nature hystérique n'est pas plus difficile.

1° Ces anesthésies ont presque toujours lieu aux organes des sens du côté gauche.

2° Rarement elles sont isolées ; ordinairement tous les sens d'un côté sont atteints à la fois.

3° Elles sont toujours précédées d'autres accidents hystériques, et suivies d'anesthésie plus ou moins étendue de la peau.

Ainsi il n'y a pas de confusion possible ni avec la paralysie suite de compression des nerfs encéphaliques par une tumeur intra-crânienne, ni avec la paralysie qui succède, soit aux hémorrhagies, soit aux ramollissements du cerveau.

La seule difficulté qu'on aurait à vaincre, se trouverait dans les cas où une hystérique serait atteinte de l'anesthésie d'un seul ou de deux sens et serait affectée de l'une des maladies *cum materia* qui viennent d'être indiquées. Mais, même dans ce cas, une analyse exacte des symptômes mettrait bientôt sur la voie.

Les anesthésies qui viennent d'être étudiées donnent lieu à une remarque digne de quelque intérêt ; ces pertes de la sensibilité paraissent commencer par les surfaces libres, avoir de la tendance à s'étendre en largeur de proche en proche, et ne gagner que plus tard la profondeur des parties ; l'affection semble commencer par les extrémités terminales des houppes nerveuses et procéder, en quelque sorte, de dehors en dedans. Ainsi on peut constater qu'à la peau la face externe est anesthésiée, tandis que la face interne est encore douée de sa sensibilité ; qu'à l'œil la conjonctive est toujours atteinte avant la rétine, et que la rétine elle-même n'est quelquefois atteinte que dans l'une de ses moitiés latérales, etc. C'est peut-être là l'unique raison pour laquelle ces pertes de sensibilité sont si facilement attaquées par les moyens locaux.

§ IV. — Anesthésie des mucles.

Ainsi que l'anesthésie de la peau, l'anesthésie des muscles a été constatée depuis longtemps ; et quoiqu'elle n'ait pas fixé l'attention des observateurs, on peut acquérir la certitude que ce n'est pas un symptôme nouveau.

Les filles de Milét qui, selon Plutarque, voulaient toutes se pendre et qui restaient insensibles à la douleur que cet acte devait produire, étaient évidemment des hystériques avec anesthésie des chairs.

Mais l'exemple le plus remarquable du degré d'insensibilité auquel les muscles peuvent être conduits, se voit dans ce qu'on appelle les convulsionnaires de Saint-Médard.

Ces femmes exaltées par le fanatisme qu'excitent si facilement les querelles religieuses, et groupées en sociétés dans lesquelles on ne s'occupait que de sujets mystiques, avaient des attaques de convulsions, des extases, des visions, et surtout un besoin de tortures. Les unes se faisaient littéralement crucifier ; on les plaçait sur une croix à laquelle elles étaient attachées par de très gros clous qui leur traversaient les pieds et les mains, sans qu'elles parussent éprouver la moindre douleur. Les autres se faisaient, presque nues, fouler aux pieds d'hommes vigoureux, ou recevaient des coups d'une grosse bûche ou d'un fort chenet, administrés sur l'épigastre et sur le ventre, par des hommes jeunes et vigoureux. Quelques-unes de ces femmes recevaient jusqu'à cent coups sans en épouver la moindre sensation pénible ; ces opérations s'appelaient des *secours*, parce qu'elles étaient destinées à apaiser les malaises dus à la gastralgie, à des tympanites hystériques dont ces malheureuses étaient affectées. D'autres, enfin, se faisaient tordre les seins couverts d'un simple linge, soit avec les mains, soit avec des tenailles, et ne paraissaient pas souffrir plus que les autres.

Des magistrats, et entre autres Carré de Montgeron, membre du Parlement (*Vérité des miracles,* etc.), des médecins tels que Hecquet (*Traité du naturalisme des convulsions*), Morand, chirurgien en chef de l'Hôtel-Dieu (*Rapport manuscrit*), avaient constaté ces faits *de visu* de la manière la plus positive. Les coups de bûche, ainsi que ceux qu'on donnait avec un chenet de fer du poids de 25 livres, étaient si bien administrés, que Carré de Montgeron lui-même déchargea contre une muraille quelques coups du chenet qui lui avait servi à *secourir* une convulsionnaire, et au troisième ou quatrième coup, la maçonnerie fut enfoncée. Aussi ne peut-on pas élever le moindre doute sur l'authenticité des faits et sur la réalité de l'anesthésie. Carré de Montgeron avait vu en cela des miracles ; mais les médecins que je viens de citer assurent bien positivement que toutes ces convulsionnaires étaient des filles hystériques plus ou moins nymphomanes, et je suis complétement de leur opinion, car presque toutes ces femmes avaient des attaques. Ces scènes de déraison durèrent trente-cinq ans, temps pendant lequel on eut l'occasion de bien observer ces nombreux faits d'anesthésie des muscles; puis elles cessèrent peu à peu.

Les auteurs parlent encore d'une épidémie d'hystérie qui avait eu lieu à Farcins en Dombes, de 1786 à 1788, pendant laquelle les femmes qui en étaient atteintes avaient aussi la manie de se faire crucifier. Malgré des preuves aussi évidentes, aucun auteur, avant M. Gendrin, n'avait parlé de l'anesthésie des muscles, et ce médecin lui-même n'en avait parlé que d'une manière très vague.

L'anesthésie peut, à la rigueur, intéresser tous les muscles qui servent aux mouvements volontaires, mais l'expérience montre qu'elle affecte de préférence les muscles des membres.

Il est assez difficile de déterminer le degré de fréquence de la perte de sensibilité des muscles, attendu que les malades ne se plaignent de rien tant qu'il n'y a pas de faiblesse dans les mouvements; aussi ne connaît-on guère que l'anesthésie qui de la peau s'est étendue aux muscles, celle qui se borne à ces derniers organes ne se révélant que quand survient de l'affaiblissement.

Je l'ai observée intéressant les quatre membres, chez 5 malades; toute la moitié gauche du corps, chez 42; tout le côté droit, chez 13; les membres inférieurs des deux côtés, chez 10; le membre inférieur gauche seul, chez 7; le droit seul, chez 3; les membres supérieurs des deux côtés, chez 2; le membre supérieur gauche seul, chez 3; le droit seul, chez 2; ; les divers muscles du thorax, chez 10; enfin les muscles intrinsèques du larynx, chez 8.

Je n'ai jamais eu l'occasion de constater l'anesthésie siégeant isolément sur un seul muscle; toujours elle attaquait un ensemble plus ou moins grand de ces organes du mouvement.

L'anesthésie des muscles est très ordinairement un accompagnement de celle de la peau et ne paraît qu'après elle; cependant quelques personnes prétendent avoir vu les muscles anesthésiés sous une peau douée de la sensibilité normale.

Cette perte de la sensibilité peut débuter lentement et d'une manière en quelque sorte insensible, par des fourmillements, par des engourdissements, et quelquefois par des tremblements dans les muscles qui vont être anesthésiés. D'autres fois, il n'y a pas eu le moindre phénomène précurseur, soit que l'anesthésie survienne lentement, soit qu'elle arrive soudainement, comme elle le fait après un attaque d'hystérie.

Chez les malades prises de cette espèce d'anesthésie, on peut enfoncer brusquement une épingle et la faire profondément pénétrer dans les chairs, au tronc comme aux membres, sans provoquer la moindre douleur, et sans que la malade éprouve la plus légère sensation qui l'avertisse de ce qu'on lui fait. On peut également pincer fortement ces chairs, les presser très durement contre les os, sans que les malades aient la conscience de ces actions. On peut même faire plus : on peut imprimer à leurs membres, à une partie de leur corps, et dans quelques cas, à tout leur corps lui-même, des mouvements aussi étendus que possible, sans que les malades, auxquelles on a préalablement bandé les yeux, soupçonnent même qu'on les a remuées.

Les muscles anesthésiés ne sentent pas le passage du courant électrique qui les traverse ; ils sont néanmoins contractiles sous l'influence de la volonté et sous celle des courants électriques. L'affection paraît, dans sa plus grande simplicité, être bornée aux filets sensitifs, dont M. Longet admet l'existence dans les muscles.

La perte de la sensibilité dans les muscles donne lieu à de la perturbation dans les mouvements des membres qui se font toujours avec une certaine indécision. Les malades ont perdu plus ou moins de ce sentiment que Charles Bell et Gerdy ont appelé le sens ou le sentiment d'activité musculaire, et sur lequel M. Landry a présenté des remarques pleines de finesse et d'exactitude.

C'est, comme on le sait, ce sentiment résidant au sein des muscles qui donne la sensation de la quantité d'action nerveuse envoyée par l'encéphale pour produire un mouvement donné. C'est encore cette sensation qui donne aux muscles la faculté de sentir la résistance à leur mouvement et l'étendue de ces mouvements ; enfin, c'est encore d'elle que vient la sensation de fatigue éprouvée par les membres. Or, ce sentiment venant à manquer chez ces anesthésiques, il en résulte qu'ils ne savent plus gouverner leurs mouvements, qu'ils ne peuvent plus apprécier ni le degré des résistances ni la fatigue. Ces malades ne peuvent guère travailler de leurs mains sans l'intervention de la vue ; elles sont maladroites, brisent ce sur quoi elles portent la main. La marche se fait mal, les jambes sont mal gouvernées et le pas n'est point régulier ; il y a une sorte de titubation qui étonne quand on voit les malades mouvoir si bien dans leur lit leurs membres inférieurs.

Comme le plus ordinairement la peau est elle même anesthésiée, les sujets n'ont pas la conscience de la position de leurs membres ;

ne sentant pas le contact de l'air ni des corps qui les touchent, n'éprouvant pas ce sentiment d'activité qui anime la peau, surtout aux extrémités, ils ne savent pas, quand on leur ferme les yeux, où sont leurs diverses parties, et quand on les engage à diriger un membre vers l'autre, on les voit faire les contorsions les plus singulières et les mouvements les plus bizarres, avant d'arriver à leur but. Quand, au contraire, la vue peut diriger leurs mouvements, ceux-ci se font nettement, sans aucune hésitation, et même avec assez de force.

Dans le degré le plus avancé de l'anesthésie des muscles, il se produit un phénomène très singulier qui prouve que la sensibilité des muscles est encore plus profondément affectée que dans les catégories précédentes.

Soit une hystérique dont la sensibilité de la peau des membres est complétement abolie, et dont la sensibilité des muscles est également complétement détruite, cette malade présentera tous les phénomènes d'insensibilité, de perte de sentiment d'activité musculaire, dont il vient d'être question ; mais si l'anesthésie des muscles est encore plus profonde que dans les cas précédents, la malade ne pourra plus exercer aucun mouvement, quelque effort de volonté qu'elle fasse, si ses yeux ne sont pas dirigés sur la partie du corps qui doit exécuter ces mouvements.

Ainsi, pendant un mouvement du membre supérieur, si l'on bouche les yeux, si on les fait se diriger d'un autre côté, ou si l'on place le membre derrière le dos, à l'instant même tout mouvement s'arrête, et la malade, qui croit avoir exécuté un mouvement complet, est tout étonnée lorsqu'elle s'aperçoit que ce membre n'a pas bougé.

Si, la main ou le bras étendus, la malade veut fléchir ces parties, elle croit l'avoir fait, mais elles n'ont pas bougé. La même chose a lieu si, étant fléchies, la malade veut les étendre.

Si, ayant un corps fortement serré dans la main, on ordonne à la malade de le lâcher, elle croit l'avoir lâché, s'attend à l'entendre tomber, et, malgré l'effort de la volonté, la main ne s'est pas le moins du monde desserrée.

Et ainsi de suite pour tous les mouvements des membres.

Chez quelques malades, il se passe un phénomène encore plus curieux : les muscles exécutent des mouvements précisément en sens opposé à celui que la malade veut exécuter. Ainsi, quand elles pensent fermer la main, celle-ci, au contraire, s'ouvre ; si elles veulent exécuter un mouvement d'extension, c'est un mouvement de flexion qui se produit, et ainsi de suite.

La malade n'est point paralysée, car aussitôt que les yeux sont dirigés sur les membres, le mouvement qui avait cessé reparaît de suite. L'influence de la vue est tellement capitale, que, chez une jeune fille dont l'œil gauche incomplétement anesthésié voyait très mal, les mouvements des membres se faisaient très bien quand ils étaient dirigés par l'œil droit, ils se faisaient assez mal, au contraire, quand ils étaient dirigés par l'œil anesthésié.

Si, à l'aide de la faradisation de la peau du membre, on y rétablit la sensibilité, ce qui se peut faire en quelques minutes, la vue reste toujours indispensable au même degré pour que le mouvement se produise.

Mais si, laissant la peau anesthésiée, on rétablit la sensibilité des muscles en les faisant exclusivement traverser par le courant faradique, rétablissement qui peut se faire au bout de quelques minutes, à l'instant même la malade reprend toute sa puissance contractile, et elle exécute tous les mouvements qu'elle veut faire, aussi bien sans le secours des yeux que quand ceux-ci gouvernent le mouvement. On est assuré qu'on a ramené la sensibilité, parce que la malade sent le courant électrique et qu'elle perçoit alors sur les muscles la sensation des pressions qu'on y exerce, ou des piqûres qu'on y fait. Au bout de quelques jours, soit par le fait de la persistance de l'hystérie, soit par celui de nouvelles attaques hystériques, l'anesthésie des muscles se reproduit, et la malade perd dans ses mouvements tout ce qu'elle venait de gagner.

Comment expliquer ces phénomènes singuliers, dont les derniers ont été observés et suivis dans tous leurs détails par M. Duchenne (de Boulogne) chez les malades de mes salles? Évidemment, l'action de l'encéphale se fait dans son intégrité; les malades ont la volonté d'exécuter un mouvement, l'influx excito-moteur est produit, il parcourt les nerfs et arrive au muscle; mais celui-ci a perdu la faculté de se servir de l'excitant; dans les degrés moins élevés de l'anesthésie, il ne proportionnait plus son action à la quantité d'incitant encéphalique qu'il recevait, il faisait mal ses mouvements; dans le degré le plus élevé, il ne sait plus que faire de cet incitant, il ne se met plus en mouvement. M. Duchenne a proposé de donner à ce degré de l'anesthésie des muscles le nom de perte de la conscience musculaire.

Il résulte de là des effets assez curieux qu'a observés ce médecin :

pendant le jour, les malades sont presque impotentes, attendu que leur vue ne pouvant pas se porter à la fois sur toutes les parties en mouvement, elles marchent très mal, chancellent ou bien ont de la titubation dès qu'elles ne font pas grande attention à leurs pieds; mais quand la nuit survient, quand il n'y a plus de lumière, tout mouvement cesse, les malades ne peuvent plus marcher, ni exécuter de mouvements de leurs membres supérieurs, elles tombent paralytiques la nuit pour reprendre la faculté de se mouvoir dès que le jour reparaît. Cet état d'alternative, d'après ce que dit M. Duchenne, a été pris pour une maladie intermittente qu'on a traitée par le sulfate de quinine.

L'anesthésie des muscles portée à ce degré est fort rare ; elle n'a été observée à la Charité que sur un très petit nombre d'hystériques, affectées à la fois d'anesthésie de la peau ainsi que des parties subjacentes, et d'affaiblissement dans la contractilité musculaire.

L'anesthésie des muscles qui ne s'accompagne que d'un très léger degré de faiblesse, est ordinairement peu grave et se dissipe avec facilité, soit spontanément, soit à l'aide d'un traitement approprié.

Il n'en est pas de même de l'anesthésie complète de la peau et des muscles, avec paralysie. Arrivée à ce point, l'anesthésie dure longtemps et ne se dissipe qu'après de nombreuses oscillations. Chez une malade, elle ne s'était pas dissipée au bout de dix-huit mois lorsque je l'ai perdue de vue.

Bien que les filets moteurs paraissent respectés, cependant l'anesthésie des muscles s'accompagne presque toujours d'un degré quelconque de diminution dans leur contractilité et de troubles dans leurs mouvements. Cet affaiblissement et ce trouble se montrent à divers degrés. Le plus souvent, ils se bornent à une diminution d'un à deux tiers de la force musculaire ; mais, quand l'anesthésie est très prononcée, on observe une absence presque complète de la contractilité volontaire : les malades sont à peu près paralytiques, leurs mouvements n'ont pas de force; dans le lit, elles meuvent assez bien leurs membres inférieurs, mais quand ceux-ci sont chargés du poids du corps, il n'y a plus de mouvement possible.

Le diagnostic de l'anesthésie musculaire est très simple ; il suffit de piquer, de pincer, de comprimer contre les os, ou de faire traverser par un courant faradique les muscles qu'on suppose être anesthésiés, pour s'assurer de leur insensibilité.

La nature hystérique de la maladie n'est pas plus difficile à reconnaître, les hystériques étant jusqu'à présent les seuls malades chez lesquels on ait constaté l'anesthésie musculaire ; chez les sujets atteints d'affections saturnines, de paralysies progressives, ou de paralysies suite d'affections cérébrales, les malades conservent toujours, à un degré quelconque, la sensibilité dans les muscles.

§ V. — Anesthésie des os.

Chez certaines hystériques, on peut communiquer aux membres des mouvements très étendus et très brusques, de manière que les diverses surfaces osseuses d'une articulation se choquent assez fortement, sans que les malades, ayant les yeux bandés, non-seulement sentent quelque chose, mais même sans qu'elles se doutent qu'on leur ait fait exécuter des mouvements. On peut frapper rudement sur l'humérus au milieu du bras, sur le tibia à la jambe, en employant le bord de la main ; et quel que soit le degré de force qu'on aura employé, la malade n'aura perçu aucune sensation.

Il est bien évident que quand de pareils chocs ne sont pas ressentis, il faut que les os aient perdu la faculté de sentir.

Cette anesthésie n'est, comme on le suppose bien, qu'une extension de l'anesthésie des parties plus superficielles qui recouvrent les os. Elle n'a jamais lieu que quand la peau et les chairs ambiantes sont déjà anesthésiées.

La science ne possède encore rien d'assez précis pour suivre l'anesthésie dans les viscères des cavités splanchniques. On pourrait supposer que, dans certaines syncopes hystériques, le cœur est atteint d'anesthésie ; que dans le météorisme de l'abdomen, si commun chez les hystériques, les fibres musculeuses du tube digestif ont perdu leur propriété de sentir ; que, dans la rétention d'urine, les parois de la vessie sont aussi frappées d'anesthésie ; enfin que, dans la constipation habituelle aux hystériques, le rectum a perdu toute sa sensibilité ; mais cette supposition ne pouvant s'élever jusqu'à une démonstration, il vaut mieux attendre de nouvelles lumières. D'ailleurs, à quoi servirait, dans l'expression des passions, un phénomène qui ne pourrait se manifester à l'extérieur par aucune modification appréciable.

45ᵉ Observation. — Bernard (Julienne), âgée de vingt et un ans, couturière. — Mère hystérique, trois sœurs chlorotiques et souvent malades, a depuis son enfance été sujette aux migraines, et a toujours eu un appétit capricieux ; cependant elle avait assez bonne apparence.

Elle a toujours été très maltraitée et très malheureuse chez ses parents.

Elle a eu sa première attaque d'hystérie à neuf ans et demi, après avoir été un jour plus maltraitée que de coutume ; à partir de ce moment les attaques se sont renouvelées fréquemment, et avaient lieu deux ou trois fois par mois.

Les menstrues ont apparu vers l'âge de onze ans ; la première apparition s'est faite assez facilement et assez abondamment, puis elles ont continué, mais elles venaient tous les quinze jours, et étaient fort abondantes. Il y avait assez fréquemment des attaques au moment de leur apparition.

A l'âge de treize ans, elle devint chlorotique ; les menstrues devinrent irrégulières et douloureuses ; en même temps il survint des épistaxis et des hémoptysies supplémentaires dont le sang était très pale. Il y avait en même temps de la leucorrhée.

Depuis cette époque la malade est devenue sujette à des palpitations et à de l'essoufflement lors de la marche, à de l'épigastralgie et à de la rachialgie entre les deux épaules et le long du dos.

A l'âge de dix-sept ans, elle fut prise d'une affection dite cérébrale avec fièvre et délire, qui a duré sept à huit mois, et pendant la convalescence de cette maladie elle fut graduellement prise d'hémiplégie avec anesthésie de la peau de tout le côté gauche du corps et de paralysie de la vessie, puis d'une amaurose incomplète.

Ces accidents divers se sont graduellement dissipés ; ils ont été remplacés par de la gastralgie et des vomissements de tous les ingesta qui ont duré pendant neuf mois.

Il y a cinq à six mois que les malaises ont reparu, la vue s'est de nouveau affaiblie, la peau a reperdu sa sensibilité, le goût s'est effacé, il est survenu des bourdonnements d'oreilles, et la malade ne peut plus marcher.

Entrée à l'hôpital de la Charité le 24 juillet 1854.

C'est une jeune fille de taille moyenne, douée d'assez d'embonpoint, ayant la peau très blanche, les cheveux blonds, la figure assez décolorée, d'un caractère assez calme, mais très impressionnable. Depuis quelques mois sa mémoire s'est notablement affaiblie.

La conjonctive palpébrale et oculaire des deux yeux est complétement insensible ; la vue est très affaiblie ; l'œil gauche voit moins bien que l'œil droit. La membrane muqueuse des narines a également perdu toute sensibilité ; il n'y a plus d'odorat. Un bourdonnement continuel existe dans les oreilles, et surtout dans la gauche, avec anesthésie complète de la peau de tout le pavillon, et diminution notable de l'ouïe, surtout à gauche ; insensibilité complète de tout l'intérieur de la bouche ; le goût est complétement aboli, il n'y a pas la moindre sensation des saveurs, la présence des aliments dans la bouche n'est pas même perçue ; néanmoins il y a de la préférence pour certains aliments, mais elle est déterminée par leur aspect plus ou moins agréable, et par le souvenir du goût que la malade avait pour eux.

La déglutition se fait en quelque sorte automatiquement sans l'intervention de la volonté, et sans que la malade le sente.

La peau de toute la périphérie du corps est complétement insensible, la malade ne sent absolument aucun des corps qui la touchent. Les mains ne sentent pas les objets placés entre les doigts ; les pieds ne distinguent pas le sol qu'ils pressent. Les grandes lèvres et toute la muqueuse de la vulve sont également insensibles. La sensibilité commence à l'anneau vulvivent vaire.

Les muscles des membres ne sentent pas la pression ; il faut les comprimer fortement contre les os pour que la malade distingue quelque chose. Les mouvements qu'on imprime aux membres ne sont nullement perçus, et la malade n'en a pas la conscience, si la vue n'intervient pas.

Enfin, l'anesthésie de la surface du corps est telle, qu'ayant bandé les yeux, on a enlevé la malade de son lit pour la placer n'ayant que la chemise, sur le carreau de la salle où on l'a laissée quelques instants, puis on la replacée dans son lit, le tout sans qu'elle ait eu conscience de ce qui avait été fait. La malade peint sa position en disant qu'elle est comme est un ballon suspendu dans l'air, elle n'a de sens que la vue qui est faible et l'ouïe qui est assez dure.

Les muscles des membres supérieurs sont notablement affaiblis, néanmoins la malade travaille assez bien à la couture ; elle meut bien les doigts et les mains, mais si l'on empêche l'intervention de la vue il n'y a plus de mouvement possible : quels que soient les efforts de la volonté, l'immobilité est complète.

Les membres inférieurs sont encore plus affaiblis, la malade peut au lit exécuter quelques mouvements de totalité, mais elle ne peut remuer les orteils, et quand elle est placée sur les jambes celles-ci fléchissent de suite, et il y aurait infailliblement une chute : aussi la malade ne quitte pas le lit.

Il y a une céphalalgie gravative et pulsative continuelle dont le siége est au front et aux tempes ; une épigastralgie, de légères douleurs le long des muscles de la gouttière vertébrale gauche, de ceux de la paroi antérieure de l'abdomen, de ceux de la région lombaire gauche et de ceux des régions fessières. Toutes ces parties sont douloureuses quand la malade les meut, ou quand on les presse.

Il y a peu de temps, il y avait encore des vomissements des ingesta, maintenant il n'y a plus que de la dyspepsie. La vessie qui était paralysée, l'est un peu moins ; l'émission des urines se fait lentement, et provoque de la douleur au méat urinaire. Les menstrues apparaissent tous les quinze jours. Les attaques hystériques ont cessé de paraître depuis quelque temps. Peau fraîche, pouls normal, appétit modéré.

Tilleul orangé, fer réduit par l'hydrogène, julep avec acétate de morphine. Application de glace sur la tête et frictions à l'huile de croton sur l'épigastre.

Le froid de la glace n'a pas été senti, non plus que l'irritation causée par l'huile de croton, et néanmoins la malade est d'une part plus engourdie, et de l'autre il s'est fait une très abondante éruption à l'épigastre.

Vers la fin d'août, il y avait de l'amélioration, la céphalalgie était moindre, il y avait de l'appétit ; l'épigastralgie et la dyspepsie avaient presque disparu ; il n'y avait plus ni rachialgie, ni calialgie ; la peau des membres inférieurs commençait à reprendre de la sensibilité. Les menstrues avaient régulièrement apparu.

En septembre, on ajoute au traitement l'extrait de noix vomique et la faradisation de la peau des membres inférieurs ; l'acétate de morphine est porté à 6 centigrammes par jour.

Des mouvements volontaires commencent à revenir dans les jambes, que la malade peut étendre et fléchir ; mais ces mouvements sont toujours plus faibles quand la malade n'y voit pas que quand elle y regarde.

En octobre, même état, quelques soubresauts et quelques tressaillements involontaires des membres inférieurs ; on porte l'extrait de noix vomique à 15 centigrammes par jour.

En novembre, toujours même traitement ; la malade peut se tenir sur les pieds quand elle est soutenue des deux côtés. En lui bandant les yeux pendant qu'elle est dans son lit, on lui élève à la fois les quatres membres, de sorte qu'elle ne porte plus que sur le dos, et ces membres restent immobiles dans cette position sans qu'elle s'en aperçoive. On porte graduellement et sans effet nouveau, l'extrait de noix vomique à la dose de 10 centigrammes par jour. Les menstrues viennent régulièrement ; pas de changement notable jusqu'au mois de juin. Puis sans cause appréciable, les menstrues au lieu de ne durer que huit jours, se continuent pendant un mois, et à partir de ce moment, la malade a pâli, a maigri, les oreilles ont bourdonné, les aliments ont provoqué des nausées et ensuite ont été vomis ; il est survenu de l'épigastralgie et une forte dyspepsie, puis une diminution notable dans la force des mouvements des muscles.

Cette malade a fini par s'ennuyer, elle s'est graduellement affaiblie ; elle a cessé de manger à cause du dégoût qu'elle éprouvait à vomir tout ce qu'elle prenait ; elle avait une diarrhée abondante avec de la douleur aux parois abdominales, le pouls était très fréquent et assez faible.

On lui a permis de manger de la salade qu'elle désirait beaucoup ; cette salade a très bien passé quoique toute autre chose fût vomie ; quelques jours de cette dernière alimentation avaient déjà amené des forces, lorsque ses parents l'ont redemandée. Elle est sortie le 1er juin 1855, dans un état semblable à celui dans lequel elle était entrée.

CHAPITRE V.

PERVERSIONS DE LA SENSIBILITÉ.

Outre les hyperesthésies et les anesthésies, il existe chez un certain nombre d'hystériques, des altérations dans la faculté de sentir, qui ne peuvent être rapportées qu'à une perversion.

Abusant de l'idée que les troubles hystériques sont infinis, des médecins se sont livrés a tous les écarts de leur imagination ; mais nul d'entre eux n'a été aussi loin dans cette carrière que Petétin, médecin qui exerçait à Lyon dans les premières années de ce siècle. Partisan aveugle d'une doctrine qui combinait ce qu'elle appelait le magnétisme animal avec l'électricité, et surtout séduit par les prestiges et par les tromperies de somnambules prétendues hystériques, sur lesquelles il faisait des observations, ce médecin était arrivé à imaginer que les sens pouvaient se transposer, qu'on pouvait voir les yeux fermés, goûter en posant des choses sapides sur l'épigastre, etc.; transposition qui cessait aussitôt que les objets étaient enfermés dans de la soie ou dans quelque autre corps non conducteur de l'électricité.

Ces rêveries sont tombées ; et tout en admettant que la sensibilité des organes des sensations puisse s'exalter jusqu'à un degré élevé, personne ne pense plus qu'un sens quelconque puisse se déplacer pour aller siéger sur un point quelconque de la peau.

Mais si les sens ne se déplacent pas, ils peuvent se pervertir. Ainsi les hystériques ont assez facilement des hallucinations qui leur font voir des objets qui n'existent pas. Quelques femmes voient tous les objets tachés de rouge, d'autres les voient teints en vert, quelques-unes voient des corps voltigeant dans l'air. Outre les bourdonnements et des sifflements qui sont si communs, quelques-unes entendent parfois des bruits éclatants semblables à ceux que peuvent produire des corps métalliques ou des ais, en se choquant ; il en est qui sont poursuivies par des odeurs imaginaires : ainsi l'une d'entre elles croyait toujours, après les accès, percevoir une odeur de cadavre ; beaucoup respirent avec délices les odeurs fétides, telles que celles du musc, du camphre, de l'asa fœtida. Le goût a quelquefois subi les transformations les plus diverses et a donné naissance aux appétits les plus bizarres. La peau elle-même peut devenir le siége des sensations de froid, de cuisson, de prurit, les plus variées.

Barras cite l'exemple d'un homme qui tombait en convulsion toutes les fois qu'il entendait manger de la pomme ; Zimmer parle d'une dame à qui le bruit du taffetas donnait une attaque de nerfs ; Lorry raconte qu'une dame, qui avait autrefois avalé une épingle, était restée tellement émue de cet événement, qu'elle avait des spasmes toutes les fois qu'elle voyait une épingle. Pierre d'Apono avait des syncopes quand il voyait ou quand il sentait du lait ou du fromage ; Weber en avait quand il percevait l'odeur de l'eau de Cologne, et Noyer quand c'était celle de l'ail.

L'une des sensations les plus communes et les moins faciles à expliquer, est l'espèce de fraîcheur que beaucoup d'hystériques ressentent dans les membres et dans les parois du tronc lorsque ces parties vont être le théâtre de quelque accident hystérique, tel que de l'hyperesthésie, des convulsions, de la contracture. Ces femmes disent qu'elles éprouvent la sensation d'une sorte de vent frais qui parcourt les membres en suivant leur longueur et qui ne dure que quelques minutes. Il en est qui sont averties par l'arrivée de cet aura, de l'irruption prochaine de quelque accident hystérique futur.

Quelques auteurs, et entre autres Pomme, parlent de bruits éclatants semblables à ceux que produisent les surfaces articulaires des doigts lors d'une traction violente, bruits qui s'entendraient et se sentiraient dans les membres au moment où vont se dissiper quelques convulsions ou des contractures hystériques. Ces bruits, quand ils existent, ont lieu aux endroits des articulations, et non dans la continuité des membres ; ils se produisent de la même manière que les autres bruits des articulations et n'ont rien de mystérieux, comme le supposait Pomme, qui les rapportait à sa théorie du desséchement et du racornissement des nerfs.

J'ai vu une femme hystérique de trente-deux ans, prise d'une hyperesthésie des muscles de l'épaule droite du côté droit du thorax et de la partie supérieure du bras droit, qui, en faisant mouvoir son omoplate, provoquait d'une manière très évidente ce même claquement ; en imprimant à l'épaule un mouvement d'élévation on provoquait à volonté l'apparition de ce claquement, qui ne dépendait pas du grattement des os entre eux, car la malade avait de l'embonpoint, et il n'y avait aucune maladie des os. Ce bruit, qui était fort évident, résultait du contact de la face antérieure du scapulum avec la paroi postérieure de la cage thoracique, et c'était de là qu'il partait.

CHAPITRE VI.

SPASMES.

Les auteurs qui ont mis le plus de précision dans la définition des mots, M. Monneret entre autres, entendent par spasmes les convulsions des muscles de la vie de nutrition et celles des tissus élastiques, c'est-à-dire de ces appareils contractiles qui ne sont pas sous l'empire direct de la volonté, et qui reçoivent leurs nerfs en très grande partie du nerf trisplanchnique, et en très petite proportion du système nerveux céphalo-rachidien.

Les spasmes peuvent intéresser les organes de la digestion, ceux de la respiration, ceux de la circulation ainsi que les organes génito-urinaires.

§ Ier. — Spasmes des voies digestives.

Spasme du pharynx et de l'œsophage. — La strangulation est un phénomène si commun chez les femmes atteintes d'hystérie, que les anciens auteurs l'ont, en quelque sorte, regardée comme le caractère de cette maladie et comme la constituant. Aussi Hippocrate, Arétée, Galien et le plus grand nombre des écrivains, jusques et y compris Mauriceau, avaient-ils donné à cette maladie les noms de πνιξ υστεριχη, de *præfocatio uteri*, de *strangulatùs uteri* et de *suffocation de matrice*.

Le plus grand nombre d'entre eux, Galien à part, croyait que cette suffocation venait de ce que, dans ses ascensions, la matrice venait comprimer les conduits de l'air. Toute erronée qu'elle était, cette explication du père de la médecine avait tellement séduit les médecins, qu'on voit avec étonnement Fernel lui-même, au XVIe siècle, faire tous ses efforts pour réhabiliter cette doctrine ébranlée par les raisonnements de Galien, et prétendre que, lui aussi, il avait vu la matrice remontée vers les parties supérieures de l'abdomen.

« L'autorité de Galien m'a autrefois porté à croire, dit Fernel, que la matrice ne sortait point, ou sortait fort peu de sa place ; mais étant sollicité, tantôt par les plaintes, tantôt par les prières des femmes incommodées de cette sorte, d'y mettre la main, j'ai souvent senti, en y touchant, qu'elle s'élevait vers l'estomac en forme d'une boule, qu'elle l'oppressait bien fort, et qu'étant plusieurs fois repoussée par la main, elle retournait manifestement en sa place ; et véritablement cela ne doit pas sembler plus étrange que quand on la voit descendre si bas qu'elle tombe presque toute. » (Fernel, lib. VI.)

Il est évident que Fernel aura pris, soit des spasmes des muscles des parois de l'abdomen, soit ces globes formés par des gaz incarcérés dans l'intestin entre deux constrictions spasmodiques, pour le corps de l'utérus.

« Non puto, dit Morgagni (*Épître* 45), a te expectari, ut in hac
» tanta anatomia luce in errorem jam diu explosum ejectumque re-
» labar, et cum mulierculis illam credam ad septem transversum
» et ad fauces ipsas, si superis placet ascendere. »

Depuis Morgagni, la question a été définitivement jugée, et je
n'en parle ici que pour rappeler à combien de divagations on s'est
laissé aller à propos de l'hystérie.

Récamier a, dans ces derniers temps, tenté de ranimer quelque
chose de ces vieilles croyances : il a prétendu (*Revue médic.* de
1838, p. 81) avoir senti, chez une femme non enceinte, l'utérus se
contracter et former des bosselures dans son tissu, pendant une
attaque d'hystérie. M. Nacquart a rapporté avoir observé la même
chose au col, chez une femme qui avait une attaque semblable.
Cette fantaisie de Récamier est une erreur ; l'utérus, dans l'état de
vacuité, ne se livre à aucun effort de contraction.

Le spasme du pharynx, celui de l'œsophage et celui du larynx
sont tout simplement des névroses de ces parties, qu'on rencontre
dans deux conditions différentes : 1° pendant l'attaque d'hystérie ;
2° dans l'intervalle des attaques.

Si l'on fait attention à ce qui se passe chez les femmes qui éprouvent une émotion morale, on saisira facilement la raison de la fréquence si grande de cette névrose. En effet, sur 400 hystériques, je
n'en ai trouvé que 30 qui n'en avaient jamais été atteintes ; toutes,
en effet, éprouvent lors des émotions un sentiment de compression
à la région épigastrique et d'étranglement à la gorge. Ces sensations
constituent le mode de manifestation le plus ordinaire des passions
affectives.

Rien d'étonnant que l'un des symptômes les plus communs de
l'hysterie soit précisément le trouble que produisent ordinairement
les émotions.

Le spasme de la gorge, c'est-à-dire la suffocation hystérique,
peut siéger soit dans le pharynx et dans l'œsophage, soit
dans le larynx et dans la partie supérieure de la trachée-artère.

Quand le spasme affecte plus spécialement le haut des voies digestives, il peut siéger dans l'un quelconque de leurs points depuis
l'isthme du gosier jusqu'à l'estomac en intéressant tous les muscles
de ces parties ; il constitue ce que M. Mondière a appelé l'œso-
phagisme.

Chez le plus grand nombre des hystériques, ce spasme ne se produit qu'à l'occasion, soit des attaques hystériques, soit des émo-

tions ; mais il est quelques-unes de ces malades chez lesquelles il se produit spontanément, tantôt sans causes appréciables, d'autres fois comme conséquence de l'aggravation de l'état hystérique.

Le plus souvent, il apparaît d'emblée, soit au pharynx, soit à l'œsophage, ou détermine soudainement un resserrement à la gorge et de la suffocation. Au contraire, quand il arrive, après une émotion vive ou lors d'une attaque hystérique, il est précédé de la sensation d'un corps qui monterait de l'estomac à la gorge, et qu'on appelle le globe ou la boule hystérique dont il sera question lors de l'étude des attaques hystériques elles-mêmes. Dans tous les cas, ce spasme se produit soudainement.

Au degré le plus léger, les malades éprouvent une sensation de gêne analogue à celle que produirait un corps étranger avalé par mégarde, ou une portion d'expectoration venue de la poitrine, lesquels resteraient fixés en un point de la gorge, sans que les malades puissent, quelques efforts qu'elles fassent, ni les cracher, ni les faire descendre dans l'estomac.

A un degré plus élevé, la sensation qui se produit est semblable à celle que déterminerait la constriction du col avec les doigts ou avec un cordon ; en même temps il survient de la difficulté à opérer les mouvements de déglutition.

Enfin, au degré le plus élevé, les malades éprouvent une vive strangulation ; leur cou leur semble serré, les sterno-mastoïdiens et les autres muscles du cou sont contractés tendus et douloureux, les veines du cou sont gonflées, la déglutition des solides et des liquides devient complétement impossible, ou elle ne se fait que par surprise. Quelques malades peuvent avaler, mais l'objet avalé peut s'arrêter à une hauteur plus ou moins grande, et quelques efforts qui soient faits pour le forcer à aller au delà, il ne va pas plus loin, souvent même les substances sont rejetées brusquement par la bouche, et la main qui presse sent une nodosité à l'endroit où est le spasme.

Dans quelques cas, il semble qu'il y ait une sorte d'horreur pour les liquides. Ainsi, dit M. Landouzy, un verre d'eau de poulet causait à l'une de ses malades des convulsions terribles, elle était aussitôt suffoquée et la respiration lui manquait, quand, par hasard, il s'y trouvait une miette de pain de la grosseur d'un grain de chènevis.

Certaines hystériques, après avoir bu quelques gouttes, rejettent le verre ou le brisent d'une manière convulsive. Enfin, il en est d'autres, au contraire, qui ne ne peuvent vaincre le spasme de la gorge qu'à force de boire ; chez elles, l'ingestion d'une assez notable quantité d'eau froide introduite de gré ou de force, produit un très notable soulagement.

Sauvages dit avoir vu une femme hystérique qui ne pouvait manger sans crainte de suffoquer ; elle était obligée, à chaque morceau qu'elle avalait, de boire un verre d'eau, et comme cette conduite lui paraissait contraire à la bienséance, elle se réduisit à manger seule pendant plus d'une année. Elle se guérit de cette incommodité par l'exercice et par l'usage des bains, ainsi que par le lait.

J'ai constaté que la plupart des hystériques, chez lesquelles il se produisait de l'écume à la bouche pendant les attaques, avaient en même temps beaucoup de strangulation à la gorge.

La constriction pharyngo-œsophagienne peut ne durer que quelques instants et cesser en même temps que l'attaque ; mais, dans certains cas, elle subsiste pendant plusieurs jours ; les malades ne peuvent ni boire ni manger. Aussi le docteur Albert (de Montpellier) a cité le fait d'une femme en proie à une affection hystérique des plus violentes, qui fut, pendant sept à huit mois, atteinte d'une telle constriction du pharynx et de l'œsophage, qu'elle ne pouvait avaler qu'un peu de bouillon. Boyer rapporte qu'il avait soigné une dame hystérique de trente ans, qui, depuis trois mois, après avoir ressenti une vive douleur en mangeant une cuisse de poulet, n'osait avaler aucun aliment solide, de crainte d'être suffoquée. Rien ne l'avait calmée. Boyer la guérit en l'engageant à avaler du pain, et l'assurant que, s'il y avait arrêt de ce bol alimentaire, on pourrait très facilement le retirer ou le pousser dans l'estomac.

Les symptômes de la dysphagie spasmodique varient selon le point du conduit qui est affecté. Ainsi le spasme occupe-t-il le pharynx, la déglutition est complétement impossible ; occupe-t-il la partie supérieure de l'œsophage, les aliments à peine introduits sont rejetés avec force; occupe-t-il la partie inférieure, les aliments pourront séjourner quelque temps au-dessus de la constriction ou être ramenés presque aussitôt dans la bouche par un mouvement de régurgitation qui commence à l'estomac finit au pharynx et n'est pas toujours douloureux. Courant dit avoir vu le bol alimentaire rester un certain temps comme enfermé dans l'œsophage, être poussé de la partie supérieure à la partie inférieure de ce conduit, et enfin être rejeté avec violence ou être précipité dans l'estomac.

M. Landouzy a vu quelques cas dans lesquels le spasme pharyngo-œsophagien était tellement prononcé, qu'il crut indispensable de pratiquer le cathétérisme œsophagien conseillé par Mondière.

Vomissements. — La tunique musculeuse de l'estomac peut, indépendamment de l'hyperesthésie, être prise d'un état spasmodique, duquel résultent deux effets différents.

Lors d'une émotion pénible on sent quelquefois l'estomac se serrer brusquement, et l'on éprouve dans la région occupée par cet organe une sensation profonde de contraction, tantôt fixe, tantôt vermiculaire, laquelle se continuant le long de l'œsophage peut aller jusqu'à la gorge. Quand cette sorte de contracture, pendant la durée de laquelle il est ordinairement impossible de rien faire pénétrer dans l'estomac, a duré longtemps, il se développe un sentiment particulier de fatigue qui paraît résulter du malaise qu'éprouvent les fibres charnues par une contraction aussi inaccoutumée pour elles. Ces mêmes effets se produisent assez fréquemment chez les hystériques, soit par le fait de la maladie elle-même, soit par celui de quelque émotion morale qui sera survenue accidentellement.

Au lieu d'une contracture, il arrive encore que, lors d'une passion triste arrivée subitement chez une femme impressionnable, on voie se produire le vomissement des ingesta, puis des matières liquides sécrétées par l'estomac. Dans la grossesse, où se produisent tant de troubles analogues à ceux de l'hystérie, il est très commun de voir survenir les vomissements.

On ne sera donc pas étonné de rencontrer les vomissements chez les hystériques. Ce symptôme, qui est toujours consécutif et qui s'accompagne constamment d'autres phénomènes hystériques, se voit le plus souvent dans les cas où il y a de la gastralgie; mais dans quelques cas il en est indépendant, l'excitation spasmodique frappant d'emblée la fibre musculaire; c'est ce qu'on voit quelquefois arriver au milieu d'une attaque hystérique, ou bien en remplacement d'autres accidents graves de l'hystérie qui viennent de disparaître, ou lors des mouvements que font les malades pour se placer dans une position verticale, ou enfin lors des émotions morales.

Le vomissement purement nerveux ne s'accompagne d'aucun des signes de la gastrite; ceux de la gastralgie peuvent également ne pas se présenter. Les malades n'éprouvent d'autre malaise que celui que cause la nausée, puis les efforts de vomissements suivent, l'estomac se vide plus ou moins facilement, selon qu'il est vide ou qu'il contient des liquides, et, après le vomissement, il reste un sentiment de fatigue à la région épigastrique.

Le vomissement peut être passager et ne pas se reproduire, tandis que, dans certains cas, il se reproduit facilement ; je l'ai vu durer des mois entiers, car le vomissement, est comme le hoquet, un symptôme fort tenace.

Quand il n'est passager, ou quand il ne se répète que de loin en loin, il n'amène guère avec lui de troubles notables ; quand il est persistant, il peut influer davantage sur l'économie, sans néanmoins amener de grands troubles dans la nutrition, et surtout sans compromettre l'existence.

Quelques personnes mettent en doute la possibilité que des lavements franchissent la valvule iléo-cæcale et puissent être rendus par la bouche ; elles aiment mieux supposer que les faits rapportés dans les auteurs ont été mal observés.

Il est cependant possible de comprendre que, par le fait de mouvements antipéristaltiques qui ne sont un doute pour personne, des contractions irrégulières s'établissent, que ces contractions portent sur les fibres musculaires des deux lèvres de la valvule de Bauhem, et qu'elles maintiennent de cette manière une ouverture béante, susceptible d'être traversée par les liquides venus du gros intestin.

Quelle que soit l'explication, les lavements peuvent être vomis ; et le fait que je vais rapporter est destiné à le prouver. Ce fait est raconté avec quelques détails, afin que le lecteur sache qu'on a pris toutes les précautions possibles pour être en garde contre les supercheries qu'il faut toujours craindre quand on est aux prises avec un fait anormal.

46ᵉ Observation. — Une fille de vingt-sept ans est entrée à l'hôpital de la Charité dans le courant du mois de mai 1857, pour s'y faire traiter d'accidents hystériques fort variés, mais dont le plus pénible était une somnolence continuelle.

On pensa à la réveiller en lui faisant prendre du café ; mais au bout de quelques jours, elle ne put plus supporter cette infusion pour laquelle elle avait de la répugnance, et la vomissait aussitôt qu'elle était ingérée.

Désirant satisfaire à l'indication qui se présentait, on pensa à l'administration par la voie des clystères, et on fit prendre de cette manière une infusion de 32 grammes de café en poudre dans 600 grammes d'eau.

Ce lavement, pris avec une extrême répugnance, causa bientôt beaucoup de malaises, des coliques, des gargouillements, des nausées, puis des efforts pour vomir, et, au bout d'une demi-heure, ces efforts expulsèrent par la bouche un liquide qui avait la couleur et l'odeur très prononcées du café; la malade prétendit qu'il en avait la saveur. La quantité de liquide vomie pouvait être évaluée au tiers de la quantité qui avait été administrée en lavement.

La malade n'avait pas pris de café depuis deux jours ; celui qu'elle avait pris les jours précédents avait été constamment vomi, de telle façon qu'il était difficile de supposer qu'une portion de cette infusion eût été, malgré les vomissements, gardée dans l'estomac pendant deux jours et conservée intacte au milieu des aliments qui avaient été pris et convenablement digérés pendant ces deux jours.

Il fallait néanmoins, pour éviter toute chance d'erreur, recommencer l'expérimentation, et on rendit, au bout de deux jours, 500 grammes de décoction de café en un lavement. Ce lavement fut administré en ma présence pendant la visite du matin ; et, à peine administré, les choses se passèrent comme précédemment ; après toutes sortes de malaises, la décoction fut vomie sans mélange apparent d'aucune substance étrangère, au bout de quinze minutes. Toutes les personnes qui étaient présentes à la visite constatèrent bien l'odeur du café qui était très manifeste. et à peu près aussi forte que celle de la décoction donnée en lavement ; elle en avait complétement la couleur ; c'était absolument le même liquide que celui qui avait été administré en lavement.

Pendant tout le temps qui s'est écoulé entre l'administration du lavement et les vomissements, la malade n'a pas quitté son lit, où elle a été constamment surveillée, de telle sorte qu'il n'est pas possible qu'elle eût bu du café caché quelque part au voisinage de son lit.

Pour varier l'expérience, on a fait administrer, toujours à l'heure de la visite, à deux jours de distance l'un de l'autre, chaque fois un lavement de café, dans lequel on avait mêlé de la magnésie en assez grande quantité. Chacun d'eux a été reçu avec une grande répugnance, chacun d'eux a provoqué les malaises, les nausées et les efforts de vomissements accoutumés, et ils ont l'un et l'autre été vomis au bout de deux heures avec tous les caractères du café ; mais la matière vomie ne contenait que des traces de magnésie.

Ces derniers résultats répondent victorieusement à une objection possible. Les lavements ont été pris sous nos yeux, ils ont été vomis sous nos yeux, on a eu la certitude qu'il ne se trouvait à la portée de la malade aucune préparation de café ; mais il se pourrait que, malgré la surveillance, et sous les couvertures de son lit, à l'aide de quelques mouvements, la malade ait rendu par l'anus une portion du lavement qu'on venait de lui administrer, et l'ait avalée pour la vomir ensuite ; or, cette manœuvre n'a pu exister, car il y aurait eu de la magnésie dans la portion vomie, tandis que toutes les deux fois, les réactifs chimiques n'ont pu en déceler que des traces.

Pour lever tous les doutes, on a pris une substance qui n'entre pas dans les usages économiques : on a donné un lavement avec de la teinture de tournesol à l'instant même où ce liquide arrivait de la pharmacie. Il n'était jamais entré de cette substance dans la salle ; la malade croyait prendre du café, douze minutes au plus après la prise du lavement, la teinture de tournesol était vomie, et sa couleur bleue tournait à un rouge, qui d'abord pâle, est devenu très vif.

Enfin on administra un lavement d'eau salée, et un quart d'heure après, la malade vomit un liquide très salé, qui, traité par le nitrate d'argent, donna un précipité blanc très abondant de chlorure d'argent.

Borborygmes. — Tout le monde sait que, lors des affections soudaines de l'âme, les femmes éprouvent facilement de la constriction de l'abdomen et des émissions de gaz intestinaux.

Les mêmes phénomènes se produisent avec une assez grande facilité chez les hystériques ; ces symptômes sont même pour elles une cause d'ennui. Elles ont incessamment des gaz dans les intestins grêles, qui chassés par les contractions des fibres musculaires des intestins, sont dans une sorte de mouvement perpétuel qui donne lieu à ces borborygmes si bruyants qui décèlent la présence d'une hystérique. Il arrive assez fréquemment que des fibres circulaires se contractent simultanément et incarcèrent des gaz qui se trouvent enfermés entre deux coarctations, de là des douleurs dans le ventre et l'apparition de ces tumeurs globuleuses que l'on voit occuper successivement et en peu de temps les diverses parties de l'abdomen.

§ II. — Spasmes des voies aériennes.

Suffocation, aboiements, miaulements, etc. — Lorsque le spasme atteint les voies aériennes, les muscles du larynx entrent en convulsion, et alors il peut se produire une série de phénomènes différents les uns des autres. Quand il se borne aux muscles constricteurs de la glotte, qui sont animés par les pneumogastriques et par les rameaux des deux premiers ganglions cervicaux supérieurs, la respiration seule est gênée, l'inspiration est difficile et sibilante.

Quand il s'étend à tous les muscles du larynx, la voix se perd brusquement, ou bien elle se modifie, devient très aiguë et constitue une sorte de cri.

Quand il occupe en même temps les muscles du larynx et ceux de la poitrine, des parois abdominales et du diaphragme, il en ésulte ces variétés de sons qui ont si fort étonné les observateurs. Ces cris, dit Willis, peuvent simuler l'aboiement, les hurlements des chiens, les miaulements du chat, les rugissements, le glapissement, le gloussement des poules, le grognement du cochon et le coassement des grenouilles.

Ces cris ont lieu de temps en temps et à des époques plus ou moins rapprochées, de telle sorte que, chez quelques malades, ils ont lieu à chaque instant, tandis que chez d'autres ils ne se produisent qu'une ou deux fois par jour. Quelques femmes ne les ont que de loin en loin, comme elles auraient une attaque de nerfs; enfin, dans quelques cas, ils sont périodiques. Ainsi Nicole rapporte que les religieuses d'un couvent étaient tranquilles toute la journée, mais qu'à six heures du soir, elles commençaient à miauler, ce qui durait toute la soirée.

J'ai vu, comme je l'ai dit, une jeune fille atteinte de ce spasme des organes qui servent à la respiration; il lui avait suffi de passer quelques jours à la campagne pour que, dans ses accès, elle imitât l'aboiement des gros chiens de basse-cour et des petits chiens qu'elle y avait vus. Quand elle était prise de son attaque, c'était une série curieuse de toutes sortes d'aboiements qu'elle exécutait involontairement.

Il est entré l'année dernière à l'hôpital de la Charité une jeune femme dont l'histoire se rapporte beaucoup à la précédente. C'était une mère de famille d'une trentaine d'années atteinte depuis longtemps d'hystérie sans attaques convulsives.

Plusieurs fois par jour elle était soudainement prise d'un étouffement avec strangulation et constriction très forte à la gorge, de palpitations, d'agitation convulsive des muscles des parois pectorales et du diaphragme, puis, au bout de quelques instants, elle se mettait à hurler, tantôt en poussant de longs hurlements, tantôt en n'ayant ces cris que par saccades très brusques; la convulsion allait graduellement en augmentant, les mouvements d'élévation et d'abaissement du thorax devenaient très forts et se succédaient avec une grande rapidité, puis le diaphragme à son tour s'élevait et s'abaissait rapidement, et avec une telle force que toute la paroi abdominale était ballottée, et que tout le tube digestif secoué donnait un bruit analogue à celui que ferait un liquide fortement agité dans un grand vase à parois sonores; puis peu à peu tout se calmait, et l'accès cessait au bout de huit à dix minutes de durée. Les attaques n'avaient jamais lieu la nuit; en agitant la malade, en la secouant, en pressant vivement les muscles endoloris de la poitrine on provoquait constamment les attaques.

Je fis faradiser la peau de la poitrine au moment de l'une de ces attaques, et à l'instant même tout mouvement convulsif cessa. Répétée chaque jour, la faradisation avait produit merveilles, les attaques avaient disparu, et la malade pouvait marcher et s'occuper, ce qu'elle n'aurait pu faire auparavant. Pendant huit à dix jours on la crut guérie, mais peu à peu les attaques revinrent, moins fortes qu'avant; néanmoins il y a avait tout lieu d'espérer qu'avec de la persévérance on pourrait amener une amélioration soutenue, lorsque la malade reçut des nouvelles inquiétantes sur la santé de ses enfants. Alors les attaques reparurent aussi fortes qu'avant, et la malade voulut sortir. J'ai su depuis qu'effectivement ses enfants étaient morts, que ses hurlements s'étaient changés en accès de rire ou de pleurs incessants, que dans ses attaques elle se mettait à pérorer et à faire des prédictions. Elle était mal menstruée.

Dans certains cas, au lieu de cris, les malades poussent des vociférations uniformes, ou répètent continuellement soit le même mot, soit un membre de phrase très court.

Itard (*loc. cit.*) rapporte le fait suivant :

Une jeune personne de quinze ans, mal menstruée et très hystérique, éprouva d'abord des tressaillements toutes les fois qu'elle entendait la cloche de la pension. Elle levait alors les épaules et poussait un petit cri aigu. Au bout de quelques semaines, ce cri dégénéra en clameurs bruyantes et prolongées et en hurlements très retentissants qui étaient provoqués par la moindre surprise et par la moindre émotion. Ces cris, toujours accompagnés du soulèvement des épaules, duraient quelquefois plusieurs heures sans discontinuer, s'affaiblissant par intervalles, pour éclater avec plus de violence quelques minutes après, et finissaient par amener un gonflement violet de la face, une abondante transpiration et un état de prostration profonde suivie d'assoupissement.

Pédiluves irritants, bains, saignées, sangsues aux cuisses, antispasmodiques, tout fut sans effet. Itard essaya de l'isoler et de lui boucher les oreilles avec du coton pour la soustraire aux bruits. Il obtint du calme pendant quelques jours, puis bientôt tous les accidents reparurent. Les cris devinrent plus variés, représentant successivement ceux *qui expriment la surprise, la terreur, le désespoir,* etc., puis les cris des animaux souvent entremêlés de mots plus ou moins bien articulés dont les uns ne présentaient aucun sens, et dont les autres étaient des expressions d'angoisse ou de douleurs.

L'appétit se perdit, et la malade, devenue très faible, quoique sans fièvre, avait des accès tous les jours.

M. Portal, consulté, avait conseillé le gallium luteum, dont, disait-il, il avait éprouvé le bon effet en pareille circonstance ; mais cette fois il ne réussit pas. Les cris devinrent si bruyants et si fréquents, que cette jeune fille troublait tout le pensionnat dans lequel elle était.

Deux ou trois pensionnaires, les plus jeunes, tressaillaient vivement quand elles venaient à entendre ces cris, et bientôt elles firent entendre un petit cri aigu accompagné d'un soulèvement d'épaule semblable à celui de leur jeune compagne. La maladie allait se propager dans l'établissement par l'influence de l'émotion et de l'imitation. Il fallut prendre un parti. Toutes celles qui commençaient à crier furent renvoyées dans leurs familles et cessèrent bientôt d'être agitées. La malade elle-même fut conduite dans une maison de santé. On remarqua qu'ayant été prise pendant le trajet d'une de ses attaques, la crainte d'être un spectacle pour les passants, avait considérablement diminué la fréquence de ses cris. On profita de cette observation pour mener promener cette demoiselle dans les rues les plus fréquentées de Paris. Ce moyen diminua notablement la violence de ses cris. On exagéra les conséquences de l'humiliation qu'elle éprouvait de se trouver dans une maison où il y avait des folles, en l'engageant à faire des efforts sur elle-même pour sortir de l'état dans lequel elle était.

Ces moyens moraux réussirent mieux que toute autre chose, car les accès diminuèrent si rapidement de fréquence et d'intensité, qu'au bout de cinq semaines la malade se trouva complétement guérie. Seulement il lui resta de cette maladie, qui avait duré trois mois, une mobilité nerveuse excessive, que le mariage, la maternité et un laps de quinze années n'ont aucunement amortie.

En résumé, et en faisant la part de l'imitation, tous ces cris si divers dépendent du rapport qui existe entre la constriction des muscles du larynx et la convulsion des muscles expirateurs. Si cette dernière est brève, le bruit produit sera un jappement ou un aboiement. Si, au contraire, elle se fait lentement, le bruit sera le miaulement, le hurlement, etc.

Il est une autre espèce de bruits qui résulte d'une autre combinaison des efforts convulsifs, c'est l'engastrimisme qui s'est observé sur un bon nombre des ursulines de Loudun, lors de leur prétendue possession, et qui a fait croire que le diable parlait dans leur corps. Le même fait s'est présenté dans quelques autres épidémies d'hystérie dites possessions. Dans ces cas, le jeu anormal des muscles respirateurs produisait fortuitement, ce que les engastrimistes ne font qu'après une certaine étude; l'art de la ventriloquie se lie, comme on le sait, à l'art d'imiter les cris des animaux : du miaulement à la ventriloquie il n'y a qu'un pas.

Il me reste à parler d'une forme assez remarquable de trouble dans la phonation chez les hystériques. On observe que certaines d'entre elles sont prises de temps en temps d'une sorte de spasme de la gorge et de la poitrine pendant lequel elles répètent involontairement quelques mots insignifiants et toujours les mêmes; une sorte de force à laquelle elles ne peuvent se soustraire leur fait à chaque instant prononcer ces mots. Ainsi Itard cite le fait suivant (1) :

« Parmi les mouvements continuels et désordonnés qu'amènent, chez madame de D..., âgée de vingt-six ans, les contractions morbides, ceux qu'éprouvent les organes de la voix et de la parole, sont dignes d'attention. Au milieu d'une conversation qui l'intéresse vivement, tout à coup sans pouvoir s'en empêcher, elle interrompt ce qu'elle dit ou ce qu'elle écoute, par des cris bizarres, et par des mots encore plus extraordinaires qui font un contraste déplorable avec son aspect et ses manières distinguées. Ces mots sont pour la plupart des jurements grossiers, des épithètes obscènes, et, ce qui n'est pas moins embarrassant pour elle que pour les auditeurs, l'expression toute crue des jugements ou des opinions peu favorables qu'elle se fait de quelques-unes des personnes de la société. »

M. Landouzy parle d'une fille hystérique qui était d'une loquacité extrême, continuelle et involontaire.

Un confrère, M. le docteur Rosiau, a vu une demoiselle hystérique, fort pieuse, hallucinée, entendant des voix dans les diverses parties de son corps, et qui assez fréquemment et toujours involontairement, puisqu'elle en est elle-même scandalisée, laisse échapper des injures contre la Divinité.

Il existe encore en ce moment une dame très connue dans le grand monde, qui, au milieu d'une conversation, s'arrête pour répéter plusieurs fois de suite les mots *petit cochon*, et quelquefois des termes grossiers.

M. Landouzy rapporte l'explication que donnent ces malades

____

(1) *Lésions des mouvements volontaires (Archives de médecine*, 1825).

d'un langage si peu en harmonie avec leurs habitudes : à savoir, que plus ces expressions leur paraissent grossières et révoltantes, plus elles sont tourmentées de la crainte de les proférer, et que cette préoccupation si vive est précisément ce qui les leur met au bout de la langue qu'elles ne peuvent plus maîtriser.

Doit-on rapporter à ce genre de spasmes ces accès de rire involontaire desquels sont prises quelques hystériques? Je pense qu'on doit le faire.

Ces accès de rire ont lieu, soit comme préliminaires des attaques de convulsions, soit hors le temps de la convulsion. Je ne m'occuperai ici que de ces derniers. Houllier rapporte que les deux filles d'un président au parlement de Rouen, lorsqu'elles étaient dans un état hystérique, étaient prises d'un rire involontaire qui leur durait une ou deux heures, et qu'on ne pouvait arrêter, ni par la honte, ni par les avertissements, ni par la terreur. Elles assuraient qu'elles ne pouvaient s'empêcher de rire.

« Ad hæc mater ejus et agnati convocati primum risum risui » miscebant, et stultorum instar omnes ridebant, postea paulatim » ægrotam exhortantes, modo increpantes, nihil aliud tamen effi- » ciebant quam ut vehementi risu commoverentur, maritus vero ali- » quoties æque ploraret ; cujus rei aspectus neminem sine risu » demisit. »

On cite (1) une jeune fille qui fut prise la première nuit de ses noces, et sans cause connue, d'un rire inextinguible. Primerose rapporte que Liébault avait écrit avoir vu deux jeunes filles qui, après avoir beaucoup pleuré, ne pouvaient plus, pendant des heures, s'empêcher de rire.

J'ai vu une jeune hystérique d'un caractère très décidé, mais très gai, qui était également prise d'accès d'un rire involontaire que le chagrin n'empêchait pas ; il lui arrivait souvent de rire quand elle avait envie de pleurer ; d'autres fois elle riait et pleurait presque en même temps. Mais le plus souvent elle avait des accès de rire sans cause suffisante ; une chose indifférente la faisait rire, et alors elle éprouvait le sentiment de bien-être qui accompagne ordinairement cet acte, quoique en même temps elle sentît de la strangulation à la gorge et quelque constriction à la poitrine. Apportant aux offices un sentiment pieux, il lui arrivait quelquefois d'y être prise d'éclats de rire inextinguibles, c'était chez elle un véritable spasme.

(1) *Acta helvetica, med.-physic.*, etc., p. 48.

Ces derniers phénomènes convulsifs ont la propriété de se communiquer, et si l'un d'eux se produit dans une maison où vivent en commun un certain nombre de femmes, il est à peu près certain que le spasme gagnera plusieurs d'entre elles par la voie de l'imitation.

Ainsi, dans l'une des observations précédentes, on a vu l'aboiement se communiquer à plusieurs jeunes personnes d'un pensionnat.

Les auteurs rapportent plusieurs exemples de ces épidémies d'aboiements. M. Calmeil fait mention d'une épidémie d'aboiements qui, en 1552, atteignit les filles d'un lieu appelé Kintorpp; de l'épidémie de bêlements, qui saisit, en 1613, les nonnes du couvent de Sainte-Brigitte; de celle de plus de quarante femmes d'un village près de Dax, qui avaient été atteintes dans la même année de spasmes avec aboiements; de celle d'un concert dit miaulique qui eut lieu, en 1566, chez les orphelins d'un hospice d'Amsterdam (1).

M. Jeannet rapporte le fait d'une semblable épidémie qui eut lieu dans un village de la Bretagne en 1855 (2).

Il y eut, au commencement du xviii⁰ siècle, une épidémie d'aboiements dans un village du comté d'Oxford. Au dire de Freind qui en fut témoin, la maladie, qui se composait d'accès d'aboiements et d'attaques convulsives, s'était d'abord montrée dans deux familles unies par les liens de la parenté, et les invasions s'étaient faites d'une manière successive : les aboiements avaient lieu surtout au moment des attaques. Les cinq sœurs de six à quinze ans, d'une seule famille, étaient affectées de ces spasmes (*Journal de Trévoux*, an 1701, novembre).

Kniper a donné la relation d'une épidémie semblable arrivée en 1673, dans la maison des enfants trouvés de Hoorn, en Hollande. Ces enfants de douze à dix-huit ans, filles et garçons, et la plupart libertins, furent pris d'attaques convulsives et en même temps de cris, de hurlements et d'aboiements. Ces enfants avaient des attaques quand ils en voyaient à leurs camarades. On les réunissait pour prier, et pendant tout ce temps les attaques et les aboiements devenaient plus fréquents. Survint l'époque du carnaval durant lequel ils eurent dix jours de liberté, et pendant tout ce temps les attaques avaient cessé. Elles reprirent quand les enfants furent de

---

(1) *De la folie.* Paris, 1845, t. I, p. 264, 503.
(2) *Les aboyeuses de Josselin.* Rennes, 1855, in-12.

nouveau réunis. On ne put arrêter cette maladie qu'en disséminant ces enfants chez les bourgeois.

Toutes ces épidémies étaient alors considérées comme des effets de la puissance du démon placés hors du domaine de la médecine qui était impuissante, et sur lesquels les exorcismes avaient seuls un pouvoir irrésistible. De pareilles erreurs n'ont eu le plus souvent, grâce à Dieu, que l'inconvénient de faire sortir des mains du médecin, pour les remettre en d'autres, des maladies qui étaient bien de sa compétence, mais dans quelques cas elles ont eu des conséquences plus graves.

J'ai déjà parlé de ce terrible président du parlement de Bordeaux, De Lancre, espèce de Joseph Lebon de son temps, qui, mis à la chasse des sorciers, en avait trouvé 500 dans un petit canton, et en avait fait exécuter le plus grand nombre : ce terrible observateur, ayant été à même de voir une épidémie d'aboiements, en donne dans son rapport la relation suivante qui fait frissonner, quand on songe que toute latitude lui était laissée pour traiter l'épidémie à sa manière.

« C'est une chose monstrueuse de voir parfois à l'église dans la
» petite paroisse d'Amon, près d'Acqs, plus de 40 femmes qui à la
» fois aboient comme chiens, faisant dans la maison de Dieu un
» concert et une musique si déplaisante qu'on ne peut rester en
» prière. Elles aboient comme chiens toute la nuit : cette musique
» se renouvelle à l'entrée de chaque sorcière qui a donné parfois ce
» mal à plusieurs, si bien que son entrée à l'église en fait aboyer
» une infinité, lesquelles commencent à crier dès qu'elle paraît.
» Lorsque le mal les prend en l'absence de la sorcière, ce qui advient
» aussi fort souvent, elles les réclament et les appellent par leur
» nom, etc., etc. »

Puis plus loin, il ajoute : « la chose est devenue si commune,
» que quand une de ces femmes se met à crier dans son logis, le
» mari ou les parents courent aussitôt dans la rue voir qui passe
» devant la maison, et si c'est celle que la malade nomme, on la re-
» tient, » c'est-à-dire qu'on la menait devant le juge, « ce qui a
» souvent suffi pour lui faire tout avouer, » alors son procès était
bientôt fait, et au bout de quelques jours, elle était brûlée vive, ou
pendue. Voilà comment les choses se passaient en 1616.

Raulin (p. 118) rapporte qu'une jeune fille qui jappait comme un chien fit japper quatre jeunes filles placées à l'Hôtel-Dieu dans la même salle qu'elle.

Nicole raconte que quelques religieuses d'un couvent ayant eu des accès de suffocation hystérique avec miaulements, bientôt la maladie alla en s'étendant, à ce point que tout le couvent finit par en être pris : au réfectoire, aux offices, dans les parloirs, on n'entendait plus que des miaulements. Après avoir fait inutilement toutes sortes de tentatives pour arrêter ce désordre, les supérieurs ecclésiastiques finirent par menacer les religieuses : on leur apprit que la première qui miaulerait serait fouettée par les soldats d'un poste voisin. Il paraît que la maladie cessa promptement.

Hoquet. — Les hystériques, et surtout celles qui sont gastralgiques, sont assez facilement prises de cette sorte de convulsion du diaphragme qui constitue le hoquet.

Ce symptôme ennuyeux et souvent gênant se produit chez les hystériques lors des émotions, mais quelquefois aussi il apparaît sans causes appréciables.

Les auteurs citent un certain nombre de cas dans lesquels cette convulsion s'était produite par le fait de l'imitation, et était devenue une sorte d'épidémie.

Raulin dit qu'un jour une jeune fille qui était à l'Hôtel-Dieu étant prise de hoquet, trois autres jeunes filles hystériques, couchées dans la même salle, furent aussitôt prises d'un hoquet violent avec une sorte d'aboiement (p. 119).

Les auteurs rapportent que, en 1737, les religieuses du couvent de Monterey, en Espagne, furent longtemps atteintes d'un hoquet épidémique.

Le hoquet chez les hystériques est très bruyant ; chez celles qui y sont sujettes il apparaît pour la moindre chose, et avec des secousses qui peuvent se répéter à chaque instant. Très prononcé dans le jour, il disparaît constamment pendant le sommeil, et se voit, en général, très rarement durant le temps d'une attaque.

Chez le plus grand nombre des malades, sa durée n'est pas longue, et s'il se répète de manière à être en quelque sorte continu, les accès se terminent au bout de quelques jours ; chez certains hystériques, il peut durer des mois et même des années, mais alors il est intermittent et ne paraît que de loin en loin.

§ III. — Spasmes des organes de la circulation.

Palpitations. — On sait l'effet des passions sur le cœur ; il n'est donc pas extraordinaire de voir les palpitations être si fréquentes

chez les hystériques. Ces spasmes du cœur arrivent, soit spontanément, soit sous l'influence des émotions. Le cœur bat rapidement ;
sa force impulsive peut être augmentée, mais jamais il n'y a de
bruit anormal. Le nombre des pulsations du cœur peut atteindre
130 à 160 à la minute. Une douleur fort vive et fort poignante
accompagne quelquefois cette augmentation d'activité de la circulation. Ces palpitations, qui dépendent de l'excitation des nerfs cardiaques, disparaissent quelquefois assez brusquement, et ne sont
que momentanées. D'autres fois elles persistent pendant des mois
et pendant des années, la peau conservant toujours sa température
normale.

§ IV. — Spasmes des organes génito-urinaires.

Constriction de l'anus et du vagin. — Il arrive, dans certaines
hystéries, que les fibres inférieures du rectum et celles des sphincters soient atteintes d'un spasme, par l'effet duquel elles se contractent, et resserrent douloureusement l'orifice de l'anus, à tel point
que les matières fécales ne pouvant pas sortir, il y a constipation
absolue ; le doigt porté dans l'anus éprouve une constriction qui
n'en permet pas facilement l'introduction.

Il en est de même du vagin ; j'ai vu des malades éprouver de
temps en temps dans ce canal, par le fait de la contraction du muscle
constricteur de la vulve, une sorte de resserrement douloureux, et
très perceptible au doigt introduit à ce moment dans le vagin.

Ténesme vésical. — Les hystériques éprouvent assez facilement
une rétention d'urine qui dépend de la contraction du col de la
vessie et qui, chez quelques-unes d'entre elles, se reproduit pour la
moindre cause. Cet accident, qu'on ne voit que chez les hystériques
assez fortement atteintes, se produit très fréquemment après la disparition de quelque autre phénomène hystérique. On le distingue
de la paralysie du corps de la vessie, en ce que la sonde étant introduite dans la vessie, à l'instant même les urines partent en
faisant un jet assez fort, et dans lequel le liquide se meut avec rapidité.

Il arrive assez souvent que lors des émotions morales les femmes
rendent involontairement les urines par suite de la contraction
brusque de la tunique musculeuse de la vessie ; la même chose se
produit chez les hystériques comme symptôme morbide.

On a pensé que, dans quelques circonstances où un ictère était
survenu à la suite d'une émotion chez une hystérique, les conduits

biliaires, pris d'un état spasmodique, avaient retenu la bile dans ses premiers couloirs et en avaient empêché l'excrétion. On a également supposé que les conduits galactophores pouvaient, dans quelques cas, être pris de spasmes qui empêcheraient ainsi la sécrétion laiteuse de se faire convenablement.

CHAPITRE VII.

DES ATTAQUES.

Les hystériques sont sujets à être saisis de temps en temps d'un ensemble d'accidents spéciaux et graves qui, apparaissant d'une manière soudaine, prennent une certaine intensité, et, après une durée ordinairement courte, disparaissent aussi brusquement qu'ils ont apparu. Cet ensemble d'accidents est ce que l'on nomme une attaque hystérique.

Ces attaques avaient tellement frappé les premiers observateurs, qu'ils avaient supposé que l'hystérie était une affection intermittente dont les symptômes n'apparaissaient que de temps en temps, et laissaient les malades à l'état à peu près normal, pendant les intervalles de ces apparitions. De là les prétendus succès de certaines médications si vantées par Houllier, par Rivière et par les auteurs de ces époques ; médications à l'aide desquelles ils guérissaient l'hystérie à l'instant même.

Le temps a fait justice de ces opinions, et, depuis Hoffmann, la majorité des médecins a regardé l'hystérie comme une affection continue, sans cependant avoir eu une idée exacte, ni de l'étendue, ni de la nature des troubles qui existent dans les intervalles des attaques. Ce n'est guère que dans ces derniers temps qu'on a pu faire une appréciation exacte de ces troubles continus, et qu'on a constaté leur importance. M. Gendrin, dans une lettre écrite à l'Académie des sciences en 1846, paraît s'être présenté comme l'auteur de ce progrès ; mais il est bien explicitement formulé dans l'article HYSTÉRIE du *Compendium* de MM. Monneret et Fleury, qui est de 1842, et qui n'était que l'expression des idées dominantes de cette époque.

Les attaques peuvent se présenter chez les hystériques sous des formes assez diverses, qu'on peut réduire aux espèces suivantes : 1° les spasmes; 2° les syncopes; 3° les convulsions hystériques; 4° les convulsions épileptiques; 5° la catalepsie; 6° l'extase; 7° le somnambulisme; 8° le coma et la léthargie; et 9° le délire.

ARTICLE PREMIER.

ATTAQUES DE SPASMES.

Les spasmes paraissent très souvent chez les hystériques sous la forme d'attaques.

A un degré modéré, les troubles spasmodiques se produisent chez beaucoup de femmes à la moindre émotion. Mais quand ils sont portés à un haut degré, ils sont plus rares, et comme ils se comportent en quelque sorte à la manière des véritables attaques convulsives, on s'est habitué dans le monde à leur donner le nom, souvent juste, de convulsions internes. Sur les 400 hystériques observées par moi, il s'en est trouvé 10 à 12 au plus qui avaient été atteintes de spasmes violents, ou chez lesquelles ceux-ci remplaçaient des attaques convulsives avec perte de connaissance.

Les accidents spasmodiques passent pour être fort variés ; cependant, ce qu'on est convenu d'appeler une attaque spasmodique se compose de troubles qui sont presque toujours à peu près les mêmes. On peut se faire une idée assez juste de l'attaque spasmodique à son degré le plus léger, par ce qui arrive chez une femme impressionnable qui vient d'éprouver une contrariété.

Chez cette personne, il se manifeste à l'instant même à l'épigastre un sentiment de resserrement et de compression qui amène une sorte d'étouffement ; la poitrine oppressée rend la respiration courte, haletante ; le cœur ému bat avec force et avec rapidité, la gorge se serre à tel point qu'il se produit une sorte de strangulation qui arrête la voix et empêche complétement la déglutition, enfin un sentiment d'inquiétude et un besoin d'agitation se font sentir dans les membres.

C'est là le spasme qui se produit si facilement chez les hystériques, qu'il est un fort petit nombre d'entre elles qui ne l'éprouve plus ou moins facilement, et presque toujours sous l'influence d'une cause appréciable, telle qu'un trouble moral ou qu'une douleur physique. La véritable attaque spasmodique, celle qui se comporte à la manière d'une attaque convulsive, se compose à peu près des mêmes éléments, seulement ils prennent un degré d'intensité bien plus élevé que les précédents.

La femme qui va être prise d'une de ces attaques devient irritable, mécontente d'elle et des autres, très irascible ; ou bien si elle est d'un naturel calme, elle tombe dans une sorte d'humeur noire, puis elle éprouve des bâillements, des pandiculations ; un malaise indéfinissable parcourt ses membres. Au bout de quelques heures de cet état d'anxiété, l'épigastre se serre ; il semble qu'un poids considérable presse la région épigastrique, ou qu'une corde serre la base de la poitrine ; une douleur déchirante et très vive se fait sentir en cet endroit ; des palpitations se déclarent pendant lesquelles le cœur semble soulever la poitrine, et venir repousser la tête du médecin qui applique l'oreille sur la région précordiale ; la violence des battements et le sentiment de souffrance sont tellement grands, que la malade semble craindre que le cœur ne se rompe dans la poitrine ; ces battements sont extrêmement rapides et très précipités. Les muscles de la poitrine, bien que convulsés et faisant éprouver le sentiment de la suffocation et de l'étouffement, se contractent néanmoins très rapidement et précipitent la respiration au point de provoquer jusqu'à 100 inspirations à la minute ; des douleurs vives se font sentir dans les côtés et dans le dos ; une sensation très douloureuse semble monter à la gorge sous la forme d'un globe, et arrivée là, elle y provoque une strangulation qui cause la douleur déchirante la plus vive, et pendant laquelle la malade paraît près d'étouffer. Alors la déglutition devient complétement impossible. Une violente douleur éclate dans la tête, les mains s'agitent, se crispent involontairement ; l'intelligence néanmoins se conserve tout entière. Cet état de souffrance est quelquefois porté à un degré effrayant, dure pendant un temps qui varie de quelques minutes à quelques heures, puis des sanglots éclatent, les pleurs surviennent, les urines coulent claires et abondantes, et tous les accidents se calment en laissant après eux de la céphalalgie, des douleurs à l'épigastre aux côtés dans le dos, et un sentiment de brisement et de courbature dans les membres.

Les attaques spasmodiques de ce degré peuvent se produire sous l'influence de causes appréciables, mais il arrive assez souvent qu'elles apparaissent spontanément lorsqu'après un temps assez long de bien-être, l'agent qui produit ces accidents semblant s'être accumulé, paraît avoir besoin de faire éruption. L'observation constate, en effet, que plus ces attaques sont rares, plus elles ont d'intensité, et qu'après une forte attaque, les malades semblent être débarrassées du malaise continuel qui les oppressait.

Il est certain qu'ordinairement, après le brisement qui suit immédiatement l'attaque spasmodique, les femmes hystériques se sentent plus légères, ont les membres plus dispos, et l'esprit moins préoccupé qu'avant l'attaque.

Après ce qui vient d'être dit, rien ne semble plus facile à comprendre que la production des attaques spasmodiques. Tous les actes qui les composent sont ceux qui se produisent dans la manifestation extérieure des émotions ; seulement ils sont, dans ce cas, soit exaltés, soit pervertis.

Dans les cas plus rares, les accidents spasmodiques sont anormaux. Ainsi, on peut voir alternativement la perte de la voix, le miaulement et l'aboiement, les vomissements, le hoquet, les éructations, la distension de l'estomac ou des intestins par les gaz, les coliques avec distension et ballonnement du ventre, la dysurie ou la polyurie, etc., phénomènes dont la plupart se produisent dans la manifestation des passions.

Les attaques spasmodiques simples sont beaucoup moins fréquentes que les attaques de convulsions. Il est des femmes chez lesquelles elles existent toujours seules, et chez lesquelles il n'y a jamais eu d'attaques convulsives, alors elles ont une grande intensité. Il en est d'autres qui ont alternativement les unes et les autres.

Je crois avoir remarqué que les femmes qui n'ont que des attaques spasmodiques, ne les ont sous cette forme que parce qu'elles ont un caractère plus ferme que celles qui ont des attaques de convulsions.

ARTICLE II.

ATTAQUES AVEC SYNCOPES.

On voit très fréquemment, chez les hystériques, arriver la syncope ; celle-ci se produit chez elles de deux manières.

Les jeunes filles atteintes d'hystérie avec chlorose ou avec anémie se trouvent souvent mal, pâlissent et perdent connaissance lorsqu'elles éprouvent de la fatigue, lorsqu'elles ont été longtemps sans manger, ou même lorsqu'elles sont restées quelque temps dans une position fatigante, soit à genoux, soit sur leurs jambes. Dans les observations que j'ai recueillies, j'ai trouvé un bon nombre de cas dans lesquels les malades avaient été sujettes à ces syncopes, avant qu'elles ne fussent prises d'attaques d'hystérie. C'était chez elles un signe de débilité.

Mais il est d'autres cas où la syncope est bien réellement une forme d'attaque d'hystérie, forme peu commune, puisque, sur 400 hystériques, je n'ai trouvé que 11 femmes dont les attaques convulsives étaient accompagnées de syncope.

Chez une partie d'entre elles, la syncope constituait toute l'attaque ; elle avait toujours eu lieu à la suite d'une émotion morale ; à l'instant même, la malade éprouvait de la constriction à l'épigastre et à la gorge, quelques vertiges et un peu de rougeur à la face, après quoi elle tombait sans connaissance, pâle, inanimée et sans mouvement, les membres restant flasques, et le pouls très faible ; après l'attaque, qui durait quelques minutes, il y avait quelquefois des sanglots et des pleurs ; d'autres fois, la connaissance revenait sans troubles particuliers. Rabbi Moses dit avoir vu des attaques syncopales durer cinq à six jours. Probablement cet auteur a voulu parler des attaques léthargiques. Raulin dit en avoir vu durer plus de vingt-quatre heures.

Chez d'autres hystériques, la syncope s'est trouvée être un mode de terminaison de l'attaque qui avait commencé par des mouvements convulsifs ; à un certain moment la malade pâlissait, la sueur couvrait sa figure, le pouls diminuait de force et les mouvements convulsifs étaient remplacés par un affaissement complet.

On ne s'étonnera pas de voir la syncope dans l'hystérie, si l'on se rappelle qu'il est nombre de personnes qui, dans l'état de santé, ne peuvent éprouver une impression quelconque sans être près de se trouver mal, ou sans tomber réellement en syncope. L'émotion chez elles paralyse les mouvements du cœur.

La syncope hystérique est facile à reconnaître et à distinguer de la mort, car la couleur de la peau est toujours conservée.

ARTICLE III.

ATTAQUES DE CONVULSIONS HYSTÉRIQUES.

Les attaques de convulsions se voient si fréquemment dans l'hystérie, que Linné et Sauvages ont classé cette affection, le premier dans les maladies du mouvement, ordre des convulsions spastiques, et le second dans les spasmes cloniques, à côté de l'éclampsie.

La connaissance des attaques de convulsions hystériques est aussi ancienne que celle de l'hystérie.

Pausanias parle de la première épidémie de convulsions hystériques qu'on ait observée, ce fut celle des femmes argiennes qui, étant devenues furieuses, se croyaient changées en vaches et couraient les champs en beuglant ; les filles du roi Prœtus étaient elles-mêmes atteintes de la maladie. Mélampus les guérit, et pour prix de sa cure, il obtint les deux tiers des terres du pays. On avait attribué cette épidémie à la colère de Vénus dont le culte avait été méprisé.

Plutarque rapporte l'histoire d'une autre épidémie qui sévit sur les filles de Milet. Ces filles avaient des spasmes, de la constriction à la gorge et une suffocation qui les faisaient tant souffrir, qu'elles se pendaient par troupes. On ne put les guérir qu'en menaçant d'exposer tous nus les corps de celles qui continueraient à se pendre. Le courroux de Junon passait pour avoir été la cause de ce fléau.

Primerose parle d'une épidémie du même genre qui atteignit les femmes de Lyon ; mais au lieu de se pendre, celles-ci couraient se noyer ; les nombreux cours d'eau qui étaient à leur portée paraissent avoir déterminé leur choix.

On trouve dans les écrits qui composent la collection des œuvres hippocratiques (432 ans avant J.-C.), la doctrine du père de la médecine sur les convulsions de l'hystérie.

Pour Hippocrate, l'utérus était un animal, sensible, locomotile, doué de la faculté de se mouvoir spontanément pour aller se porter dans les diverses régions du corps et s'attacher aux viscères comme une sangsue, afin d'en pomper l'humidité dont il était avide ; susceptible d'être impressionné par les diverses odeurs, il pouvait aller vers les bonnes et fuir les mauvaises. Mais comme ces mouvements ne se faisaient pas sans troubler l'économie et sans provoquer de graves accidents, il parut tout naturel, en leur donnant un nom, d'y introduire celui de l'organe qui était censé les provoquer. De là les noms de passion hystérique pour désigner la maladie elle-même, et celui de suffocation hystérique, πνιξ ὑστερικὴ, pour désigner les attaques hystériques, les seuls symptômes qui fussent alors connus.

Un extrait de la doctrine hippocratique sur l'hystérie mettra le lecteur à même de juger sur pièces la valeur des motifs sur lesquels repose cette doctrine. Cet extrait est textuellement tiré de la traduction des écrits hippocratique par M. Littré. On sait, à la vérité, depuis Mercurialis, qu'Hippocrate lui-même n'a eu aucune part dans la composition des livres, *De natura muliebri*, et *De morbis muliebribus*, qui contiennent les passages qui vont être cités, mais la doctrine qu'ils contiennent n'en doit pas moins être considérée comme l'expression des opinions des médecins de cette époque.

« Quand une femme (1) a les vaisseaux plus vides que d'ordinaire, la matrice desséchée, vide et légère, se déplace; elle se jette vers le foie, organe plein de fluide, pour y trouver de l'humidité, elle y adhère, et de cette manière elle intercepte la voie respiratoire qui est dans le ventre, et amène l'état hystérique. Si, par hasard, du phlegme descend de la tête aux hypochondres, la matrice, humectée par cette descente, quitte le foie, retourne à sa place en produisant une sorte de gargouillement, et l'état hystérique cesse, parce que la matrice ayant suffisamment pompé de l'humidité est devenue pesante.

» Quand la suffocation utérine a lieu chez une femme enceinte, cela tient à ce que le fœtus privé d'humidité est obligé, comme la matrice, d'aller en chercher ailleurs.

» Quand la matrice (2) se porte à la tête, et que là se fixe la suffocation, la tête pesante, les veines des narines et le dessous des yeux deviennent douloureux, il survient de la somnolence, et à la fin il arrive de l'écume à la bouche.

» Quand elle se fixe au cœur, elle provoque la suffocation, il y a des vertiges, de l'anxiété, puis des vomissements bilieux, ou des tourbillons de vents qui se dirigeant vers le bas, terminent la crise.

» Quand elle va vers les hypochondres, il se produit des vomissements âcres et brûlants, des douleurs gravatives à la tête et au col, et enfin de la suffocation. Mais quelquefois les accidents ont plus d'intensité, et l'on voit se dérouler le tableau de tous les troubles que provoque l'ellébore; le blanc des yeux se renverse, la face devient livide, comme dans une attaque d'épilepsie, la bouche se remplit d'eau, il y a des vomissements de salive acide, de la cardialgie intense, de l'orthopnée et du refroidissement des jambes. Si la matrice n'abandonne pas les hypochondres, la tête et la langue s'engourdissent, les dents se serrent, la face devient livide, et l'on ne peut faire cesser les accidents qu'en la détachant du foie auquel elle adhère, en la poussant en bas avec la main.

(1) *Maladies des femmes*, livre 1er (*Œuvres d'Hippocrate*, traduction de Littré, t. VIII, p. 33).

(2) *Maladies des femmes*, liv. II, p. 267 et suivantes.

» Lorsqu'au contraire elle va aux côtes, on sent une tumeur semblable à une boule, il y a de la douleur dans le côté, qu'on augmente par la pression, il se fait une déviation du tronc semblable à celles que produit la gibbosité, les règles s'arrêtent, il en résulte la stérilité, puis un dépérissement analogue à celui de la pneumonie.

» Lorsqu'elle s'enroule au milieu des lombes, il survient des douleurs au bas-ventre, les hanches deviennent douloureuses, les jambes se contractent, il y a des défaillances, l'excrétion des urines et celle des fèces se font difficilement, douloureusement et avec beaucoup d'efforts.

» Quand elle se porte vers la vessie, elle y occasionne de la strangurie. »

« Si les matrices (1) se tournent aux jambes et aux pieds, vous le » connaîtrez à ce signe : la femme a des spasmes aux gros orteils sous » les ongles, et de la douleur est ressentie aux jambes et aux cuisses. »

Telle est sur les convulsions hystériques la doctrine hippocratique.

Sur quoi s'appuyaient des assertions faites d'une manière aussi positive ? 1° Pour les déplacements de l'utérus : sur une série d'erreurs, sur les sensations de globe ascendant qu'éprouvaient les malades, sur les mouvements de contraction vermiculaire qu'éprouvent quelquefois les muscles droits et obliques de l'abdomen, sur ces globes formés par des incarcérations de gaz dans l'intestin grêle, dont on voit et dont on sent les déplacements, et, enfin, sur une ignorance complète de l'anatomie, car du temps d'Hippocrate, on ne savait pas s'il y avait plusieurs matrices ou s'il n'y en avait qu'une. 2° Quant aux goûts particuliers de l'utérus, cette hypothèse était fondée sur la propriété qu'on supposait aux parfums d'exciter les appétits vénériens, de plaire, par conséquent, à l'utérus ; sur ce que l'odeur de la tubéreuse, de la rose, provoquaient quelquefois des attaques hystériques, c'est-à-dire qu'elles faisaient monter l'utérus à la gorge, et, enfin, sur ce que l'inspiration des odeurs désagréables faisant cesser ces attaques, cela ne pouvait avoir lieu qu'en faisant fuir cet organe.

Celse, 35 ans après J.-C. (lib. **IV**, cap. **xx**, *morbus vulvæ*), qui dans l'ordre chronologique vient après Hippocrate, auquel il est néanmoins postérieur de cinq siècles ; Celse, qui paraît n'avoir été

______

(1) *OEuvres d'Hippocrate*, t. **VII**, *De la nature de la femme*, p. 393.

que l'écrivain correct de l'état de la médecine à son époque, continue à appeler l'hystérie *passio hysterica*, et dans le peu qu'il dit de cette maladie, on voit que pendant le long espace de temps qui s'était écoulé entre Hippocrate et lui, rien n'était changé dans l'esprit des médecins sur la manière d'envisager l'hystérie.

Telles sont là les explications qui ont satisfait les médecins jusqu'à l'époque de Galien, et qui se sont renouvelées plus tard. Arétée (1), qui paraît avoir existé à une époque contemporaine ou très peu postérieure à celle de Galien, admettait, ainsi que ses prédécesseurs, les mouvements de l'utérus comme cause des accidents hystériques. Voici la traduction fort élégante, faite par M. le docteur Parchappe, de la théorie de cet auteur sur l'hystérie. « Dans la partie moyenne des flancs de la femme est située la matrice, viscère propre à la femme, et qui ressemble beaucoup à un animal : en effet, elle se meut spontanément en divers sens ; elle peut se porter en haut vers les cartilages du thorax, vers le foie, vers les intestins, quoique de sa nature elle soit plus disposée à descendre. Pour le dire en un mot, elle est tout à fait errante ; de plus, elle aime les bonnes odeurs et s'en rapproche ; les mauvaises lui déplaisent et elle les fuit ; elle ressemble à un arbre dont les branches flexibles suivent les impulsions d'un vent léger, etc., etc. Enfin, la matrice est dans la femme comme un animal dans un autre. »

Le traitement devait nécessairement découler de ces notions pathologiques. Il était recommandé de faire avec la main tous les efforts possibles pour détacher la matrice du lieu vers lequel elle s'était portée et pour la remettre en place, puis d'employer tous les moyens imaginables pour aider ce mouvement, et parmi ces moyens figuraient les odeurs fétides destinées à faire fuir la matrice du lieu où elle s'était portée, et les odeurs agréables qui devaient l'attirer vers sa position normale.

Il est à noter, comme fait très singulier, que dans la même collection et dans le livre même *De morbis muliebribus*, il est question fort au long des déplacements réels de la matrice. Or, ces déplacements y sont décrits fort exactement, tels que nous les connaissons, et il n'y est nullement fait mention, ni d'accidents nerveux spéciaux, ni des phénomènes hystériques qui en seraient l'accompa-

______

(1) *De causis et signis morborum acutorum*, lib. II, cap. xi, p. 44, édit. de Haller.

gnement. Tout se borne à un traitement composé d'une série fort riche de moyens locaux, tels que pessaires, canules, éponges, injections, etc., etc., et dans lequel on ne trouve aucun des moyens conseillés contre l'hystérie.

Il ne fut pas difficile à Galien, qui vint plus de 500 ans après Hippocrate, de renverser un édifice basé sur de telles absurdités.

Cet auteur, qui écrivit vers le commencement du second siècle après J.-C., était très versé dans l'anatomie; aussi démontra-t-il facilement (1) que l'utérus, fixé dans le bassin par des liens solides, ne pouvait pas subir de grands déplacements, et, à plus forte raison, n'était pas libre de voyager dans l'économie. Il montra qu'il y avait un muscle diaphragme qui ne permettait pas à la matrice de se porter ni à la tête ni à la poitrine; il fit observer que si l'utérus desséché se sentait le besoin d'aller chercher de l'humidité, il lui était bien plus simple d'en prendre dans la vessie et dans le gros intestin placés à sa portée, d'où il en pouvait suffisamment tirer, que d'en aller chercher au loin dans les organes qui n'en avaient pas autant. Enfin, il fait remarquer que l'estomac rempli après un repas copieux, et que l'utérus distendu par le produit de la conception, comprimaient le diaphragme et le foie, bien autrement que ne le pouvait faire un corps aussi peu volumineux que l'est la matrice à l'état normal, et que, cependant, il ne résultait de cette compression ni suffocation ni convulsions hystériques.

On est tenté de supposer qu'après s'être montré si judicieux dans sa réfutation de la théorie hippocratique, Galien, continuant son examen critique, aurait soumis au contrôle de l'observation les faits sur lesquels on se fondait pour faire jouer à l'utérus le premier rôle dans les convulsions; mais, imbu des idées de son temps sur le rôle prédominant que l'utérus était censé jouer dans l'économie et fidèle à la tradition, cet auteur ne semble pas même avoir conçu le moindre doute, que les convulsions hystériques ne vinssent de l'utérus, tous ses efforts se bornèrent à substituer sa théorie humorale à celle qu'il venait de renverser; selon cet auteur, la matière séminale ou le fluide menstruel qui engorgeaient l'utérus, déterminaient dans cet organe une sorte de titillation, de laquelle résultaient des convulsions.

Il semblerait, d'après les ouvrages de Galien, que les attaques convulsives étaient, à cette époque, beaucoup plus rares qu'elles ne

(2) *OEuvres de Galien*, traduites par Ch. Daremberg. Paris, 1856, t. II, *Des lieux affectés*, livre VI, chap. v, p. 685.

le sont actuellement, et que les attaques comateuses se voyaient plus fréquemment que les autres ; dans ce que cet auteur dit des attaques hystériques, il n'est question que de pertes de connaissance avec immobilité, de comas et de syncopes. Il faut se rappeler que Galien prétendait que l'hystérie était surtout produite par la rétention du sperme féminin dans la matrice, et que cette liqueur censée froide, ne devait produire que des accidents froids comme elle, le coma, la torpeur, la syncope et la léthargie.

Malgré des hypothèses aussi commodes, il restait encore une difficulté à vaincre. Comment l'utérus agissait-il sur le cerveau pour provoquer les attaques hystériques dont tous les phénomènes étaient unanimement reconnus comme étant directement produits par cet organe ?

Aétius d'Amide, en 380 (1), en donne une raison bien simple et qui aurait dû suffire. Toutes les parties du corps sont, dit-il, solidaires entre elles ; elles sont liées par une sorte de consensus. Or, l'affection hystérique, partie de l'utérus, se propage par les nerfs et arrive de la sorte au cerveau.

Paul d'Égine, en 420 (2), ne se trouvant pas satisfait de l'explication d'Aétius, aima mieux supposer que de l'utérus il montait une vapeur qui allait gagner les parties supérieures du corps, et il appela cette vapeur un *aura prava*. C'est de lui qu'est partie l'hypothèse des vapeurs subtiles.

Selon les nombreux auteurs qui admirent cette hypothèse humorale, et parmi lesquels il faut compter Avicenne le représentant de la médecine des Arabes en l'an 1000, Houllier en 1560, Mercurialis en 1582, Forestus en 1570, Roderic a Castro en 1603, Sennert en 1630, Rivière en 1640, Primerose en 1650, Chesneau en 1672, Robinson en 1728, Schact en 1747 et Hunauld en 1757 ; selon ces auteurs, dis-je, tous partisans de la doctrine humorale de Galien, il montait à l'encéphale quelque chose qui partait de la matrice.

Mais ce quelque chose était-il une vapeur ou un liquide, et dans l'un et l'autre de ces cas, comment se faisait cette montée ?

La majorité fut pour une vapeur ; car, ainsi que le disait Sennert (3), une humeur ne pourrait pas passer à travers les tissus assez vite pour provoquer les désordres si précipités qui composent une attaque d'hystérie.

(1) *Tetrabilion*, sermo IV, cap. LXVIII.
(2) *De re medica*, lib. III, cap. LXXI.
(3) *Institutiones medicœ*, t. II, *De morbis mulierum*, obs. XV.

Comment se produisait cette vapeur? le voici : On supposait que le sperme ou le liquide menstruel, ou même encore autre chose, s'échauffait dans la matrice, s'y pourrissait et donnait naissance à une vapeur maligne et vénéneuse qui, selon les uns, traversait directement les divers tissus, et selon les plus habiles, allait gagner les parties supérieures du corps en passant par les veines et par les artères.

La minorité ayant observé de très jeunes filles et de très vieilles femmes, prises de violentes attaques hystériques, et chez lesquelles il n'y avait à s'en prendre ni au fluide séminal ni au fluide menstruel, voulait que ce fût une humeur spéciale, que les uns supposaient partir du mésentère, les autres de tous les organes contenus dans le ventre, et quelques-uns de toutes les parties du corps.

Toute l'antiquité et tout ce qu'il y a eu d'illustre en médecine jusqu'en 1620, époque à laquelle écrivit C. Lepois, a vécu sur ces idées, chacun adoptant, suivant son gré, l'un la théorie hippocratique, l'autre l'hypothèse galénique.

Ainsi Fernel, en 1554 (1), prétendit que, par ses démonstrations anatomiques, Galien avait induit les médecins en erreur au sujet des mouvements de l'utérus. Il assura qu'il avait souvent vu lui-même la matrice former une boule vers l'épigastre, et qu'il l'avait souvent aussi remise en place en l'abaissant avec la main.

Eustachius Rudius, en 1558 (2), soutenait, comme son maître Fernel, qu'il avait souvent, de ses propres mains, tenu la matrice montée au nombril, et qu'il l'avait souvent remise en place, car, dit-il, si la matrice peut, dans les cas de prolapsus, descendre et apparaître à la vulve, pourquoi ne pourrait-elle pas monter dans la cavité de l'abdomen? Il est probable que pour cet auteur, les abaissements de l'utérus étaient le résultat de mouvements spontanés, autrement il ne lui serait pas venu à l'idée de comparer la chute d'un corps à son ascension.

Vinrent les temps d'ignorance, où toute littérature ancienne était perdue, et où la médecine était tombée entre les mains des clercs, les seules personnes qui sussent lire.

A ces sombres époques, frappé du spectacle étrange que donnaient les convulsions de l'hystérie quand elles étaient épidémiques et quand elles étaient accompagnées de délire, le vulgaire qui, dans ces temps d'ignorance, faisait souvent loi, en attribuait la

____

(1) *Universa medicina*, lib. VI, cap. xv, p. 562, édit. de 1679.
(2) *Pratique de médecine*, chap. xv.

production à la puissance malfaisante du démon qui s'était emparé du corps des convulsionnaires qu'on appelait alors des possédées. Des médecins partageaient cette croyance, car on voit, dans l'ouvrage de l'un d'eux, Paul de Bé (*Medicinæ theoreticæ medulla*), qu'on pouvait distinguer les possessions des autres maladies, parce que, dans les premières, les malades conservaient leur fraîcheur et leur embonpoint malgré les attaques, ce qui n'avait pas lieu dans les maladies.

Notre bon Ambroise Paré (1), Fernel, Sennert, Th. Willis croyaient à l'influence des démons dans la production de ces affections ; le premier met surtout une si grande insistance à assurer de sa croyance, qu'il n'est pas le moins du monde douteux, qu'il craignait de passer pour un esprit fort et pour un homme sentant le fagot.

Ce fut sous l'influence de ces idées qui occupaient toutes les têtes depuis le xiie siècle jusqu'au milieu du xviiie, que parurent successivement plusieurs épidémies d'hystérie avec convulsions, dont les principales furent :

1° L'épidémie dite des Nonnains, dont a parlé Cardan ; la maladie commença dans un couvent de l'Allemagne, s'étendit dans le Brandebourg, dans la Saxe, dans la Hollande et jusqu'à Rome où il y avait eu tant de personnes atteintes, qu'on en comptait jusqu'à 150 à la fois dans l'hôpital des Orphelins de Rome. Les religieuses franchissaient les murs de leur couvent, pour courir les champs ; toutes avaient des convulsions, elles éprouvaient des douleurs si vives dans toutes les parties de leur corps, qu'elles se mordaient l'une l'autre ; leur ventre, dit Benivenius, était tendu et gros comme un tambour ; elles faisaient des prédictions en même temps que des cabrioles, grimpaient contre les murailles et bêlaient comme des brebis. Melanchton dit que ces femmes étaient des spectacles de prodiges dans leurs actions et dans leurs paroles, et qu'elles tenaient des discours si savants, qu'on pensait que tout cela ne pouvait être que l'ouvrage du diable. Cardan, qui a rapporté l'histoire de cette épidémie, ne dit pas à quelles causes elle fut due ;

2° Celle des religieuses du couvent d'Ubertet, comté de Hoorn, qui eut lieu en 1550. Les religieuses de ce couvent, dirigées par un prêtre exalté, avaient passé cinquante jours de carême sans rien prendre que du jus de raves, et s'étaient livrées aux exercices de la

(1) *OEuvres complètes*, édition publiée par J.-F. Malgaigne. Paris, 1840, t. III, p. 53 et suiv.

piété la plus exagérée. Cette épidémie offrit des convulsions et de la démonomanie ; ces femmes, si pieuses auparavant, se livraient dans leurs attaques à tous les actes d'irréligion possibles, elle juraient, tenaient les discours les plus blasphématoires et les plus licencieux, avaient en horreur toutes les cérémonies de la religion et tous les actes de piété ; leurs convulsions étaient d'une extrême violence, et donnaient lieu aux contorsions les plus bizarres ;

3° Celle des nonnes du couvent de Sainte-Brigitte, qui eut lieu en 1552. Elle commença par une jeune nonne qui avait pris le voile à la suite de contrariétés d'amour, et qui ne fut pas plutôt séquestrée dans l'enceinte du monastère, qu'elle tomba dans une agitation nerveuse effrayante ; l'hystérie dont elle était atteinte se communiqua à toute la communauté, où elle régna pendant dix ans. Les malades avaient des convulsions, du délire, des cris d'animaux et des bêlements ; leurs attaques éclataient souvent dans le chœur où elles tombaient à la renverse dans le plus grand désordre. Il y avait un spasme à la gorge tel qu'elles ne pouvaient avaler. On supposa que le diable s'était emparé de leur corps ;

4° Celle des filles d'un couvent à Kintorp, près Strasbourg, rapportée par Wier. Les religieuses se croyaient possédées ; elles avaient aussi des convulsions, déliraient, se mordaient entre elles et cherchaient à se jeter sur les étrangers. La gorge était serrée, ce qui ne les empêchait pas de jeter des cris effrayants. On prévoyait l'arrivée d'une attaque par l'odeur infecte que prenait l'haleine ;

5° Celle des filles juives d'un hôpital d'orphelins à Rome en 1554, dont Cardan, Bodin et Wier font mention. Ces jeunes filles venaient de changer de religion et d'être initiées aux mystères de la religion catholique, circonstances qui avaient dû exalter leur imagination. Le nombre des malades s'éleva à 80 ; ces filles avaient aussi des attaques de convulsions ; elles avaient, dit-on, le don des langues pendant leurs attaques. On supposa que le diable avait été envoyé dans le corps de ces filles par les juifs mécontents de leur changement de religion ;

6° Celle des religieuses du couvent de Nazareth, à Cologne, qui eut lieu en 1564, qui fut observée par Wier. Il paraît que la plus grande débauche régnait dans le monastère. La maladie commença par une jeune religieuse qui était cloîtrée depuis l'âge de quatorze ans, et qui, dans le délire de ses attaques, croyait coucher avec le démon. Elle se répandit bientôt dans le couvent ; les nonnes avaient des convulsions effrayantes et une série d'accidents nerveux qui les firent considérer comme des possédées. Elles ne parlaient que de la damnation éternelle qui les menaçait ;

7° Celle des enfants trouvés de l'hôpital d'Amsterdam, qui eut lieu en 1566. D'après Réal et Wier 50 à 60 enfants au-dessus de douze ans, filles et garçons, avaient à la fois des convulsions avec du délire ; ils avalaient tout ce qui leur tombait sous la main, ils grimpaient comme des chats sur les murailles et sur les toits, leur regard était affreux à voir, ils faisaient toutes sortes de grimaces, etc. ;

8° Celle des Ursulines d'Aix, en 1609, arrivée on ne sait comment, où il y eut des convulsions et le délire de la démono-manie, le curé Gaufridi qui dirigeait le couvent en fut la vic-time ; convaincu d'avoir ensorcelé les religieuses, il fut brûlé vif ;

9° Celle des Ursulines de Loudun en 1634, dont l'histoire est assez curieuse pour que je croie devoir la rapporter ici. De jeunes religieuses, pour se distraire des ennuis de la clôture, imaginèrent de lutiner leurs vieilles compagnes ainsi que les jeunes pensionnaires de leur couvent ; elles se levaient la nuit, couraient dans les cellules pour y faire toutes sortes de tours et pour donner à croire aux ap-paritions du démon. Leur espiéglerie réussit, le couvent s'effraya ; elles continuèrent leur jeu, on fit alors des exorcismes ; bientôt quelques jeunes pensionnaires eurent des convulsions par suite de la frayeur et de la préoccupation d'esprit ; en peu de temps, les convulsions s'étendirent à tout le couvent. Dans ces entrefaites eut lieu, dans la même ville, le procès du curé Urbain Grandier, accusé de sorcellerie, de commerce avec le diable, et, comme tel, d'avoir jeté un sort sur les Ursulines. Dès ce moment, tout le couvent se crut sous l'empire du démon. Il y eut des convulsions de toute espèce accompagnées de miaulements, d'aboiements, et d'engastrimisme, car le diable parlait dans le corps de ces religieuses assez claire-ment pour que les assistants pussent l'y entendre. La maladie gagna plusieurs femmes de la ville, et s'étendit peu à peu jusqu'au Lan-guedoc. Ces hystériques avaient des convulsions de toute espèce ; comme on supposait que tous les troubles qu'elles éprou-vaient étaient une œuvre du démon, et que leur esprit était incessamment obsédé de cette pensée, elles avaient pendant leurs attaques des conversations avec le diable qui leur faisait faire toutes sortes de contorsions. On envoya un capucin pour faire des exorcismes, le père Tranquille, et un autre moine, nommé Surin, ardents exorcistes, qui finirent tous les deux par y perdre la tête et par mourir fous ;

10° Celle des religieuses de Louviers, qui eut lieu en 1642 ; les circonstances, à la suite desquelles elle se développa, sont curieuses ; elles constatent le degré d'influence qu'a l'ascétisme sur la production de l'hystérie.

Les religieuses de Louviers étaient conduites par un curé, nommé Picard, homme de mœurs irréprochables, d'une piété profonde, mais doué d'un esprit disposé à l'exaltation et au mysticisme ; il avait un extérieur imposant, pendant la messe il était souvent pris d'extase, et ses oraisons étaient fréquemment entrecoupées de profonds sanglots. Ce prêtre, qui poussait au dernier degré l'amour de Dieu, qu'il portait jusqu'à l'enivrement, enflamma bientôt l'imagination des religieuses qu'il dirigeait. Ces saintes filles se montrèrent jalouses d'arriver à un haut éclat de sainteté ; on les vit courir au-devant de toutes les macérations, passer des nuits en prières, s'exténuer par des jeûnes excessifs, meurtrir leur chair à coups de discipline, et, pour mettre le comble à ces bonnes œuvres, se rouler à moitié nues dans la neige.

Le résultat de tant d'excitations ne se fit pas longtemps attendre. Au bout de quelques mois, 18 sœurs sur 50, qui composaient la communauté, étaient affectées de convulsions hystériques et d'un délire qui portait sur les idées religieuses ; elles avaient des visions, elles étaient visitées par le diable, faisaient toutes sortes d'extravagances, leurs convulsions étaient bizarres. Mais la partie la plus remarquable de l'épidémie fut que, passant d'un extrême à l'autre, elles avaient passé de la dévotion la plus outrée à l'excès opposé ; elles juraient, blasphémaient, avaient des attaques quand il fallait entrer à l'église, avaient des fureurs lorsqu'on voulait les faire prier, etc.

Cette épidémie fut nécessairement considérée comme un effet de la possession du démon, et le prêtre qui en avait été l'auteur fut regardé comme un sorcier. Henreusement il était mort dans ces entrefaites, car son cadavre exhumé fut jugé, condamné à être brûlé et jeté à la voirie ;

11° Celle des religieuses de Sainte-Brigitte, à Lille, qui eut lieu en 1613, dans laquelle il y eut des attaques hystériques et de la démonomanie ;

12° Celle des religieuses d'Auxonne en 1675, et celle des femmes de Toulouse, en 1781, qui furent également prises pour des possessions.

Dans plusieurs de ces occasions de scandale, les médecins du

couvent, accusés de sorcellerie par les religieuses démonomaniaques, périrent sur l'échafaud victimes de la superstition.

Le caractère de toutes ces épidémies était évidemment le résultat
de l'empire des idées mystiques qui régnaient alors, et des appré-
hensions des maléfices des démons; mais avec le progrès des lumières, elles se dissipèrent peu à peu et finirent par ne plus se
reproduire quand, sous Louis XIV, le gouvernement ne voulut
plus entendre parler de possédés ni de sorciers.

Mais l'humanité ne perd jamais ses faiblesses : en 1760, à l'époque
où Louis XIV fit, sous prétexte de religion, exercer des persécu-
tions contre les protestants révoltés des Cévennes, il y eut aussi, en
divers lieux, des épidémies de convulsions dites *des Trembleurs des
Cévennes*. Exaspérés par la persécution, les paysans se réunissaient
en des assemblées secrètes et souvent nocturnes, pour se livrer aux
pratiques de leur culte. Là, poussés par le fanatisme, excités par
les prédications de leurs ministres, leur esprit s'égarait, les femmes
ainsi que les hommes, avaient des convulsions, des extases, des
visions et la faculté de prophétiser. Comme caractère de cette épidémie, les individus étaient, au moment où selon eux l'Esprit Saint les
saisissait, affectés de la perte de la voix, et d'un tremblement convulsif des membres et du tronc ; au lieu d'attribuer les convulsions
à l'influence des démons comme auparavant, on se mit à prétendre
qu'elles annonçaient l'arrivée de l'Esprit Saint, et qu'elles étaient
un bienfait de la divinité.

A peine la manie des trembleurs était-elle passée, qu'on vit
naître une autre épidémie de convulsions.

En 1727, apparut celle dite des convulsionnaires de Saint-Médard. A cette époque et au fort des querelles religieuses qui s'étaient
élevées entre les Jésuites et les Jansénistes à propos de la bulle
Unigenitus, mourut un bon vieux prêtre, le diacre Pâris. Ce
brave homme qui, pendant sa vie, avait été un modèle d'humilité
et de charité chrétiennes, avait éprouvé quelques ennuis de la part
de ses supérieurs ecclésiastiques à propos des opinions jansénistes
dont il était entiché. Le parti en fit de suite un bienheureux,
et l'on vint prier sur son tombeau ; l'exaltation religieuse, jointe à
l'irritation produite par la persécution, fit que bientôt quelques filles
hystériques eurent leurs attaques pendant qu'elles priaient au tombeau du diacre placé dans le cimetière de Saint-Médard, que
d'autres hystériques qui n'avaient pas encore eu d'autres attaques,
en eurent à ce moment, et qu'enfin, un grand nombre de femmes,

qu'une piété exaltée conduisait dans ce lieu, eurent aussi des convulsions. Tout cela était considéré comme une œuvre miraculeuse, parce
que des malades, amenés dans le cimetière pour y chercher un remède à leurs maux, animés par une foi ardente et par un ferme espoir de guérir, s'étaient, après avoir eu des convulsions, trouvés
notablement améliorés ou guéris. On supposait que la vertu du bienheureux ne pouvait opérer qu'en excitant une violente perturbation.
La puissance de la communication avait été si grande que, dès le
principe de l'épidémie, on ne comptait que sept à huit jeunes filles
convulsionnaires, et qu'au bout de deux ans , on en comptait sept
à huit cents. C'était à qui ferait les convulsions, les culbutes et les
sauts les plus extraordinaires ; celles-là se nommaient les sauteuses.
D'autres poussaient des cris qui leur firent donner la qualification
d'aboyeuses ou de miauleuses, selon la nature des cris qu'elles
poussaient.

La police étant intervenue pour faire cesser tout ce désordre et
le cimetière étant fermé, les convulsionnaires se groupèrent en
sociétés qui se tenaient dans divers quartiers de Paris. Dans ces
réunions, de jeunes, et aussi de vieilles filles, avaient des convulsions, des visions, des extases, etc., et surtout elles éprouvaient
un besoin de tortures qui leur faisait rechercher la souffance.
Toutes ces femmes étaient, comme l'ont constaté Hecquet et Morand, des hystériques prises de gastralgies, d'entéralgies, de tympanites, etc., que les violences qu'on exerçait sur elles, et qu'elles
appelaient des secours, soulageaient beaucoup.

Ces scènes de déraison, entretenues par les passions religieuses,
car les convulsionnaires étaient des jansénistes appellantes de la
bulle *Unigenitus* à un futur concile, durèrent trente-cinq ans,
après quoi tout rentra dans l'ordre.

Mais le cœur humain est une mine inépuisable : en 1750, on vit
naître une nouvelle épidémie de convulsions.

A cette époque, Mesmer, remettant en lumière la théorie du
magnétisme animal, à l'aide de laquelle il prétendait guérir les
maladies nerveuses, réunit toute la bonne compagnie de Paris dans
des assemblées où l'on magnétisait ; et comme il croyait ou feignait
de croire que les guérisons ne s'opéraient qu'à l'aide de révolutions
dans le corps humain, il poussait ses adeptes vers l'idée des convulsions, aussi rien n'était plus commun que les convulsions autour du baquet magnétique ; à ce moment les convulsions hystériques se trouvèrent être en quelque sorte épidémiques dans Paris.

On sait qu'après avoir joui d'une grande vogue les pratiques et les efforts du mesmérisme finirent au bout de quelques années par tomber dans l'oubli.

Il y a lieu d'espérer que les progrès des lumières et les idées générales d'hygiène préviendront à l'avenir les populations contre le retour de ces tristes effets de la crédulité et de la superstition.

Tel est l'historique des convulsions de l'hystérie. On y voit l'esprit humain passer tour à tour d'erreur en erreur, croire à des voyages de la part d'un organe forcément immobile ; supposer que le liquide le plus actif de tous, le sperme, ait pu frapper de froideur toute l'économie ; regarder les mêmes effets, tantôt comme une influence fatale du démon, tantôt comme un bienfait miraculeux venu d'en haut, et finir par rapporter toutes ces perturbations à l'existence d'un fluide imaginaire.

Si les convulsions hystériques à l'état d'épidémie étaient devenues pour le vulgaire et pour beaucoup de médecins la source d'une étiologie si absurde, ces mêmes convulsions à l'état sporadique restèrent en grande partie dans le domaine de la médecine, et leur nature, considérée depuis Ch. Lepois sous un point de vue médical, a été expliquée par des hypothèses qui, ayant au moins le mérite d'être rationnelles, seront appréciées plus loin quand il s'agira de discuter la cause des convulsions.

Les attaques de convulsions hystériques ne se rencontrent pas chez toutes les personnes atteintes d'hystérie ; il en est qui éprouvent, pendant un temps fort long, tous les accidents de cette maladie, quelquefois à un degré assez élevé, sans jamais avoir d'attaques.

Dans quelle proportion sont-elles relativement à celles qui ont des attaques ? Les auteurs ne le disent pas. J'ai dû faire des recherches sur ce point, en voici le résultat. Sur 421 hystériques dont j'ai pris l'observation, il y en avait 305 chez qui il y avait eu des attaques, et 116 qui n'en avaient jamais eu ; par conséquent, les trois quarts de ces malades avaient eu des attaques.

Mais comme il pouvait se faire que mes salles, que l'usage a affecté aux hystériques, continssent des malades plus fortement atteintes que celles des autres salles, j'ai visité toutes les malades de l'hôpital, tant en médecine qu'en chirurgie, et j'ai trouvé que, sur 65 hystériques, 38 avaient ou avaient eu des attaques, et 27 n'en avaient jamais eu, ce qui donne un rapport d'un peu plus de 4 à 3.

Si, de plus, on réfléchit que les femmes des classes supérieures à celle qui fréquente les hôpitaux, quoique peut-être plus impressionnables, sont exposées à beaucoup moins d'émotions violentes que le sont les premières, on trouvera, je pense, que ce n'est pas beaucoup s'éloigner de la vérité, que de considérer comme probable que la moitié des femmes atteintes d'hystérie n'a pas d'attaques.

Les convulsions hystériques se produisent de trois manières bien différentes :

1° Tantôt l'affection hystérique débute d'une manière soudaine par une attaque de convulsions. Sur mes 305 hystériques avec convulsions, il y en avait eu 132, c'est-à-dire le tiers, chez qui l'hystérie avait débuté de cette manière, chez quelques-unes avec des symptômes précurseurs qui avaient duré de quelques heures à une journée, et chez le plus grand nombre sans aucun symptôme précurseur.

2° Il est quelques malades chez lesquelles les accidents hystériques ordinaires apparaissent à peu près en même temps que les attaques de convulsions. Il s'en est, chez mes malades, trouvé 6 qui étaient dans ce cas. Chez elles, l'hystérie avait débuté d'une manière aiguë.

3° Tantôt, au contraire, les attaques n'apparaissent qu'après que les malades ont été atteintes pendant un temps plus ou moins long des accidents ordinaires de l'hystérie, et alors elles constituent le plus souvent une aggravation. Chez 189 de mes malades, les attaques ne s'étaient développées que consécutivement aux autres accidents de la maladie.

Je n'oserais cependant pas, sur ces chiffres quelque élevés qu'ils soient, donner comme règle générale que, chez un tiers des hystériques, la maladie débute par une attaque de convulsions ; parce qu'il y a tout lieu de penser que les femmes des classes malaisées sont sujettes, à raison de leur genre de vie, à des émotions bien plus violentes et bien plus nombreuses que les femmes des autres classes. Mais, tout en faisant cette réserve, on peut assurer que l'hystérie débute soudainement par une attaque hystérique, au moins chez un huitième des femmes atteintes d'hystérie.

Il était important de rechercher, sur les hystériques chez qui les attaques de nerfs avaient été consécutives, quel avait été le temps écoulé entre l'époque à laquelle avaient paru les premiers accidents hystériques, et le moment où avait éclaté la première attaque ; en d'autres termes, quelle avait été la durée de la première période de la maladie.

Sur 135 malades qui ont pu me donner sur ce point des renseignements suffisants, j'ai trouvé :

Que, 1° chez 5, il y avait eu, entre les premiers accidents et la première attaque, un intervalle d'une quinzaine de jours ; 2° chez 12, un intervalle d'un mois ; 3° chez 5, un intervalle de deux mois ; 4° chez 4, un intervalle de trois mois ; 5° chez 2, un intervalle de quatre mois ; 6° chez 1, un intervalle de cinq mois ; 7° chez 16, un intervalle de six mois ; 8° chez 26, un intervalle de six mois à un an ; 9° chez 19, un intervalle d'une année ; 10° chez 16, un intervalle de deux années ; 11° chez 4, un intervalle de trois ans ; 12° chez 8, un intervalle de quatre ans ; 13° chez 6, un intervalle de cinq ans ; 14° chez 7, un intervalle de six ans ; 15° chez 2, un intervalle de neuf ans ; 16° chez 1, un intervalle de dix ans ; 17° chez 4, un intervalle de douze ans ; 18° chez 2, un intervalle de seize ans ; 19° chez 1, un intervalle de vingt ans. Chez les autres, cet intervalle n'a pu être constaté avec assez d'exactitude pour pouvoir le noter.

Il résulte de ce tableau que, sur 135 cas d'attaques consécutives, il y en avait eu 84, c'est-à-dire les deux tiers, où les attaques avaient apparu dans le cours de la première année de la maladie. On verra plus loin que, durant cette première année, les convulsions ont été bien plus souvent spontanées que dans toute autre époque ; on peut donc conclure de là que la tendance qu'a l'hystérie à s'accroître est bien plus grande dans la première année que dans les années suivantes.

Les chiffres montrent qu'au delà de cette première année, il n'y a plus de prédisposition spéciale ; l'apparition de la première attaque ayant lieu dans ce cas, le plus ordinairement sous l'influence de causes accidentelles, l'époque de cette apparition a dépendu du moment où est survenue la cause accidentelle ; on voit, en effet, qu'il s'est trouvé des femmes chez lesquelles la première attaque n'avait apparu qu'après huit, dix, douze, seize et même vingt ans de maladie.

Il faut conclure de là : 1° que la capacité à avoir des attaques peut durer longtemps chez les hystériques, mais que cependant elle va en diminuant avec l'âge ; 2° qu'il est des hystériques qui n'auraient jamais eu d'attaques, si elles n'avaient pas été exposées aux causes qui les font naître.

La première attaque d'hystérie n'arrive pas indifféremment à tous les âges, ainsi que le montre le tableau suivant.

Daus l'enfance chez 19 malades, elle avait eu lieu d'emblée chez 7,
et avait été consécutive chez 3.

A   5 aus, chez 3; d'emblée chez tous.
A   7   —   7; d'emblée chez tous.
A   8   —   9; d'emblée chez   8.
A   9   —   71; d'emblée chez   6.
A 10   —   5; d'emblée chez   2; consécutive chez   3.
A 12   —   12; d'emblée chez   9; consécutive chez   3.
A 13   —   6; d'emblée chez   3; consécutive chez   3.'
A 14   —   9; d'emblée chez   5; consécutive chez   6.
A 15   —   21; d'emblée chez 14; consécutive chez   6.
A 16   —   25; d'emblée chez 11; consécutive chez 14.
A 17   —   16; d'emblée chez   7; consécutive chez   9.
A 18   —   15; d'emblée chez   2; consécutive chez 13.
A 19   —   20; d'emblée chez   4; consécutive chez 16.
A 20   —   19; d'emblée chez   6; consécutive chez 13.
A 21   —   8; d'emblée chez   2; consécutive chez   6.
A 22   —   13; d'emblée chez   4; consécutive chez   9.
A 23   —   7; .... consécutive chez tous.
A 24   —   16; d'emblée chez   2; consécutive chez 14.
A 25   —   18; d'emblée chez   7; consécutive chez 11.
A 26   —   7; d'emblée chez   4; consécutive chez   3.
A 27   —   3; d'emblée chez   1; consécutive chez   2.
A 28   —   3; .... consécutive chez tous.
A 29   —   1; .... consécutive.
A 30   —   5; d'emblée chez   1; consécutive chez   4.
A 31   —   3; d'emblée chez   1; consécutive chez   2.
A 32   —   3; d'emblée chez   1; consécutive chez   2.
A 33   —   2; d'emblée chez   1; consécutive chez   1.
A 34   —   1; .... consécutive.
A 36   —   3; d'emblée chez   1; consécutive chez   2.
A 38   —   3; d'emblée chez   2; consécutive chez   1.
A 39   —   3; d'emblée chez   1; consécutive chez   2.
A 40   —   3; d'emblée chez   2; consécutive chez   1.
A 41   —   1; d'emblée.
A 42   —   1; .... consécutive.
A 43   —   1; .... consécutive.
A 46   —   1; d'emblée.
A 53   —   1; .... consécutive.
A 55   —   2; d'emblée chez les 2.
A 58   —   1; d'emblée.

Il résulte de ce tableau de 294 cas, de première attaque :

1° Que l'époque à laquelle ces attaques ont eu lieu le plus fréquemment, est la période de quinze à trente ans (166 cas);

2° Que celle où elles ont eu lieu le plus rarement est la période
qui, de trente ans, va jusqu'à l'âge le plus avancé (28 cas);

3° Que l'époque où la fréquence a été une moyenne entre ces
extrêmes, est celle qui de l'enfance va jusqu'à l'âge de quinze
ans (116 cas);

4° Que de l'enfance jusqu'à l'âge de quinze ans, le nombre des cas où la première attaque s'est faite primitivement, l'emporte sur celui des cas où elle a été consécutive, dans la proportion de 78 contre 35 ;

5° Que le contraire a eu lieu dans la période de quinze à trente ans, dans la proportion de 50 cas d'attaques primitives, contre 116 cas d'attaques consécutives ;

6° Que, dans les années postérieures à l'âge de trente ans, il n'y a plus eu de différence notable (12 cas d'attaques primitives contre 16 cas d'attaques consécutives) ;

7° Que de l'enfance jusqu'à l'âge de douze ans, la disposition aux attaques s'est trouvée être à peu près la même (4 pour chaque année) ; qu'à partir de l'âge de douze ans jusqu'à celui de vingt-cinq ans, cette disposition a été croissant à peu près régulièrement chaque année, en moyenne de 11 pour les premières années et de 17 pour les dernières années ; enfin que, de vingt-cinq ans à cinquante-huit ans, limite des apparitions de première attaque, la disposition à ces attaques a constamment été presque nulle, 3 à 4 pour les premières années, et 1 pour les dernières, en moyenne 1 et 1/2 par an. Ainsi, depuis l'enfance jusqu'à l'âge de cinquante-huit ans, les chiffres qui indiquent la disposition à contracter des attaques convulsives, sont, 4 pour l'enfance, 14 pour la période de vingt à trente ans, et 1 et 1/2 pour l'âge adulte ;

8° Que des premières attaques peuvent avoir lieu chez des enfants de quatre à cinq ans et chez des sujets de cinquante-huit ans, ce qui montre que ce qu'on pourrait appeler la capacité hystérique peut exister pendant une période de cinquante ans.

Comme ces résultats portent sur un chiffre assez fort, je me crois fondé à les considérer comme pouvant s'appliquer à la généralité des hystériques et, par conséquent, comme formant une sorte de loi.

L'apparition des premières attaques de convulsions se fait sous l'influence de deux ordres de causes : les unes sont des causes occasionnelles qui résultent de l'influence des diverses circonstances au milieu desquelles les hystériques se trouvent placées ; les autres ne sont pas, d'une manière appréciable, dépendantes des agents extérieurs, et proviennent probablement des sujets eux-mêmes.

Sur 254 malades qui ont pu donner des renseignements, il ne s'en est trouvé que 48 chez lesquelles aucune cause extérieure accidentelle n'avait agi d'une manière appréciable, et, par conséquent, chez qui les attaques de convulsions pouvaient être considérées comme résultant de l'accroissement progressif de la maladie ; et 206, chez lesquelles la première attaque avait eu lieu sous l'influence d'une cause accidentelle, et s'était montrée souvent immédiatement après l'action de cette cause, et plus souvent encore, soit au bout de quelques heures, soit au bout de quelques jours après cette action.

Ces causes ont été les suivantes :

Une émotion morale plus ou moins vive, chez 54 malades ; une vive frayeur, chez 47 ; presque toujours après ces deux ordres de causes, l'attaque avait'eu lieu à l'instant même, les malades avaient suffoqué soudainement, puis avaient perdu connaissance, et ensuite avaient eu des convulsions ; des contrariétés plus vives que de coutume, chez 30 ; la période menstruelle accompagnée de douleur, chez 23 ; des actes de violences, des sévices ou des mauvais traitements, chez 16 ; la vue d'une attaque de convulsions, chez 9 ; la saignée du bras, chez 8 ; un accès de colère, chez 4 ; la convalescence d'une fièvre typhoïde ou d'une maladie grave, chez 4 ; la magnétisation, chez 2 ; et, enfin, sur la même ligne, le coït, l'application du spéculum, la cautérisation de plaies à la vulve, l'avulsion d'une dent, une fracture, le frisson d'une fièvre intermittente, un érysipèle à la face, etc.

On trouve, en parcourant les écrits des divers auteurs, que, chez les femmes du monde, les agents qui avaient provoqué l'apparition de la première attaque d'hystérie étaient à peu près du même genre que ceux-ci ; la seule différence consiste en ce qu'opérant sur des organismes plus impressionnables, ces agents n'ont pas eu besoin d'avoir une grande puissance : ainsi, une simple émotion de joie ou de bonheur, une légère surprise, etc., ont provoqué des premières attaques chez des personnes du monde. Enfin, dans quelques cas, peut-être incomplétement observés, les attaques auraient remplacé une éruption brusquement supprimée, une dartre ou un écoulement disparus trop promptement.

MM. Schützenberger et Négrier prétendent qu'on provoque l'apparition d'une attaque de convulsions en pressant les ovaires. Ces deux médecins ont été induits en erreur par la préoccupation avec laquelle ils ont observé. S'il n'y a pas de douleur aux régions ovariennes, la pression est complétement inefficace, elle ne provoque rien. S'il y a de la douleur, j'ai toujours constaté qu'elle siégeait ordinairement dans les muscles, quelquefois dans la peau, et rarement dans les ovaires. On peut, d'ailleurs, chez des femmes atteintes de phlegmons ovariens, presser tant qu'on voudra la région ovarienne, et l'on ne provoquera pas d'attaques.

Ou s'est également appuyé sur les attaques survenues après une application de spéculum, une cautérisation à la vulve, pour attribuer une assez grande valeur à l'influence de ces sensations spéciales dans la production de l'hystérie. On s'est encore trompé ; j'ai étudié avec soin bien des femmes chez lesquelles la première attaque de convulsions hystériques avait eu lieu dans ces cas, et j'ai toujours reconnu, ou que ces malades présentaient auparavant les caractères de l'hystérie, ou bien qu'elles étaient excessivement impressionnables. Il est donc très inexact de dire que ces agents donnent naissance à l'hystérie. Le seul fait exact est celui-ci, que l'excitation produite par une douleur quelconque, et dans un lieu quelconque, peut à la rigueur provoquer une attaque hystérique.

Si l'on cherche l'organe sur lequel agissent ces causes, on trouve, dès le premier abord, qu'elles ont presque toutes une action directe sur l'encéphale, tandis qu'il n'en est qu'un fort petit nombre qui en aient sur l'utérus et sur ses annexes. Ce double fait est en harmonie avec les idées nouvelles sur le siége de l'hystérie, et en complète opposition avec celles qui le plaçaient dans les organes génitaux.

Les causes déterminantes qui ont provoqué la première attaque dans le cours de la première année de l'hystérie, se sont généralement trouvées être assez faibles ; c'étaient des contrariétés peu graves, une simple émotion morale légère, quelques voies de fait exercées, une saignée, etc. Au contraire, quand cette première attaque avait eu lieu à des époques assez éloignées du début de la maladie, le plus grand nombre des causes était de celles qui agissent énergiquement, comme une vive frayeur, une émotion morale profonde, etc.

Enfin, les attaques qui ont été le début de l'hystérie ont toujours été provoquées par des causes très puissantes : ainsi, une femme s'était trouvée inopinément, en 1848, au milieu du feu d'une barricade ; une autre venait d'être violée, une troisième venait de voir son frère tomber d'une fenêtre élevée, etc., quelques instants avant d'avoir leur première attaque.

Ce résultat de l'étude des causes des attaques porte sur un chiffre assez élevé pour pouvoir être appliqué aux hystériques en général ; d'ailleurs, elle s'accorde avec ce que disent tous les auteurs, Hoffmann, Louyer-Villermay, Georget, etc., qui regardent les influences sur le moral comme les causes les plus puissantes de la production des premières attaques d'hystérie.

Les phénomènes que présentent les attaques de convulsions hystériques sont assez nombreux, et ils ont besoin d'être classés convenablement pour que la filiation en soit bien comprise.

Ainsi, je traiterai d'abord des prodromes, puis du début de l'attaque, puis de la série des accidents qui se succèdent, en distinguant ceux qui constituent le fond de l'attaque, de ceux qui ne sont qu'accessoires, et, enfin, je m'occuperai de sa terminaison et des troubles qui l'accompagnent.

Les attaques de convulsions hystériques débutent quelquefois brusquement et sans aucun phénomène précurseur : l'attaque a lieu immédiatement après l'action de la cause ; ainsi, après une frayeur vive, à l'instant même, les malades éprouvent de l'oppression, de la strangulation, et la perte de connaissance.

Dans les autres cas, et surtout dans ceux où la première attaque est spontanée, c'est-à-dire sans causes extérieures appréciables, et où elle paraît être un résultat de l'extension de la maladie, il se développe des troubles précurseurs.

M. Monneret fait de ces accidents un tableau que je me plais à rapporter ici.

Quelques heures et souvent plusieurs jours avant l'attaque, les femmes se plaignent d'un trouble général ; elles sont inquiètes, impatientes, en proie aux idées les plus tristes, et ne peuvent se livrer à aucun travail continu. Tout leur cause de l'ennui, elles recherchent la solitude, elles pleurent et rient sans sujet, et malgré elles ; les deux filles d'un président au parlement de Rouen riaient constamment et d'une manière continue, pendant deux heures avant chaque attaque ; l'intelligence est déjà troublée, et la volonté n'est plus libre (Sydenham, Louyer-Villermay, Georget). Les malades ressentent dans la tête des douleurs, des vertiges et des pesanteurs, elles éprouvent des crampes dans les membres, un sentiment de froid glacial, quelques mouvements convulsifs involontaires, le besoin de se mouvoir et de changer de place. L'appétit est diminué, capricieux ou perverti ; il survient du gonflement à l'épigastre ; des éructations, et quelquefois de la douleur, se manifestent. La nuit se passe sans sommeil ; viennent bientôt des bâillements prolongés et fréquents, des soupirs, de l'anxiété à l'épigastre, de la dyspnée, des palpitations, un fort serrement de la poitrine, la constriction de la gorge, et des troubles dans la calorification.

Ces troubles précurseurs sont quelquefois si forts, que les malades leur préfèrent les souffrances de l'attaque, et désirent ardemment que celle-ci arrive.

Tel est le tableau peut-être un peu forcé de ces malaises préliminaires qui montrent tout l'ensemble du système nerveux dans un état d'excitation extrême.

Après les prodromes viennent les phénomènes propres de l'attaque.

La majorité des auteurs a prétendu que le premier des malaises qui ont lieu pendant une attaque, celui qui en quelque sorte ouvre la scène et semble être le point de départ des accidents, était une souffrance à l'utérus ; selon Hippocrate, et, après lui, selon tous les auteurs anciens, sans en excepter un seul, les attaques hystériques commenceraient toujours par une sensation, soit de douleur, soit de compression, soit de globe, à la région de l'utérus. Cette assertion, qui n'a jamais été contestée, est encore admise par la plupart des auteurs modernes. Elle a été, en particulier, soutenue très chaudement par Astruc, par Louyer-Villermay et par Broussais. Ces trois écrivains ont tous les trois soutenu que les attaques d'hystérie partaient toujours de l'utérus ; l'un d'eux a même prétendu qu'il y avait, au début de l'attaque, un mouvement vermiculaire que le doigt appliqué sur le col, pouvait parfaitement sentir. Nacquart assurait avoir senti lui-même ce mouvement. Ils ont prétendu qu'il suffisait de toucher légèrement le col de l'utérus d'une hystérique pour provoquer une attaque. Enfin, les trois auteurs que je viens de citer ont été jusqu'à vouloir faire, du point de départ de l'utérus, un caractère de l'attaque hystérique et un moyen certain de la distinguer des autres convulsions.

Il s'agissait de déterminer si l'observation des faits viendrait corroborer les assertions si positives de ces auteurs.

Sur un ensemble de 221 malades, chez lesquelles j'ai noté avec soin le début de l'attaque, il s'en est trouvé :

1° 134 chez qui l'attaque avait débuté par des souffrances à la région épigastrique, et 31 chez qui le début s'était fait par des souffrances dans une partie du corps située au-dessous de l'épigastre, lesquelles s'étaient tout aussitôt étendues à l'épigastre. Ainsi, chez 165 hystériques, les premières souffances, occasionnées par l'attaque, ont été un sentiment de compression, de suffocation, ou de douleur déchirante à l'épigastre.

2° 29 chez qui l'attaque avait débuté par de la céphalalgie, des vertiges et des bourdonnements d'oreilles, et 6 chez qui le début s'était fait par une simple céphalalgie qui avait été assez forte.

3° 7 chez qui le début s'était fait par une sensation de strangulation ou de constriction à la gorge.

4° 31 des malades dont je viens de parler, chez qui l'attaque avait débuté par les membres, avaient ressenti une sorte d'aura qui, partie, soit des extrémités, soit de la totalité des membres, avait été gagnant le tronc et la région épigastrique. Chez 10 de ces malades, il y avait eu un frissonnement général avec tremblements, roidissements, fourmillements, douleurs ou agitation des membres, puis du tronc. Chez 6, le tremblement ou la douleur s'étaient bornés, soit aux deux membres supérieurs, soit à un seul. Chez 5, les mêmes troubles avaient eu lieu dans les membres inférieurs seulement. Dans ces deux dernières catégories, la souffrance avait commencé plusieurs fois par les mains ou par les pieds, et s'était ensuite étendue aux membres ; enfin, chez 3 malades, l'attaque avait débuté par des fourmillements dans les mains et dans les pieds tout à la fois.

5° 6 chez qui le début avait eu lieu par une sensation, soit de douleur, soit de compression, soit de globe, à la région ombilicale.

6° 1 chez qui le point de départ avait été une douleur à l'hypogastre.

7° 2 chez qui l'attaque avait débuté par des souffrances à l'utérus ou à ses annexes.

8° 2 chez qui ce point avait été la fosse iliaque gauche où il s'était développé une très vive douleur.

9° Enfin 1 chez qui le début de l'attaque avait eu lieu par une vive douleur dans le flanc gauche.

On voit que Cullen commettait une erreur palpable, quand il prétendait que l'attaque hystérique commençait souvent par des malaises sentis à la partie inférieure de l'abdomen.

Il résulte de ces faits : 1° que le point de départ des attaques de convulsions hystériques a été, dans la majorité des cas, la région épigastrique, et que, dans cette région, tout porte à croire que le malaise a plus souvent siégé dans les muscles de la région épigastrique que dans l'estomac ;

2° Que contrairement aux assertions des auteurs, il est extrêmement rare (une fois sur vingt-huit) que les accidents soient partis de régions auxquelles on puisse supposer quelques rapports avec l'utérus ;

3° Que chez un huitième des hystériques, le point de départ de l'attaque a été l'encéphale ;

4° Enfin, que chez un septième, ce point était une portion quelconque des membres.

Le chiffre sur lequel j'ai opéré me paraît assez considérable pour être regardé comme mettant à l'abri de toute erreur importante.

La nature a-t-elle changé depuis les temps d'Hippocrate, et depuis ceux plus récents d'Astruc, de Louyer et de Broussais? Non évidemment. Comme on le verra plus loin, le fonds d'une attaque de convulsions hystériques n'est que l'exagération des troubles qui se produisent chez les femmes au moment où elles éprouvent une émotion vive ; or, dans les temps anciens comme dans les temps modernes, les femmes ont toujours ressenti, dans ces moments, une sorte de compression, de constriction et de malaise à la région épigastrique ; il ne faut que parcourir les écrits des poëtes de l'antiquité pour s'en assurer. Ainsi donc, à ces époques comme à présent, les attaques devaient commencer le plus souvent par des souffrances à la région épigastrique, et si l'on a cru le contraire, c'est que là, comme dans presque toute l'histoire de l'hystérie, on a substitué les idées préconçues à l'observation.

Il faut donc regarder comme un fait bien établi, que dans la majorité des attaques d'hystérie, le malaise commence par la région épigastrique. M. le professeur Forget, qui a observé beaucoup d'hystériques, est aussi de cette opinion.

Dans les cas exceptionnels où les premiers troubles partent de la tête, cela paraît tenir à la susceptibilité particulière à certaines femmes qui, lors des émotions ou des affections morales vives, ont des vertiges, des vomissements et de la céphalalgie, au lieu d'avoir des malaises à l'épigastre.

Quant aux cas également rares où l'attaque débute, soit par des sensations pénibles dans les membres, soit par des malaises provenant de la partie inférieure de l'abdomen, dans la plupart d'entre eux, il y avait, hors le temps des attaques et par le fait d'une cause quelconque, quelque point douloureux ou quelque trouble permanent dans ces parties. J'ai vu trois jeunes femmes qui avaient de l'hyperesthésie, l'une du flanc droit, et les deux autres de la région iliaque droite, chez lesquelles l'attaque de convulsions avait son point de départ dans les muscles hyperesthésiés.

L'observation donne donc la raison physiologique de la localisation du premier phénomène de l'attaque.

Le malaise épigastrique, soit primitif, soit consécutif, dure d'une ou deux minutes à un quart d'heure, puis les malades éprouvent la sensation d'un corps, dont quelques-unes ne peuvent donner aucune idée, mais que la plupart comparent à une boule d'un volume qui varierait de celui du poing à celui d'une petite noix, et qui, de l'épigastre, monte en une demi-minute, ou au plus en deux ou trois minutes, tantôt au niveau du bord supérieur du sternum, tantôt au niveau de la partie moyenne de la trachée-artère, et le plus souvent au niveau ou au-dessus du larynx, où elle semble séjourner longtemps. Dans quelques cas fort rares, au lieu d'une sensation de globe, c'est un sentiment de constriction, d'oscillation. Le globe hystérique est l'accompagnement forcé de toutes les attaques hystériques dont le début ne se fait pas par des accidents cérébraux.

Quand le point de départ est dans les membres ou dans l'abdomen, la sensation de globe part de la portion inférieure de l'abdomen, jamais il n'y a de sensation du globe dans les membres. Les attaques qui débutent par la tête sont, au contraire, rarement suivies de la sensation de boule et de strangulation.

Puisque les attaques qui débutent par des souffrances dans le tronc et dans les membres inférieurs en passant ensuite par le tronc sont presque les seules qui s'accompagnent de la boule épigastrique, il en résulte que c'est dans les organes des cavités abdominale et thoracique qu'il faut chercher la cause de ce phénomène singulier.

Louyer-Villermay semble insinuer que la boule suit le trajet du trisplanchnique par un mouvement oscillatoire, ce qui ne signifie absolument rien, car une oscillation le long d'un nerf ne donne pas la sensation d'une boule.

Georget avait bien plus raison d'attribuer cette sensation à la convulsion successive du diaphragme, de l'œsophage, des muscles dn pharynx, du larynx, et quelquefois à celle des muscles abdominaux.

Un phénomène qui a été fort peu apprécié et qui est cependant constant, accompagne la montée du globe hystérique, c'est la palpitation du cœur ; elle n'existe pas encore pendant qu'a lieu le malaise épigastrique, et elle n'est déjà plus sensible pour les malades quand commence la strangulation ; aussi les fortes palpitations qui se produisent alors ne sont-elles senties par les malades que pendant quelques instants.

Une fois arrivé à la gorge, le globe hystérique détermine une sensation très pénible d'étranglement et de suffocation qui dure pendant une partie de l'attaque; les malades font en vain de grands efforts de déglutition, il leur est très difficile, et souvent même impossible de boire, et, dans quelques cas, la douleur est si vive, que, pendant l'attaque, ces malheureuses portent les mains au col comme pour en écarter un corps qui les gênerait, ou pour s'arracher la peau de cette partie. Chez dix malades seulement, cette strangulation avait amené de l'écume à la bouche et chez elles toutes, la strangulation avait été très vive.

Quand l'attaque débute par des phénomènes cérébraux, la perte de connaissance succède brusquement aux vertiges, aux bourdonnements d'oreille et à la céphalalgie, et il y a, comme cela a été dit, rarement un globe hystérique et de la strangulation.

Dans la majorité des cas, la perte de connaissance succède très promptement à la strangulation; elle a lieu subitement, et, à partir de ce moment, les malades ne voient plus, n'entendent plus, et ne sentent plus rien; les excitations, la brûlure, les piqûres ne sont en aucune manière senties, et quand, après l'accès, les malades sont revenues à elles-mêmes, elles n'ont aucun souvenir de ce qui s'est passé. La perte de connaissance est telle que les malades tomberaient à terre, si elles n'étaient pas convenablement soutenues.

Au moment où elles perdent connaissance, les malades jettent ordinairement un ou plusieurs cris très aigus qui dépendent évidemment de la souffrance intérieure qu'elles éprouvent à ce moment. Le plus ordinairement, ces cris initiaux sont les seuls qu'elles poussent, après quoi il n'y a plus que ce bruit de la gorge semblable à celui que font les personnes qui se livrent à des efforts violents soit pour se débarrasser d'une étreinte pénible, soit pour soulever un fardeau. Il est cependant un certain nombre d'hystériques dont les cris durent tout le temps de l'attaque, et ces cris sont analogues à ceux que pousserait un opéré qui se laisserait aller à la souffrance, ou à ceux que ferait une personne qui se débattrait contre des violences qu'on exercerait sur elle; ce sont comme des cris de fureur, de véritables rugissements.

Ce cri initial a quelque chose de si soudain et de si caractéristique, que les personnes habituées devinent ce qu'il signifie de si loin qu'il parte; il a quelque chose de saisissant qui fait frissonner les hystériques qui l'entendent, qui leur donne une constriction à la région épigastrique, des palpitations, et finalement une attaque.

Toutes les hystériques ne perdent pas connaissance pendant leurs attaques; il en est un certain nombre chez qui les attaques moins fortes et accompagnées de mouvements convulsifs moins intenses, sont avec la conservation plus ou moins complète de l'intelligence. Willis (cap. 5, p. 33) parle d'un étranger de quarante ans, qui avait des attaques à certaines époques de l'année, et qui eut sous ses yeux une de ces attaques survenue à la suite d'un chagrin violent. Ce malade les sentait venir deux ou trois jours à l'avance. Elles commençaient par une commotion à la tête, puis survenaient des vertiges et de l'obscurcissement de la vue. Il se manifestait ensuite des mouvements convulsifs dans les yeux ; un globe partait de la partie inférieure de l'abdomen, montait à la poitrine et arrivait à la tête. Willis put lui-même en reconnaître le mouvement ascendant, et l'empêcher d'aller gagner la poitrine. Ordinairement, dès que ce globe avait gagné la tête, à l'instant même apparaissaient des convulsions tellement fortes que quatre hommes avaient peine à les arrêter, puis il restait de la roideur ; l'attaque durait un quart d'heure ; à la fin cet homme se remettait, et quand l'attaque avait cessé, il se rappelait parfaitement tout ce qui s'était passé.

Sur 22 malades atteintes de convulsions hystériques, Georget en avait trouvé huit qui n'avaient pas eu de perte complète de l'intelligence.

Pour mon compte, sur les 300 femmes atteintes de convulsions qni ont été soumises à mon observation, il s'en est trouvé seulement 30, c'est-à-dire une sur 10, chez qui la connaissance s'était conservée pendant l'attaque. Chez elles, la faculté de se mouvoir, de parler, et de donner des signes d'intelligence, était perdue. Chez un certain nombre d'entre elles, tous les sens étaient conservés, de telle sorte qu'elles pouvaient voir et entendre tout ce qui se faisait autour d'elles, sans être capables de le témoigner par aucun geste ; chez le plus grand nombre des malades, les yeux se tiennent fermés, ils ne voient plus, mais l'ouïe est conservée. Ainsi, Lieutaud, *Méd. prat.*, p. 55, parle d'une de ces malades qui, entendant dire au chirurgien qu'il allait lui mettre un vésicatoire, prit si bien ses dimensions, qu'elle lui appliqua un vigoureux soufflet, puis elle tomba en perte de connaissance. Ces malades qui ne peuvent pas parler, n'en jettent pas moins des cris très aigus au moment où l'attaque les prend.

Comme la conservation de la conscience est complète, ces hystériques peuvent parfaitement donner connaissance de tout ce qu'elles ont éprouvé, et c'est par elles qu'on peut savoir quelles sensations se produisent durant une attaque. Les récits qu'elles font sont très loin de cadrer avec les opinions des médecins qui, assimilant l'attaque hystérique à un spasme cynique, supposent que cet état n'est pas sans agréments.

Or voici, d'après ces malades, quelles sont ces prétendues satisfactions: 8 d'entre elles avaient pendant leurs attaques des douleurs des membres, 6 en avaient à l'épigastre, 2 en avaient dans la tête, 1 dans la gorge, 1 dans le ventre et 1 dans le dos. Ces douleurs avaient duré tout le temps de l'attaque, elles étaient très vives, déchirantes; certaines malades déclaraient que ces douleurs étaient plus pénibles à supporter que celle de l'extraction d'une dent, ou que celle d'une incision ou d'un accouchement. Une hystérique de la Salpêtrière qui avait subi une amputation de la jambe, et qui avait des attaques sans perte de connaissance, prétendait que les douleurs qu'elle éprouvait alors étaient aussi fortes que celles qu'elle avait ressenties pendant l'amputation. Une autre, qui avait en même temps de très violentes attaques d'épilepsie et de légères attaques de convulsions hystériques, déclarait qu'elle préférait de beaucoup les premières aux dernières, à cause de la souffrance qu'elles lui faisaient éprouver.

Georget, en parlant de semblables malades, dit qu'il semble aux unes qu'on leur comprime la tête sur une enclume, à d'autres qu'on la leur brise à grands coups de marteau, à quelques-unes que leur cervelle est en ébullition, ou se trouve en contact avec du feu ou avec de l'huile bouillante. Il en est qui entendent dans le crâne des bruits effroyables, des détonations, des sifflements; certaines ressentent parfois des déchirements horribles à la région précordiale, ou des tortillements des plus douloureux dans la région de l'estomac.

Il y a donc lieu d'affirmer : 1° que l'attaque hystérique est un état fort pénible dont quelques femmes conservent la mémoire, et dont les autres, tout en le sentant pendant qu'il dure, n'en conservent pas le souvenir dès qu'il est passé ; 2° que les souffrances portent principalement sur les membres en convulsion, sur l'épigastre, sur la gorge et sur la tête.

En même temps qu'a lieu la perte de connaissance, se manifestent les convulsions qui constituent l'un des phénomènes les plus saillants de l'attaque. Ces désordres du mouvement avaient frappé si fortement les premiers observateurs, qu'ils supposaient que dans l'hystérie l'attaque de convulsions était toute la maladie.

La forme que présentent les convulsions de l'hystérie me paraît n'avoir pas été très exactement tracée, quelque efforts que les auteurs aient fait pour y réussir, aussi dois-je m'y arrêter.

M. Beau (*Arch. gén. de méd.*, juill. 1836), dit que la convulsion de l'hystérie est, comme celle de l'épilepsie, éminemment tonique; mais que, dans l'épilepsie, la convulsion est plus tétanique, c'est-à-dire qu'elle est caractérisée par la roideur et l'immobilité des muscles, tandis que, dans l'hystérie, les mouvements sont violents, très étendus, et affectent surtout les muscles qui servent à la flexion et à l'extension des membres.

M. Delasiauve, dans son *Traité de l'épilepsie*, me paraît se rapprocher encore plus de la réalité. « Selon lui, dans l'épilepsie, les » symptômes de l'attaque sont plus cérébraux, les secousses con- » vulsives elles-mêmes semblent provenir du cerveau. Les convul- » sions sont automatiques, involontaires, en quelque sorte fatales. » Dans l'hystérie, au contraire, les convulsions semblent provenir » du trouble de la poitrine, et surtout de la gorge atteinte de con- » striction, les convulsions ne sont plus automatiques; on dirait » qu'impuissantes à se délivrer de l'obstacle respiratoire qui les » opprime, les femmes, en proie à une sorte de délire, s'abandon- » nent à une rage désespérée, se lamentent, se frappent, se déchi- » rent, se tordent, et cherchent, en se jetant dans toutes sortes de » directions, à faire une diversion à leurs souffrances. Chez elles, il » semble que la volonté, à demi vaincue, s'efforce, dans un effort » suprême, de coordonner ces mouvements vers un but déterminé. »

Ces deux habiles médecins ont dit en cela des choses très justes, mais qui, cependant, ne suffisent pas, et le lecteur va voir lui-même qu'une infinité de faits ne se trouvent pas compris dans les distinctions qu'ils ont établies.

Le plus ordinairement, les malades s'agitent, tantôt comme si elles voulaient échapper à des violences, tantôt comme si elles se débattaient contre une étreinte; d'autres fois, comme le ferait un opéré auquel on laisserait la liberté de ses mouvements, ou, enfin, comme une personne qui se livrerait à l'impatience, au mécontentement, à la colère, à la fureur, ou au désespoir. D'autres fois encore les membres supérieurs et inférieurs se meuvent dans tous les sens; la flexion, l'extension, la rotation, l'adduction, l'abduction, se succèdent avec la plus grande rapidité. Le corps se meut tantôt comme un ver, tantôt il se contracte dans tous les sens, bondit et s'échappe souvent des mains qui le retiennent. La tête s'agite sur le tronc, en avant, en arrière, de côté, mais très rarement les muscles de la face éprouvent-ils de ces convulsions qui tordent la bouche, qui font rouler les yeux dans leur orbite et les portent en dedans ou en dehors.

Claye rapporte l'observation d'une demoiselle de trente-deux ans, chez laquelle il y avait des mouvements spasmodiques de tous les membres, des muscles du col, de la bouche, des yeux, de la langue, du diaphragme, etc.

Pendant les mouvements violents, des craquements se font entendre dans les diverses jointures jusqu'à en faire craindre la dislocation. Les mains se portent instinctivement, soit vers le col qu'elles saisissent avec violence, comme pour en arracher un corps qui y causerait une grande gêne, soit vers l'épigastre que les malades cherchent à déchirer, ou à frapper à poings fermés. D'autres fois, elles tentent de s'arracher les cheveux, de se déchirer le visage, comme le feraient des femmes éperdues.

Chez les femmes qui ne perdent pas connaissance, les convulsions sont moins intenses, ce ne sont pour ainsi dire que des efforts commandés par la douleur, et que les malades elles-mêmes comparent à cette espèce de roidissement général que l'on oppose machinalement à toute sensation douloureuse vive et instantanée.

La force employée dans ces actes est telle, que plusieurs personnes vigoureuses peuvent à peine contenir une frêle jeune fille qui, dans ces moments, est capable de ployer ou de briser les tiges de fer d'un lit. Lorsqu'on porte la main sur les masses charnues, on les trouve d'une densité extrême, comme elles sont au moment de la contraction la plus énergique.

Sous l'influence de ces efforts, la figure s'anime, l'œil devient brillant, les jugulaires comprimées par la contraction des muscles du cou se tuméfient, se tendent et donnent à la face une teinte violette; la peau du corps est rouge, chaude et couverte de sueur. Le cœur bat violemment. Le ventre se tend par suite du développement de gaz qui se fait dans le tube digestif. La face se gonfle, mais ne grimace point et n'offre point ces distorsions qui ont lieu dans l'épilepsie ainsi que dans l'éclampsie; quelques contractions rapides et passagères en traversent seulement les muscles. Les mâchoires se serrent l'une contre l'autre, de manière à produire le mâchonnement, le grincement ou le claquement des dents. Le cou se gonfle, les muscles de cette partie et ceux de la poitrine se contractent spasmodiquement. Les parois thoraciques, ou restent immobiles avec leurs muscles contractés de manière à menacer d'asphyxie, ou se meuvent convulsivement et rapidement comme dans les plus fortes anhélations ; les muscles des parois abdominales sont agités des mêmes mouvements que ceux de la poitrine. Les sphincters eux-mêmes se trouvent fortement contractés.

Ordinairement ces divers mouvements convulsifs ont lieu tous à la fois, mais, dans quelques cas, ils alternent, les convulsions se portant tantôt sur une partie du corps, tantôt sur l'autre, et toujours en affectant simultanément les deux côtés : il semble, dans ces cas, que les divers appareils musculaires, c'est-à-dire l'ensemble des muscles nécessaires à la production d'un mouvement combiné, soient successivement incités. Ainsi on verra les muscles de la tête se convulser, puis ceux de la poitrine, puis ceux du bassin, puis ceux des membres, les autres appareils restant momentanément dans l'immobilité.

D'autres fois les convulsions saisissent d'une manière désordonnée ces divers appareils. Dans ces cas, les malades présentent une succession de tableaux, dans lesquels on peut retrouver l'expression de toutes les passions de l'âme, et celle de toutes les sensations.

De temps en temps la convulsion cesse et le repos semble près d'arriver, lorsque tout d'un coup l'agitation se reproduit de nouveau avec cris ; ces alternatives peuvent se répéter plusieurs fois, jusqu'à ce que le calme arrive.

Chez quelques malades, au lieu de convulsions cloniques, il existe un état de roideur semi-tétanique du tronc et des muscles, état qui doit être rare, car je ne l'ai vu que trois fois.

Nombre d'auteurs, et entre autres Astruc, Louyer-Villermay et Broussais, ont prétendu que l'utérus éprouvait, dans la totalité de son corps, des mouvements de contraction qu'on pouvait percevoir par le toucher vaginal. Récamier croyait avoir trouvé mieux encore, il assurait avoir senti des contractions partielles dans le col et dans le corps de cet organe. La prévention et la préoccupation de l'esprit en faveur des idées anciennes, ont pu seules donner lieu à de pareilles erreurs.

Pendant les convulsions, les malades sont souvent prises d'un délire plus ou moins vif et qui a généralement une manière d'être toute spéciale ; à l'inverse du délire fébrile qui se compose ordinairement de paroles sans suite, d'idées décousues toutes de la création des malades, le délire des attaques hystériques n'est que la reproduction des actes intellectuels qui sont habituels aux malades, ou de ceux qui résultent des sensations qui les ont frappées hors le temps des attaques.

Ce délire est à peu près comme celui que provoquent l'inspiration du chloroforme ou le delirium tremens. Il est toujours bruyant, très agité et rarement incohérent. Il a généralement rapport, soit à des scènes auxquelles la malade se croit présente ou auxquelles elle se reporte, soit aux pensées qui l'occupent habituellement ou qui l'ont beaucoup frappée; il faut le considérer comme une sorte de rêve.

Quelquefois la vitalité de l'encéphale est tellement exaltée, que les facultés intellectuelles et les facultés sensoriales prennent une activité surprenante. Ainsi, dans quelques cas, les malades se servent d'un langage beaucoup plus distingué que celui dont elles usent d'habitude; leur perspicacité augmente : Hunauld rapporte l'exemple d'une femme qui, pendant une attaque, fit une prédiction qui se réalisa; on en a vu qui faisaient des vers. Raulin a vu des femmes avoir dans ces cas l'odorat tellement fin, que, sans les voir, elles reconnaissaient à l'odeur des choses peu odorantes qui leur étaient antipathiques et qui se trouvaient placées dans leur chambre. M. Monneret a rapporté, à propos de l'exaltation de l'organe de l'ouïe, un fait analogue : celui de cette dame qui, pendant son attaque, prétendit deviner le retour de son mari, qui était en voyage.

Enfin on voit quelquefois survenir, pendant l'attaque, des syncopes, des hallucinations, du somnambulisme, des extases, de la catalepsie, du coma et de la léthargie, phénomènes sur lesquels je reviendrai. Dans quelques circonstances rares, il y a des signes de congestion cérébrale plus ou moins voisins de l'apoplexie. Dans ces cas, j'ai vu les traits de la face s'altérer, la parole s'embarrasser, un des côtés de la face se paralyser et dans quelques cas un commencement d'hémiplégie se manifester.

Après avoir duré quelque temps, les convulsions cessent, l'immobilité succède à l'agitation, la respiration devient plus régulière, la connaissance revient; mais à peine est-elle revenue, que des sanglots éclatent, un malaise indicible serre la poitrine, puis à la fin les pleurs coulent, et à cet instant l'attaque est terminée. Dans quelques cas, au lieu de pleurs, c'est un rire sans motifs.

Chez certaines femmes, l'attaque convulsive se termine par un sommeil qui dure quelques instants, après lequel le réveil a lieu sans secousse, ce qui est quelquefois une source de difficultés pour le diagnostic. J'ai vu cette terminaison avoir lieu chez cinq malades différents. D'autres fois, au lieu de sommeil, c'est une syncope; enfin chez un petit nombre de malades, il reste un état de délire et de rêvasserie, pendant lequel les malades font des choses déraisonnables.

Si l'on en croit les auteurs anciens, Forestus et Zacutus en particulier, ainsi que certains auteurs modernes, parmi lesquels il faut citer Astruc, Chambon et Louyer-Villermay, les attaques hystériques se termineraient souvent par une émission de matière que ces auteurs imaginaient être du sperme, et qui ne serait en réalité que du mucus utéro-vaginal. Selon eux, cette évacuation serait accompagnée de sensations voluptueuses. C'est une croyance qu'on trouve pour la première fois dans Arétée, croyance qui s'est transmise d'âge en âge, et sur laquelle personne n'a jamais pris la peine de fixer son attention. Que quelques femmes émettent en abondance du mucus vaginal, rien de si naturel après une secousse violente comme celle d'une attaque; cependant Georget doute beaucoup du fait; mais que cette émission soit une crise comparable à celle qui termine le coït, c'est ce qui n'existe pas : au lieu d'un sentiment de bien-être, c'est de la souffrance et une souffrance très vive que les hystériques éprouvent à l'issue d'une attaque. J'ai observé plusieurs hommes pris d'attaques hystériques, et jamais je n'ai rien remarqué qui eût rapport à une éjaculation spermatique plus facile à reconnaître chez eux que chez une femme. Il faut donc reléguer cette évacuation prétendue, au rang des contes dont se sont si souvent bercés nos ancêtres.

Il n'en est pas de même de la miction ; sans que ce soit un fait constant, il est fort ordinaire qu'après les attaques convulsives d'hystérie, il y ait une abondante émission d'urines d'un aspect tellement caractéristique, que personne n'a varié à cet égard. Ces urines sont transparentes, incolores, inodores, presque insipides, très limpides et claires ainsi qu'on l'a dit, comme de l'eau de roche ; elles ne contiennent presque pas de sels.

L'attaque terminée, il reste un état de malaise qui dure souvent vingt-quatre heures ; la tête est douloureuse pour tout le reste de la journée; la région épigastrique est le siége d'une vive douleur, et les membres, ainsi que le tronc, restent endoloris et comme brisés.

Telles sont les principales circonstances que présentent les attaques de convulsions hystériques normales.

Mais les attaques de convulsions hystériques n'ont pas toujours ce caractère normal; elles présentent, au contraire, de nombreuses variétés, tant pour la forme des convulsions elles-mêmes, que pour celle des troubles qui les accompagnent.

Ces formes sont quelquefois si singulières que les auteurs n'y ont vu jusqu'à présent que de l'incohérence, de la bizarrerie et du désordre; ils ont semblé penser qu'il n'y avait même plus l'apparence d'une règle quelconque dans la production de ces phénomènes.

Cette incohérence n'est pourtant qu'apparente, car on peut, en envisageant les choses sous un point de vue plus philosophique qu'on ne l'a fait jusqu'à présent, trouver la raison de ces prétendues singularités qui, toutes diverses qu'elles soient, n'en ont pas moins des limites qu'elles ne dépassent jamais.

Toutes ces variations peuvent, en effet, se rapporter à quatre ordres différents de causes, savoir :

1° A la susceptibilité particulière contractée par certains appareils musculaires ;

2° A l'âge, et à la constitution physique et morale des malades;

3° Aux causes sous l'influence desquelles sont nées les attaques;

4° Enfin, aux impressions ressenties dans l'intervalle de ces attaques.

1° La susceptibilité particulière qu'ont acquis certains appareils musculaires, soit par le fait d'une irritabilité plus grande de ces ensembles de muscles, soit par suite de l'habitude que les malades ont contractée de mettre en jeu tel appareil musculaire de préférence à tel autre, pour exprimer telle ou telle passion qui les anime fréquemment; cette susceptibilité, dis-je, est la source d'où partent souvent certaines formes particulières qu'affectent les convulsions.

Ainsi les convulsions affecteront les muscles du col chez les personnes qui expriment habituellement leurs sensations par des mouvements de la tête. Paget parle d'une hystérique, femme certainement curieuse, qui tournait incessamment et involontairement la tête à droite et à gauche pendant des jours entiers. La strangulation est toujours très forte chez les personnes chez lesquelles les émotions ordinaires provoquent habituellement la constriction du pharynx; les convulsions se manifestent surtout à la poitrine chez les femmes qui se mettent facilement en état d'anhélation; le diaphragme se convulse très aisément chez celles qui sont fréquemment prises, soit de hoquets, soit de sanglots. Il est des femmes qui ne peuvent pas éprouver de contrariétés, sans témoigner leur impatience par l'agitation des doigts de la main accompagnée d'une sorte de claquement ; or, j'ai vu des hystériques avoir, pendant leur attaque, cette même espèce de mouvement qu'elles avaient l'habitude d'avoir hors des attaques.

J'ai vu une jeune femme qui, en parlant, avait l'habitude de gesticuler de la main gauche l'index dans l'extension, avoir, pendant ses attaques, presque uniquement ces seuls mouvements. On trouve, dans les *Arch. de méd.*, sept. 1847, p. 53, une observation du docteur Paget, dans laquelle on voit une dame hystérique, qui sans doute était habituellement fort polie, être prise d'un mouvement involontaire et continuel, pendant lequel elle saluait constamment à droite et à gauche, exactement, dit l'auteur, comme elle l'eût fait dans un salon où elle aurait reçu nombreuse compagnie. Chez certaines malades, les convulsions hystériques se manifestent : aux yeux par des mouvements d'élévation et d'abaissement des paupières, semblables à ceux qu'on exécute dans certaines circonstances où l'on veut se faire entendre à demi mot ; à la tête, par des mouvements de flexion et d'extension du col, semblables à ceux qui se font quand, dans un mouvement de colère, l'on menace ou l'on porte un défi à son adversaire ; aux mâchoires, par des serrements de ces parties, des claquements ou des grincements de dents, comme cela a lieu dans la fureur ; aux épaules, en provoquant un mouvement incessant d'élévation et d'abaissement, semblable à celui qui se fait lorsqu'on veut exprimer le dédain ou le mépris ; au thorax, en produisant, soit l'accélération de la respiration, soit son arrêt brusque, comme après les émotions, après l'étonnement, ou pendant un vif chagrin ; au diaphragme, en produisant des secousses brusques, comme celles qui ont lieu, soit dans l'action de rire, soit dans celle de pleurer ; au ventre et au bassin, en provoquant des mouvements alternatifs tellement analogues à ceux qui se font dans le spasme dit cynique, que la plupart des auteurs s'y sont mépris et ont cru que c'était ce spasme lui-même. Willis cite un cas dans lequel la malade était affectée, lors de ses attaques, de convulsions des muscles abdominaux. Il est possible que ces dernières convulsions ne soient qu'une répétition de mouvements fréquemment exécutés. Les femmes qui ont beaucoup de chagrin, et qui, par ce fait, ont de violentes douleurs épigastriques, ont des convulsions et des constrictions très vives des muscles du haut de l'abdomen, et ce sont elles surtout qui dans leurs attaques se frappent ou cherchent à se déchirer la région épigastrique.

2° L'âge exerce une influence évidente sur la forme des attaques, ainsi que le prouvent les faits suivants :

On trouve dans la *Gazette médicale de Paris*, 1839, p. 760, l'observation suivante qui est due à M. Mottard. Elle présente les phénomènes convulsifs les plus singuliers, et surtout elle offre un tableau frappant de la turbulence, des habitudes des enfants et des jeux auxquels ils se livrent.

Une jeune fille de douze ans, atteinte d'hystérie, était souvent prise d'attaques convulsives qui se produisaient de la manière suivante : Au milieu de ses jeux, de son travail, ou d'une conversation animée, cette jeune fille commençait à bâiller, son aspect prenait une teinte particulière, on la voyait soupirer, chanceler, ne sachant plus ni ce qu'elle voulait ni ce qu'elle faisait ; elle accusait des douleurs à la nuque, à l'épigastre et aux jambes, agitait son bras droit sur sa tête, comme le ferait un postillon qui ferait claquer son fouet. Elle tombait ensuite en délire, vomissait d'abord du mucus glaireux, puis des matières bilieuses plus ou moins mêlées d'eau, de matières chymeuses, puis elle s'assoupissait, cherchait à se réveiller pour s'assoupir de nouveau. Ses membres étaient alors pris d'une roideur tétanique. Elle grinçait les dents, poussait des soupirs, et se levait avec vivacité pour s'agiter dans tous les sens; à ce moment, ses forces et sa dextérité devenaient prodigieuses. On la voyait courir le long des allées d'un jardin, s'élancer, bondir, sauter, monter, grimper sur les arbres et contre les murailles, en descendre avec une adresse et une agilité surprenantes. Elle dansait sur une table, sur un bâton transversalement placé, sur le dossier d'une chaise, sur les épaules et sur la tête d'une personne, sans perdre l'équilibre. La malade avait l'œil fixe, le regard farouche, la pupille dilatée, n'entendait plus rien et était insensible aux piqûres et à la douleur. Si elle avait soif, elle demandait à boire, saisissait la coupe, buvait d'une manière convulsive et semblable à celle d'une hydrophobe, puis elle rejetait la coupe avec horreur. Elle se reposait quelques minutes, puis elle recommençait à s'agiter, caressait, riait, aboyait et mordait ; quelquefois elle se jetait à terre, frappait alternativement le sol des jambes et des bras, ayant le corps arqué, tantôt en avant, tantôt en arrière. D'autres fois, ces mouvements ne se faisaient que d'un côté; l'autre côté paraissant paralysé, etc., de légères frictions, faites pendant une ou deux minutes, suffisaient pour l'endormir pendant quelque temps. A son réveil, il y avait au gosier un corps qu'elle ne pouvait avaler, puis elle s'agitait, avait des mouvements convulsifs, et une heure après, tout était fini.

Dans une observation rapportée par Kennedy, *Med. and surg. journal*, et *Arch. de méd.*, 3e série, t. IV, p. 229, on voit une toute jeune fille se tenir, pendant l'attaque avec perte complète de connaissance, le corps penché, la partie antérieure des cuisses relevée vers l'abdomen, le front incliné sur la face postérieure de l'avant-bras droit, qui était fixé par la main gauche. D'autres fois, elle s'agitait dans toutes les directions, se pelotonnait, se mettant souvent la tête en bas, les pieds en l'air, le dos appuyé contre le mur. Dans d'autres attaques, elle se renversait en arrière, ou fléchissant fortement la jambe, elle faisait toucher ses talons aux protubérances ischiatiques. Quelquefois elle se mettait tout à fait à plat sur le ventre et battait le tambour sur son oreiller avec une inconcevable rapidité, ou bien dansait sur les genoux, agitant les mains comme une folle; le plus souvent elle avait l'air de la colère, quelquefois celui du désappointement ou celui du désespoir. Trois fois pendant une attaque, elle tourna rapidement sur ses genoux, puis elle saisit avec les mains le bord de son lit comme pour en détacher un morceau, et ne pouvant y réussir, elle le prit avec les dents.

On trouve, dans le *Traité de la démonologie* de Bodin, l'histoire d'une jeune fille de la campagne qui avait des attaques d'hystérie, pendant lesquelles elle courait hors de la maison, grimpait sur les murs, se perchait sur le haut des arbres avec une telle agilité, que l'ascension avait lieu en un clin d'œil; elle faisait aussi des malices de toute espèce. A cette époque, c'était vers 1504, la chose fut prise très sérieusement; on crut qu'elle volait sur les toits et qu'elle pouvait à sa volonté s'enlever en l'air, facultés qui ne devaient qu'être l'œuvre d'un accord avec le démon; elle fut en conséquence convaincue de sortilége, et brûlée comme telle.

Une observation due à Chevallier est également digne d'intérêt, à cause de sa singularité et du rapport qu'elle a avec les habitudes des enfants. Chez cette malade, âgée de dix-sept ans, d'un tempérament sanguin, vive et robuste, il y eut, à la suite d'une saignée, un accès de vapeurs si considérable, qu'il fut à l'instant même suivi d'une paraplégie complète, et cette paraplégie était accompagnée d'une insensibilité telle, que la malade ne sentait pas une épingle enfoncée profondément dans ses jambes et dans ses cuisses. Ses attaques débutaient par un serrement à la gorge, bientôt suivi de perte de connaissance. Tantôt il y avait des cris très aigus et très perçants, d'autres fois de violents hoquets. Il y avait en même temps des mouvements convulsifs si terribles, que quatre hommes pouvaient à peine la tenir dans son lit. La malade éprouvait dans les muscles de la respiration les plus rudes secousses, le diaphragme se levait et s'abaissait avec une telle vitesse, que la poitrine et le ventre imitaient le mouvement d'une vague agitée par la tempête. Quelquefois elle ouvrait de grands yeux, fixait quelqu'un, et tout à coup se précipitait sur lui comme pour le dévorer ; et si, en cherchant à l'éviter, quelques-uns des vêtements de cette personne lui tombaient sous la main, elle ne les quittait pas qu'elle n'eût emporté la pièce (1).

Une troisième malade, jeune aussi, dont l'histoire est rapportée par Marestant, *Journal de Corvisart*, t. V, p. 218, se meurtrissait violemment et cherchait à se frapper la tête contre les objets environnants ; pendant ses attaques, elle était d'une extravagance extrême, commandant tour à tour l'exercice militaire et les figures de la danse, tantôt avec une voix douce, tantôt avec une voix rauque.

Une quatrième malade de ce genre, observée par Claye (de Chartres), *Journal de Corvisart*, t. XV, p. 416, avait des convulsions de tous les membres, des muscles des yeux, de la bouche, de la langue, qui tantôt se retirait et tantôt s'allongeait ou exécutait alternativement des mouvements en avant et en arrière. Quelquefois les paupières se contractaient d'une manière spasmodique, ou bien la malade éprouvait un resserrement de poitrine, du gonflement et de la tension vers le bas-ventre qui devenait dur comme une planche. Il se manifestait d'autres fois une suffocation et une grande sensibilité à la région épigastrique ; il survenait des hoquets, des borborygmes et une sorte de ballottement du ventre, comme si on l'eût agité fortement dans le sens vertical ; alors la poitrine se rapprochait des hanches, et la dernière côte était si voisine de l'os des iles, qu'elle n'en était séparée que par un intervalle de deux doigts. La malade restait dans cette position pendant une demi-heure, ayant les jambes pliées et si fortement appliquées contre les cuisses, qu'on ne pouvait les en écarter.

(1) Chevallier, *Journal de médecine*, 1779, t. XXXIII, p. 30.

Les orphelins de l'hôpital d'Amsterdam se mordaient les uns les autres et grimpaient le long des murailles pendant leurs attaques. Dans plusieurs des épidémies qui atteignirent les religieuses, on voyait ces filles contrefaire les enfants, chercher à mordre et grimper également sur les toits, danser et faire toute espèce de cabrioles.

L'influence de la constitution, soit physique soit morale, sur la forme des attaques, n'est pas moins grande. Il est d'observation bien certaine que les femmes dont le caractère est violent et emporté ont des attaques dans lesquelles les convulsions sont violentes et s'accompagnent assez facilement d'un délire bruyant. Celles, au contraire, qui sont lymphatiques ou qui sont d'une humeur douce, ont des convulsions peu fortes, peu bruyantes et dégénérant facilement en coma et en somnolence. Les femmes méchantes continuent à l'être dans leurs attaques. J. Frank a connu, dit-il, des hystériques jouissant d'ailleurs de toute leur intelligence, qui payaient leurs domestiques pour les frapper tout à l'aise dans leurs attaques. J'en ai, pour ma part, vu une qui, dans ses accès, ne pouvait s'empêcher de briser tout ce qui était à sa portée. Les femmes de constitution nerveuse sont remarquables par la généralisation et par l'irrégularité de leurs convulsions. Enfin il est très possible que les femmes à tempérament dit utérin aient plus facilement que les autres les convulsions du bassin analogues au spasme cynique. Les jeunes filles craintives sont facilement prises de tremblement dans les membres. J'ai vu une femme presque idiote, d'une intelligence très bornée et d'un caractère bizarre, qui, dans ses attaques, allait se rouler sous les lits, rampait par terre ou faisait des cabrioles, et je ne serais pas étonné qu'on trouvât souvent quelque chose d'anormal dans les attaques des hystériques aliénées.

3° La cause déterminante des attaques, quoique ayant une influence moins générale que les précédentes, est loin d'être inefficace. Dans les cas où l'hystérie est arrivée à la suite de profonds chagrins ou de vives contrariétés, il y a plus d'oppression épigastrique et plus de strangulation que dans tout autre cas, et à la fin des attaques, les sanglots sont plus multipliés et les pleurs plus abondants. J'ai constaté que les jeunes filles devenues hystériques pour avoir été maltraitées, avaient très facilement du tremblement dans les membres, soit hors des attaques, soit pendant celles-ci. Celles chez lesquelles l'hystérie s'est développée à la suite d'une vive frayeur ont toujours des convulsions très fortes pendant lesquelles elles se débattent beaucoup, et sont prises d'un délire avec visions de choses effrayantes. Une fille, qui avait eu sa première attaque immédiatement après avoir été violée, voyait toujours dans les accès, l'homme qui avait attenté à son honneur. Elle vociférait après lui et avait des mouvements semblables à ceux qu'elle avait faits pour se défendre de lui.

Ainsi qu'on l'a vu, dans plusieurs des épidémies qui se sont produites dans les couvents et qui ont paru avoir été le résultat d'exercices de piété poussés trop loin, les religieuses, passant à l'extrême opposé, commettaient les actes d'impiété les plus grands : elles avaient en horreur les choses sacrées, juraient, blasphémaient, se dépouillaient de leurs vêtements et commettaient des actes de la plus grande indécence ; leur délire résultait de la préoccupation trop grande dans laquelle leur esprit avait été tenu avant leur maladie.

Les hystériques des Cévennes et celles de Saint-Médard, devenues hystériques par suite de l'exaltation religieuse et de la persécution pour leurs opinions, étaient sans cesse préoccupées des choses de la religion, elles tenaient des discours qui rappelaient leurs lectures, et elles prophétisaient pendant leurs attaques.

4° Les impressions ressenties pendant l'intervalle des attaques constituent la cause la plus puissante des différents phénomènes qui accompagnent les attaques d'hystérie ; ce sont elles, en effet, qui ont le plus souvent donné aux épidémies le caractère particulier qu'a eu chacune d'elles, caractère qui a frappé tous les observateurs.

La faculté d'imiter, sur laquelle M. le docteur Jolly a fait un travail plein d'intérêt (1), est, comme on le sait, l'un des priviléges des femmes ; elle est encore bien plus celui des hystériques. Il suffit qu'une de ces malades ait vu une fois un geste, aperçu un acte qui l'aura frappée, pour qu'involontairement elle l'imite, soit dans son attaque de convulsions, soit dans les symptômes hystériques qu'elle présentera hors des attaques. J'ai vu une jeune fille atteinte de spasmes hystériques qui, dans ses accès, était prise d'aboiements imitant parfaitement ceux de plusieurs petits chiens qu'elle avait vus dans une maison où elle avait passé seulement quelques jours.

L'épidémie de Toulouse montre d'une manière évidente l'influence de l'imitation (2).

Au fort des chaleurs de l'été, Marie Closette se met à courir les

____

(1) *Mémoires de l'Académie de médecine.* Paris, 1846, t. XII, p. 581 et suiv.
(2) Calmeil, *De la folie.* t. II, p. 172.

rues en sautant, dansant et faisant toutes sortes de folies, puis elle se réfugie dans une église, s'y dépouille de ses vêtements, y danse toute nue et finit par avoir une attaque de convulsions. Cette scène se renouvelle les jours suivants et porte l'étonnement des habitants à son comble. Quelques jours après, on vit, dit l'auteur, faire les mêmes grimaces et les mêmes figures à une nommée Jeanne Ponchique, âgée de quarante ans. Peu après, une jeune fille, qui avait les pâles couleurs, eut des attaques d'hystérie et éprouva à son tour les mêmes accidents. Plusieurs autres femmes furent successivement prises des mêmes accidents, et leurs actes insensés les firent regarder comme étant possédées du démon. Les médecins avaient constaté, chez plusieurs d'entre elles, la série presque complète des troubles que provoque l'hystérie.

Les hystériques ont, en raison de cette faculté d'imitation, beaucoup d'influence les unes sur les autres ; les gestes, les cris, les symptômes morbides, les attaques de l'une d'elles, font impression sur les autres. Sous ces influences, leur esprit se frappe, le cerveau garde cette impression, et lorsque vient une attaque de convulsions, il reproduit spontanément ce qui l'a frappé. Ainsi, lorsqu'il y a dans mes salles plusieurs hystériques avec des attaques, c'est toujours celle qui a l'attaque la plus forte qui donne le ton aux autres ; si elle crie beaucoup, toutes les autres jetteront des cris à effrayer ; si elle exécute des mouvements singuliers, toutes les autres auront des convulsions singulières ; si elle chante, elles chanteront, etc. J'ai eu, il y a quelque temps, dans mes salles une femme qui avait des hurlements et des aboiements ; au bout de quelques jours, une jeune hystérique placée à peu de distance d'elle, et qui jusque-là avait eu des attaques non bruyantes, se mit, pendant ses attaques, à hurler et à aboyer exactement comme sa voisine.

C'est la raison pour laquelle les épidémies de convulsions hystériques présentent ordinairement des traits qui deviennent bientôt communs à toutes les malades. Ainsi les filles d'Argos étaient toutes furieuses, et toutes se croyaient changées en vache ; les filles de Milet voulaient toutes s'étrangler ; les possédées de Loudun miaulaient ; les nonnains d'Allemagne étaient toutes prises de l'envie de mordre, etc.

Un fait que j'ai observé à la Charité constate bien l'influence des impressions reçues hors le temps de l'attaque. Il se trouvait dans la salle un certain nombre d'hystériques ayant des attaques plus graves que de coutume ; elles s'influençaient l'une l'autre de la manière la plus évidente, quand l'une avait une attaque, toutes les autres avaient successivement la leur; et comme l'une d'elles avait des attaques bruyantes, toutes les autres faisaient de même. Pour mettre un terme à ce désordre, je résolus d'imiter, mais d'une manière comminatoire, la conduite de Boerhaave, renouvelée avec succès, dit-on, par Cullerier l'ancien. La sœur de la salle fut chargée de laisser, comme par indiscrétion, savoir à l'hystérique la plus bruyante, que le médecin avait l'intention de cautériser avec le fer rouge la tête de celles qui auraient dorénavant des attaques. Dès le lendemain, cette fille eut son attaque comme de coutume, mais, pendant son délire, elle s'écriait qu'on la brûlait, qu'elle voyait le feu, etc.; l'une de ses voisines, qui venait de l'entendre vociférer, fut aussitôt prise de son attaque, pendant laquelle elle se mit à parler de feu céleste. Il est évident que, dans ce cas, l'impression faite sur l'esprit de ces jeunes filles hors le temps de l'attaque avait déterminé la nature de leur délire.

M. Bertrand, dans l'article EXTASE de l'*Encyclopédie progressive*, a donné la preuve la plus frappante de la puissance de ces impressions. A l'époque à laquelle Mesmer avait donné tant de vogue à ce qu'on appelait le magnétisme animal, on était d'opinion qu'il fallait, pour que le magnétisme fût utile dans la guérison des maladies, qu'il opérât violemment, et qu'il donnât des convulsions. Mesmer lui-même partageait l'opinion générale, et dans ses séances, il tournait l'esprit de ses malades vers l'idée des convulsions; il les en entretenait sans cesse, dans le but de leur faire sentir la puissance de ses moyens, et l'évidence des résultats. Or, on sait qu'il était très commun alors, de voir tomber en convulsion hystérique les personnes qui approchaient du baquet ou des conducteurs qui en partaient; dans ces assemblées, on ne voyait que des femmes atteintes de spasmes, de suffocations ou de convulsions.

Ces violentes perturbations de l'économie avaient fini par lasser, et ensuite par dégoûter le public magnétisophile. Les directeurs de ce genre de traitement des maladies, finissant par s'apercevoir qu'on les quittait, s'ingénièrent pour ressaisir la vogue qui les abandonnait; les convulsions avaient effrayé, ils se mirent en quête de moyens plus doux, et ils s'arrêtèrent précisément à celui qui est l'opposé de la convulsion, au somnambulisme, état de sommeil calme, sous l'influence duquel les effets dits magnétiques sont aux yeux des philosophes, et de l'aveu des magnétiseurs eux-mêmes, tout à fait identiques avec ceux qui suivaient les convulsions. Les personnes qui ont fait autorité en magnétisme, de Puy-Ségur et Deleuze entre autres, n'entretenaient leurs prosélytes que de sommeil, d'extase, de somnambulisme, et depuis lors, le même magnétisme que celui de Mesmer, au lieu d'agiter, de donner des convulsions et de violenter l'économie, procure un doux repos, un sommeil accompagné de bien-être et de douceurs ineffables, et un somnambulisme pendant lequel on peut, comme on le pouvait autrefois pendant les convulsions, se guérir soi-même, ou guérir les autres, de sorte qu'il n'y a plus actuellement que les profanes, c'est-à-dire ceux qui ne sont pas initiés, qui aient des convulsions. L'observateur ne verra dans ces faits, ni de l'incohérence, ni de la jonglerie; il y reconnaîtra la puissance des impressions morales sur l'imagination de notre pauvre espèce humaine.

C'est par l'effet de l'impression faite sur l'imagination qu'on peut expliquer les sauts et les postures extraordinaires ainsi que les sortes de tours de force qu'exécutent des hystériques au moment de leur attaque convulsive. Il aura suffi de parler devant une fille atteinte de convulsions, d'une autre fille qui aura eu des convulsions extraordinaires, ou de la vue de ces convulsions, pour qu'involontairement, et sans même avoir la conscience d'avoir été frappée de cette vue ou de ce récit, et de s'en être piquée d'émulation, elle ait à son tour des convulsions tout aussi singulières, et même encore plus extraordinaires, que celles qui lui ont servi de modèle.

Ainsi, les sauts de carpe, les roidissements de corps le tronc porté en arrière, le marcher à quatre pattes, la reptation sur le ventre, les sauts extraordinaires, les positions en équilibre instable, n'ont jamais manqué dans les diverses épidémies qui ont sévi sur les couvents, ce fut toujours dans ces circonstances que ces convulsions anormales ont eu leur plus grande intensité.

On trouve parmi les convulsionnaires de Saint-Médard la preuve de la vérité de ce mode de production des attaques. Dans le principe, les convulsionnaires (c'était le nom qu'elles se donnaient) avaient des attaques hystériques très normales et très régulières, de véritables convulsions types; mais à mesure que l'œuvre dite miraculeuse avançait, et que les convulsionnaires devenaient plus nombreuses, les convulsions devenaient moins élémentaires, elles se compliquaient de toutes sortes de mouvements singuliers, de délires particuliers, d'aberrations de la sensibilité bien plus singulières encore; enfin, dans le fort de l'œuvre, les convulsions étaient devenues de véritables tours de force, il y avait des convulsionnaires qui faisaient des sauts de carpe à s'élever de plusieurs pieds sur leur lit, d'autres qui s'arquaient en arrière, de manière que la tête touchât presque les pieds, d'autres encore qui se tenaient debout sur la pointe d'un des pieds, roides comme des statues. C'est alors que le délire qui les accompagnait prenait toutes sortes de formes mystiques, et que l'anesthésie était portée au point qu'elles étaient insensibles aux chocs les plus violents, aux coups de bûches ou de chenets portés sur l'estomac ou sur le ventre jusqu'au nombre de cent et au delà. Les mêmes faits se sont reproduits de la même manière dans chacune des épidémies qui se sont manifestées dans l'intérieur des couvents, chez les religieuses d'Ubertet, de Sainte-Brigitte, chez les ursulines de Loudun, chez celles de Louviers ; c'était toujours au fort de l'épidémie qu'avaient lieu les convulsions extraordinaires, les cabrioles, les sauts de carpe, les courbures du corps en arc, etc.

Il y eut, sans doute, de la jonglerie et de la supercherie de la part de quelques-unes de ces femmes ; mais chez le plus grand nombre des convulsionnaires, il n'y avait rien de simulé, tout se faisait spontanément sous l'impulsion du cerveau en état de perturbation.

C'est encore à l'influence sur l'imagination que furent dues les scènes qui signalèrent les épidémies de convulsions hystériques qui eurent lieu dans les divers couvents de religieuses, pendant deux siècles. A ces époques on croyait aux sorciers et à la possession par les démons ; les esprits, davantage préoccupés de ces idées qui les assiégeaient d'autant plus qu'on se livrait aux pratiques de piété, engendrèrent le délire démonomaniaque spécial aux nombreuses épidémies qui eurent lieu pendant ce long laps de temps. Dès que quelque circonstance particulière venait troubler le repos d'un couvent, il s'y produisait quelques phénomènes nerveux, la préoccupation les exagérait et en opérait la diffusion. Bientôt arrivaient les convulsions à la suite desquelles paraissait le délire ; l'esprit des religieuses, troublé par la crainte du démon, donnait à ce délire la forme démonomaniaque ; les exorcistes qu'on faisait intervenir exaltaient cet état de folie ; les pauvres filles, s'identifiant avec le diable, tenaient le langage qu'elles supposaient qu'il devait tenir ; la lutte qui s'établissait chez elles accroissait l'irritabilité du système nerveux et il en résultait les convulsions les plus violentes, les douleurs internes les plus vives et le désordre physique et moral le plus grand.

L'épidémie des trembleurs convulsionnaires des Cévennes rentre dans le même ordre de faits. Les femmes avaient des convulsions, et comme elles étaient nourries des pensées sévères de la Bible, elles avaient en même temps des extases, des visions; elles prophétisaient, pendant leur délire ; il y avait une telle excitation dans leur esprit, qu'elles pouvaient faire des sermons, dans lesquels elles parlaient, disent les narrateurs, beaucoup plus français que de coutume. Leurs discours, comme on le pense bien, n'étaient que des réminiscences de la Bible. On voit, d'après ces faits, que, comme l'a dit de Montègre, *Diction. des sc. médic.*, art. CONVULSIONNAIRE, « la nature des objets, dont s'occupait, hors » de leur délire, chacune de ces espèces de convulsionnaires, déter- » minait le genre de leurs visions. Ainsi, les convulsionnaires de » Saint-Médard et celles de Mesmer ne rêvaient que de guérisons » miraculeuses. Les magnétisées, dirigées par les personnes qui les » conduisaient, suivaient la route vers laquelle on les poussait, » discourant sous Mesmer, dans leur délire, tantôt de médecine, » tantôt de politique ; puis sous des directeurs qui parlaient plus » souvent de métaphysique et d'astronomie, rêvant de philosophie ; » les possédées avaient des communications verbales avec le diable » et leurs rêves prétendus étaient relatifs aux œuvres du démon. »

Il est très probable que dans plusieurs de ces épidémies, des circonstances particulières ont déterminé la forme des accidents des premières hystériques atteintes, puis, que par l'influence involontaire faite sur l'esprit, et par la tendance à l'imitation, les hystériques qui sont venues ensuite ont eu des accidents semblables à ceux qu'avaient eus les premières, et que celles-ci, à leur tour, en ont eu sur les autres.

Telles sont les principales circonstances qui déterminent la forme et les prétendues singularités dans les apparences qu'ont les convulsions hystériques.

Il résulte donc de l'étude à laquelle je viens de me livrer, qu'une attaque de convulsions hystériques n'est autre chose que la répétition exagérée des actes par lesquels les émotions morales se manifestent au dehors, actes auxquels peuvent, en raison des diverses influences qui viennent d'être indiquées, se joindre divers phénomènes particuliers qui dépendent de ces influences.

La durée d'une attaque de convulsions hystériques est infiniment variable, mais elle est toujours, de beaucoup, plus longue que celle des attaques d'épilepsie. D'après les faits que j'ai recueillis, j'ai trouvé que la première attaque, qui est ordinairement la plus longue, avait duré huit jours chez une femme, cinq jours chez deux autres, trois jours chez une quatrième, trente-six heures chez une cinquième, et de douze à quinze heures chez une sixième. Dans ces cas, les malades avaient une série d'attaques tellement rapprochées les unes des autres, qu'elles avaient à peine le temps de reprendre connaissance entre chacune d'elles. Georget parle d'un cas où l'attaque avait duré quarante-cinq jours, et les attaques partielles qui la composaient, avaient des intervalles de repos de quarante à cinquante minutes. Par contre, il y avait eu quelques femmes chez lesquelles l'attaque n'avait duré que quelques minutes.

Chez près de la moitié de mes malades, la durée moyenne de l'attaque avait été d'un quart d'heure. Chez un peu moins de la moitié, elle avait été d'une demi-heure à une heure, et chez le quart à peu près, elle avait été d'une à deux heures. Georget, Louyer-Villermay et M. Foville disent que la durée des attaques est ordinairement de plusieurs heures, regardant comme une chose rare qu'elle ait moins d'une heure. M. Landouzy me paraît être plus dans le vrai, quand il dit que dans la majorité des faits donnés par les auteurs qu'il a compulsés, la durée la plus ordinaire paraît avoir été d'un quart d'heure à une demi-heure. Dans deux cas qu'il cite, l'attaque n'avait duré qu'une minute.

La durée de l'attaque est, comme il vient d'être dit, ordinairement plus longue à la première qu'aux autres. En général, les attaques vont en diminuant de durée, à mesure qu'on approche de la fin de la maladie. Il est également d'observation que dans le cours de l'hystérie, les attaques sont d'autant plus courtes qu'elles sont plus fréquentes, et *vice versâ*. Enfin, la vivacité de la susceptibilité des sujets, la puissance des causes productrices de l'attaque, ont des rapports très directs avec la durée de ces mouvements convulsifs.

Le chiffre de la reproduction des attaques varie à l'infini. Quelques femmes n'ont qu'une attaque ; j'en ai trouvé quatorze qui étaient dans cette catégorie, et chez elles l'attaque, qui avait eu lieu le plus souvent dans l'enfance, avait été le produit d'une frayeur ou d'une émotion très vive.

S'il est rare de rencontrer dans les hôpitaux des femmes qui n'aient eu qu'une ou deux attaques dans leur vie, cela est plus commun chez les femmes des autres classes de la société ; mais chez elles, l'hystérie ne perd pas ses droits, ces femmes ont facilement des hyperesthésies et d'autres troubles hystériques qui indiquent la disposition aux attaques, et la facilité à en être prises s'il intervenait une influence suffisante.

Quelques femmes n'ont qu'un très petit nombre d'attaques ; ainsi huit de mes malades n'en avaient eu que deux, et quatre n'en avaient eu que trois en tout.

Mais, le plus ordinairement, les femmes qui ont eu une attaque d'hystérie sont à peu près assurées d'en avoir d'autres, et celles-ci deviennent facilement périodiques.

Un petit nombre d'entre les hystériques que j'ai observées, avait eu de quatre à six attaques par an ; un dixième d'entre elles en avait eu tous les trois mois, et un cinquième en avait eu tous les mois.

Tant que les attaques ne sont pas plus fréquentes, elles sont le plus ordinairement provoquées par des causes appréciables ; néanmoins, il semble que les malades aient une sorte de disposition à avoir leurs attaques quand le temps de les avoir est arrivé, car celles-ci se produisent alors sous l'influence de causes qui en tout autre moment ne les auraient pas provoquées.

Enfin il est des malades dont les attaques sont bien plus rapprochées ; chez un cinquième d'entre elles, elles avaient lieu, soit une fois par semaine, soit tous les deux ou trois jours. Un tiers avait eu pendant quelque temps des attaques tous les jours ; parmi ces femmes, il s'en était trouvé une qui en avait eu jusqu'à 20 dans une journée, une autre qui en avait eu 18, et une troisième qui en avait eu 12 ; plusieurs en avaient eu de 6 à 8 ; 10 en avaient eu de 3 à 4 ; 5 en avaient eu 3 ; 6 en avaient eu de 2 à 3 ; 5 en avaient eu 2 ; 14 en avaient eu plusieurs dans une même journée, et 40 n'en avaient eu qu'une par jour. M. Landouzy parle d'une hystérique qui eut plus de 100 attaques dans une journée.

Ces attaques fréquentes avaient eu lieu chez mes malades pendant un temps qui a varié beaucoup. Ainsi il en est qui avaient eu des attaques tous les jours pendant quinze ans, d'autres pendant dix ans, quelques-unes pendant deux à trois ans ; chez le plus grand nombre cette fréquence avait duré d'un à quatre mois. Chez un petit nombre de malades une cause très puissante, comme une frayeur, avait provoqué une attaque qui s'est répétée plusieurs jours de suite et qui n'a plus reparu.

Les attaques ont lieu incomparablement plus souvent le jour que la nuit : sur 18 cas d'attaques hystériques, M. Beau en a trouvé 15 qui avaient lieu durant le jour, et 3 seulement pendant la nuit ; la raison de ce fait est facile à comprendre : les excitations ont plus souvent lieu le jour que la nuit. La majorité des femmes qui ont des attaques la nuit se compose de celles qui ont des attaques très fréquentes.

Tantôt les convulsions hystériques se reproduisent sous l'influence de causes accidentelles ; tantôt, au contraire, cette reproduction se fait sans qu'on ait pu constater l'intervention de ces causes, et, dans ces cas, il est naturel de supposer que les malades ont en elles la cause de cette reproduction.

Dans mes observations, les deux tiers des attaques ont été provoquées par des causes accidentelles, tandis qu'il ne s'en est trouvé qu'un tiers dans lequel on pouvait considérer ces attaques comme spontanées. Dans ce dernier cas, l'*impetum faciens* paraissait s'être accumulé jusqu'au moment voulu, et avoir alors fait irruption.

Les causes productrices de ces reproductions sont du même genre que celles qui provoquent les premières attaques, seulement elles ont besoin de moins de puissance ; la moindre chose amène une attaque hystérique chez les personnes qui y sont sujettes : un mauvais rêve, une pensée triste, etc. suffisent pour cela ; c'est chez des hystériques de cette classe qu'on voit de petites opérations, de légères cautérisations, l'avulsion d'une dent, l'application du spéculum, une saignée, etc., amener une attaque de convulsions ; c'est encore chez elles que l'on voit la céphalalgie, les douleurs de l'épigastre, du côté, du dos, etc., être l'occasion d'une attaque de convulsions. J'ai vu, entre autres, une jeune femme chez laquelle une hyperesthésie du flanc droit était le point de départ de l'*aura hysterica* ; l'attaque ne venait jamais que quand la douleur était devenue intolérable ; après l'attaque, cette douleur disparaissait complétement, puis elle revenait peu à peu et mettait trois jours à arriver à son maximum, il en résultait que les attaques avient régulièrement lieu tous les trois jours. Le sulfate de quinine n'entrava pas cette sorte de périodicité ; il fallut avoir recours aux anesthésiques locaux, qui réussirent à enlever la douleur, et aussitôt les attaques intermittentes disparurent. Il se trouve en ce moment dans mes salles une jeune femme qui présente une hyperesthésie très prononcée des deux muscles obliques de l'abdomen ; la douleur augmente toujours quelques instants avant une attaque. L'hyperesthésie a été enlevée en deux faradisations de la peau correspondante, et, depuis ce moment, il n'est pas revenu d'attaques.

Les influences accidentelles sont tellement puissantes, qu'il est très commun de voir des hystériques n'avoir plus d'attaques aussitôt que la cause qui les provoquait avait cessé d'agir. Ainsi de jeunes filles malheureuses ou maltraitées chez leurs parents, ont cessé d'avoir des attaques, par l'éloignement de la maison paternelle, quoique sous tous les autres rapports elles se fussent trouvées dans des conditions plus mauvaises. Le mariage qu'on regarde comme un spécifique contre les attaques, n'a, dans les observations que j'ai recueillies, été utile que chez un très petit nombre de femmes, tandis qu'au contraire, en raison de la préoccupation qu'il entraîne nécessairement avec lui, quelque heureux qu'il soit, les attaques sont devenues plus fréquentes et plus fortes chez un nombre de malades dix fois plus grand.

Une attaque hystérique étant toujours une prédisposition à une autre attaque, et laissant souvent après elle des troubles sérieux, il est très important d'éloigner des hystériques toutes les causes qui peuvent amener une perturbation chez elles.

Les attaques convulsives, que j'appellerai spontanées, c'est-à-dire celles qui ont lieu sans l'intervention d'aucune cause occasionnelle appréciable, se voient chez les hystériques qui les ont fréquemment. Elles dépendent de l'état spécial du système nerveux, qui porte en lui la cause de ces accès; chez un certain nombre de malades, ces accès si fréquents ont été la conséquence d'une hystérie aiguë et fébrile.

Les attaques spontanées ont une grande tendance à affecter la forme périodique; c'est parmi elles que se trouvent les attaques qui reviennent tous les deux et tous les trois jours, toutes les semaines ou tous les quinze jours. Il est quelques cas où la régularité de ces périodes est tellement grande, que l'attaque arrive constamment à la même heure, soit du jour, soit de la soirée.

On serait disposé à croire que les attaques qui reviennent régulièrement tous les mois seraient le résultat d'influences exercées par la menstruation; l'expérience ne vient pas confirmer ces idées *a priori*. En effet, dans le tiers de ces cas seulement, les attaques avaient lieu aux époques d'apparition des menstrues. Il faut donc chercher la raison de cette périodicité plutôt dans l'aptitude spéciale qu'a le système nerveux de prendre le rhythme périodique que dans les organes eux-mêmes.

Il se peut faire que l'éloignement des causes qui entretiennent l'hystérie prévienne la récidive des attaques, et fasse qu'après un ou deux accès de convulsions, la maladie cesse; ainsi, chez plusieurs enfants, il s'écoule souvent un assez bon nombre d'années entre les premières attaques et les autres. Mais l'expérience prouve que ces cas sont les moins communs, et que le plus souvent, à raison des conditions dans lesquelles les malades se trouvent placées, la maladie, au lieu de cesser, se perpétue.

Sur une soixantaine de cas, où la première attaque hystérique avait été le résultat d'une cause soudaine et instantanément, la frayeur, la colère, une émotion morale vive, il s'en est trouvé 2 où la maladie durait encore au bout de quatre ans, 7 où elle durait encore au bout de six ans, 10 où elle durait encore au bout de dix à douze ans, 6 au bout de quatorze à seize ans, 3 où elle durait encore au bout de seize à vingt ans, 3 au bout de vingt à trente ans, 6 au bout de trente à quarante ans, 3 au bout de quarante à cinquante ans, et 1 au bout de cinquante-cinq ans ; chez 16, la maladie n'avait encore eu que d'un à trois ans du durée.

Différentes circonstances bien connues, peuvent amener la cessation des attaques hystériques ; la plus importante de toutes est l'éloignement des causes qui ont donné naissance aux attaques ; ainsi des femmes que leur mari rendait très malheureuses, des jeunes filles maltraitées par des belles-mères, voient, ainsi que je l'ai constaté, cesser leurs attaques aussitôt qu'elles se sont éloignées du lieu où elles souffraient, quelle que fût ensuite leur position.

Une cause douée d'une certaine influence, c'est-à-dire l'arrivée des menstrues, comme je l'ai vu dans quatre cas, peut également détruire la disposition aux attaques.

La cessation des attaques a lieu quelquefois brusquement sous l'influence des affections morales ; ainsi M. Falret cite un cas d'arrêt des attaques après avoir vu une personne près de se couper la gorge. M. Foville cite un cas où cet arrêt avait eu lieu chez une hystérique mordue par un cheval qu'elle croyait être enragé.

Certaines circonstances ont encore la puissance de suspendre les attaques pour quelque temps ; ainsi la purgation, une abondante ingurgitation d'eau froide, des vomissements, les nausées, une méno-arthrite, une pneumonie aiguë, une péritonite, la phthisie pulmonaire, la disparition d'un point douloureux, suspendent les attaques hystériques.

Les auteurs qui considèrent l'hystérie comme le résultat d'un excès de continence, prétendent que la grossesse fait cesser les attaques ; sur 102 cas de grossesse chez des hystériques, il ne s'en est trouvé que 10 dans lesquels les attaques aient été arrêtées par la grossesse.

Le temps pendant lequel les malades restent sujettes aux attaques est assez difficile à déterminer, attendu que pour faire cette détermination, il faudrait suivre les hystériques pendant longues années, ou avoir l'occasion de rencontrer un certain nombre d'hystériques n'ayant plus d'attaques depuis longtemps, ce qui n'est pas facile. Tout ce qu'on sait à cet égard, se borne aux deux données suivantes :

Georget dit qu'en général les attaques qui ont lieu chez des sujets jeunes et qui ont été produites par des causes accidentelles, ne durent pas longtemps. D'un autre côté il est assez généralement établi que passé quarante ou quarante-cinq ans, les attaques, ou cessent ordinairement ou deviennent rares, ou ne sont plus que des demi-attaques. J'ai tenté de remplir la lacune et j'ai trouvé, sur 44 hystériques qui n'avaient plus d'attaques depuis plusieurs années, que les attaques avaient duré :

De l'enfance jusqu'à l'âge de 11, de 16, de 18, de 25, de 29, de 30, et de 36 ans; de l'âge de 5 ans jusqu'à celui de 12 et de 22 ans; de l'âge de 7 ans jusqu'à celui de 24, de 30 et de 53 ans; de l'âge de 10 ans jusqu'à celui de 17 et de 20 ans; de l'âge de 11 ans jusqu'à celui de 22 ans; de l'âge de 12 ans jusqu'à celui de 45 ans; de l'âge de 14 ans jusqu'à celui de 16 et de 37 ans; de l'âge de 15 ans jusqu'à celui de 16, de 23, de 35 et de 48 ans; de l'âge de 16 ans jusqu'à celui de 18, de 19, de 25, de 34 et de 49 ans; de l'âge de 17 ans jusqu'à celui de 19 ans; de l'âge de 18 ans jusqu'à celui de 22 et de 24 ans; de l'âge de 19 ans jusqu'à celui de 36 ans; de l'âge de 20 ans jusqu'à celui de 24 et de 25 ans; de l'âge de 21 ans jusqu'à celui de 49 ans; de l'âge de 22 ans jusqu'à celui de 24 et de 35 ans; de l'âge de 24 ans jusqu'à celui de 30 ans; de l'âge de 25 ans jusqu'à celui de 26, de 27, de 28, de 49 et de 50 ans, et enfin de celui de 40 ans jusqu'à celui de 45 ans.

Ce qui donne 2 hystéries dont les attaques ont existé pendant 1 ans, 5 chez qui elles ont existé pendant 2 ans, 2 pendant 3 ans, 2 pendant 4 ans, 2 pendant 5 ans, 2 pendant 6 ans, 2 pendant 7 ans, 1 pendant 8 ans, 1 pendant 9 ans, 1 pendant 10 ans, 2 pendant 11 ans, 2 pendant 13 ans, 1 pendant 17 ans, 1 pendant 18 ans, 1 pendant 19 ans, 1 pendant 20 ans, 1 pendant 23 ans, 2 pendant 24 ans, 2 pendant 25 ans, 1 pendant 31 ans, 3 pendant 33 ans, enfin, 1 pendant 44 ans.

Ainsi, chez un peu moins de la moitié des hystériques, les attaques ont eu lieu pendant un temps qui a duré d'une à dix années.

Chez le cinquième, il a duré de onze à vingt années.

Chez le septième, il a duré de vingt à trente années.

Et chez le dixième, il a duré de trente à quarante-quatre années.

L'influence de l'âge auquel ont commencé les attaques, sur cette durée, est assez considérable.

Depuis l'enfance jusqu'à l'âge de dix ans, la moyenne de la durée a été de seize années; de l'âge de onze ans à celui de vingt, cette moyenne a été de près de quatorze années, et de celui de vingt à celui de trente ans, cette moyenne a été de dix années et demie.

Il résulte de là que le temps pendant lequel les femmes ont leurs attaques d'hystérie est d'autant plus long qu'on se rapproche de l'enfance; par conséquent, plus les sujets que l'hystérie atteint sont jeunes, plus ils ont de chances d'avoir leurs attaques pendant longtemps.

Je n'oserais pas prétendre que ces chiffres doivent faire loi; cependant ils sont tellement en harmonie avec ce que fournit l'observation, que j'y ai quelque confiance. Il est, en effet, bien certain que l'hystérie qui attaque les filles très jeunes est la plus difficile à guérir.

Quelque effrayante que soit une attaque de convulsions hystériques, il est rare qu'elle mette en danger la vie des malades; l'expérience montre que les cas dans lesquels une de ces attaques a été immédiatement suivie de la mort, sont fort rares.

Ceux qu'on a observés peuvent se rapporter à trois ordres de lésions.

On trouve dans Morgagni (*Lettre* 45) l'histoire d'une fille publique chez laquelle la mort eut lieu à la suite de plusieurs attaques d'hystérie qui s'étaient rapidement succédé, et à l'autopsie de laquelle on trouva tous les signes d'une congestion pulmonaire (poumons fortement engoués, encéphale très congestionné et figure extrêmement tuméfiée).

Les auteurs contiennent quelques faits dans lesquels la mort a paru dépendre d'une forte congestion cérébrale, les malades avaient succombé à un coma prolongé.

Enfin il est des cas où l'issue fatale paraît avoir été la suite d'un épuisement de la vitalité; les malades meurent aussitôt que les convulsions ont cessé, comme cela se voit quelquefois après une attaque d'éclampsie, alors il ne reste aucune trace de lésions matérielles.

A part ces accidents, on ne voit point, après les attaques d'hystérie, ces événements qui sont si communs après les attaques d'épilepsie ou d'éclampsie. La congestion cérébrale est, en général, portée moins loin, et la respiration toujours bien moins gênée que dans l'épilepsie, où l'on voit si fréquemment arriver soit l'asphyxie, soit l'apoplexie.

Quelque violentes que soient les attaques, on n'observe après elles ni maladies du cœur, ni dilatation des gros vaisseaux; des craquements se font entendre dans les jointures, mais on n'observe que très rarement des luxations ou des fractures : quelques auteurs, cependant, citent des faits dans lesquels des dents ont été brisées et des mâchoires luxées à la suite de ces convulsions. Les luxations n'ont ordinairement lieu que quand les muscles correspondants ont été frappés d'anesthésie.

Mais, si les attaques convulsives d'hystérie n'amènent que très rarement à leur suite des accidents mortels, elles n'en portent pas moins une grande perturbation dans les fonctions. Ainsi, il est rare qu'après de nombreuses attaques les hystériques n'éprouvent pas dans l'intelligence quelques altérations. Généralement elles perdent de leur mémoire, leur faculté de s'appliquer diminue notablement, elles deviennent incapables d'une attention quelque peu soutenue, leur susceptibilité nerveuse augmente, elles se contrarient pour la moindre chose, enfin quelques-unes deviennent pesantes et ont perdu une notable portion de leur intelligence. On observe souvent de l'hypochondrie, de l'affaiblissement dans les sens et dans la force musculaire, des tics convulsifs permanents, des rétractions spasmodiques de quelqu'un des membres, des paralysies partielles, l'épilepsie, et quelquefois la manie ou la démence.

Il est rare aussi qu'après les attaques, il ne s'éveille pas quelque hyperesthésie dans l'épigastre, dans le dos, dans le côté gauche et dans la tête. On voit également très communément les anesthésies succéder soudainement à une attaque convulsive, et toujours on voit augmenter les anesthésies qui existaient déjà. C'est encore après ces attaques qu'on voit arriver des paralysies de l'un ou de plusieurs des membres, des hémiplégies de sentiment et de mouvement, des paraplégies, des rétentions d'urine, et des tremblements convulsifs des membres.

L'un des dérangements les plus singuliers qui puissent succéder aux attaques d'hystérie est le suivant dont Morgagni a parlé le premier. Une femme maigre, d'environ quarante ans, avait souvent des paroxysmes d'hystérie fort graves, dans lesquels tout le corps, et principalement les viscères du bas-ventre, étaient agités de mouvements convulsifs. Après avoir éprouvé pendant quelque temps quelques accès plus violents que les autres, elle commença à s'apercevoir d'une dépression manifeste à la région épigastrique, et d'une élévation à l'hypogastre. C'était l'estomac qui était descendu dans l'hypogastre, ainsi qu'on put le constater à l'autopsie, où l'on trouva cet organe placé à une petite distance du pubis. Cette descente s'était évidemment faite sous l'influence des convulsions, car il n'y avait aucune altération anatomique dans les parois de ce viscère. Les digestions, chez cette femme, s'étaient manifestement troublées, il était survenu de la fièvre puis du marasme, et la mort avait eu lieu au bout de trois mois. (Morgagni, *Lettre* 39, n° 14.)

Louyer-Villermay rapporte un fait analogue qu'il avait extrait des *Mémoires de la Société médicale d'émulation*, t. IV, p. 224 ; je rapporte ce fait, parce qu'il est encore plus probant que celui de Morgagni.

Une demoiselle de cinquante ans, très sensible, fut atteinte, vers l'époque de la puberté, de convulsions fréquentes ; elle avait vécu célibataire avec une santé faible jusqu'à l'âge de quarante-cinq ans. A cette époque, et lors de la tourmente révolutionnaire, une vive affection morale lui occasionna des convulsions violentes qui durèrent deux jours ; à peine eut-elle recouvré ses sens qu'elle s'aperçut d'une dépression considérable à la région épigastrique. Les attaques continuèrent et eurent lieu tous les jours pendant quelque temps. L'apparition d'un engorgement au genou gauche affaiblit ces attaques pendant un temps assez long, et un jour qu'il y avait eu une copieuse évacuation, l'estomac revint, comme par enchantement, dans sa position naturelle. Au bout de quelque temps, chagrins à cause de la mort d'une personne chère, réapparition des attaques hystériques, et nouvelle disparition de l'estomac. La douleur, du genou qui avait reparu, amène une seconde fois de la diminution dans les attaques. Quatre années se passent dans un calme absolu, et la dame atteint tranquillement son âge critique. Puis, à l'occasion d'une circonstance non indiquée, les attaques hystériques se reproduisent et s'accompagnent encore des convulsions les plus violentes ; alors pour la troisième fois l'estomac disparaît, laissant une dépression très sensible à l'épigastre. On fait un traitement adoucissant, et, comme il y avait de l'embarras gastrique, on donne l'eau émétisée ; au bout de quelque temps, les accès deviennent moins fréquents et moins intenses, et bientôt l'estomac reprend sa place naturelle.

Louyer-Villermay, qui se montre souvent si crédule, et qui met en général très peu de sévérité dans l'admission de ses faits, use pour celui-ci d'une réserve inaccoutumée, car il ne veut ni en nier ni en garantir l'exactitude.

Il n'est pas douteux·que, sous l'influence de fortes convulsions, l'estomac ne puisse être poussé de haut en bas dans la partie inférieure du ventre. Morgagni, pour éloigner le doute, donne tous les signes connus de la précipitation de l'estomac dans la partie inférieure de l'abdomen, moins le ballottement du liquide. Ainsi, la malade sentait que ses aliments se précipitaient dans le bas du ventre aussitôt qu'elle les prenait ; elle se plaignait souvent de ce que tous ses viscères étaient tombés de leur place ; la dépression épigastrique ne variait jamais. La tumeur de l'hypogastre changeait plusieurs fois dans l'espace d'un jour, tantôt elle devenait volumineuse et très tendue, tantôt elle s'affaissait tout à coup ; enfin les symptômes étaient tellement tranchés que Valsalva avait annoncé d'avance ce que l'on trouverait à l'autopsie.

Il ne paraît pas douteux que l'estomac ne puisse, sous l'influence de la cessation des convulsions, reprendre sa place naturelle.

Au lieu d'être nuisibles, les attaques de convulsions hystériques provoquent quelquefois des modifications favorables dans l'économie animale.

On sait que tous les malaises précurseurs de l'attaque, qui donnent tant de souffrances et d'agacement aux malades, cessent souvent après une attaque spontanée. Les épigastralgies, les douleurs abdominales, et ces aura si douloureux qui siégent, soit dans le tronc, soit dans les membres, et qui se font sentir quelquefois plusieurs heures avant l'attaque, tout cela se dissipe assez fréquemment après l'attaque.

M. Allègre a vu une amaurotique hystérique recouvrer la vue immédiatement après une attaque. J'ai connaissance d'un fait semblable. J'ai vu également cesser, en pareille circonstance, un strabisme convulsif qui durait depuis plusieurs mois. Les auteurs citent des faits de paralysies ambulantes que des attaques ont dissipées.

Félix Plater a observé que les attaques provoquaient quelquefois l'apparition des menstrues à la manière des agents qui accélèrent la circulation. On a dû nécessairement chercher à expliquer ces effets.

Cabanis dit que la sensibilité paraît se comporter à la manière d'un fluide dont la quantité serait déterminée, et qui, consumé en excès pendant un certain temps, serait en moins dans les instants suivants. C'est ainsi qu'il s'explique les améliorations qui suivent les attaques de convulsions hystériques.

On peut rapporter à la perturbation profonde que produit nécessairement un acte aussi violent que l'est une attaque de convulsions, toutes ces modifications si remarquables dans la sensibilité et dans la contractilité. L'application du galvanisme produit des effets semblables, et M. Jolly, auquel la science est redevable de vues très ingénieuses sur les maladies du système nerveux, a fait remarquer, que bien rarement les forces nerveuses se portaient à la fois sur la portion de ce système destinée à exciter la contractilité, et sur celle qui est réservée à la sensibilité. On ne peut, d'ailleurs, avoir recours à l'épuisement de la puissance nerveuse dans les cas fort nombreux où des hyperesthésies succèdent aux attaques de convulsions.

Ne nous laissons donc point aller à des suppositions gratuites, et bornons-nous à ce grand fait, qu'une profonde perturbation qui peut d'un côté, à la manière d'un révulsif puissant, faire cesser des troubles préexistants, peut aussi d'un autre côté, par le fait des mouvements violents qu'elle suscite, laisser après elle des altérations dans la sensibilité et dans la motilité.

Les convulsions hystériques se communiquent très facilement, non-seulement d'une hystérique à une autre, mais encore de celles-ci aux femmes faciles à émouvoir.

Tout le monde connaît le fait de communications de convulsions rapporté par Kaaw Boerhaave dans l'ouvrage intitulé : *Impetum faciens*, p. 406.

Une petite fille qui se trouvait dans celui des hôpitaux de Harlem où l'on nourrit les pauvres, ayant eu quelque frayeur, fut attaquée de convulsions qui se renouvelaient à des époques fixes. Dans le nombre des jeunes enfants, tant filles que garçons, qui étaient présents et qui lui donnaient des secours, une fille que ce spectacle frappa fut prise du même mal ; le second jour il y en eut une autre, ensuite une troisième, puis une quatrième, enfin presque tous les assistants des deux sexes paraissaient épileptiques ; les convulsions des uns en faisaient naître chez les autres. Ce fut sans succès qu'on fit venir les plus habiles praticiens, qui prescrivirent ce que la médecine connaît de plus puissant anti-épileptique. Enfin on eut recours au savant Boerhaave qui, touché de compassion pour ces pauvres malheureux, se rendit à Harlem, et tandis qu'il prenait connaissance de ce qui s'était passé, un d'eux eut des convulsions, ce qui lui donna occasion d'en voir plusieurs autres tourmentés par cette espèce d'épilepsie. Comme d'habiles médecins avaient fait prendre sans succès les remèdes les plus efficaces en pareil cas, et comme la maladie paraissait avoir attaqué successivement ces enfants, parce que ce spectacle affreux avait frappé fortement leur imagination, Boerhaave crut qu'il serait possible de les guérir en détournant cette idée de leur esprit et en leur présentant un objet qui les occupât davantage. Après avoir prévenu les magistrats municipaux de ce qu'il voulait faire et avoir assemblé dans un même lieu tous les enfants, il commanda qu'on apportât des poêles remplis de charbons ardents et qu'on y fît rougir des crochets de fer d'une certaine forme ; ensuite de quoi il dit à haute voix que puisque tous les moyens mis en usage jusqu'alors avaient été inutiles, il ne connaissait plus qu'un seul remède à employer, c'était de brûler jusqu'à l'os, avec un fer rouge, à un tel endroit du bras, la première personne qui aurait une attaque de la maladie convulsive. Comme Boerhaave avait l'air et le ton imposants, la crainte de ce cruel remède opéra sur ces enfants l'effet le plus marqué, de manière que quand ils sentaient l'approche d'un accès, la grande préoccupation de l'esprit et la crainte d'une brûlure très douloureuse faisaient sur eux une impression plus forte que les premiers ébranlements convulsifs, ou que leur cause même, ce qui empêchait que les convulsions n'eussent lieu.

C'est pour se conformer à l'usage que l'auteur appelle épileptiques ces convulsions, qui n'étaient évidemment que de simples attaques hystériques.

Bailly, de l'ancienne Académie des sciences, rapporte qu'à une cérémonie de première communion à l'église Saint-Roch, à Paris, une jeune fille ayant eu une attaque de convulsions, 50 à 60 personnes en eurent de semblables dans l'espace d'une demi-heure ; et comme ces attaques continuaient à s'étendre des unes aux autres, on fut obligé de séparer ces jeunes filles, ce qui fit tout cesser.

M. Andral cite un fait analogue : il a vu une hystérique communiquer ses convulsions à tout un pensionnat.

C'est de cette manière que sont nées ces épidémies hystériques de convulsions dont les principales ont été indiquées au commencement de cet article; dans toutes, en effet, on voit la maladie commencer dans un espace très limité, un cloître, un hôpital, un lieu de réunion quelconque, puis gagner de proche en proche et finir par s'étendre à de grandes distances, en affectant successivement un nombre très grand de femmes. Aussi toutes ces épidémies sont-elles nées dans l'enceinte des couvents ou dans l'intérieur des hospices.

Les *causes* sous l'influence desquelles les diverses épidémies de convulsions hystériques ont pris naissance, sont les mêmes que celles qui produisent l'hystérie à l'état sporadique.

Les épidémies du couvent d'Ubertet, des Ursulines de Loudun, de celles de Louviers, des filles juives à Rome, celles qui sévirent sur les protestants des Cévennes, sur les convulsionnaires de Saint-Médard, celles des baquets de Mesmer, résultaient de causes qui ont été de toute évidence, d'agents dont l'action se passait sur l'encéphale; d'exercices de piété portés au delà d'une juste mesure; de jeûnes, de macérations, de préoccupations de l'esprit, par la crainte des approches du démon, par la ferveur religieuse, par la persécution pour cause de religion, et par les pratiques du mysticisme mesmérien, etc.

Dans un très petit nombre d'épidémies, on a pu attribuer l'origine de la maladie à la réaction des organes génitaux ; je ne vois guère que celle des religieuses de Nazareth, à Cologne, qui puisse être rangée dans cette catégorie ; encore ne faudrait-il pas l'attribuer aux besoins non satisfaits, puisque de Wier dit qu'une grande débauche régnait depuis longtemps dans le couvent.

Il est possible qu'au milieu de tous les désordres que ces épidémies amenaient dans l'organisme de ces femmes, l'imagination exaltée ait fait naître des excitations génitales, mais celles-ci n'ont toujours été que secondaires, et les observateurs de ces épidémies rapportent très positivement que la maladie atteignait les vieilles religieuses aussi bien que les jeunes.

Le *diagnostic* des attaques de convulsions hystériques a été jusqu'à présent tracé d'une manière tellement imparfaite, que la confusion avec les autres états convulsifs paraît difficile à éviter. Les caractères de l'attaque hystérique sont cependant très tranchés; en les présentant convenablement, j'espère mettre les médecins à même de pouvoir les distinguer facilement, nettement, et de manière à éviter toute incertitude.

Trois maladies seulement peuvent être confondues avec les convulsions hystériques : ce sont l'épilepsie, l'éclampsie, et les convulsions saturnines.

On trouvera dans le tableau suivant les différences qui existent entre l'épilepsie et l'hystérie.

Hystérie.	*Épilepsie.*
Les attaques, qui n'ont pas lieu à des intervalles très rapprochés, ont presque toujours une cause appréciable.	Les attaques paraissent presque toujours sans cause appréciable, elles viennent sans motif apparent.
Dans les seuls cas où les attaques ont lieu soit plusieurs fois par jour, soit tous les jours, soit à des époques fixes, il n'y a pas de cause appréciable.	Les attaques n'ont jamais lieu aussi fréquemment, ni à des intervalles aussi réguliers, que le font les attaques hystériques.
L'attaque a presque toujours un point de départ soit primitif, soit secondaire, et le plus souvent ce point est l'épigastre. Dans les cas rares où l'estomac n'est pas le siége des premiers malaises, ceux-ci partent soit de l'encéphale, soit dès membres.	Jamais l'épigastre n'est le point de départ; il existe quelquefois une aura qui a ordinairement son siége dans les membres.
Il y a toujours des malaises, un globe hystérique et de la strangulation quelques instants avant la perte de connaissance.	La perte de connaissance est instantanée, et n'est précédée d'une aura que dans quelques cas rares.
L'hystérique, avant de tomber, a le temps de gagner un abri.	L'épileptique tombe subitement au milieu des occupations qui lui offrent le plus d'intérêt.
Les convulsions se rapportent à la mimique des passions, des sensations ou des actes ordinaires de la vie.	La convulsion est une sorte de tétanos ne ressemblant pas aux mouvements qui ont lieu dans l'état physiologique.
Il y a rarement de l'écume à la bouche.	Il y a toujours de l'écume à la bouche.
L'attaque se termine par des sanglots, par des pleurs, et dans quelques cas très rares par le sommeil; puis ont lieu les urines caractéristiques.	Rien de particulier à la fin de l'attaque, le malade semble seulement se réveiller.
Après l'attaque il y a toujours vingt-quatre heures de céphalalgie, de malaise et de courbature des membres.	Après l'attaque il y a quelquefois de la céphalalgie qui n'a que quelques heures de durée, et point d'autres malaises.
L'attaque dure un temps assez long, au moins un quart d'heure.	L'attaque dure très peu de temps, dix à douze minutes au plus.

Ainsi, pour l'hystérie, existence d'une cause appréciable, malaise à la région épigastrique ou à la tête, globe hystérique, strangulation, convulsions analogues aux mouvements de l'état physiologiques pas d'écume à la bouche, et, à la fin, pleurs et sanglots, urines spéciales, puis céphalalgie et courbature pendant au mo vingt-quatre heures.

Pour l'épilepsie, pas de cause occasionnelle, pas de malaises précurseurs, perte de connaissance et chute subites, convulsions qui n'ont pas leurs analogues dans l'état physiologique, écume à la bouche, et fin de l'attaque annoncée par un simple réveil, sans urines spéciales et sans courbature dans les membres.

Le diagnostic entre ces deux affections est donc très facile dans la grande majorité des cas ; il ne devient difficile que dans quelques circonstances rares, où d'un côté il se trouverait tout à la fois chez une hystérique, départ des premiers malaises d'un point autre que l'épigastre, absence de constriction épigastrique, présence d'écume à la bouche, et terminaison par la somnolence ; et chez une épileptique, qui aurait au début une aura prononcée, et un coma comme terminaison de l'attaque. Dans ces cas heureusement fort rares, le médecin devra, pour s'éclairer, prendre en considération le sexe du malade et l'existence des accidents antérieurs ; avec un examen fait de cette manière, il y aura très peu de cas dans lesquels le diagnostic restera indécis.

L'éclampsie diffère tellement de la convulsion hystérique qu'il n'y a guère matière à confusion. Cependant, pour obéir à l'usage, je présenterai les différences qu'ont entre elles ces deux maladies.

L'éclampsie est une maladie convulsive dans laquelle les muscles sont agités de véritables convulsions, c'est-à-dire de mouvements qui ne sont pas les analogues de ceux qui se font dans l'état de santé.

L'hystérie, au contraire, est une affection dans laquelle les mouvements, dits convulsifs, ne sont que la répétition des mouvements qui se font ou qui peuvent se faire dans l'état de santé.

Dans l'éclampsie, les mouvements se font avec une rapidité et une soudaineté que n'ont pas ceux de l'hystérie qui imitent les mouvements naturels. Ils sont le résultat de la contraction isolée et successive de divers muscles, tandis que dans l'hystérie, les mouvements résultent de la contraction synergique d'un certain nombre de muscles formant l'appareil d'un mouvement composé. Il y a de la désharmonie dans les convulsions éclamptiques ; il y a, au contraire, de l'harmonie dans les mouvements des hystériques.

Dans l'éclampsie, les yeux roulent dans leur orbite, puis restent fixes ; la bouche se tord par secousses convulsives, la langue dépasse les arcades dentaires et est souvent coupée, une écume abondante et épaisse découle de la bouche ; les bras presque toujours convulsés dans la pronation, ont une tendance continuelle à

se porter dans la pronation et dans l'adduction. Les doigts et les
orteils sont fortement fléchis ; le tronc participe aux convulsions
générales ; la respiration paraît totalement suspendue et l'asphyxie
être imminente. La face, les mains et les pieds sont froids et vio-
lacés, et le pouls, extrêmement rapide, est à peine sensible. Après
quelques minutes, les convulsions cessent pour faire place au coma,
puis reparaissent au bout de quelque temps.

Dans l'hystérie, il n'y a absolument aucun de ces phénomènes,
de telle sorte que, même dans les cas limites, la méprise peut être
facilement évitée.

Les convulsions saturnines sont des convulsions éclamptiques,
tétaniques, ou épileptiformes, et ne ressemblent jamais aux attaques hystériques ; il existe en même temps des signes d'intoxica-
cation saturnine.

Pronostic. — Les attaques de convulsions indiquent toujours un
surcroît de gravité dans la névrose hystérique. Elles offrent un inconvénient assez grave quand elles ont lieu dans la grossesse, car
elles y portent toujours le trouble ; elles en présentent surtout dans
l'accouchement, en raison des entraves qu'elles apportent à la déli-
vrance, les malades accouchant ordinairement sans le sentir et sans
recouvrer la connaissance. Ettmuller avance que les femmes qui
deviennent hystériques après la ménopause, guérissent rarement.
Enfin il suppose que lorsqu'il se manifeste des éternuments pendant
une attaque d'hystérie, celle-ci cesse à l'instant.

Nature des attaques. — Le mécanisme des attaques de convulsions
hystériques a beaucoup exercé la sagacité des observateurs ; je ne
parlerai pas des théories des anciens qui ont déjà été exposées ; je
ne rappellerai non plus que pour la forme les opinions de Ch. Lepois et de Willis, qui rattachaient les attaques d'hystérie à l'existence d'une sérosité âcre, irritant par son contact prolongé les
origines des nerfs cérébraux ; toutes ces conceptions étant depuis
longtemps abandonnées.

Je m'occuperai seulement des théories encore actuellement en
vigueur, lesquelles prennent l'utérus pour point de départ des
convulsions , et ont pour représentants principaux M. Dubois
(d'Amiens), M. Landouzy et M. Pidoux.

M. Dubois (d'Amiens) a cherché à établir que les convulsions
hystériques étaient dues à un principe de réaction contre tout état
morbide, principe qui aurait pour but la neutralisation ou l'élimi-
nation hors de l'économie, d'un agent nuisible siégeant dans l'uté-

rus. Cet auteur veut que dans les premiers moments de l'accès où les accidents sont encore peu prononcés, la réaction se fasse sous l'empire de l'intelligence, puis que, plus tard, lorsque éclatent les désordres les plus graves, les mouvements soient sous l'influence seule du principe de toute réaction organique, avec privation de l'intelligence, ce qui explique les désordres de cette période.

Évidemment, la convulsion hystérique n'a pas pour but la résistance à la douleur, puisque dans la très grande majorité des cas il n'y a pas encore de douleur au moment où débute l'attaque convulsive. D'ailleurs, comment une souffrance à l'épigastre, un globe hystérique et une strangulation seraient-ils un [moyen d'éliminer la douleur? Quand une attaque survient à l'occasion de l'existence d'un point douloureux, à l'utérus ou ailleurs, ordinairement la douleur subsiste après l'attaque comme elle était auparavant. Enfin, dans les cas où une attaque d'hystérie vient après une saignée, ou même après une surprise agréable, quelle douleur, quel agent morbide y a-t-il à éliminer?

M. Landouzy, à son tour, suppose que les attaques hystériques tiennent à ce que l'innervation des organes génitaux, et surtout celle de l'utérus, étant troublée, ce trouble est transmis par le trisplanchnique aux autres parties du système ganglionnaire abdominal, et surtout aux ganglions semi-lunaires; selon lui, des plexus mésentériques l'influx nerveux remonte jusqu'au plexus coronaire stomachique, au plexus cœliaque, aux plexus sous-diaphragmatiques, aux nerfs splanchniques, aux ganglions thoraciques, aux nerfs et au plexus cardiaque, et s'irradie au pneumogastrique. Parvenue aux ganglions cervicaux, l'irradiation nerveuse parcourrait les plexus, l'œsophage et le larynx; et, enfin, le trouble de l'influx nerveux gagnerait, soit l'encéphale par l'intermédiaire des nerfs issus des ganglions lenticulaires et sphéno-palatins, soit la moelle épinière par l'extension de l'influence nerveuse ganglionnaire aux nerfs vertébraux.

Cette théorie est quelque peu renouvelée des Grecs, car c'est celle qu'Arétée avait donnée d'une manière très simple, en disant que les phénomènes des attaques d'hystérie résultaient de la réaction que l'utérus, troublé dans ses fonctions, exerçait sur le système nerveux général.

Je ne m'arrêterai pas à la complication extrême de ce mouvement ascendant qui, parti de l'utérus, va de proche en proche, et par toutes sortes de détours, gagner le cerveau où il s'épuise. Il me

semblerait plus naturel et plus physiologique d'expliquer les phénomènes par la communication directe des nerfs utérins avec l'encéphale, et par la réaction de celui-ci sur les divers nerfs qui en
partent, au lieu de suivre une série de communications nerveuses
qui ne sont pas aussi libres que le sont les embranchements d'un
chemin de fer.

Je me bornerai pour combattre cette explication, aux réflexions
suivantes, qui toutes portent sur des faits bien établis :

1° Un cinquième des hystériques affectées d'attaques, observées
par moi, se composait de jeunes filles au-dessous de douze ans ;
plusieurs d'entre elles avaient eu leur première attaque, soit à cinq
ans, soit à six ans. En outre il est d'observation que les enfants
hystériques sont plus prédisposés à avoir des attaques que les personnes d'un âge plus avancé. Sur quels fondements s'appuiera-t-on
pour faire jouer chez ces sujets le rôle principal à l'utérus et à ses annexes, qui sont dans le sommeil, qui n'ont pas encore de fonctions
à remplir, et qui sont en quelque sorte à l'état embryonnaire ?

2° Les causes déterminantes des attaques de convulsions n'agissent pas le plus souvent sur l'utérus : ainsi, sur 206 hystériques
chez lesquelles la première attaque a été le résultat d'une cause
appréciable, il s'en est trouvé 161 chez lesquelles cette cause a été
les émotions vives, la frayeur, les chagrins, les contrariétés, la vue
de personnes en attaque, la saignée, la colère, la magnétisation,
l'affaiblissement résultant de la convalescence d'une fièvre typhoïde,
l'avulsion d'une dent, une fracture, un érysipèle de la face, etc., etc.
A part les émotions vives et les chagrins dans lesquels l'utérus a
pu, dans un certain nombre de cas, être influencé, je ne vois pas
pourquoi on supposerait que ces causes qui ont une action directe,
soit sur l'encéphale, soit sur l'ensemble du système nerveux, auraient été agir sur l'utérus que rien ne prouve avoir été leur aboutissant direct.

3° Enfin j'ai constaté que, chez un vingt-huitième seulement
des malades, le point de départ des premières sensations de l'attaque avait eu lieu, soit dans l'utérus, soit dans la partie sous-
ombilicale de l'abdomen ; chez les vingt-sept autres vingt-hui-
tièmes, ce point de départ ayant été la région épigastrique, la tête
ou les membres, comment donc supposer que, dans cette immense
majorité des cas, le malaise ait commencé plutôt par l'utérus qui
n'a donné aucun signe de souffrance, que par les autres organes
qui en ont donné ?

Ces faits constatant que, dans la grande majorité des cas, l'utérus a été matériellement hors de cause, l'explication qui fait partir l'attaque d'un trouble dans l'innervation des organes sexuels ne peut être admise.

M. Pidoux, sans se rattacher d'une manière bien précise à la dépendance où l'hystérie serait de l'utérus, paraît assez enclin à revenir aux opinions des anciens ; il présente l'attaque d'hystérie sous le jour suivant.

« Il est chez la femme, dit-il, un acte physiologique qui est
» d'une grande valeur dans la recherche du point de départ de
» l'attaque, et qui appuie singulièrement l'opinion de ceux qui re-
» gardent le système utérin comme le foyer de cette névrose : cet
» acte est le coït. Prenons pour type, dit-il encore, une femme qui
» ressente vivement les impressions qui accompagnent cet acte :
» battements précipités et tumultueux à la région précordiale, res-
» piration haute et fréquente, soupirs entrecoupés et singultueux,
» globes des yeux portés en haut, renversement en arrière du col
» et du tronc, mouvements cloniques et convulsifs du bassin, con-
» tractions des membres, tantôt permanentes, tantôt cloniques,
» mais toujours involontaires ; enfin, au moment de la consom-
» mation de l'acte, tressaillements et agitation spasmodiques de
» tout le système musculaire, cris étouffés, quelquefois pamoison
» complète, puis l'organisme tombe dans une langueur et dans
» une résolution qui le conduisent mollement au sommeil.

» Sans nous en apercevoir, nous venons de décrire une attaque
» d'hystérie ; n'est-ce point parce que le spasme hystérique et le
» spasme cynique tirent leur origine de la même source et se dé-
» veloppent d'après les mêmes lois ? (*Traité de thérap.*, t. II, p. 278.)

J'ai pris le texte de M. Pidoux, parce qu'à mon sens, cet habile écrivain est celui qui a le mieux présenté les arguments que l'on peut faire valoir en faveur de l'opinion des anciens.

Évidemment le tableau que je viens de tracer est fort brillant ; mais c'est complétement un portrait de fantaisie qui ne ressemble en rien à la véritable attaque hystérique ; c'est tout ce qu'il suffit de dire pour en déterminer la valeur.

Il est pourtant assez facile de trouver la véritable signification et le vrai mécanisme d'une attaque de convulsions hystériques.

Il est bien établi maintenant que, comme M. le docteur Cerise l'a montré et comme l'admettent MM. Falret et F. Voisin, il existe dans l'encéphale une portion destinée aux passions affectives ; or, en raison de la destination sociale qui lui a été dévolue, la femme a cette portion douée d'une sensibilité bien plus vive que ne l'a l'homme. De cette vivacité de la sensibilité, naît un mode de réaction qui est également particulier à la femme et qui, toutes les fois qu'une impression sur cette portion de l'encéphale a été ou trop vive ou trop pénible, se révèle par certaines manifestations qui lui sont encore particulières.

Je rappelle ici de nouveau sous quelles apparences ont lieu ces manifestions, pour faire sentir le rapport qui existe entre elles et une attaque d'hystérie.

Je suppose une femme impressionnable qui éprouve une émotion morale ; à l'instant même elle est prise d'un malaise et d'un sentiment douloureux de compression à la région épigastrique, la respiration se gêne et se trouble, il survient, soit de l'anhélation, soit de l'oppression, des palpitations de cœur s'y joignent, la gorge se serre et la strangulation se manifeste.

Si l'émotion a été fort vive, il se produit des vertiges, des troubles dans la tête, quelque peu d'embarras dans les idées, et là tendance à la perte de connaissance, qui est imminente, peut aller jusqu'à faire chanceler et à forcer de recourir à un appui pour prévenir la chute.

Si enfin l'émotion a été très forte, les membres supérieurs deviennent le siége d'une sensation d'agacement et de fourmillement qui ne permet pas de les laisser un instant en repos ; le besoin de les agiter, de les tordre, se fait sentir ; en même temps, les membres inférieurs éprouvent un tremblement convulsif tel que la station sur les jambes devient impossible, et la perte de connaissance finit par avoir lieu.

Au bout de quelques instants de ces malaises, arrivent les soupirs, les sanglots et les pleurs qui viennent terminer la scène, après quoi tout rentre dans l'ordre, et il ne reste plus qu'un peu de céphalalgie et une courbature générale.

Tels sont les traits principaux par lesquels se manifeste la réaction de la portion de l'encéphale où siégent les impressions affectives ; il ne s'agit plus que de comparer ce tableau avec celui d'une attaque d'hystérie.

On a vu qu'une attaque complète et forte de convulsions comprenait trois ordres de phénomènes qui se développent successivement. Le premier se compose des phénomènes fondamentaux de l'attaque, phénomènes qui la constituent à proprement parler et qui la caractérisent ; le second comprend les phénomènes convulsifs que

provoque la douleur née pendant l'apparition des phénomènes fondamentaux, qui donne à l'attaque son aspect de violence, mais
qui n'est souvent qu'une conséquence et qui peut ne pas exister ; le
troisième résulte de la réunion des divers phénomènes produits
par les circonstances au milieu desquelles se trouve l'hystérique,
et qui sont complétement accessoires à l'attaque elle-même.

Or, les phénomènes fondamentaux sont dans l'ordre suivant :
malaise et sensation d'oppression et de constriction à l'épigastre,
gêne de la respiration avec anhélation ou oppression, sensation de
globe montant de l'épigastre à la gorge, palpitations, strangulation,
perte de connaissance, agitation plus ou moins convulsivedes
membres, et, à la fin, soupirs, sanglots et pleurs, puis céphalalgie
et courbature pendant vingt-quatre heures.

On voit qu'il n'y a qu'une seule différence entre les deux tableaux,
elle consiste dans l'ascension du globe hystérique, qui a cependant
à peu près son analogue dans cette sensation de resserrement qui
parcourt la poitrine de bas en haut, chez les femmes qui éprouve$_t$
une émotion ; quant au reste, les phénomènes sont absolument
identiques pour la nature et pour l'ordre.

Une attaque d'hystérie simple n'est donc que la répétition exacte
des troubles par lesquels se manifestent les impressions morales
vives ou pénibles. On comprendra facilement que, plus les sujets
qui éprouvent ces impressions sont excitables, que plus ils sont
hystériques, plus les phénomènes qui se produiront auront de
violence et seront nombreux.

Une hystérique est un sujet chez lequel ces manifestations se
font avec facilité, et comprennent dans leur champ un nombre
d'organes d'autant plus étendu, qu'il s'en trouve qui, par leur
susceptibilité propre, par leur habitude d'être mis en mouvement, etc., etc., sont prédisposés à entrer dans ces manifestations.
Ainsi, chez une hystérique sujette à de fréquents accès de colère,
les organes qui entrent dans la manifestation de la colère se met-
tront facilement en jeu dans une attaque hystérique. Chez celle qui
aura un esprit disposé à la méchanceté, les attaques s'accompagne-
ront de gestes de violence ; celle, au contraire, qui aura un caractère
gai, aura des attaques dans lesquelles le rire jouera un grand rôle.
Celle qui, par habitude, fait tel ou tel mouvement musculaire,
le fera infailliblement dans ses attaques. Si, en santé, un organe
quelconque est facilement pris de souffrance, ce sera celui-là qui
sera frappé d'hyperesthésie dans l'attaque, etc., etc. Les attaques

ne sont, en quelque sorte, que le reflet des actes les plus habituels de l'état de santé. Le délire des hystériques, comme celui des sujets qu'on endort avec le chloroforme, n'est généralement que la reproduction des pensées qui ont agité les hystériques hors le temps des attaques ; ce sont des rêves qui ne sont en rien comparables au délire des maladies aiguës. Je ne veux pas multiplier ces exemples ; il suffit de parcourir tout ce qui a été dit des formes sous lesquelles les attaques d'hystérie peuvent se manifester, pour s'en faire une idée.

Qu'au lieu d'une émotion morale, ce soit une douleur quelconque qui provoque une attaque convulsive, ce sera toujours la portion d'encéphale préposée aux passions affectives qui sera l'aboutissant de cette souffrance, puis cette portion ainsi influencée réagira et mettra en jeu les manifestations de sa réaction.

Que chez une femme hystérique, un état de débilité extrême, une saignée, etc., soient suivis d'une attaque, cela se comprendra très bien par la perturbation imprimée à l'économie et à la portion d'encéphale dont il a été déjà question, perturbation de laquelle il résultera un malaise, et, de ce malaise, une réaction.

Qu'enfin, chez une de ces malades, il y ait un état de pléthore qui amène de l'excitation cérébrale, cette excitation pourra, dans quelques cas, déterminer une réaction convulsive.

Cette manière d'interpréter l'attaque de convulsions hystériques, explique très bien pourquoi certaines femmes, au lieu de la constriction épigastrique, offrent des troubles cérébraux au début de l'attaque. Chez ces femmes, les impressions morales se manifestent par de la céphalalgie, des étourdissements, des bourdonnements d'oreilles, etc. Les autres modes de début des attaques tiennent à ce que des circonstances locales ont excité la sensibilité dans un point quelconque, et qu'alors c'est ce point douloureux qui entre le premier en jeu dans la production de la manifestation. En résumé, une attaque d'hystérie n'est rien autre chose que la réaction de la portion d'encéphale à laquelle aboutissent les impressions affectives, laquelle se traduit à l'extérieur par les actes exagérés ou pervertis à l'aide desquels ces impressions se manifestent habituellement au dehors. Quant au mécanisme de la production de l'attaque, il est souvent fort simple.

Une excitation émanée d'un point quelconque de l'économie et transmise par des fibres nerveuses à l'encéphale, se réfléchit par l'entremise de ce centre nerveux sur des fibres motrices, pour donner lieu à des mouvements qui se manifestent dans les muscles de la vie animale et dans ceux de la vie organique. L'excitation peut être transmise soit par les nerfs cérébro-rachidiens, soit, plus rarement, par les filets du grand sympathique.

Les excitations qui portent sur les terminaisons des nerfs déterminent plus facilement des mouvements réflexes que celles qui sont appliquées directement à un cordon nerveux.

Sous l'influence de l'excitation des fibres nerveuses de l'encéphale, il se produit rapidement dans cet organe une congestion à laquelle il faut rapporter la chute subite et la perte de connaissance. Cette congestion est encore augmentée par les efforts de respiration et par les violents mouvements qu'exécutent les malades.

En même temps le trouble des mouvements des muscles de la poitrine altère la respiration et y détermine la production d'un certain degré d'asphyxie.

Il est impossible de rapporter la convulsion hystérique, ni à ce que Marshall-Hall appelle le trachélisme, c'est-à-dire à la compression des troncs veineux du col par les muscles contractés de cette partie, qui produirait les phénomènes de congestion cérébrale, ni à ce qu'il nomme le laryngisme, c'est-à-dire la fermeture convulsive de la glotte occasionnant la suffocation et, par suite, les convulsions.

En effet, la plupart des hystériques ont fréquemment du spasme à la gorge, sans pour cela avoir chaque fois une attaque de convulsions. Quant au laryngisme, un fait observé à la Charité ruine cette hypothèse de fond en comble. C'est celui d'une jeune fille hystérique à laquelle on fut obligé de faire deux fois, durant le cours d'une année, l'opération de la trachéotomie. La plaie fut conservée béante pendant un laps de temps de six mois, et pendant tout ce temps cette fille eut des attaques de convulsions tous les deux ou trois jours, et quelquefois jusqu'à trois fois par jour, quoiqu'elle fût dans un état à n'avoir plus de suffocation possible. Glisson prétendait que les attaques dépendaient des convulsions du diaphragme et des muscles du ventre, sollicitées par l'utérus souffrant : cette assertion n'a pas besoin d'être réfutée.

ARTICLE IV.

ATTAQUES D'ÉPILEPSIE.

L'hystérie peut se combiner avec l'épilepsie, et constituer ce qu'on a appelé l'hystéro-épilepsie, *epilepsia uterina* de Sennert. Cette combinaison se produit de trois manières : tantôt l'épilepsie

est la maladie primitive, tantôt c'est l'hystérie, tantôt enfin les deux
maladies se sont développées simultanément, elles sont coévales.

Quand chez une jeune fille atteinte d'épilepsie, surviennent des
causes morales, telles que le chagrin, les contrariétés, les peines
de cœur, on voit alors apparaître les phénomènes principaux de
l'hystérie, l'oppression à l'épigastre, la gastralgie, la strangulation
à la gorge, les palpitations, les étouffements, les diverses hyperesthésies de l'épigastre, du côté et du dos, puis enfin les spasmes et
les attaques de convulsions hystériques, accidents nouveaux pour
la malade, et qui viennent s'adjoindre à ceux qu'elle avait précédemment. On trouve dans l'ouvrage de M. Landouzy, p. 147, un
fait qui présente cette combinaison dans toute sa netteté et dans
toute sa simplicité. Le voici :

Mademoiselle X..., épileptique dès sa naissance et n'ayant jamais offert de symptômes d'hystérie, fut mariée à dix-huit ans à
un jeune homme qu'elle aimait beaucoup, et qu'on avait seulement averti de l'existence d'accès nerveux sans importance.
Gravement trompé, et fortement préoccupé de la crainte de voir
ses enfants hériter de cette maladie, le mari cessa bientôt d'entourer
sa jeune femme de l'affection qu'il lui avait d'abord témoignée, et
au bout de quelques mois de mariage, madame X... dont les attaques d'épilepsie ne s'étaient point augmentées, se plaignit d'éprouver des étouffements fréquents, et d'avoir incessamment à la gorge
comme un morceau qui la gênait et l'étouffait. Ces symptômes
s'accrurent, des mouvements spasmodiques et bientôt de véritables
convulsions sans perte de connaissance et sans altération du visage
s'y adjoignirent, et l'on put reconnaître des attaques d'hystérie.

Cette nouvelle affection parut n'exercer aucune influence sur
l'épilepsie dont les attaques ne se montraient ni plus intenses, ni
plus fréquentes, ni moins simples qu'auparavant, une ou deux
attaques par mois, à des époques à peu près fixes, sans prodromes
appréciables, avec une figure livide, une bouche écumeuse, une
respiration stertoreuse, des yeux ouverts, fixes, etc.; cet état durait
à peu près dix minutes, après quoi la malade restait pendant une
heure triste et comme anéantie. Les attaques d'hystérie, au contraire,
se manifestaient sans régularité et presque toujours après les chagrins que lui causait l'éloignement que son mari témoignait pour
elle. Elles s'annonçaient par de la suffocation, de la constriction à
la gorge, l'ascension d'une sorte de boule de l'épigastre vers le col,
et enfin elles se terminaient par des convulsions avec demi-perte

de connaissance, puis par des cris qui annonçaient la fin de l'accès qui durait environ une demi-heure et était ordinairement suivi de vomissements et d'envies d'uriner.

La grossesse ne modifia en rien cet état pendant les sept premiers mois. Durant les deux derniers, les attaques d'épilepsie furent un peu plus fréquentes qu'auparavant, tandis que les attaques d'hystérie disparurent au contraire complétement, et ne revinrent qu'après l'accouchement.

Au bout d'une année, M. X..., à la suite du concours de certaines circonstances, se rapprocha de sa femme et parut lui rendre sa première affection, dès lors les attaques d'hystérie diminuèrent et finirent par disparaître complétement après un séjour de trois mois à Boulogne, où cette dame était allée prendre les bains de mer avec son mari.

D'après les auteurs, le plus souvent l'épilepsie est l'affection primitive, et l'hystérie est l'affection secondaire.

L'épilepsie succède à l'hystérie, chez des jeunes filles atteintes d'accidents hystériques graves, et d'attaques de convulsions très fréquentes, à la suite desquelles il se manifeste de la céphalalgie, de la pesanteur, de la tendance au coma, et de la diminution dans les facultés intellectuelles.

Une jeune fille de vingt ans, que j'ai eu longtemps et à plusieurs reprises dans mes salles, avait offert cette forme d'hystéro-épilepsie de la manière la plus évidente. C'était une personne de constitution sanguine, très impressionnable et très timide ; il n'y avait eu dans sa famille aucun épileptique ; sa mère avait été hystérique. Tous les phénomènes caractéristiques de l'hystérie s'étaient graduellement développés chez elle à la suite de contrariétés répétées, et elle avait fini par être prise d'attaques hystériques complètes. Au bout de six mois de cet état, qui allait toujours en croissant, la malade devint de plus en plus apathique ; sa tête était le siége d'une douleur gravative continuelle ; son intelligence s'altérait de plus en plus, et cette jeune fille avait fini par avoir l'aspect d'une idiote, lorsque peu à peu se manifestèrent des attaques très différentes des premières, et qu'elle, ainsi que toutes les personnes du service, finirent par très bien caractériser. Celles-ci la prenaient inopinément pendant qu'elle allait et venait dans les salles ; alors elle tombait roide, la face contre terre, avec perte complète de connaissance, elle faisait quelques grimaces, avait quelques râlements dans la gorge, et, au bout de cinq à six secondes, elle se relevait et continuait sa course comme s'il n'était rien arrivé : c'étaient les attaques d'épilepsie. Les autres, au contraire, n'étaient jamais subites, la malade les sentait venir ; elles commençaient par de l'oppression à l'épigastre, une boule semblait monter à la gorge, il survenait de la strangulation, et la malade ne perdait connaissance qu'après un temps assez long pour pouvoir aller gagner son lit. Alors survenaient des cris, des convulsions, qui duraient d'un quart d'heure à une demi-heure, après quoi elle se réveillait en étouffant ; puis elle sanglotait, pleurait à chaudes larmes, et finissait par avoir une forte céphalalgie qui durait plusieurs heures, et une courbature qui durait vingt-quatre heures. Presque tous les jours il y avait une attaque soit d'une espèce, soit de l'autre. L'état de cette jeune fille alla graduellement en empirant, et après quelques alternatives d'amélioration, puis de recrudescence, on finit par l'envoyer à la Salpêtrière en qualité d'incurable.

C'est exactement la même chose qu'avait observée Willis. « Postquam hæc ægrotans, per quatuordecim menses ejusmodi paroxismis crebra vice repentibus obnoxia degisset, demum epileptica evasit, ut quoties mali insultus rediret, in terram prostrata ἀναισθησία, cum spuma oris aliisque symptomatibus caduci pathognomicis corriperetur (*De morb. conv.*, cap. 5, obs. 4). »

Quand la combinaison de l'hystérie avec l'épilepsie est coévale dès la première attaque arrivée ordinairement à la suite d'une émotion vive, d'une frayeur, on trouve réunis les phénomènes des deux maladies qui se présentent sous la forme suivante :

Attaques tantôt soudaines, tantôt précédées de malaises tels qu'une céphalalgie violente, de l'agitation, de l'oppression à l'épigastre, une sensation de globe montant de l'épigastre au cou ; puis survient la perte complète de connaissance avec dyspnée extrême, face livide et tuméfiée, écume à la bouche, distorsion des yeux, respiration stertoreuse, mélange de roideurs tétaniques et de convulsions cloniques ; puis à la fin coma ou sanglots et pleurs, et enfin brisement des membres pendant plusieurs heures.

Il ne faudrait pas croire cette forme aussi fréquente que le pourrait faire supposer le titre d'hystéro-épilepsie qu'on trouve en tête des 26 observations dont l'analyse se trouve, du n° 50 au n° 76, dans l'ouvrage de M. Landouzy. La plupart d'entre elles sont de simples hystéries avec des convulsions dans lesquelles il y a de la rigidité des membres. D'autres sont des épilepsies qui passent pour avoir été favorablement modifiées par le coït ou par l'apparition régulière des menstrues, ou modifiées en mal par les désirs vénériens non satisfaits (à ce qu'on suppose) ou par une menstruation pénible. Toutes les observations de Louyer-Villermay sont dans ce cas. M. Beau n'a vu cette forme que douze fois sur 32 cas d'hystéro-épilepsie.

Le plus ordinairement les deux ordres d'attaques sont distincts les uns des autres, et offrant chacun leurs traits caractéristiques, elles constituent deux affections différentes qui marchent parallèlement chez le même individu. D'après M. Beau, sur les 32 cas d'hystéro-épilepsie, il y en avait 20 dans lesquels les attaques des deux maladies étaient distinctes.

La combinaison de l'hystérie avec l'épilepsie se rencontre assez fréquemment dans les maisons où l'on reçoit les incurables : ainsi, sur un ensemble de 273 malades de la Salpêtrière, il y avait 209 épileptiques, 19 hystériques, 13 cas douteux, et 32 femmes atteintes d'hystéro-épilepsie ; ce qui donne plus d'hystéries compliquées que d'hystéries simples (1).

Sur 418 hystériques, je n'ai rencontré que trois cas de cette complication, et je crois que cette proportion est celle que l'on rencontre dans les circonstances ordinaires, la statistique de la Salpêtrière ne pouvant être prise comme une règle générale, à raison de la destination de cette maison, où l'on ne reçoit que les incurables.

Nécessairement l'hystéro-épilepsie dans laquelle l'hystérie est consécutive est grave, l'hystérie peut se guérir par l'éloignement des causes, et l'épilepsie persister. Quand au contraire c'est l'épilepsie qui est consécutive, la gravité du mal est bien plus grande encore, car cette superaddition indique que les troubles nerveux vont croissants, et qu'il s'est fait une altération de plus en plus profonde dans l'encéphale. Enfin, quand l'hystéro-épilepsie est coévale, comme cette espèce ne paraît être qu'une forme particulière de l'hystérie, qui dépend soit de ce que la cause qui l'a produite a agi énergiquement et d'une manière soudaine, soit de ce que le sujet était doué d'une constitution sanguine et assez énergique, elle n'est, selon toutes probabilités, pas plus grave que l'hystérie ordinaire ; et si l'on s'en rapporte aux faits relatés dans l'ouvrage de M. Landouzy, elle se serait le plus souvent guérie assez facilement ; mais

____

(1) Mémoire de M. Beau (*Arch. gén. de méd.*, 2ᵉ série, année 1838, t. XI, p. 334).

il y a bien lieu de craindre que les observateurs n'aient pris de simples améliorations ou des disparitions momentanées d'attaques pour des guérisons.

ARTICLE V.

ATTAQUES DE CATALEPSIE.

Les attaques de catalepsie sont assez rares chez les hystériques, je ne les ai observées que chez deux malades. M. Landouzy n'a pu réunir que douze faits de ce genre qu'il a extraits de l'ouvrage intéressant du docteur Bourdin sur la catalepsie, et de la thèse de M. Favrot sur le même sujet. Pététin (de Lyon), n'en rapporte que quatre. Les autres auteurs n'en citent pas non plus de nombreux exemples. Mais quand l'hystérie devient épidémique, les malades réagissant l'une sur l'autre, la perturbation de l'encéphale arrive à son summum, et l'on voit apparaître toutes les formes que peuvent prendre les attaques. Ainsi, la combinaison des attaques de catalepsie avec les attaques de convulsions hystériques s'est vue dans les épidémies de Loudun, de Louviers, de Cologne et d'Évreux.

Ce n'est pas ici le lieu de discuter si la catalepsie est une entité morbide, ayant son siége dans une partie déterminée de l'encéphale modifié d'une manière toujours identique, ou si elle n'est qu'un symptôme qui peut être produit par des lésions différentes. Il me suffit que des phénomènes caractéristiques de catalepsie accompagent les attaques d'hystérie, pour que je les sépare des attaques convulsives ordinaires.

Quelques auteurs, et Georget entre autres, ont pensé que la catalepsie pouvait n'être qu'une forme de l'hystérie, et ont insinué que ces deux maladies devaient se confondre. Je suis, ainsi que M. Bourdin, d'une opinion tout opposée, et je regarde ces deux névroses comme très distinctes. Les motifs sur lesquels je me fonde sont bien simples, mais ils sont tellement probants, qu'après les avoir énoncés, je regarde toute discussion ultérieure comme inutile.

D'après un résumé fait par M. Puel, sur 148 observations de catalepsie rapportées par les divers auteurs qui ont parlé de cette maladie, on trouve que les hommes ont été atteints soixante-huit fois. Or, on n'a guère qu'une cinquantaine de cas d'hystérie chez l'homme dans les divers auteurs ; d'où il résulte que presque tous les cas d'hystérie chez l'homme auraient été des cas de catalepsie, ce qui n'est pas possible. Dans le même tableau, on ne trouve que

80 cas d'hystérie chez la femme. Or, j'ai établi que les femmes offraient vingt fois plus de cas d'hystérie que l'homme, et alors on devrait avoir 1360 cas de catalepsie chez les femmes, au lieu de 80. De mon côté, dans les 430 observations que j'ai prises, je n'ai trouvé que trois cas d'attaques de catalepsie. La catalepsie a, par conséquent relativement aux sexe, un rapport de fréquence trop différent de celui de l'hystérie, pour que ces deux maladies soient identiques.

Mais bien que distinctes l'une de l'autre, ces deux affections n'en ont pas moins entre elles une certaine affinité que tous les auteurs versés dans cette matière ont unanimement reconnue. Georget, MM. Calmeil et Rostan, M. Favrot, M. Puel, dont le travail sur ce sujet est d'un haut intérêt (1), pensent que la catalepsie se voit plus fréquemment chez les hystériques que chez les autres malades.

Il suffit, en effet, de consulter les observations pour s'en assurer ; ainsi, dans la plupart des observations de Pététin (de Lyon), de M. Favrot, de M. Landry, dans celles dont M. Puel a donné des détails, on trouve des signes d'hystérie d'autant plus évidents que les observations sont plus récemment faites, et partant plus complètes. Chez mes deux hystériques atteintes de catalepsie, les attaques avaient été de véritables convulsions hystériques, avant de revêtir la forme cataleptique. L'une d'entre elles, qui avait eu de nombreuses attaques de convulsions ordinaires, n'avait eu que deux attaques de catalepsie.

La catalepsie, chez les sujets non hystériques, quand elle n'est pas la suite d'altérations matérielles, est ordinairement le résultat d'affections morales, telles que de vives et fortes émotions, la frayeur, le chagrin, l'indignation, la colère, ou des méditations fortes et prolongées. Dans la thèse fort curieuse de M. Favrot, (n° 10, 1844), où se trouvent un grand nombre de faits, on peut voir que, dans les vingt cas où les causes de la maladie sont indiquées, la maladie avait toujours été le résultat d'affections morales. Ainsi, c'est un magistrat insulté à son tribunal et qui, saisi d'indignation, est à l'instant même pris de catalepsie ; ce sont deux moines, dont l'un qui officiait est pris de catalepsie au moment même de l'élévation, et l'autre, qui le remplace à l'autel, éprouve une attaque semblable quelques instants après ; c'est un prêtre, qui, toutes les fois qu'il lit la passion, tombe en catalepsie au

____

(1) *De la catalepsie*, mémoire couronné par l'Académie de médecine (*Mémoires de l'Académie de médecine*. Paris, 1856, t. XX, p. 409 à 526).

moment où il arrive à *consummatum est* ; c'est une femme mal-traitée par son mari, et séparée de lui, qui a son attaque toutes les fois qu'elle entre dans la chambre qu'elle habitait avec ce mari ; c'est une jeune fille, qui, à table et ayant devant elle des mets qu'elle convoitait et sur lesquels elle allait porter la main, se les voit enlever par sa sœur aînée, et qui reste roide en cata-lepsie.

Dans le travail de M. Puel, on voit que les causes de la catalepsie sont toujours des affections morales tristes, des chagrins, l'amour mal-heureux, la haine, la jalousie, la terreur et les mauvais traitements. Il n'y a donc rien d'étonnant, après de tels faits, que la catalepsie survienne chez les hystériques.

Le plus ordinairement, la catalepsie se joint à l'hystérie déjà préexistante, et les attaques, qui, dans les premiers temps, se bor-naient à de simples convulsions, s'accompagnent ensuite du coma et de la roideur cataleptique. Cette complication indique d'une manière évidente une augmentation des troubles de l'encé-phale. Dans des cas bien plus rares, la catalepsie existe la première, et, sous l'influence d'affections morales, l'hystérie vient s'y joindre ; on comprend assez difficilement que les influences morales sous l'empire desquelles naît la catalepsie chez les femmes, ne produisent pas en même temps chez elles les phénomènes de l'hystérie ; cependant Georget dit avoir vu des femmes qui étaient depuis long-temps cataleptiques, n'être prises que fort tard des accidents de l'hystérie.

Enfin, dans quelques cas, qui se trouvent être les plus rares de tous, chez quelques sujets prédisposés et soumis à l'influence d'affec-tions morales vives, accompagnées de suppression brusque des menstrues, les attaques d'hystérie ont offert dès le début un mé-lange d'agitation convulsive, de coma et de rigidité cataleptique.

Les causes, sous l'influence desquelles la catalepsie se joint à l'hystérie, se tirent bien plus de la prédisposition des sujets que de la nature des agents qui ont immédiatement provoqué l'arrivée des attaques. Ainsi, dans trois des dix observations indiquées par M. Landouzy, les accidents paraissent s'être développés à la suite de la suspension brusque des menstrues, et dans une quatrième, l'hystéro-catalepsie s'était produite chez une jeune fille après une dysménorrhée avec phlegmasie chronique des parties génitales de laquelle elle était atteinte. Évidemment ces troubles, qui sont si communs, ne peuvent rendre raison de la forme cataleptique si rarement observée dans l'hystérie. L'observation constate que, dans plusieurs de ces cas, il se trouvait déjà de l'hypochondrie, de la manie triste, de la bizarrerie dans l'esprit, de la morosité habituelle, du somnambulisme naturel, et une tendance fréquente à l'assoupissement. Les deux hystériques cataleptiques dont j'ai pris l'observation étaient des femmes moroses, taciturnes et apathiques.

Dans quelques cas, cependant, la cause déterminante avait eu un certain rapport avec la nature de la maladie ; ainsi, dans un cas rapporté par Coste, la double névrose avait été l'effet d'une émotion pénible ; dans cinq cas cités par Georget, elle avait été déterminée par des affections morales vives. Chez l'une de mes malades, les accès avaient pris la forme cataleptique après qu'elle eut été abandonnée par son mari, et, chez l'autre, cette complication était survenue après la mort de sa mère qu'elle aimait beaucoup.

Les attaques de catalepsie hystérique sont le plus habituellement précédées d'épigastralgie, de globe partant de la région épigastrique, de palpitations et de constriction à la gorge, exactement comme dans les attaques ordinaires d'hystérie, ainsi qu'on peut le voir en prenant dans le travail de M. Puel, et dans celui de M. Favrot, les cas où l'affection hystérique avait été évidente.

Chez les deux malades que j'ai observées, l'existence de ces prodromes avait été constatée, de manière à ne pas laisser le moindre doute sur la nature hystérique de l'attaque. Dans les cas où ces prodromes manquent, on observe des pesanteurs dans les membres, une céphalalgie sourde et profonde, des envies de bâiller, et un sentiment de gêne générale qui entraîne une sorte de paresse à se mouvoir.

Enfin quelques malades, sans avoir de prodromes bien notables, sont prises d'un besoin de dormir qu'elles ne peuvent pas surmonter et auquel elles sont presque aussitôt obligées de céder.

D'après M. Bourdin, le plus souvent l'attaque débute par des convulsions hystériques auxquelles succèdent le coma, l'immobilité absolue et la rigidité cataleptique. C'est de cette manière que les phénomènes se sont présentés chez mes deux malades. Plus rarement, l'attaque commence par les accidents cataleptiques et se termine par les convulsions hystériques.

En général, après les prodromes, une vive rougeur monte à la figure, une sorte de roideur tétanique parcourt tout le corps en un instant; puis, il survient un léger trouble dans la respiration, qui devient lente et profonde : ces phénomènes durent une minute au plus, et la malade s'endort plus ou moins profondément. Comme dans l'attaque convulsive, la perte de connaissance peut être complète, et alors toute sensation est abolie; ou être incomplète, et, dans ce cas, la vue, l'ouïe, l'odorat et le goût peuvent être conservés, soit en totalité, soit en partie. L'intelligence conservée dans les cas de perte incomplète de connaissance permet aux malades d'entendre ce que l'on dit ; mais, comme dans l'hystérie, elles ne peuvent pas répondre, leur volonté est enchaînée, et, après l'attaque, elles conservent le souvenir de ce qui s'est passé. Enfin les membres et le tronc se roidissent, se tiennent dans l'immobilité absolue, tout en obéissant au mouvement qu'on leur imprime; et, quelque pénible et quelque gênante que soit la position qu'on leur a fait prendre, ils la conservent indéfiniment. L'attaque dure un temps variable, puis les malades se réveillent, celles qui avaient perdu complétement connaissance ne se rappelant rien, celles qui ne l'avaient pas perdue conservant la mémoire de ce qui s'est passé. Quelques malades éprouvent à ce moment une sorte d'étouffement à la région épigastrique; elles poussent des sanglots et pleurent.

Après l'attaque, il y a ordinairement de la céphalalgie et de la courbature des membres. La durée de l'attaque est ordinairement assez courte ; quand elle dépasse une demi-heure à une heure, cela tient à ce que l'attaque cataleptique se transforme en léthargie.

Les attaques se répètent plus ou moins fréquemment, et comme dans l'hystérie, il y a un réveil, mais le sommeil reprend au bout d'une à deux minutes.

Les observations constatent que le retour des attaques prend facilement la forme périodique ; chez l'une des malades que j'ai observées, les attaques avaient ordinairement lieu la nuit.

Dans l'intervalle des attaques, on remarque tous les phénomènes qui s'observent chez les hystériques, les hyperesthésies, les anesthésies, les paralysies, etc.

La durée de la catalepsie est variable; et, après un temps plus ou moins long, les attaques cessent. Dans les deux cas que j'ai vus, l'un s'est terminé par la guérison de la catalepsie et de l'hystérie; chez l'autre, les phénomènes de catalepsie avaient disparu, mais l'état hystérique et les convulsions hystériques avaient persisté.

Le pronostic de cette forme d'attaque n'est pas grave; la catalepsie n'ajoute rien de funeste à la maladie ; cependant cette complication indique dans l'encéphale un trouble plus profond que ne l'est celui qui donne lieu aux attaques de convulsions. Elle se combine souvent avec des extases, du somnambulisme, de l'aliénation mentale, de l'épilepsie, et une sorte de surexcitation morale.

ARTICLE VI.

ATTAQUES D'EXTASE.

On entend par extase hystérique un état d'excitation cérébrale portée à un point tel, que l'attention concentrée sur un seul objet produit l'abolition temporaire des autres sensations, et celle des mouvements volontaires. Cet état, provoqué par la contention prolongée de l'esprit sur un seul objet, n'était pas rare aux époques où la direction de la pensée vers les idées religieuses, et la vie claustrale, étaient des choses très communes chez les femmes ; aussi me paraît-on ranger avec raison dans la classe des hystériques extatiques nombre de personnes du sexe, qui ont laissé après elles une réputation de sainteté ou de béatitude. Telles étaient sainte Élisabeth de Hongrie en 1207, sainte Gertrude, sainte Brigitte, sainte Catherine de Sienne en 1347, Jeanne d'Arc, sainte Thérèse, madame de Chantal en 1572, Marie d'Agveda en 1680, madame Guyon la correspondante de Fénelon, Marie Alacoque, la mère Bellon, mademoiselle Cadière, etc., etc.

Il y eut des extases dans la plupart des grandes épidémies d'hystérie qui eurent lieu au sein des maisons religieuses, et dans lesquelles l'excès des exercices de dévotion et l'abandon aux idées mystiques avaient joué le rôle principal ; ainsi il y avait des extases chez les religieuses de Loudun, chez celles de Louviers, chez celles d'Ubertet, chez les méthodistes anglais, chez les Jumpers ou sauteurs du pays de Galles, chez les illuminés, chez les piétistes et chez les quakers.

Chez les trembleurs des Cévennes, au milieu de groupes de paysans rassemblés en secret pour entendre des prédications, ordinairement l'un d'eux tombait à terre, saisi, disaient-ils, de l'Esprit-Saint ; il perdait connaissance, tremblait de tous ses membres et se mettait à prêcher et à faire des prédictions. A peine avait-il fini, qu'un autre recommençait ; quelquefois il y en avait deux ou trois qui tombaient à la fois. Une jeune fille, la plus connue de tous ces trembleurs, savait à peine parler le français, elle ne connaissait tout au plus que son Pater et son Credo ; mais, quand elle entrait en extase, elle improvisait des prières très touchantes, très pathétiques, en bon français ; elle prophétisait la ruine de Babylone (Rome) et la venue de l'empire des saints.

Pomme rapporte qu'une demoiselle qu'il traitait avait des convulsions hystériques avec un état extatique pendant lequel elle faisait d'assez bons vers et les récitait d'une manière très animée ; une fois l'attaque passée, elle ne se rappelait plus rien, et elle perdait le talent de la versification ; mais lors de l'attaque suivante, elle se rappelait tout ce qu'elle avait dit et fait dans l'attaque précédente.

J'ai vu une jeune fille hystérique qui, dans ses attaques d'extase, se mettait à chanter des chansons, qu'elle prétendait être hors d'état de répéter quand elle était dans son état lucide. J'avoue qu'il m'est resté quelques doutes sur la véracité de cette jeune fille.

L'extase se produit plus facilement chez les jeunes personnes que chez les femmes d'un âge mûr, elle sévit plus sur les sujets lymphatiques que sur les autres ; les caractères taciturnes, sombres, les esprits disposés à l'exaltation, y prédisposent plus que les autres.

Chez les hystériques, l'état d'extase, d'abord difficile à produire et n'ayant lieu qu'après de longues contentions de l'esprit sur un même sujet, se produit ensuite avec la plus grande facilité et finit par se montrer à la moindre pensée sérieuse. Ces attaques sont fort rares dans les hystéries sporadiques.

Les attaques d'extase peuvent se produire de deux manières : quelquefois elles sont précédées par les préludes ordinaires des attaques de spasmes ou de convulsions hystériques, de sorte que l'extase n'est qu'un des incidents de l'attaque ; d'autres fois les malades tombent brusquement en extase sans aucun prodrome.

« Autres, dit A. Paré, tombent en extase, qui est un évanouissement et rauissement des esprits, comme si l'âme était séparée du corps (1). »

Les malades perdent brusquement la connaissance ; leurs rapports avec les objets que les entourent cessent d'exister, leurs sens sont complètement abolis, elles ne voient plus, n'entendent plus et ne sentent plus les corps ambiants. Leurs yeux ouverts, fixes ou convulsés en haut, semblent regarder quelque chose ; la parole et les mouvements sont conservés, leur attitude est ordinairement l'immobilité, leur regard est fixe, et, dans cet état qui semble être

____

(1) *Œuvres complètes*, édition de J.-F. Malgaigne, t. II, p. 754.

le dernier degré de la concentration de la pensée, la figure exprime la concentration de l'esprit, et les malades exécutent des choses qu'elles ne feraient pas dans l'état ordinaire. Le sujet des extases varie, suivant la cause de l'épidémie. Ainsi les religieuses avaient des extases mystiques dans lesquelles elles voyaient le ciel et conversaient avec les créatures célestes. Les hystériques avec démonomanie croyaient avoir eu un commerce avec le diable. Les hystériques ordinaires s'adressent à des objets imaginaires. En général, les sujets de l'extase n'ont pas de rapport avec les organes génitaux.

L'extase dure un temps plus ou moins long et qui varie de quelques minutes à quelques heures, puis le réveil a lieu sans aucun trouble, et la malade n'a en aucune manière la mémoire de ce qui vient de se passer.

Ces faits bien réels, et qu'on a souvent exagérés, ont paru inexplicables à certaines personnes qui ont cru y trouver la preuve de l'intervention d'une force nouvelle, inconnue, qu'ils ont appelée magnétisme animal ; mais qui ne sait que la concentration de l'esprit sur un sujet fait naître, même chez des personnes ordinaires, des idées, des vues qu'on n'aurait pas attendu d'elles. Il est d'ailleurs très aisé de comprendre que le cerveau surexcité pendant des rêves, conçoive des pensées, construise des vers, fasse des périodes oratoires, qu'il n'aurait pas été capable de faire pendant la veille. Nombre de mathématiciens ont trouvé, pendant le sommeil, la solution de problèmes qui leur avait échappé pendant qu'ils étaient éveillés. La physiologie nous montre que, sous l'influence de l'excitation cérébrale augmentée ou diminuée, le niveau des actes de l'intelligence s'abaisse ou s'élève dans la même proportion. Ainsi l'orateur trouve à la tribune des arguments auxquels il n'aurait pas songé en temps ordinaire ; le littérateur, excité par le feu de la composition, acquiert de la force dans ses pensées ; la colère délie la langue de celui chez qui elle est le plus paresseuse. En somme, les hystériques sont susceptibles d'arriver, par l'excitation des attaques, à un maximum de puissance intellectuelle, comme elles peuvent, dans les convulsions, arriver à un maximum de puissance musculaire.

Selon Cabanis, rien n'est moins rare que de voir les femmes acquérir dans leurs accès de vapeurs, une pénétration qu'elles n'avaient pas naturellement, et de voir disparaître ces avantages qui ne sont que maladifs, quand la santé revient. Rien ne se touche de plus près, selon Diderot, que l'extase, les visions, les prophéties, les révélations, la poésie fougueuse et l'hystéricisme. Hoffmann

avait consigné cette remarque dans ses observations : « Ipsa acces-
» sionem præsentiebat, ac sub illa perfecta loquendi facultate pol-
» lebat. » Il n'y a pas jusqu'au prétendu don de prophétie qui
s'est manifesté chez quelques hystériques, dont on ne puisse
trouver l'explication dans cette exaltation de l'action cérébrale, de
laquelle peut résulter des vues plus pénétrantes sur les événements
à venir.

ARTICLE VII.

ATTAQUES DE SOMNAMBULISME.

D'après une définition fort juste, due à M. le professeur Rostan,
le somnambulisme consiste à faire pendant le sommeil un certain
nombre d'actes que l'on ne fait ordinairement que pendant la veille.

Les femmes hystériques sont de toutes, les plus sujettes à cette
perversion nerveuse, et la raison en est simple. Ces personnes
passent rarement les nuits dans un état de calme parfait ; les unes
ont des rêves très frappants, les autres rêvent tout haut et parlent
la nuit. Il en est qui, dans ces rêves, s'agitent, se lèvent ; leur lever
éveille les personnes qui les entourent, il s'établit une conversation
suivie, de laquelle elles n'ont plus souvenir le lendemain matin.
Enfin, certaines hystériques sont atteintes du somnambulisme complet, elles vont et viennent, exécutent, soit en voyant, soit à tâtons et
sans y voir, des actes qu'on ne fait ordinairement que dans la veille.

Qu'une cause quelconque vienne influencer le cerveau dans sa
partie servant aux passions affectives, cette cause provoquera
l'apparition des actes que l'économie a l'habitude de produire ; elle
déterminera le somnambulisme chez les sujets qui y sont très prédisposés, comme elle aurait déterminé de la strangulation chez une
personne à laquelle les émotions morales donnent facilement de la
strangulation, de l'épigastralgie et de l'étouffement, chez celles en
qui les émotions provoquent des malaises et de la constriction à
l'épigastre.

. Un ordre particulier de causes paraît, plus que tout autre, apte à
provoquer le somnambulisme, je veux parler de ce que les adeptes
appellent le magnétisme animal. Il n'est pas douteux que sous l'empire de la préocupation que donnent les discours et les mouvements qui accompagnent l'action de magnétiser, les sujets impressionnables et convenablement préparés, les sujets hystériques
par-dessus tous, n'éprouvent une série de phénomènes nerveux

dont le plus saillant est le sommeil et le plus curieux le somnambulisme avec tous les actes qui en dépendent. J'ai dit convenablement préparés, puisqu'on a vu déjà que la préparation morale était tout en pareil cas; en effet si on les prépare aux convulsions, les somnambules ont des convulsions; si on les prépare aux extases, elles ont des extases, et maintenant qu'il est d'usage de produire le somnambulisme, les magnétisées convenablement disposées n'ont que le somnambulisme.

On comprend que suivant la nature des influences morales sous lesquelles elles se meuvent, les somnambules produisent tel ou tel phénomène, comme de croire voir à travers les corps opaques, et de préférence à travers le corps humain, de reconnaître les maladies (tout en suivant, dans ce diagnostic, le système pathologique ou les croyances populaires en vogue), de prescrire des remèdes (rationnels, si la somnambule a du goût pour la médecine rationnelle, empiriques, si elle ne s'est pas donnée une petite instruction médicale, et, en tout cas, jamais l'un de ces spécifiques, comme le chloroforme, l'iode, le brome, avant qu'ils ne soient en usage), de perdre la sensibilité de la peau, la motilité des muscles, enfin d'exécuter beaucoup de choses desquelles je ne m'occuperai point, parce que même actuellement on n'est pas encore fixé sur la part certainement très grande qu'il faut attribuer à la prestidigitation, dans la production de ces phénomènes extraordinaires.

On doit à M. Gendrin d'avoir de nouveau attiré l'attention des médecins sur ce fait déjà connu depuis longtemps, que la plupart des somnambules dites magnétiques, sont des femmes hystériques.

Le somnambulisme peut naître assez facilement chez les hystériques; j'ai eu, pendant plus de six mois dans mes salles, une jeune fille de quinze ans, née d'une mère sujette à des attaques hystériques, et sujette elle-même à des accidents hystériques depuis l'âge de neuf ans; cette jeune fille fut à l'âge de quatorze ans et demi prise d'une bronchite aiguë, puis d'un état hystérique aigu avec délire, puis de spasmes avec strangulation, puis d'attaques de convulsions hystériques, accidents qui étaient allés en croissant depuis plusieurs mois, quand elle est entrée à la Charité. Elle avait alors de la céphalalgie, de l'épigastralgie, de la cœlialgie, des palpitations continuelles, une fièvre vive, la peau très chaude, sans altération matérielle appréciable dans les organes. Cette jeune fille avait tous les jours deux attaques d'hystérie, l'une à midi, qui était une attaque hystérique convulsive ordinaire de moyenne intensité et d'une durée d'un quart d'heure ; l'autre, qui avait lieu régulièrement tous les soirs entre six et sept heures, était une attaque de somnambulisme. D'un caractère très doux, très calme, et ne pouvant même pas se lever du lit, la malade semblait s'endormir, puis tout d'un coup elle paraissait s'éveiller, prenait un air très décidé, ses yeux étaient fixes et animés, ses mouvements très brusques, elle sautait de suite en bas de son lit, allait se placer à une fenêtre voisine, et semblait regarder dans la cour avec une attention que rien ne pouvait distraire, car elle n'entendait rien de ce qu'on lui disait, et paraissait ne pas voir autre chose que ce qu'elle regardait. Si on l'éveillait en la secouant un peu dans cette position, elle tombait roide à bas de sa chaise, jetait un grand cri, et avait une petite attaque convulsive. Si on la laissait tranquille, au bout d'une demi-heure elle regagnait son lit, s'y rendormait, et à son réveil elle ne se rappelait plus rien de ce qui s'était passé. Au début de son premier sommeil, il y avait un léger roidissement du corps, et un moment de coloration rouge à la figure.

Ces attaques se répétèrent régulièrement pendant six mois, puis elles se dissipèrent graduellement en commençant par l'attaque somnambulique, et la malade sortit de l'hôpital bien menstruée, ne présentant plus de phénomènes hystériques appréciables. Mais au bout de deux ans, elle eut une récidive.

ARTICLE VIII.

ATTAQUES DE SOMMEIL, DE COMA OU DE LÉTHARGIE.

Je réunis ces trois formes dans le même alinéa, parce qu'elles me paraissent n'être que des degrés de la même modification pathologique, et, cependant, je distingue ces degrés l'un de l'autre, attendu que chacun d'eux a, comme on le verra, des attributs qui lui sont propres.

Si l'on s'en rapportait à Galien qui parle beaucoup plus des attaques soporeuses que des attaques convulsives, on serait porté à croire que les attaques desquelles il va être question, étaient à son époque les plus fréquentes de toutes. Mais cet auteur dogmatique avait à soutenir sa théorie qui faisait des affections hystériques des maladies froides dont la cause première, le sperme, liqueur censée froide, ne pouvait produire, par sa rétention dans l'économie, que des maladies ayant la même qualité que lui. Arétée parle aussi de l'état de mort apparente comme d'un fait ordinaire. Houllier répète, à son tour, que la semence qui est froide refroidit tout le corps.

Malgré ce qu'en ont dit les auteurs, les attaques hystériques avec sommeil sont peu communes, et ont très peu fixé l'attention ; on n'en trouve pas d'exemple dans les 350 observations analysées par M. Landouzy.

On lit dans la thèse du docteur Pfendler le fait suivant, qui me paraît être un exemple de sommeil hystérique.

Une jeune femme hystérique tomba dans une léthargie qui dura six mois. Elle eut plus tard d'autres attaques pendant lesquelles elle dormait si profondément, qu'on ne parvenait à la réveiller qu'avec une grande difficulté, soit en lui parlant très haut, soit en la secouant fortement. Elle s'endormait dans le moment où elle voulait aller à son travail de ménage ou à ses affaires. Plusieurs fois elle avait laissé échapper ce qu'elle tenait dans ses mains. Elle ne conservait aucun souvenir de son sommeil. Elle avait eu beaucoup de chagrins de famille. Durant ses attaques, toutes les fonctions de nutrition étaient à l'état normal ; seulement la respiration était à peine sensible. (*Société de méd.*, Nancy, 1846.)

Sur le nombre d'hystériques que j'ai été à même d'observer, je n'ai rencontré que trois cas d'hystérie avec des attaques consistant en un véritable sommeil. Dans ces trois cas, dont les causes ne présentaient rien de spécial, l'attaque débutait constamment par une vive rougeur qui paraissait brusquement à la face, par un serrement des mâchoires, et par un roidissement momentané des membres troubles qui cessaient presque aussitôt. Chez une de ces femmes, l'attaque commençait toujours par de la constriction à l'épigastre, puis venait une sensation de globe qui de l'épigastre montait à la gorge, et, enfin, arrivait la strangulation.

Dans tous ces cas, les malades s'endormaient très rapidement ; en une demi-minute, elles étaient profondément endormies. Chez l'une d'elles, l'arrivée du sommeil était si prompte, qu'un jour à la visite, pendant qu'on était à son lit sur lequel elle se tenait assise à son séant écoutant ce qu'on lui disait, tout d'un coup le sommeil la prit ; à l'instant même elle tomba sur le dos déjà endormie, et quelques secondes après elle ronflait de toutes ses forces.

Ces femmes avaient un véritable sommeil, leur face n'offrait rien de particulier, leur respiration était normale, le pouls était à 60, la peau était fraîche, et les membres étaient flasques. Au réveil, qui se faisait comme celui du sommeil ordinaire, les malades n'éprouvaient aucun malaise, mais elles n'avaient pas connaissance de ce qui venait de leur arriver; l'une d'elles avait quelquefois à ce moment de l'oppression avec pleurs et sanglots. Deux de ces femmes avaient leurs attaques de loin en loin; chez la troisième, les attaques prirent la forme intermittente, elles avaient lieu, tous les deux jours, à neuf heures du matin, et au moment de la visite. Malgré cette régularité dans l'intermittence, le sulfate de quinine eut peu de succès; à peine les attaques étaient-elles arrêtées, qu'elles reprenaient comme auparavant.

Chez ces trois hystériques, ce genre d'attaques finit par disparaître, quoique la maladie elle-même ne fût pas guérie, ce qui indique le peu de gravité de ce genre d'attaques.

Le plus ordinairement, le sommeil hystérique n'arrive qu'à la fin des attaques de convulsions; on a vu qu'une fois sur douze, les attaques convulsives se terminaient par un sommeil dans lequel tombaient les malades, et alors l'attaque manquait de la terminaison ordinaire par les pleurs et par les sanglots; à peine les convulsions avaient-elles cessé, que les malades s'endormaient pour ne se réveiller qu'au bout d'une demi-heure, et sans éprouver d'autre malaise que la céphalalgie et la courbature qui suivent habituellement ces attaques.

Les attaques hystériques ayant le coma pour symptôme dominant, ne sont pas plus communes que les précédentes.

Louyer-Villermay, ce grand partisan du danger des passions non satisfaites, raconte le fait suivant. Une jeune personne de vingt et un ans, de bonne constitution, bien réglée et de bonne santé, rencontra dans la société un jeune homme qui lui inspira une violente passion que les parents n'approuvèrent pas. Alors, dérangement des menstrues, et bientôt quelques attaques d'hystérie avec convulsions, boule hystérique et fourmillements vers l'utérus. Un jour, elle aperçoit entre les mains de ses parents une lettre de son ami qu'ils refusèrent de lui communiquer; aussitôt survint une attaque plus forte que les précédentes, accompagnée d'un assoupissement comme léthargique, de trismus, de resserrement du pharynx et de perte de connaissance; elle dura sept jours. Pendant tout ce temps, la figure était rouge et animée, l'œil restait fixe, les paupières fortement serrées, les dents étaient rapprochées les unes des autres avec effort, la respiration se faisait avec gêne, et le pouls restait régulier; à son réveil, elle conservait seulement un souvenir vague de la crise qu'elle avait éprouvée. On avait ordonné le premier jour *une forte saignée* au moyen de six sangsues derrière chaque oreille, des vésicatoires aux cuisses, et une potion antispasmodique qui n'eurent aucun résultat favorable.

Je n'ai vu les attaques comateuses que sur cinq hystériques. Elles débutaient de la même manière que les attaques ordinaires, puis, au bout de quelques instants, apparaissaient les phénomènes du coma, le sommeil était profond, la respiration était stertoreuse, l'assoupissement était si complet que les malades restaient insensibles aux excitations les plus fortes.

Chez l'une d'entre elles, qui avait eu ses attaques après avoir éprouvé une émotion très vive, les yeux restaient ouverts, le regard était fixe et immobile, les traits de la face exprimaient l'étonnement comme dans le coma vigil.

Lorsque l'attaque comateuse finit et que la malade se réveille, il y a de la rêvasserie ou un délire qui dure quelques heures pendant lesquelles les malades ne savent où elles en sont. Dans quelques cas, il y a de l'oppression à l'épigastre. Les malades savent qu'elles ont eu leur attaque, par la céphalalgie et par la courbature générale qu'elles ressentent. Les attaques de coma durent toujours plusieurs heures ; dans un cas, elles durèrent quatre jours, et pendant ce temps la malade fut insensible à toute excitation. Les attaques de léthargie se voient plus fréquemment que les deux espèces précédentes, et comme elles s'accompagnent d'un phénomène très frappant, la mort apparente, elles ont fixé davantage l'attention des observateurs. Il n'est, en effet, question, dans les ouvrages, que de femmes près d'être mises en terre, et qu'un pur hasard a empêché d'être définitivement enterrées.

Pline avait dit : « Fœminarum sexus videtur maxime opportu
» nus conversioni vulvæ, quæ si corrigatur, spiritus restituitur.
» Hac pertinet nobile illud apud Græcos volumen Heraclidis, sep
» tem diebus fœminæ exanimis, ad vitam revocatæ. »

D'après Raulin, Asclépiade rencontra le cadavre d'une jeune femme qu'on portait au tombeau ; il s'en approcha et reconnut qu'elle n'était pas morte, mais qu'elle était seulement en léthargie.

Hippocrate rapporte, dans *Coacæ*, sect. 2, l'histoire de la femme d'Olympias qui, après une fièvre lente, tomba dans une léthargie pendant laquelle elle accoucha sans connaissance.

Tout le monde connaît l'histoire arrivée à Appollonius de Thyane.

Ce personnage, qui affectait d'être doué d'un pouvoir surnaturel, se trouva, dit-on, rencontrer par hasard le convoi d'une jeune personne qu'on menait en terre. Il fit arrêter ce convoi, fit découvrir la prétendue morte, et s'apercevant en touchant le corps que ce n'était qu'une léthargie, il en opéra la résurrection, au grand étonnement des assistants.

On trouve dans le *Journal des savants* 1745, un fait moins apocryphe que celui d'Appollonius. « La femme d'un colonel anglais » (milady Roussel) était si tendrement aimée de son mari qu'il ne » put se persuader qu'elle était morte. Il la laissa dans son lit beau- » coup au delà du temps prescrit par l'usage du pays, qui est de » quarante-huit heures, et quand on lui représenta qu'il était » temps de l'enterrer, il répondit qu'il brûlerait la cervelle à celui » qui serait assez hardi pour vouloir lui ravir le corps de sa femme. » Huit jours entiers se passèrent sans que le corps présentât le » moindre signe d'altération, mais aussi sans qu'il y parût le » moindre signe de vie. Quelle fut la surprise du mari qui lui te- » nait la main qu'il baignait de ses larmes, lorsqu'au son des » cloches d'une église voisine, milady se réveilla comme en sur- » saut, et se levant à son séant, dit : Voilà le dernier coup de la » prière, il est temps de partir. Elle guérit parfaitement et vécut » encore longtemps. »

Tout le monde sait l'affreuse histoire de Vésale qu'Ambroise Paré raconte de la manière suivante : « Étant pour lors résidant en » Espagne, fut mandé pour ouvrir une femme de maison, qu'on » estimoit estre morte par une suffocation de matrice ; le deuxième » coup de rasoir qu'il lui donna, commença ladite femme à se mou- » voir et démonstrer par autres signes qu'elle vivait encore, dont » tous les assistants furent grandement estonnés. Je laisse à penser » au lecteur comme ce bon seigneur faisant cette œuvre fut en » perplexité, comme on cria *tolle* après lui, tellement que tout ce » qu'il put faire fut de s'absenter du pays et estant exilé tost après, » mourut de déplaisir, qui n'a esté sans une grande perte pour la » République (*OEuvres complètes*, t. II, p. 755). »

Charles Lepois rapporte le fait suivant :

« Et in famosa illa viragine galla Maturina, quæ pro mortua » medicis etiam habita ; hujus lapidis primo olfactu, e lecto resti- » tuta, alacris extemplo præter spem ad mensam aleamque cu- » currit (*C. Piso*, sect. II, part. II, cap. VII, p. 177). »

Le même auteur raconte qu'une religieuse hystérique qui demeu- rait chez lui, et y prenait les eaux de Plombières, eut une attaque de léthargie si forte qu'elle passa pour morte. On l'ensevelit, et si elle ne s'était pas réveillée avant l'enterrement, elle eût certainement été mise en terre toute vivante. (Obs. 26.)

Lindanus a vu une femme rester comme morte pendant six heures, immobile, sans respiration et sans pouls appréciable. (Schenkius, *Salmuth*, cent. 2, histoire 86 et 87).

On trouve dans *Serm. convivalium*, lib. I, p. 20, Georg. Pictorius, la mention suivante :

« Rabbi Moses mulieri accedisse ex matricis suffocatione scribit : » nam sex continuis diebus eam sine sensu et motu, arteriis etiam » induratis, tumulandam jacuisse fatetur, et denuo revaluisse. »

Lancisi assure qu'une personne de distinction encore vivante dans le moment où il écrivait, reprit le sentiment et le mouvement à l'église pendant qu'on y célébrait son service.

Raulin rapporte qu'il retarda une fois les funérailles d'une fille du peuple, parce que sa couleur n'était pas totalement changée ; elle se rétablit quelques heures après.

M. le docteur Pfendler rapporte les deux faits suivants dont il a été témoin. Rachel N..., âgée de vingt-huit ans, mariée, était, depuis deux ans, sujette à la catalepsie dont elle fut traitée par un habile médecin de Vienne. A la catalepsie succéda la léthargie qui, à diverses reprises, à persisté pendant plusieurs mois. La malade dormait quelquefois de quarante-huit à soixante-huit heures. Dans une de ses dernières attaques, elle fut prise pour morte. Elle était enterrée, lorsque le fossoyeur, voulant s'emparer de ses vêtements, ouvrit son cercueil pendant la nuit ; mais durant cette opération, celle-ci revint subitement à la vie. Le fossoyeur, épouvanté, veut fuir : Rachel l'appelle, et lui dit de la conduire chez le médecin qui l'avait soignée. Celui-ci informe le mari de la résurrection de son épouse. La malade conserva depuis une parfaite santé ; j'eus moi-même l'occasion de lui parler plusieurs fois dans la suite, dit Pfendler. On l'appelait la belle juive ressuscitée.

Mademoiselle J. M..., âgée de quinze ans, réglée à quatorze ans, d'une santé parfaite, d'une bonne conformation, de tempérament sanguin, très blanche, ayant des couleurs vermeilles, ressentit le 15 septembre 1820, quatre mois après l'éruption des règles, une céphalalgie intense, une grande sensibilité et irritabilité ; puis elle eut des convulsions générales sans écume à la bouche, telles que cinq ou six hommes ne pouvaient la contenir dans ses attaques. Au bout de trois semaines, survint une chorée, puis de la catalepsie, puis du tétanos, et enfin arriva la léthargie dont les attaques duraient trois à quatre jours, et se répétèrent dix à douze fois. Ce fut en vain que l'on employa les antispasmodiques et les calmants. Dans une dernière consultation, à laquelle se trouvaient les premiers médecins de Vienne, P. Frank, Malfatti, Capellini, Staudenheimer et Schæffer, il fut reconnu que la malade épuisée ne laissait aucun espoir, et qu'elle n'avait que deux ou trois jours à vivre. En effet, le soir suivant, comme j'étais auprès de son lit, dit Pfendler, elle fait un mouvement, se jette sur moi comme pour m'embrasser, et retombe ensuite comme frappée de mort. Pendant quatre heures, elle me parut entièrement inanimée, et je fis, avec MM. Frank et Schæffer, tous les essais possibles pour allumer en elle une étincelle de vie. Ni miroir, ni plumes brûlées, ni ammoniaque, ni piqûres, ne réussirent à provoquer le moindre signe de sensibilité ; le galvanisme fut employé sans que la malade montrât de contractibilité. M. Frank la crut morte ; mais en conseillant toutefois de la laisser dans le lit. Pendant vingt-huit heures, aucun changement ne survint : on croyait déjà sentir un peu de putréfaction ; la cloche des morts était sonnée ; ses amies vinrent l'habiller en blanc et la couronner de fleurs ; tout se disposait autour d'elle pour l'inhumation. Voulant me convaincre des progrès de la putréfaction, dit M. Pfendler, je reviens auprès de mademoiselle M... La putréfaction n'était pas plus avancée qu'auparavant. Au contraire, quel fut mon étonnement lorsque je crus apercevoir un faible mouvement de respiration. Je l'observai de nouveau, et je vis que je ne m'étais pas trompé. Aussitôt je pratique des frictions, j'ai recours à des irritants, et après une heure et demie, la respiration augmente, la malade ouvre les yeux, et, frappée de l'appareil funèbre, elle revient à la connaissance, et me dit en riant : Je suis trop jeune pour mourir. Cet état fut suivi d'un sommeil de dix heures. La convalescence marcha rapidement et la malade se trouva débarrassée de toutes ses indispositions nerveuses. Pendant sa léthargie, elle entendait tout, elle rapporta même quelques paroles latines prononcées par M. Frank à côté de son lit. Son plus affreux tourment était d'entendre les préparatifs de sa mort sans pouvoir sortir de son état.

La fille d'un tisserand de Lovemberg en Silésie, mère d'un fils atteint d'épilepsie, reçut un coup de fléau sur la main. Elle en fut si effrayée, qu'elle tomba malade et devint mélancolique. Elle se remit cependant ; mais au bout de quelque temps, sous l'influence de causes morales, elle fut prise de sommeil, un dimanche sur la place de l'église, en revenant de la messe. Dans les premiers temps, le sommeil durait vingt-quatre heures ; puis plus tard il dura de trois à huit jours, et une fois onze jours de suite, sans que les irritants les plus forts vinssent le troubler. Elle ne restait éveillée que pendant quinze à vingt minutes. Peu à peu il y eut des intervalles de deux à cinq heures. Pendant les trois premiers mois, elle ne prit aucune nourriture. Dans la deuxième année de ce sommeil, elle était déjà devenue très maigre. A cette époque, la bouche était fermée, il y avait de la salivation, la langue était paralysée, les muscles des membres avaient une roideur particulière, mais ils cèdent, comme dans la catalepsie, à la force qui fait mouvoir ces membres. Le pouls et la respiration étaient lents. D'abord elle ne voulait pas manger ; peu à peu elle prit des aliments et finit par employer tout le temps de son état de veille à boire et à manger. Dans les premières années, le pouls était à 35, puis il se releva peu à peu. Le réveil avait toujours lieu à la même heure. Enfin, au bout de quatre ans, la léthargie se dissipa graduellement. Dans les premiers temps, elle eut du délire, puis seulement du trouble dans les idées. Elle ne se rappelait en aucune manière tout ce qui s'était passé durant le temps de sa léthargie, ne voulait pas qu'on ajoutât à son âge les quatre années qu'elle avait dormi. Peu à peu, sa constitution, fort altérée par cette grave affection, se remit (1).

J'ai cru devoir rapporter les principaux faits de ce genre qu'on trouve dans les auteurs, afin de bien constater la gravité que peut prendre cette forme d'attaque, et de mettre le médecin sur ses gardes, et de lui faire éviter des malheurs.

Sur mes 430 hystériques, il ne s'est trouvé que 8 cas de véritable léthargie.

Sept fois ce genre d'attaques avait eu lieu chez des jeunes personnes de constitution lymphatico-nerveuse. Sur toutes les huit, il y avait eu déjà d'autres accidents hystériques et des attaques convulsives. Chez la moitié d'entre elles, la première attaque léthagique s'était produite après une émotion morale vive. Chez les autres, elle était venue par le fait même de l'extension de la maladie. Le début de la léthargie avait toujours été précédé de convulsions ou de contraction tonique des muscles, dont la durée avait été variable. Chez plusieurs, ces convulsions s'étaient bornées à du trismus et à

(1) Pfendler, *Thèse sur la léthargie.* Paris, 1833, n° 309.

un peu de roideur des membres. Chez d'autres, il y avait eu une attaque convulsive complète, et chez une d'entre elles, cette attaque avait duré cinq heures.

Chez quelques-unes, avant les convulsions il y avait eu de la pesanteur de tête, des bourdonnements d'oreilles, des vertiges ; chez deux, on avait pu observer un frisson général, de l'engourdissement et de la pesanteur dans les membres. Chez deux malades, l'attaque avait eu, dans les premiers instants, la forme comateuse, la face s'était animée, les globes des yeux étaient déviés ; les dents s'étaient serrées, et un ou plusieurs des membres étaient roides.

Mais une fois l'état léthargique bien établi, les malades présentaient l'aspect d'une personne très profondément endormie, la face avait son expression normale, les joues étaient décolorées, il n'y avait pas de sterteur ; dans un cas, la respiration ne se faisait que par les muscles abdominaux, le thorax restant immobile ; les battements du cœur ne dépassaient jamais le chiffre normal, le plus souvent ils étaient ralentis ; chez une malade ils sont descendus à 40, leur force était moyenne ; la peau était fraîche, mais non froide ; les membres étaient en résolution dans l'état d'immobilité. Quelle qu'ait été la durée de l'attaque, il n'y avait eu ni sueurs appréciables, ni sécrétion urinaire, ni expulsion de matières fécales pendant tout ce temps. Le réveil, chez le plus grand nombre, s'était fait tout simplement comme lorsqu'on sort du sommeil ; chez les autres, il y avait eu, soit du délire, soit du trouble dans les idées, soit de la pesanteur de tête. Une de ces malades, celle qui avait eu l'attaque la plus forte, a déclaré que, pendant son sommeil, elle avait toujours conservé la faculté d'entendre. La plupart se rappelaient ce qui s'était passé pendant leur sommeil, quelques-unes n'en avaient aucun souvenir.

La durée de l'attaque avait été d'un quart d'heure à une demi-heure chez une ; de 2 jours chez une ; de 3 jours chez deux ; puis de 4, de 5, de 6 et de 8 jours chez les quatre autres. Il n'y avait eu qu'une attaque chez trois malades ; il y en avait eu deux à trois chez quatre ; la dernière malade en avait eu un nombre qui n'a pas été noté.

Chez une malade, l'attaque léthargique a paru avoir épuisé la source des accidents, car il y a eu de l'amélioration d'une manière notable, et il n'est plus survenu d'attaques d'aucune espèce.

Chez une autre, il est resté un embarras très prononcé de la parole qui a duré longtemps. Les autres malades ont offert les troubles de motilité et de sensibilité que laissent après elles les attaques ordinaires, et la maladie a marché comme auparavant.

Toutes ces attaques se sont terminées d'elles-mêmes; il n'avait été fait aucune médication assez importante pour qu'on pût lui attribuer quelque effet.

Il n'en a pas été de même dans les observations qu'a données Forestus, l'un des plus grands partisans de l'exercice des organes sexuels. Dans la première, tous les moyens employés ayant été inefficaces, on eut recours à la titillation *pudendi ab obstetrice*. Le paroxysme céda tout de suite. Dans la seconde, la malade *sine sensu, mortua jacebat ;* tous les moyens ayant été insuffisants, on fit des frictions sur les parties sexuelles, et l'accès fut aussitôt arrêté. Dans une troisième, il y avait de nombreuses attaques dans lesquelles la mort était apparente ; le mariage guérit tout. Dans une quatrième, la mort était également apparente, *suffocatio adeo violenta ut pro mortua haberetur, frigidum exsudabat.* On fit des onctions sur les parties génitales, et l'accès cessa aussitôt. (Landouzy, *op. cit.*, p. 336 et 337.)

Chez une demoiselle, dont Louyer-Villermay, le continuateur de Forestus, fait mention, il y avait eu ascension d'une boule de l'hypogastre à la gorge, puis de fréquents accès avec convulsions et opisthotonos qui duraient deux heures et plongeaient la malade *dans un état de mort apparente.* « On appela une commère qui donna » des boissons dont la composition était un mystère, et qui pratiqua » vers les parties génitales diverses manœuvres. Mademoiselle D... » ressentit aussitôt *dans l'organe irrité* une douleur vive qui dura » très peu, et depuis elle a joui d'une bonne santé. »

J'ai rapporté ces faits pour l'acquit de ma conscience, et pour que le lecteur soit mis au courant de tout ce qui s'est écrit d'incroyable en matière d'hystérie. On a dans la science, au plus, une vingtaine de cas de mort apparente chez des hystériques, et voilà Forestus qui, pour son compte, en a observé quatre, et chez ces quatre, l'attaque se termine à l'aide d'une pratique absurde, dont la prévention seule a pu tirer quelque conclusion.

On remarquera que dans le dernier fait, au lieu de sensations voluptueuses, c'est une douleur passagère qui guérit complétement et à l'instant même une hystérie avec attaques convulsives fréquentes, datant de plusieurs années. Crédulité digne de celle de Laz. Rivière.

Le diagnostic des attaques soporeuses, chez les hystériques, est heureusement très facile à établir.

Le sommeil hystérique se reconnaît tout de suite par ses rapports avec le sommeil normal dont il est l'image.

Le coma s'accompagne toujours de phénomènes convulsifs ordinairement toniques, dans la face et dans les membres ; il existe des signes manifestes de congestion cérébrale, qui sont rendus évidents par l'état des yeux, par la coloration de la face, par la gêne de la respiration et par la dureté du pouls. Cependant, comme il arrive, dans quelques cas, que la paralysie succède au coma, il est bon d'en établir le diagnostic différentiel.

Sydenham avait dit : « Quand l'hystérie attaque le cerveau, elle produit quelquefois une apoplexie entièrement semblable à l'apoplexie ordinaire, et qui se termine comme elle par une hémiplégie. » Le fait suivant servira de preuve à l'assertion de Sydenham.

Marie B..., âgée de trente-neuf ans, est prise dans la rue de perte de connaissance, et elle est aussitôt apportée à la Charité, avec perte complète de connaissance, résolution des membres à l'exception du bras droit qui est contracturé ; face normale, respiration non stertoreuse, pouls normal, peau fraîche, tout le côté droit insensible aux piqûres qui sont très bien senties du côté gauche. Le matin, avant de sortir de chez elle, elle s'était plainte, disait-on, de céphalalgie et d'étourdissement. On l'avait saignée. A la visite, on observe : 1° que Marie B... n'a pas sur la face l'empreinte de la stupeur que M. Rochoux donne comme un caractère d'apoplexie ; qu'au contraire, elle a l'expression d'un sommeil paisible qui éloigne toute idée de souffrance ; 2° qu'il n'y a pas cette sterteur si ordinaire dans l'apoplexie ; 3° enfin, qu'il n'y a aucune altération du pouls et de la peau.

Au bout de deux jours, la malade était à peu près dans l'état normal, et on obtient de la malade des renseignements desquels il résulte que Marie B... avait déjà eu des accidents semblables, qu'une première fois, après quelques palpitations et quelques atteintes de céphalalgie, elle avait eu une perte complète de connaissance avec résolution complète des membres. Cette sorte de léthargie avait duré quatre heures. Une seconde attaque, qui eut lieu peu de temps après, et qui fut semblable à la première, accompagnée d'un délire assez prononcé, dura cinq jours, etc. On avait fait des saignées pendant ces attaques.

Marie B... resta quelques jours hémiplégique du côté droit, et pendant son séjour à l'hôpital, on put constater l'existence de plusieurs des points d'hyperesthésie caractéristiques de l'hystérie; elle recouvra très promptement l'usage de ses membres.

Dans une attaque de coma hystérique, on aura toujours pour caractères l'aspect normal de la face, l'état normal de la peau et le type normal du pouls, puis l'existence des points hyperesthésiés, qui pourra être constatée même à travers l'espèce de sommeil dans lequel est la malade.

Le coma saturnin offre une sorte de paralysie de la face, il y a le mouvement de fumer la pipe; la respiration est gênée et stertoreuse, la face est profondément altérée. Le pouls est fort et fréquent; la malade semble être sous l'influence d'une violente congestion cérébrale. Dans le coma hystérique au contraire, la face est calme, non congestionnée, et la malade ressemble complétement à une personne endormie.

Enfin, dans la léthargie, on retrouve les apparences du sommeil, avec ces circonstances que le sommeil se prolonge au delà du terme ordinaire, qu'on ne peut point éveiller le malade par aucun excitant, qu'il y a suspension de toutes les sécrétions, et que le pouls et la respiration se ralentissent.

Prevotius de Padoue ne trouve rien de plus efficace pour distinguer la léthargie de la mort, que les vésicatoires aux cuisses; s'ils lèvent et s'il se forme une ampoule, il y a vie.

Il reste un dernier point de diagnostic à établir, celui qui consiste à distinguer les cas où la léthargie est avec les apparences de la mort, de ceux où la mort est réelle.

Il ne faudrait pas croire que le médecin soit souvent exposé à se trouver aux prises avec des difficultés de ce genre; le progrès des connaissances est actuellement tel, qu'il serait fort difficile d'être arrêté par des apparences qui auraient été autrefois de grands obstacles. Ainsi, quand on parcourt, dans Forestus, le nombre des cas où des hystériques se sont trouvés dans l'état de mort apparente, on en conclut avec justesse, ou que cet auteur a forcé les mots, ou que ses moyens d'investigation n'étaient pas bien étendus. Il est certain que les cas de mort apparente par fait de léthargie hystérique sont actuellement aussi rares qu'ils étaient communs autrefois. Je n'en ai jamais vu, et Georget déclare n'en avoir pas vu non plus. Mais tout rares qu'ils sont, ces cas peuvent se rencontrer; et quand on voit un Vésale, l'un des princes de la science, obligé de fuir sa patrie, de s'exiler, et finir par mourir de chagrin, pour une erreur de ce genre, il y a de quoi trembler. Aussi ne s'étonnera-t-on pas des précautions que prit Morgagni à propos du corps d'une fille publique de la plus basse classe, atteinte d'hystérie et morte en quelques heures avec la strangulation et l'oppression hystériques.

« Comme Santorini (dit-il) devait disséquer le cadavre d'office,
» et que pour certains motifs il ne pouvait point différer la dissec-
» tion (car il aurait mieux aimé la différer pour agir avec plus de
» prudence), il me pria, moi seul, qui ai toujours eu de la répu-
» gnance à disséquer des corps de cette espèce avant qu'il ne se soit
» écoulé un espace de temps convenable, en me faisant des in-
» stances pressantes au nom de notre amitié, de vouloir bien
» me trouver avec lui, et il l'obtint, à condition que nous met-
» trions plus de temps à chercher si la femme était réellement
» morte qu'à voir quelle était la partie dont la lésion avait causé sa
» mort.

» Nous fîmes donc la première de ces deux recherches avec d'au-
» tant plus de soin que les yeux n'étaient pas très troublés, que le
» corps n'était presque pas roide, et que dix heures après la mort,
» le cadavre était encore chaud aux environs de la poitrine...
» Aussi nous ne négligeâmes rien de ce que l'on avait coutume
» de faire alors, ou de ce que l'on fit par la suite dans ces sortes
» d'examens. »

Comme l'a constaté Orfila (*Médecine légale*, t. I, p. 501), le seul signe certain de la mort est la putréfaction déjà avancée. On ne doit donc laisser inhumer le corps qu'après la constatation de ce phénomène, et le moment auquel on peut cesser de faire des tentatives pour le rappeler à la vie, est celui où existe la véritable rigidité cadavérique.

La galvanisation localisée pourrait peut-être aider au diagnostic. En effet, chez les hystériques, le courant par induction fait ordinairement contracter brusquement les muscles qu'il traverse, même dans les cas de paralysie. Il me paraît certain qu'un semblable courant déterminerait cette même contraction chez des hystériques qui seraient en état de mort apparente, et qu'on aurait de cette manière un moyen précieux de diagnostic.

On aurait tort de compter sur la douleur produite par la faradisation de la peau, car les hystériques ne sentent pas la moindre douleur quand elles sont dans une attaque de convulsions. On sait que les sujets anesthésiés par le chloroforme n'en sentent pas non plus. Or, l'état léthargique est une sorte de chloroformisation spontanée.

Le pronostic des attaques soporeuses n'est pas aussi grave que les apparences le feraient craindre. Ces attaques se terminent toujours spontanément, et tant qu'il ne s'y joint pas, soit de l'asphyxie, soit de l'éclampsie, l'on a peu à craindre, attendu que la mort n'a jamais lieu par le fait de la syncope. En parcourant les auteurs, on trouve toujours que les prétendues mortes ont été rappelées à la vie.

La raison d'être des attaques comateuses est, comme celle de tous les accidents de l'hystérie, très facile à trouver. On sait avec quelle facilité le sommeil arrive à la suite des émotions morales profondes ; après une syncope, il est fort ordinaire de voir arriver le sommeil. Burette rapporte qu'il a vu plusieurs personnes être prises, après la mort de parents ou d'amis, d'un sommeil si profond, que même les chants des obsèques ne pouvaient pas les réveiller (*Journ. de méd. et de pharm.* Paris, 1754, t. I, p. 249).

Si l'on veut rechercher dans les auteurs la cause du plus grand nombre de cas de léthargie non hystérique, on trouvera que dans la majorité de ces cas, soit chez les hommes, soit chez les femmes, ces attaques ont été le résultat des émotions morales vives. Ainsi, dans le travail de M. Pfendler, sur neuf cas de léthargie sans affection matérielle des organes, on en trouve six où la léthargie a été provoquée par une vive émotion morale.

Dans l'une, c'est un militaire qui a soustrait les fonds de la caisse à lui confiée, et dont on va vérifier la comptabilité ; un second est un soldat déserteur qui va passer par les verges ; le troisième venait de recevoir une mauvaise nouvelle ; le quatrième venait d'éprouver une émotion vive pour être tombé dans l'eau et y être resté quelques instants ; le cinquième avait éprouvé des affections morales ; les trois derniers étaient des femmes hystériques. Van Swieten (t. III, p. 327) cite le fait d'un homme qui tomba en une léthargie qui dura deux mois, après avoir eu une frayeur à la suite d'un accès de colère. Joseph Frank, en parlant du cataphora ou léthargie, assigne les émotions morales au nombre des causes puissantes de cette maladie.

Il n'y a donc rien que de fort ordinaire, de voir des hystériques, c'est-à-dire les êtres les plus impressionnables de tous, être pris d'un accident qui résulte si souvent des influences morales.

ARTICLE IX.

ATTAQUES DE DÉLIRE.

Le délire se voit assez fréquemment chez les hystériques. On le trouve dans deux circonstances différentes. Le plus souvent il accompagne les autres formes d'attaques comme phénomène secondaire; quelquefois, au contraire, le délire est le fait dominant, il constitue l'attaque, et ne s'accompagne que des accidents hystériques ordinaires.

La première espèce de délire ayant été étudiée à l'occasion des convulsions hystériques, il ne me reste plus qu'à m'occuper de la seconde.

Les attaques de délire sont assez rares, et l'on n'en trouve que peu d'exemples dans les auteurs; ces attaques ont le plus ordinairement lieu chez des sujets jeunes, et principalement sur ceux dont l'intelligence est fort avancée, et dont l'imagination et l'impressionnabilité sont très vives. Elles naissent ordinairement, comme les autres attaques, à l'occasion d'une émotion ou d'un trouble quelconque accidentellement survenus.

Une jeune fille de treize ans, non encore pubère, est prise de tympanite abdominale et de rétention des urines. On veut la sonder. La vue seule de la sonde suffit pour faire partir les urines. Mais au bout de deux jours arrivent des attaques de convulsions pendant lesquelles la malade se roule dans son lit, se jette sur les personnes qui l'approchent, et fait des tentatives pour les mordre. Quelques jours après, apparaît un resserrement spasmodique du gosier qui empêche complétement toute espèce de déglutition, puis le spasme gagne la langue et les deux mâchoires qui se serrent l'une contre l'autre ne laissent plus les dents s'écarter.

Pour faire cesser ces spasmes, on essaya de la musique qui finit par ennuyer, et alors, sans voir ni entendre, cette jeune personne se précipitait avec une violence extrême vers la porte du jardin, le parcourait avec une vitesse étonnante, suivait tous les contours d'un petit parterre sans manquer une allée, se dirigeait vers le puits avec l'air de vouloir s'y précipiter; quelquefois elle s'élançait sur les murs et faisait des efforts pour y grimper, elle rentrait ensuite dans sa chambre, frappait fortement, et sans paraître en sentir du mal, sur les meubles et sur les murailles. Ces accès de délire alternaient tantôt avec les spasmes de la gorge, tantôt avec les convulsions. Dans le cours de cette maladie, tantôt la peau était anesthésiée, tantôt, au contraire, il y avait de l'hyperesthésie. L'observateur a cru remarquer que le contact des corps inanimés n'était pas ressenti, tandis qu'au contraire, celui des corps animés occasionnait de la douleur. La malade n'éprouva de soulagement qu'à la campagne; et pendant quelque temps, toutes les fois qu'elle rentrait dans son appartement de la ville, elle avait une de ses attaques. Au bout de quelques mois, les accidents se calmèrent. (Delpit, de Bergerac, *Journal de la Soc. de méd. de Paris*, t. XXXIII, p. 129.)

Dans ce fait, on voit le délire se rapporter aux habitudes bruyantes d'un enfant.

J'ai vu des jeunes filles dans cet état chanter des chansons entières que leur mémoire leur rappelait.

J'ai été appelé pour voir une jeune personne de dix ans déjà hystérique et qui était atteinte de sa première attaque de délire. Ce délire lui était survenu après qu'on avait voulu lui faire faire une ablution à l'eau froide; la vue de l'éponge mouillée lui donna aussitôt une attaque de délire, pendant lequel elle voyait toujours avec horreur l'éponge s'approcher d'elle, ainsi que l'homme noir qui la tenait; elle tendait les bras en avant, comme une personne qui veut éloigner d'elle un objet qui l'épouvante, et, du reste, elle faisait, pendant toute son attaque, des enfantillages semblables à ceux que faisait la jeune fille citée par Delpit; les accès de délire se répétèrent tous les jours pendant quelques mois, et toujours sous la même forme. Tout objet de couleur foncée ramenait une attaque de ce délire.

L'observation constate que ce délire roule toujours sur les objets qui avaient frappé les hystériques. Les religieuses démonomaniaques et hystériques d'Ubertet, de Loudun, de Louviers, de Sainte-Brigitte, etc., préoccupées de l'idée qu'elles étaient en la possession du démon, croyaient le sentir dans leur corps, se comportaient en paroles et en actes comme elles supposaient que le démon lui-même l'aurait fait. Elles avaient des accès de frénésie toutes les fois qu'elles entraient à l'église, ou lorsqu'on voulait leur faire faire quelque acte de piété; on comprend qu'avec de pareilles dispositions de l'esprit, les exorcismes répétés auxquels on les assujettissaient aient toujours augmenté le délire démonomaniaque, puisque dans quelques cas les exorcistes eux-mêmes l'ont également contracté.

Les accès de délire ont ordinairement une durée fort longue, et ne cessent le plus souvent que par un changement de lieu, ou par une transformation dans les habitudes des malades.

Le délire hystérique se rencontre principalement dans le cours d'une épidémie d'hystérie ; alors il devient continu et passe à l'état de folie hystérique, ainsi que cela est arrivé aux religieuses de divers couvents que je viens de citer. Dans ces épidémies, les malades n'avaient que de très rares moments de lucidité ; elles étaient complétement folles ou ne recouvraient la raison que pendant de courts intervalles ; c'était cet état d'aliénation continue qui faisait regarder ces femmes comme étant en communication intime avec les démons.

M. Mesnet a fait aussi l'observation que la folie hystérique était caractérisée par la fixité du sujet du délire.

Le délire hystérique se distingue de celui qui résulterait d'une phlegmasie cérébrale, par l'absence de la fièvre avec chaleur de la peau, et par la fixité de l'objet du délire.

Le délire saturnin ressemble à celui des affections cérébrales ; il est vague et incohérent, tandis que le délire hystérique est toujours une simple réminiscence des pensées qui ont occupé les malades hors l'état d'attaque.

CHAPITRE VIII.

CONVULSIONS.

Il ne s'agit ici que des convulsions qui se voient chez les hystériques hors le temps des attaques.

Ces convulsions sont assez peu communes. Dans un excellent travail sur la chorée, couronné par l'Académie de médecine, M. Sée (1) rapporte d'après B. Bell, Paget, Conolly, Rufz, Belhomme, une vingtaine de cas de ces convulsions chez les hystériques ; mais ces auteurs les ont présentés sous le nom de *chorée*. Je ne les ai vues pour mon compte que dans une douzaine de cas au plus.

Dans les épidémies d'hystérie il en est autrement. On peut lire dans les relations de ces diverses épidémies, dont j'ai parlé,

____

(1) *Mémoires de l'Académie de médecine.* Paris, 1850, t. XV, p. 373 à 525.

qu'il y avait très fréquemment des convulsions hors le temps des attaques hystériques. Dans les épidémies qui ont successivement sévi sur les femmes d'Ubertet, sur les religieuses de Loudun, de Louviers, de Toulouse, il y avait eu de ces mouvements involontaires de toutes les espèces, des grimaces, des hoquets, des suffocations, des agitations de la tête, des secousses dans les épaules, dans les muscles de l'abdomen, etc.

Les convulsions hystériques se voient rarement chez les jeunes enfants; on les voit, au contraire, très fréquemment chez les jeunes filles de treize à vingt ans; ensuite elles deviennent plus rares, et quand elles ont lieu à des âges plus avancés, elles avaient le plus habituellement pris naissance dans la jeunesse.

Les sujets très impressionnables, ceux qui sont d'une constitution lymphatico-sanguine, y sont plus exposés que les autres.

Elles n'ont jamais lieu que chez les sujets atteints d'hystérie depuis longtemps et à un degré élevé. Quelquefois elles se produisent sans causes occasionnelles appréciables, et par le fait de la seule excitabilité du système nerveux; mais le plus souvent elles ont lieu sous l'influence des excitations physiques, telles que la galvanisation, la douleur; sous celle des excitations morales, comme les émotions vives, les passions, les inquiétudes, les pratiques du magnétisme, ou enfin sous celle d'agents médicamenteux excitants.

Elles peuvent intéresser tous les muscles; quelquefois c'est un clignement continuel des yeux, d'autres fois un mouvement des mâchoires; dans quelques cas, la tête se porte alternativement d'un côté à l'autre (chorée rotatoire) ou d'avant en arrière. On a vu dans quelques épidémies les femmes agiter constamment la langue hors de la bouche. On observe encore assez souvent que les épaules se soulèvent et s'abaissent constamment, comme dans ce mouvement qu'inspire le dédain. J'ai vu une jeune fille qui battait la mesure avec son bras droit en tenant toujours l'index tendu, c'était une élève musicienne. Dans un autre cas, j'ai observé un mouvement vermiculaire des muscles du côté gauche de la poitrine qui, d'abord lent, prenait peu à peu de la rapidité, s'étendait au ventre et amenait une oscillation de cette cavité qui faisait gargouiller les liquides contenus dans les intestins, comme le ferait un liquide qu'on agiterait dans un vase.

Le plus ordinairement les convulsions occupent les membres: tantôt elles siégent sur les quatre membres, tantôt elles n'intéressent que ceux d'un côté du corps, quelquefois elles occupent un membre supérieur droit et un membre inférieur gauche, et *vice versâ*; dans certains cas, les convulsions attaquent tantôt les membres supérieurs, tantôt les inférieurs, et enfin dans les circonstances les plus rares, elles n'intéressent qu'un membre à la fois.

Chez quelques malades, elles changent de siége, mais le plus fréquemment elles restent fixées dans le lieu qu'elles occupent.

Les contractions qu'elles produisent sont assez rapides; elles résultent presque toujours du jeu alternatif de deux ordres de muscles antagonistes, et rarement elles intéressent un appareil musculaire très composé : ce sont, en général, des mouvements d'élévation et d'abaissement, de flexion et d'extension. Ainsi, quand elles siégent aux membres, ils sont dans un état continuel d'un mouvement toujours le même (chorée vibratoire ou malléatoire).

Si les malades éprouvent quelque émotion, quelque malaise, ou si l'on veut arrêter de force ces mouvements, ils augmentent d'intensité et de rapidité. Si l'on parvient, au contraire, à calmer les malades ou à occuper leur esprit, ces convulsions diminuent. Ainsi l'anesthésie par le chloroforme, celle qu'amènent les pratiques dites de magnétisme, les suspendent. Le sommeil les arrête constamment, et les suspend tout le temps qu'elles durent.

Souvent il existe de la douleur à la pression des muscles convulsés; les malades ressentent dans ces parties des élancements, des fourmillements et une sensation de fatigue, qui les prennent le plus habituellement d'une manière assez brusque.

Les convulsions durent souvent plusieurs journées de suite; d'autres fois on les voit durer des semaines et même des mois sans discontinuer; puis après une durée variable on les voit le plus souvent cesser brusquement, soit à l'occasion d'une médication appropriée, soit par le retour des menstrues, soit à l'occasion d'un agent physique ou moral qui aura pu faire diversion, soit après une attaque hystérique ou après l'apparition d'une contracture ou d'une paralysie. Les convulsions qui ne durent que peu de temps, reviennent ordinairement par intermittences plus ou moins rapprochées; les autres, au contraire, quoique pouvant récidiver, offrent plus souvent des exemples de guérison complète.

Quand les convulsions durent une journée seulement, elles n'occasionnent pas un grand trouble dans l'économie. J'ai vu une jeune personne agitée pendant des heures entières par une oscillation très rapide de la tête qui se portait alternativement de droite

à gauche, ne pas même éprouver les vertiges et les étourdissements qui atteindraient une personne en bonne santé qui se livrerait à cet exercice pendant une à deux minutes. Quand la convulsion est passée, il reste seulement un sentiment de fatigue et de
brisement dans les parties convulsées.

Lorsque, au contraire, des convulsions étendues comme le sont
celles des membres, durent plusieurs semaines, la tête devient
douloureuse, la température de la peau s'élève, la fièvre survient,
l'appétit se perd et l'amaigrissement se manifeste bientôt. La peau
des membres incessamment frottés contre les corps voisins, s'échauffe,
rougit, devient douloureuse et finit par s'ulcérer; de là des accidents généraux susceptibles d'avoir une extrême gravité et d'amener
la mort par épuisement.

Heureusement, cette terminaison fâcheuse est rare. Le plus souvent, quand ces convulsions ont duré longtemps, elles se bornent
à laisser après elles de ces mouvements brusques et involontaires,
connus sous le nom de *tics*.

A l'exemple de plusieurs autres symptômes hystériques, les convulsions peuvent diminuer notablement, ou même cesser brusquement sous l'influence d'impressions morales vives. J'ai vu une
jeune fille atteinte de convulsions continues de tout un côté du
corps, être améliorée notablement sitôt qu'on la magnétisait, et
avant même qu'elle ne fût tombée dans le sommeil dit magnétique. Les convulsions se ralentissaient visiblement, et cessaient
complétement au bout de quelques instants. Le calme durait une
ou deux heures après le réveil de la malade.

Tous les médecins de Paris connaissent le fait de mademoiselle de la B...; tout avait été inutile. Cette demoiselle, qui appartient à l'une des familles les plus honorables, fut prise de convulsions hystériques, dans lesquelles le membre inférieur en totalité
était pris d'un mouvement dans lequel, après une flexion forcée,
la pointe du pied venait toucher le front; ce mouvement, qui avait
la régularité de celui d'un pendule, était incessant, durait sans
aucun répit toute la journée, et ne cessait que pendant le sommeil;
il était tellement énergique, qu'il fallait garnir le front de linges
pour éviter les contusions. Cet état affligeant durait depuis plusieurs années; les médecins les plus habiles avaient échoué : selon
l'usage, de nombreux cautères avaient été appliqués. N'ayant plus
droit de compter sur l'influence de la médecine, cette demoiselle,
très pieuse, tourna toutes ses pensées vers la religion, et, animée

d'une confiance extrême, elle fit une neuvaine ; à peine cet acte de piété était-il commencé, qu'il y avait déjà de l'amélioration. Ne doutant plus de la possibilité de sa guérison, mademoiselle de la B... voulut être portée le dernier jour de sa neuvaine dans l'église des Lazaristes, rue de Sèvres, pour assister à la terminaison de cette neuvaine. Pendant la cérémonie, l'état convulsif cessa complétement et ne reparut pas depuis. Plusieurs années se sont écoulées depuis cette guérison, et celle-ci s'est parfaitement maintenue.

Quand les convulsions occupent les membres, soit en totalité, soit d'un côté, elles s'accompagnent fréquemment de mouvements choréiques, qu'on distingue parfaitement des mouvements convulsifs. La convulsion donne lieu à des mouvements réguliers, qui se font constamment dans un sens bien déterminé, tandis que le mouvement choréique est caractérisé par le désordre et par l'incohérence. Si l'on abandonne la malade à elle-même, elle n'a que ses mouvements convulsifs ; si, au contraire, on veut lui faire exécuter des mouvements volontaires, la convulsion cesse, et les mouvements choréiques la remplacent.

La distinction entre la chorée et la convulsion hystérique a été faite par un médecin d'un esprit fort juste, par M. Sée (1). La chorée est distinguée par cet observateur en chorée ordinaire, et en chorée rhythmique, qu'il regarde avec raison comme deux espèces différentes ; il semble penser que la chorée rhythmique affecte surtout les hystériques, et il reconnaît qu'elle est plus rare chez les enfants que chez les personnes d'un âge plus avancé. Or, la chorée rhythmique c'est la convulsion, laquelle existe le plus souvent sans chorée. Cette distinction n'est pas une affaire de simple nomenclature, elle repose sur l'existence d'une modification de l'encéphale qui ne se comporte pas de la même manière dans les deux maladies.

Les convulsions, soit continues, soit intermittentes, peuvent exister dans un certain nombre de maladies, dans l'épilepsie, lors de la dentition, dans certaines névroses, et dans les affections organiques de l'encéphale ou de ses prolongements. Or, dans ces cas, les symptômes de la maladie coexistante indiquent la nature de la convulsion. En outre, quelques circonstances particulières indiquent l'origine hystérique : telles sont l'existence de la maladie chez

____

(1) *Mémoires de l'Académie impériale de médecine.* Paris, 1850, t. XV, p. 373 et suiv.

une femme, chez un sujet jeune, sur une constitution très impressionnable ; la marche fréquemment intermittente de la convulsion, sa tendance à la périodicité et son rapport avec les influences morales, etc.

CHAPITRE IX.

CONTRACTURE DES MUSCLES.

On entend par contracture cette disposition dans laquelle tous les muscles d'une partie du corps sont dans un état de contraction permanente.

Divers auteurs parlent des contractures des membres chez les hystériques : les uns les regardent comme un phénomène passager ; les autres, au contraire, les considèrent comme le résultat incurable des convulsions hystériques.

La contracture peut, en effet, se présenter sous deux formes : 1° sous celle de contracture passagère ; 2° sous celle de contracture permanente.

Les causes sous l'influence desquelles se développe ce symptôme, sont jusqu'à présent indéterminées ; je l'ai vue arriver deux fois à la suite de l'impression d'un froid vif, et être en quelque sorte l'un des premiers accidents de l'hystérie. Dans un cas que je vais rapporter, elle s'est développée à la suite d'une vive excitation cérébrale provoquée par l'abus du café, et par un travail excessif pendant la nuit. Le plus ordinairement, elle arrive chez des sujets déjà atteints de l'hystérie depuis un temps plus ou moins long, et paraît à la suite des convulsions.

On l'a vue affecter presque toutes les parties du corps, la langue, les muscles des yeux, ceux du col ainsi que ceux des membres tant supérieurs qu'inférieurs. Quelquefois elle n'atteint qu'un petit nombre de muscles ; mais le plus habituellement elle atteint tous les muscles d'un membre entier. Elle s'annonce presque toujours par de la céphalalgie, puis par des fourmillements, par des élancements et par une sorte de travail, dans la partie où va siéger la contracture. Ces phénomènes durent pendant plusieurs jours, puis arrive brusquement et soudainement la contracture.

La partie contracturée est dure et roide, les muscles y sont dans un état de contraction permanente qui provoque une douleur analogue, tantôt à celle de la crampe, tantôt à de très violents élancements; si c'est un membre, il est le plus ordinairement dans l'état d'extension, quelquefois de demi-flexion; les malades ne peuvent le mouvoir, et une main étrangère ne peut changer la position de flexion ou d'extension qu'il a prise. Quand ce symptôme affecte la langue, celle-ci devient roide, immobile, et se tient constamment hors de la bouche; quand il intéresse un muscle du tronc, il amène une déviation permanente; ainsi celle du sterno-mastoïdien maintient la tête tournée et inclinée du côté contracturé. Un effet analogue se produit après la contracture des muscles abdominaux d'un côté. Cette sorte de convulsion tonique peut n'intéresser qu'un membre isolé, ou se montrer sur tous les muscles d'un côté du corps, membres et tronc, ou affecter les deux membres inférieurs. J'ai vu cette contracture ne durer qu'un ou deux jours, et céder facilement au traitement; les muscles reprennent alors leur flexibilité ordinaire, ils sont seulement un peu affaiblis et donnent la sensation d'une forte courbature. Dans les cas où la contracture paraît être un état permanent qu'on a jusqu'à présent regardé, mais à tort, comme frappé d'incurabilité, il reste une difformité et une incapacité de mouvements; d'autres fois, elle offre encore plus de ténacité, et, dans un cas, je l'ai observée affectant les deux membres inférieurs pendant plusieurs années; j'ai perdu de vue la malade avant qu'elle n'eût éprouvé d'amélioration sensible. La peau du membre contracturé est quelquefois anesthésiée, d'autres fois elle est le siége d'une légère hyperesthésie. Le courant faradyque excite ordinairement une augmentation de la contracture quand il traverse les muscles contracturés.

Lorsque l'affection est aiguë, elle peut s'accompagner d'agitation et de fièvre, mais lorsqu'elle a duré longtemps, elle n'est plus qu'un fait local sans retentissement notable sur l'économie. L'observation ne constate pas toujours, comme on pourrait le supposer, l'existence d'une douleur spéciale à l'endroit du rachis d'où partent les nerfs qui vont animer les muscles contracturés.

Le diagnostic de la contracture se fait à la simple vue de la partie contracturée. Le pronostic est, au contraire, fort difficile, attendu qu'on ne peut le plus souvent savoir dès l'abord, si la contracture sera passagère, ou si elle sera d'une curation difficile.

Il est évident que cette affection, qui est une sorte de tétanos sans paroxysmes, dépend directement de l'excitation d'une portion plus ou moins étendue de la moelle épinière, à laquelle elle peut être transmise soit par l'action directe de l'encéphale, soit par l'excitation des expansions nerveuses des diverses parties, par exemple, de celles de la peau par un froid vif, et de celles de l'utérus par les douleurs de la dysménorrhée, laquelle excitation est transmise directement à la moelle par une action réflexe, ou indirectement par l'encéphale.

47ᵉ OBSERVATION. — *Contracture aiguë intéressant tous les muscles du côté gauche du corps.* — Rosalie Dehu, couturière, âgée de trente-sept ans, femme d'un tempérament bilioso-nerveux, très impressionnable. Elle a eu à l'âge de douze ans une maladie grave qu'elle appelle une fièvre cérébrale ; depuis cette époque elle est sujette dix à douze fois par an à de très fortes migraines qui siégent habituellement au côté gauche. A l'âge de vingt-neuf ans elle fut atteinte du choléra, et ne s'est rétablie qu'au bout d'un an ; pendant ce temps elle était très souvent prise de céphalalgie très vive à gauche et de crampes extrêmement fortes dans les membres gauches tant supérieur qu'inférieur ; ces crampes étaient accompagnées d'un peu de roideur de la jambe et de contracture des doigts et des orteils du côté gauche. Peu à peu ces suites de choléra se dissipèrent, et depuis sept ans cette femme est obligée de travailler le jour et de passer la nuit à soigner son mari malade. Pour suffire à cette double besogne, elle prend chaque jour près d'un demi-litre de café à l'eau.

Il y a deux mois (1ᵉʳ décembre 1856) qu'après un travail et des veilles de près de huit jours, après avoir pris encore plus de café que de coutume et avoir eu pendant tout ce temps l'esprit très préoccupé, elle fut prise d'étourdissements continuels qui allèrent en augmentant pendant quelques jours, au bout desquels elle tomba brusquement dans un état de délire apyrétique aigu et une sorte de démence avec tendance au suicide. On fut obligé de l'attacher. Elle resta dans cet état pendant quarante-huit heures, après quoi elle reprit ses sens sans rien se rappeler de ce qui s'était passé. On s'aperçut alors qu'il existait une hémiplégie complète du côté gauche du corps, dans lequel il n'y avait plus ni mouvement ni sensibilité ; les doigts et les orteils étaient fortement fléchis, et il était impossible de les étendre. De vives douleurs prenaient par accès les membres gauches, et chacun de ces accès s'accompagnait d'une augmentation dans la contracture des muscles de ces parties. Ces sortes d'accès avaient lieu toutes les demi-heures, et chacun d'eux débutait par une douleur qui, du pied, se propageait à la jambe, et bientôt à tout le reste du côté gauche du corps, en montant graduellement, mais très rapidement. Ces douleurs étaient assez vives pour arracher des cris. Ces accès étaient plus fréquents et plus intenses aux époques menstruelles.

Pendant son séjour chez elle, cette femme a subi différents traitements : d'abord une saignée qui a été suivie immédiatement d'un accès de délire, puis des frictions avec des baumes calmants, puis des applications de chloroforme, puis les armatures métalliques de M. Burke, puis ses plaques électriques, et enfin les inhalations de chloroforme. Ces divers moyens n'avaient pas amené une amélioration notable. A la fin pourtant la sensibilité de la peau commençait à revenir et les sensations tactiles à être perçues.

Entrée à l'hôpital de la Charité le 18 février 1857, dans l'état suivant : Figure colorée, intelligence parfaitement nette, douleurs très vives et revenant en quelque sorte par accès dans le côté gauche de la tête et de la face ; en même temps roideur et contracture des muscles de ces parties qui tirent à gauche la commissure gauche des lèvres ; langue embarrassée dans ses mouvements, tirée aussi à gauche, ce qui rend l'articulation des sons assez difficile ; strabisme externe de l'œil gauche qui est très douloureux ; bourdonnements et battements très forts dans l'oreille gauche ; anesthésie presque complète de la peau de ce côté de la face.

Perte complète de la motilité de tout le côté gauche du corps ; sensibilité très obtuse de la peau ; doigts de la main fortement fléchis sur le poignet, celui-ci l'est sur l'avant-bras, de telle sorte que les ongles des doigts pénètrent dans la peau de l'avant-bras ; avant-bras fléchi à angle droit et muscles contracturés. La malade ne peut faire mouvoir ni l'épaule ni le bras, à cause de leur roideur et à cause des vives douleurs dont le mouvement est suivi. On ne peut pas imprimer de mouvement à ces parties, en raison de la grande résistance qu'offrent les muscles des membres gauches.

Tous les muscles fléchisseurs de ces parties sont très tendus, les cordons tendineux font des saillies très prononcées semblables à des cordes tendues. La moindre tentative de mouvement que l'on veut faire sur ces parties arrache des cris et augmente les contractures.

La malade compare ces douleurs à celles que produirait l'arrachement de ces membres. Mêmes douleurs et même contracture douloureuse dans les muscles de la hanche, de la cuisse, de la jambe et du pied. Ces parties sont fortement fléchies, excepté le gros orteil, qui est fortement relevé. De temps en temps, et sans cause extérieure, il y a un accès de roidissement de ces membres avec douleur très vive.

Le côté droit du corps est à l'état normal pour la sensibilité et pour la contractilité.

Du reste, la peau est modérément chaude, et l'appareil respiratoire est à l'état normal. Il y a de temps en temps des battements de cœur accompagnés d'une impulsion sensible à la main ; ils occasionnent de fréquentes bouffées de chaleur et de vives rougeurs à la figure. Quelques vomissements avec douleur à la région épigastrique.

Traitement. — On a d'abord repris les inhalations de chloroforme, qui ont eu le même résultat qu'elles avaient eu chez elle. On recourut ensuite aux bains tièdes et aux opiacés à haute dose ; pendant le bain il y avait un peu de détente, mais la roideur et les douleurs reparaissaient avec le même degré qu'auparavant après la sortie du bain.

On a employé alors le chloroforme en application sur les membres contracturés. Le premier jour il a semblé y avoir un peu de diminution dans les accidents, mais au bout de quelques jours ils reparurent aussi forts qu'auparavant.

On y a substitué les applications continues d'éther acétique, qui ont agi à peu près comme le chloroforme, et ont amené un soulagement momentané, puis les accidents ont encore reparu.

Enfin on a essayé la galvanisation de la peau, puis celle des muscles. Ces opérations ont augmenté les douleurs et la contracture.

La malade est restée ainsi pendant six semaines, avec une insomnie complète, une fréquence assez grande du pouls, et de la chaleur de la peau, enfin dans un véritable état de fièvre hectique qui s'accompagnait d'un dépérissement notable.

Enfin, au commencement d'avril, comme il existait à la partie latérale gauche du col une forte roideur des muscles, une douleur très vive à la pression, et des douleurs spontanées également fort vives, je fis appliquer des ventouses sur la tempe, sur le côté du col et sur la région claviculaire à gauche, au niveau des points où la douleur avait le plus de force. Ces applications amenèrent un soulagement instantané, à mesure que le sang coulait la roideur et la douleur se dissipaient vis-à-vis les parties ventousées.

Mais l'épaule, le bras et le membre inférieur gauche étaient restés douloureux et contracturés au même degré. Les jours suivants on appliqua de nouveau des ventouses sur l'avant-bras et le bras, et aussitôt l'application, la douleur et la roideur se dissipèrent.

La même application fut successivement faite sur les diverses parties du membre inférieur, et chaque fois le résultat fut le même, de telle sorte qu'au bout de douze jours de ce traitement, il n'y avait plus ni douleurs ni contracture ; le sommeil était complet la nuit ; la fièvre était presque nulle, la malade se levait et pouvait marcher à peu près sans souffrir.

Vers le milieu d'avril, la malade était depuis plusieurs jours en bon état et n'éprouvait ni douleurs ni contractures dans les membres, lorsque les menstrues survinrent : elles coulèrent convenablement, ne s'accompagnèrent d'aucune souffrance notable ni à l'utérus ni à ses annexes, et néanmoins les douleurs et la contracture du côté gauche du corps revinrent en deux jours à peu près avec leur intensité primitive.

On réappliqua des ventouses sur les membres contracturés, et en quelques jours les accidents cessèrent pour revenir lors d'une nouvelle apparition des menstrues.

Cette malade sortit de l'hôpital de la Charité vers le milieu du mois de juin, dans l'état suivant :

Céphalalgie continuelle dans le muscle temporal et dans l'occipito-frontal ; affaiblissement notable de la vue et de l'ouïe à gauche ; anesthésie de la peau de tout le côté gauche du corps ; rigidité modérée des muscles du membre supérieur gauche, de ceux du côté du ventre et du thorax et de ceux des membres inférieurs. Le gros orteil du pied gauche est toujours fortement contracté dans le sens de l'extension, de telle sorte que la marche est fort difficile. Il existe un état chloro-anémique assez notable avec des vomissements qui entraînent des aliments quand la malade a mangé, et du mucus quand elle a fait diète.

A partir de ce moment jusqu'en 1859, c'est-à-dire pendant deux ans, elle est restée dans son ménage, et son état s'est graduellement amélioré. Il lui reste actuellement une contracture habituelle des fléchisseurs de l'avant-bras, qui tient les trois derniers doigts de la main gauche constamment fléchis; le pouce et l'index sont à l'état normal, mais ils ne se meuvent bien que quand les trois autres sont infléchis. Les muscles du côté gauche du thorax et ceux de l'abdomen du même côté sont très légèrement contracturés. Le membre inférieur gauche quelque peu roide, et avec ses muscles également contracturés et le gros orteil renversé en haut, rend la marche un peu gênée.

La face reste pâle; l'épigastre est douloureux; il y a de fréquents vomissements, soit des ingesta, soit de matières glaireuses; la peau de tout le côté gauche du corps a presque sa susceptibilité normale; la vue et l'ouïe sont légèrement affaiblis à gauche.

Mais à chaque époque menstruelle, il se fait une recrudescence des accidents, et voici comment les choses se passent : au jour voulu, les menstrues apparaissent sans provoquer le moindre malaise local ni la moindre colique; bientôt la vue et l'ouïe s'affaiblissent; les bourdonnements d'oreilles apparaissent; la peau du côté gauche du corps s'anesthésie; les muscles de la mâchoire, du col, du tronc, du ventre et des membres supérieur et inférieur du côté gauche deviennent douloureux, se contracturent; les membres deviennent roides et impossibles à faire mouvoir. A mesure que l'époque menstruelle avance et à mesure que la malade perd du sang, à mesure aussi les phénomènes de contracture et d'anesthésie vont en augmentant; la douleur que font éprouver les muscles contracturés devient très vive, et les accidents vont croissant jusqu'au jour où finissent les menstrues, dont la durée est de six à sept jours.

Alors les accidents diminuent rapidement, tout rentre dans l'ordre, et pendant tout ce temps il n'y a pas eu la moindre souffrance du côté de l'utérus. Après avoir éprouvé quelques-unes de ces crises, la malade a bientôt cherché à les arrêter, et naturellement elle a dû avoir recours au moyen qui lui avait si bien réussi, aux ventouses scarifiées. L'effet ne s'est pas fait attendre : aussitôt les ventouses appliquées en une journée sur les membres gauches et sur le côté gauche du tronc, tous les accidents de contracture, de douleur et d'anesthésie cessent à l'instant comme par enchantement.

Aussi est-elle depuis dix-huit mois dans l'usage de se faire ventouser et scarifier par son mari, tout le côté gauche du corps, dès qu'après l'apparition des menstrues la contracture commence à se faire sentir, et toutes les fois elle arrête ce qu'elle appelle sa crise. L'époque menstruelle se passe alors sans troubles.

Quelquefois elle a essayé de ne pas avoir recours à son remède ordinaire, mais chaque fois les souffrances l'ont forcée à y revenir. Une fois elle a persisté à ne pas se faire appliquer de ventouses pendant une époque menstruelle, et cette fois la contracture a persisté tout le temps qu'a duré l'écoulement du sang.

CHAPITRE X.

DE LA PARALYSIE HYSTÉRIQUE.

On comprend sous le nom de *paralysie*, la diminution ou la perte complète de la faculté qu'ont les muscles de se contracter sous l'empire de la volonté. La paralysie est pour la contractilité ce qu'est l'anesthésie pour la sensibilité.

Dès les temps les plus anciens, on a reconnu l'existence de la paralysie des membres chez les hystériques. Hippocrate rapporte (1) qu'une jeune fille avait éprouvé, à la suite d'une toux sans importance, une paralysie du membre supérieur droit et du membre inférieur gauche, sans présenter d'altération ni dans l'intelligence ni dans les traits de la face. Cette paralysie ne fut point intense. L'amélioration avait commencé vers le vingtième jour, et le mieux avait coïncidé avec l'éruption des menstrues qui probablement paraissaient pour la première fois

On trouve dans l'ouvrage de Ch. Lepois, à propos de l'hystérie, la phrase suivante : « Cujus communicationem cum paralysi, sive » successionem paralysis cessantibus hystericis symptomatibus, an- » notarunt vici magni; quemadmodum ex solutione hystericorum, » seu potius degeneratione in paralysim, nostra hæc de fomite causa » hystericarum affectuum sententia confirmationem capere potest. »

D'après Roderic a Castro, « In hystericis adest crurum segnities, » infirmitas et contractio. »

Hecquet (2), Bailly et Bourdon avaient parlé de ces paralysies.

Si l'on en croit Carré de Montgeron, il se trouvait de temps en temps, parmi les convulsionnaires de Saint-Médard, des femmes qui tombaient en paralysie. Pomme (3) cite plusieurs observations d'hystérie avec paralysie évidente des membres. Chevallier et Télinge ont publié des observations (4) relatives à des paralysies partielles, à des hémiplégies et à des paraplégies, arrivées chez des hystériques, paralysies qui avaient constamment guéri par les eaux de Bourbonne. Mais ces faits étaient ensevelis dans l'oubli et en quelque sorte perdus, lorsque Wilson, médecin de l'hôpital de

(1) *Œuvres complètes*, trad. par Littré. Des épidémies, liv. ii, sect. 8.
(2) *Du naturalisme des convulsions*, 1732.
(3) *Traité des affections vaporeuses.*
(4) *Journal de médecine* de Vandermonde. Paris, 1770 et 1771, t. XXXIII et XXXVI.

Middlesex (1), recueillit un certain nombre de cas de ce genre ; et bien que les observations qu'a présentées ce médecin soient bien abrégées, et que, dans quelques-unes d'entre elles, il n'y ait rien qui se rapporte à la paralysie, il n'est pas douteux que les autres ne soient des exemples de paralysie hystérique. Enfin, on doit à M. le docteur Macario (2) le premier travail important qui ait été fait sur cette matière. Dans cet opuscule où les notions sur l'anesthésie hystérique sont confondues avec celle de la paralysie, on trouve cependant un commencement d'histoire de la paralysie hystérique. Depuis cette époque, les observations se sont multipliées, et les faits de ce genre sont devenus très communs.

La paralysie hystérique, en comprenant sous ce nom tous les cas dans lesquels la contractilité des muscles volontaires est lésée, depuis le simple affaiblissement des membres jusqu'à la perte complète de la faculté de mouvoir ceux-ci, est un phénomène très commun chez les hystériques.

Sur les 430 hystériques soumises à mon observation, il s'en est trouvé 120 chez lesquelles la propriété contractile des muscles avait subi une atteinte plus ou moins forte.

Sur les 370 cas d'hystérie rapportés par M. Landouzy, il y a 40 cas de paralysie.

On ne s'étonnera pas beaucoup que l'hystérie altère la puissance de contraction des muscles chez plus du quart des femmes hystériques, si l'on songe aux effets des émotions vives, des passions violentes et de la frayeur sur le système musculaire ; on sait que dans ces cas, il se manifeste une sensation de froid, un engourdissement et un fourmillement dans les membres ; qui ne sait qu'à la suite de ces mouvements de l'âme, les bras tombent, comme on le dit, que les membres inférieurs se dérobent sous le corps, que les membres tremblent et sont incapables de se mouvoir ?

La paralysie hystérique n'a donc rien de mystérieux ; elle résulte, comme les autres symptômes de l'hystérie, d'un trouble dans les organes qui servent à la manifestation des passions.

Les circonstances à la suite desquelles apparaît la paralysie, ont été généralement assez mal appréciées ; M. Piorry, et après lui, M. Macario, M. Gendrin, M. Landouzy et M. Leroy (d'Étiolles), ont pensé qu'elle succédait constamment aux attaques convulsives des hystériques.

(1) *Gazette médicale*, janvier 1839.
(2) *Annales médico-psychologiques*, 1844.

M. Piorry a même tenté de donner l'explication de ce rapport, en prétendant que, pendant les attaques hystériques, le système nerveux éprouvait un mouvement moléculaire d'oscillation qui le remuait profondément, et que ce mouvement vibratoire amenait une déperdition considérable du fluide nerveux de laquelle résultait la paralysie.

Il est évident que ce langage est une simple métaphore qui repose sur un fait mal observé et interprété de la manière la plus arbitraire. Ce fait est le prétendu fourmillement ascendant que les hystériques éprouveraient au début d'une attaque, fourmillement qui partirait du ventre et irait jusqu'à la gorge. Or, il est constant. que le phénomène connu sous le nom de boule hystérique ne donne pas le moins du monde la sensation de fourmillement.

D'après mes observations, la paralysie hystérique ne s'est produite après des attaques hystériques que chez la moitié des malades; chez l'autre moitié, elle s'était développée sur des femmes qui n'avaient pas encore eu d'attaques, ou qui n'en avaient plus depuis longtemps. Enfin, j'ai constaté que les malades qui, au lieu d'avoir des attaques avec convulsions, en avaient avec simple sommeil, avec coma, avec léthargie ou avec syncope, étaient aussi sujettes que les autres à la paralysie hystérique; or, chez celles-là, ou ne peut invoquer ni le mouvement vibratoire dû au globe hystérique, ni la déperdition de fluide nerveux amenée par les convulsions.

Les circonstances à la suite desquelles on voit la paralysie se développer, sont beaucoup plus nombreuses qu'on ne l'a cru.

Chez un assez bon nombre de malades, la paralysie survient lentement, graduellement, d'une manière presque insensible, et sans qu'il soit été possible de la rattacher à une cause appréciable.

Lorsqu'au contraire la paralysie est le résultat de causes saisissables, la puissance de ces causes peut être rangée dans l'ordre suivant :

1° Les attaques hystériques convulsives, qui provoquent instantanément la perte des mouvements, et après lesquelles il est très commun de voir augmenter notablement la paralysie déjà existante. On sait quel degré de brisement et de courbature les hystériques éprouvent dans les membres, pendant les vingt-quatre heures qui suivent immédiatement l'attaque de convulsions. Cette douleur doit avoir une grande influence; j'ai vu des hystériques seulement atteintes de faiblesse dans les membres inférieurs, être prises de paralysie complète à la suite de la douleur causée par l'application de la ventouse Junod faite sur ce même membre, dans la vue de provoquer l'écoulement menstruel.

2° Les affections morales vives et brusques. Une de mes malades reçoit à l'improviste la nouvelle de la mort de sa mère; à l'instant ses jambes tremblent, fléchissent sous elle, et on la relève paraplégique. Chez une jeune fille qui montait le soir un escalier non éclairé, un homme déguisé se précipite sur elle; dans son effroi elle veut crier et se sauver, mais elle chancelle, tombe, et on la rapporte paralytique dans sa chambre. Une troisième a été prise de la perte de la voix, aussitôt une émotion vive pendant laquelle la parole lui avait manqué.

3° Les simples attaques spasmodiques, et les attaques de léthargie.

4° Les fatigues excessives et les marches forcées. Ainsi des jeunes filles que leurs parents mettent en un apprentissage pénible, comme l'est celui du métier de blanchisseuse par exemple, des filles de la campagne après les travaux de la moisson, des domestiques que les maîtres ont surmenées, des ouvrières qui pour leur travail ont fait des courses forcées, ont été atteintes de paralysie immédiatement après ces causes d'épuisement.

5° La suppression brusque des menstrues, après laquelle il survient un trouble général, pendant lequel apparaît souvent assez brusquement la paralysie.

6° La disparition d'un symptôme hystérique, tel que la céphalalgie intense, une dyspnée, des palpitations, une agitation extrême, une hémorrhagie, des attaques hystériques, etc., et dans ces cas, le développement de la paralysie est assez rapide.

7° La chlorose et l'épuisement par suite d'évacuations excessives. Ainsi, de jeunes filles hystériques deviennent graduellement paralytiques par le fait de l'état anémique dans lequel elles se trouvent. J'ai vu une paraplégie succéder à une diarrhée qui avait duré six mois; j'ai vu des paraplégiques dont la paralysie augmentait toujours après la perte de sang qu'entraînait chaque époque menstruelle, et qui ne se remettaient de cet affaiblissement qu'au bout de sept à huit jours.

8° Enfin, l'hyperesthésie donne assez souvent lieu à des paralysies partielles: après des douleurs quelquefois extrêmement vives, le calme apparaît, l'anesthésie survient, et à sa suite a lieu la paralysie.

Si l'on résume le mode d'action de ces divers ordres de causes, on trouve que la paralysie a eu lieu, tantôt parce qu'après une excitation immodérée la puissance contractile des muscles s'est épuisée;

tantôt parce que l'épuisement s'est produit par le fait de l'anémie, qui n'a plus permis la réparation de l'agent duquel résulte la contractilité musculaire ; tantôt parce qu'il s'est opéré dans l'économie une grande perturbation, pendant laquelle les muscles se sont trouvés privés de l'action vitale qui leur est nécessaire pour accomplir leur fonction, et tantôt enfin parce que la paralysie n'est que l'exagération de quelques-uns des phénomènes par lesquels se manifestent les passions.

La paralysie hystérique ne se voit que sur les muscles qui reçoivent leurs nerfs de l'encéphale et du prolongement rachidien, mais principalement sur ceux qui servent à la manifestation des passions. On ne la voit point aux bronches, ni aux parties du tube digestif comprises entre l'estomac et le rectum.

D'après mes relevés, les muscles ont été intéressés dans l'ordre suivant :

La paralysie a frappé les muscles principaux du tronc et ceux des quatre membres, chez 6 malades ; ceux des membres du côté gauche du corps, chez 46 ; ceux des membres du côté droit, chez 14 ; ceux des deux membres supérieurs seulement, chez 5 ; ceux du membre supérieur gauche, chez 7 ; ceux du membre supérieur droit, chez 2 ; ceux des deux membres inférieurs, chez 18 ; ceux du membre inférieur gauche, chez 4 ; ceux des pieds et des mains, chez 2 ; ceux de la face, chez 6 ; ceux du larynx, chez 3 ; le diaphragme, chez 2.

M. Landouzy avait tiré des divers auteurs qu'il avait consultés, les résultats suivants, qui concordent assez bien avec les précédents.

Ainsi, il avait vu la paralysie générale, chez 3 malades, et l'hémiplégie, chez 14 ; 8 fois la paralysie siégeait à gauche ; dans les autres cas, le côté affecté n'avait pas été indiqué ; la paraplégie, chez 9.

On voit d'après ce tableau, 1° que l'affaiblissement des muscles de l'un des côtés du corps, l'hémiplégie hystérique, est extrêmement commune, puisqu'on la trouve chez la sixième partie des hystériques ; 2° qu'elle est trois fois plus fréquente à gauche qu'à droite ; 3° que la paralysie est cinq fois plus fréquente aux membres inférieurs qu'aux supérieurs ; qu'enfin elle attaque très rarement les muscles de la face.

Le début de la paralysie hystérique se fait soit graduellement, soit d'une manière brusque.

Lorsqu'il a lieu graduellement, il est ordinairement annoncé par de la pesanteur ou par de la douleur dans la tête, puis apparaissent des fourmillements et des engourdissements dans les parties qui doivent être frappées. Quand la paralysie résulte de causes qui, comme la marche forcée, ont agi directement sur les membres paralysés, l'affection peut n'avoir pas été précédée de troubles cérébraux; mais dans tous les autres cas, l'existence de ces troubles qui est constante, prouve la part que l'encéphale prend dans la production de ce phénomène.

Quand la paralysie se fait brusquement, elle débute comme elle le ferait à la suite d'une hémorrhagie cérébrale, seulement elle n'est pas précédée par une perte de connaissance.

La paralysie hystérique se présente à des degrés divers. Tantôt elle se borne au simple engourdissement qui rend les membres lourds et moins mobiles que dans l'état normal; à un degré plus élevé, elle détermine un simple affaiblissement dans la contractilité des muscles, duquel résulte une diminution dans la force et dans la régularité des mouvements; à un degré encore plus élevé, les malades conservent la facilité de mouvoir leurs membres, mais seulement quand ils ne sont chargés d'aucun poids : ainsi des femmes qui peuvent très bien mouvoir dans le lit leurs membres inférieurs, ne peuvent pas, quand elle sont debout, se tenir sur les jambes. Enfin, au degré le plus élevé, la perte de la contractilité est complète, les malades ne peuvent plus exécuter le moindre mouvement avec les membres paralysés, ce qui est rare, puisque je l'ai vu huit ou dix fois au plus.

M. Duchenne a fait construire un dynamomètre à l'aide duquel on peut constater le degré d'intensité de la paralysie. Avec cet instrument, on peut voir que des malades ont perdu le quart, le tiers, les trois quarts ou la totalité de leur puissance normale. Cet utile instrument, qu'il est bon d'employer toutes les fois qu'on veut apprécier la marche décroissante de la paralysie, vaut mieux que l'observation simple des résistances que surmonte la malade.

Cet habile expérimentateur a reconnu que, dans la paralysie hystérique, les muscles peuvent se contracter sous l'influence des courants électriques qui les traversent, conservant, comme le dit cet auteur, la contractilité électro-musculaire; mais, dans quelques cas, qui heureusement sont rares, les muscles ne se meuvent plus, ils ont perdu jusqu'à cette contractilité.

Le même observateur pense que dans la paralysie hystérique, les malades sentent toujours le passage du courant électrique à travers leurs muscles, et il a supposé qu'on pourrait tirer de ce fait un moyen de distinguer la paralysie hystérique d'avec les autres paralysies.

Cette opinion est exacte tant que la paralysie est simple et tant qu'il n'y a que perte de la contractilité des muscles ; mais, comme on va le voir, les complications qui se présentent dans un certain nombre de cas ôtent une partie de la valeur de ce caractère. Aussi ne peut-on pas compter entièrement sur l'action des courants électriques sur les muscles, comme moyen d'établir le diagnostic de la paralysie hystérique.

Quand la paralysie hystérique est simple, c'est-à-dire quand elle se borne à la perte de la contractilité volontaire, elle a peu de gravité, et elle introduit des troubles fort légers dans les fonctions ; mais le plus souvent, elle s'accompagne d'autres accidents morbides qui en augmentent singulièrement l'influence sur ces mêmes fonctions. Le premier est l'anesthésie de la peau des membres paralysés, c'est-à-dire que les filets nerveux moteurs des muscles, et les filets nerveux sensitifs de la peau correspondante, sont paralysés. Dans ces cas, qui sont fort nombreux, les malades ne sentant plus les objets qu'elles touchent, les laissent glisser d'entre leurs doigts quand elles n'y font pas attention. Lorsqu'elles marchent, comme elles sentent mal le sol qu'elles pressent, leur démarche est fort incertaine et fort chancelante, il semble que les pieds soient de coton. Cette complication qui s'observe dans la majorité des cas où la contractilité volontaire des muscles est fortement atteinte, apporte un trouble assez grand dans les fonctions.

La seconde complication est l'anesthésie du muscle paralysé lui-même, laquelle n'a généralement lieu qu'après que la peau a déjà été prise de l'anesthésie. Dans ce cas, les filets moteurs et les filets sensitifs des muscles sont paralysés en même temps que les filets sensitifs de la peau. Cette complication est peu fréquente, et ne se voit que quand la perte de la contractilité musculaire est très grande. Les malades ne sentent presque plus ni les pressions exercées sur les membres paralysés, ni les déplacements qu'on imprime aux membres où se trouvent ces muscles, ni le passage des courants faradyques à travers leurs fibres.

Quand l'anesthésie musculaire est complète, et que la sensibilité est perdue, il n'y a plus dans le muscle ni contractilité, soit volontaire soit électrique, ni sensibilité quelconque.

Une troisième complication, également fort rare, puisque je n'en ai recueilli que cinq cas, est la contracture du membre paralysé. Cette complication se produit sous l'influence des grandes émotions; chez une jeune fille elle a paru avoir eu pour cause une influence rhumatismale. Il est difficile de dire laquelle des deux perturbations ouvre la scène ; la maladie commence par de vives douleurs, par des élancements et par des fourmillements dans les membres, puis la faculté de se mouvoir diminue d'intensité en même temps que le membre éprouve de la roideur. J'ai vu cette complication survenir une fois avec la paralysie partielle d'un membre supérieur, deux fois avec une hémiplégie du côté gauche, et trois fois avec la paraplégie. Pendant tout le temps qu'elle existe, les membres affectés sont le siége de douleurs pongitives et de fourmillements très pénibles ; non-seulement les malades ne peuvent pas mouvoir leurs membres, mais quand on veut changer la position, soit de flexion, soit d'extension, qu'ils ont prise, on provoque une douleur très vive sans pouvoir vaincre la résistance que les muscles opposent aux mouvements; ces membres restent roides, fixes et immobiles dans la position qu'ils ont prise. Cet' état 'douloureux s'accompagne toujours d'une céphalalgie violente, d'insomnie, de troubles dans les voies digestives et de fièvre. Il constitue, dans quelques cas, un état tellement pénible que, si l'on ne parvenait à le dissiper, il finirait par faire périr les malades de douleur et d'insomnie. Il est évident que dans cette complication l'encéphale est dans un état très prononcé de surexcitation.

Quand la contracture est très étendue, sa durée ne dépasse pas ordinairement un à deux mois ; quand au contraire elle est limitée, sa marche est plus ordinairement régulière ; après avoir atteint plus ou moins promptement son maximum et avoir persisté pendant un temps qui varie depuis quelques semaines jusqu'à un ou deux ans, et en moyenne cinq ou six mois, la paralysie va en décroissant graduellement, ou disparaît tout à coup, sans laisser la moindre trace de son existence.

Dans quelques cas, les phénomènes de paralysie éprouvent des variations très grandes, qui ont ordinairement lieu sous une influence morale. J'ai vu des malades paraplégiques, auxquelles une heureuse nouvelle rendait le mouvement aux membres inférieurs, au point de permettre subitement d'assez longues promenades, et qui, après une émotion survenue à la suite de contrariétés ou d'une contestation, redevenaient paralysées jusqu'à ne pouvoir plus garder le lit.

J'ai observé un cas dans lequel les modifications de la paralysie étaient bien plus remarquables encore ; c'était chez une hystérique également paraplégique ; l'affaiblissement des membres inférieurs se produisait subitement sans que rien annonçât son arrivée ; la malade étant assise, n'ayant absolument aucun malaise particulier, trouvait, à son grand étonnement, en voulant se lever, que ses deux jambes pliaient sous elle ; cet état de paralysie durait indifféremment une demi-heure, une heure, plusieurs jours, un mois, et une fois six mois de suite, sans aucune modification, puis à la fin, sans que rien l'annonçât, le mouvement se rétablissait subitement plein et entier comme auparavant. Aucun malaise, aucune affection morale, ne pouvaient donner la raison de ces changements, la malade étant sous l'influence continue et constante des passions tristes.

Chez quelques sujets, la paralysie passe d'un côté du corps à l'autre ; ainsi, j'ai vu une femme prise d'hémiplégie du côté gauche ; cette hémiplégie cessa et fut remplacée par une hémiplégie du côté droit. On a vu, chez certaines malades, la perte du mouvement affecter successivement, un bras, une jambe, les muscles du larynx, le diaphragme, etc.

La disparition graduelle de la paralysie a lieu sous l'influence d'une amélioration progressive de l'état hystérique, ou sous celle du rétablissement graduel de la menstruation. La disparition brusque au contraire se produit dans des conditions différentes ; elle a ordinairement lieu après l'une des trois circonstances suivantes.

Les émotions morales agréables constituent la première et la plus puissante de ces circonstances ; on ne saurait s'imaginer jusqu'à quel degré le moral a de l'influence sur la paralysie.

Consultés un jour, M. le docteur Fauconneau-Dufresne et moi, sur l'état d'une jeune personne paraplégique à ce qu'on pensait par suite d'une maladie de la moelle épinière, nous reconnûmes, d'après les documents qui nous furent remis, que la malade était hystérique, et nous nous convainquîmes que la paraplégie était hystérique. Notre consultation fut rédigée en conséquence, et nous donnâmes beaucoup d'espoir. Dès qu'elle arriva à la connaissance de la malade qui se croyait dans un état désespéré, remplie de confiance, elle essaya ses forces, et se mit incontinent à marcher, elle qui n'avait pas pu quitter le lit depuis deux mois. La paralysie avait complétement cessé et n'a plus reparu. Chez une autre jeune fille paraplégique, j'ai obtenu le même résultat d'une manière à peu près semblable ; elle était traitée depuis plusieurs mois sans aucune amélioration, et se décourageait beaucoup. Un jour, je pris le parti de lui faire prendre la noix vomique à dose un peu plus élevée qu'on n'a l'habitude de le faire ; il en résulta des soubresauts dans les membres inférieurs ; je m'emparai de cette circonstance qui avait été prévue, pour persuader à la malade que les mouvements allaient revenir ; je joignis à cela un ensemble de moyens desquels elle n'avait pas encore fait usage, je ranimai chez elle le courage et la confiance, et en très peu de temps la malade se remit à marcher.

Les médecins se sont en général montrés fort incrédules à l'égard de ces guérisons arrivées tout à coup et en quelque sorte à point nommé, après l'exercice de certaines pratiques de dévotion ; ils ont toujours été disposés à croire à l'erreur ou à la supercherie : rien n'est cependant plus certain que ces faits. Carré de Montgeron, dans son ouvrage *La vérité des miracles de Saint-Médard*, en rapporte dont l'authenticité n'est nullement douteuse. Il cite des cas de paralysies guéries subitement par l'approche ou par la simple vue du cimetière de Saint-Médard. On avait apporté les malades sur des brancards, et elles s'en retournaient chez elles à pied.

Je connais, pour ma part, plusieurs exemples de ces guérisons subites de la paralysie hystérique, survenues soit au dernier jour d'une neuvaine, soit immédiatement après l'approche d'une relique.

Le second ordre des modificateurs avantageux de la paralysie consiste dans le rétablissement de la menstruation supprimée ou se faisant mal jusqu'alors. Les auteurs rapportent beaucoup de ces faits ; il n'est pas de praticien habitué au traitement des maladies nerveuses qui n'en ait observé.

Enfin, le dernier ordre des circonstances favorables se trouve dans le remplacement de la paralysie par l'apparition de quelques phénomènes d'hystérie un peu saillants. Ainsi, on a vu la paralysie cesser après que des attaques hystériques avaient reparu ; on a vu la même chose arriver après un accès de délire, après des attaques de dyspnée, de douleurs à la région précordiale, de gastralgie ou d'entéralgie.

La paralysie hystérique est fort sujette à récidiver, tant que persiste l'état hystérique sous l'influence duquel elle s'est produite une première fois.

Sa durée peut être longue, et la maladie peut continuer sans offrir la moindre oscillation, si ce n'est celle que produisent les affections morales sous l'influence desquelles on voit les membres éprouver des secousses de roidissement assez analogues à celles que l'on voit dans le tétanos.

Dans les cas de guérison que j'ai observés, l'amélioration qui s'est produite a presque toujours été le résultat du traitement.

La paralysie hystérique ne se manifeste jamais sans avoir été précédée, depuis un temps quelquefois assez long, par d'autres accidents d'hystérie ; les malades sont toujours dans un état hystérique bien évident quand ils viennent à être frappés de la paralysie.

Quand la paralysie occupe une étendue fort restreinte, elle peut s'accompagner de troubles qui ne dépassent pas la partie affectée ; mais si elle occupe une certaine étendue, alors il existe en même temps de l'anesthésie, soit de la peau soit des sens, à un degré plus ou moins grand.

La nature de la paralysie hystérique ne peut pas être un instant douteuse.

A priori, il n'est pas possible de rapporter à une lésion matérielle permanente des centres nerveux, un trouble fonctionnel aussi instable que l'est celui-là. Une maladie qui naît aussi brusquement, qui peut disparaître également aussi promptement qu'elle est née, et dont la production est sous l'empire des affections morales, ne peut être le résultat d'une lésion permanente dans les tissus.

A posteriori, l'autopsie n'a jamais montré d'altération organique dans les cas de ce genre. Je citerai entre autres une observation d'hémiplégie hystérique prise dans le service de M. Louis (1), dans laquelle les membranes et la substance propre du cerveau et de la moelle épinière n'avaient offert aucune altération autre qu'une légère injection de la pie-mère.

J'ai moi-même observé les faits suivants dont la signification est bien évidente.

48ᵉ Observation. — *Paralysie incomplète datant de deux ans. Mort par suite d'une affection coïncidente. Nulle lésion anatomique.* — Girard (Adélaïde), âgée de vingt-deux ans, domestique à la campagne ; antécédents de famille très bons ; de bonne santé jusqu'à l'âge de douze ans. A cette époque, et, selon elle, sans causes appréciables, elle commença à être prise de spasmes qui débutaient par de la douleur et de la constriction à l'épigastre et au niveau du sternum, s'accompaguaient d'une forte oppression, d'une demi-perte de connaissance et d'une sorte d'anéantissement qui l'auraient fait tomber à terre si elle n'eût pas été assise. Il n'y avait pas de mouvements convulsifs, et à la fin du spasme il n'y avait ni pleurs ni sanglots. Ces spasmes continuèrent à venir de temps en temps jusqu'à l'âge

____

(1) *Gazette médicale de Paris,* 1846, p. 311.

de seize ans. Ces accès spasmodiques, d'abord fréquents, se sont graduellement ralentis. Dans l'intervalle de ces petits accès il n'y avait que de la faiblesse, beaucoup de pâleur, et des palpitations ainsi que de l'essoufflement lors de la marche.

Les menstrues ont apparu vers l'âge de quinze ou de seize ans, et ont toujours été régulièrement jusqu'à l'âge de vingt ans, et chaque époque menstruelle s'accompagnait d'un peu de douleur aux lombes.

A partir de ce moment les accès spasmodiques ont complétement cessé, la coloration de la face est devenue rosée, l'embonpoint a reparu, et il ne restait que quelques palpitations lors de la marche.

A l'âge de vingt ans, après avoir pendant toute la moisson travaillé aux champs plus fort que de coutume, elle se sentit brusquement prise de fatigue dans les membres inférieurs et un peu dans les supérieurs, en même temps que de douleurs à l'épigastre, au haut des régions des fesses, de celle du sacrum et de la région hypogastrique. Au bout de 8 jours ces douleurs devinrent telles, que la malade ne pouvait plus marcher et fut obligée de rester au lit. Il y avait en même temps de la céphalalgie, de l'anorexie et de la fièvre.

A dater de ce moment la faiblesse s'empara d'abord des membres inférieurs, puis peu après des membres supérieurs, et arriva bientôt à un degré tel que la malade ne pouvait plus travailler à l'aiguille, et qu'elle pouvait faire au plus l'espace de quelques pas en marchant.

A vingt et un ans et demi des douleurs se développèrent dans les membres, surtout au niveau des articulations, en donnant une sensation de fatigue que le mouvement augmentait fortement.

Dès les premiers temps de l'apparition de ces douleurs il y eut beaucoup de céphalalgie, puis de la douleur à l'épigastre et aux deux côtés du thorax vers les dernières côtes sternales ; la région hypogastrique, les régions fessières, ont presque toujours été le siége de douleurs ainsi que le bas de la région lombaire. Les menstrues venaient tous les mois et duraient trois à quatre jours, mais l'époque de leur apparition n'était pas très régulière.

Entrée à la Charité le 2 juin 1855. Femme assez grande, douée de beaucoup d'embonpoint, ayant la peau un peu brune, les cheveux châtains foncés, la figure peu colorée, d'un caractère doux, impressionnable, et offrant les attributs du tempérament sanguin.

Quelques douleurs aux régions temporales et occipitales, léger affaiblissement de la vue. De temps en temps sensation de constriction à la gorge et douleurs aux muscles latéraux du col, augmentées par les émotions morales. Épigastralgie et pleuralgie à gauche au niveau des premières fausses côtes. Gastralgie. Douleur aux parois abdominales droites augmentée par la marche. Douleur dans le haut de la gouttière vertébrale. Douleurs vives au bout des doigts des deux mains, avec engourdissements et fourmillements. Sentiment habituel de brisement dans les membres supérieurs. La malade peut travailler à l'aiguille pendant une demi-heure au plus, et si elle veut aller plus loin, il se développe un sentiment douloureux de fatigue qui force d'arrêter. Les membres inférieurs sont plus faibles. La marche paraît d'abord se faire assez bien, quoique lentement et sans aucun signe de trouble dans la contractilité, mais au bout de quelques instants la fatigue se manifeste, et elle empêche d'aller plus loin, sous peine de tomber. Le trajet le plus long que la malade puisse faire est d'aller de son lit à la salle de bains.

La peau des membres et du tronc a conservé sa sensibilité normale. Pas de chlorose, seulement le premier bruit du cœur est quelque peu prolongé. Appétit normal, peau fraîche, pouls à 70. — Limonade; fer réduit; noix vomique, 5 centigrammes.

10 juin. — Apparition des menstrues à l'époque convenable. Ce jour-là il y a un petit accès spasmodique d'une demi-heure de durée, et qui s'est terminé tout simplement comme les précédents. — Centaurée ; sous-carbonate de fer, 1 gramme; julep acétate de morphine, 2 centigrammes ; bain de deux heures.

En juillet, les accidents d'affaiblissement douloureux des muscles ne diminuant pas, on applique un large vésicatoire au cou. Ce vésicatoire enlève la douleur de la rachialgie, mais la faiblesse des membres va toujours croissant.

Les jours suivants, la faiblesse et la douleur des membres supérieurs sont toujours les mêmes; la douleur lombaire et la paraplégie persistant également, on applique un large vésicatoire au milieu du dos.

Au bout de quelques jours ce vésicatoire, pansé avec des topiques excitants, s'entoure d'un érysipèle : il en résulte de la fièvre, beaucoup de douleurs dans le cou, une sensation très forte d'étranglement à la gorge, de l'épigastralgie et des accès de spasme hystérique avec sentiment d'agacement dans les membres supérieurs, des douleurs dans les muscles des parois abdominales. On couvre le vésicatoire de cataplasmes, on porte la malade au bain. Mais les accidents continuent, toute la portion érysipélateuse de la peau du dos tombe en gangrène, et la malade périt au bout de quelques jours.

A l'autopsie on trouve le cadavre dans un état de décomposition putride très avancé, la peau du dos est le siége d'une énorme eschare qui occupe tout le dos, et la peau de toute cette partie est notablement épaissie.

Le canal rachidien contient une sorte de liquide huileux, fétide, dans lequel se trouvent de nombreuses bulles de gaz, résultat évident de la putréfaction; très légère injection de l'étui fibreux de la moelle épinière ; substance blanche à l'état normal pour l'aspect et pour la consistance; substance grise également à l'état normal ; un peu d'injection sans épaississement à la pie-mère du cerveau, et sans adhérence à la substance cérébrale, sugillations à la face convexe; arachnoïde normale, sans adhérences et sans opacité. Substance cérébrale à l'état normal. Les ovaires sont sains : le droit contient un caillot de sang d'un noir foncé, de médiocre volume, faisant saillie à la surface; dans l'ovaire gauche il y a un caillot plus ancien du volume d'un pois; la surface de ces organes présente quelques taches ardoisées. L'utérus est de volume normal, ses parois ont l'aspect normal ; la cavité de cet organe contient un peu de mucus sanguinolent de couleur brune. Le col utérin est parfaitement sain.

Évidemment aucune lésion anatomique ne correspond à la paraplégie qui, par son ancienneté, aurait dû laisser des traces palpables si elle eût été le résultat d'une lésion matérielle appréciable.

On ne rapportera pas non plus une hystérie de dix ans de date, à des lésions d'organes génitaux qui sont les accompagnements ordinaires de l'orgasme menstruel.

Dans ce cas la maladie a duré plusieurs années ; dans l'observation suivante elle n'a duré que quelques semaines.

49e OBSERVATION. — *Paralysie générale aiguë terminée par la mort. Aucune lésion anatomique appréciable.* — Pontois (Eugénie), âgée de trente et un ans, femme de comptoir. Son grand-père et son père sont morts d'apoplexie. Elle est depuis son enfance sujette à la migraine, néanmoins sa santé a été bonne et son embonpoint a été convenable jusqu'à l'âge de onze ans. A cette époque apparurent les menstrues, qui furent régulières et sans douleurs notables.

Elle s'est mariée à dix-sept ans, et était alors en bon état de santé, quoiqu'elle fût très impressionnable. Durant les premières années de ce mariage tout se passa bien, et la santé se maintint.

Mais vers l'âge de vingt et un ans commencèrent les contrariétés, les ennuis et les peines. Elle était très jalouse à l'égard de son mari, qui commettait de nombreuses infidélités ; de là des scènes de violence et des voies de fait qui se répétèrent fréquemment. Le caractère, qui était vif, mais gai, devint bientôt irritable et irascible, et bientôt survinrent les troubles hystériques ordinaires ; toutes les fois qu'il y avait une contrariété, ce qui avait lieu très souvent, la malade s'emportait, s'agitait, il survenait de l'oppression à l'épigastre, de la suffocation, de la strangulation, et le tout se terminait par des cris, des pleurs et des sanglots.

Il y a une dizaine de jours qu'à la suite d'une vive querelle pendant laquelle elle avait été plus maltraitée que de coutume, elle fut prise de fièvre avec céphalalgie et courbature qui la forcèrent à garder le lit. On pratiqua deux saignées et l'on fit deux applications de sangsues à l'anus.

Il y a une huitaine de jours qu'elle eut encore de vives contrariétés desquelles résulta une vive émotion : il survint alors des fourmillements et de l'engourdissement dans les membres inférieurs, qui bientôt se transformèrent en un affaiblissement de ces membres tel, qu'il fut impossible de quitter le lit.

Entrée à la Charité le 1er février 1850.

C'est une femme de taille moyenne, ayant un assez bel embonpoint. Sa peau est très blanche, mais son teint est complétement décoloré. Elle présente tous les attributs du tempérament lymphatico-nerveux. A la visite du matin on la trouve dans l'état suivant : intelligence à l'état normal ; céphalalgie paraissant de temps en temps ; vue un peu faible avec l'œil gauche ; langue légèrement anesthésiée à gauche ; tronc et membres supérieurs à l'état normal pour la sensibilité et pour la contractilité ; affaiblissement modéré du membre inférieur droit, et bien plus prononcé au membre inférieur gauche.

La malade peut encore marcher quand on l'aide, mais le membre inférieur gauche traîne sur le sol, et la jambe fléchit sous le poids du corps.

Quand elle veut soulever ses jambes dans le lit, elle ne le fait qu'avec peine, et celles-ci sont agitées par un mouvement de tremblement. Il existe dans les membres inférieurs une sensation continuelle d'engourdissement et de fourmillement qui a commencé par les pieds. La peau est le siége d'une sensibilité très obtuse qui permet à peine de distinguer le contact des corps. Les urines sont rendues sans l'influence de la volonté.

M. Duchenne, en faisant passer successivement un courant électrique le long des muscles des cuisses et le long de ceux des jambes, constate qu'il n'est nullement senti, et que les muscles ne se contractent en aucune manière.

La malade éprouve une sensation de constriction très pénible à la région épigastrique, et des douleurs vives au bas des régions lombaires et au niveau du sacrum. Les bruits du cœur sont normaux, le pouls est fréquent, mais la peau reste fraîche.

L'ensemble des accidents ne laissait pas le moindre doute sur l'existence d'une affection hystérique, et il était peu douteux que les accidents de paralysie arrivés si brusquement à la suite d'une émotion morale ne fussent également de nature hystérique.

Traitement. — Infusion de fleurs de tilleul; jul. avec acétate de morphine, 2 centigrammes; bains tièdes; diète.

Les jours suivants il ne se produit rien de nouveau, mais la faiblesse des membres va rapidement en croissant, quoique rien n'indiquât l'arrivée de symptômes plus graves. — On continue le même traitement.

Le 20. — Apparition d'agitation et de délire pendant la nuit, le pouls devient plus fréquent, et en même temps apparaissent de l'engourdissement, puis de la faiblesse dans les membres supérieurs.

On pratique deux nouvelles saignées de trois palettes. Le sang en est fort consistant, et il offre une couenne inflammatoire assez mince. — On cesse l'emploi de la morphine et on insiste sur les bains.

Les jours suivants l'agitation et le délire vont en croissant, et peu à peu les selles et les urines sont rendues involontairement. Le pouls monte à 152 pulsations par minute. — Lait d'amande; lavements laudanisés; bains; saignée de trois palettes à caillot très dense et à couenne très légère.

Le 26 février. — Le délire et l'agitation sont continuels; cependant la malade répond assez convenablement aux questions qu'on lui adresse. Les pupilles sont très étroites; il y a beaucoup de prostration; la face est pâle; la langue est normale; la chaleur de la peau est modérée; le pouls est à 150 pulsations par minute. Les membres inférieurs sont tellement affaiblis qu'ils peuvent à peine se soulever; la peau qui les recouvre est à peine sensible. Il y a des soubresauts dans les tendons, et de temps en temps il se manifeste des secousses convulsives qui sont plus prononcées dans les membres supérieurs que dans les inférieurs. Selles et urines involontaires. — Glace sur la tête; lait d'amandes; limonade purgative; vésicatoire aux cuisses; diète.

Le 27. — Agitation croissante; délire continu; langue sèche; de temps en temps cris hydrencéphaliques; respiration peu fréquente; pouls à 140. Tremblotement continuel des membres supérieurs; soubresauts fréquents dans les inférieurs. — Glace; limonade purgative.

Le 28. — Figure calme, mais yeux hagards, lèvres et dents fuligineuses. Pouls à 150. Soubresauts dans les membres. — Glace; citrate de magnésie.

Le 1er mars. — Même état, seulement un peu plus d'intelligence que de coutume. Coliques; diarrhée. Pouls à 120. Résolution des membres. — Glace sur la tête; scammonée.

Le 3 mars. — État de somnolence continuelle; assoupissement; intelligence très obtuse. Ronchus trachéal. Pouls très fréquent. Membres à demi contracturés. — Mort dans la journée.

Autopsie. — Prolongement rachidien. Aucune altération anatomique appréciable. Membranes de teinte, d'humidité et de poli normaux; aucune plaque, aucune fausse membrane, aucune coloration opaline, aucune injection et aucune adhérence avec la moelle épinière. Liquide encéphalo-rachidien un peu plus abondant que dans l'état normal, mais parfaitement limpide et transparent. Moelle épinière d'aspect et de consistance parfaitement convenables, tant à sa surface qu'à son centre; son tissu, loin d'être mou, a une très bonne consistance; il n'existe aucune trace d'injection. Les substances blanche et grise sont complétement normales. Le prolongement rachidien a été examiné avec beaucoup de soin.

Encéphale. Dure-mère à l'état normal; arachnoïde un peu opaline, sèche, et pie-mère assez notablement injectée de ramuscules vasculaires très fins, adhérente en plusieurs endroits à la substance du cerveau, et ne s'en détachant que par petits lambeaux, mais pourtant n'entraînant pas avec elle la substance grise. La pulpe du cerveau est assez consistante, sans nul ramollissement; elle est le siége d'un pointillé peu serré; il n'y a pas de sérosité en quantité appréciable dans les ventricules. La protubérance cérébrale et le cervelet sont à l'état normal.

Les organes splanchniques n'ont rien présenté de particulier.

Utérus très petit, situé d'une manière normale, n'offrant aucune altération, ni à sa surface, ni dans son intérieur. Des adhérences très anciennes unissent le péritoine aux ligaments larges et aux ovaires, surtout à gauche, où le ligament large est reporté en arrière, et adhère à la face postérieure de l'utérus. L'ovaire de ce côté est notablement atrophié; à la coupe on trouve son tissu homogène d'une teinte rose pâle, sans présence d'ovules ni de taches colorées; l'ovaire droit est encore plus atrophié et plus ratatiné sur lui-même; à la coupe, son tissu est homogène et d'un gris rosé; un kyste du volume d'un gros pois surmonte ce ligament large.

La malade a succombé à une méningite portant principalement sur la pie-mère; on ne trouve dans les organes génitaux aucune altération de laquelle on puisse raisonnablement faire dépendre l'hystérie. Enfin il est évident que la paralysie des membres n'est la conséquence d'aucune altération matérielle dans les centres nerveux.

Il est donc complétement démontré par les autopsies, que la paralysie hystérique, quelle qu'ait été sa durée, n'est pas la conséquence d'une altération matérielle dans les tissus. Je ne prétends pas rejeter la possibilité de l'existence d'une injection de quelques vaisseaux capillaires dans les centres nerveux; je vais plus loin: j'admets cette possibilité pour la facilité de l'explication, mais je l'admets comme chose de théorie, et en tous cas, je regarde cette injection comme un fait absolument sans influence pour la thérapeutique à laquelle il ne fournit aucune indication. Il convient donc de considérer la paralysie hystérique à l'instar des autres accidents de cette maladie, c'est-à-dire comme une lésion dynamique.

La paralysie hystérique a certainement de l'analogie avec la paralysie essentielle des enfants, dont a parlé Kennedy (1), laquelle a pour caractères de se produire brusquement sans aucun trouble préalable, d'affecter soit un membre, soit tout un côté du corps, soit les membres inférieurs ; de ne s'accompagner d'aucun signe d'altération matérielle du cerveau ; de se compliquer quelquefois de la chorée ; de se dissiper assez rapidement ; de présenter, dans quelques cas de l'insensibilité des parties ; d'offrir des fourmillements et des élancements à la peau ; d'autres fois de disparaître plus lentement et de laisser rarement après elle des signes de lésion de l'encéphale.

M. Kennedy pense que cette paralysie doit trouver son analogue dans l'âge adulte, et je suis porté à penser qu'il a raison.

Le diagnostic de la paralysie hystérique considérée d'une manière générale, est ordinairement très facile à faire. Pour qui a l'habitude des affections hystériques, rien n'est plus aisé que de reconnaître l'existence de l'hystérie chez une malade qui vient à être prise de paralysie, et alors cette constatation faite, il y a toutes probabilités que la paralysie est de la même nature. Cependant, comme il est possible que des hystériques soient atteintes de paralysie d'une autre espèce, il faut donc pouvoir les distinguer les unes des autres.

Avant tout, il faut bien se persuader que, dans le plus grand nombre des paralysies hystériques, les mouvements existent encore dans le membre paralysé, et que le nombre des cas dans lesquels le mouvement musculaire se trouve complétement aboli, est extrêmement restreint. Ensuite la paralysie hystérique est bien autrement instable et sujette à des oscillations, que ne le sont toutes les autres espèces de paralysie, et enfin il est extrêmement commun que la peau correspondante aux muscles paralysés soit frappée d'anesthésie.

Sans être un moyen infaillible, la faradysation des muscles du membre paralysé doit aider beaucoup au diagnostic. Ainsi, dans la grande majorité des cas de paralysie hystérique, les muscles se

(1) *Archives de médecine*, juillet 1850.

meuvent sous l'influence du courant qui les traverse, mais les malades ne sentent pas le passage de ce courant, double circonstance qu'on ne rencontre que dans la paralysie hystérique, et qu'on ne trouve dans aucune autre. Cependant, comme on le vient de voir, la perte de contractilité musculaire peut être telle dans quelques cas où la paralysie est portée à l'extrême, que le courant électrique, en traversant les muscles, n'y excite aucune contraction.

Il est rare que ces données ne soient pas suffisantes pour établir un diagnostic. Cependant, s'il restait quelques doutes, on trouverait dans les caractères de chaque espèce de paralysie, des moyens de distinction.

La paralysie, suite de névralgie ou de rhumatisme, qui est celle dont la ressemblance avec la paralysie hystérique est la plus grande, se reconnaîtra à l'existence d'une névralgie ou d'un rhumatisme musculaire, qui, dans tous les cas, ont précédé ou accompagné la paralysie.

Celle qui dépend d'une hémorrhagie ou d'un ramollissement cérébral, ne peut être confondue qu'avec la paralysie hystérique développée subitement, et alors, comme cette dernière est toujours précédée soit d'une influence morale, soit d'une suppression brusque des menstrues, et accompagnée de l'anesthésie de la peau, circonstances qui ne se rencontrent point dans la paralysie suite d'altération aiguë de l'encéphale, la distinction sera facile à faire.

La paralysie progressive générale qui provient d'une lésion cérébrale, est également assez facile à distinguer, car alors il y a des troubles de l'intelligence, de l'embarras dans la parole, et un tremblement musculaire qui caractérisent assez nettement la maladie ; à une époque plus avancée, il y a dans les muscles un état graduel d'atrophie qui ne se rencontre pas dans la paralysie hystérique.

Il n'en est pas de même de la paralysie qui dépend d'une maladie de la moelle épinière, cas où le diagnostic est le plus difficile. Cependant la difficulté n'est pas insurmontable, et on arrivera à la résoudre à l'aide des données suivantes. Cette espèce de paralysie progressive est, en général, le produit du froid humide ou de l'exercice musculaire porté à un degré excessif, ce qui n'a pas ordinairement lieu dans l'hystérie. La première s'annonce ordinairement par des douleurs vives dans les membres et par un tremblement musculaire ainsi que par des secousses convulsives, qu'on ne voit point ordinairement dans l'hystérie ; la paralysie progressive amène bientôt l'amaigrissement des muscles, ce qui n'a pas lieu dans l'hystérie. Enfin, dans la première, les muscles perdent très rapidement la faculté de se contracter sous l'influence d'un courant électrique qui les traverse, tandis qu'au contraire, comme l'a constaté tant de fois M. Duchenne dans la paralysie hystérique, les muscles conservent pendant longtemps cette même faculté, et ce n'est que lorsque la paralysie est complète et entière, qu'ils la perdent. De plus, comme on l'a vu, les cas où la paralysie hystérique est générale et complète sont extrêmement rares, de telle sorte que les difficultés de diagnostic provenant de cet ordre de faits sont très rares.

Les cas où la difficulté de diagnostic est la plus grande sont ceux où la paralysie dite progressive est partielle et bornée à quelques groupes de muscles ou à un membre. Dans ce cas, on tirera les moyens de distinction, des lésions locales, de la marche lente avec douleurs et tremblotements préalables, de l'atrophie musculaire, et de la perte de la contractilité par l'électricité dans le cas de paralysie progressive, tandis qu'il y a absence de ces phénomènes dans le cas de paralysie hystérique. Mais malgré tout, il faut l'avouer, il est des cas où le médecin est fort embarrassé, parce que les différences qui viennent d'être indiquées sont peu tranchées. C'est alors au tact médical à suppléer à ce que les règles générales ne peuvent pas fournir.

La paralysie saturnine se reconnaîtra à ce que les musles extenseurs sont toujours plus affectés que les fléchisseurs, à ce qu'elle est le plus souvent partielle et affectant isolément et par élection certains muscles de préférence aux autres, à la coexistence de l'amaigrissement, et enfin à ce que le courant faradique, quoique parfaitement senti, ne provoque aucune contracture musculaire, quand même il y aurait encore des mouvements volontaires assez prononcés, ce dernier caractère étant propre et spécial à la paralysie saturnine. Dans la paralysie hystérique, l'affaiblissement porte sur la totalité des muscles d'un membre. Il n'y a jamais d'amaigrissement et le courant faradique n'est pas ordinairement senti, et cependant il provoque des contractions.

Il reste à établir le diagnostic différentiel de la paralysie par suite de myélite, d'avec la paraplégie hystérique; mais ce point sera plus convenablement traité à l'occasion de l'étude de cette dernière paralysie considérée suivant la région du corps qu'elle occupe.

La paralysie hystérique peut occuper un certain nombre de régions. A l'instar de la paralysie cérébrale, elle affecte les membres de préférence au tronc. Quand elle intéresse celui-ci, elle n'en occupe que quelques parties, telles que la face, les muscles du larynx, le diaphragme, etc.

§ Ier. — Paralysies partielles.

La paralysie des muscles de la face n'est jamais isolée; on la voit toujours réunie avec une paralysie étendue des membres, dont elle ne paraît être en quelque sorte que le complément; elle est toujours consécutive à celle-ci.

Elle est constamment unilatérale et située le plus ordinairement du même côté que la paralysie des membres. On la reconnaît à une déviation de la bouche qui se manifeste, soit quand la malade veut faire jouer les muscles de la face, soit même quand ces muscles sont en repos. Elle s'accompagne constamment de l'anesthésie de la peau et de celle des sens du même côté. Elle est ordinairement de peu de durée, car c'est l'une des paralysies qui se dissipe le plus promptement.

§ II. — Paralysie d'une partie de membre ou d'un membre entier.

La paralysie hystérique peut affecter, tantôt une partie quelconque d'un membre, comme l'épaule et le bras, l'avant-bras et la main, la main seule, tantôt un membre entier, tantôt les deux membres supérieurs ou les deux inférieurs, tantôt les membres de toute une moitié latérale du corps, tantôt enfin la totalité des quatre membres. Quand elle n'occupe qu'une partie ou que la totalité d'un membre, elle a ordinairement peu de gravité, elle n'est jamais complète et se borne à une faiblesse plus ou moins grande des mouvements; elle disparaît d'habitude assez promptement. Celle qui occupe les deux membres supérieurs à la fois n'est jamais complète non plus; toujours les malades conservent la faculté d'exercer des mouvements, mais ces mouvements ont plus ou moins de force. Les malades peuvent ordinairement s'occuper de travaux d'aiguille ou de broderie; mais, comme il existe constamment de l'anesthésie de la peau, elles ont besoin du secours des yeux pour travailler; ne sentant pas les objets qu'elles ont dans la main, elles les laisseraient tomber sans s'en apercevoir.

Cette paralysie se voit quelquefois après les émotions vives qui ont laissé après elles une sorte d'élancement dans les bras.

§ III. — **Hémiplégie**.

Quand la paralysie occupe les deux membres d'un côté du corps, elle constitue l'hémiplégie hystérique, la plus fréquente de toutes ces diminutions de la contractilité.

Cette paralysie qu'on avait regardée comme celle qui par excellence était le résultat des attaques d'hystérie, s'est trouvée, dans nos observations, avoir existé chez 38 femmes qui avaient des attaques hystériques, et chez 36 qui n'en avaient jamais eu, ou qui n'en avaient plus depuis longtemps.

Je l'ai vue se produire à la suite de violents chagrins chez 6 femmes, après des émotions vives chez 5, après une affection aiguë suivie de délire chez 4, lors de la convalescence d'une fièvre typhoïde chez 2 ; à la suite d'une syncope, d'une attaque de choléra, de la frayeur, de la magnétisation, chacune chez une malade.

On voit que dans tous ces cas la paralysie a succédé à une grande perturbation du système nerveux.

Chez 42 malades, la paralysie s'était faite assez promptement ; elle avait été presque instantanée dans les trois quarts des cas. Le début s'était annoncé par une hyperesthésie du côté qui devait être paralysé chez 3 malades, par de la chorée chez 2 autres, et par un tremblement des membres chez 2. Chez 32 malades, la paralysie s'était produite d'une manière tellement lente que le début en avait été inaperçu.

La paralysie avait le plus souvent commencé par affecter le membre inférieur ; cependant, chez 6 malades, elle avait débuté par le membre supérieur. L'affaiblissement avait toujours porté bien plus sur le membre inférieur que sur le supérieur. Il arrive souvent que les malades ne peuvent marcher qu'à l'aide d'une béquille, tandis qu'elles se servent encore assez adroitement de leur membre supérieur. L'hémiplégie hystérique est presque toujours accompagnée, non-seulement de l'anesthésie de la peau du membre paralysé, mais encore de l'anesthésie des muscles paralysés, et dans certains cas, l'anesthésie a été jusqu'à frapper le périoste et les os ; dans le plus grand nombre de ces cas, les organes des sens étaient anesthésiés du même côté que celui dans lequel résidait la paralysie ; quelquefois il y avait eu de la rétention d'urine.

Cette affection est fortement influencée par les affections morales ; ainsi, j'ai vu la femme d'un ouvrier qui était hémiplégique depuis plusieurs mois, et qui ne pouvait pas sortir de sa chambre. En juin 1848, au moment de l'insurrection de Paris, elle se leva et suivit son mari partout où il avait été pendant les trois jours que dura l'insurrection, et quand tout fut apaisé dans la ville, elle retomba hémiplégiée comme avant, avec des douleurs violentes.

L'hémiplégie hystérique a une durée variable dont la moyenne est quelques mois : quelle que soit cette durée, la maladie s'accompagne rarement de l'amaigrissement des membres ; cependant, dans un cas, il s'est fait, à raison de l'affaiblissement musculaire, une luxation du genou le fémur porté en dedans ; chez deux autres malades, j'ai vu la luxation tibio-tarsienne en dedans ; quand les malades marchaient, le pied se déjetait de telle façon que la plante du pied se dirigeait en dedans ; les ligaments s'allongent, l'articulation tibio-tarsienne devient plus lâche, et il se fait des luxations de cette articulation, qui se réduisent avec la plus grande facilité, mais qui se reproduisent au moindre mouvement, le pied se tourne spontanément en dedans par son propre poids. Enfin, j'ai vu une fois une luxation scapulo-humérale se reproduire de la même manière.

L'hémiplégie hystérique n'a point ordinairement de gravité, presque toujours les malades guérissent, soit spontanément, soit à la suite d'un traitement convenable.

Chez une malade, l'hémiplégie a passé brusquement du côté droit au côté gauche. Chez une autre malade, la guérison a eu lieu brusquement par l'apparition des menstrues ; chez une troisième, elle eut lieu après un érysipèle, et chez une quatrième, après une scarlatine ; enfin, chez une dernière malade, l'hémiplégie s'est dissipée brusquement par le fait de l'émotion qu'elle éprouva en se voyant entourée de beaucoup de monde lors de la visite du matin.

Ce genre de paralysie est l'un des plus sujets aux récidives. Celles-ci ont eu lieu chez huit malades, après une guérison de quelques mois et même de quelques années ; chez trois malades, les récidives avaient eu lieu à plusieurs reprises, toujours en affectant le même côté.

Le diagnostic différentiel de l'hémiplégie hystérique est assez facile à faire. Cette maladie ne peut être confondue qu'avec l'hémiplégie provenant d'une lésion matérielle du cerveau par apoplexie ou par ramollissement.

On a été fort longtemps sans se douter que l'hystérie pût avoir pour symptôme une hémiplégie complète ; par conséquent, de nombreuses erreurs ont dû se commettre. Ainsi, après une émotion,

une femme est prise subitement d'une attaque d'hystérie .avec
forme comateuse ; elle est ensuite atteinte d'une hémiplégie complète. Quoi de plus semblable à l'hémiplégie qui succéderait à une
hémorrhagie cérébrale ?

Mais dans l'hémiplégie hystérique, il y a diminution notable de
la vue, perte complète de l'ouïe de l'odorat et du goût du même
côté que celui où se trouve la paralysie des membres ; il y a une
anesthésie complète de la peau du côté paralysé ; et quelque temps
que dure la paralysie, jamais il n'y a de contracture ni d'atrophie
des membres de ce côté. La faradysation montre que les muscles
du côté hémiplégié ne sentent pas le passage d'un courant par induction dirigé au travers de leurs fibres charnues, mais qu'elles se
contractent très bien. Enfin l'hémiplégie hystérique est sous l'influence directe des affections morales, augmentant ou diminuant
brusquement, suivant que ces influences sont défavorables ou favorables, toutes choses qui ne se retrouvent pas dans l'hémiplégie suite
d'hémorrhagie ou suite de ramollissement.

Dans l'hémiplégie par lésion matérielle, il y a déviation de la
bouche, chute des paupières , paralysie d'un des côtés de la face,
point d'anesthésie de la peau ni des sens, perte toujours considérable du mouvement, et plus tard l'atrophie des membres.

§ IV. — Paraplégie.

On doit à **M. R. Leroy** (d'Étiolles) le premier travail sur la paraplégie des hystériques. Ce jeune médecin a rapporté 17 faits de ce
genre, dont le plus grand nombre ayant été pris dans mon service,
et observés par moi, prouve que ce genre de paralysie n'est pas rare.

J'en ai recueilli 34 exemples sur les 400 hystériques que j'ai observés.

Il est rare que cette paralysie attaque les femmes parvenues
à l'âge de trente ans ; je l'ai cependant vue chez des femmes de
trente-cinq, de quarante, et même de cinquante ans ; mais l'époque
à laquelle on la voit le plus ordinairement, est celle de quinze à
vingt-deux ans.

Elle se produit, ainsi que l'hémiplégie, sous l'influence de causes
très diverses. Chez 10 malades, elle s'était développée chez des
femmes qui avaient de fréquentes attaques d'hystérie, et sans qu'on
ait pu constater l'intervention d'aucune autre cause. Dans 2 de ces
cas, la paralysie avait immédiatement suivi une attaque.

Chez 4, elle était arrivée sous l'influence de chagrins prolongés.

Chez 5, elle s'était produite après des fatigues portées à l'excès.

Chez 3, elle avait eu lieu à la suite d'une émotion vive, d'une frayeur ; ainsi, l'une d'elles fut paralysée brusquement à la réception d'une nouvelle qui lui apprenait à l'improviste la mort de son père. Chez une autre, la paraplégie eut lieu aussitôt après un mauvais rêve.

Chez 3, elle était venue après une maladie aiguë avec délire.

Chez 2, après la convalescence, l'une d'une fièvre typhoïde, et l'autre d'une maladie grave ayant nécessité l'emploi d'un traitement débilitant.

On l'a vue arriver pendant la grossesse, à la suite des suppressions des menstrues, après le rhumatisme musculaire des membres réfléchis.

Chez une malade, il se produisait une paraplégie de quelques jours, à la suite de chaque époque menstruelle.

Enfin, dans 6 cas, elle s'était développée sans l'action d'aucune cause appréciable.

On voit qu'à part la fatigue et la marche forcée, les causes de la paraplégie hystérique n'ont rien de spécial, et qu'elles sont les mêmes que celles qui donnent naissance à l'hémiplégie.

Le début de la paraplégie est variable ; dans quelques cas, il a été subit et s'est fait à la suite de vives émotions morales, ou de suppression brusque des menstrues ; dans d'autres cas, la maladie a commencé par l'anesthésie, et quelquefois par l'hyperesthésie de la peau. Dans quelques circonstances il a eu lieu par de la contracture ; chez un petit nombre de malades, des douleurs dans des lombes ou dans l'hypogastre avaient précédé tout autre symptôme ; enfin j'ai vu la paraplégie n'être que le complément d'une hémiplégie.

Quelle que soit, au reste, la manière dont elle débute, la paraplégie hystérique est habituellemeut accompagnée, surtout dans les premiers temps de son existence, d'une céphalalgie gravative continue fort pénible et très gênante, qui prouve la part que le cerveau prend dans la production de ces accidents. Puis il survient tantôt un tremblement musculaire, tantôt un sentiment de froid, tantôt une sorte de brûlure, tantôt des engourdissements et des fourmillements, et quelquefois une simple sensation d'engourdissement et de lourdeur dans les membres inférieurs.

La paraplégie hystérique peut offrir tous les degrés, depuis le simple affaiblissement des membres qui rend la lassitude facile, jusqu'à l'impossibilité absolue de mouvoir les orteils ou même les membres inférieurs, la malade étant placée dans une position horizontale.

La paraplégie hystérique offre quelquefois une allure toute particulière. J'ai vu des malades se lever de leur lit, faire très bien les premiers pas; mais au bout de quelques instants, la marche devenait incertaine, les jambes flageolaient, et la malade s'affaissait sur elle-même. Tout ce que pouvait faire l'une de ces malades était d'aller de son lit au bout de la salle; elle partait d'un pied très ferme : au quatrième ou cinquième lit, elle était obligée de s'appuyer contre les colonnes, et au bout de la salle, elle était par terre; pendant le peu de temps qui s'était écoulé, la sensation de fatigue, d'abord nulle, était devenue intolérable.

Il y a de quoi s'étonner, de voir ces malades mouvoir leurs membres inférieurs avec assez de facilité et assez de force tant qu'elles sont dans leur lit, et être incapables de se tenir le plus petit instant sur leurs membres.

Brodie a vu un cas dans lequel la paraplégie hystérique, traitée comme une maladie matérielle par les saignées, etc., finit par faire périr de langueur; à l'autopsie, on ne trouva aucune altération anatomique dans le système nerveux.

La paraplégie hystérique s'accompagne habituellement de l'anesthésie de la peau, et de celle des muscles des membres inférieurs.

Chez près de la moitié des malades, on observe un ensemble de troubles dans le ventre, une tympanite considérable avec tension très douloureuse de l'abdomen, la rétention d'urine et une constipation que rien ne peut vaincre. Il est rare que la menstruation se fasse bien chez les paraplégiques.

La paraplégie hystérique est ordinairement de longue durée; elle n'offre pas au même degré que les autres paralysies, cette instabilité qui fait le caractère des paralysies hystériques; mais par contre, elle présente souvent une persistance et une immobilité désespérantes. Celles qui sont accompagnées du groupe, tympanite, rétention d'urine et constipation, sont les plus tenaces de toutes. Dans quelques-uns de ces cas cependant, il y a eu de l'instabilité; ainsi, M. Leroy (d'Étiolles) cite le fait d'une jeune fille qui éprouvait à chaque époque menstruelle une faiblesse des membres inférieurs telle, qu'elle ne pouvait même plus se soulever dans le lit, puis dont les membres reprenaient de la force quand l'époque menstruelle était passée. Il est un petit nombre d'exemples de guérisons

spontanées ; on en a vu après la réapparition de menstrues suppri-
mées depuis longtemps, et après des influences morales favorables. Les
autres guérisons ont toujours eu lieu sous l'influence du traitement.

La paraplégie est de toutes les paralysies hystériques celle qui a
le plus de ténacité, et néanmoins le nombre des cas d'incurabilité
est infiniment restreint. L'un de mes élèves, M. Reynaud, interne à
la Salpêtrière, a bien voulu, à ma prière, visiter les incurables de
cette maison où l'on envoie tout ce qu'il y a de femmes incurables
dans les hôpitaux de Paris. Il a constaté que dans cette division, où se
trouvent 336 femmes incurables de tout âge, il n'y avait que 5 paraplégies de nature positivement hystérique et 2 paraplégies de nature peut-être hystérique. Ces 5 femmes étaient atteintes de paralysie, l'une depuis dix-sept mois, et les autres depuis dix-huit,
dix-neuf, vingt et vingt et un ans.

Il suit de là que les autres paralysies hystériques, qui sont incomparablement moins tenaces que celle-là, doivent laisser très peu de
cas d'incurabilité.

On sait que Brodie a depuis longtemps fixé l'attention des médecins sur les erreurs de diagnostic qui ont été si fréquemment
commises au sujet des paraplégies hystériques, mais cet auteur n'a
pas indiqué les moyens de les éviter.

La paraplégie hystérique ne s'accompagne jamais à son début,
comme le font les paraplégies suite de myélite, de tressaillements
dans les membres en repos, ni de mouvements convulsifs lors
de la marche. Dans la paraplégie hystérique, il n'y a pas d'état
convulsif ; les membres inférieurs sont faibles, ils fléchissent sous
le poids du corps, ils traînent sur le sol, mais jamais ils ne sont
projetés convulsivement. Quand la paralysie est complète, il y a de
l'anesthésie de la peau, et très fréquemment de l'anesthésie des
muscles ; enfin, le courant par induction qui les traverse n'est
nullement senti et le plus souvent il excite les contractions. En
même temps, il existe de la constipation et de la rétention d'urine
à un degré bien supérieur à ce qui se voit dans la myélite. Enfin,
quelle qu'ait été la durée de la paralysie, il n'y a jamais ni contracture ni atrophie.

Depuis les recherches de M. Leroy (d'Étiolles), il est constaté
que la paraplégie non hystérique peut survenir dans une foule de
cas différents, tels que l'empoisonnement saturnin ou autre, une
maladie de la vessie, du rectum, des organes génito-urinaires ; une
altération du rachis, os et moelle épinière. Dans certains cas, il

peut y avoir coexistence d'une de ces maladies et de l'hystérie. Le diagnostic est alors une affaire de tact médical. Celui-ci s'appuiera sur l'intensité présumable de l'une des deux affections coexistantes, sur la manière dont la paraplégie s'est produite, et sur les symptômes qui l'accompagnent; enfin, sur ce que dans la myélite qui est la plus commune des sources de la paraplégie, il y a des douleurs locales à l'endroit malade, et un affaiblissement qui commence par des mouvements convulsifs.

50° Observation.—*Hémiplégie hystérique avec alternatives de guérison et de récidive.*—Pelletier (Désirée), âgée de dix-huit ans, brodeuse. Sa mère est morte à quarante et un ans, avec une paraplégie complète. Son père est mort, dit-elle, d'une attaque d'apoplexie. Une de ses sœurs est morte à cinq ans. Elle ne peut donner de renseignements sur la santé des autres sœurs.

Elle a été élevée dans un couvent jusqu'à l'âge de onze ans; et elle y a été traitée fort doucement; néanmoins elle était très impressionnable, assez chétive, sujette aux migraines, aux douleurs d'estomac et de dos; son appétit était fort irrégulier; elle avait évidemment la prédisposition hystérique constitutionnelle et probablement héréditaire.

A onze ans, elle fut mise en apprentissage chez des gens qui la maltraitaient, couchant dans une chambre sans jour et sans air.

Un jour, sa maîtresse, dans un mouvement violent de colère, la maltraita, et à l'instant même elle eut sa première attaque hystérique avec convulsions.

A partir de ce moment, elle éprouvait fréquemment une sensation de constriction à la région épigastrique, puis une sorte de boule qui, partie de l'épigastre, montait jusqu'à un pouce au-dessus du rebord supérieur du sternum, provoquant de la suffocation. Cette sorte de spasme qui se produisait, tantôt à la suite des contrariétés, et tantôt sans cause appréciable, durait de dix minutes à un quart d'heure, et se terminait par des pleurs, par des sanglots et par un sentiment de brisement dans tous les membres, qui durait le reste de la journée.

A treize ans, elle apprit brusquement la nouvelle de la mort violente de son père et fut aussitôt prise de sa seconde attaque hystérique convulsive.

A quatorze ans, les menstrues apparurent après six mois de malaises généraux et de douleurs dans le haut des fesses ainsi que dans la partie supérieure des cuisses. Cette apparition, de laquelle ses parents ne l'avaient pas prévenue, l'effraya beaucoup, et il s'ensuivit une troisième attaque convulsive. Depuis ce moment, la menstruation s'est toujours mal faite, avec des suppressions, des retards, des douleurs de l'épigastre; le sang menstruel était fort pâle.

A partir de l'établissement de la première menstruation, elle eut des attaques assez fréquentes; celles-ci apparaissaient tous les quinze ou vingt jours. En même temps, il y avait des signes évidents de chlorose, de la céphalalgie pulsative lors des mouvements, des étouffements et des palpitations lors de la marche.

A seize ans, les menstrues étant toujours très irrégulières et très imparfaites, les attaques hystériques devinrent tellement fréquentes qu'elles avaient lieu presque tous les jours. Il y eut, pendant tout ce temps, beaucoup de préoccupations ; elle ne pouvait plus travailler pour gagner sa vie et se trouvait, en quelque sorte, à la merci de ses maîtres, qui pouvaient d'un jour à l'autre s'ennuyer d'elle et la renvoyer de leur établissement ; malgré tous ces ennuis, elle a pris peu à peu de la force et de l'embonpoint. Ce fut alors qu'elle entra à l'hôpital de la Pitié, sous la direction de M. Gendrin.

On constata alors qu'elle avait de l'anesthésie de la peau, des membres supérieurs, les mains exceptées, et qu'il y avait de l'hyperesthésie dans le haut de la gouttière vertébrale gauche et à l'épaule du même côté. A cette époque, elle avait assez de liberté dans les mouvements pour travailler à de la broderie, et elle ne se doutait pas qu'elle eût la moindre perte dans la sensibilité de la peau.

Le traitement se composa de bains chauds, qu'on faisait immédiatement suivre d'affusions froides sur la tête, de l'usage de l'éther, de celui de l'opium qui fut graduellement porté à la dose de 25 décigrammes par jour. d'extrait de jusquiame, qui fut également porté à des doses élevées ; en même temps, on donnait du fer et du bismuth.

L'opium provoquait des nausées, des vomissements, de la céphalalgie, des vertiges et des bourdonnements d'oreilles ; une fois, sous l'influence de cette substance, elle a passé trois jours dans un état de torpeur. Ce médicament fut continué à haute dose pendant un mois.

Les douches d'eau froide que l'on dirigeait sur la tête et sur tout le corps, donnèrent d'abord lieu à beaucoup d'agitation, puis peu à peu la malade s'y habitua à un point tel qu'il fallait lui lancer l'eau avec des tuyaux.

Elle resta près de deux ans dans les salles de la Pitié, et pendant ce temps ses attaques devinrent moins fréquentes ; mais il survint de l'affaiblissement de la vue et de la faiblesse dans les membres inférieurs qui n'empêchait cependant pas absolument de marcher, quoique alors le poids du corps fît tourner le pied en dedans. Ces derniers accidents ne durèrent pas longtemps, et au moment de sa sortie la malade marchait assez bien.

Mais cette amélioration ne fut pas de longue durée, car, au bout de peu de temps, la faiblesse revint, et de plus il se présenta quelque chose de tout nouveau pour la malade.

Une nuit, elle eut une attaque hystérique provoquée par une contrariété qu'elle avait eue dans la journée ; et, après l'attaque, elle s'aperçut qu'elle mouvait très difficilement ses membres, et qu'elle sentait mal les objets qu'elle tenait.

Peu après, elle fut encore, pendant la nuit, agitée par un cauchemar ; elle tomba de son lit, et ne pouvant bouger, elle resta sur le plancher ; ce ne fut qu'au petit jour qu'elle put se relever. Elle remarqua alors, pour la première fois, qu'il fallait qu'elle fixât les yeux sur les membres en mouvement pour pouvoir diriger leur action, et qu'aussitôt qu'elle les perdait de vue, ces mouvements ne pouvaient plus s'exécuter ; pour s'habiller et pour se déshabiller, elle était obligée de regarder à ce qu'elle faisait.

Au bout de deux mois après sa sortie de l'hôpital de la Pitié, elle fut prise d'une attaque hystérique convulsive avec perte de connaissance, au beau milieu de la rue, et apportée à la Charité le 2 décembre 1853.

C'est une jeune fille de taille moyenne, d'un embonpoint assez notable. Sa peau blanche, ses cheveux châtains, sa figure peu colorée, dénotent qu'elle est d'un tempérament lymphatique. Son intelligence est ordinaire, son caractère est doux et calme; cependant elle est très impressionnable. A la visite, on la trouve dans l'état suivant : Anesthésie complète des conjonctives, mais surtout de celle du côté gauche. Vue trouble avec l'œil gauche ; bourdonnement d'oreilles et ouïe assez dure des deux côtés ; affaiblissement très notable de l'odorat et du goût, avec perte complète de la sensibilité de tact de la muqueuse buccale et de la membrane pituitaire.

Toute la surface du corps est anesthésiée, mais un peu plus du côté gauche que du côté droit. Cette insensibilité paraît s'étendre aux muscles en même temps qu'à la peau ; les piqûres, le chatouillement, la température des corps ne sont nullement sentis ; on peut presser très fortement les chairs, comprimer avec force les muscles des membres contre les os, sans que la malade éprouve la moindre sensation. On peut, quand elle a les yeux bandés, lui remuer fortement les bras ou les jambes, les frapper violemment, sans qu'elle en ait la moindre conscience. Les pieds ne sentent pas le sol qu'ils pressent, il n'y a pas la moindre sensation des corps touchés avec les mains. La membrane muqueuse de la vulve, ainsi que la peau de la face externe des grandes lèvres, est complétement insensible : le clitoris lui-même peut s'ériger sous l'influence du contact des doigts, mais cette érection a lieu à l'insu de la malade qui, à ce moment, ne distingue rien de particulier. La présence de l'hymen ne permet pas de constater l'état de la sensibilité du vagin.

Malgré l'anesthésie des muscles, la contractilité y est conservée, mais elle ne s'exerce que sous l'influence de certaines conditions ; pour effectuer des mouvements, il faut que la malade voie ce qu'elle fait, autrement les bras tombent inertes le long du corps ; elle a beau vouloir exécuter des mouvements, les muscles ne répondent pas à sa volonté, ils ne bougent pas ; elle ne peut ni fermer ni ouvrir sa main quand on lui commande de le faire. Elle marche avec difficulté, et encore faut-il qu'elle regarde à ses pieds ; tout son corps tremble, et quand elle lève le pied, il lui faut un appui. Si on lui bande les yeux, à l'instant ses pieds se tournent, la plante en dedans, ses genoux fléchissent, et elle tomberait si on ne la soutenait. En même temps, il y a de la céphalalgie frontale, même pendant la position horizontale, une sensation très fréquente de strangulation à la gorge, même en l'absence d'émotions morales, une douleur à l'épigastre augmentée par la pression des muscles droits de l'abdomen, un peu de douleur dans le haut de la gouttière vertébrale gauche dans le bas de l'épaule et au niveau des dernières fausses côtes gauches. L'appétit est conservé, il n'y a pas de dyspepsie. Légère douleur à la pression de la fosse iliaque gauche, dont la peau est pourtant anesthésiée. Constipation ; léger susurrus dans la carotide du côté droit ; essoufflement et palpitations lors de la marche ; pouls normal ; température de la peau à l'état normal.

Les menstrues n'apparaissent que de loin en loin ; quand elles viennent, elles sont précédées pendant huit jours de douleurs au haut des fesses et à la région hypogastrique. Depuis quelque temps, elles sont encore plus dérangées, elles viennent tous les trois à quatre mois et ne durent que deux à trois heures; pendant le temps où ces douleurs se font sentir, les attaques hystériques sont plus fréquentes.

Les attaques hystériques avaient lieu le plus souvent le jour, mais depuis quelque temps elles se produisent la nuit; la malade commence par sentir du malaise à l'épigastre, lequel s'accompagne d'envies de pleurer, de jactitation et de quelques étourdissements; puis elle sent monter une boule qui lui semble être du volume d'une grosse noix et qui s'arrête au niveau du larynx; à ce moment, après un instant fort court de strangulation, elle perd connaissance, tombe à la renverse et se débat en poussant de temps en temps des cris aigus, et en arrachant machinalement tout ce qui se trouve sous la main, puis, à la fin, tout se calme et revient à elle en pleurant et en sanglotant; puis, tout le reste de la journée, elle ressent une violente céphalalgie et un sentiment de brisement dans tous les muscles.

Traitement. — Tilleul orangé; sous-carbonate de fer, 2 grammes; deux demi-lavements, chacun avec 10 gouttes de laudanum; un bain tous les deux jours. Aliments et vin de Bordeaux.

Il était évident que cette jeune fille hystérique était atteinte d'une anesthésie de la peau, en même temps que d'une anesthésie des muscles, d'une paralysie, et enfin qu'elle avait besoin de la vue pour gouverner ce qui lui restait de mouvements dans ses membres.

On faradise la peau du membre supérieur gauche, et les muscles du supérieur droit; la sensibilité de la peau du côté gauche revient assez vite, mais la sensibilité des muscles revient bien plus lentement, et ce n'est guère qu'au bout d'une quinzaine de jours que les mouvements commencent à se faire sans l'intervention de la vue.

Quelque temps après, on faradise la peau de l'un des membres inférieurs, tandis que, comme terme de comparaison, on fait des frictions avec l'huile de croton sur l'autre membre inférieur. L'influence de ces médications est à peu près la même sur la peau, la sensibilité y revient, mais le mouvement revient moins vite.

Malgré ces moyens, continués avec assiduité pendant les mois de janvier et de février 1854, les accidents hystériques persistaient avec la même intensité; les attaques devenaient fréquentes au point d'avoir lieu souvent tous les deux ou trois jours, et quelquefois il y en avait plusieurs dans une journée; elles étaient intenses, et l'une d'elles a duré dix-huit heures. L'anesthésie se maintenait toujours au même degré, et la malade ne pouvait pas sortir de son lit.

On apprend alors que la malade est sous l'influence de préoccupations tristes, et que, constamment en pleurs, elle s'inquiétait beaucoup sur son avenir. On la rassure et on parvient à faire cesser ses inquiétudes; en même temps on cesse tout traitement, en se bornant à donner du fer. En peu de temps, une amélioration se fait sentir, la marche peut se faire, les forces reviennent dans les muscles, les attaques deviennent de moins en moins fréquentes.

Au mois de juin, l'amélioration s'arrête, l'anesthésie de l'ouïe, du goût et de l'odorat persiste au même degré, la céphalalgie est continuelle; il y a une forte épigastralgie, la pleuralgie et la rachialgie persistent du côté gauche, la peau est dans sa presque totalité privée de la faculté de sentir, excepté le long des tibias.

L'affaiblissement des muscles est toujours très prononcé, mais il est plus fort à gauche qu'à droite.

Dans le mois d'août, toujours sous l'influence des ferrugineux et d'une bonne alimentation, il y a de l'amélioration, mais elle est très instable; et à partir du commencement de septembre, les accidents reparurent, la céphalalgie était redevenue presque continuelle, et l'insomnie presque constante; l'appétit à peu près nul permettait de prendre quelques aliments, mais ils étaient le plus souvent rejetés par les vomissements; il était survenu une toux fatigante, cependant les poumons étaient sains; il y avait presque constamment de la fièvre. Tout le côté gauche anesthésié et paralysé permettait au plus à la malade de se traîner lentement dans la salle.

Le corps très amaigri, la face pâle et blême, les gencives gonflées et mollasses, le corps couvert de taches scorbutiques, les membres inférieurs commençant à s'infiltrer, la faiblesse extrême dans laquelle était la malade, donnaient les plus vives inquiétudes. Tous les traitements avaient échoué, et le mois d'octobre s'était passé avec une aggravation des accidents.

Ennuyée du séjour de l'hôpital, et désirant sortir, elle se lia avec une jeune personne de son âge, placée dans la même salle, hystérique comme elle, et de concert, elles formèrent le projet de sortir de la Charité pour vivre en commun de la vie des jeunes filles du quartier latin. Bientôt il se manifesta de l'amélioration, les forces revenaient rapidement, le scorbut marchait rapidement vers la guérison, l'anesthésie se dissipait, et à la fin de décembre, époque fixée par la nouvelle amie, Pelletier sortait de la Charité en assez bon état, traînant la jambe gauche, pouvant travailler à la broderie, mais ayant toujours besoin du secours de la vue pour diriger ses mouvements, conservant encore ses douleurs à l'épigastre, au dos et au côté gauche du thorax, et de la rétention d'urine. Les menstrues étaient revenues.

Les attaques convulsives paraissaient de loin en loin, à peu près tous les quinze jours, et souvent elles étaient précédées de vomissements de sang.

Vers le mois de mai, elle se joignit à quelqu'un à qui elle s'était attachée et put alors vivre dans une aisance plus grande et se livrer aux plaisirs que prennent les jeunes filles de sa condition; elle faisait alors des promenades fort longues et fort animées; on la voyait danser dans les bals publics; la sensibilité des organes génitaux était alors dans son intégrité complète, à tel point que le coït a plusieurs fois provoqué des attaques.

Mais cette existence de plaisirs fut très éphémère, et, au bout de quelques mois, les soucis étaient revenus, et avec eux l'anesthésie et la paralysie; la pauvre fille pouvait juger des progrès de la première par la diminution rapide de la vivacité des sensations que le coït lui faisait éprouver.

Enfin son amant la quitta; elle tomba dans le dénûment, et rentra pour la seconde fois à la Charité en novembre 1855.

Elle est alors dans l'état suivant: Son teint a beaucoup pâli; elle se plaint de céphalalgies fréquentes, d'épigastralgie continuelle, de rachialgie et de pleuralgie à gauche.

La peau de la figure ne conserve qu'une sensibilité très obtuse, celle du tronc et des membres est dans l'état d'anesthésie le plus complet. La vulve est complétement insensible; le clitoris lui-même peut être piqué très profondément sans que la malade s'en aperçoive, et cette fois il n'entre plus en érection. Le vagin, dans toute sa profondeur, est complétement insensible ; mais la muqueuse de l'urèthre et celle du rectum conservent toute leur sensibilité ; le sentiment du besoin d'uriner et d'aller à la selle est conservé. Les sens du côté gauche sont très obtus.

Les muscles des membres supérieurs conservent assez de contractilité pour que la malade exécute, en y voyant, tous les mouvements qu'elle veut faire ; mais quand on empêche l'intervention de la vue, tout mouvement cesse, et la malade ne peut plus en exécuter un seul. Dans la journée, elle travaille assez habilement à de la broderie.

Les membres inférieurs sont complétement insensibles et complétement paralysés. L'expulsion des urines se fait sous l'empire de la volonté.

Il y a du susurrus dans les vaisseaux du cou. L'appétit est conservé et la digestion est régulière.

Les attaques hystériques sont très fréquentes et très fortes, et quand on a apporté cette fille à l'hôpital, elle venait d'en avoir une qui, jointe à l'état d'ivresse dans lequel elle se trouvait, avait provoqué un coma de deux jours de durée. Les menstrues sont arrêtées depuis plusieurs mois.

On se borne à l'emploi des ferrugineux et à celui de l'acétate de morphine.

Au bout de deux mois de ce traitement, c'est-à-dire en janvier 1856, la malade est dans l'état suivant : la vue est faible à gauche, la conjonctive de l'œil gauche est insensible ; l'ouïe est complétement nulle à gauche, et la peau de l'oreille a perdu sa sensibilité ; les deux narines et toute la bouche ont perdu la sensibilité du tact ; l'odorat est nul et le goût est fort obtus. La peau de la face jouit d'une sensibilité fort obtuse ; il existe une anesthésie complète de celle de toutes les autres parties du corps. Les chairs sous-jacentes ont également perdu leur sensibilité, et il faut les presser très fortement contre les os pour que la malade sente quelque chose ; on peut imprimer aux membres les mouvements les plus étendus, sans qu'elle s'en aperçoive. On constate que les mamelons, qui sont insensibles à la palpation, conservent néanmoins la faculté de s'ériger.

Avec cet état d'anesthésie de toute l'étendue de l'enveloppe extérieure du corps, on trouve une intégrité complète dans la conservation de la sensibilité des muqueuses des voies respiratoires, digestives et urinaires : ainsi toux provoquée par la titillation du larynx, sensation très nette de la déglutition, douleur à l'estomac, sensation dans cette partie des corps très froids ou très chauds que l'on y introduit. Coliques, sensation de la présence des matières fécales à l'anus et du contact de la sonde dans l'urèthre, conservation de la sensation des besoins d'uriner et d'aller à la selle.

Les attaques hystériques deviennent beaucoup moins fréquentes.

En février, la paraplégie diminue un peu ; la malade marche en se tenant aux lits, le membre inférieur gauche est le plus faible. La malade ne peut toujours exécuter aucun mouvement qu'avec l'intervention des yeux.

Les menstrues sont revenues et se font régulièrement. Les attaques hystériques sont fort rares.

Même traitement ; l'opium est porté graduellement jusqu'à la dose de 20 centigrammes par jour, sans produire d'effet narcotique.

En mars, l'anesthésie de la peau persiste au même degré ; on a faradisé la peau du membre supérieur gauche, à l'instant même l'anesthésie en a disparu, et la sensibilité s'y est conservée depuis ce moment. La paraplégie va en diminuant. On a faradisé les muscles du membre supérieur droit, et peu après l'anesthésie des parties profondes s'est dissipée, mais l'anesthésie cutanée persiste au même degré; on aperçoit que la malade peut, sans les voir, remuer le bras et l'avant-bras gauche.

Les menstrues viennent assez régulièrement; elles sont ordinairement précédées par des douleurs à l'hypogastre et au haut des fesses, ces douleurs durent trois jours, et finissent toujours par provoquer une attaque convulsive.

Même traitement.

En mai, la céphalalgie a cessé depuis quelque temps; l'anesthésie des sens du côté gauche de la face a persisté au même degré; on avait faradisé l'oreille gauche plusieurs jours de suite et l'on y avait fait revenir l'ouïe; mais une attaque forte est survenue, qui a tout fait reperdre. La narine gauche et la moitié gauche de la bouche restent toujours anesthésiées ainsi que le membre supérieur gauche; la paraplégie persiste au même degré. Il y a de nouveau nécessité de l'intervention de la vue pour opérer des mouvements. Les points hyperesthésiés restent les mêmes.

Les attaques hystériques ont lieu tous les douze ou quinze jours, et presque toujours au moment de l'apparition des menstrues.

Sortie de l'hôpital dans les premiers jours de juillet 1856, avec assez d'embonpoint, et des couleurs rosées, encore un peu d'hyperesthésie; forces suffisantes pour se tenir levée toute la journée. Anesthésie de la peau à gauche, parties génitales jouissant de toute leur sensibilité, mouvements des membres supérieurs se faisant assez bien, mais toujours avec le secours de la vue.

Cette amélioration si prompte avait coïncidé avec une circonstance particulière; cette jeune fille avait pris du goût pour un étudiant, celui-ci s'était chargé d'elle pendant quelque temps, et tout avait bien été durant ce laps de temps; elle courait les boulevards et les lieux publics, paraissant jouir de la pleine intégrité de toutes ses fonctions. Néanmoins on s'est assuré que, la nuit et sans lumière, tout cessait; il n'y avait plus que peu de mouvements.

Cette heureuse vie ne dura pas longtemps, et Pelletier est rentrée à la Charité en janvier 1857, avec les mêmes phénomènes qu'auparavant; elle fut traitée de la même manière que d'habitude, et améliorée après un laps de temps d'au moins six mois.

§ V. — **Paralysie des muscles constricteurs du pharynx et de l'œsophage.**

Ces paralysies sont fort rares, le plus ordinairement elles sont passagères et succèdent aux spasmes de ces muscles; elles produisent la gêne et quelquefois l'impossibilité de la déglutition. Ces accidents ne sont en quelque sorte que la répétition de ce qui se produit à la suite des émotions vives, où l'on voit si facilement survenir des troubles dans la déglutition.

§ VI. — Paralysie des muscles du larynx.

Cette perte de la contractilité, qui est assez commune, donne lieu à des troubles à peine appréciables dans la respiration, mais elle porte son influence d'une manière très directe sur la phonation.

L'aphonie, et le plus souvent la dysphonie (car les malades peuvent encore parler à voix basse) se rencontrent de loin en loin chez les hystériques. Ces paralysies paraissent avoir été remarquées depuis longtemps, puisqu'Hippocrate en parle. Dans les spasmes, dit-il, la perte de la parole qui dure longtemps, est fâcheuse..., elle se résout par des urines abondantes et venant subitement (1). Zacutus Lusitanus (*Prax.*, lib. VIII, obs. xviii) en rapporte un exemple. On en trouve un autre dans les *Ephémérides des curieux de la nature* (2). Watson (3) cite le fait suivant : Une jeune femme était depuis longtemps sujette à de violentes convulsions fréquemment suivies de paralysie temporaire des muscles qui avaient été le plus fortement affectés ; après un accès elle perdit complétement la vue pendant cinq jours. Une autre fois, elle perdit la parole qui revint au bout d'un temps très court. Les convulsions se reproduisant de temps en temps, elle perdit de nouveau la parole et en resta tout à fait privée pendant quatorze mois ; pendant ce temps, la santé se rétablit. Enfin un jour, après avoir beaucoup dansé, elle recouvra la parole et fut guérie. M. Landouzy cite un exemple dans lequel l'aphonie dura plus de quinze mois.

L'aphonie apparaît toujours d'une manière soudaine, soit après une attaque de convulsions, soit après une émotion vive. Elle se produit de la même manière que celle qui a lieu chez les femmes non malades, lorsqu'elles éprouvent une émotion morale ; chez elles, ainsi que l'a dit le poëte, *vox faucibus hœret ;* ces personnes commencent par éprouver un sentiment de strangulation à la gorge, leur voix s'altère, puis elle s'arrête. La voix étant l'un des moyens de manifestation des mouvements de l'âme, on ne s'étonnera pas de la voir si facilement influencée par les émotions ; à la moindre intimidation, elle se trouble, il y a, comme on le dit vulgairement, un chat dans la gorge, elle tremble, et, à la fin, elle s'éteint. Ces modifications de la voix sont tellement appa-

<hr>

(1) *Œuvres d'Hippocrate*, trad. par Littré, t. V, p. 659 ; *Prénotions coaques*, 2ᵉ sect., § 18.

(2) déc., 7ᵉ année, obs. 133.

(3) *Transact. philos.*, t. XIV.

rentes, qu'elles donnent souvent aux personnes qui les éprouvent un grand embarras pour les cacher. La durée de l'aphonie est très variable, et va de quelques jours à quelques mois, alternant souvent avec d'autres accidents, disparaissant sous l'influence du calme, pour reparaître lors des émotions ou lors des attaques spasmodiques.

L'aphonie est d'autant plus complète, qu'elle résulte, et de la paralysie des muscles du larynx, et de celle du diaphragme.

Le diagnostic de l'aphonie est tellement simple, qu'il est difficile d'éprouver de l'embarras pour l'établir. Les troubles de la voix occasionnés par la laryngite se comportent d'une manière différente, ils se produisent lentement, s'accompagnent de toux et d'une sensation de malaise dans le larynx, et surtout de souffrance lors de la phonation ; avant de se perdre complétement, la voix reste enrouée pendant quelque temps, toutes choses qui n'ont pas lieu dans l'aphonie hystérique. Le seul cas où il y aurait de la difficulté serait celui où il y aurait combinaison des deux maladies; mais alors le doute n'aurait aucun inconvénient, car il faudrait s'occuper de la laryngite avant toute autre chose.

§ VII. — Paralysie du diaphragme.

Cette paralysie est l'une des plus rares, je ne l'ai vue que deux fois; les auteurs n'en rapportent pas d'exemples, peut-être cela tient-il à ce qu'ils ne connaissaient pas les signes de cette maladie, dont le diagnostic a été tant avancé par les travaux de M. Duchenne (*De l'électrisation localisée.* Paris, 1855).

Dans les cas où je l'ai vue, c'était une affection très tenace, et qui avait duré plusieurs mois.

Elle rend la respiration très courte, la voix a un timbre comme étouffé, les malades sont dans une sorte d'anhélation habituelle qui augmente considérablement par le moindre mouvement ; lors de l'inspiration, le diaphragme ne se contractant plus s'enfonce vers le thorax, et alors il se fait un creux très prononcé à la base du thorax et surtout à la région épigastrique; au contraire, cette partie fait saillie lors de l'expiration, ce qui est tout l'opposé de ce qui se passe quand la respiration se fait d'une manière normale.

Quand cette paralysie se combine avec celle des muscles du larynx, il n'y a plus de voix, les malades soufflent leurs paroles, et l'anhélation est extrême.

Cette paralysie peut disparaître brusquement et être remplacée par quelque autre trouble hystérique, ou bien décroître avec les autres accidents de la maladie.

§ **VIII**. — **Paralysie de la vessie.**

La vessie est fréquemment atteinte de paralysie chez les hysté-riques; on voit quelquefois cette maladie exister seule, mais souvent elle accompagne l'hémiplégie, et le plus souvent encore la para-plégie.

Cette affection détermine la rétention d'urine; les malades font en vain des efforts pour expulser les urines, celles-ci ne peuvent sortir qu'à l'aide de la sonde.

La paralysie de la vessie, lorsqu'elle est seule, a ordinairement une courte durée, et le plus souvent elle se dissipe spontanément. Il n'en est pas de même quand elle s'accompagne de paralysie des membres; elle est alors très opiniâtre, et l'on voit de temps en temps des jeunes femmes prises de cette paralysie, avoir besoin d'être sondées deux fois par jour pendant une année entière. Dans certains cas, elle s'accompagne de l'anesthésie de la muqueuse vé-sicale; les malades ne sentent ni le besoin d'uriner, ni le contact de la sonde, ni le passage d'un courant faradique.

§ **IX**. — **Paralysie du rectum.**

Rien n'est plus commun chez les hystériques que la constipation, que l'on peut attribuer à l'affaiblissement de la contractilité des mus-cles releveurs de l'anus et des fibres musculaires du rectum, etc. Mais aussi, rien n'est plus rare que la paralysie avec anesthésie des sphincters de l'anus et de la membrane muqueuse du rectum, laquelle enlève aux malades la faculté de retenir les matières fécales.

L'affaiblissement de la contractilité peut-il aller jusqu'à atteindre le cœur? Je suis disposé à le croire; on voit, en effet, des hysté-riques offrir, dans certains moments, un affaiblissement des con-tractions du cœur et du pouls, tels qu'on croirait que la circulation est près de s'arrêter. En même temps, la peau pâlit et les malades semblent être sur le point de tomber en syncope, tant leur faiblesse est grande. Heureusement que cet état est toujours momentané et qu'il cesse promptement. Dans certains cas d'attaques de léthargie, on a vu le cœur battre d'une manière si faible, que l'auscultation ne faisait rien percevoir, que le pouls cessait d'être sensible et que des médecins expérimentés étaient restés indécis sur la question de savoir si le sujet était vivant ou mort. Enfin, on a cité des exemples de femmes mortes subitement par arrêt des battements du cœur, arrivé à la suite d'une nouvelle qui les avait fortement émues. Doit-on regarder comme des faits de paralysie de la tunique musculaire des intestins les cas où les malades atteintes de rétention d'urine et de constipation ont une tympanite d'une extrême ténacité, et dans laquelle les intestins paraissent avoir prêté jusqu'aux limites de leur extensibilité? Je pense qu'on doit le faire, attendu que les moyens les plus puissants pour combattre cette affection sont tous tirés de la classe des excitants.

CHAPITRE XI.

PERVERSIONS DE LA CONTRACTILITÉ.

La contractilité musculaire n'est guère pervertie chez les hystériques que dans l'ataxie musculaire, dans le tremblement et dans la chorée.

L'affection qu'a récemment décrite M. Duchenne sous le nom d'ataxie des mouvements, qui est assez commune chez les hystériques, existe peut-être sans être accompagnée de l'anesthésie, mais le plus souvent elle se voit en même temps que la perte de la sensibilité de la peau et des muscles ; de telle sorte qu'il faut la considérer, chez la plupart de ces malades, plutôt comme un effet de la perte de la sensibilité des membres que comme un trouble spécial des organes destinés à diriger les mouvements.

Comme on l'a vu précédemment, les malades ne peuvent pas diriger leurs mouvements sans le secours de la vue; ils ne sentent pas l'effort de contraction qu'exercent leurs muscles, ils ne savent pas distinguer si ces derniers organes sont en mouvement ou en repos. Leur volonté, quand elle n'est point secondée par la vue, est complétement inefficace pour opérer des mouvements des membres.

Il est à remarquer comme fait curieux, que les muscles de la partie postérieure du tronc, et que ceux qui, servant aux mouvements respiratoires, qui ont leur action ordinairement indépendante de la volonté ou de la vue, n'offrent pas ces perturbations: à quelque degré qu'ils soient anesthésiés, leurs mouvements n'en persistent pas moins. Je suppose que cette différence tient à ce que ces derniers muscles, exerçant leurs mouvements d'une manière instinctive et n'ayant pas besoin d'éducation, gouvernent ces mouvements en quelque sorte spontanément, ainsi qu'on le voit chez certains animaux qui, tout en étant décapités, continuent à respirer et à se mouvoir assez régulièrement. Les muscles des membres ont, au contraire, besoin d'une éducation de plusieurs années pour bien exécuter les mouvements qu'ils doivent faire ; or, cette éducation se faisant par l'intermédiaire de l'encéphale, il en résulte que la puissance directrice des mouvements n'étant pas en eux, l'appareil à l'aide duquel s'exécutent les mouvements des membres étant plus compliqué que celui des autres muscles, doit être plus facile à déranger.

J'ai vu un fait plus curieux encore. Chez une jeune hystérique atteinte d'anesthésie de la peau et des muscles du côté gauche du corps, les mouvements des membres s'opéraient, les muscles se contractaient sous l'empire de la volonté, mais quand la vue ne les dirigeait pas, ils exécutaient un mouvement précisément inverse de celui que la malade voulait faire. Ainsi, quand on lui demandait d'ouvrir la main, elle la fermait ; de la fermer, elle l'ouvrait ; d'étendre le bras, elle le fléchissait, et *vice versâ*.

Le tremblement musculaire, qui n'est en réalité qu'une convulsion en petit, se rencontre assez fréquemment chez les hystériques, et on comprend facilement la raison de cette fréquence, par la facilité avec laquelle les diverses émotions morales provoquent du tremblement dans les membres. Ce tremblement est toujours passager ; après une durée de quelques heures, et au plus de quelques jours, il se dissipe spontanément. Il est très peu de malades chez lesquels ce trouble des mouvements reste permanent, mais il se reproduit avec une grande facilité. Les jeunes filles qui, ayant été fréquemment maltraitées dans leur enfance, ont été tenues constamment en émoi, celles qui sont très craintives, sont les sujets chez lesquels on remarque le plus souvent le tremblement musculaire.

Enfin, le dernier trouble de mouvements dont j'aie à parler est la chorée, qui est assez fréquente puisque j'ai constaté l'existence de 21 cas de chorée sur 430 hystériques dont j'ai pris l'observation.

Tantôt la chorée présente toutes les apparences de la chorée vulgaire dont elle ne diffère pas pour la forme ; tantôt, au contraire, elle s'accompagne de la convulsion des muscles, et constitue la chorée rhythmique des auteurs. Dans la première, les mouvements qu'exécutent les malades sont toujours irréguliers ; dans la seconde, l'agitation des muscles se compose de la convulsion qui n'est pas soumise à la volonté et qui est continuelle, et de la chorée dont les mouvements irréguliers ne se manifestent que quand les malades veulent exécuter un mouvement.

M. Sée est le premier auteur qui ait indiqué cette forme particulière à la chorée hystérique. Il a fait remarquer que cette chorée se produisait surtout au delà de la puberté, tandis que la chorée vulgaire a son maximum de fréquence chez les enfants. La chorée avec convulsion, quand elle a atteint les muscles de la face, y peut provoquer des mouvements analogues à ceux que produit sur la figure, soit la joie, soit le chagrin, tandis que la chorée vulgaire n'y donne naissance qu'à des grimaces.

La chorée hystérique proprement dite est une affection assez rebelle, elle dure ordinairement plusieurs mois, et ne cesse que lentement.

CHAPITRE XII.

TROUBLES DES SÉCRÉTIONS ET DES EXHALATIONS.

On observe chez les hystériques des troubles assez nombreux dans les sécrétions et dans les exhalations, liquides et gazeuses, de l'économie.

Ces troubles peuvent intéresser les sécrétions salivaire, sudorale, laiteuse, urinaire, les exhalations de gaz et peut-être celles de sérosité.

ARTICLE PREMIER.

SÉCRÉTION SALIVAIRE.

Ptyalisme. — C'est un trouble peu commun chez les hystériques. Sydenham l'avait signalé : « Forte etiam a spiritus sanguinem ita » molestantibus pendet ptyalismus ille hystericis familiaris, cum ad » multas septimanas salivam expuant tenuem perinde ac si un- » guento ex mercurio fuerint delibutæ. »

Ch. Lepois, Hoffmann, indiquent aussi l'existence de ce symptôme. Je l'ai vu rarement, et le nombre des femmes qui m'ont raconté l'avoir eu est également peu considérable. Rarement arrive-t-il au degré de la salivation, le plus ordinairement il se borne à la production plus ou moins abondante d'une petite quantité de salive qui nécessite des efforts assez fréquents d'expuition. Il arrive quelquefois que la salivation est le résultat d'un trouble de l'estomac, et alors elle s'accompagne de malaises à la région épigastrique.

On trouve dans la thèse de Royer-Collard sur la leucorrhée, un cas dans lequel la suppression des menstrues fut, chez une hystérique, suivie d'une abondante salivation.

Mitscherlich a fait une analyse de la salive d'une femme nerveuse atteinte de ptyalisme essentiel; et selon lui, cette salive était caractérisée par une diminution dans son poids spécifique, par son acidité, par la petite quantité de matière salivaire qui s'y rencontrait et qui ne formait guère que la moitié des parties solides, les sels et les autres matières n'offrant rien de particulier.

On sait que les émotions et les passions vives portent un trouble notable dans la production de la salive; il n'y a par conséquent rien d'extraordinaire que la sécrétion de ce liquide soit troublée dans les affections hystériques. Cette salivation dure plus ou moins de temps. J'ai vu une malade chez laquelle la salivation survint après une attaque spasmodique; elle dura six semaines et cessa spontanément.

ARTICLE II.

SUEURS.

Sydenham dit avec raison que, dans quelques cas, les hystériques sont prises de sueurs abondantes. Ce n'est point, en effet, un des troubles que l'on remarque fréquemment chez elles, car leur peau, hors le temps des attaques, est habituellement froide et sèche.

Il n'en est pas de même au moment des attaques, où il est très ordinaire de voir les convulsions s'accompagner de sueurs très abondantes avec injection de la peau.

M. Chauffard (d'Avignon) a donné l'observation d'une hystérique de vingt et un ans, mal menstruée, chez laquelle il y avait des attaques de convulsions de vingt-quatre à trente-six heures de durée pendant lesquelles la sueur était colorée en rouge et mêlée de sang, sur les pommettes et à l'épigastre. On trouve un fait de pareilles sueurs sanguinolentes dans les *Arch. de méd.*, 1830, p. 572.

En définitive, les sueurs constituent un phénomène de peu d'importance chez les hystériques.

ARTICLE III.

SÉCRÉTION LAITEUSE.

Les auteurs ne paraissent pas avoir observé beaucoup de faits relatifs à la sécrétion du lait, cependant il en existe quelques-uns, et entre autres le suivant, dont je dois le récit à l'obligeance de M. Lecomte, élève interne du service de chirurgie de M. Manec.

51ᵉ Observation. — Galactorrhée datant de sept ans, alternant avec des attaques d'hystérie, et guérie par l'huile de chènevis.

La nommée Gérard (Marie-Thérèse), âgée de trente-sept ans, femme de ménage, entrée le 18 avril 1857.

Antécédents de famille : sa mère était sujette à des accidents nerveux très fréquents, mais elle n'a pas présenté d'hypersécrétion des glandes mammaires bien qu'elle ait élevé au sein ses douze enfants. Elle aurait eu un abcès du sein d'ailleurs très simple, et rapidement guéri.

Ses sœurs, qui étaient au nombre de six et dont quatre survivent, ont toutes eu des enfants, et aucune d'elles n'a pu nourrir, faute de lait. Une seule, au début d'une tentative de lactation, a été atteinte d'un abcès du sein. Un de ses frères a eu de fréquentes convulsions.

Dans son enfance, cette femme a eu, dit-elle, des gourmes et des maux d'yeux, pas de convulsions. Plus tard, à dix ans, elle souffrit d'hémoptysies fréquentes : chaque fois elle aurait rejeté environ un verre de sang ; ces accidents cessèrent pour faire place à l'établissement de la menstruation qui eut lieu entre onze et douze ans. A quinze ans, dysménorrhée, puis accidents nerveux très opiniâtres (serrement à l'estomac et à la gorge, spasmes, palpitations, essoufflement, douleurs névralgiques multiples). A dix-neuf ans, fièvre intermittente qui ne dura pas moins de deux ans. A vingt-cinq ans, elle se maria. A vingt-six ans, fièvre typhoïde signalée surtout par des épistaxis extrêmement abondantes. A trente ans, en 1850, première grossesse qui se passe très bien, à l'exception de pertes qui se déclarent pendant le dernier mois ; l'enfant est dans de très bonnes conditions.

Début de la maladie. — Pendant cette grossesse, et surtout dans la dernière quinzaine, une abondante sérosité laiteuse baignait le sein de la malade. Dès les premiers jours qui suivirent l'accouchement, l'hypersécrétion du lait avait atteint les proportions les plus extraordinaires : cette femme ne rendait pas moins, dit-elle, de six litres de lait en vingt-quatre heures. Pendant cet écoulement abondant, toutes les fonctions s'exécutaient à merveille ; voulait-elle donner le sein à l'enfant, dès les premiers efforts de succion, une douleur extrêmement vive s'éveillait dans le sein donné à l'enfant ; cette douleur devenait le prodrome d'une attaque de convulsions hystériques ; c'était comme une aura de l'accès convulsif qui, plus tard, fit rarement défaut. Puis, tout à coup, cette femme bondissait dans son lit, courait à travers sa chambre en tremblant de tous ses membres, sa raison s'égarait, elle tenait les propos les plus bizarres, injuriait et battait les personnes qui lui donnaient des soins; ensuite survenaient des douleurs à l'estomac, de la strangulation, une agitation extrême des muscles de la face avec convulsions du globe de l'œil, puis des pleurs et des sanglots terminaient l'accès. Dans aucune de ces attaques, elle n'avait de traces d'écume à la bouche ni de convulsions tétaniques. Les intervalles des attaques se passaient dans le calme le plus complet, mais ils étaient signalés, aussi bien que l'accès lui-même, par la suspension presque complète de la galactorrhée. Puis l'écoulement du lait venant à reparaître, cette femme faisait un nouvel essai pour rendre le sein à l'enfant, et immédiatement une crise nouvelle éclatait. L'une de ces attaques fût assez vive pour que, dans l'espace d'une seule nuit, les cheveux aient blanchi. Elle fut obligée de suspendre complétement toutes tentatives de lactation. Dès ce moment même, la santé la plus parfaite revint, et avec elle la galactorrhée dans toute son abondance. Elle rendait, dans les vingt-quatre heures, 3 à 4 litres d'un lait parfaitement épais et crémeux. Malgré cette perte abondante, elle ne paraissait ni s'affaiblir, ni tousser, ni souffrir d'aucun trouble du tube digestif. Les règles coulaient avec une régularité et une abondance plus qu'ordinaires, et cela au milieu du plus fort de la galactorrhée. Tout se passa de la sorte jusqu'à sa deuxième grossesse.

Cette grossesse n'offrit aucun accident jusqu'à sa dernière période, mais elle présenta un fait bien remarquable : le lait coulait absolument comme pendant l'état de vacuité de l'utérus, et les règles elles-mêmes ne furent pas suspendues. Accouchée à six mois par suite d'excès de fatigue et d'un traitement intempestif.

Après ce second accouchement, nouvelles tentatives d'allaitement et nouveaux désordres nerveux ; toutefois ces derniers ont perdu de leur intensité. La malade ne déraisonne plus, n'a plus ce qu'elle qualifiait de folie. Elle conserve cependant des absences, pendant lesquelles elle rit et pleure sans motif, et garde le silence à toutes les questions qu'on lui adresse, bien qu'après l'attaque elle déclare avoir eu l'intelligence parfaite. Le lait coule toujours, elle en évalue la quantité à 2 litres et plus. C'est le sein droit qui les fournit à lui seul, le gauche n'est pour rien dans l'hypersécrétion.

Troisième grossesse en juin 1856. — Accouchement le 18 janvier 1857 ; le lait coule pendant toute la grossesse, les règles durent jusqu'à quatre mois et demi, pas de fièvre de lait, l'enfant vient à terme, bien portant d'ailleurs ; il vit encore. Deux essais successifs pour donner le sein sont suivis chaque fois du développement des accidents habituels, qui font irrévocablement renoncer à allaiter, et la galactorrhée, un moment suspendue, suivant l'usage, par les dernières attaques, reprend son abondance ordinaire.

Sous l'influence de cette hypersécrétion, cette femme a reconnu que sa faim était devenue très grande, que ses aliments passaient très vite, et chaque fois qu'elle venait de manger, elle remarquait une recrudescence extrême dans la sécrétion lactée ; le sein, en même temps qu'il augmentait de volume, devenait plus douloureux, et au moindre mouvement, le lait s'en échappait comme d'un arrosoir.

Dans les derniers temps, elle avait fini par maigrir, tout en ayant un appétit insatiable, et quoique tout le reste de l'organisme fonctionnât parfaitement.

Les traitements les plus divers ont été successivement employés sans aucun succès (fleurs de sureau, ortie blanche, racine de persil, huile de ricin, etc.).

Entrée à la Charité, le 18 avril 1857.

C'est une femme petite, sèche, au teint fort coloré ; son apparence de vieillesse est en disproportion avec son âge ; le sein gauche ne diffère en rien d'un sein dans son état normal, comme volume et comme sensibilité. Il ne donne pas une seule goutte de lait, il n'a d'ailleurs jamais participé aux phénomènes pathologiques du côté opposé. Avant, pendant et après chaque grossesse, eu égard au développement, à l'abondance et à la cessation de la sécrétion lactée, il obéissait aux lois ordinaires de la lactation. Le volume de ce sein est notablement plus petit que celui du sein droit. Sa vascularisation est normale.

Le sein droit est extrêmement volumineux, plus large à son milieu qu'à sa base, son poids l'entraîne au-devant des côtes ; des veines sous-cutanées très nombreuses et très saillantes parsèment sa surface ; il est chaud et douloureux, la malade ne le touche qu'avec une extrême précaution ; la pression en fait darder le lait en jets multiples, et dès que la pression vient à cesser, le lait coule constamment goutte à goutte, aussi la malade le recueille au moyen d'un vase qu'elle suspend à sa ceinture. La position modifie aussi le mode d'écoulement du lait : quand la malade se lève ou quand elle s'assied sur son lit, les gouttes de lait font place à des jets nombreux ; abandonné à son propre poids, le sein devient le siége d'élancements très violents qui arrachent des cris à la malade et font renaître les prodromes des attaques d'autrefois.

La quantité de lait qui s'écoule pendant vingt-quatre heures varie entre 500 et 700 grammes. Ce lait est beau, blanc, très crémeux, et, en un mot, présente toutes les qualités physiques du meilleur lait.

Sa composition a été déterminée par M. Vigier, interne en pharmacie du service, préparateur à l'École polytechnique.

Dès le lendemain de son entrée, la malade est prise de l'un des accès, incomplet d'ailleurs, qui accompagnaient autrefois les tentatives d'allaitement. Sous l'influence de pressions multipliées quoique légères, destinées à exprimer la plus grande quantité de lait possible dans un instant donné, cette femme est tout à coup prise de son attaque ; les bras s'éloignent du tronc en s'agitant convulsivement, un tremblement involontaire agite tout le corps, le visage s'injecte, les yeux se remplissent de larmes, il y a de la suffocation, une sensation de strangulation, puis des cris perçants, et une boule qui monte du creux épigastrique au pharynx. La connaissance est perdue, et pourtant il y a de vives sensations de douleur, puis spontanément le lait s'arrête. Le temps pendant lequel dure l'attaque, est en raison directe de la durée et de l'intensité des accidents.

Appétit extrême, car la malade mange quatre portions, et avoue qu'elle est obligée de prendre le pain de ses voisines. Au réfectoire, elle fait des provisions de pain pour le soir, elle accuse une antipathie marquée pour les légumes féculents, attendu qu'elle a remarqué qu'ils augmentaient la secrétion lactée. Elle tousse bien rarement, elle n'a pas craché de sang depuis l'âge de dix ans ; à l'auscultation et à la percussion, il n'y a ni craquements, ni râles, ni souffles ; l'expectoration est nulle. Légère fièvre le soir, pas de souffles cardiaques, pas de bruits vasculaires cervicaux.

Dans l'intervalle des accès, qui est quelquefois très court, puisque les accès se répètent jusqu'à trois fois en vingt-quatre heures, il reste des troubles de la sensibilité, tels qu'une hyperesthésie générale, des douleurs spinales, des points intercostaux, une céphalalgie vive, des analgésies circonscrites et mobiles, enfin une surdité momentanée.

Les règles manquent complétement depuis six mois ; pas de leucorrhée ; urine abondante et normale ; sueurs nulles, peau très sèche. La marche se fait aisément, et il n'y a pas la moindre trace de paralysie musculaire.

Traitement, 1er juin. — L'expectation n'a rien produit ; on applique sur le sein droit des compresses imbibées d'huile de chènevis, sans en obtenir dès l'abord aucun effet appréciable. Il survient des coliques vives ; mais au bout de quelques jours, réduction au quart ; puis, au bout de cinq et six jours, réduction de moitié de la quantité de lait. — Le 7, la diminution était aussi notable qu'hier, mais cette modification rapide dans la sécrétion lactée occasionne des accidents hystériformes extrêmement prononcés ; toutefois ils revêtent une forme nouvelle, il semble que les effets du haschisch viennent se mêler aux phénomènes d'hystérie pure ; en effet, ces accidents durent quinze heures sans interruption, la malade parle seule, et sa voix, gênée par la strangulation, exprime alternativement l'impression de la frayeur, de la satisfaction. Puis elle semble se réveiller, pour faire aux malades et aux personnes qui suivent la visite, des démonstrations tendres, et après cet effort, elle retombe dans son sommeil. Le pouls est à 80, la respiration est haletante. Le sein droit est plus mou et moins douloureux, la sécrétion lactée en est presque complétement tarie. Au contraire, le sein gauche est devenu turgide et douloureux. On suspend l'huile de chènevis du 11 au 15. A mesure qu'on s'éloigne du jour de cette suppression du traitement, le lait revient à sa première abondance. — Le 16, il est revenu à 200 grammes ; à mesure que le lait augmente, les dernières traces de l'attaque disparaissent et les fonctions intellectuelles se rétablissent. — Le 17, on reprend le traitement, et les jours suivants le lait diminue, au point que dix jours après sa quantité est réduite à 150 grammes, elle diminue dans la même proportion jusqu'à la fin du mois. On ne voit plus survenir d'accidents nerveux, à cela près de quelques rires et de quelques pleurs non justifiés. — Le 1er juillet, le lait est réduit à 100 grammes. Il est d'une couleur blanc-bleuâtre, d'une odeur aigrelette, formé de caillots nageant au milieu d'un sérum très liquide. Cette quantité de 100 grammes se maintient en moyenne pendant toute la première quinzaine de juillet. — Du 15 au 20, le lait se trouve réduit à 40 grammes en moyenne ; l'état général est parfait, l'appétit est moins vif ; la malade semble reprendre un peu d'embonpoint. — Du 20 au 25, réduction à 20 grammes ; quelques douleurs allant du sein droit à l'aisselle du même côté. Disparition absolue de tous les troubles nerveux ; toutefois la pression du sein est encore très douloureuse, et détermine à l'instant même des soubresauts dans tous les membres ; enfin, le 2 août, la malade n'a plus que quelques gouttes de lait à son réveil, et elle sort de l'hôpital.

ARTICLE IV.

URINES.

Si l'on en croit les auteurs, l'urine des hystériques présenterait des apparences tellement spéciales, qu'elles pourraient, en quelque sorte, servir de moyen de diagnostic. Ainsi, Milterbacher, dans un opuscule imprimé à Prague, en 1766, *De secretione urinæ hystericarum,* soutient cette opinion, qui est, comme beaucoup d'autres, une erreur complète. Dans leur état ordinaire, les hystériques n'offrent rien de particulier dans les urines. Ainsi, Nysten a trouvé, dans l'urine d'une femme nerveuse, beaucoup d'urée, de l'acide urique, et des sels dans la proportion ordinaire, de telle sorte que cette urine lui paraissait se rapprocher beaucoup de l'urine de la boisson. D'après Rollo et Cruikshanks, les urines des hystériques contiendraient plus de chlorhydrate d'ammoniaque et de chlorure de sodium que l'urine normale, et l'urée ainsi que les matières organiques y manqueraient. On peut donc regarder comme certain jusqu'à présent, que les urines des hystériques, dans l'état de calme, n'offrent aucune altération qui leur soit particulière. Il n'y a de perturbation dans ce liquide que lors des émotions, lors d'une aggravation dans les accidents ordinaires, ou lors des attaques d'hystérie.

Cette altération peut se présenter sous deux formes : 1° quand les accidents sont aigus et quand ils se rapprochent de la forme inflammatoire, les urines sont plus rares et plus colorées. Ainsi Fromherz et Gugert ont constaté que chez une femme affectée de fièvre dite nerveuse, il y avait dans l'urine un peu moins d'urée que dans l'état normal, mais que le sédiment qui s'était déposé était d'un jaune orangé, et contenait beaucoup d'acide urique et beaucoup de phosphate de magnésie.

2° L'urine nerveuse proprement dite ne se produit que lors des émotions morales, lors de l'augmentation des troubles hystériques sans fièvre angéioténique, et surtout lors des spasmes et lors des attaques de nerfs.

Dans ces conditions, il se fait une excrétion abondante d'urines ; au lieu de 125 grammes, terme moyen établi par M. Lecanu pour les urines ordinaires, les malades urinent quelquefois un litre d'un seul coup; au lieu d'avoir une couleur orangée, elles sont complétement incolores et claires, suivant l'expression des malades, comme de l'eau de roche. Au lieu d'avoir cette odeur si connue de bouillon, elles sont complétement inodores; elles n'ont presque plus que la saveur de l'eau, et leur densité spécifique, au lieu d'être 1030, comme dans l'état normal, est exactement celle de l'eau.

D'après M. Rayer (1), ces urines contiennent peu d'urée, peu d'acide urique et très peu de sels; leur réaction chimique est nulle ou très légèrement acide. On comprend que cet état puisse varier du plus au moins, et qu'il est par conséquent impossible de donner une moyenne de la composition de ces urines.

Gibb, Goolden, disent avoir trouvé du sucre dans les urines de plusieurs malades atteints d'affections nerveuses, et M. Reynoso avance qu'il en a trouvé aussi chez les hystériques. M. Michéa et M. Kletginski ont observé le contraire.

En somme, dans l'état nerveux, la quantité d'eau augmente très notablement dans l'urine, mais il ne se produit pas de matière particulière, et la diminution des matériaux solides paraît porter sur tous dans une égale proportion. Il n'y a donc point à chercher de caractère particulier dans les urines des hystériques; on n'observe quelque chose de particulier que dans la rapidité de leur production. Sous une influence morale, on voit à l'instant même les malades rendre, soit une quantité considérable d'urines en une seule fois, soit éprouver à chaque instant le besoin pressant d'en rendre une petite quantité.

La cause de cette modification de sécrétion est facile à saisir, elle est la même que celle qui fait qu'à peine entré dans une cave, on éprouve le besoin d'uriner. Dans ce cas, la faculté perspiratoire de la peau étant brusquement arrêtée, le rein doit exercer une action supplémentaire. Dans les émotions, il y a une sorte de spasme et de frisson de la peau, qui renvoie tous les fluides à l'intérieur. Tous ceux qui ont passé par les concours connaissent bien et cette horripilation et ce besoin incessant d'uriner qui se font sentir si vivement pendant les moments d'attente. Il est d'observation que les urines présentent la modification dont il est question, surtout après les spasmes, tandis qu'après les attaques violentes pendant lesquelles la peau a été fortement échauffée et s'est couverte

(1) *Traité des maladies des reins.*

de sueur, les urines sont souvent médiocrement abondantes et de couleur citrine ou même rouge.

ARTICLE V.

EXHALATIONS GAZEUSES.

Les hystériques sont très sujettes à des exhalations assez fréquentes de gaz dans les diverses parties du tube digestif. Dans l'estomac, ces exhalations produisent la distension de cet organe et les éructations ; dans l'intestin grêle, elles donnent lieu aux borborygmes, et dans le gros intestin, elles provoquent la tympanite. Ces productions de gaz dans l'hystérie n'ont rien d'étonnant, car elles ne sont que l'exagération d'un phénomène physiologique. Il ne faut pas chez les femmes une émotion bien grande, pour que leur estomac se distende à l'instant même par des gaz et pour qu'il survienne des éructations. Tout le monde sait que la moindre impression provoque facilement des borborygmes chez les femmes ; l'entrée dans un salon, la présence de personnes qui en imposent, l'assistance à une table inaccoutumée, etc., etc., amènent à l'instant même dans leurs entrailles les bruits les plus fatigants pour elles, et les plus ennuyeux pour les autres.

L'exhalation de gaz dans l'estomac se produit souvent instantanément, et sous l'influence soit des émotions, soit de l'apparition d'accidents hystériques, soit enfin sous celle de l'ingestion des aliments. Dans ces conditions, on voit la région épigastrique se tendre brusquement, produire de la gêne à respirer et même de l'oppression, en provoquant à l'estomac les douleurs les plus vives et les plus déchirantes. La percussion pratiquée dans ces moments donne un son complétement tympanique. Cet état de malaise peut être seul et sans émission d'aucune bulle de gaz, les deux orifices de l'estomac étant spasmodiquement contractés ; mais le plus souvent il s'accompagne d'éructations qui deviennent incessantes et donnent lieu à une abondante émission de gaz inodores. Il est des hystériques chez qui la production de gaz dans l'estomac est tellement abondante, qu'elles sont pendant une ou deux heures assaillies d'éructations incessantes. Bartholin rapporte (1) un exemple remarquable de la fréquence des éructations,

(1) *Centurie II, 21ᵉ histoire anatomique.*

Les borborygmes qui résultent du mouvement des gaz produits dans les divers points de l'intestin grêle, sont plutôt une gêne qu'une véritable maladie. Il est des femmes qui ne peuvent pas éprouver la plus légère émotion, sans que des bruissements ne se produisent à cause des gaz qui se déplacent dans l'intestin grêle, soit par le fait de leur tension élastique, soit par celui de la contractilité des fibres musculaires de l'intestin.

Il arrive, dans certaines circonstances, qu'une portion du gaz qui distend l'intestin se trouve incarcérée entre deux coartations produites par la contraction brusque des fibres circulaires; alors elle donne lieu à une tumeur rénitente, arrondie ou oblongue, qu'on sent sous la forme d'un globe à travers la paroi antérieure de l'abdomen, ou même qui fait saillie sous la forme d'une tumeur ovoïde soulevant cette même paroi. Cette portion de gaz incarcérée reste rarement à la même place et semble voyager, soit parce que l'intestin grêle lui-même se déplace, soit parce que les gaz voyagent dans l'intestin grêle. A n'en pas douter, ce sont ces déplacements de gaz qui ont donné lieu aux erreurs dans lesquelles se sont complus les médecins de l'antiquité, et ceux du moyen âge jusque vers la fin du siècle dernier. Ce sont eux qu'on a pris dans les temps hippocratiques pour la matrice en voyage. C'étaient bien certainement ces tuméfactions que Fernel et, après lui, Rudius sentaient monter dans le ventre, et qu'ils pouvaient ramener sous les pubis. Dans certains cas, la compression que subissent des gaz incarcérés entre deux coarctations, peut leur faire acquérir un tension telle, que des mains inexpérimentées croient à l'existence d'une tumeur solide.

Enfin, lorsque les gaz sont renfermés dans le gros intestin, le ventre peut prendre un volume considérable, et le côlon, distendu outre mesure, peut acquérir un développement tel, qu'on croirait le malade atteint d'une ascite. Le ventre, ainsi distendu, donne lieu à de la gêne dans la respiration et à des douleurs atroces, les malades semblent quelquefois près de suffoquer. A la percussion, le ventre donne partout un son tympanique; à la pression, il est médiocrement douloureux, aussi est-il difficile de prendre un pareil état pour une péritonite aiguë, d'autant mieux que ni le facies ni le pouls ne sont, dans ces cas, modifiés comme ils le sont dans une péritonite grave.

Les accumulations de gaz dans l'estomac et dans l'intestin grêle sont habituellement passagères ou de très courte durée; il n'en est pas de même de la tympanite due à la distension du gros intestin, qui a le plus souvent une durée très grande. On voit des jeunes filles être, pendant six mois et un an, constamment atteintes d'une tympanite que rien ne modifie, et en même temps que la tympanite, il existe une rétention d'urine telle, que la malade ne peut pas émettre la moindre quantité de ce liquide sans l'intervention de la sonde, une constipation que rien ne peut vaincre, et enfin une aménorrhée complète. Il n'est pas rare de voir des jeunes filles prises de cette tympanite, pendant six mois, un an, être astreintes à faire extraire les urines, matin et soir, par la sonde. Les fibres musculaires de la vessie et du rectum sont paralysées.

Cette tympanite a été, dans certains cas, assez forte pour permettre au corps de surnager, ainsi que sir Brodie dit en avoir vu des exemples, et c'est sans doute cette circonstance qui a fait imaginer à Pomme ce surnagement hystérique qui tient tant de place dans ses écrits.

Si ces exhalations de gaz produisent chez quelques malades des éructations et des vents, il en est aussi chez lesquelles le météorisme disparaît sans l'émission d'aucun gaz ni par haut ni par bas, bien qu'il ait été porté assez loin pour simuler une grossesse.

Louyer-Villermay assure avoir observé un emphysème essentiel chez une femme hystérique, sans aucune lésion extérieure et sans aucune communication avec les poumons. Pas plus que M. Landouzy, je ne suis disposé à nier un fait avancé par un auteur grave : mais cependant Louyer a été, en fait d'hystérie, un observateur si peu exact et si peu éclairé, qu'il y a toujours à se défier de ses assertions, surtout quand elles portent sur des faits peu ordinaires, reproduits sans détails et sans preuves. Les auteurs parlent d'une sorte d'œdème aigu général, mais aucun ne parle de cette infiltration aérienne.

Sydenham indique une tuméfaction comme œdémateuse des membres, qui n'attaquerait le plus souvent que l'un d'eux, qui serait plus forte le matin que le soir, et qui ne conserverait pas la trace de la pression du doigt. Je n'ai jamais observé pareille chose ; j'ai vu des hystériques qui se croyaient atteintes d'infiltration séreuse, et qui avaient tout simplement la peau tendue par la graisse et par une circulation sous-cutanée très active. Néanmoins, quand il s'agit de faits rapportés par un observateur tel que Sydenham, il faut s'incliner avec respect et attendre des notions ultérieures.

TROISIÈME PARTIE.

MARCHE DE L'HYSTÉRIE.

Les troubles auxquels l'hystérie donne lieu ne parcourent pas une série continue et déterminée de périodes successives, comme le font la plupart des maladies. La névrose hystérique est pendant toute sa durée sous l'influence de deux ordres de causes qui lui impriment les plus grandes modifications; les unes tiennent à l'idiosyncrasie du sujet, les autres dépendent des circonstances au milieu desquelles les hystériques se trouvent placées.

L'impressionnabilité des malades est dans quelques cas telle, qu'elle suffit à elle seule, et sans l'intermédiaire d'aucune cause extérieure, pour provoquer les accidents les plus nombreux et les plus graves, et pour entretenir un état morbide pendant un temps souvent très long. Ces malades trouvent dans l'excitabilité de leur appareil encéphalo-rachidien une raison suffisante de la persistance des accidents hystériques. J'ai vu des jeunes personnes qui étaient dans ce cas; elles avaient été atteintes d'hystérie sous l'influence d'une cause quelconque, mais depuis longtemps cette cause n'existait plus, et bien qu'elles fussent entourées de tout le bien-être que peut procurer la fortune, de tous les soins et de toute l'affection que peuvent prodiguer les parents les plus tendres, et qu'elles n'eussent rien à désirer, elles n'en présentaient pas moins, pendant un temps fort long, les phénomènes hystériques les plus graves et les plus tenaces.

Heureusement que ces cas, qui ne se rencontrent guère que chez les sujets fortement prédisposés par l'hérédité et par leur constitution, sont fort rares. Le plus souvent la marche de l'hystérie est subordonnée aux causes extérieures, et l'accession toute fortuite de ces causes détermine, dans le plus grand nombre des cas, l'espèce des phénomènes hystériques qui devront se produire, et la marche plus ou moins rapide qu'ils affecteront. La santé des hystériques est complétement dépendante des circonstances au milieu dequelles elles se trouvent placées : si ces malades rencontrent le bonheur, les troubles auxquels elles sont en proie céderont et disparaîtront promptement ; si, au contraire, leur destinée est d'être malheureuses, elles souffriront toute leur vie.

Les divers troubles organiques qui forment le fond de la maladie et qui en constituent les caractères, apparaissent le plus souvent, à la vérité, dans un ordre déterminé, preuve de l'existence d'un enchaînement physiologique entre ces divers troubles ; mais le temps que cette apparition met à se faire, la fixité ou la variabilité de ces troubles, leur espèce, leur nature et leur intensité, dépendent de la manière la plus directe des influences extérieures ; or, comme le hasard amène le plus souvent ces influences autour des hystériques, il s'ensuit que la forme, l'intensité et la marche des troubles qui constituent cette maladie, dépendent moins souvent de l'état organique lui-même que des combinaisons infinies dans lesquelles entrent ces circonstances extérieures. Il faut considérer l'état hystérique comme un état d'excitabilité exagérée du système nerveux, qui, bien qu'étant toujours en puissance d'action, ne donne lieu à des troubles notables que quand des dérangements particuliers dans les grandes fonctions de la nutrition, ou des causes extérieures, viennent porter la perturbation et l'excitation dans ce système nerveux déjà surexcité.

Cependant, au milieu des variétés infinies que ces circonstances peuvent imprimer à la marche de l'hystérie, on peut encore y distinguer deux manières d'être bien distinctes et bien tranchées. La première constitue l'hystérie aiguë, et la seconde l'hystérie chronique.

1° L'hystérie aiguë naît ordinairement à la suite de l'action soudaine et instantanée d'une cause puissante, telle que les émotions violentes, la frayeur, des mauvais traitements, la vue inopinée d'une attaque d'hystérie, l'arrêt brusque des menstrues, etc., etc. Alors, et sans autres prodromes que de l'agitation, du tremblement des membres, de l'oppression à la région épigastrique, ou des vertiges, on voit, soit à l'instant même, soit au bout de quelques heures, apparaître une attaque de spasmes ou de convulsions hystériques, laquelle se répète par la suite plus ou moins fréquemment. A la suite de ces attaques, on voit se développer, d'une manière plus ou moins rapide, les divers accidents qui composent la maladie, et au milieu desquels prédominent les grands troubles nerveux, tels que le délire, les spasmes, les anesthésies profondes et étendues, les paralysies et la fièvre. Dans quelques cas, il n'y a pas d'attaques, mais seulement des accidents ordinaires à marche aiguë. J'ai observé l'hystérie aiguë sur 127 malades.

On trouve, dans le *Journal de physiologie de Virchow*, Berlin, 9ᵉ vol., 1856, p. 98, un mémoire de Meyer (de Berlin) sur l'hystérie aiguë. Ce travail, dans lequel on ne trouve absolument rien qui ait rapport à l'hystérie, prouve jusqu'à l'évidence combien est grand l'inconvénient de comprendre sous une même dénomination des choses différentes. Conformément à l'opinion du professeur Romberg, Meyer suppose que l'hystérie n'est que le résultat d'une irritation, qui de l'utérus surtout, ou de quelque autre organe, va se réfléchir sur la moelle épinière et aller de là au cerveau. Or, l'élasticité de cette théorie est tellement grande, que Meyer rapporte quatre cas de malades, prises, l'une d'affection tétanique, et les trois autres de méningite aiguë survenue chez des filles hallucinées ou aliénées, comme étant des cas d'hystérie aiguë, par la raison qu'on a trouvé à l'autopsie chez ces quatre malades, en même temps que des méningites suppurées, des rougeurs de l'utérus ou du péritoine pelvien, et que des phlegmasies utérines peuvent provoquer des phlegmasies de l'encéphale; or, de ces quatre malades, il n'y en a qu'une chez laquelle on trouve des signes d'hystérie, apparus longtemps après l'aliénation et très longtemps avant la mort. Chez les trois autres, il n'y a pas la moindre trace de cette névrose, ce sont tout simplement des convulsions éclamptiques avec la fièvre et le délire de la méningite.

Il n'en est pas de même de la fièvre hystérique dont je vais m'occuper.

Fièvre hystérique. — Cet état pyrétique, reconnu par des auteurs, parmi lesquels on peut citer Baillou, Rivière, Morgagni, Tissot, Hoffmann, etc., était admis par tous les praticiens, lorsqu'à l'avénement de la doctrine physiologique de Broussais, son existence fut mise en question; on pensa dès lors que l'utérus et les ovaires, pris de phlogose, pouvaient amener une réaction de laquelle résultait l'état fébrile dit *fièvre hystérique*, lequel perdait de cette manière sa qualité d'être à part.

Mais dès que l'observation des faits a remplacé les idées spéculatives, il a été facile de constater qu'il existait chez les hystériques un état fébrile qui ne résultait pas, non-seulement de l'existence de phlegmasies utérines, mais même de celle d'une altération matérielle des organes, appréciable à nos sens. Sandras avait reconnu cette vérité, et il avait admis dans son ouvrage l'existence d'une fièvre nerveuse particulière.

Il est, comme on l'a vu, des hystériques dont le pouls est pendant des mois entiers constamment au-dessus de 100 pulsations, et chez elles, toutes les recherches qu'on a pu faire ont abouti à faire penser que cet état dépendait d'un certain degré d'excitation du cœur. Cette fréquence de pouls ne s'accompagne d'aucun autre phénomène fébrile, ni d'aucun trouble dans les fonctions, autres que ceux qui sont propres aux hystériques apyrétiques.

On voit assez souvent un autre ordre d'hystériques, chez lesquelles, sans aucun phénomène hystérique différent de celui des hystériques ordinaires, il y a non-seulement de la fréquence du pouls, mais encore de la chaleur de la peau, ce qui rapproche davantage cet état de la fièvre.

Enfin, il est une troisième classe d'hystériques chez lesquelles on ne trouve pas plus de raisons que chez les malades précédentes, pour admettre un trouble matériel dans les organes, et qui, outre la fréquence du pouls et la chaleur de la peau, ont les phénomènes qui complètent l'état fébrile, de la céphalalgie, de la soif, de l'anorexie et du brisement dans les membres.

Cet état fébrile peut être porté à un haut degré, et ce qui le caractérise et le distingue d'une simple fièvre inflammatoire produit de réaction et de l'état pyrétique typhoïde, c'est sa durée de trois à six mois, qui ne peut être le résultat d'aucun des états pyrétiques ordinaires.

J'ai vu une jeune fille prise d'hystérie aiguë fébrile, dont la maladie avait duré près de six mois, en conservant la forme aiguë ; outre les phénomènes ordinaires à l'état hystérique, elle était affectée d'une céphalalgie continuelle et de vertiges, sans néanmoins présenter les signes de la méningite ; la langue était grise, il y avait de la soif et du dégoût pour les aliments, et cependant rien chez elle ne constatait l'existence d'une gastrite. Le cœur battait rapidement, il y avait au pouls 120 à 130 pulsations par minute, et cependant l'auscultation ne révélait pas le moindre bruit anormal excepté le susurrus anémique, ni la moindre impulsion, et la peau était souvent chaude ou même brûlante. Les menstrues ne coulaient pas, il y avait des hyperesthésies des muscles de l'abdomen, mais rien qui indiquât une phlogose des organes génitaux. Le thorax était à l'état normal ; la fièvre, qui dura plus de six mois, ne pouvait être attribuée à aucune des pyrexies connues. Elle céda graduellement, en même temps que cédèrent les autres accidents hystériques et surtout les attaques de somnambulisme et de convulsions desquelles elle fut longtemps prise.

Un pareil état fébrile n'est certainement pas commun ; je l'ai vu peu fréquemment, mais dans les observations que j'ai prises, il s'est trouvé une vingtaine de femmes au moins qui, à une certaine période de leur maladie hystérique, avaient été prises d'une maladie fébrile grave, qu'on avait regardée tantôt comme une maladie cérébrale, tantôt comme une fièvre typhoïde, dont la durée avait été de trois à quatre mois et quelquefois plus, et qui avait présenté pour phénomène saillant, beaucoup de céphalalgie, fréquemment un délire extrême et fort prolongé, de temps en temps des convulsions hystériques, une série variée et souvent répétée de spasmes de toute espèce ; et après cette maladie, il était resté un état de faiblesse extrême ; des anesthésies et des hyperesthésies ou des paralysies des membres inférieurs, qui avaient duré plusieurs mois. Pendant tout le temps de la maladie, les malades avaient été en proie à une fièvre continue très vive et les fonctions digestives avaient été suspendues pendant tout le temps.

Cet état ne pouvait se rapporter ni à une phlegmasie des parties de l'encéphale, ni à une fièvre typhoïde, ni à une phlegmasie d'aucun des organes splanchniques. Enfin, chez ces vingt malades, aucune n'avait péri, quoique les accidents cérébraux et les phénomènes fébriles eussent été infailliblement suivis de la mort, si les malades eussent été prises de méningite, d'encéphalite, ou de fièvre typhoïde ordinaires.

Il ne répugne nullement aux saines idées de physiologie d'admettre que des phénomènes qu'on voit fréquemment être temporaires, puissent durer quelques semaines et même quelques mois. Quand ils ont lieu temporairement, on ne fait aucune difficulté d'admettre qu'ils peuvent résulter d'une simple excitation portée sur le système nerveux. Or, une durée un peu plus prolongée ne change pas la nature de la maladie ; par conséquent, il faut reconnaître que dans les cas où l'état fébrile s'est prolongé, la maladie peut n'être également que le résultat de la simple excitation du système nerveux.

2° L'hystérie se développe, au contraire, d'une manière graduelle et plus ou moins lente, dans les cas où la cause efficiente s'est produite lentement et avec une puissance modérée. C'est celle qu'on voit arriver chez les jeunes filles dont la santé est dérangée par les troubles de la menstruation et par la chlorose, et chez les femmes qui sont en proie à la misère, à l'ennui, au chagrin, aux passions tristes, etc.

Chez ces sujets, les accidents principaux se développent d'une manière graduelle et dans un ordre tellement régulier, que cela constitue une sorte de caractère de l'hystérie. Le teint pâlit, l'amaigrissement survient, l'appétit se perd, il se produit de la céphalalgie, puis, quelque temps après, ont lieu de l'épigastralgie et des troubles dans les fonctions de l'estomac, des douleurs dans les gouttières vertébrales, puis dans le côté gauche du tronc et des parois abdominales. En même temps, la susceptibilité morale augmente, les malades deviennent irascibles, tristes, elles éprouvent facilement de la strangulation et des étouffements, la nutrition se trouble de plus en plus, des spasmes de diverses espèces se produisent, et enfin, sous l'influence de la cause la plus légère, apparaissent les attaques convulsives et les divers accidents que celles-ci entraînent après elles. Les phénomènes hystériques avaient suivi cette marche graduelle sur 295 de mes hystériques.

L'enchaînement successif des divers phénomènes qui composent la maladie se fait de diverses manières, qu'on pourrait supposer variées à l'infini, mais qui, cependant, peuvent être rangées dans six catégories bien distinctes.

1° Quand le début de la maladie s'est fait d'une manière prompte, les troubles morbides acquièrent de suite de l'intensité ; ils se succèdent rapidement les uns aux autres, à peu près comme dans les maladies aiguës, et le plus souvent ils sont accompagnés de cette fièvre vive dont je viens de parler. J'ai vu l'hystérie se comporter de cette manière chez 20 malades. Dans quelques cas, l'acuité des accidents ne s'est montrée qu'après un temps plus ou moins long, après plusieurs années par exemple, durant le cours de la maladie ; il était survenu soit un arrêt brusque des menstrues, soit des affections morales vives.

Je puis donner pour spécimen de cette forme le fait suivant :

Une jeune fille de onze ans voit se précipiter sur elle un chien qu'elle croit être enragé ; aussitôt elle éprouve du tremblement des membres, de l'oppression, de l'épigastralgie, de la gastralgie, etc., accidents qui durent l'espace de trois mois; au bout de ce temps, il survient une céphalalgie continuelle et très violente, des douleurs à l'épigastre, dans le dos et dans le côté gauche, de l'oppression, des palpitations, une strangulation continuelle, des vomissements violents de tous les ingesta, puis arrivent des attaques de léthargie qui durent vingt-quatre heures, laissant après elles une extrême débilité et un affaiblissement des membres portés au point de forcer cette jeune fille à garder le lit. Ces accidents persistent pendant trois années avec la même intensité. Un traitement tonique et beaucoup d'expectation finissent par en triompher.

Cet état aigu dure ordinairement d'un à plusieurs mois, après quoi il cède graduellement; cependant il peut, chez des sujets de constitution irritable ou placés sous l'influence de causes capables d'entretenir l'état nerveux, durer une ou plusieurs années.

2° Sous l'influence de causes morales, et surtout sous celle des passions tristes, telles que celles qui résultent de la perte d'un proche parent, d'une séparation violente d'avec des personnes chéries, de chagrins de ménage, agissant assez soudainement chez des sujets irritables, les troubles hystériques peuvent s'accompagner, non-seulement de fièvre, mais encore de perturbation dans les fonctions intellectuelles. Les malades offrent l'ensemble des phénomènes qu'on est dans l'usage d'attribuer aux affections aiguës de l'encéphale; toutes, en effet, qualifient la maladie qu'elles ont eue, soit d'inflammation, soit de fièvre cérébrale. Ces phénomènes ont été une fièvre vive, une violente céphalalgie, des vomissements, du délire, quelquefois du coma, ordinairement des attaques de convulsions, soit éclamptiques, soit hystériques, et des paralysies : ces accidents, le délire entre autres, avaient duré d'un mois à six semaines; une malade a prétendu avoir eu le délire pendant une année. A la suite de cet état pathologique, il était resté une débilité telle, que la convalescence s'était toujours prolongée plusieurs mois, et qu'il était résulté de tout cela une maladie d'une durée moyenne de cinq à six mois, et d'une durée minimum de trois mois. Sur les 400 et quelques malades que j'ai étudiées, il s'en est trouvé 36 chez lesquelles l'hystérie avait suivi cette marche. Chez 25 d'entre elles, ces accidents s'étaient produits dans les premiers temps de la maladie; chez 11 seulement ils n'étaient arrivés que plus tard pendant le cours de l'hystérie, sous l'influence de causes capables de provoquer une exaspération des accidents de cette maladie.

3° Dans un grand nombre de cas, c'est-à-dire chez 136 des
400 hystériques, les phénomènes ordinaires de l'hystérie étaient
restés stationnaires pendant un temps qui a été quelquefois fort long.
L'affection chez elles avait été légère, les malades devenues très impressionnables, étaient sujettes à la céphalalgie, aux douleurs de
l'épigastre du dos du côté gauche du thorax, ou de la paroi
antérieure de l'abdomen ; elles avaient de la gastralgie, et fréquemment elles éprouvaient de l'oppression. Les affections morales
les troublaient beaucoup, et si légères qu'elles fussent, elles
occasionnaient toujours chez elles un trouble qui souvent durait
plus de vingt-quatre heures, et qui d'autres fois suscitait le retour des accidents aigus. Des hystéries de cette sorte ont pu durer
toute la vie, ou tout au moins se prolonger jusqu'à un âge très
avancé.

4° Chez le plus grand nombre de mes hystériques (205 malades),
les phénomènes morbides avaient été graduellement en croissant, et
au bout d'un temps variable, les malades avaient été prises, soit de
spasmes, soit d'attaques de convulsions, soit de léthargie hystérique. Sur mes 400 et quelques malades, il s'en est trouvé, comme
on l'a vu, 189 qui n'avaient eu de ces attaques de nerfs, que secondai-
rement après d'autres accidents nerveux. Or, parmi ces 189 malades,
il n'y en a eu que 48 chez qui les attaques se soient produites par
le fait seul de l'accroissement de la maladie ; chez les 141 autres,
les attaques avaient toujours été provoquées par une cause indépendante et de la malade et de sa maladie. On voit par là combien
l'accroissement des accidents de l'hystérie est sous l'influence des
causes accidentelles.

5° Dans quelques cas peu nombreux, car je n'en ai vu que 24, les
accidents hystériques se sont bornés à des attaques de convulsions
qui se reproduisaient ordinairement sous l'influence de causes accidentelles et à des intervalles variables, mais ordinairement assez
éloignés les uns des autres, et dans l'intervalle de ces attaques de
nerfs, les malades n'éprouvaient aucun symptôme d'hystérie, leur
santé paraissait bonne, elles ne se plaignaient de rien ; cependant, en les examinant avec attention, on trouvait toujours quelques traces d'anesthésie ou d'hyperesthésie, et surtout une grande
disposition à avoir les fonctions troublées. Cette manière d'être s'est
remarquée surtout chez les enfants qui ne sont pas exposés à autant
de causes morales de trouble, qu'on l'est dans un âge un peu plus
avancé ; ces enfants n'avaient eu leurs attaques que de loin en loin,

et dans quelques cas tous les deux ou trois ans. Il en est même qui n'avaient eu que quelques attaques dans leur enfance et qui n'en avaient pas eu depuis.

6° Enfin, il est une dernière classe de malades, chez lesquelles la maladie offrit des intermissions plus ou moins complètes et plus ou moins longues. Ces intermissions étaient venues, tantôt de ce qu'il était survenu quelque circonstance favorable sous l'influence de laquelle les accidents hystériques avaient diminué, tantôt, au contraire, parce qu'il en était survenu de défavorables qui les avaient réveillés. Le plus ordinairement la suspension des accidents n'avait été que d'une à quelques années, mais dans certains cas, il s'était écoulé un laps de dix, quinze et même vingt années, avant que ces accidents n'eussent reparu. Pendant tout cet intervalle, la santé avait été complète et la menstruation s'était faite régulièrement. Cela veut dire que, bien que ne se montrant point par des signes très apparents, la disposition hystérique subsiste toujours, prête à faire irruption quand des circonstances favorables se présentent. Ces intermissions n'ont pas été très fréquentes ; je ne les ai observées que sur 78 de mes malades, c'est-à-dire sur un peu plus du sixième.

Les circonstances sous l'influence desquelles ces alternatives de bien et de mal-être se sont produites, ne sont pas très nombreuses ; elles se rapportent à un nombre assez restreint de conditions qu'il est important de connaître.

Je commencerai par m'occuper de celles qui diminuent les accidents.

1° L'une des plus puissantes est l'établissement ou le rétablissement régulier des menstrues. J'ai constaté que parmi les hystériques soumises à mon observation , il s'en était trouvé 31 chez lesquelles les troubles hystériques, et notamment les attaques convulsives, avaient été, soit complétement arrêtées, soit très notablement diminuées, aussitôt qu'avait eu lieu l'établissement régulier du flux menstruel. Dans un certain nombre de cas, l'amélioration pouvait être attribuée aux conditions favorables dans lesquelles les malades s'étaient trouvées à ce moment, et dont l'arrivée régulière des menstrues pouvait n'être qu'une conséquence ; mais dans un nombre de cas au moins égal, l'amélioration était due bien directement à l'établissement régulier du flux menstruel, car les conditions hygiéniques et morales dans lesquelles se trouvaien les malades n'avaient pas changé ; le flux cataménial était arrivé, tantôt à la suite de médications locales propres à provoquer son apparition, tantôt parce que les jeunes malades étaient arrivées à la période d'âge à laquelle ce flux apparaît naturellement. Il est bien probable que l'arrivée de la menstruation a produit du soulagement chez certaines jeunes filles, en faisant cesser les troubles que le retard dans cette fonction avait produits; mais il est également certain que chez les autres, l'amélioration a résulté de l'établissement d'une fonction nouvelle et très importante.

2° Le mariage a toujours été considéré comme un moyen puissant de diminution de l'état hystérique, et l'on verra plus loin, lorsqu'il sera question de la prophylaxie de cette maladie, jusqu'à quel degré ce moyen a de l'action. Cependant, il est loin de répondre à tout ce que les auteurs ont écrit à ce sujet. Chez 19 de mes malades seulement, il s'est produit, aussitôt le mariage, soit une disparition complète, soit une diminution très notable des accidents hystériques. Chez ces malades, il y avait eu lieu de rapporter l'amélioration, moins à la satisfaction des besoins génitaux qu'à l'établissement régulier du flux menstruel qu'avaient provoqué les rapports conjugaux, et qu'au changement favorable qui s'était opéré dans la position de ces femmes après leur mariage.

3° L'amélioration dans la position sociale des femmes hystériques, de laquelle les écrivains se sont peu occupés, est l'une des causes les plus puissantes de diminution des accidents; mais comme ce changement ne se produit pas fréquemment, il en résulte que le bien qu'il opère n'est pas très fréquent. Ainsi je n'ai pu le constater que chez 9 de mes hystériques : chez elles, les accidents avaient très rapidement cessé aussitôt qu'elles avaient changé de position. J'ai vu des jeunes filles maltraitées dans leur famille, dont les accidents hystériques s'étaient complétement dissipés aussitôt après leur éloignement de la maison paternelle, quoiqu'elles fussent placées dans des conditions hygiéniques beaucoup moins bonnes qu'auparavant. Il est très commun de rencontrer des femmes que les défauts ou la mauvaise conduite du mari rendent très malheureuses, et chez lesquelles l'hystérie naît et se maintient à un haut degré pendant plusieurs années. Le mari meurt ou s'éloigne du ménage qui reste en proie aux besoins, et, néanmoins à partir de ce moment, les accidents hystériques diminuent, la santé revient, jusqu'à ce qu'un nouveau mariage ou le retour du mari dans sa maison, venant troubler la paix domestique, ramènent les phénomènes hystériques dans toute leur intensité.

4° La grossesse, que la théorie des besoins utérins non satisfaits regarde comme l'une des causes les plus propres à prévenir ou au moins à modérer les troubles hystériques, est très loin d'avoir l'influence que Hoffmann lui a supposée. Cet auteur, en effet, avait dit : *Hystericæ tempore graviditatis quò impetum principii vitalis uterus attrahit, a spasmis et affectibus nervosis liberæ sunt.* Sur un ensemble de 102 femmes hystériques enceintes, il s'en est trouvé 55, chez lesquelles la grossesse s'était assez bien passée, mais chez 17 d'entre elles, il n'y avait pas encore eu d'hystérie d'une manière appréciable avant la gestation. Parmi les 38 autres, 25 avaient eu une grossesse peu tourmentée, et chez 13 seulement, la grossesse avait fait cesser les accidents de l'hystérie. Parmi ces 13 femmes, il y en avait 3 chez lesquelles une amélioration dans la position du ménage avait eu lieu en même temps que la gestation, et avait dû concourir à la diminution des accidents hystériques ; de telle façon qu'un dixième au plus des femmes enceintes éprouve une amélioration évidente dans la santé par le fait de la grossesse.

5° Quelques états morbides peuvent encore apporter un changement favorable dans les phénomènes de l'hystérie. J'ai vu deux fois la phthisie pulmonaire faire graduellement cesser, puis faire disparaître tous les phénomènes de l'hystérie. Chez une femme atteinte du choléra algide, et chez une autre qui était atteinte de *phlegmatia alba dolens*, il y eut pendant longtemps une suspension des attaques.

6° Les émotions morales violentes ont, dans quelques cas, amené la suspension des accidents hystériques.

Le fait suivant montrera l'effet de ces influences morales dans tout son jour. Il est intéressant en ce qu'il fait voir ce que l'on pourrait tenter, dans certains cas, comme moyen thérapeutique.

Je rapporterai cette observation avec quelques détails, parce qu'elle offre un tableau complet des diverses hyperesthésies musculaires qui peuvent tourmenter les hystériques, parce qu'elle présente un exemple frappant des mutations soudaines et en quelque sorte fantasques, que subissent les phénomènes hystériques ; parce qu'il m'a semblé nécessaire de mettre le lecteur à même de constater la marche toujours croissante d'une maladie, qui, néanmoins, s'est dissipée en quelques instants, et, enfin, parce qu'elle devra servir d'un étalon auquel je rapporterai les faits qui le suivront.

52° Observation. — Désirée Cl..., âgée de vingt ans, a toujours été chétive. Elle est née d'une mère qui avait eu des attaques hystériques, elle avait été d'une assez bonne santé jusqu'à l'âge de dix ans ; à cette époque, la menstruation s'est établie, et les menstrues paraissent avoir été régulières pendant deux ans et demi, mais l'écoulement du sang ne durait que deux jours, s'accompagnait toujours d'une tuméfaction notable du ventre et de douleurs assez vives. Depuis ce temps, la santé était devenue mauvaise, et il y avait constamment eu de la céphalalgie. Vers l'âge de treize ans, les menstrues se dérangèrent ; ce dérangement s'est maintenu jusqu'à présent. Bientôt se développèrent les phénomènes de la chlorose ; en même temps la céphalalgie augmentait, et il paraissait de la douleur à l'epigastre et de la constriction à la gorge. A seize ans, vinrent sans causes appréciables ; des attaques de convulsions hystériques. Vers l'âge de dix-huit ans, apparut de la tympanite avec constipation et rétention d'urines, à la suite d'une émotion causée par la vue d'une personne en attaque d'épilepsie, puis survinrent de la douleur à la région sus-pubienne, de la leucorrhée avec ardeurs d'urine, cuisson et élancements dans la vulve.

Entrée à la Charité vers la fin d'octobre 1848.

Jeune fille de taille moyenne, brune, à teint pâle, et pas trop amaigrie. Elle se plaint d'une céphalalgie pulsative siégeant au front et aux tempes. Elle a de temps en temps des vertiges, des bourdonnements d'oreilles, et du trouble dans la vue, ainsi qu'une constriction très fréquente à la gorge ; elle éprouve des douleurs à la région épigastrique dans la partie supérieure des deux muscles droits, et le long de la gouttière vertébrale gauche dans la hauteur des six dernières vertèbres dorsales en allant en contournant l'angle inférieur du scapulum, puis le dessous du sein gauche, se continuer avec la douleur de l'épigastre ; ces douleurs sont continuelles et sont notablement augmentées par la pression et par les mouvements. La peau qui recouvre les côtés du thorax et les lombes, est devenue tellement sensible, que le plus léger pincement y cause de vives douleurs. En même temps, anorexie, dyspepsie et souvent vomissement des aliments, abdomen médiocrement distendu ; tantôt rétention d'urines, tantôt dysurie ; palpitations et essoufflement lors de la marche, susurrus dans les carotides, peau fraîche, pouls normal ; aménorrhée depuis deux mois.

Cette fille présentait donc l'ensemble des phénomènes les plus caractéristiques de l'hystérie, et elle les présentait à un degré assez prononcé. Elle fut mise à l'usage de la tisane de centaurée, du sous-carbonate de fer, des bains et des opiacés.

Les divers accidents hystériques avaient persisté pendant le mois de novembre et pendant les quinze premiers jours de décembre, et pendant ce laps de temps, il apparaissait de temps en temps du sang à la vulve soit aux époques menstruelles, soit dans leurs intervalles ; après cette apparition, il y avait constamment une augmentation des accidents, parmi lesquels dominaient les coliques, les hyperesthésies des muscles de l'abdomen et de ceux de la région pubienne, les cuissons à la vulve et les ardeurs d'urines.

Parmi les moyens employés, l'application des sangsues à la vulve parut être celui qui amena le plus de soulagement. La malade fut mise à l'usage des émollients, des lavements opiacés et des bains.

Enfin, vers le milieu de décembre, on fit, au moment des menstrues, une forte application de sangsues à la vulve ; cette application donna beaucoup de sang, et bien que les menstrues n'aient pas coulé, il s'ensuivit néanmoins une amélioration très notable et très prompte ; tous les phénomènes de congestion vers l'utérus, toutes les douleurs du ventre disparurent ; tous les points douloureux du thorax et du dos se dissipèrent ; le ventre se détendit, les urines revinrent, et il ne restait plus que de la rachialgie, de l'épigastralgie, un peu de céphalalgie, et pas de fièvre, de telle sorte que la malade put sortir en très bon état dans les premiers jours de janviers 1849.

Rentrée chez ses maîtres, elle fut obligée de se fatiguer, et son bien-être commença à diminuer. Vers le milieu de mars, après quelques refroidissements, elle fut prise d'une amygdalite qui fut suivie d'une maladie fébrile avec toux et point de côté, que le médecin déclara être une pneumonie, pour laquelle deux saignées furent pratiquées, et des sangsues furent appliquées sur le point douloureux ; à partir de ce moment, la santé se dérangea, les menstrues s'arrêtèrent, et tous les symptômes de l'hystérie reparurent graduellement.

Alors elle rentra à la Charité, le 9 juillet, avec des accidents semblables à ceux qu'elle avait éprouvés lors de son premier séjour ; seulement elle était plus maigre qu'auparavant, avait un peu de fièvre et beaucoup d'anorexie ; les menstrues manquaient depuis trois mois, quoiqu'il parût de loin en loin un peu de sang à la vulve.

Elle avait été tellement soulagée par les applications de sangsues, qu'on en fit de nouvelles ; on répéta le traitement ordinaire et l'on insista sur les pédiluves sinapisés.

Il ne s'en était pas suivi une grande amélioration, car les phénomènes de congestion vers l'utérus continuèrent toujours et bientôt apparurent des vomissements et une grande sensibilité du ventre. Ces accidents persistèrent sans variation bien notable pendant tout le mois d'août, durant lequel le traitement adoucissant, les bains et les opiacés, n'avaient amené aucun soulagement. L'état chlorotique et l'affaiblissement de la malade éloignèrent la pensée de nouvelles applications de sangsues.

Au commencement du mois de septembre, non-seulement il n'y avait pas d'amélioration, mais les accidents avaient augmenté ; il s'était fait un grand amaigrissement et une grande décoloration de la peau : la céphalalgie était toujours continuelle et très forte, et il y avait de fréquents épistaxis ; l'épigastralgie, la pleuralgie et la rachialgie, devenues intenses, s'accroissaient encore de temps en temps, et lors de leur exaspération, il se produisait des palpitations qui duraient de quinze à vingt minutes ; l'abdomen était légèrement distendu et très sensible à la moindre pression, la peau de cette partie était si sensible que le moindre pincement faisait jeter les hauts cris. Il y avait une très vive douleur aux lombes, aux fesses et à la région sus-pubienne, cette dernière douleur augmentait encore quand la vessie paralysée était distendue par de l'urine : les besoins d'uriner étaient fréquents et douloureux, il fallait sonder trois fois par jour, car il y avait une rétention complète ; cependant les urines étaient restées normales ; en même temps, il y avait de l'anorexie et de la fièvre.

On continua à administrer des bains fréquents, des lavements laudanisés, puis des demi-lavements avec 50 centigr. à 1 gramme de camphre, et enfin, comme la rachialgie était très forte, on fit sur le lieu douloureux une application de ventouses, de manière à tirer trois palettes d'un sang assez consistant, laquelle diminua la céphalalgie.

Les choses étaient en cet état depuis sept à huit jours, lorsque le 14 septembre, sans cause appréciable, les douleurs de la partie inférieure de la paroi abdominale diminuèrent notablement, les urines coulèrent sans douleurs sous l'influence de la volonté; mais en même temps apparut une douleur extrêmement violente au niveau de la partie moyenne des fausses côtes gauches, quoique la percussion et l'auscultation ne révélassent rien dans la poitrine; il n'y avait pas de toux, mais la respiration était devenue extrêmement fréquente, et le pouls était monté à 136 pulsations par minute. On fit sur le lieu de la douleur une application de ventouses scarifiées de quatre palettes.

Le 17 septembre, la céphalalgie était devenue intense, il y avait beaucoup de battements dans la tête, la douleur du côté gauche était devenue intolérable et faisait jeter les hauts cris, quoiqu'elle n'occupât qu'une étendue large comme la paume de la main, le pouls était à 150 pulsations, et il y avait 60 inspirations par minute : l'agitation était extrême, cependant la peau restait fraîche. (Potion éthérée, trois demi-lavements avec chacun 10 gouttes de laudanum encore, ventouses scarifiées sur le côté gauche.)

Le 18, il n'y avait eu aucune amélioration, la violence de la douleur du côté avait persisté, le pouls et la respiration étaient encore plus fréquents que la veille, la malade n'avait cessé de gémir, de crier et de s'agiter pendant toute la journée et pendant toute la nuit. Nouvelle application de ventouses scarifiées; éther et opium à haute dose.

Le 19 septembre, la douleur n'avait pas diminué, les cris avaient été incessants pendant les dernières vingt-quatre heures; on s'assura de nouveau que les poumons et le cœur étaient à l'état normal, mais la malade était épuisée, sa figure décomposée, ses traits tirés et profondément amaigris, indiquaient un état de malaise extrême. Il y avait beaucoup de pâleur, l'angoisse était portée au dernier degré, le pouls était petit et filiforme, la respiration était presque aussi accélérée que le pouls, enfin il ne restait plus de forces à la malade que pour jeter des cris incessants qu'on entendait de tous les points de la salle; il n'y avait pas eu un instant de sommeil.

Bref, l'état de la malade avait paru extrêmement grave à moi et à quelques médecins, ainsi qu'à une vingtaine de personnes qui suivaient la visite. Nous pensâmes tous que, s'il ne se trouvait pas quelque moyen d'enlever cette effroyable douleur, la malade, ayant épuisé le peu de vitalité qui lui restait, succomberait prochainement.

A bout de ressources, et ne pouvant plus compter sur aucun des moyens ordinaires, je résolus de frapper un grand coup, et de provoquer une violente perturbation morale. La veille j'avais fait une découverte, en palpant le ventre avec plus de facilité que de coutume, car la malade très pudique, ne laissant jamais explorer librement cette partie, j'avais senti l'utérus déborder le pubis comme il le fait à trois mois de grossesse, j'avais vu les seins tuméfiés, surmontés à leur milieu d'une aréole brune et leur surface parsemée de veines.

Alors je palpai l'abdomen, et feignant de m'apercevoir pour la première fois, de ce que j'avais vu la veille, j'annonçai tout haut à cette fille qui était très prude, et qui probablement ne se croyait pas enceinte, car ses réponses aux questions faites à ce sujet pendant le cours de sa maladie avaient toujours été négatives ; je lui annonçai, dis-je, tout haut devant l'assistance, et d'un ton très sec et très ferme, qu'elle avait trompé sur son état, qu'elle était enceinte, et enceinte de trois à quatre mois. La pauvre fille toute confuse, n'osant lever les yeux, se cacha la tête dans son lit pour dévorer sa honte et ses larmes, je la laissai toute interdite et dans un état d'émotion extrême, à peine osait-elle respirer. Mais aussi les cris avaient cessé, et l'agitation avait disparu ; inquiet de ce qui pouvait arriver, je la fis surveiller sans qu'elle s'en aperçût, et à la fin de la visite, c'est-à-dire une demi-heure après, Désirée n'avait pas jeté un seul cri, et sa respiration ne paraissait plus que médiocrement accélérée. Dans la journée, on lui donna des boissons insignifiantes.

Le lendemain, 20 septembre, j'appris que la douleur avait rapidement diminué et que la journée de la veille s'était très bien passée. A la visite on trouva la malade tranquille, ayant dormi, ne se plaignant plus, mais très fatiguée. La figure était calme, à peine s'il y avait de la céphalalgie ; le côté gauche de la poitrine était à peine sensible à la pression, le pouls était à 108, et la respiration parfaitement calme, la peau était fraîche et l'appétit était revenu.

A partir de ce moment, il y avait eu une continuation très prononcée du mieux, et au bout de quelques jours à peine restait-il de la céphalalgie ; la strangulation avait disparu, l'appétit était très prononcé, il restait encore un peu de douleur à l'épigastre au côté gauche, dans le dos et à la région sus-pubienne ; les forces étaient revenues et la malade qui avait gardé le lit depuis deux mois et demi, commençait à marcher, les urines continuèrent à être rendues sous l'influence de la volonté ; la malade prenait de la limonade vineuse, du vin de Bordeaux, et elle mangeait deux portions d'aliments.

Au 1er novembre, l'embonpoint était à peu près revenu, tout était à l'état normal, si ce n'est un peu de rachialgie qui existait au niveau de la septième vertèbre dorsale. L'utérus était monté jusqu'au niveau de l'ombilic, et alors la malade sortit de l'hôpital.

On ne peut nier que ce fut par une influence morale que Désirée C... fut soulagée ; le fait est par trop évident pour avoir besoin d'une démonstration.

Lisfranc racontait un fait encore plus frappant. Une femme devint hystérique à un haut degré à la suite de la mort d'un de ses deux enfants. La maladie durait depuis quelques mois, lorsque l'autre enfant fit sous ses yeux même, une chute tellement grave, qu'elle la crut morte. Elle tomba en syncope, et à son réveil, elle trouva sa fille bien portante ; aussitôt elle-même fut radicalement guérie. (*Clinique chirurgicale*, t. II.)

53e Observation. — Dans l'année désastreuse de 1848, je donnais des soins à une jeune dame qui était prise depuis son mariage datant seulement de quelques mois, d'accidents hystériques fort intenses. Elle avait des attaques de convulsions auxquelles succédait pendant plusieurs jours un état d'hébétement et de demi-paralysie, qui avait fini par dégénérer en coma habituel. Elle était depuis plusieurs jours dans l'une de ces attaques, lorsque le mari, homme bizarre, s'imagina de faire une épreuve sur sa femme ; il entre brusquement dans la chambre où elle était couchée, en costume de garde national pour prendre ses armes, afin d'aller défendre le quartier qui venait d'être envahi, disait-il, par les socialistes, et où l'on se battait. A l'instant même, la malade s'éveilla, sauta de son lit pour courir à son mari ; à partir de ce moment, tous les accidents hystériques cessèrent brusquement, et ils ne reparurent que plusieurs mois après.

Il faut donc admettre que les émotions peuvent arrêter les accidents hystériques, au point de les faire disparaître complétement, soit pour un temps assez long, soit pour toujours.

7° Il est enfin un dernier ordre de causes qui, malgré son extrême puissance, n'a pas paru jusqu'à présent digne de fixer l'attention des observateurs : je veux parler de l'influence de l'imagination et de la volonté, sur la marche des phénomènes hystériques.

Il est question depuis longtemps des guérisons opérées par voie de miracle, toutes les personnes pieuses croient à ces guérisons miraculeuses. Le plus grand nombre des médecins, au contraire, n'y croit pas, et pense, ou que l'histoire de la guérison a été faite à plaisir, ou qu'il y a eu de la supercherie de la part des malades. La physiologie et l'étude des maladies nerveuses démontrent pourtant que ces modifications favorables sont possibles, en tant qu'elles ont trait à des affections nerveuses.

Ne pouvant faire mieux, j'extrais du travail de l'un de mes anciens élèves internes les plus distingués, M. le docteur Besançon, auquel on doit une thèse très remarquable sur l'hystérie, une partie des recherches qu'on va lire sur les guérisons miraculeuses (1).

Les accidents de l'hystérie peuvent cesser subitement, tout le monde est d'accord sur ce point. On voit quelquefois avec étonnement, dit Raulin (t. II, p. 52), qu'une affection de ce genre, après avoir réduit les malades à un état fâcheux, les abandonne tout à coup, sans qu'on puisse en assigner une cause suffisante.

54e Observation. — Une jeune fille de mes salles était atteinte de paraplégie hystérique ; à force de soins, on finit par la mettre en état de se

(1) *Considérations sur l'hystérie et en particulier sur son diagnostic,* mai 1849.

tenir sur ses pieds ; un jour, on lui apprend qu'une personne qui lui était chère était arrivée à Paris ; elle demande une permission de sortie qui lui est accordée d'autant plus facilement qu'on croit qu'elle n'en pourra pas profiter. Point du tout ; la sortie a lieu, et cette fille qui ne pouvait pas faire quatre pas dans les salles, a été à pied de la Charité au pont d'Austerlitz y trouver la personne qui l'attendait. Elle marcha de cette manière pendant huit jours, puis à l'occasion d'une mauvaise nouvelle, elle perdit l'usage de ses jambes pour le recouvrer ensuite. Après un certain nombre d'alternatives, elle finit par guérir complétement.

Il me suffit de rappeler ici l'histoire de D. Pelletier observation 50, cette jeune fille qui passa plusieurs fois, comme on l'a vu, de l'état d'hystérie grave à l'état de santé, et chez qui le changement se faisait très rapidement, sous l'influence de la simple volonté, ou sous celle des impressions agréables.

55ᵉ Observation. — Une jeune personne, placée dans la salle Sainte-Marthe, était hystérique dès son enfance ; elle désirait entrer comme religieuse dans une communauté de sœurs hospitalières ; comme sa maladie était un obstacle à ce qu'on l'y admît, elle fut refusée à plusieurs reprises ; elle en avait éprouvé une si vive contrariété, que bientôt la céphalalgie, la gastralgie et les hyperesthésies augmentèrent ; des vomissements survinrent, et les menstrues se supprimèrent. Ces accidents allant toujours en croissant, et ne paraissant pas près de céder au traitement ordinaire, je conseillai aux sœurs de donner de bonnes promesses à cette personne, pour obtenir l'amélioration de sa santé. Les promesses furent faites, et bientôt il y eut, non-seulement une amélioration, mais un rétablissement complet ; tous les accidents avaient disparu en très peu de temps.

J'ai eu l'occasion d'observer, avec M. le docteur Fauconneau-Dufresne, un fait semblable arrivé chez une jeune personne de la province.

Cette jeune demoiselle, très impressionnable, était, à la suite de préoccupations de fortune, tombée dans un état hystérique grave, duquel était résultée une paraplégie qui avait fini par inquiéter beaucoup et la famille et le médecin. M. le docteur Fauconneau, à qui on avait fait connaître l'état de la malade, et qui y devinait l'existence d'un état hystérique, voulut bien me demander un avis à ce sujet ; mon opinion fut conforme à la sienne, et nous rédigeâmes une consultation dans laquelle nous insistâmes sur le peu de gravité de la maladie et sur la certitude d'une guérison plus ou moins prochaine.

Voici la réponse que nous reçûmes, peu de temps après, du père de la malade qui lui-même avait autrefois étudié la médecine.

« Vous désirez savoir le résultat d'une maladie que vous regardez
» comme très intéressante, c'est bien le moins de vous satisfaire. Ma fille
» est guérie, mais radicalement guérie. Après avoir gardé le lit environ
» deux mois, notre médecin qui a été convaincu jusqu'à sa guérison, qu'elle
» était atteinte d'une paralysie progressive provenant d'un ramollissement
» du cerveau, ayant voulu faire suivre quelque temps encore le traitement

» qu'il avait ordonné, et voyant qu'il n'arrivait à rien, était prêt à faire
» l'application du vôtre, lorsque la malade qui s'est trouvée guérie en deux
» jours de temps, s'est mise à courir, à danser, et a même voulu faire une
» assez longue promenade par un froid assez rigoureux ; elle s'en est très
» bien trouvée. On ne croirait jamais qu'elle a été malade, d'autant mieux
» que, depuis cette guérison subite et comme par enchantement, elle se
» porte beaucoup mieux qu'avant sa maladie. »

Que s'était-il passé pour amener un semblable résultat ? Le voici :
on avait fait connaître à cette jeune fille l'avis favorable des médecins, en même temps que leur opinion sur la nature nerveuse
de la maladie. Contrariée de se voir le jouet d'une maladie qui,
dans son opinion, était une affaire d'imagination, elle avait pris
empire sur elle et avait voulu marcher, ce à quoi elle avait réussi
au bout de quelques jours.

Voilà une série de faits incontestables qui prouvent quelle influence peuvent avoir dans les circonstances ordinaires, et dans le
domaine direct de la médecine, l'imagination et la puissance de la
volonté chez les hystériques.

Ceci admis, on devra reconnaître que le sentiment religieux est
l'un de ceux desquels on a le plus droit d'attendre de pareils effets,
surtout si l'on tient compte de la foi dans les moyens mis en usage.
L'espérance de guérir, et la confiance du malade, influent on ne
peut plus avantageusement dans le traitement des maladies, a
dit Saucerotte. On ne peut donc pas nier l'exactitude d'un bon
nombre de faits regardés comme des guérisons dites miraculeuses, attendu que ces faits sont les analogues de ceux qui
viennent d'être rapportés et de ceux qui ont été depuis longtemps
constatés. Bien des personnes, médecins et autres, ont coutume
de ne répondre aux histoires de ces cures, qu'en haussant dédai-
gneusement les épaules. Je crois devoir défendre la bonne foi
d'une multitude de personnes qui n'affirment que ce qu'elles ont
réellement vu, dont quelques-unes ne demanderaient pas mieux
que de connaître la vérité, et n'acceptent que malgré elles les
explications surnaturelles. Je vais donc présenter un certain nombre
de ces faits.

Je commencerai par rappeler celui qui est raconté par sir
Brodie, et dont il a déjà été fait mention. Cet auteur rapporte avoir
vu une malade atteinte d'arthralgie qui avait été forcée à garder le
lit depuis plusieurs années, à cause des douleurs que lui causait
une arthralgie de la hanche, être soudainement guérie par les

prières ferventes de son directeur spirituel, et avoir été débarrassée de ses douleurs à l'instant même, ou, « at his command to the » name of Our Saviour to get up and walk, » c'est-à-dire au moment où il lui ordonna au nom du Sauveur de se lever et de marcher. La même chose, dit sir Brodie, peut arriver à des malades soumis au mesmérisme et à l'homœopathie, etc. Il ne faut pas oublier que c'est un protestant qui parle d'un événement arrivé sous l'influence d'un ministre de sa religion. (*Treatise on the diseases of the joints.* Londres, 1850.)

Je prendrai ensuite l'un des récits les plus circonstanciés de ceux que Carré de Montgeron raconte, en l'accompagnant, comme il le faisait toujours, de tous les certificats, attestations et témoignages nécessaires, pour ne laisser aucun doute sur l'exactitude et sur la vérité des faits.

Miracle opéré sur mademoiselle Duchêne (1). « Voici, dit-il, une » maladie d'un genre bien singulier ; c'est une sorte d'agonie qui » a duré plusieurs années, c'est une complication de maux aussi » effrayants dans leur réunion qu'inconcevables dans leur durée. » Chez cette malade, tout est pris : dans la tête, ce sont des dou- » leurs excessives ; dans l'estomac, une rupture de vaisseaux qui » lui fait perdre continuellement son sang et l'empêche de prendre » aucune nourriture ; dans le côté, ce sont des tumeurs enflam- » mées ; c'est au dedans une langueur mortelle jusque dans le prin- ». cipe le plus intime de la vie ; au dehors, c'est un aspect cadavé- » reux qui semble l'avant-coureur de la mort ; enfin, c'est une » personne qui éprouve sans cesse les suffocations de l'hydropisie, » la pesanteur et l'engourdissement de la paralysie, et qui tombe » tous les mois dans les plus violentes attaques d'apoplexie, à la » suite desquelles elle reste souvent en léthargie pendant plusieurs » jours. C'est la personne atteinte de cette maladie, dont Dieu » guérit chaque jour un de ces symptômes formidables, qu'il guérit » tous en cinq jours, et à qui il rend le sixième jour une force in- » fatigable, une agilité surprenante, une santé à toute épreuve. »

En parcourant tous les détails de l'observation rapportée par Carré de Montgeron, et que leur longueur ne permet pas de ra- conter ici, on y voit que les hyperesthésies occupaient la tête, l'épigastre, le côté gauche de la poitrine et du dos, qu'il y avait eu des anesthésies de la vue et de l'ouïe, que la paralysie siégeait au

____

(1) Carré de Montgeron, *Démonstrations sur la vérité des miracles.* Paris, 1733, t. I, 4ᵉ démonstration.

côté gauche, que les attaques d'apoplexie étaient des attaques de léthargie pendant lesquelles la malade semblait morte, c'est-à-dire les symptômes les plus caractéristiques de l'hystérie.

Comment la guérison s'était-elle opérée? De la manière suivante : mademoiselle Duchêne se fit porter plusieurs jours de suite au tombeau du bienheureux de Pâris ; chaque jour, aussitôt qu'on l'avait couchée sur la pierre, elle était prise de convulsions qui étaient suivies de la disparition de quelques-uns des accidents hystériques qu'elle éprouvait, et au cinquième jour, la guérison était complète. Il n'y a pas beaucoup de réflexions à faire sur cette observation d'hystérie, car c'en est bien une, il n'y a pas un des accidents qui n'appartienne purement et simplement à l'hystérie, pas même la prétendue hydropisie, renvoyant ceux qui le contesteraient à l'opinion de sir Brodie sur la guérison des hydropisies de l'ovaire par l'iode.

Je citerai ensuite le fait suivant :

56ᵉ OBSERVATION. — Anne Couronneau eut, dit-on, une attaque d'apoplexie qui lui enleva l'usage de la parole. Les médecins de l'Hôtel-Dieu qui la traitèrent par les saignées, l'émétique, etc., la mirent au bout de huit jours en état de quitter l'Hôtel-Dieu. La malade, à peine sortie, éprouve dans le côté *gauche* un froid glacial et un engourdissement qui lui permettent à peine d'arriver à une maison voisine. Là, elle a des mouvements convulsifs violents qui lui ôtent de nouveau la parole ; les premiers accidents reparaissent avec beaucoup de force, et la malade est reconduite à l'Hôtel-Dieu ; malgré l'application des remèdes employés la première fois, elle sort au bout de trois semaines, sans aucune amélioration, c'est-à-dire avec une paralysie complète de la jambe gauche, et incomplète de tout le reste de la moitié gauche du corps et de la langue, l'intelligence restant parfaitement saine.

La fille Couronneau se rend à grande'peine au tombeau de Pâris, et, pendant deux séances, il n'y a pas grand effet ; mais à la troisième, pendant qu'elle est couchée sur la pierre, « au milieu des transports de son » ardente prière, elle sent un serrement et un mouvement dans le talon » de la jambe paralytique, qui est le signal aussi bien que l'impression sa- » lutaire de la main de Dieu sur elle. » Aussitôt cette femme se relève, et sa paralysie se trouve complétement guérie. La malade fut vue par Bailly et par Boudou, médecin de l'Hôtel-Dieu, qui l'avaient déclarée incurable, et qui, le lendemain de cette inspection, constatèrent la guérison. (Carré de Montgeron, *id.*, t. I, 3ᵉ démonstration).

La manière dont la maladie a débuté, les convulsions qui sont suivies d'hémiplégie à gauche, la conservation de l'intelligence, la guérison par suite d'une émotion morale vive, ne laissent aucun doute sur l'existence d'une affection hystérique chez cette femme. Ces faits sont des guérisons jansénistes.

Je vais maintenant pour prouver qu'il n'y a pas de spécialité, rapporter des faits de guérisons molinistes prises dans les livres de ces derniers temps, et surtout dans les *Annales de l'archiconfrérie*, imprimées par un homme dont le nom a toujours été un gage de vertu, d'honneur et de probité, celui de Desgenettes, le frère de l'ancien professeur de ce nom.

57e OBSERVATION. — Une dame de quarante-sept ans fut frappée, le 24 janvier 1835, d'une attaque de paralysie qui, lui laissant la tête libre, se fixa aussitôt sur le côté gauche, qui resta sans sensibilité et sans mouvement. On fit une forte saignée du bras, les jours suivants on mit en usage les purgations, les vésicatoires d'abord au col, puis sur la cuisse paralysée, le tout sans aucun succès. Après quinze jours d'attente, cette dame, qui était une religieuse du Calvaire, voyant qu'aucun remède n'opérait, entreprend une neuvaine. Le quatrième jour elle communie et se trouve mieux ; le neuvième jour, le 7 février, la guérison s'achève. La malade avait éprouvé ce jour-là une grande douleur au bras gauche, qui était sans sentiment et sans mouvement, puis un grand froid suivi d'une chaleur très forte ; elle leva alors les deux bras et se mit à marcher en disant : Je suis guérie ; en effet, elle l'était complétement (1).

C'est encore là un fait hystérique très simple, et dans lequel il ne s'est rien passé qu'on ne voie chez les hystériques dont j'ai parlé plus haut.

En voici un autre pris dans le même recueil.

58e OBSERVATION. — Louise-Jeanne-Caroline Peyer, âgée de trente-six ans, était depuis dix-huit ans en proie à de violentes attaques nerveuses, auxquelles s'étaient successivement jointes une obstruction dans le foie, une expansion de la rate, une *vive douleur dans le côté gauche* et une prosopalgie ; elle était alitée depuis cinq ans, et l'on regardait sa guérison comme impossible. Depuis le mois d'avril, elle avait cessé de prendre aucun remède ; ayant entendu parler de la médaille miraculeuse, elle souhaita d'en avoir une. Elle commença une neuvaine, le 14 juillet, et à peine lui eut-on suspendu la médaille au cou, qu'elle se sentit tout à coup délivrée d'une vive douleur dans le *sein gauche* dont elle était continuellement tourmentée depuis plusieurs années ; les autres douleurs, ainsi qu'une tuméfaction considérable du ventre, continuèrent jusqu'au dernier jour de la neuvaine, 22 juillet. Ce jour-là, après avoir été confessée, elle perdit connaissance. Revenue à elle, elle se trouva remplie d'une joie, qu'elle avoua elle-même ne pas pouvoir exprimer. Cependant, le ventre et la rate n'avaient rien perdu de leur grosseur, mais elle sentit que ses jambes, après tant d'années, étaient de nouveau capables de la porter. Le lendemain, vers onze heures du matin, elle quitta le lit, et elle, qui n'avait pu, depuis si long-

(1) *Notice sur la nouvelle médaille*, p. 31.

temps, se mettre sur son séant pour changer de lit, demeura gaie et sans éprouver de fatigue, jusqu'à la nuit, sur sa chaise, entourée de catholiques et de protestants, qui accouraient à l'envi pour la voir, et s'écriaient pleins d'admiration : Ceci est un miracle ! Le troisième jour, la tumeur du ventre et de la rate avait suffisamment disparu ; et depuis le 22 juillet, elle ne ressent plus aucun mal et sa santé se fortifie de jour en jour.

Encore de l'hystérie : des attaques convulsives, de l'hyperesthésie du côté gauche du tronc, une tympanite, sont des signes qui le prouvent suffisamment.

59ᵉ OBSERVATION. — Dans la commune de C... (Chablais) habite une pauvre femme, âgée de soixante ans, qui a dans son tempérament une disposition particulière à être frappée de paralysie. A l'âge de vingt-quatre ans, une attaque de cette nature lui fit perdre l'usage du *bras gauche*. Cette année, le 1ᵉʳ mars 1835, son *pied gauche* perdit l'assurance nécessaire pour marcher, par suite, sans doute, de la disposition de son tempérament aux attaques de paralysie. La bonne dame prit une médaille et la porta avec la plus vive confiance ; le samedi-saint, elle crut s'apercevoir que son pied reprenait de l'assurance ; le lendemain, jour de Pâques, sans avoir employé aucun remède, son pied reprit sa position naturelle (1).

L'hystérie est aussi évidente dans ce fait que dans les précédents. La disposition à la paralysie, le côté gauche où elle se produit, et enfin le déplacement du pied par fait d'affaiblissement musculaire, ne permettent pas d'en douter.

60ᵉ OBSERVATION. — Joséphine Deshayes, âgée de vingt ans ; cardialgie et douleur épigastrique, avec vomissement de tous les ingesta durant depuis plusieurs mois, guérie brusquement au moment où l'on récitait des prières.

61ᵉ OBSERVATION. — Marie de Charavines, atteinte depuis sept mois d'accès hystériques continuels, avec spasme convulsif des muscles de la partie postérieure du tronc ; cardialgie et vomissement des ingesta, avec affaiblissement graduel ; guérie subitement de la même manière.

62ᵉ OBSERVATION. — Pauline Demortier. Depuis deux ans gastralgie, constipation, insomnie, fièvre, inflammation aphtheuse de la bouche, intolérance complète de l'estomac pour les aliments, tympanite, rétention d'urines, hoquet convulsif, anasarque, débilité extrême ; guérison brusque produite de la même manière (2).

Je m'arrête à ce petit nombre de faits, les jugeant assez significatifs pour n'avoir pas besoin d'en rapporter d'autres.

Il me reste, pour terminer l'histoire des suspensions brusques des accidents de l'hystérie, une tâche assez délicate à remplir : celle

(1) *Loc. cit.*, p. 237.
(2) *Annales de l'archiconfrérie du très immaculé cœur de Marie*, par l'abbé Desgenettes, p. 157, 228, 389.

de déterminer si certaines de ces guérisons dans lesquelles on a fait intervenir les pratiques de la religion, ont été des faits de l'ordre surnaturel, des miracles, ou si, au contraire, elles sont analogues à celles que les médecins peuvent observer tous les jours dans le cercle de leurs attributions.

En premier lieu, je ferai remarquer que ces guérisons subites se sont produites dans tous les temps, et sous l'empire de toutes les croyances religieuses; elles étaient regardées comme très communes dans les temps du paganisme. C'est même l'un des plus beaux titres qu'Hippocrate ait eu à la reconnaissance de la postérité, que les efforts qu'il a faits pour retirer la pathologie des mains des prêtres de ces temps, et la faire passer dans celles des médecins. Avant lui, les maladies étaient regardées comme un effet du courroux des dieux, et les remèdes étaient des sacrifices, des expiations et des amulettes. Les malades étaient souvent traités dans des temples, et leur guérison y était constatée par des ex-voto. C'est au père de la médecine qu'on doit d'avoir cherché, dans ses ouvrages et surtout dans les traités *De aere, locis et aquis*, à rattacher aux choses naturelles les causes des maladies qu'avant lui on rapportait aux choses surnaturelles.

On a vu le fait de guérison miraculeuse de la malade de sir Brodie, opérée par un protestant. Je viens de montrer qu'il s'était autant opéré de guérisons miraculeuses sur les femmes jansénistes que sur celles qui étaient conduites par les molinistes. Aux yeux de la raison, il n'est pas admissible que les fausses religions aient été douées d'un pouvoir surnaturel égal, sinon supérieur, à celui de la vraie religion.

En second lieu, il est aisé de constater que les derniers faits que je viens de rapporter, qu'on a considérés comme des miracles et comme des faits surnaturels, sont exactement du même ordre que ceux dont j'ai tracé l'histoire en commençant, lesquels s'étaient produits sous l'influence des moyens naturels et ordinaires à la médecine. En effet, les deux classes de malades dont il vient d'être fait mention, se composent d'hystériques. Le fait le plus explicite de tous ces cas de guérison, celui de Carré de Montgeron, est la traduction exacte en langage vulgaire de l'observation de la maladie de Désirée Cladière. Il faut donc ranger ces faits dans une même catégorie, et les expliquer tous par cette grande loi physiologique de l'influence des affections morales sur le système nerveux, affections qui peuvent indifféremment être, la terreur, l'émotion pénible, la joie, la volonté forte, la confiance illimitée, la forte préoccupation de l'esprit, un espoir ferme, etc., etc. Il résultera de la méditation de ces faits, que, le médecin peut avec avantage faire habilement jouer ces divers mobiles chez les hystériques, et trouver en eux des agents puissants pour la thérapeutique.

Je n'ai pas l'intention de prétendre que tous les cas de guérisons qu'on a qualifiées de surnaturelles, aient été des cas d'hystérie; les faits dont j'ai pu prendre connaissance ne m'y autorisent pas, mais il est certain que ce sont au moins les plus nombreux. M. Besançon, qui a parcouru plusieurs recueils de ces récits de malades soudainement guéris par voie surnaturelle, en a trouvé beaucoup dans lesquels il a reconnu, d'une manière à n'en pas douter, l'existence d'une affection hystérique. Tous ceux que je viens de rapporter étaient de toute évidence des cas d'hystérie. J'ai été appelé un jour pour visiter une jeune demoiselle de province qui était atteinte de paraplégie hystérique. Avant de voir la jeune malade, sa mère me dit qu'elle avait déjà été guérie une fois après une neuvaine, et que la jeune malade, qui gardait le lit depuis plus d'un an, qu'on avait impitoyablement couverte de cautères au dos, et qu'on avait jusque-là portée à l'église dans un fauteuil, s'était levée le neuvième jour, à la fin de la cérémonie, et était revenue à pied chez elle. A ce récit, je ne doutai pas que la malade ne fût prise d'une paraplégie hystérique; mes présomptions étaient fondées, car je trouvai une jeune personne ayant au maximum tous les signes caractéristiques de l'hystérie, même les attaques de convulsions; sa paraplégie était une paraplégie hystérique non douteuse.

Comme beaucoup de ces guérisons subites ont été suivies d'une récidive et que l'hystérie elle-même n'était pas dissipée, je ne les considère que comme des suspensions des accidents hystériques, c'est pourquoi j'en ai traité en cet endroit.

Les circonstances sous l'influence desquelles, au contraire, se reproduisent les troubles hystériques, ont été les suivantes :

1° La plus puissante de toutes a été le mariage. En raison des ennuis et des chagrins qu'il avait causés, il avait fait renaître chez 12 hystériques les accidents qui s'étaient dissipés depuis un temps plus ou moins long; chez 2 femmes, il avait provoqué le retour des attaques de convulsions par suite des excitations du coït.

2° Une cause non moins puissante de la reproduction des accidents a été les chagrins et les émotions pénibles; chez 25 malades, l'hystérie s'était reproduite à la suite de préoccupations tristes, de fatigues, ou après la perte de mari ou de proches parents.

3° La grossesse doit être mise aussi au nombre des causes d'excitation des accidents. Chez 28 malades, elle s'était mal passée, avait été pénible, s'était accompagnée de vomissements, de douleurs d'estomac, d'entéralgie à un degré plus élevé que dans l'état de non-gestation, et chez 12, elle avait provoqué l'apparition des premières attaques convulsives. L'explication des effets si variables de la grossesse se trouve dans les circonstances au milieu desquelles celle-ci se développe; si la gestation se fait quand la position des hystériques est bonne, il y a beaucoup de chances pour que la grossesse se passe bien ; quand, au contraire, la gestation se fait au milieu des soucis, des chagrins et des mauvais traitements, il y a à peu près la certitude que la grossesse sera pénible, et que des accidents hystériques se développeront pendant son cours.

4° La suspension brusque des menstrues, qui produit généralement des troubles si prononcés, n'a été une cause de retour des accidents disparus depuis quelque temps que chez 6 malades.

Dans cette énumération, je n'ai pas compris les circonstances qui ne provoquent dans l'état hystérique habituel que des modifications, soit en plus, soit en moins, circonstances qui rentrent toutes dans les causes ordinaires de l'hystérie.

En général, parmi ces agents, ceux qui calment le système nerveux, comme le bien-être, les passions gaies, la satisfaction, la vie régulière, la menstruation normale, une alimentation suffisante, diminuent constamment les accidents. Au contraire, tout ce qui excite ce système, tout ce qui débilite l'ensemble de l'économie, et tout ce qui peut éveiller de la douleur, sont une cause d'aggravation des souffrances de l'hystérie; parmi ces causes, il faut ranger, en première ligne, les passions tristes, le chagrin, les préoccupations, les fatigues, la privation des aliments nécessaires et les troubles menstruels.

Tout irrégulière que soit souvent, la marche de l'hystérie et l'apparition des divers symptômes dont elle se compose, on trouve généralement dans la susceptibilité particulière des malades, ou dans la nature des agents qui ont troublé leur santé, la raison de la nature du trouble qui s'est produit. Ainsi, les femmes sujettes à la migraine, celles qui sont sous le poids d'ennuis prolongés, ont facilement de la céphalalgie; des émotions morales vives feront naître la folie, les préoccupations prolongées amènent la perte de la mémoire; les femmes très impressionnables, soumises à des émotions vives, sont aisément prises de palpitations ; celles qui toussent, ou qui s'enrhument facilement, ont de l'anhélation et des étouffements. Chez les peuplades du nord, l'usage des huiles âcres de poisson dont elles se nourissent, amène la gastralgie hystérique. M. Magnus attribue cette même gastralgie, si commune en Suède, à l'abus du thé, du café et des spiritueux, que les femmes de ce pays portent généralement à un degré excessif. L'irritabilité, ou les phlegmasies chroniques des organes génitaux, donnent naissance aux accidents hystériques qui siégent dans ces parties. Les mauvais traitements, la crainte continuelle, ou une nature craintive, sont la source ordinaire du tremblement des membres chez les hystériques, etc., etc.

La susceptibilité des hystériques est ordinairement portée à un degré si élevé, que l'influence la plus légère des agents extérieurs ou intérieurs, influence qui ne serait pas sentie par toute autre organisation, détermine chez elles ces déplacements d'accidents morbides qui, pour cette raison, sont particuliers à l'hystérie. Cette particularité est portée à un point tel, qu'elle devient en quelque sorte un caractère de la maladie. Il y a longtemps qu'on a dit que l'instabilité était le propre de l'hystérie, et l'on a eu parfaitement raison.

Qu'on se représente un encéphale, un prolongement rachidien, et toutes les expansions de leurs filets nerveux dans un état d'excitabilité porté à son summum, alors on comprendra facilement que rien ne leur est indifférent. Une variation d'un dixième de degré dans la température, le plus faible courant d'air, la présence d'une quantité d'électricité un peu plus grande que de coutume dans l'air, quelques atomes de corps odorants répandus dans l'atmosphère, la moindre cause de souci, une pensée triste fugitive, un rêve de la nuit, la contrariété la plus légère, cent pas de promenade de plus que de coutume, etc., tout cela peut amener une perturbation importante chez une hystérique.

Je ne puis donner d'exemple plus frappant de cette excessive susceptibilité que le récit du fait suivant :

Je traitais une dame hystérique et anémique. Il avait fallu mettre en usage les préparations ferrugineuses ; mais bientôt ces préparations avaient révolté l'estomac, et quelque peine que j'aie prise pour varier soit la combinaison, soit la forme de ce métal, il était toujours rejeté après avoir provoqué de la cardialgie. Je songeai alors à faire prendre ce médicament à l'insu de la dame, et je fis faire du pain ferrugineux dans lequel j'avais fait introduire une solution de quelques centigrammes de sulfate de fer. Il était impossible de distinguer au goût la présence du fer. Ce pain fut pris, et au premier repas, à la seconde bouchée, le fer avait été reconnu par l'estomac; le lendemain matin, la malade triomphante me montra dans sa cuvette la malheureuse bouchée de pain à peine ramollie, et qui ne s'était pas encore désagrégée ; sitôt qu'elle avait pénétré dans l'estomac, elle avait provoqué de la douleur ; néanmoins, le repas avait été continué, et, la bouchée de pain seule avait été vomie, le reste avait parfaitement passé.

Si l'on joint à cette disposition cet autre fait particulier aux hystériques, que les accidents les plus graves ne s'accompagnent point habituellement d'une altération matérielle dans le tissu des organes, on aura la raison suffisante des déplacements fréquents qu'éprouvent les accidents de l'hystérie.

Tous les symptômes de cette névrose, anesthésies, hyperesthésies, spasmes, convulsions, paralysies, etc., peuvent se transporter brusquement d'un lieu à un autre, et les exemples de cette translation ont été assez souvent rapportés dans le cours de cet ouvrage pour qu'il soit inutile d'y revenir ici. Ces translations sont soudaines, brusques, se faisant du jour au lendemain, allant de la partie supérieure du corps à l'inférieure, d'un côté du corps à l'autre, d'un viscère à un membre ; elles se font souvent sans que la cause en ait pu être appréciée, elles ont lieu dans des cas où les symptômes ont eu peu de durée, comme dans ceux où ils ont montré la ténacité la plus prolongée. Des accidents datant de plusieurs mois, d'une année même, disparaissent en vingt-quatre heures, et sont remplacés par des troubles qui s'étaient développés ailleurs. Leur nature même pourra être changée, une anesthésie remplacera une hyperesthésie, une convulsion se substituera à une paralysie et *vice versâ*.

Telle est la particularité propre à l'hystérie et caractéristique de cette maladie, car la mobilité arthritique ou la variabilité rhumatismale n'en approche pas.

Cette disposition à l'instabilité se remarque aussi dans les maladies intercurrentes qui viennent saisir les hystériques, et leur donner ce caractère de variabilité qui se manifeste chez elles dans toutes les occasions. L'excitabilité excessive du système nerveux fait que ces maladies intercurrentes s'accompagnent de phénomènes de réaction beaucoup plus nombreux et beaucoup plus considérables que chez les autres malades.

Il résulte souvent de cette double disposition une difficulté de diagnostic très grande, qui met le médecin dans cette position perplexe, ou de s'alarmer à tort, dans le cours d'une maladie intercurrente, de l'apparition d'accidents qui tiennent au génie hystérique, ou de se tenir dans une sécurité dangereuse, en face d'une affection grave, en se confiant trop sur le fonds hystérique des malades. Il lui faut, pour se gouverner dans ces circonstances, scruter très attentivement l'état des organes, et user de la plus grande circonspection.

On sait jusqu'à présent très peu de choses positives sur la durée de l'hystérie ; aussi ne trouve-t-on à ce sujet dans les auteurs spéciaux, que des assertions vagues, qui se résument dans cette donnée banale que la susceptibilité nerveuse diminue avec l'âge, et que l'époque à laquelle on observe le plus souvent la guérison de l'hystérie est celle de l'âge critique. D'après les auteurs, si la cause de l'hystérie a été peu importante, si elle n'a duré que quelques instants, ou si la maladie résulte de causes organiques qu'on peut détruire, l'hystérie peut n'avoir qu'une courte durée ; aussi a-t-on cru que certaines maladies très curables de l'utérus pouvaient être suivies de la cessation de l'hystérie après quelques semaines de traitement.

J'ai vu bien des hystériques ; parmi le grand nombre de celles que j'ai traitées, beaucoup m'ont quitté n'ayant plus d'accidents hystériques. Il ne passe pas dans mon service à l'hôpital de la Charité une femme âgée, sans que je ne me mette au courant des accidents hystériques qu'elle peut avoir eus dans sa vie, et, malgré tout cela, je serais fort embarrassé d'assigner un terme à la durée de l'hystérie ; je suis surtout loin d'avoir dans mes opinions sur cette maladie l'optimisme qu'ont beaucoup d'auteurs. Je regarde l'hystérie comme une maladie de toute l'organisation dont on peut calmer les accidents beaucoup plus facilement qu'on ne l'a cru jusqu'à présent, mais qu'on guérit très rarement, et dont la guérison est, comme celle de l'aliénation, toujours très précaire, et dépendante des circonstances dans lesquelles se trouvent placés les sujets. Dans la très grande majorité des faits de cessation de la maladie cités par les auteurs, on ne trouve que des cas de soulagement, mais aucune preuve qu'ils aient été des cas de guérison, attendu qu'aussitôt après la prétendue guérison, on a perdu de vue la malade. Pour déclarer guérie une hystérique, il faut l'avoir vue plusieurs années après sa guérison.

Voici du reste les chiffres que j'ai pu recueillir à ce sujet :

Sur 418 malades hystériques, la maladie avait eu, au moment où je les ai observées, la durée suivante :

Elle durait depuis un laps de temps qui a varié :

Chez 179, de 6 mois à 4 ans ; chez 81, de 5 à 10 ans ; chez 78, de 10 à 15 ans ; chez 38, de 15 à 20 ans ; chez 26, de 20 à 30 ans ; chez 22, de 30 à 40 ans ; chez 4, elle durait depuis 45 ans ; chez 2, depuis 50 ans ; et chez 5, depuis 55 ans.

Ne pouvant pas déterminer par expérience la durée totale de l'hystérie chez les jeunes sujets, à raison de l'impossibilité dans laquelle je me suis trouvé de constater chez elles l'époque de la guérison complète, je présenterai seulement le tableau d'un certain nombre de sujets âgés chez qui j'ai pu constater la durée de la maladie.

Chez 65 femmes, âgées de plus de 40 ans, qui avaient été atteintes d'hystérie avant cet âge, j'ai trouvé :

1° Que sur les 30 qui avaient de 40 à 50 ans, il y en avait 11 qui étaient encore prises d'attaques hystériques complètes ; 10 qui l'étaient de troubles hystériques très forts, tels que spasmes, strangulation, hyperesthésies de l'épigastre, de l'estomac, du dos, etc., ou d'anesthésies avec affaiblissement, ou de paralysies ; 8 qui n'avaient plus que des accidents hystériques légers, et une seule qui n'avait plus rien d'hystérique, mais, en revanche, elle était devenue phthisique.

2° Que sur les 26 hystériques qui avaient de 50 à 60 ans, 9 avaient encore des attaques hystériques complètes, 10 avaient des troubles hystériques fort prononcés, 5 avaient des troubles légers, et 2 seulement n'avaient plus qu'une facilité très grande à éprouver des émotions et à en être troublées.

2° Que sur 9 malades de l'âge de 60 à celui de 71 ans, 4 avaient encore des attaques, 2 avaient des accidents hystériques assez intenses, et 3 ou n'avaient plus rien ou n'éprouvaient que peu de troubles.

Cela donne en tout 6 malades guéries vers 50 à 60 ans.

Parmi 42 femmes de l'âge de 30 à celui de 40 ans, qui étaient encore hystériques, il s'en trouvait 10 qui n'avaient plus que les accidents ordinaires de l'hystérie sans attaques, 4 qui avaient ces accidents à un degré assez élevé, 4 qui étaient atteintes de paralysies hystériques, 15 qui avaient des accidents hystériques et des attaques de convulsions à un degré moyen, 5 qui avaient rarement des attaques, et 4 qui avaient des accidents hystériques et des attaques à un faible degré.

On voit d'après ce tableau que l'hystérie ne cède pas aussi facilement que l'avaient pensé les auteurs, même après l'âge adulte.

Lorsque l'hystérie a duré pendant un certain temps, elle finit par amener, dans l'économie animale, des troubles permanents qui portent sur presque tous les organes.

Le docteur Valentino d'Erlangen (1) prétend qu'on observe chez les hystériques de nombreux troubles dans la nutrition de la substance nerveuse, mais il n'indique pas quels ils sont, ce qui eût été fort utile, car l'anatomie pathologique n'a encore rien découvert de particulier dans le système nerveux des sujets morts pendant qu'ils étaient en proie à l'hystérie. Aussi cette assertion est très contestable; mais ce qui ne l'est pas, c'est le trouble qui se manifeste dans les fonctions de ce système. La faculté de fixer l'attention est notablement diminuée, aussi la mémoire est-elle très faible et souvent nulle chez les hystériques; j'ai vu une malade chez laquelle l'amnésie était portée à un point tel, qu'elle ne savait plus mesurer les temps; pour elle le fait de la veille ne lui paraissait pas plus proche que celui qui avait eu lieu plusieurs années auparavant. Cette diminution de la mémoire est un fait assez commun. Les femmes hystériques ne sont pas capables de soutenir longtemps leur attention sur un objet quelconque, elles ne sauraient lire un ouvrage sérieux; il leur faut des choses légères pour les intéresser, elles n'ont pas de suite dans leur conversation, chez beaucoup d'entre elles la légèreté de la conduite tient à cette disposition. Il résulte de ce fait un caractère versatile, capricieux, semblable à celui des enfants, et un défaut de rectitude dans le jugement.

Tous les auteurs ont reconnu que les hystériques ont un goût très prononcé pour les ouvrages de sentiment, et qu'elles recherchent avec avidité les émotions. Elles aiment les romans, le spectacle, la musique et la danse ; elles sont très accessibles aux passions tendres, et s'engagent assez facilement dans des liaisons.

Les centres nerveux ne sont pas seuls devenus très excitables, les épanouissements nerveux sur les surfaces le sont également devenus. Les organes des sens sont extrêmement impressionnables, leurs excitants naturels sont vivement ressentis. Quand il n'y a pas d'anesthésie, les surfaces muqueuses sentent vivement les excita-

____

(1) *De l'hystérie et de sa guérison.* 1852.

tions, et témoignent le malaise qu'elles en éprouvent par des troubles qui portent sur la contractilité et sur la sensibilité ; il se produit facilement des douleurs et des spasmes, mais il se fait plus difficilement des inflammations. La peau perçoit, d'une manière très prononcée, la présence des corps auxquels elle était indifférente. Ainsi, les variations légères de température, les mouvements de l'air, l'approche d'un orage, la présence du fluide électrique à l'état de séparation, sont très nettement aperçus, et produisent sur l'économie des hystériques des effets qu'ils ne produisaient pas auparavant. Lorsque les hystériques contractent des maladies, celles-ci présentent ordinairement dans leurs cours, ainsi que je l'ai dit, des troubles plus graves en apparence qu'en réalité, et souvent fort insolites.

Au milieu de tous les troubles du système nerveux que provoque l'hystérie, il faut noter la rareté des névralgies des cordons nerveux principaux ; en effet, sur mes 400 hystériques, il s'en est trouvé au plus une dizaine qui, pendant le cours de leur maladie, avaient été atteintes de névralgies des membres ou de la face, et ces névralgies avaient toujours été le produit de causes indépendantes de l'hystérie. Ce fait, tout extraordinaire qu'il paraisse au premier abord, se lie parfaitement, comme on l'a déjà vu, aux phénomènes du processus hystérique.

La peau perd le plus souvent de son éclat et de sa fraîcheur, elle devient quelquefois jaunâtre, terreuse, sèche et dépolie. La figure pâlit, s'étiole, les traits s'affaissent, les yeux entourés d'un cercle livide, expriment l'abattement moral, la tristesse, l'indifférence et le dégoût.

Les fonctions digestives sont le plus souvent annihilées, l'appétit est généralement faible ou capricieux ; il se porte de préférence vers les choses qui ont une saveur acide, telles que les fruits, les légumes verts, etc. Il arrive même que des hystériques se mettent à ne manger constamment que d'un seul aliment, du sucre, des confitures. Lower prétend je ne sais d'après quel motif, que les hystériques mangent beaucoup. Les hystériques au contraire mangent peu, et leur digestion est souvent pénible ; la sécrétion biliaire est peu abondante, aussi la constipation est chez elles l'état le plus ordinaire. Elles ont des garde-robes tous les deux ou trois jours, quelques-unes n'en ont que tous les huit jours. On a cité des exemples de femmes qui avaient été plusieurs mois, et même plusieurs années, sans avoir de garde-robes. Ainsi, on trouve dans l'ouvrage de Pomme, qu'un médecin de Valence a vu une femme hystérique qui était restée sept ans sans uriner et sans aller à la garde-robe. Ses sueurs avaient une odeur d'urine et de matière fécale. (*Journal de méd.*, juin 1759.) Je pense à cet égard, comme M. Landouzy, que, sans avoir la prétention de poser des limites à ce qui est possible, on peut, avec raison, mettre en doute l'exactitude de ces faits. Tout ce que je puis dire à ce sujet est que j'ai la certitude que plusieurs hystériques ont été jusqu'à trois semaines sans avoir de garderobes, et sans éprouver le besoin d'aller à la selle. Le tube digestif est incessamment parcouru par des gaz qui donnent lieu, soit à des borborygmes désagréables, soit à de très fortes coliques.

La circulation subit une modification profonde qui porte surtout sur la qualité du sang.

On a fort peu de données sur l'état du sang chez les hystériques non chlorotiques. Willis, ayant fait saigner un homme atteint d'hystérie, avait remarqué que le sang sortait de la veine en gouttelettes et à demi-coagulé. Ettmuller prétend que le sang des hystériques est épais. Sydenham, au contraire, conjecture que leur sang n'est pas suffisamment riche, et pour lui la pauvreté du sang donne lieu aux troubles des esprits animaux, cause principale de l'hystérie. M. Michéa, qui a fait quelques recherches sur la composition du sang dans les névroses, en a également déduit que les matériaux solides manquaient dans ce sang; ainsi il rapporte l'observation d'une fille hystérique forte et colorée et qui n'avait que le chiffre 7 de globules. M. Marchant de Sainte-Foy assure que le nombre des globules du sang va en diminuant chez ces malades. M. Franz (Simon) dit que l'urée et d'autres matériaux organiques sont en moins dans ce sang. Quoique la science ne possède point encore sur ce sujet d'analyses obtenues, soit par les moyens de la chimie, soit par le moyen du microscope, il n'est pas douteux que chez les hystériques non chlorotiques, le sang ne contienne moins de matériaux solides que dans l'état normal. Il est à désirer que des recherches soient dirigées sur ce point, et qu'elles soient faites chez des sujets bien menstrués et ne présentant aucun signe de chlorose.

Il est donc hors de doute que chez la majorité des malades il n'y ait de l'aglobolie, de laquelle résulte, soit la chlorose, soit l'anémie. Ces sujets deviennent pâles, leur peau perd sa coloration rosée, les muqueuses deviennent blanches, et sont assez facilement le siége d'hémorrhagies par transsudation. L'essoufflement, et la débilité sont constants.

Le pouls, chez les hystériques, n'est jamais lent ; on le trouve quelquefois à l'état normal pour la fréquence, mais le plus souvent il est au-dessus de 60 pulsations à la minute. Whytt parle d'une femme dont le pouls était habituellement à 120, et qui, dans le cours de ses accidents nerveux, l'avait alors à 200 pulsations par minute. Il est généralement petit et faible.

Quoique les battements du cœur soient précipités, qu'ils paraissent avoir de la force et qu'on les aperçoive à la région précordiale, jamais ils ne donnent d'impulsion à l'oreille qui les ausculte. Ils sont toujours très clairs et donnent un claquement très net qui le distingue tout de suite des battements du cœur hypertrophié. Chez un certain nombre d'hystériques, il y a des battements artériels très appréciables à la région épigastrique qui résultent du voisinage de l'aorte, et que plusieurs auteurs se sont imaginés être des battements du tronc cœliaque. Ces palpitations reparaissent de temps en temps sous l'influence des excitants moraux, et surtout ils résultent probablement d'un état d'excitation du cœur, et non d'un spasme qui, selon Sénac, Bonnet, Morgagni, Sauvages, Parry et Albers de Brême, siégerait dans les parois des artères de l'abdomen. La peau est peu animée, la circulation capillaire y est peu active, et sa température tend facilement à s'abaisser, surtout aux extrémités des membres.

Il a toujours été reconnu que l'hystérie avait une grande influence sur la menstruation, mais le rôle qu'elle y joue n'a jamais été bien exactement apprécié. Pour les auteurs qui supposaient que l'hystérie provenait d'un trouble dans la vitalité et dans les fonctions de l'utérus, la chose était toute simple, les hystériques devaient toutes être mal menstruées. Dans ces derniers temps, un médecin, à qui l'on doit une excellente thèse sur l'hystérie, M. le docteur Valette (de Toulouse), a prétendu également que la menstruation était toujours troublée chez les hystériques ; il avance qu'il a interrogé sur ce point toutes les malades qu'il a eu l'occasion de voir, lesquelles se montent au moins à 150, et qu'il n'a pas vu d'exception à ce sujet. Mon observation, qui a été plus loin que la sienne, ne m'a pas donné le même résultat.

Ainsi, on a vu qu'au moment où l'hystérie s'était développée chez mes malades, il y en avait 100 d'entre elles qui n'étaient pas encore menstruées, 116 qui l'étaient mal, 15 chez qui il y avait eu récemment une suppression brusque, 15 chez qui la menstruation était accompagnée de très fortes douleurs, et enfin 157 chez qui cette fonction se faisait bien. Après que ces mêmes malades avaient été modifiées par l'hystérie, et après que la maladie avait duré chez elles un laps de temps assez long pour avoir eu de l'influence sur leur constitution, il s'est trouvé que la menstruation ne s'était pas encore faite chez 6 d'entre elles, qu'elle avait cessé à l'époque de la ménopause chez 13, qu'elle se faisait d'une manière très imparfaite chez 241, qu'elle était accompagnée de beaucoup de douleurs locales chez 12, et qu'enfin elle se faisait bien seulement chez 127.

Voici donc en résumé le changement qui s'était opéré par le fait de la permanence de l'hystérie : chez 55 hystériques, la menstruation se faisait mieux qu'avant l'invasion de la maladie ; mais je dois faire observer que sur ces 55 cas d'amélioration, il faut en déduire 37 qui portent sur des sujets qui n'étaient pas encore menstrués avant l'invasion de l'hystérie, ce qui réduit à 18 le nombre des malades chez lesquelles la menstruation s'était favorablement modifiée. Chez 71 femmes qui, au contraire, étaient bien menstruées, la menstruation s'était dérangée dans le cours de la maladie. Par conséquent, il n'est pas douteux que l'hystérie n'influence défavorablement la menstruation ; or, ce dérangement résulte tout naturellement et des souffrances qu'éprouvent les malades et de l'appauvrissement de leur sang. Néanmoins il n'est pas tel qu'il ait dû agir sur toutes les malades, ainsi que le suppose M. Valette, puisqu'il y en avait encore 127, c'est-à-dire plus du quart chez lesquelles la menstruation se faisait bien.

Persuadé que le système utérin jouit, chez les hystériques, d'une puissance d'action qui doit les rendre plus aptes à la fécondation que les autres femmes, Forestus avance que, *suffocatæ ab uterino malo, si coeunt prompto concipiunt.* Louyer-Villermay est de la même opinion, et il appuie sa croyance sur ce qu'il a vu une femme hystérique avoir eu huit enfants en neuf ans : « Chaque année, dit-il, elle avait un enfant, et après chaque couche aussitôt qu'elle cohabitait avec son mari, elle devenait enceinte. » On en conviendra, cet auteur avait bientôt fait de se former une opinion.

J'ai vu des femmes hystériques avoir eu douze, quinze enfants ; une hystérique a assuré avoir eu vingt-cinq grossesses, et cependant je serais loin d'être aussi affirmatif que l'auteur que je viens de citer. Je suis, au contraire, disposé à penser qu'il n'y a pas, sous ce rapport, une grande différence entre les deux classes de femmes, et que s'il y en a, elle est au désavantage des hystériques.

C'est, en effet, ce que paraît démontrer l'observation.

Je vais d'abord m'occuper du nombre des avortements. L'hystérie doit, on le conçoit, porter facilement des troubles dans la gestation ; des sujets dont l'impressionnabilité est si grande, ne peuvent manquer de trouver, dans les circonstances qui les entourent, des causes de perturbation plus puissantes chez elles que chez les autres femmes. Sur plus de 300 hystériques, sur lesquelles j'ai pu avoir des renseignements à ce sujet, il s'en est trouvé une dizaine au plus qui n'avaient pas eu d'avortements. Chez les autres, au contraire, il y en avait toujours eu au moins un, souvent deux, et quelquefois il y avait eu autant d'avortements que d'accouchements à terme. Sans avoir de chiffres même approximatifs à cet égard, j'ai néanmoins la certitude que les avortements sont infiniment moins fréquents chez les autres femmes.

Ce fait se lie au suivant : les femmes hystériques donnent naissance à moins d'enfants vivants que celles qui ne sont pas hystériques.

D'après les recherches que j'ai faites dans le but d'étudier la question de fécondité, j'ai trouvé que 240 femmes hystériques, dont la moyenne d'âge était de 40 ans, n'avaient donné naissance qu'à 688 enfants vivants, tandis que le même nombre de femmes non hystériques, et dont la moyenne d'âge était de 42 ans, avait donné naissance à 866 enfants vivants ; ces dernières avaient donc eu un quart d'enfants de plus que les premières. Doit-on mettre cet excédent sur le compte des avortements plus nombreux chez les hystériques, ou sur celui de la moyenne d'âge plus élevée de deux ans chez les non hystériques ? Je pense que ces deux causes y participent, mais je ne suppose pas qu'elles suffisent à rendre raison de la différence observée.

Je serais disposé à penser, d'après ce que j'ai vu, qu'il est bien difficile que les perturbations qu'on voit souvent chez les hystériques, perturbations qui bouleversent toute l'économie, ne portent pas atteinte à la faculté de concevoir. On sait, d'ailleurs, qu'il est un certain nombre d'hystériques chez lesquelles l'hyperesthésie des parties génitales est un obstacle au rapprochement des sexes.

Malgré cette différence, Hippocrate ne me paraît pas avoir pris l'observation pour guide, quand il a avancé que l'hystérie conduisait à la stérilité.

L'accouchement chez les hystériques dont j'ai pris l'observation, ne s'est accompagné de convulsions que chez douze à quinze malades au plus : Certaines de ces femmes ont été prises de cet accident à plusieurs accouchements. J'en ai vu une qui avait eu quinze enfants, et à chacun de ses accouchements il y avait eu une attaque convulsive. Ces attaques avaient le plus souvent été des attaques de convulsions hystériques, mais il y en a eu quelques-unes où les convulsions ont été de l'éclampsie. Elles ont eu lieu quelquefois pendant le cours du travail et lorsque les douleurs étaient fortes. Le plus souvent elles ont éclaté au moment où l'accouchement allait se terminer, et alors celui-ci s'est fait pendant que durait la perte de connaissance.

En général, l'hystérie ne trouble pas beaucoup les phénomènes qui suivent l'accouchement, les suites de couches sont généralement bonnes, et la santé se rétablit facilement.

Comme on ne s'est jamais occupé de la question de la viabilité et de la santé des enfants qui naissent des mères hystériques, j'ai dû chercher à remplir encore cette lacune.

J'ai recherché sur 240 femmes hystériques ayant eu ou n'ayant pas eu d'attaques convulsives d'hystérie, tout ce qui pouvait se rapporter à l'état des enfants auxquels elles avaient donné naissance. Pour avoir un terme de comparaison, j'ai fait la même recherche sur 240 malades de mes salles, atteintes d'une maladie quelconque, de fièvre, de phthisie, de cancers, de maladies du cœur, d'affections du foie ou des reins, mais n'ayant jamais eu d'une manière appréciable des symptômes d'hystérie.

On trouvera, dans les quatre tableaux suivants, les résultats de ces recherches.

Mortalité des enfants nés de mères hystériques. — 240 femmes hystériques ayant une moyenne d'âge de quarante ans, ont donné naissance à 688 enfants nés vivants.

Or, parmi ces enfants, 80 étaient morts dans les 15 premiers jours ; 47, de 15 jours à 1 mois ; 29 étaient morts à 3 mois ; 26, à 4 mois ; 24, à 5 mois ; 21, à 6 mois. De telle sorte que, au bout de 6 mois, il y avait déjà 227 enfants morts.

49 étaient morts de 7 à 9 mois ; 36, de 9 mois à un an ; 52, d'un an à 18 mois inclusivement ; 42, de 18 mois à 2 ans. Ainsi, à 2 ans, il était déjà mort 406 de ces enfants.

40 étaient morts de 3 à 6 ans ; 16, de 6 à 10 ans ; 14, de 10 à 20 ans ; enfin, il en était mort un à 21 ans, et un à 34 ans. En tout, 480 morts avant l'âge de 35 ans.

Mortalité des enfants nés de mères non hystériques. — 240 femmes non hystériques, dont la moyenne d'âge était quarante-deux ans, ont donné naissance à 866 enfants nés vivants.

Or, parmi ces enfants :

120 étaient morts dans les 6 premiers mois de leur existence ; 85, étaient morts âgés de 6 mois à 1 an ; 46, âgés de 1 an à 18 mois ; 49, âgés de 18 mois à 2 ans ; 94, âgés de 2 à 6 ans ; 15, âgés de 6 à 10 ans ; 11, âgés de 10 à 15 ans ; 24, âgés de 15 à 20 ans ; 38, âgés de 20 à 30 ans ; 6, âgés de 30 à 40 ans ; 4, âgés de 40 à 50 ans. En tout, 504 morts.

Ainsi, 129 étaient morts dans les 6 premiers mois ; 180 étaient morts de 6 mois à 2 ans ; à 2 ans, il était donc déjà mort 309 enfants.

Enfants nés de mères hystériques et encore vivants. — Ces mêmes 250 femmes hystériques avaient donné le jour à 208 enfants qui, à l'époque de l'observation, avaient les âges suivants :

6 étaient âgés de quelques jours à 6 mois ; 5 étaient âgés de 1 an ; 2, de 18 mois ; 7, de 2 ans ; 9, de 3 ans ; 8, de 4 ans ; 12, de 5 ans ; 10, de 6 ans ; 11, de 7 ans ; 12, de 8 ans ; 9, de 9 ans ; 14, de 10 ans ; 9, de 11 ans ; 12, de 12 ans ; 8, de 13 ans ; 10, de 14 ans ; 8, de 15 ans ; 4, de 16 ans ; 5, de 17 ans ; 5, de 18 ans ; 6, de 19 ans ; 14, de 20 ans ; 6, de 21 ans ; 2, de 22 ans ; 4, de 23 ans ; 3, de 24 ans ; 6, de 25 ans ; 2, de 26 ans ; 2, de 27 ans ; 3, de 28 ans ; 3, de 29 ans ; 2, de 30 ans ; 1, de 31 ans ; 1, de 32 ans ; 1, de 33 ans ; 1, de 34 ans ; 1, de 35 ans ; aucun n'avait vécu au delà de cet âge.

On voit que la grande majorité de ces enfants vivants se compose de sujets au-dessous de 20 ans.

Enfants nés de mères non hystériques et encore vivants. — Ces mêmes 240 femmes non hystériques avaient donné naissance à 365 enfants qui, à l'époque de l'observation, avaient les âges suivants :

8 étaient âgés de 6 mois ; 5, de 1 ans ; 3, de 18 mois ; 6, de 2 ans ; 14, de 3 ans ; 13, de 4 ans ; 6, de 5 ans ; 10, de 6 ans ; 9, de 7 ans ; 9, de 8 ans ; 9, de 6 ans ; 10, de 10 ans ; 4, de 11 ans ; 7, de 12 ans ; 5, de 13 ans ; 12 de 14 ans ; 11, de 15 ans ; 8, de 16 ans ; 13, de 17 ans ; 13, de 18 ans ; 6, de 19 ans ; 13, de 20 ans ; 9, de 21 ans 10, de 22 ans ; 11, de 23 ans ; 11, de 24 ans ; 13, de 25 ans ; 9, de 26 ans ; 12, de 27 ans ; 9, de 28 ans ; 5, de 29 ans ; 16, de 30 ans ; 4, de 31 ans ; 12 de 32 ans ; 2, de 33 ans ; 9, de 34 ans ; 3, de 35 ans ; 8, de 36 ans ; 3, de 37 à 39 ans ; 6, de 40 ans ; 11, de 40 à 45 ans ; 2, de 48 ans ; 3, de 50 ans ; 7, de 52 à 53 ans ; 1, de 58 ans.

Il résulte des tableaux précédents :

1° Que les cinq septièmes des enfants nés de mères hystériques, et destinés à périr, étaient morts avant d'avoir atteint l'âge de trente-cinq ans ;

Que, au contraire, il n'était mort avant cet âge, que les cinq neuvièmes des enfants de la même catégorie qui étaient nés de mères non hystériques ;

2° Que presque la moitié des enfants nés de mères hystériques étaient morts avant d'avoir atteints l'âge de 6 mois, tandis qu'à la même époque, il n'était mort qu'un peu plus du cinquième des enfants nés de mères non hystériques ;

3° Qu'à l'âge de deux ans, il était déjà mort plus des six septièmes des enfants nés de mères hystériques, tandis qu'à la même époque, il n'était mort que les trois cinquièmes des enfants nés de mères non hystériques ;

4° Que presque tous les enfants nés de mères hystériques, étaient morts avant d'être arrivés à l'âge de vingt ans, tandis que chez les enfants nés de mères non hystériques, la moitié seulement était morte à cet âge, et que quelques-uns avaient poussé leur carrière jusqu'à l'âge de cinquante ans ;

5° Qu'au moment de l'observation, il ne restait plus que les neuf soixante-troisièmes des enfants nés de mères hystériques, tandis qu'à la même époque, il restait encore quatorze soixante-troisièmes des enfants nés de mères non hystériques ;

6° Que le cinquième seulement des enfants vivants, nés de mères hystériques avait dépassé l'âge de vingt ans, tandis que la moitié des enfants nés de mères non hystériques avait dépassé cet âge.

On peut, ce me semble, être en droit de tirer de ces faits la conclusion, que les enfants, nés de mères hystériques, meurent beaucoup plus et meurent bien plus jeunes que ceux qui sont nés de mères non hystériques.

J'ai cherché à savoir quel avait été l'état de la santé des enfants qui, nés de mères hystériques, étaient encore vivants, mais je n'ai si souvent pu recueillir que des renseignements insuffisants, qu'il m'a été impossible de tirer de cette recherche quelques données générales.

Voici cependant ce que j'ai obtenu :

Sur 147 enfants, sur la santé desquels j'ai eu des renseignements suffisants, 96 étaient de bonne santé, et 51 étaient de mauvaise santé ; ce qui donne, pour ces enfants restés vivants, deux tiers ayant une bonne santé et un tiers l'ayant mauvaise.

En entrant plus avant dans les détails, j'ai trouvé que sur l'ensemble de ceux du sexe desquels j'avais pu avoir connaissance, parmi les filles, 33 avaient été de bonne santé, et 30 avaient été de mauvaise santé.

Parmi celles de ces dernières qui étaient au-dessous de l'âge de douze ans, 7 étaient déjà hystériques d'une manière évidente ou très nerveuses, 3 avaient eu des convulsions, et 3 étaient de santé chétive.

Parmi celles qui étaient au-dessus de l'âge de douze ans, 12 étaient très hystériques, 1 était épileptique, 3 étaient soit rachitiques, soit scrofuleuses, et 1 était très chétive.

On voit qu'à peu près le quart des filles nées de mères hystériques, est à son tour atteint d'hystérie.

Parmi les garçons, 37 étaient de bonne santé et 13 étaient de mauvaise santé, et, parmi ces derniers, 3 seulement étaient disposés aux accidents nerveux, les autres étaient rachitiques, scrofuleux ou phthisiques.

Les enfants du sexe masculin sont donc moins influencés par la santé d'une mère hystérique que ne le sont ceux du sexe féminin, et, en outre, très peu d'entre eux héritent de la constitution hystérique de leur mère.

Ces dernières données ne portent pas sur un chiffre assez élevé pour que leurs résultats puissent être considérés comme susceptibles de prendre un caractère de généralité ; néanmoins, tels qu'ils sont, ils sont dans un rapport si direct avec l'observation générale des faits, que je ne doute pas que les principales conclusions que j'en ai tirées ne soient exactes.

Propagation de l'hystérie. — L'hystérie est ordinairement sporadique, et c'est sous cette forme qu'on la rencontre habituellement, attendu que le plus ordinairement les causes qui la produisent, sont tout individuelles. Mais elle se communique facilement aux personnes qui entourent les hystériques, et cette communication résulte, comme on l'a vu, tantôt de l'émotion vive qu'excitent la vue et les cris d'une personne en attaque, et tantôt de la faculté d'imitation dont il a déjà été fait mention.

Ces effets de l'imitation n'ont rien qui soit absolument particulier aux hystériques, ils résultent d'une faculté spéciale de notre économie : destinés à vivre en société, nous devions avoir la faculté de nous approprier les uns aux autres, sans quoi toute harmonie eût été rompue. C'est en vertu de cette faculté que les enfants prennent les gestes et le mode de prononciation de leurs parents, que les personnes qui vivent en communauté dans un même établissement, acquièrent toutes en peu de temps un air de famille, que le militaire qui arrive à son corps, prend bientôt les allures des hommes de son régiment, etc. Cette limitation est involontaire, elle se fait en quelque sorte à l'insu de la personne qui l'exerce.

Quant à la forme qu'affectent les diverses épidémies d'hystérie, quelque circonstance particulière, quelque disposition constitutionnelle, ou quelque effet de hasard, donnent à la première attaque hystérique sa forme particulière, et celle-là entraîne toutes les autres.

Les phénomènes qui se propagent, sont toujours de l'ordre de ceux qui ont des apparences frappantes, tels sont le délire, le hoquet, les cris de toute espèce, les spasmes, les convulsions, etc.

Les épidémies d'hystérie, quels que soient les accidents qui prédominent, se sont toujours produites de la même manière.

D'abord limitées, ainsi que cela a été dit, aux personnes qui habitent un même lieu, comme cela s'est vu dans ce pensionnat duquel parle M. Andral, où une jeune fille prise d'attaques hystériques était devenue le point de départ des attaques hystériques qui affectèrent bientôt un bon nombre de jeunes personnes du même dortoir qu'elle ; les épidémies vont en s'étendant de proche en proche.

Ainsi toutes les épidémies d'hystérie, dont il a été fait mention dans cet ouvrage sont toujours nées dans des couvents ou dans des réunions religieuses, et la propagation s'en est faite avec d'autant plus d'intensité que les réunions avaient eu lieu la nuit, qu'elles se tenaient secrètement, qu'elles étaient en quelque sorte, prohibées, ou qu'il s'y était joint, soit de l'exaltation religieuse, soit quelque croyance superstitieuse.

Une fois développées, ces épidémies se sont ordinairement propagées avec une grande rapidité, en s'étendant à un grand nombre de femmes, et parcourant une grande étendue de pays, puis elles s'éteignaient peu à peu.

Très fréquentes à certaines époques d'ignorance et de préjugés, ces épidémies sont devenues de plus en plus rares, à mesure que les populations se sont éclairées ; et il y aurait lieu d'espérer de n'en plus voir le retour, si ce n'était la grande disposition qu'ont les personnes du sexe à s'engouer de tout ce qui leur semble merveilleux.

Enfin, on voit l'hystérie à l'état en quelque sorte endémique dans les régions où l'on ne soupçonnait pas même qu'il y eût des hystériques. Comme on l'a vu, les contrées polaires qu'habitent les Esquimaux et les Groenlandais, les régions septentrionales de la Laponie et de l'Islande, se trouvent être la patrie de l'hystérie. Cette maladie règne également d'une manière constante en Suède, en Norwége, en Pologne et dans les régions froides de la Suisse.

Dans plusieurs de ces lieux, où la vie est un combat perpétuel contre les souffrances produites par le froid et par la misère, et où l'organisme est affaibli par une alimentation insuffisante, l'hystérie est fréquente à tel point qu'elle y forme le tiers des maladies des femmes.

CHAPITRE PREMIER.

COMPLICATIONS.

Comme l'hystérie n'exclut la coexistence d'aucune autre affection morbide, il en résulte que celles-ci peuvent se produire durant le cours de la première, et donner lieu à des combinaisons fort nombreuses, mais desquelles il ne ressort rien d'assez spécial pour mériter une mention à part. Quelques-unes d'entre elles mériteront seules une attention particulière, et je vais les passer successivement en revue.

Les phlegmasies et les ramollissements aigus de l'encéphale qui peuvent survenir chez les hystériques, sont, en général, pour le médecin la source de grandes difficultés quant au diagnostic, et de grands embarras dans le traitement. Pour peu que ces affections ne s'accompagnent pas de phénomènes très inflammatoires, de congestions vers la tête, de fièvre vive, de chaleur à la peau, de sécheresse de la langue, de vomissements et de frissons répétés, le médecin peut être entraîné à croire à un simple accroissement des accidents de l'hystérie, et à se borner à de l'expectation ou à de simples calmants, perdant ainsi pendant plusieurs jours un temps précieux.

Cette combinaison qui n'est pas très rare, est l'un des écueils les plus dangereux de la pratique ; aussi ne saurait-on assez prévenir les médecins de son existence, afin de les mettre en éveil, et de les engager à se tenir en garde contre cette possibilité. Il serait fort difficile de tracer d'une manière exacte les différences qui existent entre ces affections cérébrales et l'hystérie aiguë, le tact du praticien, c'est-à-dire l'appréciation exacte de la valeur des accidents qui se produisent dans ces cas ambigus, sont les seuls moyens qui puissent lui servir à prendre un parti.

Les affections inflammatoires aiguës de la poitrine et les bronchites qui peuvent survenir chez les hystériques, revêtent souvent la forme convulsive; ainsi la toux est sèche, quinteuse et incessante, la respiration devient très facilement courte et gênée; dans quelques cas, la dyspnée, portée au point de devenir de la suffocation, a plusieurs fois nécessité la trachéotomie. D'autres fois, la toux prend l'aspect de la toux de coqueluche; enfin, il est des hystériques chez qui la bronchite prend la forme de l'emphysème pulmonaire et s'accompagne d'un râle sibilant et d'une dyspnée qui ne sont pas en rapport avec l'intensité de la bronchite existante. Backer parle d'une dame qui avait éprouvé pendant plusieurs années des attaques d'hystérie auxquelles avait succédé un asthme convulsif très violent qui alternait avec des crampes d'estomac fort intenses.

Les affections inflammatoires des viscères contenus dans l'abdomen constituent une complication qui n'est ni fréquente ni grave, et dans laquelle l'état hystérique se borne à provoquer des phénomènes de douleur où de spasme qui ne sont pas habituels à ces maladies, et que le médecin reconnaît facilement.

Les maladies inflammatoires de l'utérus, de ses annexes, ou du vagin, devraient, si l'on en croyait les auteurs, constituer une grave complication de l'hystérie. Les craintes que les praticiens pourraient concevoir à ce sujet, ne sont heureusement pas fondées. Ces diverses phlegmasies, quand elles sont à l'état aigu, n'ont aucune influence sur la marche de l'hystérie, et réciproquement. Quand elles sont à l'état chronique, elles peuvent s'accompagner d'une exagération de sensibilité qui peut réagir sur le système nerveux des hystériques, et augmenter encore l'état d'excitation de cet appareil des sensations, mais toute leur action se borne là, et elle ne constitue jamais un embarras sérieux pour le médecin.

Une complication de laquelle n'ont jamais parlé les auteurs est celle de l'hystérie avec le rhumatisme articulaire aigu. Cette complication doit être fréquente, du moins dans les classes qui fréquentent les hôpitaux, puisqu'elle a existé sur 28 de mes 400 hystériques. Cela peut certainement se rattacher au fait reconnu par M. le docteur Sée, des rapports qui existent entre le rhumatisme et la chorée.

Chez 5 de ces malades, le rhumatisme avait existé avant qu'eût apparu l'hystérie, et chez 2, il avait apparu plus tard qu'elle ; chez 21, l'attaque de rhumatisme aigu était arrivée pendant que les malades étaient en proie à l'hystérie ; dans aucun des cas où les malades étaient sujettes aux attaques de convulsions, celles-ci n'ont eu lieu, tant que le rhumatisme avait quelque acuité, quoiqu'il eût duré d'un à plusieurs mois. Quelques-unes de ces malades ont été saignées plusieurs fois pendant le rhumatisme, et chez aucune d'elles, la saignée n'a produit l'effet qu'elle provoque si souvent chez les hystériques, c'est-à-dire l'arrivée d'une attaque de convulsions.

A part les douleurs dont les malades se plaignaient plus vivement que ne le font les autres rhumatisants, la marche de l'affection rhumatismale n'a pas paru dans ces cas notablement modifiée, et il ne m'a pas semblé que le rhumatisme eût dégénéré en cette hyperesthésie qu'on appelle l'arthralgie rhumatismale. Malgré la tendance qu'ont les hystériques à l'exaltation des facultés intellectuelles, le délire n'a eu lieu que chez une malade.

En somme, le rhumatisme a plus influencé l'hystérie que celle-ci n'a influencé le rhumatisme ; d'où il faut conclure que le processus inflammatoire l'emporte en puissance sur les perturbations qui sont simplement dynamiques. Hippocrate avait dit : Le spasme peut être dissipé par une fièvre aiguë survenant.

Enfin chez une malade, il y avait à la fois de l'hystérie, du rhumatisme aigu, et après la cessation de celui-ci, il est survenu une attaque de chorée.

Les combinaisons de l'hystérie avec les névroses semblent avoir eu seules le privilége d'attirer l'attention des écrivains, car ceux-ci s'appesantissent beaucoup sur ces complications qui ne présentent ordinairement rien que de très simple.

Comme il a été question de la combinaison de l'hystérie avec l'épilepsie, avec la catalepsie, avec l'extase, avec le coma et avec la léthargie, je n'y reviendrai plus.

Hypochondrie. — Sydenham dit : « Quoique les femmes hystériques et les hommes hypochondriaques soient extrêmement malades de corps, ils le sont encore plus d'esprit, car ils désespèrent absolument de leur guérison, et dès qu'on s'avise de leur en donner la moindre espérance, ils se mettent en grande colère, tellement que ce désespoir est essentiel à la maladie ; d'ailleurs, ils se remplissent l'esprit des idées les plus tristes, et croient que toutes sortes de maux vont leur arriver, » etc., etc.

Je suis pénétré d'une profonde admiration pour le génie observateur et pour la rectitude d'esprit de Sydenham, et cependant je ne puis concevoir que par la confusion qu'il a faite de l'hystérie et de l'hypochondrie, confusion concevable dans un pays où le spleen se mêle à tout, je ne puis concevoir, dis-je, comment cet esprit si clair a pu se fourvoyer ainsi. J'ai vu bien des hystériques, et j'en ai peu trouvé, chez qui l'hystérie existât avant l'hypochondrie. Dans les sujets de mes observations, il s'est trouvé quatre hypochondriaques au plus, et toutes avaient de l'hypochondrie avant d'avoir été frappées d'hystérie.

M. Landouzy dit qu'il n'en a pas rencontré d'exemples, ce qui n'est pas étonnant ; puisque, d'après mes observations, il y a au plus une hystérique sur 100, qui ait été en même temps hypochondriaque.

Rien, en effet, n'est plus l'antipode de l'hystérie que l'hypochondrie : car, à part les femmes auxquelles l'épigastralgie, la rachialgie ou la pleuralgie, dont elles sont atteintes, font craindre une maladie des poumons, du cœur ou de l'estomac, craintes qui cessent complétement dès qu'elles sont édifiées sur le peu de danger de leur maladie, et à part celles que leur caractère d'égoïsme, ou de préoccupation continuelle porte à toujours craindre quelque chose, les hystériques sont remarquables par le peu de préoccupation que leur donne leur maladie ; j'ai vu des hystériques avec anesthésie et faiblesse des membres telle, que cela équivalait à une paralysie, soit partielle, soit générale d'une durée de plusieurs mois, ne pas même penser à la manière dont leur maladie se terminerait. Celles qui ont des douleurs s'ennuient de souffrir, mais elles ne redoutent pas l'avenir et ne s'évertuent pas à se trouver des maux imaginaires. Cependant F. Hoffmann (*De malo hypochondriaco*) cite plusieurs faits de combinaison de l'hypochondrie avec l'hystérie, mais on ne trouve que dans un seul d'entre eux, l'existence d'une disposition mélancolique de l'esprit. Louyer-Villermay avance que l'hystérie et l'hypochondrie sont souvent associées l'une à l'autre ; et cependant cet auteur qui a fait un traité sur l'hypochondrie, ne rapporte pas un seul fait qu'il ait observé, et se borne à en extraire trois d'Hoffmann, dans lesquels il n'y a pas le plus petit phénomène caractéristique de l'hypochondrie, quoiqu'il avertisse qu'il mettra en italiques les signes d'hystérie ; or, dans ses observations, les phénomènes en italiques, ainsi que ceux en caractères ordinaires, appartiennent tous sans exception à l'hystérie. Esquirol avait dit aussi que presque toutes les hystériques étaient hypochondriaques, et il s'était borné à produire cette assertion qu'il n'était d'aucune preuve à l'appui. Je le dis avec M. Landouzy, il faut distinguer entre des opinions raisonnées basées sur la méditation des faits et des simples assertions répétées sans discussion et reproduites tout simplement parce que tout le monde les a émises. Les opinions des auteurs que je viens de citer, et qui ne sont fondées sur aucun fait, me semblent inexactes, je regarde en définitive, la combinaison de l'hystérie avec l'hypochondrie, et surtout l'adjonction de celle-ci à l'hystérie préexistante, comme des faits rares.

Cette combinaison n'a presque jamais lieu chez les jeunes hystériques ; on ne la voit guère que chez les adultes.

Les phénomènes auxquels on peut reconnaître cette combinaison, sont les souffrances et les sensations imaginaires, la préoccupation continuelle de leur état, les inquiétudes sur l'avenir ; la tristesse, le penchant au suicide, le désir de prendre des médicaments réuni avec une extrême inconstance dans leur emploi. Chez presque toutes ces malades, les inquiétudes et la crainte de la mort ne se produisent qu'au moment où existe quelque grand malaise ; car une fois celui-ci passé, les malades reconnaissent que leurs craintes n'ont pas de fondements, et se promettent bien de ne plus les avoir.

Les quatre malades que j'ai observées portaient sur leur figure basanée et sur leur teint plombé, l'expression de la tristesse et de la préoccupation ; elles se plaignaient de toutes sortes de souffrances et de sensations pénibles, et bien souvent ce n'étaient pas celles que ressentent les hystériques ; elles me persécutaient pour faire un autre traitement que celui qu'elles faisaient, aussi l'une d'elles a-t-elle passé successivement dans plusieurs des services de médecine de la Charité pour s'y faire traiter de maux qu'elle n'avait pas.

Il est évident que quand l'hystérie est jointe à l'hypochondrie, l'affection est grave et d'une curation difficile, en raison de la lésion profonde du système nerveux qu'indique cette complication. Il est bien probable que dans ces cas les altérations morbides, après avoir porté sur la sensibilité et sur la mobilité, ont fini par s'étendre jusqu'à l'intelligence.

Aliénation mentale. — Les hystériques peuvent être affectées d'aliénation mentale, mais cette complication est peu fréquente, et n'a généralement lieu que quand de grandes préoccupations d'esprit, ou des chagrins prolongés sont venus ajouter de nouvelles perturbations à celles qui existaient déjà.

Le trouble de l'intelligence qui se produit alors a des formes qui ne sont pas celles des autres aliénations et qui ont été indiquées à l'article des attaques de délire chez les hystériques (M. Mesnet).

Nymphomanie. — Si l'on se laissait aller à l'impression que produit la méditation des écrits des auteurs anciens, et en particulier de ceux d'Hippocrate, de Galien, de Forestus, et de ceux des auteurs modernes parmi lesquels il faut citer F. Hoffmann et Louyer-Willermay, on serait disposé à croire que l'hystérie doit fréquemment se combiner à la nymphomanie. Selon M. Landouzy, les conditions d'âge, de tempérament, les causes prédisposantes et les causes occasionnelles sont trop les mêmes dans chacune de ces deux affections, pour qu'elles ne se réunissent pas fréquemment l'une à l'autre.

Malgré toutes ces raisons, les exemples de cette complication sont fort rares, et M. Landouzy lui-même n'en cite que six cas. Deux viennent de F. Hoffmann, et, dans l'un d'entre eux, celui du chapitre *De epilepsia*, on ne trouve absolument rien qui ait rapport à la nymphomanie. Deux appartiennent à M. Scipion Pinel, et l'un d'entre eux est fort douteux, enfin l'un des deux derniers appartient à Zacutus Lusitanus, et l'autre vient du journal de Vandermonde. Louyer-Villermay n'en cite pas un seul provenant de lui ; je n'en ai pas vu plus que cet auteur. Les médecins qui ne voient pas un grand rapport entre l'hystérie et les organes génitaux ne seront pas étonnés de cette rareté.

Il se peut que chez quelques femmes en qui prédomine le système génital, et dont les besoins sexuels ne seraient pas satisfaits, l'hystérie s'accompagne quelquefois de nymphomanie ; peut-être aussi pourrait-on supposer que les mouvements de projection du bassin en avant, qu'on voit se produire chez quelques femmes au milieu des convulsions d'une attaque d'hystérie, se rapportent à cette disposition ; mais c'est là tout ce qu'on peut concéder.

Quoi qu'il en soit, cette très rare combinaison ne présente pas de gravité, et ne peut pas durer longtemps, attendu que la nymphomanie est un trouble qui passe vite.

Chorée. — Les rapports les plus intimes se trouvent entre la chorée et l'hystérie relativement aux causes et à la nature de la maladie, l'une et l'autre surviennent de préférence chez les jeunes filles, elles naissent sous l'influence des émotions morales vives, elles affectent de préférence les sujets impressionnables, enfin l'une et l'autre sont des affections dynamiques du système nerveux.

J'ai rencontré dans mes observations seize cas de chorée vulgaire arrivés chez les hystériques, mais, chose remarquable, je n'ai jamais vu la chorée exister en même temps que des attaques hystériques, et donner à ces attaques une forme particulière; tantôt elle avait existé avant que l'hystérie ne se fût développée, tantôt elle paraissait dans un moment où il y avait une rémission dans l'état hystérique, de telle sorte que ces deux affections spasmodiques sembleraient s'absorber l'une l'autre, et que la chorée ne pourrait se combiner à l'hystérie que quand celle-ci se borne aux simples accidents de la première période.

Dans tous les cas que j'ai observés, la chorée a été constamment passagère et a eu sa durée ordinaire, de telle sorte que cette complication n'aggrave en rien la position des hystériques qui la présentent.

CHAPITRE II.

TERMINAISONS.

Une hystérique guérie peut, quand la maladie n'a pas duré long-temps, rentrer dans un état de santé ordinaire; mais pour peu qu'elle ait duré plusieurs années, la maladie laisse, en général, pendant longtemps une grande susceptibilité dans le système nerveux et dans les organes principaux en particulier.

Le caractère reste toujours plus ou moins impressionnable, l'estomac, si longtemps souffrant, conserve une certaine susceptibilité qui le rend pour toujours fort impressionnable à toutes les causes de dérangement et en particulier aux émotions morales et aux ingesta; la digestion reste pénible; des coliques se font sentir, et les sujets sont affligés d'une constipation invincible.

Les auteurs parlent de cancers de l'estomac ou d'autres parties du tube digestif, mais comme ils ont confondu ensemble l'hystérie et l'hypochondrie, il est difficile de déterminer la part qu'on doit faire à l'hystérie. Je suis assez disposé à penser que les troubles d'estomac dont les hystériques sont constamment pris, disposent aux cancers du tube digestif; cependant je dois dire qu'ayant interrogé à cet égard, beaucoup de femmes cancéreuses, je n'ai jamais rien trouvé qui confirmât cette pensée. Robert Whytt est de la même opinion.

En avançant en âge, les bronchites qui surviennent aux hystériques prennent assez volontiers le caractère convulsif, soit de la toux quinteuse, soit de l'emphysème ; cette disposition se conserve quand l'hystérie a cessé.

S'il était vrai que l'hystérie eût un rapport intime avec les organes génitaux, il devrait rester de grands désordres dans ces organes chez les femmes qui ont été longtemps hystériques ; or, à part les leucorrhées qui s'observent chez toutes les femmes qui ont beaucoup souffert, et qui, à ce titre, doivent se rencontrer chez les hystériques, l'observation ne prouve pas que les kystes ovariens, les phlegmasies chroniques et les productions cancéreuses de l'utérus et de ses annexes, soient plus fréquentes chez les anciennes hystériques que chez les autres femmes.

Une terminaison dont les auteurs n'ont jamais parlé est cet état nerveux dont Whytt a le premier parlé, sur lequel M. Bouchut a rappelé avec beaucoup de raison l'attention des médecins. Cet état est bien plus pénible que l'hystérie, il a le fâcheux privilége de donner lieu à des souffrances de toute espèce, souffrances que non-seulement le médecin ne peut pas guérir, mais que même le plus souvent il ne peut pas calmer ; il survient alors des névroses et des névralgies d'une extrême ténacité qui se remplacent l'une l'autre sans offrir ni l'ensemble ni la liaison qu'ont entre eux les phénomènes hystériques.

On comprend très bien qu'Hoffmann, Louyer-Villermay et Georget voyant chez les sujets hystériques la nutrition se troubler, soit par le fait du défaut d'une alimentation suffisamment réparatrice, soit par le fait des souffrances continuelles qu'elles endurent, aient pensé que le mouvement de composition et de décomposition qui se passe dans les tissus pouvant se déranger puisse donner naissance à la tuberculisation ; tous les auteurs, en effet, s'accordent à admettre que la phthisie peut venir à la suite de l'hystérie. Il y a certainement de bonnes raisons pour adopter leur opinion.

Quelque fréquentes que soient l'anesthésie et les paralysies chez les hystériques, il a été établi plus bas que presque toujours ces états disparaissaient au bout d'un temps plus ou moins long ; aussi l'observation constate-t-elle, comme cela a déjà été dit, que les paralysies hystériques incurables sont extrêmement rares.

Ayant traité en son lieu des diverses terminaisons des attaques de convulsions hystériques, je n'y reviendrai que pour faire observer que la plupart des cas de terminaison brusque de ces phénomènes hystériques n'ont été le plus souvent que des suspensions momentanées. Cependant il a dû exister des cas où la disparition des accidents a été définitive, et quoique ces cas portent sur les divers accidents auxquels l'hystérie peut donner lieu, leur nombre est fort limité. L'hystérie est une affection qui trouble trop profondément les propriétés fondamentales du système nerveux, pour être susceptible de disparaître rapidement. Elle se comporte à la manière des cachexies ; elle affecte trop tout l'ensemble de l'organisation dans ses parties essentielles, pour qu'il ne faille pas un temps suffisamment long pour permettre à l'économie de se modifier ; l'observation prouve que cette modification est toujours très lente à s'opérer.

Bien que l'hystérie soit une affection qui ordinairement ne compromet pas la vie, cependant il est un certain nombre de cas dans lesquels elle a directement amené la mort des sujets.

Les fortes syncopes et les léthargies dans lesquelles toutes les fonctions de la vie semblent suspendues pendant plusieurs jours, ne sont pourtant jamais suivies d'une terminaison fatale. Les seuls cas dans lesquels on ait vu la mort survenir, sont ceux où il a existé de fortes attaques de convulsions, ceux où l'hystérie revêt la forme suraiguë, et ceux dans lesquels les accidents hystériques ont amené une sorte de fièvre hectique de l'épuisement et du scorbut.

Les cas de mort pendant une attaque ne sont pas nombreux. Le premier est dû à Helwig (Morgagni, *Epistolæ*, t. V, n° 20). La malade qui était hystérique, avait depuis longtemps des attaques convulsives, puis elle fut prise de nymphomanie ; il survint alors des spasmes horribles qui lui fermaient la gorge et donnaient lieu à une si grande dyspnée qu'elle était fréquemment près de suffoquer ; elle mourut inopinément dans l'un de ces spasmes. Dans l'autopsie, qui est rapportée imparfaitement, il n'est fait mention que de l'existence de petits kystes séreux, pédiculés, situés à l'extérieur de l'utérus et sur un des ovaires.

Le deuxième se trouve dans Morgagni (*Epistolæ*, t. V, n° 23). C'est celui d'une fille publique de Venise, âgée de quarante ans, qui avait été hystérique toute sa vie, et qui avait eu pour symptômes principaux, des spasmes du ventre et des vomissements très fréquents. Un beau matin, elle fut prise d'*une affection hystérique très grave* avec spasmes du ventre, strangulation et suffocation. Elle mourut dans l'espace d'une à deux heures au plus de cette suffocation, sans aucune écume à la bouche, et sans qu'on eût aperçu le moindre mouvement convulsif. A l'autopsie, on trouva que cette femme était excessivement obèse, les côtes étaient fort déprimées, les poumons comprimés et condensés, étaient en partie adhérents aux côtes. Les intestins bouleversés couverts par le côlon qui, ainsi que le rectum, étaient considérablement distendus par de l'air, de telle sorte que la malade avait péri de la suffocation qui arrive aux sujets polysarques auxquels il survient de la dyspnée par une cause quelconque. Il y avait quelques petits corps fibreux sur la face externe de l'utérus. La face interne de ce viscère était enduite de beaucoup de mucus sanguinolent. (On n'a pas su *si* cette femme était sur le point d'avoir ses règles.) Le col utérin était blanc. *Les ovaires étaient tuméfiés par les cellules qu'il renfermait, mais l'un l'était davantage, parce que, outre une grande cellule, il y en avait aussi plusieurs petites qui étaient remplies de sérosité, excepté l'une qui contenait du pus ;* l'autre avait quelques-unes de ses cellules qui étaient noirâtres à l'intérieur.

Le troisième est dû à Rullier (1), le voici :

63ᵉ Observation. — Une jeune fille de quinze ans, nommée Alézi, offrant tous les signes de la puberté confirmée, éprouva une suppression de règles à la suite d'une vive frayeur. Rien de fâcheux ne résulta néanmoins de cet accident ; mais au retour de l'époque suivante, les règles ne firent que paraître et s'arrêtèrent tout à coup ; elle éprouvait des chagrins relatifs à son service de domestique. Dès lors, malaise général et engourdissement dans les jambes et dans les cuisses. Le jour suivant, sentiment de strangulation tel que l'aurait pu causer un collier très serré, région hypogastrique, siége d'un gonflement marqué, sensation de gêne dans les parties génitales extérieures ; les membres et le tronc sont agités de mouvements convulsifs répétés ; constriction et spasme du pharynx tellement intenses, que la malade ne peut prendre la moindre quantité de liquide, quelque besoin qu'elle eût de boire et quelques efforts qu'elle fît pour y parvenir, cela lui était impossible. Il y eut, durant cet accès, une excrétion abondante d'urine claire et liquide. Elle fut conduite à l'Hôtel-Dieu le troisième jour. La suffocation et l'anxiété étaient extrêmes ; la malade se lamentait et poussait des cris aigus ; elle se plaignait constamment d'être étranglée, sa voix néanmoins était peu changée, elle conservait toute son intelligence, les mouvements convulsifs de toutes les parties continuaient, ils étaient très fréquents et très étendus. L'abdomen s'élevait et s'abaissait alternativement d'une manière considérable, la malade portait à tout moment la

(1) Thèse inaugurale, Paris, 1808.

main à son cou comme pour en arracher le fatal collier, et priait qu'on ne lui donnât aucun liquide, parce que les efforts infructueux qu'elle faisait lui causaient trop de douleur. La gêne de la respiration était inexprimable, et à tout moment il y avait menace de suffocation. Le pouls était serré, dur, fréquent et très irrégulier, les mouvements du cœur offraient le même caractère, et se voyaient à l'extérieur de la poitrine, la peau était rouge et couverte de sueur. Cette malade expira, six heures après son entrée à l'hôpital, au milieu d'une violente exacerbation, en se plaignant d'être étranglée. Cette malheureuse ne reçut pas le moindre secours pendant les trois jours que dura cette horrible maladie.

A l'autopsie, on trouva que le pharynx, l'œsophage et l'estomac étaient à l'état normal ; seulement l'estomac était resserré et fortement revenu sur lui-même. Les cavités gauches du cœur, les veines pulmonaires et tout le système artériel étaient complétement vides de sang. Les cavités droites, au contraire, ainsi que toutes les veines étaient remplies de sang noir. Il n'y avait aucune altération dans l'encéphale et dans son prolongement rachidien, non plus que dans leurs enveloppes. Les veines cérébrales et les sinus de la dure-mère contenaient beaucoup de sang. Les ganglions du nerf splanchnique étaient les uns plus gros que de coutume, les autres un peu moins. Les viscères s'éloignaient peu de leur état naturel. Les organes de la génération étaient ceux d'une fille vierge, les ovaires étaient très volumineux, et ils avaient une grande fermeté ; ils étaient enveloppés d'une sorte de tunique albuginée, comme transparente en plusieurs points, qui les enveloppait. Ces organes contenaient à l'intérieur un fluide muqueux très abondant, qui ne s'écoulait de chacun que par une ouverture faite à chaque vésicule en particulier.

Cette jeune fille, qu'il y a lieu de considérer plutôt comme une hystérique que comme une hydrophobe, paraît être morte, comme les précédentes, par le fait de la suffocation.

Le quatrième appartient à M. le professeur Piorry (1).

64° OBSERVATION. — Une jeune femme était affectée de névralgie intercostale avec hypertrophie de la rate, et de fièvre intermittente dont les accès revenaient tous les soirs, malgré le sulfate de quinine donné à la dose d'un gramme par jour ; les accès ne furent pas arrêtés, quoique la rate eût notablement diminué. La malade éprouvait aussi quelques accidents vers les organes internes de la génération, tels que *douleurs hypogastriques et inguinales*. Un matin, la malade, se trouvant dans un état de santé meilleur que les jours précédents, descendit dans le jardin. Là, elle eut un paroxysme violent avec sentiment de suffocation ascendante, pandiculations, perte incomplète de connaissance, etc. ; l'accès dura cinq minutes seulement. Le soir, il ne restait plus que de la courbature ; la nuit fut tranquille. Le lendemain, à pareille heure, l'accès se reproduisit plus violent encore que le premier ; il survint des convulsions épileptiformes, et la malheureuse succomba d'une manière inopinée.

(1) *Gazette des hôpitaux*, t. VIII, p. 261.

A l'autopsie, on ne trouva absolument rien dans les lobes cérébraux, dans le cervelet, dans les tubercules quadrijumeaux, dans la protubérance, dans le bulbe ni dans la moelle épinière. La rate était grosse de 12 centimètres, son tissu était noirâtre et ramolli ; les ovaires étaient doublés de volume au moins, leur aspect était noirâtre, ils offraient, surtout le gauche, des foyers hémorrhagiques sous leur tunique propre ; on distinguait tous les éléments organiques des ovaires. La matrice était exempte d'altérations. Il y avait du sang dans les vaisseeux, et il n'y avait pas d'écume dans les bronches.

Ce cas me paraît être l'analogue des précédents : c'est évidemment celui d'une hystérique morte pendant une attaque, soit de suffocation, soit de congestion cérébrale. Les foyers hémorrhagiques des ovaires sont ceux qu'on trouve si fréquemment dans les ovaires, à la suite de la déchirure produite par la déchirure des vésicules de Graaf et l'expulsion d'un ovule, et n'ont absolument aucun rapport avec les accidents hystériques auxquels la malade a succombé.

J'ai eu l'occasion d'observer un fait analogue aux précédents : le voici :

65ᵉ Observation. — Cécile Cartenon, âgée de seize ans, née de parents bien portants, était de bonne santé, lorsque, il y a dix-huit mois, elle fut mise en apprentissage. Pendant les six premiers mois, elle avait éprouvé beaucoup d'ennui d'être éloignée de sa famille, et avait fini, au bout de ce temps, par se sentir malade. Elle commença par éprouver de la douleur à la tête, puis à l'épigastre, puis dans le dos et dans les lombes ; il s'y joignit des crampes dans les deux mains. Ces diverses souffrances allaient graduellement en augmentant ; lorsqu'elle éprouvait des contrariétés, elle ressentait aussitôt du malaise et de l'agitation dans les membres. On l'a mise à l'usage des bains et des antispasmodiques. Elle est tombée malade, il y a dix jours, sans causes appréciables, et a été prise des prodromes d'une fièvre typhoïde : céphalalgie, agitation pendant la nuit, diarrhée abondante et fièvre, peau brûlante et beaucoup de prostration.

Elle entra à l'hôpital de la Charité, le 20 mars 1850.

C'est un enfant chétif, maigre et de petite taille, d'un tempérament lymphatico-nerveux, et qui n'est pas encore menstruée, ni même pubère. Elle offre la réunion des phénomènes qui caractérisent l'hystérie et de ceux de la fièvre typhoïde : sensation fréquente de strangulation et de constriction à la gorge ; douleurs fort vives à la région épigastrique, au côté gauche de la poitrine au niveau des côtes asternales du côté gauche, en contournant l'angle inférieur du scapulum, aux gouttières vertébrales, depuis le niveau des vertèbres dorsales jusqu'aux dernières lombaires, surtout à gauche, aux muscles de la paroi abdominale, surtout à leur attache au pubis. Toutes ces douleurs sont notablement augmentées par la pression. Engourdissement et fourmillement dans les deux membres supérieurs, les doigts des deux mains demi-fléchis et roides, comme ils le seraient dan une crampe ; les chairs des muscles des avant-bras sont un peu douloureuses à la pression. Engourdissement et fourmillement dans les membres inférieurs dont les chairs sont également douloureuses à la pression.

Céphalalgie et titubation telles; que la malade ne peut pas se tenir à son séant ; langue rouge, avec une bande médiane rouge et sèche ; soif vive, anorexie; bruits du cœur normaux, pas de susurrus ; pouls mou à 120 : un peu de râle sibilant en arrière à la base des poumons ; un peu de diarrhée, ventre légèrement tendu et développé, pas de taches lenticulaires ; aspect de prostration moins prononcé que les jours précédents ; rate fort tuméfiée. La malade est mise aux simples adoucissants, aux lavements emollients, à l'usage des bains et à la diète.

Du 24 mars au 7 avril, il ne s'était rien passé de particulier : la céphalalgie avait persisté, il y avait toujours un peu d'agitation et d'insomnie la nuit, la langue était devenue brune et sèche, l'engouement pulmonaire était resté le même, il y avait toujours une diarrhée assez abondante à selles involontaires, la fièvre s'était toujours maintenue au même degré. Les hyperesthésies et la semi-contracture des muscles avaient un peu diminué, et la maladie paraissait aller en s'amendant, lorsque, dans la nuit du 7 au 8 avril, elle fut prise inopinément, et sans aucun malaise précurseur, d'une série d'attaques de convulsions qui paraissent avoir été épileptiformes, auxquelles elle succomba vers le milieu de la nuit.

Autopsie. — Veines des méninges gorgées de sang ; sinus de la dure-mère remplis de sang coagulé ; la convexité de la partie antérieure du cerveau est fortement injectée, il y a un léger ramollissement et une injection très superficielle de la substance cérébrale de cette partie, le reste du cerveau est parfaitement sain, les ventricules latéraux ne contiennent que très peu de sérosité ; la moelle épinière et les enveloppes sont intactes ; les plaques de Peyer de la fin de l'intestin grêle sont un peu plus rouges que dans l'état normal, et ne font pas de saillie ; mais la dernière, celle qui avoisine la valvule iléo-cæcale, est seule tuméfiée et rouge. Le cœur est flasque, déjà décoloré et mou ; il contient des caillots bruns, peu consistants ; il y a de l'engouement, en arrière, à la base des deux poumons, la rate est volumineuse, mais molle et friable. L'utérus est très petit et très pâle, les ovaires sont petits, blanchâtres et mous.

Cette jeune malade était de toute évidence une hystérique qui a été atteinte d'une fièvre typhoïde, puis d'un ramollissement aigu du cerveau, auquel elle a succombé, et qui pourtant n'a pas dû à lui seul occasionner les attaques convulsives de la dernière nuit.

Il est évident que le cerveau et la moelle épinière sont le théâtre d'actions réflexes, à l'aide desquelles s'exécutent toutes ces manifestations. Il est impossible d'attribuer la forme convulsive, ni à ce que Marshall-Hall appel le trachétisme, c'est-à-dire à la compression des troncs veineux par les muscles du col contractés, laquelle produirait les phénomènes de congestion cérébrale, ni au laryngisme, c'est-à-dire à la fermeture de la glotte convulsée, occasionnant la suffocation et par suite les convulsions.

Il est également bien constaté que des hystériques peuvent périr d'hystérie, mais en même temps le petit nombre des cas où cela arrive prouve que ce n'est en quelque sorte que par exception.

Je n'en trouve que trois cas dans les auteurs.

Le premier a été publié par Royer-Collard, *Thèse inaugurale*, p. 50. Il est extrait des *Mémoires de la Société de médecine d'Edimbourg*, t. VI. Il s'agit d'une hystérique atteinte de spasmes de l'œsophage qui durèrent plusieurs années et qui amenèrent la mort par suite d'épuisement. A l'autopsie on n'examina que l'œsophage, dans lequel on ne trouva aucune altération anatomique.

Le second a été rapporté par M. Jacques dans le tome XXIX des *Mémoires de la Société de médecine du département de la Seine*, p. 276.

Une dame de trente-six ans fut reçue à la Charité pour une hystérie bien caractérisée qu'elle attribuait à de nombreuses saignées qui lui avaient été faites à l'Hôtel-Dieu pour une maladie inflammatoire. Il survint à cette personne, après un arrêt brusque des menstrues, des vertiges, des malaises, des convulsions hystériques avec épigastralgie strangulation et perte de connaissance ; pendant ces attaques, le pouls s'affaiblissait, devenait presque insensible et intermittent, la respiration devenait presque nulle, et les extrémités étaient froides. Ces accès se terminaient par des pleurs et des sanglots, quelquefois par des sueurs, ou par des urines abondantes, d'autres fois par une salivation, ou par l'expulsion de mucus par le vagin. Dans l'intervalle des attaques, il y avait une faiblesse générale prononcée, surtout dans les membres inférieurs, avec un brisement extrême, la céphalalgie était habituelle, elle causait l'insomnie, il y avait fréquemment des hoquets et des vomissements. Peu à peu l'état de la malade empira, et au bout de quelques mois, il était devenu impossible à cette dame de quitter le lit ; la peau pâlit, la face se prit d'œdème, il survint du scorbut, les gencives se gonflèrent, l'haleine devint fétide, les membres inférieurs se couvrirent de larges ecchymoses et de pétéchies, et, à la fin, la mort arriva après deux ans d'hystérie.

A l'autopsie, on ne trouva rien de remarquable, si ce n'est quelques taches rouges et quelques ecchymoses a la face interne du tube digestif, la mollesse et l'état comme poisseux des muscles dont la couleur était d'un rouge foncé, et une grande dissolution du sang.

Le troisième est rapporté par Georget, c'est un fait analogue au précédent et dans lequel la mort avait eu lieu par épuisement.

Dans un cas que j'ai rapporté et dont l'histoire se trouve p. 29, obs. 7, le malade était mort d'épuisement, et l'on avait trouvé des traces de méningite chronique dans son cerveau.

Dans un second cas, observation 49ᵉ, page 454, la mort avait eu lieu à la suite d'une méningo-encéphalite, née sous l'influence de l'hystérie.

Enfin, j'ai vu deux cas de mort par suite de gastralgie ; dans l'un, la mort avait eu lieu à la suite d'une altération lente de la constitution par le défaut d'alimentation, l'état maladif avait duré plusieurs années. Dans l'autre, la mort avait eu lieu assez promptement par l'inanition, et avait été précédée des accidents aigus qui accompagnent la privation complète et rapide d'aliments.

Le nombre des cas dans lesquels les malades sont mortes par le fait en quelque sorte direct de l'hystérie, est donc peu considérable, et les auteurs ont eu raison de dire que l'hystérie faisait rarement périr d'une manière directe. La mort a eu lieu, dans ces cas, soit par suite de l'épuisement résultant des souffrances de l'insomnie ou de la non-alimentation, soit par le scorbut produit par l'appauvrissement graduel et lent du sang, soit enfin par la méningite.

Les cas de mort par voie indirecte à la suite de l'hystérie, ne sont pas beaucoup plus nombreux ; ils se bornent dans mes observations à la phthisie pulmonaire, à la cyrrhose du foie, et à l'affection de Bright.

J'ai cherché avec beaucoup de persévérance si les femmes atteintes de cancer de l'estomac ou de l'utérus avaient été durant le cours de leur vie atteintes d'hystérie plus que les autres, et je n'ai trouvé chez elles qu'un nombre de cas d'hystérie complétement insuffisant pour établir le moindre rapport de cause à effet entre ces productions hétérologues et l'hystérie.

La terminaison de l'hystérie par la guérison complète et rapide ne se voit malheureusement pas souvent ; l'hystérie, après avoir eu quelque durée, devient une maladie en quelque sorte constitutionnelle qui ne peut se dissiper qu'après une modification préalable de la constitution. Aussi faut-il mettre au rang des fables toutes ces prétendues guérisons rapides obtenues à l'aide de telle ou telle médication, attendu que beaucoup d'auteurs ont regardé comme une guérison complète la suspension des symptômes de l'hystérie ou même le simple arrêt des attaques d'hystérie.

L'expérience prouve que la guérison complète, celle qui ne laisse pas de trace après elle, ne s'obtient que quand l'hystérie a duré très peu de temps, qu'elle a été le produit d'une cause accidentelle, et que cette cause n'existe plus. Ainsi, l'éloignement de la famille dans laquelle a été maltraitée une jeune fille, la séparation dans les cas d'union mal assortie, le rétablissement de la menstruation, une position sociale qui permet une meilleure hygiène, la modification de l'économie dans un sens favorable par le fait d'une médication appropriée, sont à peu près les seuls cas où il soit permis d'espérer une guérison qui ne laisse pas de trace dans la constitution.

Mais quand l'hystérie a duré depuis longtemps et quand la constitution était éminemment impressionnable, il n'en est plus de même, cette névrose laisse après elle un état mélancolique, l'épilepsie, des paralysies plus ou moins étendues, des tics convulsifs, la rétraction des muscles, la chorée et le rachitisme ; le cerveau, le poumon, le cœur et surtout le tube digestif, peuvent devenir le siége de phlegmasies chroniques, d'où résulte presque toujours un amaigrissement plus ou moins considérable.

CHAPITRE III.

ANATOMIE PATHOLOGIQUE DE L'HYSTÉRIE.

Pour établir un rapport de cause à effet entre une altération organique quelconque rencontrée dans une autopsie et un état morbide donné, il faut que cette altération anatomique se retrouve constamment à la suite de l'état morbide dont on suppose qu'elle a été la cause, ou que, si on ne la retrouve plus, elle ait dû avoir existé et n'être disparue que par le fait de l'état cadavérique ou que par celui du temps depuis lequel cet état morbide avait cessé. Telle est la donnée logique fort simple en théorie, mais un peu moins simple dans l'application, qui doit déterminer ce rapport de causalité.

Dans l'hystérie, l'application de ce principe offre quelques difficultés. On meurt rarement par le fait de cette maladie ; par conséquent les occasions de retrouver les causes matérielles de la maladie, si elles existent, sont assez rares. La mort qui a lieu le plus souvent pendant l'existence de l'hystérie, résultant de complications ou d'incidents qui sont survenus, on trouve une certaine difficulté à distinguer les lésions qui dépendent de l'hystérie elle-même, de celles qui dépendent de ces complications. Enfin dans le plus grand nombre des cas, la mort a lieu quand l'hystérie existait depuis des années, quand elle n'était plus en quelque sorte qu'une habitude de l'économie, ou même, quand elle avait cessé d'exister, et alors le problème est encore plus difficile à résoudre, car il s'agit de distinguer si les lésions anatomiques qu'on observe, ont été le point de départ des accidents hystériques, si, au contraire, elles n'ont été que l'effet de ces accidents, ou si même elles en sont indépendantes.

La recherche des causes matérielles de l'hystérie ne date pas de très loin. Les anciens qui voyaient dans l'utérus le point de départ de l'hystérie ne reconnaissaient néanmoins, dans cet organe, les uns, qu'une lésion de sa vitalité fonctionnelle, et les autres qu'un vice de ses humeurs; il n'était pas question parmi eux d'une lésion matérielle. Ce ne fut que vers le xvie siècle, à l'époque où l'anatomie pathologique ayant commencé à être cultivée par les Riolan, les Diemerbroeck, les Th. Bonet, que ces auteurs dominés par les idées établies depuis si longtemps sur le siége de l'hystérie, se mirent à noter les lésions des organes génitaux rencontrées sur les cadavres des femmes qui pendant leur vie avaient été atteintes de l'hystérie, et cela sans s'occuper de l'état des autres parties et sans chercher à établir le moindre rapport entre l'époque à laquelle avaient pu se faire ces lésions, et celle où l'hystérie avait eu lieu. Quelques années plus tard, en 1620. Ch. Lepois, qui avait cru distinguer un autre point de départ de l'hystérie, voulant mettre plus de précision dans les recherches, étudia l'anatomie pathologique de cette maladie sur des sujets qu'il supposait être morts d'hystérie, et il crut avoir constaté que ces altérations existaient dans l'encéphale. Hochstetter et Willis, venus peu après lui, arrivèrent aux mêmes résultats.

F. Hoffmann, écrivant à une époque où les opinions étaient flottantes, et où les faits anatomiques de Lepois et de Willis avaient aussi peu de crédit que ceux des anatomo-pathologistes qui les avaient précédés, tout en admettant que l'hystérie provenait des organes génitaux, paraît avoir tenu fort peu compte de l'état de ces organes après la mort des hystériques.

Vers le commencement de ce siècle, et pendant toute sa première période, les études d'anatomie pathologique ayant repris faveur, et les idées de localisation étant prédominantes, on s'est occupé de nouveau de rechercher l'état des organes génitaux qui, dans la pensée des médecins de cette époque, devaient être le point de départ de la maladie. Les écrits de Pujol, de Broussais, les ouvrages de

Louyer-Villermay, et surtout ceux de MM. Piorry, Landouzy, Schutzenberger et Duchesne-Duparc, ont été faits dans cet esprit.

Enfin, depuis une vingtaine d'années, moins dominés par les théories de localisation, et devenus plus difficiles dans l'examen des preuves anatomiques, les observateurs ayant eu l'occasion de faire d'assez nombreuses autopsies chez des sujets morts pendant que les phénomènes hystériques dont ils avaient été atteints, étaient en pleine activité, ont été bien loin de trouver des rapports aussi directs qu'on l'avait prétendu jusque-là entre les lésions anatomiques et l'hystérie, et sont arrivés à cette opinion, que l'anatomie pathologique ne faisait rien connaître de particulier dans les organes génitaux des personnes mortes d'hystérie. Georget, Brachet, M. Girard, M. Gendrin, MM. les professeurs Bouillaud et Forget, M. Lelut, doivent être rangés parmi ceux qui adoptent cette opinion.

Telles ont été les fluctuations que l'observation en médecine a subies. On verra qu'il a fallu une bien grande prévention dans les esprits, pour ne pas s'être mis d'accord sur une question qu'il est en définitive très facile d'élucider.

Je vais passer en revue les principaux faits rapportés par les auteurs, et je commence par ceux qui ont été recueillis sur le corps des hystériques mortes pendant une attaque d'hystérie.

MORGAGNI. — Hystérie datant de l'enfance chez une femme publique de quarante ans, morte dans un accès spasmodique avec suffocation. — Quelques petits corps fibreux sur le corps de l'utérus, mucus sanguinolent à la face interne de l'utérus, ovaires atteints d'une altération ancienne non déterminée. (*Ep.* 45, n° 23.)

HELWIG — Hystérique ayant des attaques depuis longtemps, et prise ensuite de nymphomanie, morte dans une attaque. — Petits kystes séreux sur la surface externe du corps de l'utérus et sur l'un des ovaires. (Morgagni, *Ep.* 45, n° 20.)

RULLIER. — Hystérie chez une jeune fille pubère datant d'un à deux mois, avec attaques de convulsions et de spasmes. Morte dans une une attaque. — Veines cérébrales et sinus gorgés de sang, augmentation du volume des ganglions du nerf trisplanchnique, ovaires assez volumineux, fermes, avec de nombreuses et volumineuses vésicules de Graaf. (*Thèse inaugurale*, 1808.)

DE GRAAF. — Femme hystérique morte pendant un accès d'hystérie. — Aucune lésion particulière. (*Opera tract. de suc. pancreat.*, cap. 9.)

PIORRY. — Hystérie datant de plusieurs années, combinée avec une fièvre intermittente. Mort à la fin d'une deuxième attaque de convulsions. — Grosse rate, ovaires volumineux contenant plusieurs foyers hémorrhagiques analogues à ceux qui se voient pendant la menstruation. (*Gazette des hôpitaux*, t. VIII, p. 161, 1846.)

Briquet. — Hystérie depuis un an chez une fille de quinze ans, fièvre typhoïde. Mort aussitôt après une attaque de convulsions. — Quelques plaques de Peyer, un peu de congestion des poumons et des veines du cerveau, rate volumineuse, utérus très petit et très pâle, ovaires petits, blanchâtres et mous.

Il est bien évident : 1° que chez la femme citée par Morgagni l'hystérie qui datait de l'enfance n'avait pu être produite ni par les petits corps fibreux de la face externe de l'utérus, ni par la lésion non caractérisée des ovaires, maladies qui ne se voient jamais dans l'enfance.

2° Qu'on ne peut pas admettre que les petits kystes séreux disséminés à la surface péritonéale de l'utérus et des ovaires qu'on voit si fréquemment, et qu'on sait être constamment dépourvus de nocuité, aient été la cause de l'hystérie de la malade de Helwig.

3° Que les vésicules de Graaf, qu'on a trouvées sur la malade de Rullier, sont un état complétement normal prouvant seulement que cette femme était disposée à l'ovulation, mais n'expliquant nullement l'hystérie.

4° Que les lésions hémorrhagiques qu'on a trouvées dans les ovaires de la malade de M. Piorry sont tout simplement des faits relatifs à la menstruation, qui dataient au plus de quelques mois, et ne pouvaient être le point de départ d'une hystérie datant de plusieurs années.

5° Que dans les deux derniers cas, celui de de Graaf et le mien, il n'existait aucune lésion appréciable dans les organes génitaux.

On ne trouve pas non plus dans ces faits, des lésions d'organes génitaux capables de donner la raison d'une attaque de convulsions portée au point de causer la mort, ce qui devrait être, s'il y avait eu quelques rapports entre la lésion anatomique et la maladie.

Cette série de faits ne peut donc pas servir le moins du monde à prouver que l'hystérie provienne d'altérations morbides appréciables de l'utérus.

On n'y trouve pas non plus dans les autres organes d'altération qui soit capable de jouer le rôle qu'on attribuait à la matrice. Le seul fait assez constant dans ces morts brusques, est l'existence d'une hypérémie de l'encéphale.

Hystériques mortes pendant le cours de l'hystérie.

Bonet. — Hystérie prolongée, aliénation mentale. — Altération des trompes des ovaires et des ligaments ronds. (*Sepulchr.*, lib. III, sect. 33, p. 49.)

Bonet. — Jeune fille hystérique morte de phthisie. — État normal de l'utérus. (*Sepulch.*, lib. III, sect. 33, p. 58.)

Willis. — Hystérie avec attaques pendant plusieurs années ; mort par apoplexie séreuse. — Sérosité dans les ventricules, altération du mésentère. (*Opera medica de morbi convuls.*, cap. 10, p. 538.)

Morgagni. — Hystérie légère depuis plusieurs années ; mort par maladie lente, pleurésie et péritonite chroniques. — Indurations du foie et du pancréas, ovaires et fond de l'utérus compris dans les pseudo-membranes. (*Epist.*, 35.)

Morgagni. — Hystérie ancienne, mort par fièvre hectique. — Péritonite chronique granuleuse, uretère distendu par de nombreux graviers, ulcère grave au col de l'utérus.

Morgagni. — Hystérie chez une femme de quarante ans, morte dans le cours de l'hystérie. — Pleurésie et péritonite tuberculeuses, induration du foie et du pancréas, *altérations de l'utérus.*

Morgagni. — Hystérie avec convulsions chez une femme de quarante ans, fièvre et mort. — Déplacement de l'estomac. (*Epist.*, 39, p. 323.)

Pomme. — Hystérie ancienne avec attaques de paralysie, guérie depuis deux ans, mort par la phthisie. — Cavernes dans les poumons, concrétions biliaires dans le vésicule, utérus normal. (*Traité des affections vaporeuses*, p. 280.)

Jacques. — Hystérie ancienne avec attaques, mort par suite d'épuisement. — Rien de spécial. (*Journ. de la Soc. de méd. de Paris*, t. XXIX.)

Louyer-Villermay. — Hystérie ayant duré de l'âge de quarante-six à celui de soixante-six ans. — Présence d'une grossesse extra-utérine dans laquelle le fœtus s'est atrophié. (t. I, pag. 108.)

Ollivier. — Hystérie avec attaques datant de cinq ans ; mort par suite de méningite. — Méningite de la base, kyste au centre du bulbe rachidien. (*Mal. de la moelle épin.*, t. II, p. 549.)

Louis. — Hystérie avec anesthésie complète à gauche datant de plusieurs années ; dans les derniers temps, apparition d'une péritonite. — Péritonite purulente dans laquelle se trouvent comprises les trompes et les ovaires, les premières rouges et gonflées, les seconds comme lardacés.

Piorry. — Accès hystériques chez une femme âgée morte d'un cancer utérin. — Utérus en partie cancéreux. (*Mémoire sur les névroses. Cliniq. méd.*, 312.)

Girard. — Hystérie avec attaques datant au moins de dix ans ; mort par affection cérébrale. — Injection de l'axe cérébro-spinal, squirrhe de l'utérus, kyste dans l'ovaire droit. (*Rech. sur l'hystérie*, p. 145.)

Landouzy. — Hystérie depuis quelques années ; mort par pneumonie tuberculeuse. — Augmentation du volume de la matrice et des ovaires, érosion et granulations du col. (*Traité de l'hystérie*, p. 405.)

Landouzy. — Hystérie datant de quatre ans, mort par phthisie. — Cavernes dans les poumons, rien ailleurs. (P. 444.)

Landouzy. — Hystérie avec attaques pendant quelques années ; mort de fièvre typhoïde. — Plaques de Peyer, rien à l'encéphale ni à l'utérus.

Briquet. — Hystérie lente depuis dix ans, puis hystérie aiguë, paralysie générale. — Léger arachnitis, utérus sain, très petit, ovaires atrophiés, indurés, ayant d'anciennes adhérences avec le péritoine. (Observation 49, p. 452.)

Briquet. — Hystérie depuis seize ans, forte, sans attaque de nerfs ; mort par suite d'un anévrysme de l'aorte. — Utérus et ses annexes à l'état normal.

Briquet. — Fille atteinte de paraplégie hystérique. Mort à la suite de la dégénération gangréneuse d'un vésicatoire placé dans le dos. — Aucune altération appréciable des organes génitaux. (Observation 48, p. 450.)

Briquet. — Femme de trente-neuf ans, hystérique depuis l'enfance, mais chez laquelle les accidents hystériques intenses très nombreux et continus datent de dix-neuf ans, ayant eu des attaques de convulsions hystériques, et morte à la suite d'une maladie de Bright. — L'utérus, les ovaires, les trompes, le vagin, visités avec soin, ont été trouvés à l'état normal, *intus et extus*, pour la forme, pour le volume, pour la couleur et pour la consistance ; les ovaires, très petits, n'ayant même plus de vésicules : il existe à leur surface de petits kystes vésiculaires gros comme de petits pois.

Briquet. — Femme de quarante-sept ans, hystérique dès son enfance, ayant continué à l'être à un haut degré pendant toute sa vie, ayant eu des attaques de convulsions et morte de phthisie pulmonaire ; elle avait eu pendant toute sa vie une sensibilité très vive au vagin qui ne lui permettait pas d'exercer le coït sans souffrir beaucoup — Utérus petit, complétement normal, pâle, ovaires atrophiés ; quelques anciennes adhérences des ligaments larges aux parois du bassin, vagin sans aucune altération, plutôt pâle que rose.

Briquet. — Homme de trente-sept ans, hystérique depuis deux ans, sujet à des attaques évidemment hystériques, puis paralysie progressive, arachnitis et encéphalite chroniques. — Rien du côté des organes génitaux. (Observation 7, p. 31.)

Parmi ces vingt-trois faits, il y en a treize, dans lesquels on n'a pas trouvé de lésion anatomique dans les organes génitaux, quatre dans lesquels l'altération anatomique était récente, tandis que l'hystérie était ancienne, et par conséquent dans lesquels cette altération ne pouvait pas avoir été le point de départ de la maladie ; et cinq dans lesquels on avait trouvé des granulations du col utérin, un cancer de l'utérus, une grossesse extra-utérine, des ovaires atrophiés, une *altération* de l'utérus, et un déplacement de la matrice.

Il faudrait être bien prévenu en faveur d'un signe anatomique de l'hystérie pour trouver dans de pareils faits la moindre preuve de l'influence des maladies des organes génitaux sur la production de l'hystérie.

Dans trois cas on a trouvé des traces de congestion ou de méningite dans le cerveau, correspondant à l'état sous l'influence duquel les malades étaient mortes, mais ne prouvant nullement que l'hystérie dépendît de ces altérations.

*Femmes qui avaient été atteintes d'hystérie, depuis un temps non indiqué,
sur le corps desquelles on a trouvé des lésions dans les organes génitaux.*

BAUHIN. — Altération des ovaires chez les hystériques. (*Anat.*, lib. III,
cap. 35.)

BAUHIN. — Femme à attaques hystériques. — Occlusion de l'orifice utérin.

BONET. — Jeune fille prise d'attaques d'hystérie — Altérations des
trompes, des ovaires, déformation de l'utérus. (*Sepulchretum.*)

BONET. — Femme hystérique et aliénée par fait de vifs chagrins. — Développement anormal de l'utérus, des ovaires et des trompes. (*Sepulchretum*, lib. III, sect. 35, p 51.

BONET. — Lésions des ovaires chez deux jeunes filles affectées d'hystérie.
(*Sepulchretum*, lib. III, sect. 33, p. 49.)

DIEMERBROECK. — Altérations des ovaires chez les hystériques. (*Anat.*,
lib. I, c. 24.)

HEURNIUS. — Fille de vingt-cinq ans, hystérique. — Altération des ovaires.
(*Hist.*, 16.)

VÉSALE. — Hystérie chez une fille de seize ans. — Lésions des ovaires.
(*De fabrica*, lib. V, cap. 15.)

WILLIS. — Accès hystériforme chez une femme dans le corps de laquelle
on trouva l'utérus sain et des altérations du mésentère. (*Opera medica :
De morb. convuls.*, cap. 6, obs. 3, p. 100.)

SECRRE. — Hystérie d'assez longue durée, tumeur fibreuse de l'utérus.
— Cancer du cæcum.

PIORRY. — Accès hystériques après des douleurs utérines. — Adhérence de
l'épiploon à l'utérus et aux ovaires. (*Traité du diagnostic*, t. II, p. 314.)

En tout onze faits recueillis dans les auteurs par M. Landouzy.
Parmi ces faits il s'en trouve un de cancer du cæcum, un de maladie
du mésentère, et un d'adhérence de l'épiploon aux téguments, larges
lésions qui évidemment n'intéressent pas les organes génitaux et
qu'on ne peut pas considérer comme ayant produit l'hystérie ; il ne
reste plus que huit cas, intitulés *maladies des ovaires*, et un cas
d'occlusion du col utérin. Il est évident que de pareils faits sont insuffisants pour prouver le moindre rapport entre la lésion anatomique trouvée à l'autopsie et la maladie hystérique dont l'époque
d'invasion est inconnue ; et que, quand même ils auraient la précision
et l'exactitude nécessaires pour le constater, ils seraient encore, à
raison de leur chiffre, trop insuffisants pour prouver quelque chose,
si on les met en rapport avec le nombre infini de cas d'hystérie dans
lesquels on n'a rien trouvé. Si l'on voulait faire chez les phthisiques
un travail analogue à celui qu'a fait M. Landouzy pour les hystériques, et si l'on recherchait toutes les lésions des organes génitaux
qu'on a pu rencontrer sur leurs cadavres, on y trouverait encore
plus de raisons d'attribuer la phthisie à ces organes que l'hystérie.

En résumé, les faits anatomiques ne constatent pas le moins du monde : 1° que chez les sujets morts d'hystérie ou pendant le cours de l'hystérie, il y ait des lésions spéciales dans les organes génitaux ; 2° que les cadavres des sujets qui ont été hystériques présentent plus d'altérations des organes génitaux que n'en présentent ceux des sujets morts de toute autre maladie ; 3° enfin, ils constatent d'une manière positive que les cadavres des hystériques mortes pendant le cours de l'hystérie, présentent autant de cas dans lesquels il n'y avait pas de lésions de ces organes, que de cas où il y en avait, ainsi que le reconnaissent Morgagni lui-même et tous les anatomistes qui lui ont succédé.

Si l'anatomie pathologique ne trouve rien de spécial dans les organes génitaux des hystériques, a-t-elle été plus heureuse dans l'examen des autres organes ?

Ch. Lepois et Willis pensaient qu'on devait trouver dans l'encéphale la raison anatomique des accidents, et ils ont étayé leur opinion de quelques cas dans lesquels on avait rencontré, soit de l'œdème de la pie-mère, soit des collections séreuses dans les ventricules et à la base du cerveau. Il est certain que ces auteurs ont pris des cas particuliers dans lesquels les malades étaient morts de méningite chronique, pour des hystéries suivies directement de la mort, et que leur opinion ne peut être acceptée.

Dans les trois cas particuliers que j'ai observés, il y avait des lésions phlegmasiques de l'encéphale, mais dans l'un d'entre eux, l'observation 49, il y avait entre l'hystérie et la méningite une liaison telle qu'il est difficile de n'y pas trouver un rapport direct.

D'après Fréd. Hoffmann, on rencontre chez les hystériques des inflammations d'estomac, d'intestins, du foie, de la rate, et surtout beaucoup de bile dans la vésicule biliaire et dans l'estomac. Cette assertion ne sert évidemment en rien pour établir les rapports de dépendance qu'a l'hystérie avec les organes.

En résumé, l'anatomie n'a jusqu'à présent rien appris, ni sur le siége, ni sur la nature de l'hystérie ; tout ce qu'on peut au plus soupçonner, c'est l'existence d'un certain degré de congestion sanguine dans diverses parties de l'encéphale ou de ses principaux prolongements, congestion qu'on pourrait considérer comme l'accompagnement de certains phénomènes hystériques.

Si l'inspection cadavérique ne peut démontrer que l'hystérie dépende d'une lésion matérielle, les études anatomiques ayant pour but l'exploration des parties qui avaient été pendant la vie le siége de phénomènes hystériques prolongés, prouvent que ces phénomènes sont dynamiques, et qu'ils ne dépendent d'aucune lésion matérielle appréciable.

Ainsi Jeanne d'Albret, la mère de Henri IV, qui avait été toute sa vie sujette à de la céphalalgie hystérique, voulut qu'après sa mort on examinât son cerveau, ce qui fut fait, et on n'y trouva absolument rien.

Vésale parle d'une femme qui mourut par le fait de la strangulation dans une des attaques de convulsions hystériques auxquelles elle était très sujette. A l'autopsie, on ne trouva rien dans le pharynx.

Je viens de citer le fait de Royer-Collard, d'une femme qui, pendant longues années, avait été atteinte de spasmes violents de l'œsophage, et chez laquelle on ne trouva aucune altération.

J'ai rapporté à l'article de la gastralgie plusieurs cas de cette hyperesthésie hystérique devenue mortelle, et dans lesquels on n'avait trouvé aucune lésion anatomique de l'estomac.

La paralysie hystérique n'a pas laissé non plus de traces après elle, ainsi qu'on le voit dans les observations 48 et 49, où des paralysies n'ont pas laissé de traces matérielles dans les organes.

L'hystérie est donc une lésion dont la cause matérielle échappe à nos sens ; voudrait-on, devançant les faits, prétendre que, bien que invisible, cette cause matérielle existe ? Ce serait, ce me semble, manquer de philosophie. L'hystérie, tout le monde en convient, se manifeste par un trouble dans les actions nerveuses. Or, ce que nous nommons influx nerveux est-il un fluide analoge à celui duquel résultent les actions électriques, une véritable matière qui peut être troublée dans sa composition ; est-il tout simplement le résultat d'ondulations analogues à celles qui, selon Fresnel, produisent la chaleur et la lumière, c'est-à-dire une simple modification du mouvement ? Jusqu'à présent personne n'en sait rien, et il me semble prématuré de vouloir prendre un parti dans cette question de matérialité.

Quoi qu'il en soit, la considération de cette absence de lésions matérielles ne peut pas être indifférente pour le traitement ; elle servira à faire comprendre comment il se fait que de simples modificateurs de la sensibilité puissent, comme on le verra plus loin, agir si puissamment sur un grand nombre des phénomènes principaux de l'hystérie, quelque longue qu'ait été leur durée.

CHAPITRE IV.

DIAGNOSTIC ET PRONOSTIC DE L'HYSTÉRIE.

ARTICLE PREMIER.

DIAGNOSTIC.

L'affection hystérique, dit Sydenham, imite presque toutes les maladies qui arrivent au genre humain ; dans quelque partie du corps qu'elle se rencontre, elle y produit les symptômes qui sont propres à cette partie, et si le médecin n'a pas beaucoup de sagacité et d'expérience, il se trompera aisément, et il attribuera à une maladie essentielle et particulière à l'une de ces parties, des symptômes qui dépendent uniquement de l'hystérie.

Joseph Frank dit que rien n'est plus difficile que le diagnostic des affections hystériques qui affectent de la ressemblance avec toutes les maladies du corps humain. « Ce n'est pas tout, ajoute-il ; les » affections hystériques, simulant souvent des maladies très graves » et très rebelles, sans être elles-mêmes dangereuses, il en résulte que » les erreurs de diagnostic ne sont nulle part plus palpables et plus » dangereuses. Les fautes de cette espèce sont surtout familières aux » médecins qui manquent d'instruction ou de soin, méconnaissent » des maladies graves qui sont latentes, cachent leur ignorance ou » leur légèreté sous le nom magique de spasmes. Elles le sont aussi » à ces médecins prudents, qui présentent, comme atteints de vices » organiques graves, des malades qui n'éprouvaient que des acci- » dents nerveux passagers. »

Les auteurs semblent ne trouver de signes caractéristiques de l'hystérie que dans l'anomalie que présentent les phénomènes morbides de cette maladie, et dans la marche des troubles qu'elle provoque. Quand, dit Sydenham, j'ai bien examiné une malade et que je ne trouve en elle rien qui se rapporte aux maladies connues, je regarde l'affection dont elle est prise, comme une hystérie.

Ils s'accordent à considérer, la bizarrerie d'une maladie, l'incohérence dans ses phénomènes, le désordre dans la série des incidents qui se produisent, l'anomalie dans sa marche, comme étant les caractères auxquels on peut reconnaître l'hystérie. En résumé, le diagnostic de l'hystérie leur paraît être une affaire de tact médical, et non le résultat certain d'une analyse logique conduisant à une conclusion forcée.

Je veux établir ici que cette opinion tient à ce qu'on n'a pas suffisamment étudié ce que j'appellerai l'état hystérique, état dans lequel on trouve des signes aussi caractéristiques que le sont le râle crépitant pour la pneumonie, les taches lenticulaires pour la fièvre typhoïde, etc., lesquels permettent d'établir un diagnostic certain.

Une hystérique présente toujours, quels que soient les accidents auxquels elle soit en proie, ou quel que soit le calme dans lequel elle se trouve, les phénomènes suivants qui peuvent servir à caractériser l'état hystérique.

1° Elle a été dès son enfance très impressionnable, très facile à émouvoir, tellement sensible aux reproches qu'elle en avait dès étouffements et des malaises, et tellement accessible à la pitié que le moindre récit d'une chose triste la faisait pleurer à chaudes larmes ; cette disposition morale est tellement caractéristique, qu'il y a au plus une hystérique sur vingt qui ne la présente pas.

2° Lors des émotions ou lors des affections morales, elle éprouve un sentiment de malaise et de resserrement à la région épigastrique, puis de la strangulation à la gorge, et souvent des palpitations, ainsi que de l'agitation dans les membres. La facilité avec laquelle se produisent ces phénomènes, et le degré d'intensité qu'ils prennent sous une influence morale donnée, mesurent le degré de l'état hystérique.

3° Toute hystérique a eu, ou a encore, quelquefois l'une, et le plus souvent les deux ou les trois hyperesthésies suivantes : 1° l'épi-gastralgie, qui se reconnaît dans les récits des malades, en ce que cette douleur était ou à peu près continuelle ou extrêmement fréquente ; qu'elle se montrait ou s'exaspérait plus par les affections morales et par la marche que par l'ingestion des aliments ; que la moindre pression de cette partie par les corsets, par les cordons ou par les vêtements, était douloureuse. Quand elle existe encore, on la reconnaît par la pression du bout du doigt sur les fibres musculaires comprises entre les deux premières intersections aponévrotiques, soit des deux muscles droits de l'abdomen, soit du muscle droit du côté gauche, si la douleur n'affecte pas toute la région épigastrique. Cette douleur est ordinairement d'une telle vivacité que la plupart du temps il suffit de la simple pression du bout du doigt indicateur exercée à travers la chemise, pour provoquer à l'instant même, soit une vive expression de souffrance, soit un recul du corps en arrière et un mouvement des mains en avant, pour éloigner le doigt du médecin. Cette douleur, qui est permanente, ne peut être confondue qu'avec le rhumatisme de ces muscles et avec la myo-dinie de la colique de plomb, qui viendraient affecter une hysté-rique.

Aucune autre maladie ne donne une épigastralgie semblable à celle des hystériques. On a vu en leur lieu les signes à l'aide desquels la gastralgie se distingue de l'épigastralgie.

En somme, l'épigastralgie est un caractère de l'hystérie tellement sûr et tellement facile à constater, que quand je suis près d'une malade qui n'offre que des phénomènes morbides douteux, il me suffit de presser l'épigastre du bout du doigt, même quand elle ne s'est pas encore plainte d'y souffrir, pour reconnaître la douleur et pour être certain de l'existence de l'hystérie.

La seconde douleur, presque aussi caractéristique que la précédente, est la douleur au niveau de la partie moyenne des fausses côtes gauches, c'est-à-dire la pleuralgie. Cette douleur peut affecter les deux côtés, mais sept fois sur huit elle affecte le côté gauche, ce qui fait que les malades se plaignent ordinairement d'une prétendue douleur au cœur. Elle se comporte exactement comme l'épigastralgie.

On ne peut la confondre : 1° qu'avec la pleurodynie rhumatismale qui s'en distinguera, parce que celle-ci est passagère, tandis que la pleuralgie hystérique est permanente ; 2° qu'avec la névralgie intercostale, mais celle-ci suit le trajet des nerfs, tandis que l'autre existe dans les muscles ; la douleur que la névralgie provoque est violente et la pression excite une souffrance vive qui suit le trajet du nerf quand on presse sur les lieux d'élection, ce que ne fait pas la pleuralgie hystérique dont la douleur se fait sentir dans toute l'étendue du muscle douloureux. Quelque vive que soit la pleuralgie hystérique, elle ne s'accompagne jamais des signes que l'auscultation fait reconnaître dans les phlegmasies des plèvres ou des poumons.

La troisième douleur est la rachialgie qui siége le long des muscles des gouttières vertébrales, et surtout le long de celle du côté gauche ; cette douleur existe d'une manière continue comme celle des deux hyperesthésies qui précèdent.

Ces trois hyperesthésies, que l'on trouve le plus souvent réunies, et qui paraissent en quelque sorte confondues en une seule douleur qui commence vers le tiers supérieur de la gouttière vertébrale, se prolonge en contournant l'angle inférieur du scapulum, et va, en suivant la direction des premières fausses côtes, se terminer à la région épigastrique. Ces trois hyperesthésies, qu'il est extrêmement rare de ne pas rencontrer, soit en totalité, soit en partie, puisqu'il est à peine deux hystériques sur cent qui n'en aient pas été atteintes, constituent l'un des caractères les plus évidents et les meilleurs de l'hystérie.

Ce caractère est facile à distinguer, puisqu'il suffit du récit des malades ou de la pression avec l'extrémité des doigts sur les chairs, dans lesquelles siégent ces hyperesthésies, pour les faire apparaître. Il est tellement sûr, que toutes les fois qu'on aura lieu de supposer l'existence de l'hystérie, il suffira d'explorer avec le doigt l'épigastre, le côté et les gouttières vertébrales, pour diagnostiquer cette maladie, diagnostic que les renseignements des antécédents confirment toujours.

Il n'existe aucune maladie dans laquelle on ne trouve ces trois hyperesthésies, que l'on pourrait appeler le trépied hystérique. Les douleurs rhumatismales, saturnines, non plus que les névralgies, ne se présentent pas avec les caractères qu'a l'hyperesthésie hystérique. On a pensé que la gastralgie pouvait les provoquer ; j'ai fait de nombreuses recherches à ce sujet, et j'ai acquis la certitude qu'elles ne se produisaient pas alors avec la forme caractéristique que présentent les sujets atteints d'hystérie.

M. le docteur Bourguignon a rapporté dans une des séances de la Société de médecine du département de la Seine, qu'après avoir examiné attentivement toutes les femmes épileptiques qui peuplent l'hospice de la Salpêtrière, il en avait trouvé parmi elles seulement trois qui avaient les hyperesthésies que je regarde comme un caractère exclusif de l'hystérie. En admettant le fait tel qu'il a été énoncé, ce serait déjà un grand point que, sur deux à trois cents femmes épileptiques, on n'en trouvât que trois qui aient offert ces douleurs ; mais je veux aller plus loin, je suis persuadé qu'en interrogeant attentivement et dans le sens convenable, ces trois femmes, il y a toutes probabilités que l'on aurait trouvé chez elles des signes de l'existence, soit antécédente, soit actuelle, de l'hystérie.

4° L'état hystérique se reconnaît encore à un caractère très saillant, très général, et qui cependant était resté ignoré jusque dans ces derniers temps, je veux parler de l'existence extrêmement fréquente des hyperesthésies, des anesthésiès, des convulsions chroniques et des paralysies dans le côté gauche du corps.

Ainsi la pleuralgie existe à gauche au moins dix-neuf fois sur vingt ; les hyperesthésies et les anesthésies, considérées en général, sont à peu près cinq fois plus fréquentes à gauche qu'à droite ; les convulsions chroniques affectent le côté gauche au moins deux fois plus souvent que le côté droit ; enfin les paralysies se voient trois fois plus souvent à gauche qu'à droite.

Aucune autre affection générale ne présente cette particularité, les rhumatismes, les névroses, ne sont pas plus communs à gauche qu'à droite ; les apoplexies, les pleurésies, les peripneumonies, existent plus souvent, au contraire, à droite qu'a gauche.

A quelle raison attribuer un privilége si caractérisé? Je suis porté à penser qu'il résulte d'un ensemble de circonstances différentes les unes des autres.

Weber a constaté de manière à n'en pas douter, que la peau du côté gauche du corps, face, tronc et membres est douée d'une sensibilité beaucoup plus vive que celle du côté droit. Les contacts les plus légers y sont plus nettement ressentis ; l'éloignement des branches du compas, nécessaire pour donner deux sensations simultanées de piqûre, a besoin d'être notablement moins grand pour la peau du côté gauche, que pour celle du côté droit. Or, il est évident que plus une fonction est près de son maximum, plus il y a de facilité à la troubler.

Il est probable que dans la manifestation des passions, le côté droit de l'encéphale qui, en sa qualité de partie droite, est plus actif que le gauche, sert plus à la manifestation des passions par les muscles, que le côté gauche ; ce serait une raison pour que les muscles du côté gauche du corps soient plus souvent troublés dans leurs fonctions que ceux du côté droit.

Enfin on trouve dans un travail de M. Moilin (*L'homme droit et l'homme gauche*) un certain nombre de faits qui concourent à prouver que le coté gauche du corps est organisé moins favorablement que le droit ; ainsi le sinus latéral droit est beaucoup plus ample que le gauche, les vices de conformation par arrêt de développement sont notablement plus fréquents au côté gauche du corps qu'au côté droit, etc.

Supposant que le côté gauche du corps était le plus souvent affecté parce qu'il était le plus faible, j'ai cherché à savoir si les femmes chez qui les troubles hystériques apparaissaient à droite n'étaient pas dans l'habitude de se servir plus souvent du côté gauche que du côté droit, mais cette supposition s'est trouvée n'être pas fondée, et je n'ai, quelques investigations que j'aie faites, rien trouvé qui expliquât la préférence que l'hystérie avait eu chez ces malades pour le côté droit.

Ce caractère de l'existence à gauche des principaux troubles morbides auxquels l'hystérie donne naissance, est l'un des plus apparents, il a fallu toute l'inattention qu'on a mise jusqu'à présent dans l'étude de cette maladie, pour qu'il soit resté ignoré jusque dans ces derniers temps où je l'ai fait reconnaître à toutes les personnes qui visitent mes salles de l'hôpital de la Charité.

5° On a toujours regardé comme étant propre à l'hystérie la disposition qu'a cette maladie à être fortement influencée par les affections morales. D'après Hoffmann, ce caractère est tellement marqué chez les hystériques, qu'il a compté depuis Hippocrate jusqu'à lui, soixante-dix-sept auteurs, parmi lesquels il faut citer Fernel, Duret, Montanus, Houillier, Mercurialis, qui ont insisté sur sa valeur. Sydenham dit que, quand il vient dans son cabinet, pour le consulter, des dames à la maladie desquelles il ne comprend rien, il les interroge sur l'influence qu'ont sur elles les affections morales, et que quand il reconnaît cette influence sur elles, il les considère comme atteintes d'hystérie.

On a vu, par tout ce qui a été rapporté dans cet ouvrage, quelles modifications opèrent ces influences. Il n'est pas une hystérique chez laquelle les accidents morbides ne soient très notablement augmentés par les émotions pénibles, et diminués par les impressions agréables.

Le rhumatisme, la goutte, sont à la vérité quelque peu sous l'influence des affections morales, mais ils le sont à un degré infiniment moindre que l'hystérie ; les névropathies elles-mêmes sont très loin d'être modifiées par les impressions morales, comme le sont les névroses hystériques.

L'impressionnabilité par les influences morales est donc un caractère très évident, et par conséquent très facile à saisir.

6° L'hystérie offre, dans les troubles qu'elle provoque, une instabilité qui ne se trouve pas ailleurs ; on voit les troubles hystériques les plus intenses arriver brusquement et disparaître de la même manière, quelquefois sans laisser de traces, d'autres fois en laissant après eux d'autres accidents siégeant ailleurs, et dont l'apparition a coïncidé avec la disparition du trouble qui les avait précédés.

7° Une autre particularité propre aux hystériques est l'existence des urines spéciales. La majorité des auteurs a parlé des urines comme d'un moyen assuré de diagnostiquer l'hystérie. Sydenham a insisté sur son importance, Mitter Bacher regarde ce signe comme caractéristique.

Moins général que les caractères précédents, parce qu'il peut souvent manquer, le signe tiré de la limpidité, de l'état incolore et de l'abondance des urines, est néanmoins un moyen très précieux du diagnostic. Ainsi une malade présente-t-elle quelque phénomène morbide peu ordinaire, si, en même temps que s'est rapidement produit ce phénomène, il y a une émission d'urines spéciales, on peut avoir la certitude de l'existence de l'hystérie.

8° Enfin, on pourrait encore, à la rigueur, tirer parti, pour le diagnostic de l'hystérie, de l'influence du traitement. Les succès qu'ont les opiacés, ceux que les antispasmodiques, tels que l'éther, le castoréum, etc., ont également, ceux plus prononcés encore qu'a la faradysation, sont encore des moyens utiles à l'établissement du diagnostic ; il n'est pas, en effet, d'état morbide sur lequel les trois ordres de médications que je viens d'indiquer, aient autant d'influence que sur l'hystérie.

Tel est l'ensemble des signes auxquels on peut reconnaître l'hystérie, ensemble qui, s'il ne se trouve pas en entier, existe au moins en grande partie chez tous les hystériques, et ne permet plus de laisser indécis et en quelque sorte au tact ou à l'habileté du médecin, le diagnostic de cette maladie.

Nos devanciers croyaient avoir pour découvrir l'hystérie des moyens bien plus simples que ne le sont les précédents ; il y avait, selon eux, trois signes infaillibles de l'état hystérique :

1° Existence constante et continuelle de douleurs à l'utérus :

2° Soulagement notable lorsqu'on met en même temps de mauvaises odeurs sous le nez et des parfums près de l'utérus.

3° Retour fréquent des accidents.

Chambon en ajoutait un quatrième qui était destiné, selon lui, à distinguer les accidents nerveux ou névropathiques, des troubles nerveux occasionnés par l'hystérie. Ce moyen consistait à appliquer sur l'épigastre des substances d'une odeur agréable, lesquelles faisaient du bien si la maladie était de l'hystérie, tandis qu'elles étaient sans influence si c'était le simple état nerveux.

Ces assertions sont autant d'erreurs.

Ces données générales pourraient suffire à établir les signes qui distinguent l'hystérie de quelques autres affections qui s'en rapprochent, mais l'usage étant de présenter des tableaux destinés à résumer ce diagnostic différentiel, je me conforme très volontiers à cette habitude.

Comme l'a dit Sydenham, l'hystérie peut simuler presque toutes les maladies, mais il ne s'ensuit pas qu'il y ait nécessité de faire un parallèle de cette affection avec toutes les autres maladies avec lesquelles elle peut avoir quelques traits de ressemblance. En traitant de chacun des symptômes de l'hystérie, le diagnostic différentiel de ces affections a été fait assez complétement pour qu'il soit inutile d'y revenir, de sorte qu'il ne reste plus à traiter ici que d'un nombre très limité de maladies générales, l'hypochondrie et la névropathie.

Pour établir le diagnostic qui différencie l'hystérie de l'hypochondrie, je ne puis mieux faire que de présenter le tableau suivant que j'extrais du parallèle que M. Dubois (d'Amiens) a fait de ces deux maladies (1) :

TABLEAU DES DIFFÉRENCES DE L'HYPOCHONDRIE ET DE L'HYSTÉRIE.

EXTRAIT DE L'OUVRAGE DE M. DUBOIS (D'AMIENS).

HYPOCHONDRIE.	HYSTÉRIE.
Affecte les deux sexes, mais plus fréquente chez l'homme.	Presque exclusive à la femme.
Affecte presque exclusivement les sujets de trente à cinquante ans.	Débute très rarement au delà de trente ans.
Maladie sans attaques.	Maladie avec attaques diverses.
Prodromes.	*Prodromes.*
Retours sur soi-même, inquiétudes sur sa santé. — Préoccupation constante sur l'état des organes accessibles aux sens, et sur celui des sécrétions. — Observance attentive de certaines règles de l'hygiène, lecture assidue des livres de médecine, état habituel de tristesse.	Absolument rien de tout cela dans l'hystérie. — Point de préoccupations sur son état, point de tristesse, et continuation du goût pour les distractions.
Première période.	*Première période.*
Inquiétudes morales vives et continuelles, excitées par les sensations les plus ordinaires. Concentration perpétuelle de toute l'attention du malade sur la recherche de la nature de ses maux. — Tantôt croyance à une maladie des voies digestives, et alors prédominance des troubles dans les viscères de l'abdomen, tantôt croyance à une maladie des organes respiratoires, tantôt à une affection de l'encéphale.	Agitation, insomnie, douleurs à la région épigastrique, au dos et au côté gauche; étouffements, strangulation, avec sensation habituelle d'un corps étranger dans la gorge, et bientôt spasmes hystériques.

____
(1) *Histoire philosophique de l'hystérie et de l'hypochondrie.* Paris, 1837.

HYPOCHONDRIE.	HYSTÉRIE.
Alors préoccupations pour la recherche d'un remède et emploi abusif de toutes sortes de médications.	Jamais de préoccupation sur l'état des organes, confiance très grande dans la curabilité de la maladie.
Deuxième période.	*Deuxième période.*
Développement de névroses variées, anxiété nerveuse portée au plus haut degré ; augmentation des névroses des organes digestifs, circulatoires, ou respiratoires ; troubles évidents dans les fonctions intellectuelles.	Augmentation des troubles de la première période, puis à une occasion quelconque apparition d'attaques convulsives. Troubles des organes se maintenant toujours dans le cadre des affections nerveuses.
Troisième période.	*Troisième période.*
Inflammations chroniques des divers organes, et principalement de ceux du tube digestif, et leurs conséquences possibles, et alors accidents graves, épuisement graduel.	Spasmes fréquents, attaques d'hystérie fréquentes, mais n'entraînant pas, comme conséquence forcée, des altérations des organes principaux ; pas d'épuisement.
Pronostic souvent grave, à raison du développement de lésions organiques.	Pronostic jamais grave et amélioration toujours possible.

L'état hystérique se distingue de l'état névropathique que Whytt a le premier séparé de l'hystérie, et sur lequel M. Bouchut a fait une récente communication à l'Académie (1), par les caractères suivants :

1° La névropathie non hystérique affecte aussi souvent les hommes que les femmes. 2° Elle est le propre de l'âge adulte, et se voit très rarement avant cette époque. 3° Les femmes simplement nerveuses et non hystériques n'ont pas été dans leur jeunesse plus impressionnables que d'autres, mais elles ont toujours été plus excitables. 4° La névropathie est rarement le produit des affections morales, elle est au contraire le résultat fréquent de l'impression du froid et de l'excitation d'un point quelconque des cordons nerveux ou des expansions nerveuses. Elle suit souvent la rétrocession d'affections morbides habituelles, d'exanthèmes chroniques, de dartres ou de suppurations prolongées. 5° Elle n'offre pas la réunion des caractères de l'hystérie, et les troubles qu'elle provoque ne sont pas les analogues de ceux qui appartiennent à la manifestation des passions. 6° Les affections morales les influencent beaucoup moins que l'action des agents physiques. 7° La durée est en quelque sorte illimitée, et le soulagement des accidents est très difficile à obtenir. 8° Enfin, le traitement moral est presque sans influence sur elle.

(1) *Bulletin de l'Acad. de méd.*, t. XXIII, p. 980, et t. XXIV, p. 467 et suiv.

ARTICLE II.

PRONOSTIC.

Pour les anciens, qui ne connaissaient de l'hystérie que les spasmes et les convulsions, et qui évidemment n'avaient pas la moindre expérience de cette maladie, la passion hystérique était une maladie très dangereuse, et ils paraissaient, ainsi que le prouve leur thérapeutique, y craindre du péril. C'est sous ce point de vue que l'hystérie a été considérée par toute l'antiquité, et par ce qu'il y a eu de plus distingué dans la science et dans la pratique. Il faut aller jusqu'au temps de Mauriceau, de Sydenham, de Morgagni, pour voir une appréciation plus exacte de la gravité de cette maladie.

Mauriceau rapporte une histoire qui prouve jusqu'à quel degré l'ignorance était portée à son époque. Une jeune femme est prise pour la première fois d'une attaque d'hystérie qui donna à ses parents, probablement imbus des idées dominantes de l'époque, une inquiétude si vive, qu'ils lui firent à la hâte apporter l'extrême-onction. Mauriceau, qui vint fort à propos, les rassura, et en effet, la jeune dame n'eut point d'autre attaque, toute sa maladie se borna à un seul accès. (Mauriceau, OBSERVATION 20.)

Hoffmann, plus éclairé, a pu dire avec raison : *Ut valde terribilis videtur hic morbus, in se tamen non adeo periculosus est.*

J. Frank a une manière toute particulière de faire le pronostic de l'hystérie, qu'il regarde comme une maladie moins dangereuse que désagréable : « Désagréable, dis-je, non-seulement » pour les malades, mais aussi pour ceux qui les entourent. Peut-on » imaginer quelqu'un de plus malheureux que le mari d'une hysté- » rique ; à moins peut-être qu'il ne trouve du plaisir dans la variété : » en effet, une hystérique, dans l'espace de vingt-quatre heures, suc- » cessivement triste, calme, dure, tranquille, irascible, douce, etc., » présente le caractère de dix personnes différentes. »

Malgré ce pronostic favorable, M. Landouzy a raison de dire que si l'on considère sa longue durée, les souffrances vives qui l'accompagnent, les obstacles qu'elle apporte à l'exercice des fonctions vitales et même des devoirs de famille et de société, les modifications fâcheuses qu'elle produit dans la constitution, et l'extrême susceptibilité qu'elle laisse au physique et au moral, on regardera avec raison l'hystérie comme l'une des maladies les plus redoutables.

Sennert avait depuis longtemps porté le même pronostic quand il disait : *Malum plerumque fœminis lethale non est, ipsis tamen et domesticis valde molestum, et terroris plenum est.* (T. IV, pars 2, sec. 3.)

Si l'on avait mieux observé l'hystérie, on eût depuis longtemps insisté sur un pronostic plus sérieux que celui qu'ont donné les auteurs, lesquels semblent tous pénétrés de l'idée que les attaques étant dissipées, les hystériques sont guéries et rendues à la santé.

Aucune maladie n'est, en effet, plus difficile à guérir que l'hystérie, et l'on peut avancer, sans crainte d'erreur, que la moitié des femmes hystériques ne guérit que quand l'âge avancé a usé en elles la sensibilité, et qu'un quart, ou ne guérit pas du tout, ou bien conserve pendant toute la vie les suites de la maladie.

Une partie des jeunes filles qui deviennent hystériques avant l'âge de douze à quatorze ans, est condamnée à une vie de souffrances, de malaises et de maladies quelquefois graves, qui peuvent durer six à huit ans; quelques-unes d'entre elles passent une ou plusieurs années au lit, dans l'incapacité la plus complète, ce sont les plus heureuses. Une autre partie continue à éprouver des souffrances, à la vérité moins vives, mais qui peuvent durer jusqu'à l'âge de trente ans, et pendant ce temps ce sont des femmes incapables de remplir leurs devoirs, toujours malades, faisant autant de fausses couches que d'accouchements à terme, et donnant naissance à d'autres hystériques, si ce sont des filles, et à des constitutions détériorées, si ce sont des fils. Enfin une dernière partie, qui conserve la maladie jusque dans l'âge avancé, se compose de femmes cachectiques, amaigries, d'une irritabilité portée au plus haut degré, vieillies avant l'âge, ne menant plus qu'une vie triste pour elles et pour ceux qui les entourent.

Voilà en réalité ce qu'est l'hystérie, une maladie *totius substantiæ*, qui, plus grave encore que les scrofules, atteint toute l'économie, l'altère profondément, et finit par ne plus laisser qu'une organisation dégradée de laquelle ne peut plus sortir rien de sain et de robuste.

Cherchons donc les signes à l'aide desquels le médecin pourra prévoir si les malades sont destinées à subir le sort le plus commun, ou si elles doivent faire exception.

Le pronostic peut se baser sur l'âge, sur la constitution, sur les causes de la maladie et sur les symptômes existants.

L'hystérie qui se produit dès le bas âge, qui par conséquent est héréditaire ou constitutionnelle, dure toute la vie, à moins qu'à l'âge de la puberté, ou à l'époque du mariage, la constitution n'éprouve un changement favorable.

Celle, au contraire, qui se produit passé l'âge de vingt-cinq à trente ans, dure beaucoup moins, la maladie étant alors très souvent accidentelle.

L'hystérie, chez les jeunes sujets, a toujours plus d'acuité, et s'accompagne de troubles bien plus graves que celle qui naît dans un âge plus avancé.

La constitution lymphatique, l'état chloro-anémique, la débilité, sont des conditions qui peuvent laisser espérer la guérison, en ce qu'il y a possibilité de modifier l'organisation et de rétablir l'équilibre sur un pied meilleur qu'auparavant.

Chez les hystériques, au contraire, en qui existe un tempérament sanguin, une nutrition en pleine activité, l'hystérie est très tenace, parce que l'état général ne peut pas s'améliorer.

Plus les femmes hystériques sont douées d'une sensibilité vive, moins elles ont de chances de guérir facilement.

L'hystérie qui naît sous l'influence d'une détérioration dans la constitution produite soit par l'état chlorotique, soit par la phlegmasie chronique de l'utérus ou de ses annexes, soit par un trouble prolongé dans les fonctions, offre le plus de chances de guérison.

L'hystérie qui se produit sous l'influence de causes légères, celle qui débute par une attaque de convulsions, est toujours difficile à guérir, parce qu'elle suppose une prédisposition forte. C'est dans cette catégorie qu'il faut ranger l'hystérie des personnes de condition élevée. Au contraire, celle à laquelle donnent lieu des causes agissant longuement, telles que les chagrins prolongés, peut guérir quand les causes qui l'ont produite ont cessé d'agir.

Le passage d'une vie agitée, pénible, à une existence calme et heureuse, est la circonstance la plus capable de modifier favorablement l'état hystérique.

L'hystérie, dit Georget, est difficile à guérir parce que les causes morales qui la produisent ne sont pas sous l'empire du médecin. On ne peut pas diriger les actes sensitifs et intellectuels à volonté, les pensées arrivent involontairement ; les agents les plus puissants de distraction n'empêchent pas le penseur de se livrer à ses méditations. Les chagrins et les peines ne se détruisent point par le raisonnement.

Si l'on en croyait Louyer-Villermay l'écho des doctrines hippocratico-galéniques, lorsque la jeune malade (car cet auteur ne voit toujours que des jeunes filles) est condamnée à l'inaction, à l'isolement, lorsqu'elle est privée des moyens de diversion, des consolations de l'amitié, lorsqu'elle est exposée à rencontrer l'objet de son inclination, ou enfin lorsque ses vœux ne peuvent être exaucés, les chances défavorables prédomineront, le moral s'affectera profondément, et la manie érotique pourra se déclarer, ainsi qu'il en a vu, dit-il, plusieurs exemples. Heureusement les prévisions de Louyer-Villermay ne sont applicables qu'à l'extrême minorité des hystériques, et, en dépit de ses sinistres sentences, la manie érotique est rarement le résultat de l'hystérie.

Il est évident que moins les malades ont d'accidents, moins la maladie est grave, et plus il y a de chances de guérir, aussi est-il très difficile de comprendre sur quel fondement J. Frank établit que plus les spasmes sont tumultueux, plus ils sont salutaires, pourvu qu'ils soient passagers, si ce n'est sur la raison qu'il allègue, que les spasmes purgent le corps humain, comme les tempêtes accompagnées de tonnerre purgent l'atmosphère, explication assez peu satisfaisante.

Le degré de violence des convulsions qui, selon Willis, peut servir de base au pronostic ; l'existence du délire pendant les accès que Roderic à Castro dit être redoutables ; la présence de l'écume à la bouche que Forestus regarde comme un signe mortel, et Roderic comme une crise favorable ; ne signifient rien pour le pronostic, ils prouvent seulement le degré de la maladie.

Quant à cet aphorisme d'Hippocrate (1) au sujet de l'éternument au milieu de l'accès hystérique, regardé comme un signe favorable, et commenté par Roderic, il faut le placer sur la même ligne que cette autre sentence vulgaire relative à un autre genre d'expulsion de gaz qui, elle aussi, est considérée comme un signe de non-imminence de mort.

(1) *Œuvres d'Hippocrate*, trad. par Littré, Aphorismes, v^e section, n° 35, t. IV, p. 545.

CHAPITRE V.

SIÉGE ET NATURE DE L'HYSTÉRIE.

Arrivé à ce point, le lecteur doit être suffisamment édifié, pour être à même de juger en connaissance de cause, la valeur des hypothèses émises sur la nature et sur le siége de l'hystérie par les différents auteurs dont je vais présenter la série; il verra dans leur énoncé par quelle longue suite d'erreurs l'esprit humain est forcé de passer avant d'arriver à la vérité.

Je ne reviendrai pas sur les théories contenues dans les écrits d'Hippocrate et dans ceux d'Arétée, elles sont suffisamment connues pour n'avoir pas besoin d'être réfutées.

Celse qui, dans l'ordre chronologique, est postérieur de quatre siècles à Hippocrate, et qui paraît n'avoir été que le narrateur correct de la médecine de son époque, n'avança pas la science sur ce point : il continua, à l'exemple de ses prédécesseurs, à donner à l'hystérie le nom de *passio hysterica*, et dans le peu qu'il dit de cette maladie, il est facile de voir que pendant le long espace de temps qui s'était écoulé entre Hippocrate et lui, les opinions sur la nature de l'hystérie n'avaient changé en rien ; l'histoire fait connaître qu'elles subsistèrent sans aucune modification jusqu'à Galien, c'est-à-dire pendant un espace de plus de cinq cents ans.

On a vu que Galien avait facilement renversé les doctrines fondées sur les absurdes pérégrinations attribuées à l'utérus, et qu'il y avait substitué ses théories humorales favorites (1).

S'étant aperçu que le flux menstruel était souvent dérangé chez les malades atteintes d'hystérie, il s'était emparé de ce fait pour compléter sa théorie de l'hystérie, et il prétendit que chez une partie des femmes hystériques, le sang menstruel, qui n'avait pas un écoulement suffisant, engorgeait les parois de l'utérus et y provoquait une perturbation de laquelle résultait l'hystérie, à degré modéré.

Malgré le peu de valeur de l'hypothèse galénique, elle n'en fut pas moins adoptée, après quelque indécision de la part des auteurs subséquents qui tenaient encore pour les idées d'Hippocrate.

Cælius Aurelianus, ou plutôt Soranus (2), n'a fait, en quelque

---

(1) *Œuvres de Galien*, trad. par Ch. Daremberg. Paris, 1856, t. II, p. 685.
(2) *Morborum acutorum*, lib. III, cap. v, *De apoplexia*.

sorte, que nommer la suffocation hystérique. Il ne s'est occupé de cette maladie que pour tracer un parallèle entre les diverses affections qui amènent la perte de connaissance, c'est-à-dire entre l'apoplexie, la catalepsie, la léthargie, la paralysie, les convulsions causées par les vers, l'épilepsie et l'hystérie; dans ce parallèle, il admet que ces deux dernières maladies ne diffèrent l'une de l'autre que par la présence de l'écume à la bouche, qui est particulière à l'épilepsie. On serait disposé à penser qu'en réunissant en un seul groupe une série de maladies qui dépendent évidemment d'une altération de l'encéphale, Cælius aurait eu, comme l'a eu plus tard Ch. Lepois, l'idée de rattacher l'hystérie à une lésion de cet organe, mais cet auteur ne s'est pas occupé à discuter cette question, aussi ne dit-il rien sur la nature de la maladie.

Aëtius d'Amide, en 380 (1), paraît disposé à s'éloigner des théories humorales en vogue à son époque, car il s'efforce de prouver que toutes les parties du corps étant liées entre elles par une sorte de *consensus*, la maladie hystérique, partant de l'utérus, peut se propager par les nerfs et arriver de la sorte au cerveau. On est étonné qu'une explication aussi simple et aussi claire n'ait pas été admise de suite et n'ait pas fait rejeter à jamais toutes les théories des vapeurs nuisibles. C'est cependant ce qui est arrivé.

Aëtius préfère, ainsi que ses prédécesseurs, le terme de *strangulatio uteri*, voulant indiquer par là qu'il y a plutôt dans l'hystérie étranglement qu'étouffement, distinction de bien peu d'importance.

Paul d'Égine, en 420 (2), n'adopta pas l'interprétation d'Aëtius tout en se servant à peu près de la même dénomination que lui, celle de *vulvæ strangulatio*, *vulva* étant pris pour utérus. Il aima mieux attribuer les attaques hystériques à la montée d'une *aura prava* vers les parties supérieures du corps; cet auteur se trouve être le premier qui ait imaginé les vapeurs partant de l'utérus pour aller, en raison de leur nature volatile, gagner les parties supérieures. Cette idée, que n'avait pas eue Galien, et qui fut plus tard accueillie avec une grande faveur, donna naissance à la théorie des vapeurs malignes considérées comme causes des attaques.

(1) *Tetrabiblion*, sermo IV, cap. LXVIII.
(2) *De re medica*, lib. III, cap. LXXI.

Alexandre de Tralles, en 680 (1), emploie le terme de *passio hysterica*, mais comme il ne traite guère que de la thérapeutique, il parle très peu de l'hystérie, cependant, dans le peu qu'il en dit, on voit, par les conseils qu'il donne, qu'il croit aux voyages de l'utérus.

Vers l'année 1000, Avicenne, que l'on peut regarder comme le représentant de la médecine chez les Arabes (2), adopta pleinement les théories humorales de Galien, et la dénomination qu'il préférait, celle de *præfocatio uteri* (laquelle signifie plutôt *strangulatio* que *suffocatio*), qui était le terme en usage avant Galien.

Ainsi, depuis le prince de la médecine jusqu'aux Arabes, c'est-à-dire pendant un laps de temps de neuf cents ans, les divers auteurs, qui ont écrit se sont accordés à regarder l'hystérie comme provenant de l'utérus engorgé, et n'ont varié que dans la manière d'expliquer sa propagation; un seul d'entre eux, Aétius, voulant que la maladie s'étendît de l'utérus à tout le corps par l'intermédiaire du système nerveux, et les autres prétendant que cette extension était le résultat de la montée de vapeurs provenant de la matrice.

A partir de cette époque, et pendant plusieurs siècles, les lumières de la civilisation s'étant éteintes et la médecine étant tombée dans la barbarie, on en vint à s'imaginer que l'hystérie était une maladie diabolique qui ne ressortissait pas des médecins, les attaques convulsives qu'offre cette affection passant pour un effet de la possession du démon, et ne devant être traitées qu'à l'aide des exorcismes.

Un peu plus tard, quand les lettres commencèrent à renaître, les médecins, parmi lesquels se trouvaient des hommes dont le nom fait autorité, voués au culte des auteurs de l'antiquité, se bornèrent à paraphraser et à commenter les doctrines d'Hippocrate et de Galien, chacun prenant dans ces diverses doctrines ce qui lui convenait, mais sans se permettre de les soumettre au contrôle de l'observation, ou, s'ils se le permettaient, le faisant avec une extrême réserve, et se bornant à imaginer des humeurs particulières pour expliquer les faits qui ne pouvaient pas absolument rentrer dans la théorie générale.

Aussi Hollerius, en 1560 (3), adopta-t-il le terme de *præfocatio uteri*, qui était le mot de prédilection des anciens, et admit-il comme ses prédécesseurs que l'hystérie était produite par des vapeurs pro-

(1) *De arte medica*, lib. XII, cap. III, CAUSA.
(2) *Opera*. Bâle, 1556, fin. XXI, tract. IV, p. 74.
(3) *Opera medica, de morbis internis*, cap. LIX.

venant de l'utérus dans lequel les menstrues et la semence accumulées se corrompaient par leur séjour. Mais comme il s'était trouvé des cas dans lesquels il avait été impossible d'attribuer la maladie à ces deux liquides, il en conclut qu'il fallait bien reconnaître qu'elle pouvait être due, dans certains cas, à la rétention d'une humeur nécessairement crasse et visqueuse.

Mercurialis en 1582 (1) et Baillou en 1600 (2) employèrent, pour désigner l'hystérie, les dénominations usitées, et développèrent les théories ordinaires. Mercurialis a donné sur l'hystérie un aperçu général surchargé de divisions scolastiques et parsemé des explications les plus abstruses.

Forestus, en 1590 (3), adoptait la théorie humorale de Galien, et il attachait une telle importance à la rétention du fluide séminal dans l'utérus, que toute son attention s'était concentrée sur les moyens d'empêcher cette accumulation, aussi vantait-il beaucoup la confrication de la vulve, dont il a été l'un des plus chauds partisans.

Roderic a Castro (4), tout en rattachant l'hystérie à la matrice, rejetait les idées exagérées de Forestus, et pensait que la rétention des menstrues était également une cause puissante d'hystérie, aussi disait-il : *Mulieres quæ probe purgantur et cœunt, raro sunt hystericæ.*

Sennert, en 1630 (5), admit comme les autres que l'hystérie était produite par une vapeur maligne et vénéneuse qui partait de l'utérus, traversait les veines et les artères pour aller gagner les parties supérieures du corps. Il fallait bien, d'après Sennert, que l'*aura prava* fût une vapeur, car, dit-il, une humeur ne pourrait pas passer par les tissus assez vite pour provoquer les désordres si précipités dont se compose une attaque d'hystérie. Mais comme on avait observé des cas dans lesquels on ne pouvait accuser ni la semence ni le sang menstruel, dans ceux, par exemple, où de jeunes filles qui n'avaient pas encore ni l'une ni l'autre, et des vieilles femmes qui ne les avaient plus, étaient prises d'hystérie, dans ces cas,

____

(1) *De morbis muliebribus prælectiones*, lib. IV, cap. xxiii, *De virginum morbis.* Genève, 1662.

(2) *Opera omnia*, Venise, 1601, p. 224.

(3) *Obs. et curat. medicin. selectus.* Rouen, 1563, p. 311.

(4) *De universu muliebrium morborum medicinā.* Hambourg, 1603, pars II, lib. II, sect. I.

(5) *Institutiones medicæ*, t. II, *De morbis mulierum*, obs. xxv, Vilabergæ.

Sennert supposait, comme Hollerius, que les troubles venaient d'une humeur fabriquée dans le ventre par le mésentère et par le pancréas, une humeur pancréatico-mésentérique.

Rivière, en 1640 (1), adoptait complétement les théories humorales de ses prédécesseurs, et comme eux il croyait à l'existence de l'humeur crasse ; mais il paraît que cela ne lui suffisait pas, car il y ajoutait encore une autre humeur provenue des liquides qui se forment ordinairement dans la matrice pendant le cours des leucorrhées. Celle-là était censée être la cause de l'hystérie chez les femmes leucorrhéiques. Ainsi, voilà le mucus utérin et le mucus vaginal devenus des poisons dangereux par leur séjour dans la matrice sorte de cloaque, de sentine, de rendez-vous de toutes les impuretés ; la putréfaction s'en empare et donne lieu aux vapeurs malignes qui produisent les attaques. Selon Rivière, ces vapeurs ne montent pas le long des vaisseaux, mais elles traversent les porosités des tissus ou la longueur des voies digestives, et vont gagner le cerveau. Les accidents de l'attaque se produisent quand la matière corrompue s'échauffe et s'élance vers les parties supérieures ; ils se calment au contraire quand elle s'épuise, jusqu'à ce qu'une nouvelle accumulation de cette matière, provoque une nouvelle attaque. Ainsi, on trouve de compte fait, quatre humeurs différentes qui pouvaient donner naissance à l'hystérie.

Malheureusement cela ne suffisait pas ; on trouva des cas dans lesquels on ne pouvait attribuer cette maladie à aucun trouble ni des parties génitales ni des autres points du ventre. Langius imagina pour ceux-là une dernière humeur qui résidait partout, et pour appuyer la validité de sa création, il parlait des femmes qui n'étaient devenues hystériques que par le fait du délabrement de leur organisation.

En définitive, depuis Avicenne jusqu'au temps où vécut Ch. Lepois, c'est-à-dire pendant un espace de six cents ans, l'étude de l'hystérie n'avait pas fait un pas, on s'en tenait aux théories hippocratico-galéniques, modifiées par l'admission forcée de quelques humeurs spéciales, et l'utérus avait été considéré pendant tout ce temps comme le siége et comme le point de départ de l'hystérie.

Mais l'admiration pour les théories antiques ne devait pas aller plus loin sans trouver des contradicteurs ; il était certain que dès que l'observation aurait pris la place du culte de la tradition, tout

____

(1) *Pratique de la médecine*, t. II, liv. xv, chap. vi.

cet échafaudage serait ébranlé, et qu'à la servilité succéderait l'anarchie dans les opinions.

Ch. Lepois, en 1620 (1), fut le premier qui professa des opinions différentes de celles qui avaient été admises jusqu'alors. Il ne voulait pas que l'hystérie dépendît de l'utérus; selon lui il y avait une grande analogie entre l'hystérie et l'épilepsie, et comme cette dernière était de toute évidence une affection idiopathique du cerveau, il fallait bien que la première vînt de la même source. « Symptomata vulgo dicta hysterica ad epilepsiam refe- » runtur. Epilepsia autem ipsa capiti idiopathica esse demonstratur, » non sympathica uteri aut viscerum, etc. » (Page 115.) Il avait constaté que les accidents hystériques pouvaient se développer chez les hommes aussi bien que chez les femmes. « Hysterica » symptomata omnia viris cum mulieribus communia sunt. » (Page 181.) Il pensait que le centre des nerfs (l'encéphale) souffrait d'une manière évidente dans cette maladie. « Quoniam igitur in » hysterica suffocatione totum convellitur et rigescit corpus; prin- » cipium sane nervorum patiatur necesse est. » (Page 122.)

Il cherchait à conclure de l'observation des symptômes que ce que l'on appelait l'*hystérie* n'avait sa cause ni dans l'utérus, ni dans l'estomac, ni dans aucun autre viscère de l'abdomen, mais bien dans la tête, qui se trouvait affectée, non pas sympathique- ment, mais idiopathiquement. « Neque concludamus, tot tanto- » rumque symptomatum, quæ falsò hysterica creduntur, parum » justis de causis, uterum, ventriculum aut aliud e visceribus ac- » cusari; sed eorum omnium solum caput esse parentem, idque » non per sympathiam, sed per idiopathiam, affectum male eos » motus universum concutientes ciere. » (Page 144.)

Il prétendait enfin que l'hystérie et l'épilepsie étaient dues l'une et l'autre à de la sérosité épanchée dans les ventricules du cerveau et comprimant l'origine des nerfs, aussi appelle-t-il ces maladies une céphalalgie froide. Il citait en preuve de la validité de son opinion quelques cas dans lesquels des accidents hystériques avaient paru naître sous l'influence de l'humidité qui avait augmenté la diathèse séreuse.

On ne peut nier que, malgré les rapports forcés que Ch. Lepois établit entre l'hystérie et l'épilepsie, cet auteur n'ait raisonné juste, quand il s'est efforcé de prouver qu'il était plus rationnel d'attri-

---

(1) *Select. observation.* — *Morbus qui vulgo dicitur hysteria.* Pont-à-Mousson.

buer les troubles nerveux de l'hystérie à l'encéphale, avec lequel les expansions du système nerveux sont dans un rapport direct, qu'à l'utérus avec lequel elles n'ont que des relations beaucoup plus indirectes.

Cependant les opinions de Ch. Lepois n'étaient pas sans pouvoir être attaquées. D'abord il avait sacrifié aux idées humorales de son temps, en admettant que la sérosité qu'il avait trouvée dans le cerveau de quelques hystériques, et qui n'était évidemment due qu'à des incidents survenus à la fin d'une maladie, était une matière âcre qui attaquait les origines des nerfs. Ensuite il avait bien prouvé que la plupart des accidents hystériques étaient un effet de réaction de l'encéphale, mais il s'était contenté d'avancer, sans en donner la preuve, que dans cette maladie le cerveau était pris idiopathiquement, et la simple assertion, en pareil cas, est loin de suffire.

Ses raisonnements n'avaient pas été généralement goûtés. Aussi trente ans après lui, Van Helmont, en 1650 (1), revenait aux idées des humoristes. Cet auteur passe pour avoir voulu imposer à l'hystérie le nom d'*asthma uteri*, erreur qui se trouve reproduite dans toutes les synonymies de l'hystérie. Les auteurs qui, les premiers, ont rapporté cette singularité, n'ont pas remarqué que Van-Helmont désigne sous ce nom l'asthme provoqué par une réaction de l'utérus sur les nerfs pneumogastriques, fait constaté par l'observation, et non la suffocation hystérique, comme on a voulu le faire croire.

La plupart des médecins de cette époque et des suivantes, tels que Primerose en 1650, Sylvius Deleboe en 1660, Chesneau en 1672, Ettmuller en 1676, Chastelain en 1690, Dumoulin en 1703, Purcell en 1707, Pitcairn en 1717, Blachmore en 1725, Robinson en 1728, Schact en 1747, et Hunauld en 1757, qui se sont spécialement occupés de l'hystérie, ont tous été partisans de la théorie humorale de Galien plus ou moins mêlée à la chimie du temps.

Les troubles menstruels et les flux leucorrhéiques, si fréquents dans l'hystérie, venaient corroborer ces idées surannées.

Quoiqu'il n'ait pas eu de successeurs directs de ses opinions, Ch. Lepois n'en ébranla pas moins fortement la doctrine antique de l'hystérie, et l'anatomie, que l'on commençait à cultiver, ayant provoqué l'étude du système nerveux, il en surgit de nouvelles idées sur la physiologie et sur la pathologie de ce système, et de nouvelles manières de considérer l'hystérie.

(1) *Ortus medicinœ*, p. 920, § 54. Amsterdam.

Aussi n'est-il pas étonnant que l'on ait bientôt cherché dans les lésions de cet appareil de la sensibilité et de cette source de la contractilité, la cause d'une maladie dont les principaux phénomènes sont des douleurs et des convulsions.

On voit donc sans étonnement Hochstetter, en 1660 (1), faire tous ses efforts pour prouver que l'hystérie était une maladie convulsive qui provenait du cerveau.

Thomas Willis, en 1660 (2), vint confirmer les idées d'Hochstetter. Comme il s'occupait spécialement de l'étude du système nerveux et de ses maladies, il dut nécessairement insister sur les considérations qui avaient porté Lepois à rattacher l'hystérie à l'encéphale. « Passio hysterica inter morbos muliebres pessimæ
» adeo famæ existit, ut semi damnati instar, plurium aliorum
» affectuum culpas gerat ; si quando enim ægritudo inusitati moris,
» aut occultioris originis, in corpore fœminæ occurrat, ita ut
» causa ejus lateat et indicatio therapeutica sit prorsus incerta,
» statim uteri (qui plerumque insons est) malam influentiam ac-
» cusamus et in symptomate quovis inusitato aliquid hystericum
» subesse pronunciamus, etc. »

En prouvant que les émotions morales, la tristesse, le chagrin, donnaient naissance à l'hystérie plus souvent qu'on ne le pensait, Willis établit que la plupart des causes de cette maladie agissaient directement sur l'encéphale ; puis il démontra que ses accidents primitifs étaient des phénomènes qui dépendaient d'une lésion cérébrale et d'un trouble du système nerveux. Il fit ensuite observer que les accidents graves des attaques devaient faire classer cette maladie parmi les maladies convulsives, et qu'enfin certains accidents secondaires, tels que les troubles des organes abdominaux, étaient les seuls qui pussent dépendre d'autre chose que de l'encéphale. Il reconnaissait que dans quelques cas l'utérus pouvait être le point de départ de la maladie, et que comme elle sévissait principalement sur les femmes qui ont si facilement des dérangements dans les fonctions de l'utérus, il était nécessaire, dans le traitement, de s'occuper de cet organe. « Attamen cum hæ affec-
» tiones, sexui femineo sæpissime contingunt, in quo nempe fluxus
» menstrui, alia que uteri accidentia, plerumque in causæ morbi-

____

(1) *Miscellanea curiosa*, décad., cas iii, p. 125.
(2) *Opera medica, Pathologia cerebri et nervosi generis.* Oxford.

» ficæ partem asciscuntur, idcirco medicamenta varias uteri dispo-
» sitiones respicientia superaddi debent. »

Cette réflexion fort sage a fait supposer à M. Dubois (d'Amiens) que Willis pensait que l'utérus entrait pour une part quelconque dans la production de l'hystérie. Cet auteur veut seulement dire que les désordres des fonctions de l'utérus, faisant partie de l'ensemble des dérangements morbides auxquels une hystérique peut être en proie, la thérapeutique devait en tenir compte, comme elle le ferait pour une pleurésie ou pour une péritonite qui compliqueraient la maladie.

Willis pensait que la cause directe de l'hystérie siégeait à l'origine des nerfs, parce que les causes productrices agissaient sur ces origines, et parce que dans plusieurs autopsies de corps d'hystériques, il avait trouvé l'utérus sain, tandis que les origines des nerfs plongeaient, dit-il, dans une sérosité âcre.

A l'époque à laquelle écrivait Willis, on n'avait pas trouvé de meilleur moyen de se rendre raison des actions si rapides qui se passaient dans l'appareil nerveux, qu'en admettant l'existence d'esprits animaux ; aussi, pour Willis, l'hystérie, qui était une maladie du système nerveux, résultait d'un mélange de matières hétérogènes avec les esprits animaux, lesquels, en faisant explosion, occasionnaient les attaques hystériques.

Malgré cette manière nouvelle de considérer l'hystérie, Willis ne changea rien aux dénominations usitées, ce qui n'est pas une grande preuve en faveur de l'importance des nomenclatures.

Highmore, en 1661 (1), reconnut, comme Willis, que l'hystérie ne venait point de l'utérus, mais il ne voulut pas admettre qu'elle provînt de l'encéphale. Il supposait que c'était une maladie générale sans siége déterminé. Les anciennes opinions lui paraissant insoutenables, et les nouvelles idées lui semblant mal fondées en ce sens qu'elles portaient sur un prétendu trouble des esprits animaux, il prétendit que tous les accidents hystériques étaient produits par un sang subtil et facile à dilater, lequel, engorgeant les poumons et les cavités du cœur, donnait naissance aux palpitations, à la suffocation, etc., etc. Cette explication nouvelle n'avait pas le mérite de la clarté. Néanmoins Highmore explique tous les phénomènes hystériques, à l'aide de son hypothèse, avec une facilité dont on se fera une idée par la raison qu'il donne de la prédilection qu'a l'hystérie pour les femmes ; cette raison est que les

(1) *Passio vel affectio hysterica.* Londres, 1670.

femmes ont le sang plus léger que ne l'est celui des hommes, et par conséquent plus disposé à entrer en effervescence.

Willis ne réussit pas plus que Lepois à rectifier les opinions de la majorité des médecins, comme on le voit par la liste des partisans des idées anciennes, qui écrivirent depuis son époque jusqu'en 1750.

En 1680 parut Sydenham (1). Si, regardant Ch. Lepois et Th. Willis comme des esprits plus spéculatifs que pratiques, on n'a pas accordé à leur opinion tout le poids qu'elle méritait d'avoir ; si, considérant que Willis, livré à des études spéciales sur le sys-tème nerveux, et entraîné par ces recherches, aurait pu avoir étendu son sujet hors des limites convenables ; n'offrait pas toutes les garanties possibles de sévérité dans ses déductions, on ne peut pas faire les mêmes suppositions relativement à Sydenham ; par conséquent son opinion doit être considérée comme ayant une haute valeur. Ce grand praticien, que la rectitude de son juge-ment, son talent d'observation et son éloignement pour les expli-cations, ont fait à si juste titre surnommer l'Hippocrate anglais, est l'auteur qui, à l'époque à laquelle il écrivit, a le mieux parlé de l'hystérie. On trouve en effet, dans sa lettre à B. Coole, et dans un cadre très limité, les notions les plus exactes sur les causes, sur les symptômes et sur le traitement de cette maladie. Malgré l'opinion peu favorable qu'a émise M. Dubois (d'Amiens), sur cet opuscule, on peut soutenir que le travail de Sydenham est encore ce qu'il y a de mieux et de plus pratique sur l'hystérie.

Sydenham, en praticien consommé, ne s'occupa que des faits, il reconnut que l'hystérie ne venait pas plus de l'utérus que des organes du thorax ou de ceux de l'abdomen ; selon lui c'était une maladie générale du système nerveux, et comme à ses yeux ce système n'était qu'un moyen de conduite des esprits animaux qui en formaient la partie essentielle, il pensa que l'hystérie consistait dans le désordre de ces esprits ; remarquant ensuite que la plupart des hystériques étaient plus ou moins cachexiées, il supposa que ce désordre était le produit d'une altération générale des parties chargées de les préparer.

En d'autres termes, selon Sydenham, l'hystérie est une maladie dans laquelle les actions du système nerveux sont interverties, par le fait de causes qui ont porté, soit directement, soit indirectement, le trouble dans l'économie animale.

(1) *Opera medica, dissertatio epistolaris ad* B. Coole, p. 408, Genève.

Avec des idées aussi larges, Sydenham s'est fort peu soucié d'une dénomination quelconque, il a laissé à la maladie le nom qu'on lui avait donné avant lui, celui d'*affectio hysterica*. Il se contenta d'envisager cette affection sous ses rapports les plus pratiques, et de ne faire de théorie que ce qui était nécessaire pour systématiser la maladie.

L'impulsion donnée par Sydenham ne fut pas encore suffisante, les théories humorales devaient encore avoir des partisans ; seulement elles abandonnaient l'utérus, pour s'établir sur un terrain plus large et pour transporter le point de départ de la maladie dans toute l'économie.

En effet, en 1689, Langius, en employant la dénomination de vapeurs, et en prenant ce mot à la lettre, s'efforça d'établir que ces émanations provenaient d'une fermentation intérieure développée dans la trame de toutes les parties du corps, de l'utérus comme des autres organes. Cette opinion se basait sur l'état cachectique présenté par un grand nombre d'hystériques.

Archibald Pitcairn, en 1720 (1), voulait que l'hystérie fût produite par le chyle et par le sang, qui, n'étant pas suffisamment travaillés, circulaient mal et comprimaient les petites artères du cerveau.

Ettmuller (2) disait que l'hystérie était une maladie de tout le corps, que l'on croit, dit-il, arriver par le fait de la matrice, et il l'appela *passion hystérique, mal de mère*.

En 1724, Stahl, l'auteur du jeu de mots si connu : *Vena portarum, porta malorum* (3), supposa que l'hystérie et l'hypochondrie, qu'il confondait ensemble, résultaient de la congestion du sang dans les veines du ventre et de l'utérus, congestion de laquelle naissaient la distension des vaisseaux et l'atonie des diverses parties. Il fallait avoir toute la prédilection de Stahl à l'égard des vaisseaux abdominaux, pour trouver dans les douleurs hypogastriques, dans les gastralgies et dans les dérangements de la menstruation qu'éprouvent les hystériques, des raisons suffisantes pour regarder la distension des veines abdominales comme la cause des troubles hystéro-hypochondriaques. Stahl appelait la maladie *malum hysterico-hypochondriacum*.

La faiblesse de ces dernières hypothèses était telle, que les

____

(1) *Elementa médic. physico-mathematicæ.* La Haye, 1718, in-4.
(2) *Pratique spéciale de médecine.* Lyon, 1698.
(3) *Theoria medica vera.* Halæ, 1707, in-4.

écrivains liés par leurs convictions aux théories humorales, ne trouvant pas dans ces suppositions, une explication suffisante, en revinrent aux idées anciennes de localisation combinée avec l'humorisme.

Fréd. Hoffmann, en 1730 (1), ne vit dans l'hystérie qu'une affection spasmodico-convulsive du système nerveux, provenant de l'utérus engorgé par le sang par la lymphe ou par le sperme, retenus et corrompus dans les vaisseaux de cet organe, laquelle affection s'étendait à toutes les parties du corps par l'intermédiaire des nerfs sacrés, lombaires, et par la moelle épinière.

Cet auteur adopta, dans toute leur extension, les théories de Galien et des autres humoristes; il fit de nouveau jouer le rôle principal au sperme, par la raison suivante : Il est évident, dit-il, que les vapeurs malignes provenues du sang et du sperme corrompus dans les vaisseaux, sont délétères pour le système nerveux, et la preuve en est dans le pouvoir très grand qu'ont les odeurs agréables, soit de provoquer soit de calmer les grands mouvements vitaux, et dans celui qu'ont en particulier le musc et la civette, de produire les spasmes hystériques ou de les arrêter.

Cette étiologie conduisit Hoffmann à une thérapeutique digne des temps antiques. Après avoir donné, pour le traitement, quelques indications ou banales, ou fort ridicules, il prôna comme des spécifiques, la poudre des Marquis, le spécifique céphalique de Michaelis, sa propre poudre anti-épileptique, la poudre de placenta humain, le gui de chêne, le succin, le corail et la fumigation suivante, eau acide de sangsues, castoréum, esprit d'urine, eau de rhue, etc., qui, dit-il, arrêtent les convulsions à l'instant même. Puis il ajoute : « Mais il existe un remède le plus puissant de tous, c'est le ma- » riage. » Ce conseil se trouve appuyé par une infinité d'autres du même genre, et dont l'un, renouvelé des anciens par Valescus de Tarente, se résume dans les termes suivants : « Affectus in virgine » propter retentium semen, nubat illa et morbum effugiit » et dont un autre, qui a pour auteur Caviraccius, a trait à l'addition suivante : « Ut efficacius sit hoc remedium, jubeo ut vir penem inun- » gat oleis aromaticis et Zbitetho. » Hoffmann appuie ces conseils par son adhésion.

A la lecture d'Hoffmann, on se demande comment il a pu se faire que cinquante ans après Sydenham, qui avait sur l'hystérie

______

(1) *Opera omnia*, t. III. sect. 1, cap. v, de malo hysterico.

des idées si claires et si simples, il ait pu se trouver un auteur
éminent, capable de négliger la voie de la simple observation,
pour retomber dans les vieilles idées des temps passés. On ne peut
en trouver la raison qu'en regardant Hoffmann comme un homme
de cabinet, qui ne voyait de malades que dans sa pratique particulière.

Les thèses du fils de Fréd. Hoffmann (1), de Buchner (2), de
Schnapper (3), soutenues en Allemagne vers la même époque, pro-
fessent les mêmes opinions.

Les théories humorales avaient été trop loin et leur insuffisance
était trop apparente, pour qu'elles pussent durer plus longtemps ;
aussi la plupart des observateurs qui vinrent ensuite, abandonnant
les idées d'humeurs et de vapeurs subtiles provenues de l'utérus
ou d'ailleurs pour chercher leurs explications dans l'état du système
nerveux.

Ainsi Dumoulin (4), se servant du nom de *vapeurs* comme d'un
terme pittoresque exprimant l'instabilité des phénomènes hystériques, s'occupa à démontrer qu'il ne pouvait pas s'élever de véritables vapeurs de la partie inférieure du ventre pour se diriger
vers la tête, puis cela fait, il se mit à supposer que l'hystérie était
due à un ébranlement des forces motrices.

Nic. Robinson, en 1729 (5), trouvant cette explication peu satisfaisante, y voulut substituer la sienne et attribuer les vapeurs à ce
que les globules nerveux, trop gros et trop séparés les uns des
autres, produisaient une débilité de laquelle naissait l'état nerveux.

A la même époque, Viridet (6) prétendait que l'hystérie résultait
du cours irrégulier des esprits animaux, et Mead (7) insistait sur
l'idée que c'était une affection générale dans laquelle tout l'organisme était troublé. « Hic morbus, disait-il, non unam sedem
» habet, sed totum corpus. »

En 1733, Cheyne (8) manifestait une opinion semblable. Pour
lui, l'hystérie était une lésion générale due, soit à l'excès de sécheresse, soit à l'excès de mollesse des fibres nerveuses, et il adoptait la

(1) *De morbi hysterici vera indole.*
(2) *De atrocissimo segnioris sexus flagelle, sive passione hysterica.*
(3) *De hysterergia medica.*
(4) *Traité du rhumatisme et des vapeurs.* Paris, 1720.
(5) *A new system of the spleen vapours,* etc. London, 1729.
(6) *Dissertation sur les vapeurs.* Yverdun.
(7) *OEuvres physiques et médicales* de R. Mead, trad. par Coste. Bouillon,
1774, t. II, p. 185.
(8) *The english malady,* Londres.

dénomination de vapeurs à cause de l'apparence fugace des accidents qu'elle provoque.

En 1738, Ridley (1), à l'exemple de ses prédécesseurs, regardait l'hystérie comme une maladie générale, et il supposait qu'elle était due à un trouble dans les fonctions des esprits animaux. Il rétablit le nom commode d'*affection hystérique*.

En 1745, Van Swieten (2) montra, comme ses prédécesseurs, une grande tendance à généraliser l'hystérie dans toute l'économie, car il attribuait cette affection à la mobilité des fibres résultant d'un sang insuffisant, la matrice pouvant être malade ou saine.

En 1750, Vogel, qui réunissait l'hystérie a l'hypochondrie, et qui les regardait l'une et l'autre comme une névrose générale, disait : « Eadem fere hysteria insegniori sexu, ac hypochondria in » nobiliori. »

En 1755, Tissot (3) attribuait l'hystérie à la mobilité des nerfs et à leur sécheresse.

Raulin, en 1758 (4), a traité de l'hystérie à la manière de Sydenham en observateur judicieux ; aussi n'admettait-il pas que cette affection vînt de l'utérus, et voulait-il que ce fût une maladie de toute l'économie qui pouvait avoir son point de départ, soit dans les troubles des principaux organes, soit dans des altérations de l'ensemble de la constitution, soit dans l'irritabilité et dans la sensibilité générales. « Si, disait-il, les médecins qui pensent que » l'hystérie vient de l'utérus vivaient parmi nous, ils seraient sur- » pris de voir comme nous le voyons tous les jours, des hommes » vaporeux ayant une sensation de boule semblable à celle que les » femmes hystériques ont dans le bas-ventre. » Puis, s'appesantis- sant sur les conséquences de cette prétendue dépendance où l'hys- térie serait de l'utérus, il ajoute : « Une femme a-t-elle des inquié- » tudes, des battements, des hoquets, des spasmes, des mouvements » nerveux irréguliers, elle s'en plaint amèrement ; ses parents, ses » amis, lui répondent avec indifférence : ce sont des vapeurs. Ces » légères vapeurs font insensiblement des progrès, on plaisante sur » son état en répétant : ce sont des vapeurs ; la maladie augmente, » et il survient des convulsions, on continue à dire sur le même » ton : ce sont des vapeurs ; et le tout parce que le public est assez

(1) *Observat. medic. pratic.* Londini.
(2) *Commentarii in aphorism. Boerhaavii.* Epilepsia.
(3) *Discours préliminaire de la traduction de Haller.* Lausanne.
(4) *Traité des affections vaporeuses des deux sexes.* Paris.

» mal à propos imbus de l'idée que ces maladies proviennent de
» certaines passions. »

Comme Raulin traite des vapeurs, c'est-à-dire de tous les troubles nerveux, on ne s'étonnera pas de lui voir regarder toutes les affections organiques comme des causes de ces accidents.

Je m'arrête un instant pour attirer l'attention sur ce fait capital, que depuis Sydenham jusqu'en 1760, quelle qu'ait été la doctrine solidiste ou humoriste des auteurs qui se sont succédé, tous, à l'exception d'Hoffmann, ont regardé l'hystérie comme une maladie qui intéressait toute l'économie, c'est-à-dire qui avait pour théâtre les systèmes généraux de l'organisme, soit le système nerveux, soit l'ensemble des capillaires, soit l'ensemble des vaisseaux sanguins. Il est même à remarquer que la plupart de ces observateurs avaient placé la lésion du système nerveux sur le premier plan, en ne regardant les autres lésions que comme ayant servi à provoquer le dérangement des fonctions de ce système.

Sauvages, en 1760 (1), adopta le terme d'*hystérie*, et plaça la maladie dans la quatrième classe des *morbi spasmodici, seu convulsiones*, ordre quatrième, *clonici universales* ; quoique Sauvages ne traite pas de la nature de l'hystérie, le lieu dans lequel il range cette affection indique qu'il la regardait comme une maladie générale, et enfin il place les douleurs nerveuses de l'utérus, qu'il nomme des *hystéralgies*, dans la classe septième, *dolores*, ordre deuxième, *morbi dolorifici topici sine febre inflammatoria*.

On peut donc soutenir que depuis l'époque à laquelle il existe une véritable observation en médecine, c'est-à-dire depuis Sydenham, il y a eu, à part Hoffmann, presqu'unanimité d'opinion pour regarder l'hystérie comme une maladie du système nerveux, et pour mettre l'utérus hors de cause.

Mais, à partir de l'époque à laquelle écrivit Astruc, il s'établit une sorte d'anarchie, et les opinions sur cette maladie recommencèrent à diverger.

Cet écrivain (2), qui a été plutôt un érudit qu'un médecin observateur, prétend que l'hystérie, qu'il appelle *passion hystérique*, ne peut point être le résultat d'une maladie du cerveau, quoique les accidents qu'elle offre soient nerveux ; car, dit-il, les attaques hystériques qui, pour lui, constituent à peu près toute la maladie, se

(1) *Pathologia medica*.
(2) *Traité des maladies des femmes*, t. IV, p. 54. 1761.

développent brusquement sans troubles préalables, et cessent en ne laissant aucun malaise après elles, ce qui ne peut pas être la manière de se comporter des altérations du cerveau, qui produisent nécessairement des effets continus. Il faut donc, dit-il, que la cause de la maladie n'arrive au cerveau qu'après être partie d'ailleurs, et n'influence cet organe que par voie de sympathie. Or, le point de départ ne peut être que la matrice, les trompes de Fallope ou les ovaires. Astruc trouve la preuve évidente de cette dépendance dans les cinq phénomènes suivants, qui, selon lui, caractérisent une attaque d'hystérie : 1° Le début de l'attaque a toujours lieu par la matrice, où il y a des sensations d'allongement, de raccourcissement, de dilatation, de mouvements péristatiques ou d'inclinaison à droite ou à gauche. 2° La terminaison a toujours lieu par un flux d'humeurs plus ou moins âcres qui viennent humecter la vulve. 3° Les attaques ont souvent lieu lors de l'approche des menstrues, ou lors de leur suppression, et lors de celle de la leucorrhée. 4° Le mariage guérit le plus souvent la maladie. 5° Enfin, lors des autopsies, on trouve habituellement quelque maladie de la vulve, du vagin, de la matrice ou des ovaires.

La cause morbifique doit, selon Astruc, agir sur la matrice, non comme une douleur, mais comme une sorte de titillation due à des causes qui ne sont pas nécessairement l'engorgement du sang et la rétention du sperme dans l'utérus. Ces causes agissent sur l'organe utérin et sur ses dépendances, tantôt en faisant battre trop fortement les artères de la matrice, tantôt en faisant gonfler ses vaisseaux laiteux, tantôt en titillant les trompes et les ovaires, tantôt enfin par le chatouillement qu'y causent les humeurs âcres.

Aucun des prétendus caractères indiqués par Astruc comme preuves de la provenance de l'utérus n'est constant, il en est même trois qui n'existent que très rarement. Aussi le reste de son argumentation n'est-il qu'une suite d'idées spéculatives et d'hypothèses qui n'ont pas la moindre valeur. L'ouvrage d'Astruc est un travail de cabinet sans aucune valeur pratique.

Il n'en est pas de même de Pomme, en 1763 (1), qui était un médecin praticien. Cet auteur est l'un de ceux qui ont le plus insisté sur la généralisation de l'hystérie et sur son indépendance des lésions de l'utérus. L'envie de se singulariser lui a fait ima-

____

(1) *Traité des affections vaporeuses.* 6ᵉ édition. Paris, an VII, 3 vol. in-8.

giner, pour expliquer les affections nerveuses, une hypothèse qui n'avait pas le sens commun, mais qui devait plaire au public parce qu'elle était facile à comprendre, celle de la sécheresse et du racornissement des nerfs. Il établissait son hypothèse sur des comparaisons si peu justes et sur des motifs si futiles, qu'il me paraît d'autant plus inutile de les discuter ici, que l'on soupçonne qu'elle n'était qu'une affaire de spéculation ; mais, comme indépendamment de cela, Pomme était un très habile observateur, ses opinions comme praticien méritent d'être prises en considération.

A la même époque, Morgagni (1) pensait qu'on ne devait désigner comme hystériques que les affections nerveuses qui partaient de l'utérus; mais néanmoins il ne refusait pas de se conformer à l'opinion commune qui considérait comme hystériques des femmes chez lesquelles l'utérus n'était pas plus malade que ne le sont les hypochondres chez les hypochondriaques.

Cullen, en 1764 (2), paraît n'avoir étudié l'hystérie que comme un nosographe obligé de rattacher les maladies dont il traite à la théorie dominante de sa nosographie. Cet auteur, trouvant que l'hystérie avait souvent une connexion intime avec les troubles des voies digestives et de l'estomac en particulier, pensait néanmoins qu'il fallait encore l'intervention de l'utérus pour constituer l'hystérie. Selon lui, cette maladie s'étend du canal alimentaire aux parties supérieures et au cerveau, on ne sait pas trop comment, et les accidents auxquels elle donne naissance viennent de la turgescence du sang dans les organes génitaux.

Whytt, en 1767 (3), dit qu'il éprouve une grande difficulté à caractériser ce qu'est une maladie nerveuse, puisque les nerfs sont fondus dans tous les organes ; aussi réunit-il les simples troubles nerveux, l'hystérie et l'hypochondrie, comme étant trois espèces d'une même maladie. Son opinion bien arrêtée est néanmoins que tous ces états sont des affections générales de toute l'économie, dont aucune ne dépend des lésions de l'utérus.

Lorry (4) rapportait l'hystérie à l'utérus, et parmi les raisons qu'il donnait se trouve l'indication d'une série de malaises qu'on

---

(1) *De sedibus et causis morborum*, epist. 45, art. 17 et 21.
(2) *Eléments de méd. pratiq.*, traduits par Bosquillon et Deleus, 1819.
(3) *Observation on the natur caus. and cur. of this disorders commonly called, nervous hypochond-and hysterien.* London.
(4) *De melancholia et de morbis melancholicis.* Paris, 1766.

ne manque jamais, dit-il, de rencontrer chez les hystériques. Ce sont un sentiment de pesanteur dans les cuisses, une douleur des membres inférieurs allant jusqu'au talon, une sensation de poids douloureux dans l'abdomen, retentissant jusqu'à l'anus et jusqu'à la vessie, et enfin une sensibilité très vive à la pression de l'abdomen. Je puis assurer que rien n'est moins exact que cette assertion de Lorry.

Mauriceau, en 1740 (1), adopta comme fait de tradition, et sans en examiner la valeur, l'opinion que l'hystérie dépendait de l'utérus où s'engorgeaient le sang menstruel et la semence. Cet auteur soutenait encore, malgré les découvertes récemment faites par de Graaff et par Swammerdam, que les ovaires sécrétaient la semence de la femme; que cette liqueur sortait de l'ovaire par des canaux invisibles; qu'elle était saisie par la trompe et qu'elle pénétrait dans l'utérus, tantôt par l'orifice interne de la trompe, et tantôt quand l'utérus était en état de gestation, par un petit canal qui s'ouvrait en dedans de l'orifice interne du col. (Probablement quelque vaisseau sanguin se terminant dans les follicules muqueux appelés *œufs de Naboth*, avait été pris pour un canal spermatique.) Nouvel échantillon des sottises qu'a fait dire la théorie des besoins non satisfaits.

Mauriceau avait vu que des femmes qui, selon lui, ne laissaient pas s'accumuler leur sperme, que des hommes, et même de vieilles femmes chez qui, dit-il, il ne s'accumulait pas non plus, avaient cependant été atteints d'hystérie. Il raconte même avoir connu des personnes prises d'attaques d'hystérie pour avoir respiré des odeurs fortes. Enfin il cite un cas où, selon lui, l'hystérie résultait d'un abcès du rein chez une femme dont, à l'autopsie, on avait trouvé les organes génitaux à l'état normal. Or, comme dans ces cas il n'y avait pas moyen de s'en prendre à la matrice, « il trouvait la » cause de la maladie dans une autre humeur corrompue qui fermen- » tait soit dans les replis du mésentère, soit dans le pancréas, soit » dans la rate, soit enfin dans les reins, parties qui, comme la matrice » et ses annexes, sont animées par les nerfs de la huitième paire, » lesquels, par leurs ramifications, provoquent par sympathie tous » les accidents hystériques. » Cela fait une sixième humeur hystérifique à joindre à celles de Galien, de Sennert, de Rivière et de Langius, et le lecteur verra plus loin que ce n'est pas encore tout.

____

(1) *Traité des maladies des femmes en couches.*

Swediaur, en 1780, admettait aussi que l'hystérie provenait de l'utérus placé, non pas dans un état pathologique, mais dans un état d'impressionnabilité particulier, et pour indiquer l'importance qu'il attachait à cet état, il proposa d'appeler cette affection *hyperkinésie hystérique*, de κίνησις *mobilitas*. A ce propos, je ferai remarquer qu'un nom nouveau qui ne s'appuie sur aucune idée nouvelle est rarement adopté. Aussi la dénomination proposée par Swediaur est-elle tombée dans l'oubli.

Chambon de Monteaux, en 1784 (1), prétendit aussi rattacher l'hystérie à l'utérus. Il supposa que les attaques hystériques pouvaient être produites par le mucus utérin devenu trop abondant et capable de titiller les lacunes de la matrice, ce qui constitue une septième humeur hystérique. Cet auteur mit en avant le terme d'*hystéricisme*, qui parut alors pour la première fois, et qui était destiné à se rapporter à un état nerveux des femmes, moins intense que ne l'est l'hystérie proprement dite.

On voit donc que pendant la période de temps qui part d'Astruc pour arriver jusqu'au commencement du xixe siècle les opinions sur la nature de l'hystérie ont été très divergentes.

Les médecins qui continuèrent à regarder l'hystérie comme étant en dehors des affections de l'utérus, s'appuyaient sur les raisons suivantes, que Whytt résume en ces termes : 1° Le plus souvent l'utérus ne joue aucun rôle appréciable dans les troubles dont s'accompagne l'hystérie, ou il n'y joue qu'un rôle très secondaire. 2° L'hystérie peut se manifester chez les hommes, qui n'ont pas d'utérus, chez des jeunes filles non menstruées chez lesquelles l'utérus est encore à l'état rudimentaire et où il n'exerce encore aucune action, et chez des vieilles femmes où il n'en exerce plus. 3° Elle peut exister chez des femmes mariées, vivant dans des conditions où tous les besoins supposés de l'utérus sont satisfaits, c'est-à-dire pendant des grossesses et après l'accouchement. 4° Des femmes dont l'utérus est sain sont hystériques, tandis que beaucoup d'autres dont l'utérus est malade ne le sont pas.

Les médecins, au contraire, qui rattachent l'hystérie aux organes sexuels, ne se bornèrent plus, comme les anciens, à limiter le point de départ de la maladie à l'utérus, ils l'étendirent à ses annexes et à des humeurs qui peuvent se sécréter dans toutes les parties du corps. Si l'on examine la valeur des arguments qu'ils ajoutent à

____

(1) *Maladies des femmes en couches*, t. II, chap. 18.

ceux de leurs prédécesseurs, on voit que leurs opinions sont fondées sur les erreurs anatomiques les plus grossières, sur la plus déplorable crédulité et sur les inventions les plus fantasques.

Au renouvellement du siècle, où toutes choses subissaient une transformation, la médecine, obéissant à l'impulsion générale, subit aussi la sienne, elle voulut répudier les anciennes théories pour s'en tenir à l'observation des faits. Ce fut alors que l'hystérie fut présentée comme résultant d'une inflammation chronique de l'utérus.

Pujol (1) fut le premier qui fit de la névrose hystérique une inflammation. Cet auteur, devancier de Broussais dans la localisation des fièvres, devait naturellement matérialiser l'hystérie. Il établissait sa doctrine : 1° sur ce que l'on avait trouvé des phlegmasies de l'utérus chez des femmes atteintes d'hystérie ; 2° sur ce que, selon lui, l'hystérie était fréquente à l'âge où les femmes cessent d'être réglées et où l'utérus éprouvait si souvent des phlegmasies chroniques ; 3° sur ce que les grossesses et les accouchements, qui sont des états dans lesquels l'utérus est enflammé, engendrent souvent des troubles nerveux et hystériques qui cessent aussitôt que l'utérus rentre dans son état normal ; 4° enfin, sur ce que les hystériques ont presque toutes de la leucorrhée ou des irrégularités du flux menstruel, et que leur hypogastre est souvent sensible à la pression.

Pujol ne donne aucun fait à l'appui de sa première assertion, et en eût-il donné, on ne pourrait les regarder que comme des coïncidences. La seconde assertion est une erreur complète qui prouve que quand on écrit en vue de soutenir une hypothèse, on voit les choses à travers le prisme de son imagination. La troisième assertion est en opposition avec l'assertion précédente qui veut que les accidents hystériques apparaissent rarement pour la première fois pendant la grossesse et pendant l'accouchement. Enfin les leucorrhées et les troubles de la menstruation ne dépendent pas le plus souvent, ainsi qu'on le sait, de phlegmasies chroniques de l'utérus. Quant à la douleur développée à la pression, on a vu qu'elle n'était qu'une hyperesthésie des muscles de la paroi abdominale.

Les opinions de Pujol n'étaient que de pures conceptions de l'esprit destinées à rattacher l'hystérie à une théorie générale sur l'influence de l'inflammation ; comme elles n'avaient aucun fon-

(1) *OEuvres de médecine pratique ; traité des inflammations chroniques.* Paris.

dement réel, elles firent peu d'impression, et elles seraient restées dans l'oubli, si la doctrine de Broussais ne les avait plus tard remises en lumière.

Pinel (1), qui vint après, n'adopta pas les idées de Pujol : il classa l'hystérie dans les névroses des organes de la génération, parce que, dit-il, le siége primitif de cette maladie paraît être la matrice. L'auteur de la *Nosographie philosophique* paraît avoir été sous l'influence des idées de Galien. Pinel, qui ne s'est point occupé spécialement de l'hystérie, qui rapporte comme type de cette maladie les deux observations les plus confuses et les plus incomplètes que l'on puisse imaginer, et qu'il a prises, l'une dans sa pratique particulière et l'autre dans Fréd. Hoffmann, Pinel, dis-je, a placé l'hystérie dans les névroses utérines parce que c'était l'idée du moment.

En 1815 parut l'ouvrage de Louyer-Villermay (2), qui a fait, en quelque sorte, loi pendant une vingtaine d'années. Cet ouvrage n'est cependant qu'une compilation indigeste et sans critique.

L'hystérie y est regardée comme une maladie dépendant de l'utérus, dans lequel se sont accumulés le sperme ou le sang menstruel, etc., et cette manière de voir est fondée, ainsi que le déclare l'auteur, sur trois symptômes fondamentaux constatant, selon lui, la part que prend l'utérus dans cette névrose.

Ces symptômes sont : 1° Un mouvement vermiculaire qu'on peut sentir, soit en appliquant la main à l'hypogastre, soit en introduisant le doigt dans le vagin.

2° Le globe hystérique, qui s'élève toujours de la région de l'utérus.

3° Enfin la série des phénomènes qui se produisent pendant une attaque de convulsions d'hystérie, lesquels sont la représentation fidèle du spasme cynique.

Il a été démontré que ces trois bases de la théorie de Louyer-Villermay sont autant d'erreurs dues à une observation très inexacte et très superficielle des faits. Le traité de l'hystérie devrait dater de 1500 plutôt que de 1815. Que penser en effet d'un auteur qui, en plein xix° siècle, admet l'existence du sperme chez la femme, tout en reconnaissant qu'il n'y a pas d'organes chez les femmes pour opérer la sécrétion de cette liqueur; qui admet un tempérament utérin, une pléthore spermatique, qui revient aux

_____

(1) *Nosographie philosophique*, 1804.
(2) *Traité des maladies nerveuses, ou de l'hystérie et de l'hypochondrie.*

pérégrinations de l'utérus, et qui consacre tout son ouvrage à faire de l'hystérie une maladie de lubricité, une affection honteuse, et à rendre les hystériques des objets de dégoût ou de pitié? Louyer-Villermay n'a fait de cette névrose qu'un portrait de fantaisie pris sur cette classe de la société que l'on appelle actuellement le demi-monde; et l'on ne trouve dans son ouvrage aucune idée juste, aucun fait d'observation exacte et aucune bonne règle de traitement.

Georget, en 1821 (1), se présente en quelque sorte comme une réaction contre les doctrines de Louyer-Villermay; longtemps placé à la Salpêtrière, au milieu des hystériques et des épileptiques, il a pu observer la maladie et la décrire d'après nature, aussi ses opinions doivent-elles être d'un grand poids.

Il est constant, dit cet auteur, que le cerveau est le centre des fonctions morales, intellectuelles, sensoriales et motrices. Il est constant encore qu'il est l'intermédiaire obligé des grandes actions sympathiques produites dans l'économie. Or, dans la grande majorité des observations d'hystérie, il est certain que la maladie a été le résultat de causes morales vives ou profondes, et particulièrement de chagrin, de contrariétés fréquemment renouvelées, de la frayeur, etc. Tous les auteurs conviennent que les troubles principaux qui caractérisent l'hystérie sont nerveux, et que la condition sans laquelle ces troubles ne peuvent se produire, est une grande susceptibilité du système nerveux. Or il résulte encore de l'observation, que cette susceptibilité est le résultat de causes qui ont agi directement sur le cerveau, et nullement sur l'utérus et sur ses annexes. Toutes les fonctions et toutes les sympathies du cerveau sont mises en jeu dans l'hystérie.

« L'idée de placer le siége de l'hystérie dans l'utérus, dit-il, me » paraît si absurde et si ridicule, que je ne chercherais pas à la com-» battre, si elle n'était regardée comme une vérité par tous les » auteurs modernes qui ont écrit sur l'hystérie, je me contenterais » d'une simple exposition des faits comme du meilleur antidote » contre l'erreur. »

La doctrine physiologique de Broussais, en émettant ses idées sur l'hystérie, ne devait pas manquer de replacer cette maladie dans l'utérus, sans quoi elle eût été infidèle à Pujol son précurseur, et à Gall dont elle adoptait les idées localisatrices.

Aussi Broussais (2) regarda-t-il l'hystérie comme la réaction d'une

(1) *Physiologie du système nerveux et sur ses maladies*, art. HYSTÉRIE.
(2) *De l'irritation et de la folie*, p. 347.

maladie de l'utérus. Il appuyait son opinion sur les motifs suivants :

1° Les hystériques sont d'abord tourmentées par un sentiment de chaleur et d'acuité aux organes sexuels ; assertion complétement inexacte. 2° Le col utérin est brûlant, et, si l'on soulève l'utérus avec le doigt, on fait naître la sensation d'étouffement, et d'ascension d'une boule sur la gorge ; cette sensation, au lieu d'être commune est au contraire un effet fort rare. 3° Les hystériques ont souvent des menstrues irrégulières, et elles sont sujettes aux flueurs blanches ; ces circonstances ne prouvent pas une maladie de l'utérus.

Lisfranc, qui s'était fait une spécialité assez peu estimée des maladies de l'utérus, et qui était un partisan très prononcé des doctrines de Broussais, regardait aussi les phlegmasies chroniques de l'utérus comme étant le point de départ de l'hystérie.

De son côté M. Félix Voisin regardait l'hystérie comme une maladie de l'encéphale (1).

Une divergence aussi prononcée entre les opinions d'hommes notables fut ce qui engagea la Société royale de médecine de Bordeaux à ouvrir un concours sur l'hystérie et sur l'hypochondrie. Parmi les travaux provoqués par cet appel scientifique, trois se distinguèrent principalement, ce furent ceux de MM. Dubois (d'Amiens), Gérard et Brachet.

L'ouvrage de M. Dubois (d'Amiens) est une analyse, faite avec beaucoup de sagacité, des travaux et des écrits que la médecine possédait sur l'hystérie (2). Cette analyse conduit à regarder l'hystérie comme ayant son point de départ dans une excitation nerveuse de l'utérus, réagissant sur tout l'ensemble du système nerveux. L'auteur n'ayant eu que peu d'occasions d'observer lui-même la maladie de laquelle il traite, s'est formé une opinion par la méditation des écrits de ceux qui l'ont précédé, et bien qu'on doive reconnaître dans son œuvre une grande rectitude d'esprit et une grande habileté à tirer parti des matériaux qu'il avait à sa disposition, les opinions qu'il y émet n'ont que la valeur d'un travail de cabinet.

Le mémoire de M. le Dr Gérard, médecin à Marteau (Doubs) (3), est tout l'opposé du précédent ; c'est l'œuvre du praticien observateur, ayant étudié l'hystérie sur la nature. Les idées qui s'y trouvent émises s'éloignent complétement des théories qui font de

(1) *Des causes morales et physiques des maladies mentales.* Paris, 1826.
(2) *Histoire philosophique de l'hystérie et de l'hypochondrie.* Paris, 1832.
(3) *Transactions médicales.* Paris, 1832, t. VII.

l'hystérie le synonyme de maladie de l'utérus. L'auteur, à l'exemple
de Lepois, de Willis et de Georget, dit avoir constaté par l'observation d'un grand nombre de faits, que l'hystérie se voit principalement chez les personnes dont le système nerveux est très irritable;
que les causes qui produisent cette maladie sont presque toujours
des causes morales dont l'action se porte directement vers le cerveau, et quelquefois des causes qui agissent sur les principaux
viscères de l'économie, sur l'utérus comme sur les autres; qu'enfin
en étudiant d'une manière physiologique la succession des phénomènes de la maladie et la connexion des causes avec les effets produits, on arrive à conclure que la maladie elle-même est une névropathie portant principalement sur l'encéphale ainsi que sur les
nerfs pneumogastriques et grand sympathique.

L'ouvrage de Brachet (1), étant l'œuvre d'un praticien et d'un
savant, mérite à ce double titre la plus grande confiance. Dans ce
travail l'auteur fait observer que les divers organes de l'économie
pouvant être successivement atteints chez une hystérique, la maladie ne peut être successivement dans chacun d'eux, d'où il en conclut la nécessité de la placer dans les systèmes généralement répandus. Or, le système nerveux étant le seul de ces systèmes généraux qui soit capable de servir de siége aux divers accidents que
présente cette maladie, il faut nécessairement que la maladie
réside dans ce système. M. Brachet prétend que les nerfs du grand
sympathique ne doivent pas y être compris.

M. Henry Girard, en 1841 (2), crut à son tour, en se basant sur
les observations des auteurs qui l'avaient précédé, devoir se joindre
à ceux qui plaçaient le siége de l'hystérie dans le cerveau; et regardant la chose comme définitivement acquise à la science, il chercha
à faire un pas de plus, et il prétendit que l'hystérie résultait d'une
modification vicieuse de l'organisme, localisée dans le cerveau,
laquelle consistait dans une instabilité rapide de l'énergie des
facultés innervatrices de cet organe. Cet auteur établit son opinion
sur ce que les causes de l'hystérie sont presque toutes des stimulants des organes des sens, ou des excitants violents des facultés
affectives; l'utérus congestionné par un orgasme utérin ou par le
défaut de menstrues pouvant agir aussi comme cause d'excitation.

M. Bouillaud (3) fait observer, qu'en supposant que le cerveau

(1) *Traité de l'hystérie.* Paris, 1847.
(2) *Considérations physiologiques et pathologiques sur les affections nerveuses
dites hystériques.*
(3) *Nosographie médicale.* Paris, 1846, t. III, p. 621.

lui-même ne fût pas comme le pense M. Georget le point de départ des phénomènes hystériques, ce serait dans les organes génitaux de la femme, autres que l'utérus, qu'il faudrait le placer.

Cette manière de voir est fondée sur ce que, selon M. Bouillaud, le système nerveux cérébro-spinal n'exerce aucune action sur l'utérus auquel il ne fournit pas de nerfs, et sur ce que selon le même auteur, ce dernier organe n'est point, à proprement parler, un des éléments essentiels de l'appareil génital, puisqu'il manque chez l'homme qui possède néanmoins un appareil génital complet.

Tout en concédant que ces deux assertions, considérées sous un certain point de vue, ont du vrai, je pense que M. Bouillaud aurait pu appuyer son opinion sur de meilleurs arguments.

Il est à croire que cette dernière série d'observateurs concluant tous dans un sens opposé à celui qu'on regardait comme classique, fut ce qui engagea l'Académie de médecine à mettre encore l'hystérie au concours en 1845.

M. Landouzy (1), dans un ouvrage estimable qui fut couronné, en revint aux idées des anciens, combinées avec les théories de la doctrine de Broussais ; il rapporte l'hystérie à l'utérus et à ses annexes ; sa définition englobe les idées antiques sur les besoins utérins et sur la rétention des menstrues avec les idées de Pujol sur les phlegmasies utérines. Selon M. Landouzy l'hystérie consiste dans une altération du système nerveux génital.

Toute compréhensive qu'est cette définition, elle ne comprend pas tous les cas admis même par M. Landouzy, puisqu'elle laisse en dehors d'elle les hystéries produites par la présence des vers intestinaux dont cet auteur rapporte six cas, celle produite par un cancer du cæcum dont il cite un cas, etc.

Cet auteur affirme que les femmes non hystériques qui ont des douleurs hypogastriques soit au moment des menstrues soit hors de ces époques, ont en même temps des phénomènes hystériques : suffocation, douleurs hypogastriques, constriction à la gorge, perte de connaissance, spasmes et convulsions. Cette assertion est de la plus grande inexactitude, elle est basée sur des idées préconçues que dément l'observation convenablement faite. Il en résulterait, si l'on y ajoutait foi, que plus des deux tiers des femmes devraient avoir des accidents hystériques, puisque l'auteur lui-même a observé que sur 360 femmes, 278 ont des coliques utérines au moment de l'époque menstruelle.

(1) *Traité complet de l'hystérie.* Paris, 1846.

M. Landouzy prétend encore que, quand les femmes atteintes d'une affection de l'utérus sont sous l'influence d'émotions morales, il leur arrive souvent d'avoir de la constriction à la gorge, de la suffocation et des douleurs vagues. Que des malades qui ont une affection chronique de l'utérus aient quelques troubles nerveux lors des émotions, la chose se comprend, attendu que les femmes qui éprouvent une souffrance prolongée dans quelque organe que ce soit, deviennent très impressionnables et sont alors susceptibles de présenter des troubles nerveux. Mais que ces troubles soient plus fréquents chez celles qui ont une affection utérine que chez les autres, c'est ce que l'observation dément de la manière la plus formelle.

Enfin, le même auteur avance que les symptômes de l'hystérie ont une grande analogie avec ceux de la métrite ou de la métro-péritonite, et il fonde cette singulière assertion, non pas sur les descriptions nosologiques des auteurs, où l'on trouve tout ce qu'on veut, dit M. Landouzy, mais sur des observations de ces maladies données par M. Dance, observations dans lesquelles il est fait mention de mouvements convulsifs généraux, de tremblement des lèvres, de serrement des mâchoires, de strabisme, de cris, de réveil désordonnés, d'excessive irritabilité morale et d'autres phénomènes qui, dit M. Landouzy, sont fort analogues à ceux de l'hystérie.

J'ai peine à comprendre comment les accidents sus-énoncés, qui, pour la plupart, sont les symptômes évidents et caractéristiques de la méningite, ont pu être regardés comme étant les analogues des simples troubles hystériques. Le tremblement des lèvres, le trismus, le strabisme, sont des accidents très rares chez les hystériques; les convulsions et les cris, qui se rencontrent dans un si grand nombre d'affections cérébrales, ne sont des phénomènes hystériques que quand ils ont une forme particulière qui leur est spéciale, et que le terme très vague et très général de convulsions, et de cri, employé par M. Landouzy, ne caractérise pas.

M. le professeur Forget (1), peut être considéré comme l'antipode de M. Landouzy; après avoir observé beaucoup d'hystériques, ce médecin a fini par conclure que l'hystérie n'était que l'expression d'une susceptibilité spéciale du système nerveux qui ne résultait pas nécessairement de l'excitation des organes génitaux, qui se manifestait à l'occasion de causes fort variées, et qui pouvait avoir son

____

(1) *Gazette Médicale de Paris*, 1847, n°ˢ 47, 48, 51.

point de départ dans les divers organes de l'économie ; l'hystérie est, dit ce professeur, un fait, comme le sont le délire, les convulsions, l'état typhoïde, etc.

Cette opinion qui, au premier abord, pourrait être considérée comme quelque chose de vague et de mal défini, me semble au contraire être l'expression exacte et simple des faits et renfermer un grand sens pratique ; elle avance la question. Georget avait prouvé que l'encéphale était la base de l'hystérie ; M. Girard démontra ensuite que les agents hystérifiques étaient des excitants des sens et des facultés affectives ; puis M. Forget établit que de ces deux faits, il résultait une susceptibilité spéciale du système nerveux. Il ne manque plus que de montrer quelle est cette spécialité, pour compléter l'ensemble des notions qui restent à désirer.

M. Schutzemberger (1) a usé de moins de réserve que M. Forget, il a placé le siége exclusif de l'hystérie dans les ovaires, et il a basé son opinion sur ce fait mal interprété dont j'ai déjà parlé, sur la douleur que provoque la pression des parois abdominales au-dessus du pli de l'aine.

M. Piorry (2) s'est également occupé de l'hystérie, article nevraxopallies ; conséquent avec ses idées en pathologie, il prétend « qu'à
» coup sûr l'hystérie des auteurs n'est pas une maladie spéciale,
» qu'elle et l'assemblage d'une foule de névropathies et de né-
» vraxies (névroses de l'axe nerveux) se déclarant chez des femmes
» à constitution hypernévrismique (nerveuse). »

Il reconnaît la nature nerveuse de la maladie. Quant à son siége, cet auteur est moins explicite, et dans la crainte de ne pas exposer avec exactitude ses idées sur ce point, je le laisserai parler lui-même :

« Dans notre manière de voir, le siége des phénomènes attribués
» à l'hystérie est multiple : il comprend, non pas seulement l'utérus
» ou le cerveau, mais bien toutes les parties du nevro-système
» (système nerveux), dont l'action est liée à celle de l'angiove
» (utérus et ses annexes), c'est-à-dire les nerfs de la matrice, des
» ovaires et de leurs annexes, les rameaux ganglionnaires ou ra-
» chidiens qui y correspondent, enfin les portions du névraxe spécia-
» lement liées aux fonctions de l'angiove ; bien plus, la névraxo-
» pallie étiangiovique (les névroses mobiles provoquées par l'utérus

(1) *Journal de la Société de médecine de Strasbourg.*
(2) *Traité de médecine pratique.* Paris, 1850, t. VIII, p. 390, névraxopallie étiangiovique.

» et ses annexes), en se reproduisant vers des parties du névro-
» système, autres que l'angiove, peuvent donner lieu aux douleurs
» et aux nevropathies diverses que l'on voit succéder aux accidents
» utérins ovariques et névraxiques rapportés à l'hystérie.

» Par conséquent, si l'on a égard à tous les symptômes que peut
» présenter cette affection, elle aurait pour siége tout le système
» nerveux de la femme. Si l'on tient principalement compte des
» sensations, des douleurs, des névries qui se déclarent au début de ce
» mal, il occuperait les nerfs de l'utérus et des ovaires. S'il s'agit
» des accidents qui ont lieu sur les diverses parties, l'hystérie affec-
» terait les plexus ganglionnaires du bassin, des lombes, peut-être
» le rachisomèle (moelle épinière), les nerfs intercostaux, le plexus
» brachial, la cinquième paire. S'il s'agit de la boule hystérique ou
» des accidents laryngiens, ce serait la huitième paire, etc., etc.
» Ainsi dans notre théorie, les accidents hystériques sont dus à une
» pallie (oscillation nerveuse), qui, suivant les cas, est tantôt pure-
» ment névrangiovique (idiopathique), tantôt sympatho-névrique
» (sympathique), tantôt purement névrique, tantôt névraxique, et
» tantôt névromyosique.

» Sans comparer la certitude des explications précédentes au
» positivisme des résultats plessimétriques, nous avons beaucoup
» de confiance dans sa justesse, car elle rend compte de tous les
» faits observés. »

Il me paraît certain qu'une bonne partie des assertions contenues
dans cet alinéa se réduit à une pure question de mots.

En effet, si l'on entend par maladie générale un état pathologique
dans lequel une série de lésions se déroule dans un ordre déterminé
d'avance, pour arriver à une terminaison qui peut être également
prévue, et qui cède à un traitement particulier, comme cela se voit
dans la scrofule, dans la syphilis, dans le cancer, dans la tuberculisation, dans les maladies contagieuses, etc., etc., nul doute que
l'hystérie ne doive être rangée dans cette catégorie, attendu qu'elle
se comporte exactement suivant les mêmes lois que ces maladies,
quelles que soient la diversité et la singularité des phénomènes
dont elle se compose.

Si au contraire on entend par maladie tout trouble d'une partie
de notre économie, si petite qu'elle soit, en faisant abstraction du
lien qui rattache ce trouble à ceux qui l'ont précédé, à ceux qui
l'accompagnent et à ceux qui suivront, il est clair que de cette
manière on pourra diviser à volonté un état pathologique général,

en autant de pièces qu'on le désirera, et trouver cinquante ou cent maladies dans une seule.

A ce compte, l'état pathologique appelé hystérie sera le composé d'autant de maladies qu'il y aura de symptômes. Mais quel avantage y aura-t-il à considérer l'hystérie plutôt comme un composé de pièces qui n'ont aucun rapport entre elles, que comme un tout composé de parties qui se lient intimement les unes aux autres? En thérapeutique, le médecin qui ne s'occuperait que des accidents de l'hystérie, sans songer au siége du mal, agirait comme celui qui, après la rupture d'un point des chaussées d'un fleuve, combattrait l'inondation en posant au loin des digues çà et là, dans les lieux où les courants ont le plus de rapidité en négligeant le lieu de la rupture. Dans l'un et l'autre cas, on ne mettrait en usage que des palliatifs, et l'on n'attaquerait pas le fond du mal.

Les mêmes réflexions peuvent être faites à propos du siége de la maladie : en effet, si l'on entend par siége d'une maladie le lieu du corps où se montre chacun des troubles qui la composent, évidemment on devra reconnaître dans une maladie autant de siéges qu'il y aura de symptômes et d'épiphénomènes; mais on ne tirera de cette manière de voir aucune conséquence utile. Ainsi on apprendra en suivant cette marche que le siége de l'ophthalmie scrofuleuse est dans l'œil, que celui des éruptions variolique, scarlatineuse, etc., est dans la peau, etc. A coup sûr l'hystérie considérée de cette manière pourra être considérée comme ayant son siége dans tous les lieux indiqués par M. Piorry, et en voyant la chose d'une manière encore plus large, elle pourra être regardée comme siégeant partout. Je ne pense pas que le médecin puisse tirer grand parti, pour son pronostic et pour son traitement, d'études faites dans cet esprit.

Mais, si au contraire on veut entendre par siége d'une maladie l'organe ou les organes sur lesquels agissent définitivement les causes qui ont produit celle-ci, organes qui, par leur influence directe ou indirecte, provoquent la série des troubles dont cette maladie se compose, et vers lesquels le médecin devra diriger de préférence sa thérapeutique nul doute que le siége de cette maladie ne se trouve point partout où il y a un trouble, et qu'il ne soit relégué au contraire dans un nombre de parties bien limité.

Ma conviction bien arrêtée est que c'est sous ce dernier point de vue qu'on doit rechercher le siége de l'hystérie.

Malgré cette sorte de réserve à formuler une opinion précise, il est évident que M. Piorry a la plus grande tendance à rattacher l'hystérie au trouble des organes génitaux de la femme, et cette tendance, il la motive par les raisons déjà émises depuis longtemps, à savoir sur ce que de tout temps l'hystérie a été rattachée à l'utérus, sur ce que cette maladie se voit presque exclusivement pendant la durée d'activité des organes génitaux, et sur ce que toutes les excitations, tous les troubles de fonctions et toutes les lésions de l'utérus et de ses annexes, peuvent s'accompagner de phénomènes convulsifs ou de troubles hystériques. Les deux premières assertions ont déjà été réfutées; je n'ai donc plus qu'à m'occuper de la dernière. Sans nier la possibilité du fait, je dirai qu'il est beaucoup moins simple que M. Piorry paraît le penser. En effet il comprend de véritables hystériques chez lesquelles il est survenu des affections utérines, et des malades chez lesquelles il s'est produit quelques symptômes isolés d'hystérie, effet ordinaire de toute réaction du système nerveux, mais qui sont loin de constituer l'hystérie elle-même.

En Angleterre, les représentants des idées médicales de l'époque actuelle, Copeland (1) et Conolly, auxquels on doit l'ouvrage le plus estimé sur l'hystérie, regardent cette maladie comme le résultat d'un désordre de la totalité ou d'une partie du système nerveux, lequel est provoqué par les irritations, soit de l'utérus, soit de l'encéphale, soit des autres principaux viscères de l'économie. Ces auteurs ont basé leur manière de voir : 1° sur ce que l'hystérie est souvent provoquée par des causes morales, n'ayant ni directement ni indirectement aucune influence sur l'utérus ; 2° sur ce que des troubles pathologiques de divers organes peuvent être suivis de troubles hystériques; 3° sur ce que, dans un certain nombre de cas d'hystérie, l'intégrité des organes génitaux a été constatée de la manière la plus positive.

Enfin, dans ces dernières années, mettant de côté les organes génitaux, on a cherché à savoir si la partie centrale de l'encéphale était toujours affectée dans cette maladie, ou si quelque autre partie de ses prolongements n'était pas atteinte.

Ollivier (d'Angers) (2) avait cherché à rattacher l'hystérie à la congestion sanguine d'une portion de la moelle épinière.

---

(1) *Dictionary of practical medicine.* London, 1844, t. II, p. 272, art. HYSTÉRIE.
(2) *Traité des maladies de la moelle épinière,* 3ᵐᵉ édition.

Daniel Tate, reprenant la même idée, suppose que cette congestion est une irritation.

Brown (1) prétend que ce n'est pas la moelle qui est irritée, mais bien les nerfs rachidiens.

Teale (2) veut que cette irritation porte sur la partie supérieure de la moelle. En effet, l'irritation de cette partie donne lieu, comme on le sait, à une affection spasmodique des extrémités supérieures, des épaules et de la partie supérieure du thorax, avec des douleurs des muscles et de la peau de ces diverses parties.

Griffin (3) veut au contraire que l'hystérie dépende de l'irritation de toutes les portions de ce cordon nerveux.

Todd (4), Isaac Porter (5), Thomas (6), Turck (7) sont du même avis, et considèrent les symptômes de l'hystérie comme étant l'effet d'une irritation spinale. Quelques-uns de ces auteurs, et entre autres Isaac Parrish, veulent que cette irritation puisse résulter d'une excitation arrivée directement à cette moelle au moyen des communications qui existent entre elle et les ganglions du trisplanchnique.

Aucun de ces observateurs ne cherche à prouver et surtout ne prouve que le principe de la maladie soit dans le rachis, ce qui était le point capital.

Romberg, l'auteur le plus classique en Allemagne pour les maladies nerveuses (8), le docteur Valentino (d'Erlangen) et Meyer (de Berlin), pensent que l'utérus est le plus souvent le point de départ de la maladie, mais que tous les phénomènes viennent de l'action réflexe de la moelle épinière.

Une objection bien simple vient faire tomber cette théorie. Il est constaté, que les influences morales sont l'une des causes les plus puissantes et les plus fréquentes de la production de l'hystérie, qu'elles sont également l'un des agents les plus actifs, soit de l'augmentation, soit de la diminution des accidents de cette névrose; enfin que tous les accidents hystériques ne sont que des manifesta-

<hr>

(1) *The Glasgow med. journ.*, n° 11, 1828, et *Arch. de médecine*, t. XIX, p. 243, année 1829.

(2) *Treatise on nevralgic diseases depend on the irritation of the spinal marrow.*

(3) *Obs. on the functionnal affections of the spinal cord. London*, 1844.

(4) *Cyclopedia of practical med.* 1834.

(5) *American journal* 1835.

(6) *North American journal* 1835.

(7) *British and foreing med. review*, t. XIX, 1845.

(8) *Lehrbuch der Nervenkrankheiten des Menschen.*

tions passionnelles. Quelle part prend la moelle épinière dans ces diverses circonstances? Une part évidemment secondaire et toujours subordonnée à l'influence qu'exerce l'encéphale sur ce prolongement nerveux. On peut voir dans l'article de M. Meyer quel est le danger de ces conceptions générales. D'après cette théorie, tout organe souffrant doit agir sur la moelle épinière, et celle-ci doit renvoyer l'excitation au cerveau; or, des méningites, des aliénations mentales, des encéphalites aiguës et chroniques, etc., développées chez des femmes sur le cadavre desquelles on trouve quelques traces d'inflammation de l'utérus et de ses annexes, sont des hystéries aiguës provoquées par la réaction supposée des organes génitaux sur la moelle et de celle-ci sur l'encéphale.

Après avoir parcouru toute la série des opinions émises par les divers auteurs sur la nature de l'hystérie, on voit que ces opinions peuvent être réunies en deux groupes, l'un dans lequel la maladie est rapportée aux organes génitaux où elle est en quelque sorte matérialisée, l'autre dans lequel elle est rattachée au système nerveux et regardée comme un état dynamique.

Dans le premier, la production des phénomènes hystériques est expliquée par les raisons les plus bizarres et les plus opposées, tantôt par une privation du fluide séminal de l'homme affectant l'utérus (Hippocrate); tantôt par une redondance du fluide spermatique muliébral, ou du sang menstruel dans cet organe (Galien); tantôt par la putréfaction qu'y occasionnent les matières qui donnent lieu à la leucorrhée (Sennert, Houillier, Rivière, etc.); tantôt par l'acrimonie du mucus des crypes utérins (Chambon); tantôt par l'excitation de l'utérus, résultant, soit de la continence poussée trop loin, soit des excès vénériens, soit des phlegmasies utérines, soit enfin des altérations pathologiques de toute espèce qui peuvent intéresser l'utérus (Pujol, Broussais). Et comme une base si compréhensive ne suffisait point encore pour rendre raison d'un assez grand nombre de cas dans lesquels l'hystérie ne pouvait être rapportée à l'utérus, on a dû successivement faire intervenir l'existence de huit humeurs différentes, dont quelques-unes se filtraient à la vérité dans le ventre, mais non dans l'utérus, et dont les autres se produisaient dans toute l'économie (Sennert, Rivière, Mauriceau, Laugier). Puis cela ne suffisant point encore, on a étendu le siége de la maladie aux ovaires, au vagin, aux parties génitales extérieures, et même au cæcum, au côlon, au rectum, à la vessie et aux mamelles, excités physiologiquement ou mis dans un état pathologique quelconque, (Louyer-Villermay, Dubois, Landouzy). Si, pour étayer cette doctrine de l'hystérie provenant des organes génitaux, ces derniers auteurs concédaient qu'à la vérité toutes les explications, à l'exception des dernières, étaient mauvaises, mais qu'on n'en devrait pas moins admettre que les faits eux-mêmes avaient été bien observés, on pourrait répondre que c'est précisément cette exactitude d'observation qui est mise en cause, attendu que l'observation faite sur une grande échelle donne presque toujours le contraire de ce que les anciens observateurs prétendaient avoir vu, quoique ces observateurs aient été Pythagore, Empedocle, Platon, Hippocrate, Arétée, Celse, Galien, Aétius, Paul d'Egine, parmi les anciens ; A. Paré, Mercurialis, Forestus, Sennert, Zacutus Lusitanus, Fernel, Horstius, Hollerius, Rivière, Michaelis, Ettmuller, Diemerbrœck, Chesneau, Vésale, Alberti, Morgagni, Astrue, Hoffmann, Freind, Sauvages, Cullen, Pressavin et Chambon, pour les époques suivantes ; et enfin, Pujol, Pinel, Louyer-Willermay, Lisfranc, Dubois (d'Amiens), Duparcque, Fourcade-Prunet, Tate, Foville, Landouzy et Piorry, Valentino et Romberg.

Dans le second groupe, l'hystérie est le plus souvent rattachée à une lésion dynamique du système nerveux, lésion sur laquelle les premiers auteurs qui la plaçaient dans l'ensemble de ce système se sont trouvés d'accord, quoiqu'ils eussent exprimé leur pensée par des termes différents, de débilité, d'irritabilité, de mobilité, d'instabilité, de susceptibilité nerveuse, de trouble des esprits animaux, etc., mots qui en dernière analyse signifient au fond la même chose.

On compte parmi les noms des partisans de cette opinion, ceux de Sydenham, de Boerhaave, de Raulin, de Lorry, de Tissot, de MM. F. Voisin, Bouillaud, Lélut, Gendrin.

Dans la physiologie moderne on ne regarde pas toutes les parties du système nerveux comme étant susceptibles de spontanéité : l'une d'elles, les cordons nerveux jouant le rôle de simples conducteurs, il en résulte qu'on a dû restreindre le siége des troubles nerveux primitifs dans les expansions nerveuses sur les surfaces muqueuse et cutanée, et dans l'axe encéphalo-rachidien. Enfin, l'observation constatant que l'encéphale est le centre des impressions venues du dehors, et le point de départ des réactions que ces impressions suscitent, il a conséquemment été nécessaire de restreindre dans cet organe le siége des troubles dynamiques qui constituent l'hystérie.

Parmi les observateurs qui se sont rangés plus ou moins explicitement à cette opinion, on trouve Bichat, Georget, Brachet, Sandras, MM. Rostau, Andral, Gérard, Forget, Girard.

Dans l'état actuel de la psychologie on peut, ce me semble, pousser l'analyse plus loin que ne l'ont fait les auteurs que je viens de citer.

Les termes de mobilité, d'instabilité, de susceptibilité de l'encéphale, sont évidemment trop généraux et s'appliquent aussi bien aux névropathiques et aux hypochondriques qu'aux hystériques. Il fallait donc particulariser, et c'est ce qu'a très judicieusement fait M. Forget, en disant que l'hystérie dépendait d'une susceptibilité spéciale, sans néanmoins indiquer en quoi consistait cette spécialité. Je pense que dans l'état actuel de nos connaissances on peut arriver à faire cette indication. Il est de toute certitude :

1° Qu'il existe dans l'axe encéphalo-rachidien, une division du système nerveux consacrée à recevoir les impressions affectives, c'est-à-dire l'action des causes qui, venues du dehors ou de l'intimité des organes, produisent le plaisir ou la douleur tant physiques que psychiques.

2° Que le degré de la susceptibilité de cette portion de l'encéphale est à peu près indépendant des degrés plus ou moins élevés de l'intelligence.

3° Que la femme, pour remplir sa mission providentielle, devait présenter cette susceptibilité à un degré bien supérieur à celui de l'homme.

4° Que l'action sur l'encéphale des modificateurs, produisant la douleur ou le plaisir, provoque une sensation qui va le plus souvent jusqu'au degré de la passion.

5° Que chaque sensation un peu vive ou chaque passion se manifeste à l'extérieur par des signes particuliers à chacune d'elles.

Or on a vu par l'analyse qui en a été faite dans le cours de cet ouvrage : 1° que les causes prédisposantes de l'hystérie se réduisaient à augmenter l'impressionnabilité du système nerveux cérébral, soit en produisant un affaiblissement de la constitution, soit en augmentant directement l'irritabilité du système nerveux ; 2° que les causes déterminantes à leur tour étaient toutes des agents qui diminuaient la force avec laquelle l'encéphale résiste aux impressions, ou qui produisaient eux mêmes ces impressions; 3° que les divers phénomènes morbides qui caractérisent l'hystérie, n'étaient que la répétition d'un certain nombre des actes vitaux par lesquels se manifestent les passions ; 4° que les manifestations suscitées par les impressions qui produisent la peine, la souffrance et la douleur, ou qui déterminent des sensations brusques et violentes, étaient presque les seules que reproduisissent les troubles hystériques ; 5° enfin il a été constaté que les agents capables de produire la souffrance tant physique que morale étaient les seuls qui pussent produire l'hystérie.

Il résulte de là qu'on peut considérer l'hystérie comme le produit de la souffrance de la portion de l'encéphale destinée à recevoir les impressions affectives et les sensations. Cette souffrance provoquée par des causes physiques ou morales antipathiques à l'économie, se traduit à l'extérieur par les phénomènes propres à la manifestation des divers genres de souffrance, soit physique, soit morale, et ce sont ces phénomènes qui constituent le caractère de l'hystérie.

Comme l'anatomie pathologique n'a encore constaté l'existence d'aucune trace matérielle de cette souffrance de l'encéphale, on peut dire que l'hystérie est une maladie consistant dans une névrose de la portion d'encéphale destinée à recevoir les impressions affectives et les sensations, névrose qui se traduit au dehors par des phénomènes analogues à ceux qui se produisent dans la manifestation des divers genres de souffrance.

Tel est le fond de l'hystérie simple, de celle qui se réduit aux phénomènes fondamentaux et caractéristiques de cette maladie.

Ainsi considérée, l'hystérie n'est qu'une manifestation passionnelle, et, si la cause qui l'a produite est faible ou n'a agi que pendant un laps de temps assez court, la maladie se borne à des troubles qui ne durent que peu de temps ; puis elle cesse et tout rentre dans l'ordre, ainsi qu'on le voit si communément chez les femmes impressionnables qu'une émotion morale a saisies : c'est là l'hystérie momentanée.

Mais, si la cause productrice a plus d'énergie, si son action se fait sentir, soit d'une manière continue, soit avec des retours fréquents, la susceptibilité de la portion affective de l'encéphale ira croissant graduellement ; d'abord l'encéphale ne réagira que faiblement, et il ne le fera d'une manière prononcée que quand de nouvelles causes de souffrances viendront à agir : cet état constitue l'hystérie légère, celle qui cède par le simple éloignement des causes de perturbation.

Si, au contraire, les causes continuent à agir pendant longtemps, comme cela se voit chez des enfants maltraités, chez des femmes malheureuses dans leur ménage, chez les sujets en proie à de profonds chagrins ou bien à une préoccupation continuelle de l'esprit, la susceptibilité morbide de la portion affective de l'encéphale arrivera à un degré élevé, et alors cette portion d'encéphale exercera constamment et continuellement sa réaction ; celle-ci pourra s'étendre à tous les organes qui servent de moyen de manifestation de cette réaction. Or, comme presque tous les organes principaux peuvent devenir le théâtre de ces manifestations, il en résultera qu'à ce degré, tous les organes de l'économie pourront être troublés. Bien plus, il arrivera un moment où la susceptibilité morbide sera portée à son summum par l'intensité et par la durée de la souffrance occasionnée par les agents hystérifiques, et alors les réactions qu'elle exercera ne suivront plus le type normal. Les actes qui constituent les manifestations passionnelles seront augmentés, annihilés ou pervertis. La portion affective de l'encéphale deviendra, qu'on me passe le mot, presque folle, ses réactions ne seront plus normalement dirigées, et alors elles se manifesteront par les actes que l'âge, la constitution, l'habitude ont rendus familiers aux malades, ou bien ces manisfestations, au lieu d'être celles des passions tristes, seront celles des passions gaies.

Ce n'est pas tout : en butte à des réactions presque continuelles, les organes qui en sont le siége finiront par se troubler, leur sensibilité s'exaltera, il y surviendra des névroses ou des phlegmasies qui, à leur tour, venant compliquer la scène, arriveront, eux aussi, à être des centres d'une réaction qui s'étendra plus ou moins loin. Si c'est l'encéphale qui est principalement influencé, on verra se produire la variété infinie de troubles cérébraux, le coma, la catalepsie, l'extase, le délire, etc., qu'on sait accompagner si fréquemment l'hystérie. Si c'est l'estomac, on verra arriver tous les troubles de la gastralgie, puis ceux de la gastrite, les vomissements, le soda, le pyrosis, la dyspepsie, l'anorexie, et par suite le défaut de nutrition. Si c'est l'utérus, il surviendra dans cet organe des douleurs, des écoulements, puis la métrite et toutes ses conséquences. Il en sera de même pour le cœur, pour les poumons et pour les appareils musculaires.

Le degré de susceptibilité de la portion affective de l'encéphale, produit par l'hérédité ou par l'organisation, l'action des causes prédisposantes, détermineront le degré d'activité que devra avoir la cause déterminante pour donner lieu à l'hystérie.

Ainsi des sujets très prédisposés deviendront hystériques pour la cause la plus légère. L'affaiblissement que produisent les longues maladies, les affections graves, les traitements débilitants, le défaut d'alimentation seront l'une des plus puissantes de ces prédispositions; elles le seront quelquefois à un point tel, que l'hystérie a paru dans quelques-uns de ces cas se produire sans causes déterminantes, c'est-à-dire sans que des causes accidentelles aient agi d'une manière sensible. Mais, en scrutant avec soin les cas de ce genre, on finira toujours par reconnaître l'existence d'une de ces causes, ou par trouver dans la souffrance et dans le malaise intérieur qui suivent les états de débilité la raison suffisante de l'apparition de l'hystérie.

Cette théorie, qui fait de l'encéphale le siége de l'hystérie, ne repousse pas l'admission des cas dans lesquels la souffrance physique et prolongée, partant d'un organe malade, vient, par son action sur l'encéphale, exciter la portion affective de cet organe et donner ainsi naissance à l'hystérie. Mais qu'on fasse bien attention que cet organe souffrant n'est pas plus le siége de l'hystérie que la personne qui, apprenant une mauvaise nouvelle à une femme, lui donne une attaque de convulsions, ne serait elle-même le siége de la névrose hystérique. Dans l'un et l'autre cas, il faut voir des causes et non un siége de maladie. Le siége de l'hystérie est dans l'organe qui sent l'influence des causes de cette maladie et qui gouverne tous les actes vitaux desquels elle se compose. Ce ne sont ni l'utérus, ni l'estomac qui sentent les peines morales, ce ne sont point eux qui ressentent les douleurs dont ils ne sont pas le siége; ces organes n'éprouvent quelque chose que quand l'encéphale a dirigé vers eux ses manifestations.

On trouvera dans cette simple explication la réfutation de cette opinion qui veut que le siége de l'hystérie soit partout. Évidemment le point de souffrance qui, par suite, pourra affecter l'encéphale, peut être partout, mais, comme je viens de le dire, le lieu où réside la cause, soit prédisposante, soit déterminante de l'hystérie, n'est pas le lieu où cette maladie siége.

Les causes de l'hystérie viennent, soit des choses extérieures, soit d'une partie souffrante quelconque de notre corps. Il est des cas où le malaise intérieur que détermine l'extrême débilité a suffi pour produire l'hystérie; il en est d'autres dans lesquels le sentiment de tension, de plénitude et de gêne qui accompagne la pléthore excessive a pu la produire également. C'est en faisant éprouver une sensation d'agacement et ce sentiment penible qui résulte d'un besoin non satisfait, qu'on peut expliquer les cas rares où l'hystérie dépend de la continence. Personne n'ira supposer que dans ces cas le siége de l'hystérie soit dans la diminutiou, ou dans la surabondance de sang, pas plus que dans une prétendue matière spermatique. Il faut voir dans tout cela des causes généralement répandues de l'hystérie, et non un siége d'hystérie qui deviendrait universel.

Après ce qui vient d'être dit, l'opinion des auteurs allemands, anglais ou américains, qui placent le siége de l'hystérie dans la moelle épinière, n'a pas besoin d'être discutée bien longuement. La moelle épinière n'est nullement en rapport avec les affections morales qui produisent l'hystérie ; ce n'est jamais directement d'elle que partent les manifestations passionnelles, parce que ce n'est pas elle qui éprouve les passions ; ce n'est pas à la moelle épinière qu'il faut rapporter tous les phénomènes hystériques de la tête, tous ceux qui affectent l'intelligence. Que la réaction de l'encéphale agisse sur la moelle épinière pour produire les manifestations passionnelles, cela est indubitable, mais alors celle-ci est passive, et non pas un point de départ ; que, mise dans un état pathologique par le fait de son intervention trop fréquente dans le développement des manifestations hystériques, elle puisse à son tour devenir un centre de réactions, cela peut être encore, car cela lui est commun avec les autres organes ; mais le trouble morbide dont elle est affectée n'est qu'une adjonction, et non la maladie principale.

Telle est ma manière de considérer l'hystérie, et voilà pourquoi mon opinion est qu'elle doit être considérée comme une maladie dynamique.

QUATRIÈME PARTIE.

TRAITEMENT DE L'HYSTÉRIE.

CHAPITRE PREMIER.

PROPHYLAXIE.

Puisque l'observation montre que le quart environ des filles qui naissent d'une mère atteinte d'hystérie est inévitablement destiné à devenir hystérique, il est évident que la direction de la grossesse de la mère et celle de l'éducation de l'enfant, si c'est une fille, devront se faire d'après certaines règles que le médecin aura à déterminer.

Ainsi la femme hystérique, lorsqu'elle devient enceinte, doit se retirer à la campagne, y vivre dans un calme agréable, s'y créer des occupations de travail qui lui plaisent, y faire un exercice régulier et modéré, s'y nourrir d'une manière substantielle sans être trop excitante, occuper son esprit de choses sérieuses et éviter les préoccupations, les passions et les émotions vives ; enfin, il faudra faire tout ce qui sera possible pour diminuer la surexcitabilité du système nerveux, augmenter l'activité des muscles, et pour fournir au sang les éléments capables de le mettre dans des conditions normales.

Une femme hystérique ne doit pas allaiter son enfant, parce qu'elle ne peut que lui donner des matériaux nutritifs de mauvaise qualité, et parce que, s'il n'est pas prouvé que son lait contienne des éléments propres à augmenter la susceptibilité nerveuse de l'enfant, il est au moins certain qu'il ne peut pas contenir ceux qui sont nécessaires à l'établissement d'une bonne hématose. — L'enfant devra être confié aux soins d'une nourrice, mais le **choix** de celle-ci n'est pas indifférent : il faudra que la nourrice soit de bonne santé, d'une constitution sanguine, et d'un caractère calme et point trop impressionnable.

L'hystérie résulte si souvent d'une disposition héréditaire du système encéphalo-rachidien à la surexcitabilité, qu'on ne saurait s'y prendre de trop bonne heure pour empêcher cette surexcitabilité de s'établir. L'éducation de la fille née d'une mère hystérique devra donc, aussitôt la naissance, être dirigée dans la vue de favoriser une bonne hématose, d'aider au développement des muscles, et d'empêcher la prédominance du système nerveux.

Par conséquent, un lait nutritif, le séjour à la campagne, l'exposition habituelle au grand air, des bains frais souvent répétés, une grande sobriété dans les caresses et beaucoup de réserve dans les expressions de tendresse, seront les éléments indispensables de l'éducation de la première enfance.

Dès que l'enfant sera hors des bras de sa nourrice, dès qu'elle marchera et dès qu'elle sera sevrée, la petite fille devra être vêtue d'habillements souples, légers et pas trop chauds ; les parties du corps, telles que le tronc et le haut des membres, seront seules couvertes, la tête et les extrémités resteront nues, autant que la température le permettra. L'éducation devra se continuer à la campagne et en plein air. L'alimentation devra être substantielle et on y introduira l'usage du vin rouge et celui de la bonne bière aussitôt que possible ; les occupations et les jeux devront être à peu près ceux des petits garçons ; des amusements bruyants, du mouvement, de la grosse gaieté, point de compagnie avec les petites filles, pas de jeux tranquilles, pas de poupées. Enfin, les personnes qui entourent l'enfant devront le traiter d'une manière un peu rustaude.

À l'époque à laquelle commence la véritable éducation de la jeune fille, à ce moment où les qualités de son sexe commencent à se manifester, la conduite à tenir devra nécessairement se modifier, et tout en accordant à l'hygiène du physique toute l'attention convenable pour entretenir une bonne nutrition, c'est surtout l'hygiène du moral qui devra attirer l'attention des parents. L'instruction devra être grave et un peu sévère, elle occupera en partie égale avec l'exercice tous les instants de la journée ; celle-ci commencera de bonne heure ; la jeune fille disposée à l'hystérie doit se lever de six à sept heures du matin et être couchée à huit heures ; les lectures ne doivent se faire que dans les livres élémentaires et dans les ouvrages d'une piété ordinaire. Les parents devront éviter très soigneusement tout ce qui peut éveiller des sentiments trop affectueux. Ainsi la mère doit être l'institutrice et non l'amie et encore moins la confidente de sa fille ; les rapports de sentiments qui doivent exister entre elles devront se régler sur la disposition plus ou moins affectueuse de celle-ci. L'éducation sévère et roide d'autrefois était, sous ce rapport, préférable à l'éducation molle et trop affectueuse de ce temps-ci. Les conversations devront rouler sur des choses frivoles ou sur des objets sérieux, et jamais sur des affaires de sentiment; la mère devra chercher à développer de la force dans le caractère, et à inspirer du mépris pour la faiblesse d'esprit et pour ce qu'on nomme la sensiblerie.

Les anciens qui, malgré le ridicule de leurs théories, avaient bien reconnu l'influence des passions sur l'hystérie n'avaient pas manqué d'instituer un traitement destiné à modifier la constitution qui disposait aux passions. Galien a cherché à établir « que les mœurs de l'âme sont la conséquence des tempéraments du corps » (1); qu'il pouvait, à sa volonté, par l'usage bien combiné des matériaux de l'hygiène, chasser les vices et donner des vertus ; mais toutes ses prescriptions se sont bornées à fortifier les enfants faibles, et à calmer les enfants forts. D'ailleurs, comme les anciens ne se sont occupés que des maladies nerveuses en général, rien de ce qu'ils conseillent ne s'applique exactement à l'hystérie.

Il faudra éviter soigneusement les liaisons avec les jeunes filles de même âge, et encore plus les liaisons avec celles d'un âge plus avancé. On choisira, au contraire, pour compagne momentanée, et non pour amie de cœur, des enfants plus jeunes. Les jeux devront être des distractions avec du mouvement, et non des poupées à habiller. Les vêtements seront simples, et on éloignera de la jeune fille tout ce qui pourrait lui donner l'idée de toilette. La vie devra être la vie simple, celle de la famille. Les bains frais, les bains de rivière, la natation devront compléter cette éducation.

A l'époque de la puberté, l'attention devra être encore plus sévère, d'abord pour entretenir la vigueur de la constitution, puis pour surveiller l'évolution des fonctions qui vont se développer. A cette époque, les organes de la génération se disposent à être le siége de deux ordres de modifications, l'un qui se rapporte à la menstruation, et l'autre aux sensations génitales. Aussi doit-on surveiller avec grand soin le développement de ces organes ; diriger la menstruation selon les apparences qu'elle prend, et d'un autre côté faire le plus de diversion que possible au second ordre de modifications.

(1) *Œuvres anatomiques, physiologiques et médicales* de Galien, trad. par Ch. Daremberg. Paris, 1854, t. I, p. 47 à 91.

Là se sont bornées les recommandations des médecins et des moralistes ; mais, en même temps que la puberté se développe dans les organes directs ou indirects de la génération, se développent aussi des facultés d'une autre nature, sur lesquelles les uns et les autres ont peu fixé leur attention. La jeune fille pubère éprouve également de très grandes modifications dans les facultés de son intelligence et dans ses passions affectives. La nature commence à la rendre apte à jouer le rôle qui lui est dévolu dans la société, celui de fille, d'épouse et de mère. C'est ce développement qu'il faut surveiller avec le plus grand soin. Il faudra éviter l'excès de la toilette, s'abstenir de toutes les grandes réunions, éviter les bals et les spectacles, prévenir les conversations intimes entre amies, et empêcher la lecture des ouvrages de sentiment. On connaît la sentence de Tissot : « Si votre fille lit des romans à quinze ans, elle aura des vapeurs à vingt ans. » Les auteurs proscrivent, d'un commun accord, l'étude de la musique et ils se basent sur une tirade philosophique de J.-J. Rousseau, dans laquelle il est question des dangers de la musique à inflexions parlantes et expressives de toutes les passions, et de la nécessité de s'en tenir à la musique harmonique. L'expérience prouve que les dangers prévus par le philosophe de Genève sont plus imaginaires que réels. Je ne connais rien au monde de moins excitant de la disposition aux impressions affectives que l'étude de la musique pratiquée sur l'instrument qui sert habituellement à cet usage, instrument dont les sons affectent plus vivement les oreilles des auditeurs que le cœur de l'exécutante. Il suffit d'avoir vu les jeunes personnes à leur piano, et d'avoir été témoin de la propension qu'elles ont à y aller prendre séance, pour être assuré contre le danger de trop émouvoir leur sensibilité. A cet âge, la musique est un travail et une étude qui demandent l'exercice de l'attention et celui de la patience à un degré suffisant pour empêcher toute autre sensation. Aussi ferai-je une recommandation dans le genre de celle de Tissot : Si vous voyez une jeune fille rêver et se lancer dans le pays des chimères, faites-la se mettre à son piano, les châteaux en Espagne tomberont bien vite. Les personnes qui enseignent la musique ont sous ce rapport une opinion très-différente de celle du philosophe, elles connaissent plus les effets stupéfiants que les effets ravissants de la musique. Ramenons la médecine à autre chose qu'à des phrases ; la musique, quand on l'apprend, est une chose fort ennuyeuse, et quand on la sait c'est une agréable distraction qu'on peut toujours avoir sous la main, et qui n'a en réalité aucun inconvénient sous le rapport médical.

Les occupations sérieuses d'une bonne instruction littéraire, les pratiques raisonnables d'une religion éclairée, les travaux manuels et les promenades agréables, devront être mis en œuvre pour combattre la mélancolie, la disposition à la solitude et les pensées vagues qui viennent si souvent assiéger les jeunes filles de cet âge. Tel est l'ensemble des moyens hygiéniques dont il faut faire l'emploi chez les enfants du sexe féminin nés de mères hystériques, quelles que soient les apparences de bonne santé que présentent ces enfants.

Mais, quand elles présentent les phénomènes qui indiquent la disposition à l'hystérie, l'emploi de ces divers moyens devra être fait avec plus de rigueur encore et avec plus de persévérance. Toute l'hygiène avait consisté jusqu'à présent à combattre la prédominance nerveuse par les moyens connus; habitation dans un lieu convenablement aéré et exposé au soleil, séjour de préférence à la campagne, vêtements légers, alimentation composée de substances animales dans lesquelles ne domineront pas les qualités stimulantes, boissons toniques, vin rouge, vin de Bordeaux, bonne bière; sommeil pas trop prolongé, mise au lit de bonne heure, lever également de bonne heure, mouvement, promenades au grand air, gymnastique modérée, vie calme, fréquentation du monde permise avec beaucoup de réserve, occupations manuelles, lectures agréables et exclusion complète de toutes celles qui peuvent exciter la sensibilité. Tels sont les conseils donnés depuis longtemps et auxquels s'astreignent toutes les familles dans lesquelles on a souci de l'éducation des jeunes personnes.

Mais ces conseils ne suffisent pas; on a vu qu'il existait chez les enfants prédisposés à l'hystérie un mode spécial de sentir tout particulier, dans lequel consistait l'aptitude à contracter cette maladie. Cette aptitude, comme je l'ai démontré, consiste dans la disposition à être affecté outre mesure par les sensations pénibles; c'est donc cette affectivité trop grande qu'il faut combattre sans relâche par tous les moyens moraux possibles.

Les jeunes personnes prédisposées à l'hystérie sont en général très affectueuses, aussi l'attention et l'intelligence des parents doivent être sans cesse appliquées à détruire cette disposition. Il faudra donc s'abstenir vis-à-vis d'elles de trop d'expansion dans les sentiments affectueux, leur parler toujours raison et jamais sentiment, leur faire voir que leur sensibilité excessive est une faiblesse qui les rend ridicules et qui les soumet au pouvoir de ceux qui les entourent; enfin, il faut s'arranger pour qu'elles restent longtemps des enfants et pour qu'elles se livrent aux jeux bruyants et agités des petits garçons.

Le caractère de ces enfants pouvant, comme on l'a vu, être distingué en trois variétés : les enfants trop doux et trop tendres, ceux qui sont susceptibles et ombrageux, et enfin ceux qui sont intraitables, toujours luttant contre la force, il faut que la conduite des parents soit modifiée suivant ces dispositions spéciales. Je laisse à la sagacité des médecins et à l'intelligence des familles à mettre en usage les moyens appropriés, qui sont trop connus et trop évidents, pour qu'il soit nécessaire de les indiquer ici. Tout ce que je puis faire est d'insister de toutes mes forces sur la nécessité d'une éducation spéciale et de bien avertir que ces divers moyens moraux ne sont pas des conseils donnés d'une manière banale qu'il est indifférent de suivre ou de ne pas suivre.

Cette éducation morale devra commencer sitôt qu'on s'apercevra de la tendance de l'enfant, c'est-à-dire dès ses premières années; elle devra durer jusqu'à ce que la disposition morale des enfants soit changée, c'est-à-dire pendant longtemps.

Lors de la puberté, il faudrait, si l'on en croyait les anciens auteurs et beaucoup d'auteurs modernes, se préoccuper beaucoup de l'activité que peuvent prendre les organes sexuels. Il est certainement des jeunes filles chez qui les sentiments devancent les années; celles-là, si cette précocité n'est pas l'effet d'une mauvaise éducation, sont ordinairement de jeunes filles fortes, de constitution sanguine, d'un embonpoint prononcé, *succi plenœ*, comme le disaient les anciens. Alors la conduite à tenir est toute tracée : vie active, occupations fatiguantes, nourriture douce médiocrement réparatrice, bains répétés et évacuations soigneusement entretenues.

Mais la disposition qui est beaucoup plus commune chez les jeunes filles est la constitution opposée à celle-là, c'est-à-dire que chez la très grande majorité des jeunes personnes bien élevées et que les parents ont convenablement surveillées, les organes sexuels n'exercent aucune réaction sur l'économie, ou, ce qui est plus commun en raison des difficultés de la menstruation, ils en exercent de pénibles. On s'est beaucoup exagéré la tendance sexuelle chez les jeunes personnes; ce ne sont pas des hommes doués de l'expérience que donne l'âge qui ont insisté sur toutes ces idées de besoins sexuels. Chez les peuples anciens, ces besoins existaient peut-être, mais dans notre société actuelle, et avec toute l'attention que les familles mettent à l'éducation des jeunes filles, on peut placer sur un rang très secondaire tout ce qui a rapport à ces prétendus instincts.

Un grand danger bien plus certain provient de cette sollicitude extrême des familles. Dans nos usages, les jeunes personnes sont entourées de trop de soins et de trop d'affection ; leur éducation unit d'une manière si étroite la mère à ses filles, que celles-ci sont nécessairement mises en communauté de sentiments avec leur mère, ce qui éveille à tous les instants leurs penchants affectueux. L'habitude dans laquelle on est de beaucoup caresser les jeunes personnes, de ne leur jamais parler que du ton le plus affectueux, de leur donner, comme on le dit, un bon cœur, et de s'efforcer à développer en elles les sentiments d'attachement, augmente encore cette tendance et finit par développer la suraffectivité, mère de l'hystérie. Il est ordinaire de voir dans le monde de jeunes femmes devenues hystériques après leur mariage, parce que, comme elles l'avouent elles-mêmes, elles ont été trop gâtées chez leurs parents ; l'habitude de voir tous les désirs satisfaits prépare des chagrins pour le moment où ils ne pourront plus l'être autant. Or, les chagrins chez beaucoup de femmes, c'est l'hystérie. Il faut donc que les parents ne se livrent qu'avec beaucoup de réserve aux démonstrations d'amitié avec les jeunes filles chez qui ils aperçoivent une disposition trop prononcée aux sentiments affectueux. Ils doivent, sans les blesser, être froids vis-à-vis d'elles. Sans me constituer le *laudator temporis acti*, je dirai que l'éducation sévère d'autrefois, qui ne permettait pas même aux enfants de tutoyer leurs parents, avait certainement, sous ce rapport, un avantage sur la nôtre.

Je ne parlerai pas de ces éducations qui ne se font qu'à force de mauvais traitements, parce que c'est la très rare exception dans les classes aisées de la société, et parce que les gens du peuple, dont c'est la méthode assez généralement usitée, ne changeraient pas à ma voix leur manière de faire. Il est pénible de voir jusqu'à quel degré cette habitude des mauvais traitements est portée. Ainsi, dans cette classe, toute jeune fille qui a une belle-mère est une victime inévitablement dévouée à l'hystérie, les tracasseries continuelles de la marâtre, les mauvais traitements du père, arrivent toujours, quelle que soit la disposition morale de la jeune fille, à produire ce résultat forcé.

Il faut donc, à l'époque de la puberté, redoubler d'efforts pour entretenir une énergie suffisante dans la constitution, et pour tenir l'économie en équilibre par un exercice modéré, par des promenades régulières, par des occupations domestiques, par la natation, les bains froids, les bains de mer, par les distractions convenables, et par des études sérieuses et régulières.

Les auteurs se sont beaucoup préoccupés des inconvénients d'un certain goût pour la toilette, et des réunions en famille, etc. Peut-être ces conseils sont-ils bons pour les sujets dits nerveux, mais à coup sûr ils ne sont pas applicables aux hystériques ; ces goûts et ces habitudes non-seulement ne portent pas sur leurs parties faibles, mais encore ils servent de diversion utile en faisant naître une série de pensées et de sensations, toute différente de celle qui pourrait occuper la jeune fille.

Mariage. — Lorsqu'est arrivée l'époque de la nubilité, doit-on conseiller le mariage, soit pour prévenir une hystérie imminente, soit pour la guérir, lorsqu'elle existe déjà ?

Une question de cette importance, pour être convenablement résolue, doit être traitée à fond.

Préoccupés de l'idée que l'hystérie est une maladie produite par la non-satisfaction des besoins génitaux, les médecins conseillent assez volontiers de marier les jeunes filles pour prévenir où pour guérir cette affection.

Ils ne font, en donnant ce conseil, que suivre les recommandations de la majorité des auteurs en médecine, depuis Hippocrate jusqu'à nos jours : marier les hystériques pour les guérir, tel a été le précepte invariable.

Je commence par étudier la propriété préservatrice du mariage.

Hippocrate n'hésitait pas sur ce sujet, et sa recommandation est expresse : *Nubat illa et morbum effugiet.* Toute la doctrine du père de la médecine en matière d'hystérie se résume en ceci que, par respect pour les lecteurs, je mets en latin : « Fœmina hysterica » eget viri, ergo vir præbendus est. » Il ajoute : « Ego impero vir- » gines his morbis affectas, quam citissime cum viro conjungi ; si » enim conceperint sanæ fiunt (1). » Galien n'était pas moins décisif.

Valescus de Tarente trouvait tout naturel que l'hystérie, produite, selon lui, par la réplétion des vaisseaux spermatiques, fût guérie par le mariage qui détruit cette réplétion. « Affectus in

(1) Voyez *Œuvres d'Hippocrate*, trad. par Littré. Paris, 1853, t. VIII, p. 469.
MALADIES DES JEUNES FILLES.

» virgine propter retentum sperma matrimonium sanat. » (*Philo-nium pharmaticum*, lib. VI, cap. 10).

L'opinion de Forestus, l'approbateur des confrications de la vulve, était tout aussi tranchée. « Il faut marier les hystériques, dit-il, sans quoi elles étouffent sous l'accumulation du sperme. »

Sennert, à son tour, répétait : « Tutissimum est ut tales virgi-» nes matrimonio viro jungantur. »

Baillon assurait très positivement que l'hystérie n'arrivait qu'aux filles que l'on mariait trop tard : « Virgines nubiles maturasque viro « quæ serius ad connubium expetuntur. »

Duret (*in Hollerio*, cap. 59) recommandait en ces termes la pratique par lui mise en usage chez une femme mariée qui venait de tomber en syncope hystérique en présence de son mari : « Jussi » ut rem cum uxore haberet, rem habuit, et statim convaluit. »

Rivière renchérissait sur Duret, car il assurait que rien ne valait mieux pour les hystériques mariées que l'usage de Vénus, précédé toutefois d'une excitation préalable, c'est-à-dire avec addition de la confrication vulvaire.

Bouvard, dans une thèse soutenue en 1612, insistait sur le mariage, mais il voulait comme condition essentielle qu'il fût contracté « cum viro succulento, pessuli lauti prædito. » Les motifs sur lesquels il appuyait son opinion sont trop curieux pour que je ne les rapporte pas, d'autant mieux qu'ils sont un spécimen de la dialectique médicale de cette époque.

Après avoir parlé des remèdes qui, comme les purgatifs, la saignée, peuvent « *naturam erigere, materiam revellere, derivare et vacuare*, il ajoute : « Punctum tamen (haud dubie quam secum vir » præsens ferat cautionis et curationis) non est, crede mihi, men-» tula quod digitus.... Uterus enim pro insitis sibi mutui com-» plexus illecebris, et innato irritus atque voluptatis stimulo jucun-» diore, attritus libidinis incalescens, flatum discutiet, onusque » infensum, ut vesica lotium, confestim egeret, atque ex sublimi » illa contentione, oblata præda præcepsque ore obvius, cervi in » modum, dum profundis cuniculis serpentem inspiratu pertrahit, » suas raptim suctu delicias prolectabit, si lauto vir commeatu » instructus, subdito in præfocatæ perpinguis et formosæ (quarum » gratior complexus). Locellos rigente pessulo non minori fructu » quam voluptate, strenue valenterque munus obeat ejusque vel » gravidæ gremium (abortiva nam sunt cætera) geniali rore, amœne » sufficienterque lætificet et impleat eamque non minus cito, tuto

» quam jucunde curabit. » C'était dans ces termes que le futur médecin de Louis XIII célébrait les avantages que les hystériques pouvaient trouver dans l'union conjugale.

Touret et Daguet avaient déjà dit imperturbablement à peu près la même chose dans leurs thèses, *An Venus hystericis?* soutenues à Paris en 1560 et 1574.

Fréd. Hoffmann, l'auteur le plus classique de son époque, après avoir donné les mêmes conseils que ses prédécesseurs, rappelle la recommandation suivante de Capivaccius : « Jubeo ut maritus inun-
» gat penem cum oleis aromaticis et zibetho. »

Chambon, dont l'article HYSTÉRICISME dans l'*Encyclopédie* en 1798, peut-être regardé comme l'expression des opinions médicales de la fin du XVIII siècle, tout en ajoutant une petite variante à la théorie ancienne, conseillait aussi le mariage des hystériques.

La matrice, dit-il, renferme dans ses parois des cavités, des si-
nus, dans lesquels filtre une humeur muqueuse excrementitielle, qui s'altère aisément, et qui, par cela même, devient irritante. Il paraît même que cette humeur, dans son plus grand degré de pureté, a toujours une odeur et une saveur assez marquées. C'est donc un aiguillon très actif qui sollicite la matrice d'autant plus puis-
samment, que cette humeur est plus abondante et moins évacuée par les plaisirs de l'amour. Alors elle regorge dans les vaisseaux qui la sécrètent; ce qui établit une espèce de pléthore dont les effets portent le trouble dans l'utérus et provoquent les accidents de l'hystérie. Cette humeur peut devenir acrimonieuse, soit par son séjour, soit par la nature de la femme, et provoquer les accidents encore plus facilement. Enfin, le liquide séminal dont l'activité est au-dessus de celle de tous les autres peut, en s'accumulant et en s'altérant, provoquer également ces accidents.

Louyer Villermay, l'un des derniers représentants de la doctrine antique, conseille également le mariage, mais en y ajoutant aussi ses conditions, c'est-à-dire, qu'il faut s'arranger pour que le vœu du cœur soit satisfait en même temps que celui des sens.

M. Landouzy adopte dans toute leur extension la doctrine et les conseils des anciens; et pour lui le mariage, c'est-à-dire l'*union physique et morale des êtres selon le vœu et le but de la nature*, est l'un des puissants moyens de préservation et de guérison de l'hystérie.

Il est vrai que cet auteur veut parler *du mariage considéré d'une manière abstraite, c'est-à-dire de l'union sexuelle, et non du mariage tel que le fait l'état social actuel*. Or, pour remplir cette condition,

il est encore plus exigeant que Louyer-Villermay, car il emploie
deux pages de son volume à exposer ce qu'il faut et ce qu'il ne faut
pas, pour que le mariage soit utile à la santé; et encore peut-on
dire qu'il en a omis plus encore qu'il n'en n'a réclamé. Son opinion
en faveur du mariage est tellement prononcée, qu'il pense qu'une
attente trop longue et poussée jusqu'à l'âge de vingt ans, pourrait
devenir préjudiciable aux jeunes filles prédisposées à l'hystérie.

Il résulte de l'exposé que je viens de faire que depuis, Hippocrate jusqu'à nos jours, c'est-à-dire pendant près de trois mille ans,
la grande majorité des médecins et entre autres Hoffmann, Reil,
Boerhaave, Pinel et Esquirol, a conseillé de marier les hystériques.

Avant tout il faut bien s'entendre. S'il ne s'agit que du mariage
considéré comme une abstraction, comme un état qui serait le bonheur physique et moral parfait, sans mélange du plus léger souci,
je serais le premier à le conseiller dans la majorité des cas, attendu
que la félicité sans mélange serait le meilleur de tous les remèdes
contre l'hystérie, et qu'à mon sens il pourrait, à lui seul, dispenser
de tous les autres. Mais le médecin n'est pas consulté pour discuter
une thèse de philosophie, on lui demande son avis sur le mariage
tel qu'il est dans l'ordre de choses actuel, et non pas tel qu'on
désirerait qu'il fût. Or, dans le mariage tel que le comporte l'état
actuel des choses, il survient à chaque instant des occasions de
sensations pénibles. Dans celui qui est le mieux assorti il y a toujours
les causes de souffrances inhérentes à cet état, les fatigues et les
excitations de la cohabitation, les maux de la grossesse, les souffrances de l'accouchement, les nombreuses maladies nées à la suite
des couches, celles qui dépendent de l'exercice des organes génitaux, les maladies et la mort des enfants, du mari, les soucis que
donne l'éducation d'une famille, les contrariétés que provoque infailliblement la tenue d'une maison, etc., etc.

Et si, au lieu du ménage le plus heureux, on songe aux ménages
ordinaires et aux ménages malheureux, on voit les causes de sensations les plus pénibles se multiplier. Les contrariétés, les peines,
les soucis, les chagrins que peuvent donner la mauvaise conduite
d'un mari, les défauts de caractère, les difficultés du ménage,
les revers de fortune, la mauvaise conduite des enfants, etc., etc.,
on sera effrayé d'exposer une hystérique, l'être du monde le plus
impressionnable, à tant de causes de troubles, dont la moindre
suffit pour bouleverser toute son économie.

Le médecin aura encore à songer à la position du mari, si bien indiquée par J. Frank, et à celle des enfants qui naîtront avec toute les chances fâcheuses de l'hérédité.

Après avoir tracé le tableau des causes nombreuses qui, dans l'état de mariage, peuvent influer d'une manière défavorable sur la santé des hystériques, il est juste de peser les raisons sur lesquelles les auteurs se fondent pour proposer comme remède préservatif et curatif un état de choses si périlleux.

Selon eux, l'expérience des siècles constaterait d'une manière péremptoire :

1° Que la procréation étant une fonction naturelle, l'organisme doit être mis à même de le remplir ;

2° Que la santé est toujours altérée chez les femmes bien conformées, lorsqu'il n'y a pas eu de procréation ;

3° Que l'hystérie est l'une des formes les plus communes de cette altération ;

4° Que l'hystérie est plus fréquente chez les filles et chez les veuves que chez les femmes mariées ;

5° Que l'hystérie disparaît plus souvent après le mariage qu'après le célibat.

Comme ce qu'on appelle l'expérience des siècles ne résulte d'autre chose que d'une simple tradition des faits qui ont le plus frappé les observateurs, il est bien permis d'en peser la valeur.

Ainsi il est bien constaté que le non-exercice d'une fonction naturelle n'est pas une cause forcée de maladie. L'allaitement est une fonction assurément bien naturelle, et cependant la plupart des femmes ne la mettent pas en exercice, et il n'en résulte le plus ordinairement aucun inconvénient pour elles ; il est même certain que celles qui la mettent en exercice, sont, par ce seul fait, exposées à une foule de maladies locales et générales que n'ont pas les autres.

Que la santé des femmes stériles soit moins bonne que celle des femmes fécondes, cela peut être sans qu'on en puisse tirer le moindre argument favorable à la thèse de l'utilité du mariage, attendu que chez la plupart d'entre elles la stérilité est la suite d'un état maladif.

Mais que l'exercice des fonctions génitales et que la procréation soient une garantie contre les affections hystériques, ce sont là de pures assertions complétement dénuées de preuves, des *à priori* qu'on n'a jamais pris la peine de contrôler par l'observation.

Voici ce que donnent les faits :

Sur les 421 hystériques que j'ai observées, 152 étaient mariées ou avaient vécu en ménage, ou avaient déclaré avoir eu des enfants, reste 271 chez lesquelles ces circonstances n'avaient pas lieu, et desquelles il faut défalquer 87 enfants au-dessous de l'âge de douze ans, qui, n'étant pas encore nubiles ne peuvent pas être devenues hystériques pour n'avoir point exercé leur faculté de procréer.

Ainsi, d'après ces recherches, on trouve que sur 334 femmes en âge de procréer, 152 avaient été en pleine condition de procréation, et 182 étaient hors de ces conditions ; ce qui ne veut pas dire qu'il n'y ait pas eu chez ces dernières d'union sexuelle, car il est fort rare, dans les hôpitaux, de rencontrer des filles pourvues de la preuve de leur virginité. Mais, quoi qu'il en soit, il se trouve constaté que presque la moitié des hystériques n'avait pas été privée de l'exercice des organes sexuels, réponse péremptoire au précepte antique : *Tales virgines viro jungantur.*

Mais peut-être pourrait-on penser, d'après l'assertion de Baillon, que ces femmes se sont mariées trop tard. Voici la réponse : sur ces 152 femmes, une s'était mariée à 11 ans, et avait eu son premier enfant à 12 ans ; 8 étaient mariées avant 15 ans ; 14 l'étaient à 16 ans ; 8 à 17 ans ; 12 à 18 ans ; 13 à 19 ans ; 24 à 20 ; 12 à 21 ans ; et 15 à 23 ans ; en tout 107 femmes, chez lesquelles on ne peut pas dire que le mariage ait été trop tardif : réfutation suffisante, ce me semble, de l'axiome qui veut que l'hystérie n'arrive qu'aux filles que l'on marie trop tard, puisque plus des deux tiers des hystériques mariées l'avaient été avant l'âge de 23 ans.

Il ne me reste plus qu'à réfuter encore par des chiffres une objection que les partisans de la force préservatrice de la procréation pourraient faire, et qui consisterait à supposer que ces 152 femmes, quoique mariées, n'avaient pas suffisamment satisfait au vœu de la nature.

Il était né de ces 152 hystériques, 393 enfants à terme ; de plus, il y avait eu chez elles un nombre de fausses couches que j'évalue sans crainte d'exagération à la moitié du nombre des enfants, ce qui donne un total de 589 cas, où le vœu de la nature avaient été rempli. On peut ajouter que ce vœu avait été assez complétement satisfait, puisque les chiffres donnent une moyenne d'à peu près quatre accouchements par femme. J'ai vu des femmes hystériques avoir été mères de dix et douze enfants, une d'entre elles en avait eu 14, et enfin une dernière avait eu 25 accouchements et avortements.

On voudrait en vain arguer que ce vœu avait été rempli trop tard, car le chiffre des enfants qu'elles avaient eus jusqu'à l'âge de 22 ans se montait à 210.

Il me semble que cette série régulière de chiffres répond victorieusement à toutes ces assertions sans preuves qu'ont avancées les auteurs.

Mais, objecteront les partisans du mariage des hystériques, beaucoup de ces femmes pouvaient bien avoir été atteintes de l'hystérie avant leur mariage.

Voici la réponse à cette objection :

J'ai trouvé que sur 123 hystériques, sur lesquelles j'ai pu avoir des renseignements suffisants, 51 seulement avaient été atteintes par l'hystérie avant l'époque où s'était faite l'union sexuelle et que 72 n'en avaient été atteintes qu'après le mariage; ces femmes ayant avant cette époque, joui d'une bonne santé et n'ayant jamais donné le moindre signe d'hystérie. Que penser alors des propriétés curatives du mariage, quand on voit que sur un nombre donné d'hystériques, il s'en trouve presque les deux tiers chez qui cette maladie n'est apparue qu'après cet acte ? Cela prouve qu'il est loin d'être un remède aussi puissant contre l'hystérie que le pensaient les auteurs anciens, et surtout Roderic à Castro qui prétendait que les femmes qui usent du coït étaient rarement hystériques.

Une dernière question reste a résoudre : c'est celle de l'utilité du mariage comme moyen de guérison de l'hystérie.

Si l'on en croyait Hippocrate, Galien, Aretée, et toute la série des auteurs qui ont suivi ces premiers écrivains jusqu'à Hoffmann, Chambon, Louyer-Villermay et M. Landouzy, rien ne serait plus efficace que le mariage comme moyen curatif.

Si l'on s'en rapportait à leurs citations, il serait très commun de voir des hystériques guérir par le mariage. Depuis Galien, qui a vu une femme prise d'hystérie avant le mariage, être guérie de cette maladie après qu'elle se fut mariée, en être reprise sitôt qu'elle fut devenue veuve, et s'en être guérie une seconde fois après un second mariage; depuis Zacutus Lusitanus, qui raconte qu'une malade dont l'hystérie avait résisté avec opiniâtreté à tous les remèdes, fut radicalement guérie par le mariage, jusqu'à Louyer-Villermay, auquel on doit l'histoire édifiante d'une de ses malades, qui avait des attaques d'hystérie toutes les fois qu'elle manquait d'amants, et qui cessait de les avoir, lorsqu'elle en trouvait à sa convenance, les ouvrages sont pleins de faits de guérisons obtenues par le mariage : il est vrai que ce sont souvent les mêmes qu'on répète tour à tour.

Il est bien certain en effet que le nombre des guérisons par le mariage est bien moindre qu'il ne paraît l'être : d'après la manière d'observer que suivaient nos prédécesseurs, ils n'ont jamais dû parler que de la minime partie des choses qui passaient sous leurs yeux, et ils n'insistaient que sur celles qui confirmaient leur opinion. Lisfranc prétendait avoir observé que, parmi le grand nombre d'hystériques qu'il avait vu se marier, la moitié avait guéri tandis que l'autre moitié n'y avait rien gagné.

Dans l'ouvrage de M. Landouzy on trouve que sur les 373 observations d'hystérie rapportées par cet auteur, il n'y a que seize cas dans lesquels le mariage ait été suivi, soit d'amélioration, soit de guérison, ce qui n'est certainement pas un chiffre bien élevé, chez un écrivain si disposé à croire aux bons effets du mariage.

Ces observations appartiennent à Galien (1), à Forestus (2), à Zacutus (3), à F. Hoffmann (4), à Weismann (5), à la *Spermatologie* de Schurigius (6), à Gardanne (7), à Duvernoy (8), à Pinel (9), à Louyer-Villermay (10), à Bierlingius (11) et aux éphémérides des curieux de la nature (12).

Pour savoir à quoi m'en tenir à cet égard, j'ai recherché l'influence qu'avait eue le mariage, d'une part, sur les 51 femmes chez lesquelles l'hystérie préexistait, et d'autre part, sur les 29 autres femmes mariées chez lesquelles l'époque de l'invasion de l'hystérie n'a pas été indiquée dans l'observation de ces malades.

Parmi les 51 premières femmes, il y en avait eu 17 chez lesquelles les accidents hystériques avaient augmenté par le fait du mariage; 20 chez qui il y avait eu de l'amélioration dès l'abord, puis plus tard de l'augmentation, 19 chez qui le mariage n'avait eu au-

---

(1) *OEuvres de Galien*, trad. par Ch. Daremberg. DES LIEUX AFFECTÉS, Paris, 1856, t. II, p. 68³.
(2) Forestus, *De morbis muliebr.*, lib. xxviii, obs. 35.
(3) Zacutus Lusitanus, *De praxi med.*, lib. ii, obs. 93.
(4) Hoffmann, *De epilepsia*, obs. 5 et 9.
(5) Wiesmann, cent. 3, obs. 131.
(6) *Spermatologia historia media*, Francofurti, 1720, cap. v, p. 283.
(7) Gardanne, *De la ménopause*, p. 418.
(8) Duvernoy, *Dissert. sur l'hystérie*, p. 62.
(9) Pinel, *Nosograph. philos.*, 6ᵉ édit, t. III, p. 287.
(10) Louyer-Villermay, *Traité de l'hystérie*, p. 86 et 99.
(11) Bierlingius. *Thesaurus theor. practic.*, Iena, 1694, p. 469.
(12) *Ephem. curios. natur.*

cune influence appréciable, soit en bien, soit en mal, et 13 chez qui le mariage avait été suivi, soit d'une amélioration notable dans les accidents, soit d'une guérison.

Enfin chez les 29 femmes à époque d'invasion inconnue, il s'en est trouvé 13 chez lesquelles il y avait eu pendant le mariage une augmentation des accidents, 12 chez qui il avait été sans influence, et 4 chez lesquelles il y avait eu de l'amélioration.

Cela donne un ensemble de 50 cas dans lesquels le mariage a été nuisible; de 31 dans lesquels il a été sans influence, ni en bien ni en mal, et de 17, chez qui le mariage a amené, soit une amélioration très prononcée, soit la guérison.

Ainsi, d'après ces chiffres, la moitié des hystériques s'est mal trouvée du mariage ; un peu plus du tiers y a été indifférent, et chez un peu moins d'un cinquième seulement, le mariage a été utile.

Les circonstances principales auxquelles il a été rationnel d'attribuer les mauvais effets du mariage ont été, chez mes malades, les contrariétés de ménage provenues des mauvais traitements exercés par le mari, de sa mauvaise conduite, de tracasseries de la part des parents, d'embarras d'argent, de pertes faites dans le commerce, des maladies ou de la mort des enfants ou du mari ; deux femmes avaient rattaché leur maladie au coït excessif, l'une, parce qu'il était devenu douloureux, et l'autre, parce qu'elle en était trop ébranlée. Il faut donc avoir eu l'esprit bien fasciné par les théories scientifiques, et l'avoir eu bien rempli des idées de rétention séminale, pour ne pas avoir songé que le mariage ne consiste pas seulement en des rapports sexuels qui ne durent que quelques instants, mais dans un commerce continu qui est de tous les temps.

Chez les femmes dont le mariage a rendu la santé meilleure, je n'ai reconnu que deux circonstances capitales auxquelles j'ai pu rapporter l'amélioration obtenue.

La première est le changement favorable que le mariage a opéré chez la jeune fille qui, malheureuse chez ses parents ou dans sa condition de fille, a trouvé un mari qui l'a rendue heureuse en lui donnant, soit de l'affection, soit du bien-être ; dans ce cas, un sang meilleur se produit, la nutrition se fait mieux, l'embonpoint revient et les couleurs reparaissent. La seconde a été l'apparition des menstrues, auparavant nulles ou irrégulières, laquelle s'est faite, soit par l'influence d'un changement favorable dans la position de l'hystérique, soit sous l'influence puissante de l'excitation génitale.

Oppermann, dans une thèse (*De commodis ambiguis ex matrimonio hystericarum*, 1775) soutient que le mariage ne convient que dans les cas où il y a ce qu'il appelle un engorgement de sang dans la matrice (une aménorrhée) : « Matrimonium, ubi quidem multa » bona sperantur et promittuntur, eventus sinister non rarò con- » ceptam spem eludit. »

Il se peut que la satisfaction de besoins vivement sentis chez quelques femmes soit pour quelque chose dans l'amélioration qu'apporte le mariage, mais je n'ai pas été à même de constater ce fait, et je crois que qui voudra, sans idées préconçues, acquérir des notions précises sur ce point, trouvera difficilement des cas assez simples et des récits assez circonstanciés, pour se faire une opinion bien arrêtée sur ce sujet.

Je suis loin de prétendre que ce qui se passe chez les gens du peuple se présente au même degré dans les classes les plus élevées. Je reconnais que les conditions sont différentes. Il est raisonnable d'admettre que les femmes aisées, chez qui les matériaux de la nutrition abondent, en même temps que les stimulations des sens sont fréquentes, puissent éprouver des besoins génitaux plus impérieux que ceux que peuvent éprouver celles des classes moins aisées qui se trouvent dans une position opposée, et j'admets qu'elles puissent avoir un besoin du mariage plus pressant que les autres ; mais cette satisfaction accordée, il y aura bien autre chose à satisfaire, il restera l'esprit et le cœur, dont la non-satisfaction est une occasion d'excitation nerveuse bien plus continue et plus permanente que celle qui provient des organes génitaux; aussi Pomme s'était déjà demandé si les femmes hystériques guéries par le mariage n'avaient pas été améliorées plutôt par le remède de l'esprit que par celui du corps.

En résumé, il est bien évident que les modifications favorables dans la nutrition, le rétablissement de la fonction menstruelle et la satisfaction des sentiments qui viennent de l'encéphale, sont les circonstances principales à l'aide desquelles le mariage pourra donner de bons résultats. En considérant ces faits sous ce point de vue, l'union conjugale sera plutôt un moyen de réparation qu'un moyen de déplétion, et l'on peut assurer, sans crainte d'être démenti par les faits, que la prétendue observation des anciens sur le génie de laquelle on ne tarit pas en éloges, n'a été de leur part, relativement à l'hystérie, qu'une longue infatuation scolastique.

Telles sont les données sur lesquelles le médecin devra se baser pour donner un conseil relativement au mariage. Il devra bien songer que, s'il n'y a pas de chances pour que la jeune fille ne se trouve pas après son mariage dans une position meilleure que celle qu'elle avait auparavant; que, s'il n'y a pas un grand trouble dans les menstrues, et s'il n'y a pas de raisons pour espérer de le modifier, le mariage sera certainement nuisible; il devra surtout s'attacher à juger du degré d'excitabilité du sujet, attendu que, si ce degré est très élevé, il sera inévitablement augmenté par le mariage. Lisfranc avait observé que, parmi les hystériques qui se mariaient, celles qui guérissaient étaient des femmes lymphatiques, tandis que chez les nerveuses et chez celles qui avaient de l'irritation à l'utérus, la maladie s'exaspérait. Enfin, le médecin devra avoir égard aux besoins génitaux et juger de l'urgence de les satisfaire.

Toutes ces considérations bien appréciées, il lui restera un autre devoir à remplir, celui de ne pas contribuer à commettre une action nuisible à autrui, et à songer à ce qui doit arriver au mari et aux enfants d'une hystérique que le mariage n'aura pas guérie.

Révulsion morale. — Il est une autre ressource sur laquelle on peut compter pour prévenir des accidents hystériques que la disposition du moral des jeunes personnes, et un commencement des malaises spéciaux, indiqueraient comme près d'apparaître; c'est un changement complet dans la manière d'être; par un changement de lieu, par l'habitation dans un autre pays, par un voyage prolongé(circonstance sur laquelle les médecins anglais, Cheyne, Robinson, Whyts, puis Hoffmann et Stahl ont beaucoup insisté), par un séjour aux eaux, par une navigation, par l'habitation avec d'autres personnes que celles auxquelles on était accoutumé; et enfin par un changement complet d'occupations et la création de devoirs dont le but serait assez élevé, pour opérer une diversion puissante. Ces modifications devront être conçues dans un sens tel, que les jeunes personnes y trouvent de l'agrément, de l'intérêt ou une distraction qui leur plaise.

La combinaison de tous ces moyens offrira au praticien une médication sur l'influence de laquelle il pourra compter, et qu'il pourra conseiller, soit dans les cas d'imminence d'hystérie, soit même dans ceux où l'hystérie déjà existante s'accompagne de découragement, d'ennuis, de pensées tristes. Sous leur influence on voit la nutrition se faire, le sang se réparer, l'animation se peindre sur la figure, les forces renaître, les menstrues couler, et tous les accidents diminuer ou se dissiper plus ou moins promptement.

Modification de la constitution. — Les jeunes personnes disposées à l'hystérie, se présentent, ainsi que l'a remarqué Sydenham, sous trois aspects bien tranchés : ou bien, ce qui est le plus commun, elles sont plus ou moins anémiées, décolorées, amaigries et débilitées ; leurs menstrues sont nulles ou très dérangées ; ou bien, au contraire, elles sont d'une constitution sanguine, conservant leur fraîcheur, leur embonpoint et une partie de leurs forces, ou enfin, la disposition nerveuse domine chez elles, elles n'ont ni fraîcheur, ni embonpoint, mais elles continuent à être assez bien menstruées.

Les malades de la première classe réclament un traitement qui les restaure : il faut arriver, par les moyens qui seront indiqués plus loin, à les faire manger, ce qui est fort difficile ; mais, comme le succès est de la plus grande importance, il faut que le médecin ne se rende qu'après avoir obtenu un résultat satisfaisant.

Leur alimentation se composera d'aliments nourrissants, mais non excitants, pris en quantité convenable, de bœuf pris sur les portions les plus succulentes de l'animal et ayant subi les préparations le splus simples, bouilli, bifteck, aloyau, rosbif, filet, etc., etc.; de mouton en côtelettes ou en gigot, de veau rôti, de riz de veau, de filet de porc, de chevreuil, de lièvre, de perdreaux, de faisans, de cailles, de volailles rôties, de saumon, de truite, de brochet et d'œufs sous toutes les formes.

Le laitage sera également un très bon aliment, puisqu'il contient à peu près les mêmes matériaux que le sang, et par ce que, outre ses qualités nutritives, il est doué de propriétés adoucissantes qui ne peuvent qu'être utiles aux hystériques. Une petite dose d'eau de laurier cerise, d'eau de fleurs d'oranger ou d'eau de canelle, en faciliterait la prise ou la digestion, s'il était mal accepté ou si sa digestion s'accompagnait de flatuosités. Une eau de chaux, très légèrement aromatisée, prise immédiatement après, préviendrait les aigreurs qu'il pourrait occasionner. Enfin, un peu de thé léger serait très convenable, s'il y avait des pesanteurs à l'estomac. Le lait se prendra seul ou combiné à d'autres substances alimentaires. L'une de ces combinaisons que je ne saurais trop recommander est le chocolat, soit le chocolat dit de santé, qui ne contient que du cacao et du sucre, soit le chocolat aromatisé, qui contient un centième de vanille et autant de cannelle. Cette préparation est, comme le lait, un aliment fort approprié aux hystériques.

Les substances féculentes sont celles qu'on devra recommander de préférence à tous les autres légumes et surtout aux fruits.

On prescrira l'usage du vin rouge et surtout de celui du vin de

Bordeaux. Le médecin devra insister sur l'usage du vin, et, à son défaut, sur celui de la bière, et il devra s'opposer de toutes ses forces à ce que, suivant un goût qui est très commun chez ces malades, on ne boive que de l'eau.

Une alimentation convenable produira une hématose plus normale que celle qui existait, et sous cette influence bienfaisante, la nutrition se fera mieux, les grandes fonctions se rétabliront et la prédominance nerveuse diminuera. Une bonne alimentation fera d'ailleurs cesser la constipation, de laquelle les malades se plaignent tant.

Ces jeunes personnes devront être mises à l'usage d'une boisson légèrement excitante, les meilleures et les plus facilement acceptées sont : une infusion de 2 grammes de feuilles de germandrée et d'un gramme de feuilles sèches de menthe poivrée; la macération de 4 grammes d'écorces de quassia et de 4 feuilles d'oranger pour un litre d'eau; les feuilles fraîches de chicorée sauvage, les turions de houblons mêlés à quelques feuilles sèches de laurier-cerise. En général, il faut choisir pour ces médicaments de tous les jours des substances qui soient agréables, afin de ne pas ajouter encore à la répugnance qu'ont les hystériques à se soigner.

Les préparations ferrugineuses devront être recommandées; parmi elles on choisira les plus simples, et en première ligne le fer réduit par l'hydrogène, à la dose de 20 centigrammes deux fois par jour, au déjeuner et au dîner. Les travaux de Quévenne ont prouvé qu'une dose plus élevée était à peu près inutile. Les pilules de Bland, celles de Vallet, le lactate de fer de Gelis et Conté, le sirop ferrugineux, devront être administrés avec persévérance. Ces dernières préparations sont les unes moins solubles, et les autres moins bien supportées par l'estomac, à raison de leur état salin ou acide, que ne l'est le fer réduit. Très peu de malades se plaignent de pesanteurs d'estomac ou de renvois nidoreux après l'usage du fer réduit. Cette substance est une poudre à peu près insipide, qui se prend mélangée aux aliments, et qui pour cette raison est un médicament très commode. Néanmoins, si les malades s'en dégoûtent, il faut le remplacer par l'une des préparations succédanées que je viens d'indiquer, car il est du fer comme des aliments, il faut absolument que les malades en prennent.

L'usage des eaux ferrugineuses mêlées au vin, lors des repas, doit être maintenue comme un auxiliaire très utile et comme un moyen de faire absorber plus facilement les composés martiaux.

Le praticien pourra choisir entre les eaux suivantes, que je place dans un ordre relatif à la quantité de fer qu'elles contiennent :

Passy, eau non épurée, proto-sulfate de fer, 36 à 40 centigrammes par litre.
Cranzac (Aveyron)..... sulfate de fer......... 56 — —
Aumale .... sous-carbonate .... 15 — —
Oryzza (Corse)......... carbonate de fer...... 12 — —
Hombourg........... bicarbonate de fer ..... 12 — —
Rennes (Bretagne)...... bicarbonate de fer..... 11 — —
Pyrmont (Saxe)....... bicarbonate de fer..... 10 — —
Spa (Belgique)........ carbonate de fer...... 6 — —
Rouen .... carbonate de fer....... 5 — —
Bourbon-Lancy........ carbonate de fer........ 5 — —
Forges .... carbonate de fer....... 4 — —
Saint-Pardoux............................ 3 — —
Saint-Alban .... bicarbonate de fer...... 3,8 — —
Luxeuil .... carbonate de fer....... 2,8 — —

En résumé, les eaux ferrugineuses qu'on peut conseiller aux hystériques, sont les suivantes :

Alais, Aumale, Allencourt, Abbecourt, Bagnères-Adour, Bussang, Bléville, Beauvais, Brucourt, Boulogne, Contrexéville, Cranzac, Charbonnière, Cambo, Camarez, Castera, Dinan, Dieulefit, Ferrières, Forges, Fontenelle, Gournay, Laifour, Laplaine, Mont-Lignon, Nancy, Noyers, Provins, Passy, Pont-de-Vesle, Plombières, Rouen, Reims, Roye, Ruillé, Spa, Segray, Sermaize, Seneuil, Saint-Amand, Saint-Pardoux, Saint-Goudon, Saint-Antin, Tongres, Try-le-Château, Vals, Verberie, Watwieler.

On peut joindre à cette liste la plus grande partie des eaux gazeuses froides : Bar, Chateldon, Saint-Galmier, Gabian, Langeac, Saint-Myon, Médague, Mont-Brison, Pougues, Sainte-Reine, Sultzmatt, Vic-le-Comte, et enfin les eaux ferrugineuses chaudes: Campagne, Bourbon-l'Archambault, Rennes, Vichy et les eaux gazeuses thermales, Mont-Dore, Saint-Alban, Bagnols, Saint-Mars, Clermont-Ferrand, Chatel-Guyon.

Les lieux où l'on se rend le plus habituellement pour y prendre les eaux, sont Passy, Spa, Bussang, Aumale, Luxeuil, Forges, Plombières, le mont Dore, Saint-Alban, Bagnols, Saint-Mars, etc.

On a beaucoup trop vanté les préparations de quinquina. Quoique le nombre de ces préparations qui conviennent aux hystériques soit déjà très limité, je propose de le restreindre encore à la poudre de quinquina gris prise avant les repas à la dose de 20 à 30 centigrammes; à la macération de 4 grammes d'écorce de quinquina gris dans un litre d'eau ; au vin blanc acide de quinquina, et enfin au sirop de quinquina au vin d'Espagne à la dose de quatre cuillerées par jour.

Les bains froids, de 20 à 25 degrés et au-dessous, dans l'eau courante, les frictions faites sur les membres avec une flanelle imprégnée de la fumée de benjoin ou de baies de genièvre, ou imbibée d'un alcool aromatique, tel que l'eau des Carmes, l'eau de mélisse. le baume de Fioraventi, etc., devront compléter dans ces cas l'ensemble des moyens de la médication prophylactique.

Ce traitement devra être continué jusqu'à ce que la nutrition paraisse se faire convenablement, et jusqu'à ce que la constitution ait notablement changé ; ce qui ne peut point arriver avant plusieurs mois de soins.

Les jeunes personnes disposées à l'hystérie qui conservent leur fraîcheur et leur embonpoint, doivent être distinguées en deux classes, suivant que le tempérament sanguin n'est que apparent ou suivant qu'il est réel.

On trouve assez souvent des jeunes filles bien évidemment chlorotiques chez lesquelles néanmoins la peau est d'une coloration rouge propre à induire en erreur ; on les reconnaît aux caractères suivants : cette coloration tire sur le violacé surtout aux mains ; quand on presse la peau avec le doigt, la couleur rouge ne revient pas vite ; la température de la surface du corps est peu élevée, ces personnes sont frileuses, leur pouls est peu fréquent, les menstrues ou se font mal ou sont peu abondantes; il y a peu d'activité ; on entend des susurrus dans les vaisseaux du col.

Cette classe de sujets doit être traitée par les moyens tonifiants qui viennent d'être indiqués.

La seconde catégorie se compose des jeunes personnes dont la constitution est réellement sanguine. C'est à cette classe que doit être adressé le traitement adoucissant sur lequel Pomme a tant insisté, et duquel il assure avoir tiré tant d'avantages.

Chez ces sujets, il faut employer, 1° les boissons délayantes, telles que le chiendent, la décoction d'orge, l'orgeat, le lait d'amandes, les infusions faites avec une pincée de fleurs de pêcher, avec les feuilles de laurier-cerise, ou avec celles de digitale ; l'eau de poulet, de veau, le petit lait, etc. ; 2° les bains fréquents de 25 à 30 degrés, et prolongés le plus qu'il sera possible, au moins de deux à quatre heures par jour. On voit que Pomme en administrait habituellement de six à huit heures de durée. S'il n'y a pas d'indication particulière, il est inutile d'avoir recours à la saignée.

Chez les femmes de cette catégorie, il arrive assez souvent que les menstrues ne coulent pas convenablement, ou ne coulent pas du tout; c'est alors que des applications de sangsues à la vulve, à l'anus, ou à la partie supérieure et interne des cuisses, ramènent facilement le calme, et font cesser les phénomènes douloureux qui résultent de la congestion utérine.

Le régime devra se composer de laitage, de légumes herbacés, de fruits et de viandes blanches.

Il faut insister sur ce traitement adoucissant, le faire suivre avec persévérance, et ne le cesser que quand un peu d'amaigrissement et une diminution dans la vivacité du coloris auront indiqué qu'on est arrivé à modifier l'économie.

Les jeunes personnes disposées à l'hystérie, qui sont de constitution nerveuse, réclament également un traitement approprié. C'est aux sujets de cette catégorie qu'on a de tout temps administré les antispasmodiques desquels il sera question plus loin; on ne devra employer chez elles que ceux qui sont les moins excitants; les infusions de fleurs de tilleul, de feuilles ou de fleurs d'oranger, celles de feuilles de belladone ou de laurier-cerise, l'eau distillée de laitue, de pivoine, le petit lait, les bains, le régime lacté. On recommandera l'exercice en plein air et le séjour à la campagne. C'est encore chez ces sujets que conviendront le lait d'ânesse, de chèvre ou de vache, ainsi que le traitement adoucissant dont il a déjà été question.

On doit à M. Cerise des réflexions fort sages sur la propriété qu'a l'exercice de diminuer la susceptibilité nerveuse. En effet l'emploi fréquent d'un organe y amène un changement moléculaire duquel résulte une sorte d'hypertrophie de cet organe, hypertrophie qui appelle à elle une partie des forces de la vie, et les tient en moins dans les organes moins exercés; par conséquent, à l'aide de l'exercice on peut augmenter la nutrition des parties de l'encéphale qui correspondent à la locomotion, tandis qu'en même temps on diminue l'activité de celles qui ont rapport aux sensations. Aussi la gymnastique modérée, l'équitation, les travaux de jardinage, l'exercice au grand air, seront des moyens qui, par leur continuité, devront rendre le système nerveux moins impressionnable. Baglivi assure avoir guéri des hystériques, hommes et femmes, par l'usage des promenades sur des ânes, faites à la campagne.

Tels sont les divers moyens employés pour combattre la disposition à l'hystérie chez les sujets pris isolément.

Le traitement prophylactique trouve encore son application lorsque l'hystérie va se communiquant d'une malade à l'autre, et menace de devenir épidémique. Les moyens dont dispose la médecine sont peu nombreux, mais ils sont efficaces.

En premier lieu, il faut faire cesser les causes qui ont donné lieu à l'épidémie. Ainsi, une épidémie semblable s'était déclarée à Rome parmi les femmes qui assistaient habituellement à certaines cérémonies religieuses qui se célébraient la nuit, et dans lesquelles on agissait puissamment sur l'imagination, les consuls regardèrent comme un devoir sérieux de s'occuper de cet événement qui s'était déjà produit auparavant et dans lequel la maladie avait rapidement pris une grande extension. Ils ordonnèrent la suppression des cérémonies de nuit, puis ils supprimèrent les fêtes. Le gouvernement en fit autant sous Louis XIV, en empêchant et en dissipant les réunions nocturnes des trembleurs des Cévennes, et sous Louis XV, en fermant le cimetière de Saint-Médard.

Il faut ensuite en imposer à l'imagination. Ainsi on présenta aux filles de Milet la pudeur sous une telle face, qu'elle devint pour elles une passion violente. Après ce premier succès, les magistrats ordonnèrent que les femmes qu'on trouverait pendues seraient, après leur mort, exposées nues la corde au col, aux yeux de tout le monde. A partir de ce moment pas une ne se pendit. Les filles de ce couvent dont parle Nicole ne miaulèrent plus, sitôt qu'on les eut persuadées qu'il y avait à la porte du couvent, par ordre des magistrats, une compagnie de soldats pour les fouetter, dès qu'elles miauleraient. Les religieuses de Villemané qui avaient un hoquet interminable, furent traitées de la même manière, on les menaça de la discipline, et cela suffit pour arrêter le mal.

Enfin il faut, autant que possible, séparer les hystériques les unes des autres. Bailly, en rapportant le fait des jeunes communiantes de Saint-Roch, dit que les convulsions se multipliaient à vue d'œil dans toute l'assistance, et qu'il y avait déjà soixante personnes qui en avaient été atteintes, lorsqu'on prit incontinent le parti de séparer toutes ces jeunes personnes, et qu'alors les convulsions ne s'étendirent pas davantage.

CHAPITRE II.

TRAITEMENT GÉNÉRAL DE L'HYSTÉRIE.

Le traitement de l'hystérie a été considéré, par les auteurs, d'une manière bien singulière et dont on peut avoir une idée dans les aphorismes d'Houillier. Le premier remède contre l'hystérie, dit cet auteur, est un bon mari, le second est le rétablissement des menstrues, et le troisième consiste dans des purgations propres à chasser les humeurs épaisses.

Voici la formule d'un remède hippocratique contre la suffocation de matrice : faire une fumigation avec des lentilles cuites dans du vinaigre, avec du sel et beaucoup d'oignons. Manger de la mercuriale en potages.

Pour Stahl, il s'agissait seulement de dégorger la veine porte et ses affluents. Sydenham, qui supposait que les esprit animaux perturbés donnaient lieu à la formation d'un sang mal constitué, pensait que tout le traitement de l'hystérie ne devait avoir d'autre but que de refaire le sang. Raulin et Tissot ne voyaient dans cette maladie que des épaississements d'humeurs ou des obstructions qu'il fallait diviser. Hoffmann n'avait pas dit des choses plus justes.

Selon Cheyne, auteur qui, en sa qualité de médecin anglais, aurait dû être un homme positif, le traitement de l'hystérie consisterait : 1° à diviser les sucs épaissis; 2° à dissoudre et à délayer les sels concentrés; 3° à rendre la force élastique aux fibres.

Louyer-Villermay concentrait toute son attention sur l'utérus. Ce n'est réellement que depuis Georget que le traitement de l'hystérie a été établi sur des bases plus rationnelles et plus physiologiques.

Tant que les phénomènes de l'hystérie ne se sont pas encore produits, on doit continuer l'emploi des moyens prophylactiques; mais, dès que ceux-ci ont apparu, il faut leur opposer le traitement propre à cette maladie.

ARTICLE PREMIER.

TRAITEMENT DE LA CONSTITUTION DES MALADES.

Le premier soin du médecin sera de remédier à ce qu'a de défectueux la constitution des malades. Il est rare, en effet, que les sujets atteints d'hystérie ne présentent pas une altération plus ou moins prononcée dans l'ensemble de leur économie. Souvent même cette altération a précédé l'apparition des premiers symptômes de la maladie, et fréquemment le trouble de la constitution est si prononcé qu'il attire de suite l'attention du médecin.

Le plus ordinairement cette altération est un affaiblissement ; la face a pâli, le corps a maigri, les forces sont tombées, les malades présentent les signes, soit de l'anémie, soit de la chlorose.

Dans quelques cas assez rares on observe le contraire, les malades sont pléthoriques, la coloration de leur peau s'est animée, elles ont des vertiges et des étourdissements, leur tête est lourde, leur pouls est plein, fort et fréquent, le cœur bat avec énergie, les chairs sont fermes, les veines des membres sont tendues, les malades se sentent gonflées, les hémorrhagies qui leur arrivent les soulagent notablement, et un sentiment de plénitude, de tension existe dans toute leur personne.

Chez quelques-unes des hystériques il existe, sans trouble bien notable dans la constitution, une grande surexcitabilité nerveuse ; les malades ne sont ni cachectiques, ni pléhtoriques, elles sont seulement devenues plus excitables, leur caractère a changé, elles sont plus irascibles, plus impressionnables, plus disposées à prendre tout en mal ; leur sommeil est inquiet et agité, leur esprit est sans cesse préoccupé ; les fonctions digestives sont troublées : le pouls a pris de la vivacité, sans néanmoins être devenu fébrile ; il existe en divers endroits du corps des douleurs vagues qu'il est difficile de rapporter à quelque chose de précis.

Le traitement destiné à modifier la constitution a la plus grande influence sur l'état hystérique ; et cette influence est telle, que le médecin a d'autant plus de chances d'attaquer l'hystérie avec succès, que la constitution de la malade est plus altérée ; en modifiant la constitution d'une manière convenable, on voit assez promptement les accidents de l'hystérie diminuer et disparaître. Quand, au contraire, la constitution de la malade n'est aucunement altérée, comme cela se voit dans quelques cas qui sont heureusement les plus rares, le médecin se trouve privé de l'une de ses armes les plus puissantes ; il peut être sûr que l'hystérie sera rebelle au traitement, et qu'il n'arrivera que très difficilement à calmer quelque peu les accidents de cette névrose.

L'état anémique se traite par les moyens réconfortants qui viennent d'être indiqués dans l'un des alinéas précédents, et dans lequel les toniques, les amers, les préparations ferrugineuses, le vin, une bonne alimentation et le repos devront être principalement recommandés et seront nécessairement suivis de succès. Les toniques doux étaient les moyens préférés par Sydenham, et parmi eux le fer et ses diverses préparations qui sont les plus puissants d'entre eux. Roderic à Castro, Werlhoff, Robinson, Boerhaave avaient insisté sur leur utilité. Aussi ne comprends-je pas Raulin qui dit qu'on n'a jamais vu d'hystérique améliorée par le fer.

Le quinquina, quoique tonique et quoique fort préconisé, n'a pas obtenu au même degré l'assentiment des auteurs. Sydenham, Raulin, Tissot, craignent ses propriétés excitantes de l'encéphale, ainsi que ses vertus astringentes, et ils se réunissent pour préférer les préparations de cette substance les plus douces, telles que les extraits, les décoctions aqueuses, etc.

Après ces deux principales substances viennent les amers légers, les infusions ou décoctions de chicorée sauvage, de sommités de centaurée, de feuilles de trèfle d'eau, de germandrée, de fleurs de marron d'inde, de feuilles de menthe ordinaire ou de menthe poivrée, les écorces d'oranges amères, les tiges d'angélique, etc.; mais en administrant ces subtances, il faut toujours surveiller l'effet excitant qu'elles peuvent produire.

Quand la malade a contracté une disposition à la pléthore, la saignée, les applications de sangsues à l'anus ou à la partie interne et supérieure des cuisses, les bains, les boissons délayantes, une alimentation douce et médiocrement réparatrice, un exercice modéré, sont les moyens auxquels on devra avoir recours. Cette modification constitutionnelle de l'économie est celle qui se corrige le plus facilement. On aide à cette médication par les bains et surtout par les boissons adoucissantes, le petit-lait, l'eau de gomme, les décoctions d'orge, de gruau, de sagou, de salep, de tapioca, légèrement aromatisées avec l'eau de fleurs d'oranger ou avec l'eau distillée de laurier-cerise.

Parmi ces moyens, il en est qui sont d'une grande importance ainsi l'usage des laits de vache, de chèvre ou d'ânesse, est l'un de ceux qui doivent être placés en première ligne. Les bouillies d'orge, d'avoine, de gruau, les crèmes de riz seront également d'une grande utilité.

Enfin le développement excessif de l'état nerveux devra être traité par les moyens qui vont être indiqués un peu plus loin. Il faudra mettre beaucoup d'opiniatreté dans ce traitement dont l'effet modificateur se dévoile ordinairement fort lentement.

ARTICLE II.

TRAITEMENT SUIVANT LES CAUSES.

Après le traitement de la constitution, celui des causes de la maladie, tant prédisposantes que déterminantes, est l'un des plus importants.

Sublata causa, tollitur effectus. Si la cause physique ou morale de l'hystérie continue à agir, les efforts que l'on fera pour combattre cette maladie seront complétement inefficaces. Pour qu'une hystérique guérisse, il faut que son encéphale ne soit plus sollicité par des sensations pénibles capables de provoquer incessamment ses réactions.

Le premier ordre de ces causes à éloigner se compose de celles que j'appellerai accidentelles, parce qu'en donnant lieu à de la douleur ou à une simple souffrance dans une partie quelconque de l'économie autre que l'encéphale, elles vont réagir sur le centre sensorial et déterminer l'hystérie ; telles sont les tumeurs douloureuses du sein, les phlogoses lentes de l'utérus ou de ses annexes, les déplacements douloureux de ces organes, la présence de corps irritants dans l'utérus ou dans le vagin, les corps étrangers contenus dans le tube digestif, les vers, la rétention de matières fécales, etc., etc. On trouve dans l'ouvrage de M Landouzy des cas rapportés par Delius, Dufau, Corvisart, Robert, Laugier où des personnes âgées ont été débarrassées d'accidents hystériques et même de convulsions, par l'expulsion d'ascarides lombricoïdes.

Il est évident que l'éloignement de ces diverses causes par les traitements appropriés devra être l'un des principaux soins du médecin. Sa conduite aura d'autant plus de succès, que ces causes auront été purement locales, comme cela a lieu pour beaucoup d'entre elles ; il n'aura alors le plus souvent à traiter que de simples accidents hystériques provoqués par la réaction, et non une véritable hystérie. Ainsi l'ablation d'un pessaire irritant, la réduction d'un déplacement de l'utérus, l'expulsion d'un tænia, l'ablation d'une tumeur, etc., pourront faire cesser brusquement des accidents hystériques peu importants qui ne constituaient pas l'hystérie proprement dite, ou même suspendre pour quelque temps l'apparition de véritables attaques de convulsions. Ce sont ces faits que les auteurs ont rapportés comme des cas de guérison en quelque sorte subite de l'hystérie.

Quand certaines de ces causes, telles que les phlegmasies chroniques des organes pelviens, ont en même temps modifié la constitution, provoqué l'apparition d'un état anémique et, par suite, donné lieu à la véritable hystérie, le traitement de la maladie qui a donné naissance à ces états organiques est ce qu'il y a de mieux à faire, mais alors la guérison n'est plus brusque, l'amélioration est lente et graduelle, et il faut traiter en même temps la névrose par les moyens appropriés.

Le second ordre des causes se compose de celles qui donnent lieu à l'hystérie en agissant directement sur l'encéphale dont elles avivent la sensibilité, en provoquant de la part de cet organe les réactions qui constituent l'hystérie proprement dite. Ces causes, ce sont : les passions, les émotions morales, le chagrin, la préoccupation d'esprit, etc., les souffrances morales, etc.

Celles-là doivent à toute force être éloignées, jamais on ne parviendra à guérir l'hystérie, tant que les malades seront soumises à leur influence ; on pourra diminuer les accidents, calmer certains symptômes, rétablir la constitution altérée ; mais on n'arrivera jamais à détruire le mode vicieux de sensibilité qu'a pris l'encéphale, si ces causes continuent à agir. Il suffit quelquefois d'éloigner ces causes pour voir les accidents cesser. Ainsi des femmes malheureuses dans leur ménage guérissent sitôt que le mari s'éloigne ; des jeunes filles maltraitées par leurs parents guérissent par l'éloignement de la maison paternelle, quoique sous tous les autres rapports elles se trouvent dans des conditions moins bonnes qu'auparavant. Qu'un enfant soit pris de jalousie à l'égard de ses frères et sœurs, quoi qu'on fasse, on le verra dépérir, et si on lui rend les caresses qu'il désire, ou si on l'éloigne de ceux qui lui portent ombrage, il guérit de suite.

Cette partie de la thérapeutique est peut-être la plus difficile de toutes à appliquer, mais il faut que le médecin sache bien qu'il n'y a pas de guérison possible, sans avoir satisfait à cette partie du traitement. Pour y arriver il aura besoin de toutes les ressources de son intelligence, de son tact et de sa perspicacité, afin de suppléer par les expédients que lui fourniront les circonstances, aux règles de conduite qu'il est impossible de tracer d'avance.

Il est donc de la plus haute importance que le médecin se tienne bien au courant des causes morales qui ont donné lieu à l'hystérie, et pour peu qu'il dirige convenablement ses questions, il arrivera d'autant plus facilement à les découvrir, que les femmes n'ont le plus souvent aucun intérêt à les cacher, parce que ce ne sont pas dans la grande majorité des cas ces choses honteuses que ferait supposer la théorie des besoins non satisfaits. Le plus ordinairement ce sont des femmes malheureuses, qui sont bien contentes de trouver dans le médecin un confident de leurs chagrins.

ARTICLE III.

TRAITEMENT RELATIF A L'EXERCICE DES PRINCIPALES FONCTIONS.

Enfin il est une dernière considération à laquelle il faut que le médecin ait égard dans le traitement général de l'hystérie, c'est celle qui consiste à veiller à l'exercice régulier des grandes fonctions, et entre autres, à celui de la digestion et de la menstruation.

Il a été déjà question de l'importance d'une bonne alimentation et d'une bonne digestion, je n'ai donc plus à y revenir.

Je ne dois m'occuper ici que de la menstruation qui est si souvent troublée chez les hystériques, et au rétablissement de laquelle le médecin devra donner tous ses soins.

Il est rare qu'une hystérique guérisse, tant qu'elle n'est pas bien menstruée; il est au contraire très ordinaire que les accidents diminuent, quand la menstruation se rétablit convenablement.

Chez une malade qui a de l'aménorrhée avec chlorose et quelques douleurs dans la région hypogastrique, il faut administrer de bons aliments, du vin rouge, des tisanes amères, des infusions de centaurée, de germandrée, de camomille, de quassia amara ou de chardon bénit, et du fer réduit par l'hydrogène.

Un des moyens les plus utiles et de l'emploi duquel on tire les plus grands avantages dans ce cas, est l'usage d'un bain de siége de 10 à 15 degrés, et d'une durée de trois à cinq minutes, pris tous les matins, excepté pendant les huit jours qui précédent l'époque menstruelle. Le bain de siége froid ainsi répété est un tonique puissant, qui a l'avantage de dissiper les légères phlogoses du vagin, et les hypercrinies desquelles résulte la leucorrhée.

Puis six à huit jours avant l'époque présumée d'arrivée des menstrues, on prescrira des pédiluves sinapisés, des applications quotidiennes de sinapismes au haut et au dedans des cuisses, des fumigations avec une décoction très chaude de feuilles de matricaire, de sauge, de romarin, de lavande ou de rhue. On pourra administrer quelques pilules de 10 à 15 centigrammes d'aloès socotrin mêlé avec 5 centigrammes de savon médicinal. Quelques

tasses de thé, de punch léger ou de café, prises le soir, seront également convenables.

Si ces moyens ne réussissent pas, on fera passer un courant d'électricité par induction au travers des organes contenus dans le bassin,
en appliquant l'une des éponges mouillées qui terminent les fils de
l'appareil Morin et Legendre (1) sur le sacrum, et l'autre au niveau
du pubis, en augmentant graduellement la force du courant jusqu'à
le faire arriver à son maximum d'intensité, il faudra faire circuler le
courant pendant cinq minutes. Durant cette opération, la malade
sent une vibration ou un frémissement médiocrement douloureux qui
traverse le bassin. On répétera cette application une ou deux fois par
jour, pendant plusieurs jours de suite. Si ce mode d'électrisation
n'était pas suffisant, on introduirait l'une des éponges dans le
vagin en l'appliquant contre le col de l'utérus, et on placerait
l'autre éponge alternativement sur la convexité du sacrum, sur le
pubis et sur la région hypogastrique, en s'arrangeant toujours
pour que le col utérin soit compris dans le courant.

Si enfin ce mode d'électrisation n'était pas encore suffisant, il
faudrait prendre une tige métallique pourvue d'un bouton, la tige
métallique étant entourée, soit d'un tube de caoutchouc, soit d'une
bandelette de diachylon, presque jusqu'à son extrémité libre, et on
la placerait dans le vagin, de manière à ce que le bouton touchât le
col utérin ; à cette tige se rendra l'un des fils conducteurs, tandis que
l'éponge mouillée qui terminera l'autre fil, sera appliquée successivement sur le sacrum, sur le pubis ou sur l'ombilic ; ce mode
d'électrisation qui est très douloureux ne doit durer que d'une à
trois minutes.

Dans les cas où, chez les sujets chlorotiques, les troubles menstruels sont accompagnés de quelques douleurs et de signes de congestion vers les ovaires ou vers les ligaments larges, il faut, quelques
jours avant l'époque présumée de l'apparition de l'arrivée des menstrues, insister sur les bains tièdes fréquemment répétés, sur les
injections, sur les lavements émollients et sur les pédiluves sinapisés.

Quand l'époque menstruelle sera arrivée, sans que les menstrues
paraissent, on devra mettre à contribution la méthode hémospasique
du docteur Junod, et appliquer une des grandes ventouses de cet

(1) Voyez, sur cet appareil, le rapport à l'Académie de médecine par M. le
docteur Bouvier (*Bulletin de l'Académie de médecine*), 1856, t. XXI, pag. 650.

auteur, de manière à enfermer la jambe et le bas de la cuisse dans l'appareil. Cette application qui ne laisse pas que d'être quelque peu douloureuse, et qui amène toujours un certain degré de gonflement et d'ecchymose du tissu cellulaire sous-cutané, est un moyen très puissant, qui réussit au moins une fois sur trois, et qui a l'avantage important pour des sujets déjà anémiés, de ne rien faire perdre à la circulation. Pendant l'action de cet appareil les malades ressentent dans les lombes, dans le bassin et dans le haut des cuisses, une sorte de tiraillement et de distension indiquant assez évidemment la congestion qui se fait dans les annexes de l'utérus et dans les parties circonvoisines. Ordinairement le sang menstruel apparaît dans la journée même où l'application s'est faite. Il subsiste pendant quelque jours un certain malaise avec du gonflement et des traces ecchymotiques dans le membre sur lequel l'application s'est faite, et la marche reste gênée pour quelques jours.

On peut faire deux applications successives de cet appareil, une sur chaque membre inférieur, mais il ne faut pas aller au delà, à moins d'urgence extrême ; en cas d'insuccès on devra remettre l'application au mois suivant.

Mais si, au lieu de légères douleurs, on trouve tous les signes d'une forte congestion vers l'utérus, vers ses annexes et dans toute la région hypogastrique, congestion qui sera annoncée par la tension de la partie inférieure de l'abdomen, par des douleurs spontanées très vives dans tout le bassin, par de la douleur à la pression des flancs, et par de la chaleur dans les parties génitales, dans ces cas, à moins de contre-indication très prononcée provenant d'une anémie portée à un haut degré, il faut faire appliquer des sangsues, soit à la vulve, soit, ce que je préfère, au pourtour de l'anus ; ces sangsues devront être mises en nombre suffisant, 15 à 20 ; on en fera couler les piqûres en plaçant le malade, après que les sangsues seront tombées, au-dessus d'un vase rempli d'eau chaude, dont elle recevra la vapeur et sur lequel elle restera de vingt à vingt-cinq minutes ; puis on appliquera sur ces piqûres des cataplasmes bien chauds, qu'on renouvellera à mesure qu'ils se saliront et tant que le sang coulera. On pourra, s'il en est nécessaire, faire deux de ces applications en quelques jours.

Ce moyen est d'une efficacité telle, que je l'ai vu réussir sur les deux tiers des malades chez lesquelles je l'ai employé ; il provoque l'écoulement du sang, diminue les accidents locaux et a nécessairement une très grande influence sur les phénomènes hystériques.

Dans les cas où il ne rappelle pas les menstrues, il amène une diminution notable dans les accidents de congestion. Enfin, il est très peu de cas dans lesquels les sangsues appliquées dans les circonstances voulues ne soient suivies d'aucun effet, et ces cas sont ceux dans lesquels il y a une forte tympanite, une constipation invincible, de la rétention d'urine et de la paraplégie.

Chez les hystériques plethrosique, douées d'un tempérament sanguin ou atteintes d'accidents aigus, le seul moyen convenable, celui qui soulage toujours, est l'application des sangsues à la vulve où à l'anus. Sous l'influence de cette médication qui réussit presque toujours, on voit non-seulement les accidents locaux se dissiper, mais encore l'état général s'améliorer notablement et les malades être aussitôt remises dans un état tolérable. Aussi chez les sujets sanguins, dès que la menstruation ne se fait pas bien, il n'y a pas à hésiter, il faut avoir recours aux évacuations sanguines par les sangsues. Dans ces cas, l'électrisation aurait des inconvénients, les grandes ventouses n'auraient pas de but et les pédiluves seraient sans action.

Quand les accidents hystériques se sont notablement accrus après une suppression brusque des menstrues, et quand il se développe de vives douleurs dans les lombes, des tranchées, des gonflements du ventre, de la céphalalgie, de l'agitation, des battements dans la tête, des bouffées fréquentes de chaleur vers les parties supérieures, de la dyspnée et des palpitations, il faut encore avoir recours à l'application des sangsues qui généralement fait rapidement cesser tous ces signes de congestion vers les organes contenus dans le bassin.

Ces indications remplies, il restera à combattre et à modifier l'état hystérique lui-même, c'est-à-dire la susceptibilité vicieuse de l'encéphale.

ARTICLE IV.

TRAITEMENT MÉDICAMENTEUX GÉNÉRAL.

Les auteurs regardent assez habituellement l'hystérie comme une maladie qui, dans la plupart des cas, cède assez facilement. Les livres, et celui de M. Landouzy entre autres, sont pleins d'histoires d'hystéries guéries en quelques jours. Je suis à cet égard d'une opinion tout opposée, je regarde l'hystérie confirmée, même quand elle n'aurait existé que depuis un petit nombre d'années, comme très difficile à guérir. Cela se comprendra facilement si l'on songe qu'il s'agit de modifier toute une économie, et qu'en m me temps il faut calmer la portion de l'encéphale qui a subit l'influence d'une série prolongée d'impressions douloureuses.

Le traitement médical de l'hystérie se compose de deux ordres de moyens, qu'il faut presque toujours employer concurremment, l'un comprenant ceux à l'aide desquels on a pour but la modification générale du système nerveux de laquelle résulte l'état hystérique proprement dit; l'autre se rapportant au traitement, soit général, soit local, de chacun des accidents de l'hystérie en particulier.

Les moyens thérapeutiques que j'appellerai généraux, peuvent se réduire à un petit nombre de sections que je vais successivement examiner. Elles se composent : 1° des excitants; 2° des antiphlogistiques ; 3° de l'hydrothérapie ; 4° des antispasmodiques; 5° des stupéfiants ; et 6° des révulsifs.

§ Ier. — Les excitants.

Les excitants étaient des moyens fort employés par les galénistes et dont l'usage s'est perpétué jusqu'à l'époque d'Hoffmann, qui l'avait fortement vanté. On supposait qu'une vapeur maligne, résultant des impuretés qui s'accumulaient et se pourrissaient dans l'utérus, partait de cet organe pour aller attaquer les parties supérieures du corps et la tête en particulier, et donner naissance aux accidents de l'hystérie ; comme dans ces temps on admettait qu'il y avait un ordre particulier de médicaments doués de la faculté de chasser les substances vénéneuses, de les détruire et d'annihiler leurs effets nuisibles, médicaments que l'on appelait des alexépharmaques, des alexitères, on fut tout naturellement porté à faire usage de ces médicaments pour détruire la prétendue matière toxique de laquelle provenait l'hystérie.

L'usage du genseng, du colombo, de la serpentaire de Virginie du contrayerva, de la zédoaire, de l'arnica, de l'angélique, du gingembre, de la thériaque, du camphre, des alcools, des éthers, de l'huile de succin, de l'huile animale de Dippel, de l'esprit de corne de cerf, de l'esprit d'os du cœur de cerf, de l'esprit volatil de vipère, des bézoards, du pénis humain desséché (Schurigius), du placenta desséché (Rivière), substances qui ont été vantées par tous les médecins depuis Galien jusqu'à Hoffmann est venu de cette opinion. Ces médicaments dont on avait abusé jusqu'au moment où Ch. Lepois et Willis eurent commencé à jeter quelque lumière sur les maladies hystériques, et qui depuis lors avaient été abandonnés par la majorité des médecins, reprirent quelque faveur entre les mains d'Hoffmann. Cet auteur eut le mérite d'enrichir encore sur ses prédécesseurs : non-seulement il ressuscita l'usage des alexitères, sous la forme des poudres les plus ridicules, sous celles des teintures, mais en outre il vanta comme un moyen d'une grande efficacité la poudre de vers lombrics.

Baglivi, malgré son génie observateur et peut-être à cause de son goût prononcé pour la médecine antique, a également donné dans sa thérapeutique de l'hystérie un exemple des travers d'esprit auxquels se laissent quelquefois aller les hommes les plus remarquables. Cet auteur avance qu'il connaît quatre remèdes spécifiques : le quinquina, contre la fièvre intermittente ; le mercure et la salsepareille, contre la syphilis ; le petit lait, contre la dyssenterie, et le sel ou le bézoard de Jupiter, contre l'hystérie. Stoll, dans ses *Aphorismes*, répète cette assertion d'un ton approbatif. Or qu'est le bézoard jovien ? du stannate d'antimoine, sel neutre, insipide, insoluble, que, sur les assertions de Baglivi et de Stoll, j'ai employé à la dose de 4 et 6 grammes, et dont j'ai usé plus de 500 gr., contre toute espèce de phénomènes hystériques, sans en avoir éprouvé d'autre effet que des nausées, des vomissements ou des coliques et de la diarrhée. Baglivi assure avoir guéri par ce moyen un asthme hystérique, le symptôme le plus instable de tous les accidents hystériques et aussi un cas de douleurs hystériques entre les épaules. Un médecin qui voudrait prôner la poudre d'écrevisses contre l'hystérie, pourrait sans peine citer des centaines de cas de succès dans le genre de ceux de Baglivi. Aussi regardé-je cette substance comme devant être rayée de la liste des médicaments antihystériques.

Depuis Hoffmann, toute cette médication alexitère est tombée dans l'oubli, et parmi les auteurs qui lui ont succédé, je ne vois guère que J. Frank et Louyer-Willermay, qui l'aient indiquée comme moyen de traitement.

Il faut, après avoir usé pendant quelque temps des stimulants, être pris de toute l'infatuation qu'ont eue les partisans du poison hystérique pour préconiser l'emploi de ces médicaments. Ce qui frappe surtout lorsqu'on lit les observations des anciens, dit avec une parfaite justesse M. Landouzy, c'est l'incroyable assurance avec laquelle ils parlent de l'effet de tous les médicaments antihystériques. Si l'on parcourt les écrits de Forestus, de Sennert, d'Houillier, de Rivière et d'Ettmuller, on verra qu'à chaque formule de poudre, de pilule, de fumigation ou de potion antihystérique dont la composition occupe une demi-page, il est toujours, dit qu'elle guérit l'hystérie infailliblement et promptement; il semblerait, à lire ces auteurs, qu'il suffit de prendre la potion ou les pilules une ou deux fois pour être immanquablement guéri. La thérapeutique de ces auteurs suffit pour montrer à quel degré l'observation était entre leurs mains exacte et éclairée.

En définitive, à part quelques cas fort rares, ou jouant à quitte ou double, l'emploi de ces moyens a pu amener une perturbation favorable, les stimulants sont tout ce qui convient le moins aux hystériques, les êtres les plus excitables de la création, l'observation est là pour le constater; à part encore les éthers dont on doit faire usage avec réserve, l'emploi continu des stimulants manque très rarement d'augmenter l'intensité des accidents hystériques, et jamais un médecin prudent ne les emploiera qu'à bon escient.

Il est inutile de revenir ici sur l'emploi des toniques qui tiennent de très loin aux stimulants; ce qui en a été dit au traitement de l'état constitutionnel des malades suffit pour guider le praticien dans les cas où ils conviennent. C'est une médication sur l'emploi de laquelle tous les bons observateurs, Sydenham à leur tête, ont insisté. Il est un si grand nombre d'hystériques chez lesquelles l'état d'anémie et de débilité domine, qu'il n'est pas étonnant que l'emploi des toniques, auxquels il faut ajouter l'usage du vin et celui d'une bonne alimentation, ne soit si utile aux malades.

§ II. — Les antiphlogistiques.

Cette médication date de loin, Hippocrate dit qu'il faut saigner les hystériques, dès le début du traitement. Galien dont la théorie humorale voulait que, dans beaucoup de cas, l'utérus fût engoué par le sang menstruel qui n'avait pas son écoulement, était très partisan de la saignée dans ces cas particuliers; il paraissait toujours craindre que ces femmes ne succombassent sous le poids de la pléthore; aussi prescrivait-il la saignée, même chez les chlorotiques et chez les hydropiques. Longtemps après lui Higmore, pour qui l'hystérie n'était qu'un effet de la congestion sanguine des vaisseaux centraux, recommandait également la saignée. Stahl, dont la théorie de la réplétion de la veine porte suffisait à l'explication de toutes les maladies, conseillait aussi les évacuations sanguines contre cette réplétion dans les cas d'hystérie, et il préférait les évacuations sanguines par la vulve ou par l'anus, aux autres. Que des théoriciens, tels que Galien, Highmore, Hoschstetter et Stahl, aient été conduits à donner des conseils de thérapeutique d'après des idées théoriques préconçues, la chose se comprend ; mais qu'un grand praticien, qu'un grand observateur, que Sydenham, l'auteur qui semble le plus mettre les faits en avant et les théories sur le second plan, répète exactement la phrase d'Hippocrate : « Je commence en général par faire saigner du bras les » hystériques, dès le début du traitement, » c'est ce qui ne se comprendrait pas, si l'on ne songeait à la puissance qu'ont les idées théoriques même sur les hommes qui semblent le plus voués au culte de l'observation, et dont l'esprit semble le plus éloigné de toute pédanterie scholastique. Mais Sydenham avait aussi sa petite théorie. « Chez les hystériques, les esprits animaux troublés qui » sont la première cause de la maladie, vicient et corrompent » les humeurs, et il est à propos, avant que d'entreprendre de for » tifier le sang, de les diminuer par la saignée et par la purgation, » à supposer que les forces de la malade le permettent ; car, tant que » le sang sera surchargé d'humeurs nuisibles, on ne pourra jamais » venir à bout de le fortifier. »

Les évacuations sanguines ne peuvent pas être conseillées comme traitement général, la très grande majorité des hystériques se trouverait mal de la saignée du bras ou du pied ; on a vu en effet à l'article de l'étiologie que, dans un certain nombre de cas, l'hystérie elle-même ou des attaques de convulsions hystériques avaient été le résultat immédiat des saignées.

Ce moyen ne convient que dans un certain nombre de cas assez limité qu'on peut déterminer d'avance. Ainsi, il est des sujets pléthoriques, dont le teint est très animé, dont les veines sont tendues, dont le pouls est plein et fort, dont les muqueuses exhalent facilement le sang, chez lesquels une sensation de plénitude et de tension générales indiquent que les vaisseaux sont dans un état de réplétion qui nécessairement doit congestionner le cerveau ; chez ceux-là les évacuations sanguines paraissent être indiquées, et elles procurent immédiatement un soulagement notable.

Dans ces cas, Mercatus A. Roderic de Castro, préféraient la saignée à toute autre chose. Panoroli cite le fait d'une religieuse qui fut guérie par ce moyen.

Il est certaines hystériques chez lesquelles l'expérience a conduit les médecins à employer la saignée répétée jusqu'à un nombre de fois incroyable; ainsi on cite une fille hystérique de Turin, qu'on saigna 700 fois en quatorze ans; une femme d'Alexandrie qui fut saignée 1400 fois en huit années et qui guérit. Il faut ajouter qu'en Italie, et surtout dans le Piémont, les médecins portent l'emploi de la saignée jusqu'à l'abus. Une fille hystérique dont l'histoire a été rapportée dans le *Journal de la Société de médecine de Paris*, par Brillouet, chirurgien de Chantilly, fut saignée 1000 fois pendant le cours de sa maladie; une autre le fut 1220 fois en neuf ans, et eut des hémorrhagies utérines abondantes pendant un an; elle guérit. M. le professeur Forget parle de deux hystériques qu'il a fait avec succès saigner, l'une 36 fois en deux ans, et l'autre 63 fois en trois ans.

On a quelque peine à croire à l'utilité et à la convenance de pareils traitements. En effet, il est très commun de voir des hystériques atteintes, soit d'un peu de pléthore, soit d'hydroémie, être notablement soulagées toutes les fois qu'elles sont saignées; mais le plus ordinairement ce soulagement est de courte durée, et au bout de quelques jours les accidents reparaissent, souvent plus forts qu'auparavant.

Cependant il est certains organismes où l'amélioration dure plus longtemps, et ne peut être obtenue par aucun autre moyen.

Je présente le fait suivant comme le type de ces cas.

66ᵉ OBSERVATION. — Louise Morand, âgée de vingt-deux ans, couturière, mère morte phthisique, une sœur phthisique, a toujours été d'assez bonne santé jusqu'à dix-sept ans, quoiqu'elle fût délicate, mais toujours fort impressionnable.

A dix-sept ans, première menstruation, puis aussitôt suppression des menstrues pendant un an, apparition d'une pleurésie à gauche avec épanchement, maladie pour laquelle on a été obligé de faire plusieurs applications de ventouses scarifiées, et qui paraît avoir duré cinq à six mois, après quoi il est resté un état anémique très prononcé.

A dix-huit ans, réapparition des menstrues résultant de l'usage du fer; à partir de ce moment jusqu'à l'âge de vingt ans, menstrues régulières et assez bon état de santé.

A vingt ans, mort de sa sœur, d'où sont résultés une vive émotion et du chagrin; alors apparition d'épigastralgie, de pleuralgie et de rachialgie à gauche et de céphalalgie. Quinze jours après la mort de sa sœur, première attaque hystérique convulsive, laquelle s'est reproduite tous les jours pendant trois mois, puis deux fois par jour pendant trois autres mois, puis enfin trois à quatre fois par jour pendant plusieurs mois.

Les menstrues se sont bientôt arrêtées et n'ont plus reparu.

À vingt et un ans, elle était à Necker dans le service de M. le professeur Guillot, lorsqu'à la suite d'une attaque il survint des mouvements convulsifs continuels, des quatre membres et de la tête; les membres étaient pris d'un mouvement continuel de flexion et d'extension brusque et involontaire; la tête était agitée d'un mouvement continuel de rotation et d'oscillation de droite à gauche qui durait toute la journée sans cesser, mais qui disparaissait complétement pendant le sommeil; il y avait de la fièvre et les hyperesthésies hystériques habituelles; les membres convulsés étaient le siége d'un sentiment de brisement.

On essaya tous les traitements possibles, et comme il y avait de l'embonpoint et un certain degré de coloration rosée de la face, on finit, de guerre las, par faire des applications de ventouses scarifiées dans le dos. Le soulagement fut immédiat, les mouvements convulsifs diminuèrent promptement; on insista sur ces applications qui furent réitérées huit jours de suite, et au bout de ces huit jours il n'y avait plus de convulsions, et les hyperesthésies avaient disparu. Les menstrues reparurent quelques jours après. Sortie de l'hôpital en bon état.

Mais un mois après, il survient une contrariété vive et les mouvements convulsifs reparaissent, mais seulement du côté gauche. Alors rentrée dans le service de M. Guillot, où, après avoir essayé en vain beaucoup de moyens, on fut forcé d'avoir de nouveau recours aux ventouses scarifiées, mais on mit quelques jours d'intervalle entre chacune de ces applications. Les convulsions diminuaient presque jusqu'à disparaître le jour même de l'application, puis le lendemain elles reparaissaient et allaient ainsi croissant jusqu'à la première application de ventouses. On fit en tout huit applications qui prirent une quinzaine de jours, au bout desquels tout était dissipé, hyperesthésies et convulsions. La malade sortit pour la seconde fois de l'hôpital. Les menstrues coulaient.

Rentrée chez elle, elle y resta deux mois en bonne santé, et au bout de ce temps survint une nouvelle contrariété, et aussitôt réapparition des convulsions qui cette fois affectent tout le côté droit.

Elle est envoyée à la Charité dans le service de M. Piorry, où son état chlorotique et l'absence des menstrues éloignent l'idée des évacuations sanguines et portent à faire usage d'autres moyens, tels que l'anesthésiation par le chloroforme, les bains et la belladone. Un mois se passe à faire ce traitement, pendant lequel il n'y a pas le moindre soulagement.

Ennuyée, la malade sortit et se rendit de nouveau dans le service de M. Guillot, où on lui fit faire divers traitements à raison de son état anémique qui était très prononcé, lesquels furent inefficaces. M. Guillot étant absent, on fit à bâtons rompus quelques applications de ventouses, qui soulagèrent un peu et ne guérirent pas. Au bout de trois mois, sortie de l'hôpital, seulement améliorée.

Rentrée de nouveau chez ses parents, elle fut pendant deux mois en assez bon état, ayant de temps en temps des attaques, mais pas de convulsions; puis un jour, après une attaque, réapparition des convulsions et alors entrée à la Charité dans mon service, vers le 15 novembre 1858.

C'était une jeune fille d'une constitution lymphatico-sanguine, douée d'un certain embonpoint, ayant la peau blanche, la face d'une teinte rosée, les cheveux bruns, les chairs assez molles, les veines sous-cutanées non apparentes, le pouls médiocrement fort et fréquent, assez de vivacité dans le caractère; elle avait alors une forte céphalalgie, et des hyperesthésies très violentes à l'épigastre au côté gauche, et le long de la gouttière vertébrale gauche. Ses membres supérieurs et inférieurs droits étaient dans un mouvement continuel et régulier de flexion et d'extension qui durait toute la journée; lorsqu'elle voulait mouvoir ces membres, ils étaient agités par un mouvement choréique intense.

Pas plus que les médecins qui m'avaient précédé, je me souciai, malgré les instances et les récits de la malade, de lui faire perdre du sang, je prescrivis donc successivement les bains chauds ou froids, les délayants, le lait, les opiacés à haute dose, les légers toniques, la strychnine, le fer, etc. Rien ne réussit, les convulsions et les hyperesthésies n'en allèrent pas moins croissant; enfin, au bout d'une quinzaine de jours, fatigué de l'insuccès de mes moyens, je prescrivis des ventouses scarifiées le long du rachis, et au bout de deux heures il y avait eu une diminution notable dans la rapidité et dans la fréquence des convulsions, et un soulagement très grand dans les hyperesthésies. Cette amélioration, bien qu'elle n'eût que quelques jours de durée, me conduisit à faire une seconde application de ventouses, celle-ci à une troisième, et ainsi de suite, jusqu'à dix applications, en six semaines, soit le long du rachis, soit au haut des cuisses.

Quelques jours après une application les accidents reparaissaient, mais moins forts qu'auparavant; alors je rapprochai les époques des applications, et à la fin les convulsions, ainsi que les hyperesthésies, avaient cessé complétement et la malade sortit de l'hôpital en bon état, semi-anémique, mais ses menstrues rétablies. La soustraction du sang était tellement nécessaire à cette jeune fille, qu'une fois j'avais prescrit pour ménager le sang qu'on fît tuméfier la peau sous la ventouse, puis qu'on scarifiât fortement cette peau, et que, sans que la malade s'en aperçût, on ne favorisât pas l'écoulement du sang; j'espérais obtenir la révulsion par la douleur. Cette application n'avait nullement soulagé, et le lendemain les accidents étaient exactement les mêmes que la veille, il n'y avait pas la moindre apparence du bien qu'avaient amené les autres applications.

Après sa sortie, Louise Morand rentra dans sa famille, où elle resta trois mois en bon état et bien menstruée, puis au bout de ce temps, à la suite d'une contrariété, il survint une attaque de convulsions, et celle-ci fut suivie de l'état convulsif et chronique ordinaire des membres droits.

Elle rentra à la Charité, le 24 mars 1859, avec les convulsions et les hyperesthésies habituelles: elle était alors très pâle, la face complétement décolorée, un fort susurrus anémique au cœur et aux vaisseaux du col, un pouls fréquent et assez tendu. Dans un pareil état je reculai devant l'idée des évacuations sanguines et j'essayai, mais en vain, toutes sortes de moyens, l'opium à très haute dose, les bains répétés deux fois par jour, les topiques à la glace sur la tête, la glace à l'intérieur, le tout sans le moindre succès. Les accidents allaient en augmentant, enfin au bout d'un mois d'essais infructueux, je fus contraint d'en revenir aux ventouses scarifiées, et je fis faire successivement en six semaines onze de ces applications, tant le long du rachis qu'à la vulve ; à chaque application les convulsions diminuaient ou cessaient très brusquement au bout de deux à trois heures, puis les hyperesthésies disparaissaient, pour reparaître graduellement et pour prendre chaque jour de l'accroissement, de telle sorte qu'au bout de trois à quatre jours tout était comme auparavant. Je mis quelquefois des intervalles de huit et dix jours, et pendant tout ce temps les hyperesthésies et les convulsions restaient fortes au même degré.

Quoique très décolorée, la malade reprenait rapidement des forces et le pouls redevenait au bout de quelques jours, plein et tendu ; le sang retiré par les ventouses contenait à peine un petit caillot mou, nageant dans de l'eau rose ; le microscope faisait voir les globules sanguins rares et affaissés ; il y avait une faiblesse extrême et telle que la malade pouvait à peine se lever pour faire quelques pas.

A mesure que le chiffre des évacuations sanguines croissait, à mesure aussi les convulsions devenaient moins fortes, cessant plus facilement et reparaissant plus lentement.

Enfin à la onzième application de ventouses, les convulsions cessèrent complétement, les hyperesthésies diminuèrent et, quoique fort pâle, la malade se levait.

Elle resta à l'hôpital encore huit jours sans aucun mouvement convulsif et sortit le 4 juin, commençant à marcher, ayant déjà repris des forces et des couleurs. J'ai eu de ses nouvelles un mois après, et l'amélioration s'était maintenue, quoique l'état hystérique ne fût pas dissipé.

Les évacuations sanguines peuvent encore être utiles dans les cas où les malades sont sous l'influence d'une diathèse hémorrhagique très notable, ou sous celle de la suppression ou de l'absence des menstrues ou d'hémorrhagies habituelles. Dans ces derniers cas, les applications de sangsues à l'anus ou à la vulve sont ce qui convient le mieux, et ces cas sont, comme on l'a vu, extrêmement nombreux.

Enfin, lorsque les accidents hystériques sont très intenses ou lorsqu'ils se succèdent avec rapidité, et que le pouls est fréquent, qu'il existe un état fébrile très marqué, on peut avoir recours aux évacuations sanguines, et on le fait avec succès, mais seulement comme moyen momentané et non pas comme un traitement de fond.

Après les évacuations sanguines vient le traitement adoucissant.

D'après Baglivi : « Morbi ab animi pathemate pendentes, blande » ac leniter tractandi sunt, à nimia remediorum copia et vehe- » mentia quam maxime abstinendum est. » Selon de Gorter : « Laxan- » tia mitigare solent symptomata, nunquam perfecte curant, sed » eorum frequens usus ad leniendos dolores ita figit morbum, ut » deinceps omnem curationem respuat. »

On comprend qu'une semblable dissidence n'ait pas été de nature à fixer sur ce point les idées des médecins.

Néanmoins, on voit les hommes les plus sages, ceux que n'entraînent pas les théories, insister beaucoup sur l'emploi des moyens adoucissants. Sydenham se louait de cette médication; Raulin semble en avoir fait la base de son traitement de l'hysterie; Georget était aussi d'avis de faire usage des émollients, comme moyen principal de traitement. Mais il n'est pas de médecin qui les ait employés avec autant d'insistance que Pomme.

Avant lui, il était d'usage de bourrer les hystériques de toutes sortes d'excitants, sous le titre de nervins, d'antispasmodiques, et par ce traitement banal et qui devait être nuisible dans le midi de la France où ce médecin pratiquait, les accidents devaient aller en augmentant. Frappé de ce résultat, Pomme, guidé par un sens juste, employa des moyens tout opposés qui lui réussirent, et comme la disposition de son esprit était pour l'éclat, il prôna au delà de toute mesure ce traitement adoucissant de petit lait de qui Comparelti parle en ces termes : « Res extergens et abluens sine » mordacitate intestinorum acrimoniam, ad diluendos humores et » humectandas partes solidas apta. » Après le petit lait viennent les bouillons de poulet, de veau, de tortue, de grenouilles, de limaçons; les bouillies d'orge, de gruau, d'avoine, de riz; les fécules, telle que le tapioca, le salep, le sagou, l'arrow-root, et enfin, les simples décoctions ou infusions émollientes, de mauve, de violettes, de bette, de chicorée sauvage, de capillaire, de gomme arabique; les solutions de sirop d'orgeat, le lait d'amandes, etc.

Les auteurs se sont demandé si les acides pouvaient être recommandés aux hystériques, quelques-uns ont prétendu que leur usage était nuisible. Il est vrai que chez un certain nombre de ces malades l'estomac ne supporte pas bien ces boissons; mais chez le plus grand nombre, elles sont très bien acceptées, et réussissent d'autant mieux qu'il y a presque toujours de la constipation. Ainsi, lorsque les malades sont tourmentées par la soif, les décoctions et les sirops de fruits de la saison, les sirops de citron, de jus d'oranges, seront très convenables.

Le traitement de Pomme se composait de lait étendu d'eau, d'eau ou de bouillon de poulet, de grenouilles, de tortue, de veau ; de boissons de chiendent, d'orge; de potions légèrement huileuses, ou mucilagineuses, prises à une température peu élevée. Les malades devaient boire un ou plusieurs litres de ces tisanes dans la journée, et prendre en même temps des lavements émollients fréquemment répétés et des bains tièdes de trois à six heures de durée, deux fois par jour.

Ce traitement employé seul et sans l'aide d'autres moyens peut être utile chez les malades qui ont été stimulées, chez les sujets bruns, forts ou très irritables, et chez les femmes du Midi ; mais il trouverait un nombre fort restreint de cas d'applications dans un climat tel que celui de la France, où la majorité des hystériques est anémiée ou lymphatique : aussi ne doit-il être employé qu'avec une certaine réserve et doit-il être combiné avec d'autres moyens.

Employés dans les cas où la maigreur du corps, la sécheresse et la chaleur de la peau, l'animation des traits de la face, la rougeur des pommettes, la sensibilité de l'estomac, la fréquence du pouls et sa roideur, l'excitabilité extrême, etc., indiquent un état général d'éréthisme, les adoucissants sont les meilleurs moyens : ainsi le lait d'ânesse, celui de femme, le lait de jument et le lait de vache, pris purs ou étendus d'eau, une sorte de diète lactée, peuvent être recommandés et largement employés. Hippocrate recommandait de préférence le lait d'ânesse. Les auteurs sont remplis de faits dans lesquels le régime lacté employé avec persévérance a triomphé des états hystériques les plus graves.

Si le traitement antiphlogistique énergique doit être employé avec réserve, il n'en est pas de même de plusieurs des moyens dont il se compose.

Les bains recommandés contre l'hystérie par Hippocrate, par Celse, par Galien, par Cœlius Aurelianus, par Alex. de Tralles, n'ont pas cessé d'être regardés comme très utiles par les divers praticiens qui se sont succédé. Ils constituent l'une des médications les plus capables de soulager les hystériques qui sont si irritables, si facilement agitées, dont la peau est si souvent chaude et sèche, et dont le pouls est habituellement fréquent. Mais le médecin qui les a portés le plus loin est Pomme, qui semble se plaindre de ce que la journée ne soit que de vingt-quatre heures, quand les malades devraient pouvoir en passer vingt-six dans l'eau.

Les bains tièdes dont il est question ici doivent être fréquemment répétés, soit tous les jours, soit tous les deux ou trois jours, et quelquefois deux fois par jour ; leur durée doit être au moins d'une à deux heures, on l'a prolongée jusqu'à cinq et six heures. Pomme assure avoir tenu de ses malades dans le bain jusqu'à douze et dix-huit heures par jour, et s'en être bien trouvé; leur température doit être de 20 à 25 degrés centigrades.

Pendant la durée du bain on fait avec avantage des affusions d'eau fraîche sur la tête, ou des lavages de la tête et de la figure avec de l'eau fraîche; ces pratiques ajoutent encore à l'effet sédatif du bain.

Les lavements, soit tièdes, soit froids, sont un adjuvant important au traitement antiphlogistique, ils sont également recommandés par les auteurs, en raison du bien-être qu'ils procurent. On les rend mucilagineux par l'addition des racines de guimauve, des feuilles de mauve ou de guimauve, de seneçon, de bette, de la grainé de lin, de l'amidon, des blancs d'œufs. On y combine avec avantage, suivant les cas, quelques gouttes de laudanum de Sydenham ou de la décoction de têtes de pavots.

Ces diverses médications sont en général des moyens de faire pénétrer une plus grande quantité d'eau dans le sang. On ne saurait trop en recommander l'emploi chez les sujets excitables.

§ III. — L'hydrothérapie.

Il était d'un usage immémorial dans les climats chauds, tels que celui de la Grèce et dans celui des Indes orientales, de recourir à l'usage des bains froids, pour amener dans les maladies de ces climats une sédation favorable. Celse a parlé avec avantage de l'application de l'eau glacée sur la tête. On sait combien J. Currie, Giannini, Parry, ont vanté l'usage des bains froids comme l'un des meilleurs calmants du système nerveux. Zacutus, Valescus de Tarente, Hoffmann, Baglivi, vantent le froid contre l'hystérie. L'hydrothérapie s'est emparée de ces données et par l'ensemble des moyens dont elle dispose, elle a pu obtenir une hyposthénisation du système nerveux plus prononcée que celle qu'on obtenait auparavant.

J'ai beaucoup employé le froid et je m'en suis en général si bien trouvé, que je regarde son emploi comme l'un des moyens les plus puissants qu'on possède pour combattre les accidents hystériques aigus, tels que la fièvre hystérique, le délire, l'insomnie, l'agitation excessive, les convulsions, l'éréthisme et l'état de surexcitation générale de l'économie, etc.

Chez les malades atteints de fièvre typhoïde, l'application de la glace sur la tête, l'usage des boissons à la glace, celui des lavements à l'eau glacée, et le séjour dans un lit où le malade est médiocrement couvert, sont les meilleurs moyens que l'art possède pour combattre cette maladie, et l'un de ceux qui plaisent le plus aux malades; sous leur influence on voit la congestion cérébrale, la céphalalgie, le délire, l'agitation et la chaleur âcre et mordicante de la peau s'amender notablement, et bien souvent cesser rapidement.

C'est le traitement que depuis un certain nombre d'années j'emploie de préférence et celui auquel j'ai constamment recours dans les fièvres typhoïdes graves à forme cérébrale; j'en ai constamment obtenu les succès les plus grands. Or, il est impossible qu'une médication qui amène dans l'économie en général et dans l'appareil encéphalo-rachidien en particulier, une modification si puissante, ne soit pas utile contre la plupart des phénomènes aigus de l'hystérie.

L'hydrothérapie chez les hystériques peut être employée de deux manières :

1° D'une manière intermittante; 2° d'une manière continue.

La première méthode qui consiste ou dans l'emmaillotement en un drap mouillé d'eau froide, puis en un réchauffement; ou dans l'usage d'un bain de deux à trois minutes dans l'eau à température basse, peut être employée chez les femmes pâles, anémiées, très faibles, et chez celles qui sont lymphatiques. Ces opérations se répètent suivant la force des sujets, tous les deux ou trois jours.

Au bout d'un certain temps de ce traitement, la constitution de la malade a changé, l'hématose s'est mieux faite, un sang plus riche et plus abondant remplit les vaisseaux, l'appétit revient, la nutrition se rétablit, la peau s'anime, les chairs deviennent plus fermes, le pouls plus consistant, et les malades commencent à perdre leur aspect chloro-anémique ou tout au moins leur état lymphatique, ainsi que leur aspect de souffrance.

Il est certain qu'une constitution ainsi refocillée doit être un pas fait vers l'amélioration de l'état hystérique; le système nerveux perd la suprématie qu'il avait prise et la sensibilité se rapproche de son type normal.

L'hydrothérapie intermittente peut encore être utile dans l'hystérie, quand il s'agit de faire disparaître un symptôme tenace, persistant, et dont l'économie s'est fait une sorte d'habitude qu'il faut rompre.

Ainsi des céphalalgies opiniâtres, des gastralgies rebelles, des vomissements incoercibles, des paraplégies, des paralysies de la vessie et du rectum, etc., qui auront résisté aux traitements ordinaires, pourront avec avantage être attaqués par l'hydrothérapie intermittente ; celle-ci modifiera l'économie et brisera le cercle vicieux dans lequel l'hystérique se trouve enfermée.

L'hydrothérapie continue, c'est-à-dire celle dans laquelle l'application du froid se fait d'une manière continue, est encore plus souvent mise à contribution que la précédente.

Ainsi l'application sur la tête d'eau glacée ou d'eau froide qu'on renouvelle incessamment, et l'emploi de la vessie remplie de glace, sont des moyens très utiles contre la céphalalgie, contre le délire, contre la fièvre hystérique ; les topiques froids, la glace sur le ventre, sur le bassin, sont un très bon moyen de dissiper les hyperesthésies de ces parties. Les lavements à l'eau froide ou à l'eau glacée, calment très bien la céphalalgie, la gastralgie, l'entéralgie et la cystalgie. Ce sont, quand on les renouvelle souvent, d'excellents moyens pour tempérer soit l'ardeur fébrile, soit les excitations des organes pelviens.

Les bains froids de 20 à 26 degrés centigrades, d'une durée d'un quart d'heure à une demi-heure, constituent, quand les sujets peuvent réagir, l'un des meilleurs moyens de calmer l'état fébrile et l'agitation. Ces bains se répètent tous les jours, ou tous les deux à trois jours.

Les pédiluves dans l'eau de 10 à 12 degrés arrêtent la céphalalgie et la congestion cérébrale.

Les bains de siége froids de trois à cinq minutes de durée enlèvent merveilleusement les douleurs hypogastriques, diminuent la leucorrhée et l'éréthisme des voies génitales.

Les boissons d'eau de neige, d'eau à la glace rentrent également dans l'hydrothérapie, l'ingestion de la glace pilée et réduite en fragments du volume du gros sel, arrêtent presque toujours les vomissements et la gastralgie.

Les femmes chez lesquelles le froid réussit le mieux comme moyen général sont celles qui sont brunes, irritables, médiocrement anémiées, et chez lesquelles le pouls a de la vivacité.

Il est rare que, convenablement employé, et continué avec une certaine persistance, on n'arrive pas à l'aide de cet ensemble de moyens à amener une modification favorable dans l'état général, et qu'on ne se rende pas, en dépit de la sentence : *Frigus nervis inimicum*, maître de l'agitation de la fièvre et des souffrances qu'éprouvent les hystériques.

Il est inutile de déduire ici les raisons physiologiques pour lesquelles le froid opère ces sédations, il me suffit ici d'établir que l'observation en a constaté depuis longtemps d'une manière irréfragable l'effet avantageux.

§ IV. — Les antispasmodiques.

Ce sont les moyens dont on a le plus fait usage depuis les temps les plus anciens, et dont on a le plus abusé.

Les substances fétides ont toujours été placées en première ligne parmi les antispasmodiques, quoique leur premier emploi contre l'hystérie soit le fait d'une grossière erreur. On verra plus loin que les anciens avaient constaté, à leur manière, que l'utérus avait horreur des odeurs fétides, qu'il s'enfuyait à leur approche, et que le meilleur moyen de le faire rentrer en son lieu était d'approcher du nez des substances fétides, pour lui faire abandonner les parties supérieures du corps. Avec de pareilles idées, il était tout naturel qu'on étendît la médication au tube digestif, et qu'on administrât par cette voie des substances fétides qui, de cette manière, développaient une action répulsive sur la matrice. La première substance qui se présenta à leur esprit fut le castoréum, ainsi qu'on le voit dans Arétée, qui le premier conseilla son usage contre l'hystérie, de là à l'asa fœtida, à la valériane, à la gomme ammoniaque, à la matricaire, à la rhue, à la pivoine, au galbanum, au camphre, la transition était naturelle et de là la vertu antispasmodique de ces substances, et leur valeur contre l'hystérie.

Mais après Galien, le doute s'étant emparé des esprits sur la réalité des pérégrinations de l'utérus, il fallut trouver une interprétation des effets des antispasmodiques, et on la tira de la nature de l'hystérie ; celle-ci était alors censée être le produit d'une vapeur maligne, qui de l'utérus se portait vers les parties supérieures et agissait sur elles à la manière d'un délétère. Les antispasmodiques devinrent des alexitères qui avaient la puissance de neutraliser ces délétères et de combattre le collapsus qu'ils produisaient. Ce fut alors qu'on adjoignit aux fétides le musc, la civette et les produits des ombellifères, puis les alcools et les éthers, etc. Ainsi s'est formé l'arsenal duquel on a généralement, et à part quelques rares exceptions, tiré depuis Galien jusqu'à nos jours des armes pour lutter contre l'hystérie. Il faut lire les auteurs anciens, Hollerius, Sennert, Rivière, Fernel, Ettmuller, pour avoir une idée du degré auquel était portée la polypharmacie antihystérique; c'est là qu'on trouve des potions, des tisanes, des pilules, des lavements, des liniments et des embrocations dont la formule occupe une demi-page pour chaque, ces formules comprenant les substances qui viennent d'être indiquées et d'autres analogues variées à l'infini. Ainsi la corne de pied d'élan guérissait rien qu'en la portant au cou; la poudre de placenta, la poudre de pénis humain, celle de crâne humain, étaient vantées par Rivière et par Cheyne, comme un spécifique; les préparations d'étain, disent les chimistes, guérissent *usque ad miraculum, incantimenti instar.* Ce qui ajoute encore à l'édification sur le génie observateur de cés temps, c'est l'assurance avec laquelle chacune de ces mille compositions galéniques est présentée comme un spécifique qui ne manque jamais; il semblerait qu'il n'y avait qu'à copier les formules pour traiter un malade et le guérir presque à l'instant.

On serait étonné, si l'on ne connaissait le goût qu'avaient autrefois les Allemands pour la cuisine galénique, de voir, à la fin du XVIIIᵉ siècle, Hoffmann enchérir encore sur ces vielleries et ajouter, comme on l'a vu, ses pilules, ses potions et ses gouttes, au fatras médicamenteux de ses prédécesseurs.

Comme la plupart de ces médicaments sont tombés en désuétude, je ne m'occuperai que de ceux auxquels on peut encore accorder quelque valeur, l'asa fœtida, la valériane, le castoréum, le musc, les éthers.

Plusieurs de ces médicaments, dont l'emploi date des temps d'Hippocrate et d'Arétée, ont reçu l'approbation des médecins de toutes les époques, et ont été présentés comme des moyens héroïques; ils n'ont pourtant sur l'état hystérique proprement dit aucune influence qu'on puisse apprécier. J'ai administré bien souvent, d'une manière continue et avec beaucoup de patience de la part des malades, la valériane, l'asa fœtida et le castoréum, soit en poudre, soit en pilules, soit en dilution, soit en lavements, soit en inspiration, et je n'ai jamais vu que ces substances eussent la moindre influence sur l'état nerveux; la susceptibilité nerveuse, l'agitation, les hyperesthésies, la facilité à avoir des attaques, les troubles du tube digestif, ceux de la menstruation, la fréquence du pouls, restaient les mêmes; il y avait en plus un certain degré de céphalalgie, quelques vertiges, des bourdonnements d'oreilles, des montées

de chaleur à la tête, souvent une augmentation dans la fréquence
du pouls, et les signes de la présence de substances désagréables à
l'estomac : accidents qui étaient évidemment des effets directs produits par la médication. Aucune d'elles ne m'a paru jouir de la
propriété de calmer directement le système nerveux ; elles ne
peuvent donc pas être employées dans le but de traiter l'éréthisme
nerveux qui constitue le fond de la maladie, et elles ne peuvent
être utiles, comme on va le voir, que pour combattre les accidents
momentanés de l'hystérie. Malgré le peu d'utilité des antispasmodique, le médecin se trouve souvent obligé de calmer quelque accident nerveux, et l'usage est d'administrer, les potions antispamo-
diques ayant pour excipient les eaux distillées de valériane , de
pivoine, de musc , d'armoise, de matricaire, de roses, de fleurs de
tilleul, de feuilles d'oranger, de racines de nymphiéa, etc., dans
lesquelles on suspend l'un des antispamosdiques usuels, auquel on
ajoute le sirop d'éther, celui de fleurs d'oranger, celui de stœchas,
celui de karabé, etc.

§ V. — Les stupéfiants.

Si les médicaments dont je viens de parler n'ont donné aucune
preuve certaine de leur action, il n'en est pas de même des agents
qui vont suivre, lesquels jouissent de propriétés calmantes que la
raison conçoit et que l'expérience démontre de la manière la plus
évidente.

Ces subtances et ces agents sont les narcotiques et les substances
vireuses, telles que l'opium, la belladone, le stramonium et la jusquiame ; la fascination, la chloroformisation et les applications des
métaux.

Quoique Hippocrate ait conseillé le suc de pavots contre l'hystérie,
les narcotiques ont été fort peu prisés par les anciens, et l'opium
n'a été donné que fort tard. Sydenham, Hoffmann, Boerhaave
étaient grands partisans de l'opium dans l'hystérie. Quant aux
autres substances, leur emploi ne date que de peu de temps, et elles
ne peuvent entrer en rivalité avec l'opium. La belladone et le sulfate
d'atropine qui ont été vantés par M. Michéa, ont l'inconvénient
d'affaiblir la vue, d'amener beaucoup de sécheresse dans la gorge,
à tel point que, les effets toxiques arrivant avant les effets utiles, on
est obligé de s'arrêter à 2 ou 3 milligrammes, avant d'avoir eu
le moindre effet thérapeutique ; il en est de même pour le stramo-

nium et pour la jusquiame qui donnent des vertiges et des nausées, à un degré qui ne permet pas d'en prolonger l'emploi.

L'opium et ses préparations, telles que les sels de morphine, la codéine, l'extrait aqueux d'opium et le laudanum, sont des substances qui paraissent être fort appropriées à l'état hystérique. Celui-ci a pour les opiacés une tolérance telle qu'on croirait qu'ils ne sont pas absorbés, si une expérience directe, celle de l'administration du sulfate de quinine, ne venait prouver que l'absorption se fait avec énergie chez les hystériques.

J'ai vu de ces malades prendre jusqu'à 20 centigrammes par jour d'acétate ou de chlorhydrate de morphine dans une potion, sans éprouver le moindre effet narcotique; des jeunes filles de quinze à dix-huit ans, ont pris pendant plusieurs mois 20 centigrammes de ce sel, et quelques-unes ne dormaient même pas la nuit ; il en est qui ont pris ces doses en trois fois dans le courant d'une soirée; chez une femme on a pu aller jusqu'à 2 grammes de laudanum de Sydenham par jour en lavements. M. le docteur Gendrin, qui emploie beaucoup l'opium contre l'hystérie, a été témoin des mêmes faits. Cette substance a pour elle la logique, il existe une excitabilité très vive de l'encéphale et de ses dépendances; nécessairement les substances qui calment cet organe devront être utiles pour la diminuer. L'expérience démontre de son côté que, sous son influence continue, les accidents hystériques vont graduellement en diminuant, et qu'on combat avec avantage presque tous les accidents, soit spasmodiques, soit douloureux. Sous l'influence des opiacés, les hyperesthésies diminuent, l'éréthisme général se calme, l'agitation cesse et le sommeil se produit.

L'opium doit être administré d'une manière continue en augmentant graduellement la dose. Quand les sujets ne sont pas pris d'accidents graves qui les retiennent au lit ou qui nécessitent des doses élevées, on l'administre en lavements matin et soir, sous la forme du laudanum de Sydenham duquel on fait prendre huit à dix gouttes deux fois par jour, en augmentant graduellement la dose. De cette manière on fait absorber le narcotique sans agir sur l'estomac qu'on conserve en état de supporter l'alimentation.

Si quelque obstacle s'oppose à l'administration des clystères, on fait prendre l'opium le soir ; de cette manière on n'entrave pas l'alimentation; mais, quand les accidents hystériques sont intenses, il faut avoir recours aux sels de morphine en solution, qu'on administre pendant le cours de la journée, en commençant par 1 ou 2 centigrammes par jour, et en augmentant graduellement les doses. Le seul inconvénient que j'ai reconnu à cette médication est la constipation, mais il est très facile d'y parer.

L'opium ainsi administré avec prudence peut être continué long-temps, et de cette manière on peut espérer modifier graduellement l'encéphale, de manière à lui faire perdre le mode de sensibilité vicieuse qu'il avait pris.

Les adjuvants les plus ordinaires des opiacés sont l'eau distillée de laitue, le sirop de lactucarium d'Aubergier qu'on administre par cuillerées plusieurs fois par jour, l'eau distillée de laurier-cerise, celle des cerises noires, les infusions de fleurs de pêcher, celles de feuilles de laurier-cerise, celles d'amandes amères pilées, qui constituent des boissons agréables, dont on doit prescrire l'usage habituel aux hystériques.

Ce traitement qui est certainement celui que supportent le mieux les malades, continué avec persévérance pendant un laps de temps d'un à deux mois, réussit le plus habituellement et diminue peu à peu les accidents de l'hystérie, toutes les fois qu'il n'y a pas de phénomènes trop intenses et que la maladie est passée à l'état de chronicité; il constitue un traitement de fonds qui n'empêche pas que pendant ce temps on n'attaque par les moyens convenables les divers symptômes qui se produisent; on peut en même temps y adjoindre le fer. Les cinq sixièmes des malades chez lesquelles il y a une recrudescence de l'hystérie sont, je ne dirai pas guéries, mais très notablement soulagées et remises dans un état en quelque sorte normal, par l'emploi de ce mode de traitement.

On a proposé comme un bon calmant ce qu'on appelle le magnétisme, et ce que j'appellerai la fascination. Cette pratique produit des effets très appréciables desquels on peut essayer de tirer quelque parti.

J'appelle fascination ce mode d'agir, parce que je n'admets pas l'existence d'un agent matériel spécial, et que j'ai la certitude que ce mode opère sur l'imagination ou sur les sens des malades.

Il suffit aux personnes habituées à ce genre d'expérimentation de regarder pendant quelques instants, d'une manière fixe, une hystérique dont les yeux sont aussi fixés avec attention sur la personne qui la fascine, pour que la malade éprouve de l'embarras et de la pesanteur dans la tête, puis dans les paupières, pour que la respiration se ralentisse et devienne lente, pour qu'enfin le sommeil arrive, et pour que, si l'on pousse plus loin la fascination, la malade soit mise dans l'état de somnambulisme. Pendant ce sommeil, l'insensibilité est complète, les malades ne perçoivent pas les courants faradiques les plus intenses, les hyperesthésies cessent, les contractures et les convulsions se dissipent, et au réveil les malades sont dans l'état de calme complet, ne sachant pas ce qui leur est arrivé.

On peut à l'aide de ce moyen parvenir à faire cesser tous les accidents douloureux spasmodiques ou convulsifs.

Mais malheureusement beaucoup d'hystériques ne sont pas susceptibles d'être fascinées, et quoi qu'on fasse, on ne peut les endormir. Or on ne connaît pas encore de signes à l'aide desquels on puisse reconnaître avec quelque probabilité si la malade sera ou non susceptible de fascination.

Chez la plupart des malades, les accidents se calment tant que dure le sommeil, et ils reparaissent aussitôt le réveil. Chez d'autres l'amélioration dure quelques heures, et au bout de ce temps, les accidents se reproduisent au même degré qu'avant la fascination; mais chez quelques autres, ils vont en diminuant.

Quelques malades ont été complétement débarrassées par ce moyen des accidents qui les tourmentaient, mais le nombre n'en est pas grand, et l'on ne peut pas savoir d'avance si le succès de la fascination sera permanent ou non.

Il ne serait pas sans quelque inconvénient de répéter fréquemment la fascination, comme il faudrait le faire pour anéantir des accidents qui se reproduiraient plusieurs fois. La fascination donne au système nerveux une manière d'être qui le rend très susceptible à de nouvelles fascinations, qui dispose au somnambulisme, qui fatigue les malades et qui les humilie de se trouver si directement sous la puissance d'un étranger.

Aussi suis-je d'opinion qu'il ne faut pas employer la fascination comme moyen de traitement général de l'hystérie, et qu'on peut tout au plus s'en servir passagèrement comme d'un moyen anesthésique, ou comme d'un moyen de calmer quelque accident important.

Les inhalations de chloroforme produisent les mêmes résultats que la fascination, elles endorment pour un temps plus ou moins long, mais le plus souvent aussi les accidents reparaissent, soit au moment du réveil, soit quelques instants, soit plusieurs heures après. Les cas dans lesquels la disparition complète a lieu sont fort rares. J'ai essayé si en répétant plusieurs fois la chloroformisation, on obtiendrait une diminution graduelle des accidents hystériques ; mais jusqu'à présent les résultats de cette médication n'ont pas été bien satisfaisants. La chloroformisation, répétée plusieurs fois, amène un état d'excitation de l'encéphale qui n'est pas sans quelque gravité, et qui, dans un certain nombre de cas, a donné lieu à l'apparition d'accidents hystériques nouveaux. Aussi la chloroformisation, comme la fascination, ne peut pas être un mode de traitement général de l'hystérie.

On a présenté l'application des métaux sur la peau comme un des bons calmants que possède la thérapeutique. M. le Dr Burq, auquel on doit une thèse assez curieuse sur ce sujet, paraît avoir obtenu quelques résultats de l'application des métaux dans le soulagement des douleurs, et dans la dissipation de la paralysie. Chaque sujet, selon lui, aurait son métal spécial qui seul lui conviendrait, les autres n'ayant aucune action. L'acier, le fer, le plomb, le cuivre, le zinc, l'étain, l'argent, le platine et l'or, se partageraient ces propriétés à un égal degré.

La facilité qu'ont les hystériques à être modifiées par tout ce qui frappe leurs sens ou leur imagination rend ces sortes d'études fort délicates, et il faut le dire, les expérimentations n'ont pas encore assez d'évidence pour pouvoir amener une conviction sur l'efficacité des applications métalliques.

67e Observation. — *Influence favorable des narcotiques et insuccès des évacuations sanguines.* — Redau (Rénée), âgée de vingt-deux ans, domestique. Il n'a existé aucune affection nerveuse parmi les membres de sa famille ; elle est née et a été élevée à la campagne, où elle a été occupée aux travaux des champs jusqu'à l'âge de quatorze ans. Sa santé a été bonne jusqu'à l'âge de douze ans. De douze à dix-huit ans, elle a toujours été souffrante ; elle est devenue sujette à de la cephalalgie, puis elle eut des douleurs à l'épigastre et très fréquemment des vertiges et des nausées. Cette fille avait sous les yeux son père et sa mère qui se conduisaient mal, et qui finirent par amener la ruine de leur famille, d'où résultaient pour elle une préoccupation constante et des impressions tristes et continuelles.

Les menstrues ont apparu pour la première fois à dix-huit ans, assez facilement et elles ont été constamment bien de dix-huit à vingt ans. Pendant cette période de temps la santé s'est rétablie et les malaises qui viennent d'être indiqués s'étaient dissipés.

Vers l'âge de vingt ans, un jeune homme auquel elle était fort attachée part pour l'armée, et bientôt la céphalalgie, et les douleurs de l'estomac reparaissent, les menstrues se dérangent et finissent par se supprimer ; elle a observé que ses divers malaises augmentaient aux époques auxquelles les menstrues auraient dû paraître. Dès les premiers temps de l'arrêt des menstrues, on a fait deux saignées qui, non-seulement n'ont amené aucun soulagement, mais qui même ont été suivies d'un état fébrile d'une durée de dix à douze jours, et qu'on a traité par les boissons amères.

A l'âge de vingt et un ans, elle a été prise d'une fièvre typhoïde qui dura six semaines; après cette fièvre la santé s'est rétablie et la menstruation s'est bien faite, cependant les malaises sus-indiqués persistaient toujours, quoiqu'un peu moindres qu'auparavant.

Il y a quatre mois elle fut assaillie de nouveaux ennuis, dans la maison où elle se trouvait, et bientôt les malaises augmentèrent; il s'y joignit de la constriction habituelle à la gorge, la sensation du globe hystérique, des douleurs dans le dos et de la dyspepsie; les menstrues coulèrent moins bien, s'accompagnèrent de vives coliques, et enfin éclatèrent des attaques de convulsions hystériques, sans perte complète de connaissance.

Entrée à la Charité, le 15 janvier 1848 : c'est une fille de petite taille, d'un embonpoint ordinaire, brune, d'un tempérament lymphatico-bilieux; sa figure est d'une teinte jaune paille avec un peu de coloration rosée aux pommettes.

Elle se plaint d'une céphalalgie frontale continuelle, de vertiges, de bourdonnements d'oreilles et de troubles de la vue, qui se font sentir même quand elle est en repos; il vient fréquemment de la constriction à la gorge, et assez souvent elle éprouve la sensation d'une boule qui de la région épigastrique lui monte à la gorge, il existe de la douleur à l'épigastre, au bas du côté gauche, au rachis, dans toute la hauteur de sa portion dorsale, et dans les muscles de la portion correspondante de la gouttière vertébrale gauche; il y a des bruits anémiques au cœur et aux vaisseaux du col, des palpitations et de l'essoufflement lors de la marche; l'appétit est conservé, le pouls est à 60, la peau est fraîche, les menstrues sont moins abondantes que de coutume, il existe un peu de leucorrhée; l'utérus et le vagin sont à l'état normal.

Il était évident que les émotions morales tristes avaient, par la continuité de leur action, influencé d'abord l'encéphale, et par suite les diverses dépendances nerveuses de ce centre des sensations, puis que les menstrues ne s'étaient dérangées que par le fait des troubles nerveux, et qu'il existait en définitive une combinaison de l'état hystérique avec l'état chloro-anémique.

On prescrivit le sous-carbonate de fer, l'acétate de morphine à la dose de 2 centigrammes par jour et les bains.

Quelques jours après l'entrée à l'hôpital, il y eut, à l'occasion d'une légère contrariété, une petite attaque de convulsions hystériques.

Le 1er février, apparition d'une pharyngo-amygdalite qui paraît devoir acquérir une certaine intensité, qui s'accompagne d'enduits épais de la langue, de fièvre et de courbature.

On administra un vomitif de 2 grammes d'ipécacuanha, qui provoqua de nombreux vomissements, mais qui n'amena aucun soulagement ; l'inflammation du pharynx et l'état fébrile concomitant, persistèrent jusqu'au douzième jour. Pour modifier cet état, on crut devoir faire appliquer vingt sangsues à la vulve dans le but de provoquer une évacuation dérivative, mais les sangsues n'ont pas plus réussi que le vomitif : celui-ci avait augmenté les douleurs épigastriques et suscité une disposition au vomissement qui avait duré plusieurs jours ; celles-là ont très notablement augmenté la surexcitation du système nerveux. Toutes les parties du corps devinrent douloureuses, il y eut des douleurs dans les principales jointures; il survint une agitation continuelle et une insomnie avec rêves pénibles, qui tenaient constamment la malade en mouvement; la strangulation était continuelle, l'abdomen était très sensible à la pression, le pouls était à 100. Lait d'amandes, lavements avec le laudanum, deux bains par jour.

A partir du 15 février, les accidents sous l'influence de ce traitement commencent à se calmer, puis ils vont graduellement en diminuant, de telle sorte que le 1er mars tout avait disparu, et qu'il ne restait plus qu'un peu de douleur au niveau de la portion dorsale du rachis. Il est revenu un peu de coloration rosée à la face, il n'y a plus de troubles cérébraux, ni de malaises à la région épigastrique, l'appétit a repris, la peau est fraîche, le pouls est normal. La malade sort de l'hôpital.

Cette observation est destinée à montrer avec quelle facilité se calment à l'aide des narcotiques, les accidents hystériques les plus prononcés et combien peu les saignées et les sangsues, ont d'influence heureuse, et quels inconvénients ont les vomitifs dans les cas où il y a de la surexcitation de l'estomac.

§ VI. — Les révulsifs.

Bien que cette sorte de médication ne constitue pas un mode particulier de traitement général, son emploi est d'un usage tellement fréquent, et il est suivi d'effets tellement prononcés, qu'il faut la regarder comme l'un des moyens les plus utiles dans le traitement des hystériques.

L'hystérie étant une maladie dynamique, les divers accidents desquels elle se compose étant le plus souvent de simples modifications de la sensibilité ou de la contractilité, il est très concevable que les médications qui agissent sur la vitalité des tissus puissent rapidement imprimer des modifications dans ces troubles. Telle est la raison de la grande efficacité des révulsifs. L'hystérie est certainement la maladie dans laquelle ces moyens ont le plus de puissance. Il n'est point, en effet, de phénomènes de l'hystérie qui ne puissent être arrêtés très promptement par les révulsifs. Aussi ces moyens sont-ils d'un usage journalier dans le traitement de l'hystérie : tantôt on les emploie, en quelque sorte, d'une manière continue, comme les vésicatoires et les sinapismes dans la gastralgie, comme les pédiluves sinapisés, qu'on répète tous les jours ; tantôt, au contraire, on ne les emploie que momentanément pour révulser quelque accident passager.

Les révulsifs sont assez nombreux, mais il faut choisir ceux qui peuvent agir promptement et énergiquement sur de larges surfaces, sans trop altérer le tissu de la peau. On devra s'adresser de préférence aux rubéfiants, aux vésicants, à tous ceux qui provoquent de la douleur, et l'on rejettera ceux tels que les cautères, les sétons, dont l'effet principal est une abondante suppuration.

Les révulsifs les plus usités s'adressent à la peau, ce sont :

1° Les lotions avec le liniment ammoniacal, les applications de baume de Fioraventi, celles d'éther acétique seul ou mêlé à partie égale de chloroforme, celles de chloroforme pur ; substances avec lesquelles on imbibe un linge plié en plusieurs doubles, et qui donnent une vive révulsion.

A des degrés différents de puissance, tous ces révulsifs ont à peu près le même mode d'action ; aussi est-il impossible de déterminer à l'avance la préférence qu'on doit donner à l'un d'eux sur les autres, le choix dépend de la circonstance.

2° Les frictions avec l'huile de croton tiglium et avec les liquides irritants, qui constituent un moyen commode d'irritation superficielle, sont encore un moyen révulsif sur lequel certains auteurs ont beaucoup insisté. Après elles viennent les frictions sèches qui entraient dans les habitudes de la vie de ces temps. Très employées par les anciens, et recommandées par presque tous depuis Hippocrate jusqu'à Galien, leur usage est graduellement tombé en désuétude, et n'a été proposé comme une panacée que par quelques esprits spéculatifs.

Les frictions sèches, sans addition de substances médicamenteuses, excitent modérément la peau, en activent la circulation ; leur influence s'étend nécessairement sur les parties subjacentes, et il en résulte une certaine fermeté dans les tissus. Ces moyens seront utiles chez les sujets anémiés, chez ceux qui sont lymphatiques. Enfin les frictions sont encore un moyen de modifier la sensibilité de la peau et des parties voisines. Ainsi, une friction sur la peau y fait cesser le chatouillement ; les frictions sur le ventre sont un puissant moyen d'arrêter les coliques, etc. Il est évident que chez les sujets très excitables les frictions seraient nuisibles. Lorsqu'on veut les employer pour combattre l'affaiblissement, il faut les répéter tous les jours, quelquefois deux fois par jour, le matin et le soir, et chaque friction sera faite soit avec une flanelle, soit avec la brosse, et devra durer d'un quart d'heure à vingt minutes.

3° Les sinapismes et les vésicatoires constituent un moyen bien plus puissant que les précédents, et celui auquel il faut avoir recours, quand les autres révulsifs n'ont pas produit un effet suffisant, ou quand on veut avoir une action énergique.

Les sinapismes dont l'emploi est le plus souvent réclamé à cause de leur action passagère sont peut-être l'un des meilleurs agents de révulsion, il est peu de douleurs ou de troubles locaux qui ne cèdent plus ou moins promptement à leur influence; leur effet est si prononcé que, malgré la souffrance qu'ils occasionnent, il est peu d'hystériques qui ne les réclament.

Les vésicatoires ne doivent être prescrits qu'après l'emploi des sinapismes ou quand ceux-ci ont été sans effet, mais alors ce sont en quelque sorte des moyens héroïques.

4° L'électricité constitue l'un des révulsifs les plus puissants. Dès l'abord on employait l'électricité statique en bain et en secousses, en se bornant à tirer des étincelles et à recevoir de petites commotions. D'autres fois on employait l'électricité douée d'une forte tension, provenant soit de conducteurs fortement chargés, soit d'appareils condensateurs, tels que la bouteille de Leyde. Ce mode d'électrisation, n'ayant jamais été suivi que de résultats fort irréguliers; par la raison qu'il ne donne que des secousses qui, sous le rapport de la révulsion, n'ont pas assez de continuité pour produire un effet durable, a été avec raison complétement abandonné.

On y a substitué l'emploi des courants galvaniques, mais ceux-ci ne donnant de secousses qu'au moment de l'établissement et de la rupture du circuit galvanique, n'ont qu'une influence excitante très limitée, parce qu'on ne peut guère assez rapprocher les secousses pour avoir un effet notable.

Depuis les travaux importants de M. Duchenne (1), on ne se sert plus que des courants par induction, de la faradisation.

Les courants faradiques se composant d'une série très rapide de solutions de continuité, il en résulte une série non interrompue de secousses très rapprochées les unes des autres, desquelles naît une

____

(1) *De l'électrisation localisée.* **Paris, 1855.**

sensation très douloureuse, ou au moins une vibration très sensible, qui donnent lieu à une excitation très vive et à un effet révulsif très prononcé. A l'endroit de pénétration du courant, la peau s'échauffe, rougit et est le siége d'un sentiment très prononcé d'activité.

Ce mode d'électrisation s'opère, soit avec l'appareil de M. Duchenne, qui est le plus complet et le plus exact de tous, soit avec celui de Morin et Legendre qui peuvent suffire, ou avec celui de Breton. A l'aide de ces moyens, on détermine à volonté soit l'excitation de la peau, laquelle s'accompagne d'une douleur extrêmement vive, analogue à celle que ressentirait une partie qu'on battrait avec des verges, soit l'excitation des parties profondes, et alors la douleur est beaucoup moins vive.

L'avantage de la faradisation est de provoquer une douleur et une excitation auxquelles on peut donner à volonté tous les degrés d'intensité possibles ; de pouvoir faire durer cette douleur et cette excitation pendant plusieurs minutes de suite; de laisser après elle la peau parfaitement intacte, et enfin de pouvoir s'appliquer à toutes les parties du corps.

On a essayé l'emploi de petits appareils dans lesquels les courants galvaniques se développent lentement et graduellement. Ces petits appareils connus sous le nom de chaînes galvaniques, de chaînes Pulvermacher, sont d'un usage très infidèle et sont des moyens très imparfaits. Leur effet est de produire dans les divers points de contact de ces appareils avec la peau, une série de petites décharges électriques qui occasionnent un picotement incommode et désagréable pendant tout le temps de leur application qui doit durer plusieurs heures; ces petites décharges attaquent la peau et finissent au bout de peu de temps par y amener une série de petits boutons rouges plus ou moins douloureux qui s'ulcèrent quelquefois, et de plus il est rare qu'il ne s'opère pas aux pôles de la pile de petites eschares larges comme une lentille, lesquelles intéressent toute l'épaisseur de la peau. Pendant le cours de cette application il se produit une révulsion faible, mais qui, dans quelques cas, est assez forte pour agir sur le symptôme très faible, tel qu'une douleur peu intense, qu'on veut attaquer. La galvanisation faite de cette manière est en quelque sorte une faradisation chronique, par conséquent peu puissante comme révulsif, et qui a le grave inconvénient d'attaquer la peau plus ou moins profondément.

5° La cautérisation avec le fer rouge dont l'emploi régulier dans les maladies nerveuses ne date que de Valleix (1), est très vantée par l'un de mes collègues à la Charité qui en fait le plus grand usage comme révulsif.

On se sert le plus ordinairement du cautère transcurrent avec lequel on pratique des raies sur la peau, en ayant soin de n'intéresser que la partie la plus superficielle de cette membrane, et en se gardant bien de provoquer des eschares.

Ce moyen est de toute évidence un révulsif puissant qu'on peut employer pour faire disparaître les hyperesthésies; mais, à mon sens, sous le rapport du traitement de l'hystérie, il ne vaut pas la faradisation. On ne peut pas faire durer la cautérisation sur un malade pendant deux ou trois minutes, comme on fait avec la faradisation. La peau serait mise en trop mauvais état; il est impossible de porter le fer rouge partout où on porte le pinceau électrique; et enfin cet appareil de fer rouge effraye les malades et laisse sur la peau un hideux tatouage qui persiste fort longtemps, d'où vient qu'il est impossible de répéter ces cautérisations transcurrentes aussi souvent qu'on peut répéter les faradisations.

6° La révulsion sur les organes autres que la peau est peu employée contre l'hystérie: aussi les vomitifs, les purgatifs sont des médicaments qui, en général, ne conviennent point aux hystériques, on les a vantés autrefois d'après des vues théoriques d'humorisme; mais ils ont toujours été réprouvés par les praticiens sages. Jamais ils ne pourront jouer le rôle d'une médication générale, à raison de l'excitation que leur usage fréquent déterminerait sur les organes digestifs très excitables des hystériques. Ils ne peuvent être utiles que dans quelques cas spéciaux, où on les administre accidentellement, et sous l'empire d'une médication spéciale.

Tels sont les divers modes de traitement généraux institués pour combattre l'hystérie: il est facile de comprendre que le plus ordinairement ces divers modes doivent être combinés ensemble pour répondre aux diverses indications qui se présentent. Il n'y a guère que le traitement par les alexitères qui ait été employé seul et d'une manière continue par les anciens, ainsi que celui par les adoucissants auquel Pomme soumettait imperturbablement ses malades pendant toute la durée de leur hystérie.

Les praticiens sages ne sont pas exclusifs : ainsi chez les sujets lymphatiques, ils uniront les toniques et les ferrugineux aux opiacés;

____

(1) *Traité des névralgies ou affections douloureuses des nerfs.* Paris, 1841.

chez les femmes très irritables, ils combineront les adoucissants avec les narcotiques; chez celles qui sont pléthoriques, on unira les évacuations sanguines aux émollients et aux calmants. Les autres médications viendront temporairement pour remplir quelque indication éventuelle.

ARTICLE V.

TRAITEMENT PARTICULIER DE CHACUN DES ACCIDENTS DE L'HYSTÉRIE.

Si le traitement de l'état hystérique est si lent et si souvent infructueux, il n'en est pas de même du traitement des accidents de cette maladie: combattus par les moyens convenables, ces accidents se dissipent ordinairement avec facilité, quittes à revenir plus tard. Il y a lieu de s'étonner de voir disparaître en quelques instants ou en peu de jours, sous l'influence de ces moyens, des accidents qui duraient depuis des mois et quelquefois depuis des années. Cependant, dans un nombre de cas heureusement assez limités, ces accidents offrent une immobilité et une ténacité désespérantes, ainsi qu'on le voit chez les hystériques de constitution très irritable, qui ont été, en quelque sorte, atteintes spontanément de cette maladie, ainsi que chez les femmes placées sous l'influence continuelle de passions tristes.

Je vais exposer le traitement de ces accidents en les prenant dans l'ordre qui a été suivi dans la symptomatologie.

§ Ier. — Hyperesthésies.

Ces exagérations de la sensibilité constituent le symptôme sur lequel les moyens médicamenteux ont le plus de prise, et l'un de ceux qui se dissipent le plus facilement.

Comme traitement général et applicable à la majorité de ces cas, il faut placer en première ligne le repos général, et surtout celui de la partie où siége la douleur, les boissons adoucissantes, et les bains tièdes.

Comme moyens locaux, il faut compter : 1° les topiques émollients ; 2° les topiques stupéfiants, tels que les narcotiques, le chloroforme, l'éther acétique, la liqueur des Hollandais et la glace; 3° les topiques irritants agissant comme substitutifs ou comme révulsifs, tels que les sinapismes, les vésicatoires, les frictions avec le liniment ammoniacal, celles avec la teinture d'iode, celles avec l'huile de croton tiglium et la faradisation.

Le traitement de la *dermatalgie* est le plus efficace de tous, en raison de la position superficielle de la douleur ; les bains, quand la maladie est très étendue, les cataplasmes, quand elle est limitée à une surface assez restreinte, sont les moyens que l'on doit employer de prime abord ; lorsqu'il y a de la fièvre et lorsqu'il semble y avoir quelque degré de phlogose des parties subjacentes, comme quand les membres sont roides et très endoloris, des sangsues à l'anus et la saignée pourront être utiles.

Mais le moyen principal est la révulsion par les frictions de teinture d'iode, d'huile de croton, par le vésicatoire, et enfin par la faradisation de la peau, qui est l'agent le plus puissant de tous. On excite légèrement la peau à l'endroit où la douleur a le plus de vivacité, en y promenant le pinceau métallique, d'abord en glissant rapidement, puis lentement, et enfin en frappant la peau rapidement à coups de pinceau ; l'opération ne doit durer que deux ou trois minutes pour une surface large comme la partie antérieure du tronc. On ne cesse la faradisation que quand la douleur a disparu complétement, et on la reprend quand celle-ci a reparu ; il est rare qu'il y ait besoin de plus de deux faradisations par jour. Le plus ordinairement la douleur est enlevée à l'endroit où la faradisation a porté ; il arrive souvent que les autres points hyperesthésiés sont tout aussi modifiés que l'est la partie faradisée elle-même, et que l'excitation d'une portion limitée de la peau ait suffi à tout. Il faut réitérer la faradisation deux fois par jour, tant qu'on n'est pas maître de la douleur, ce qui a ordinairement lieu au bout de quelques jours.

Je me rappelle très peu de cas dans lesquels la faradisation employée une ou plusieurs fois n'ait pas réussi. M. le professeur Piorry paraît l'avoir également employée avec succès, cependant il lui a fallu plusieurs applications pour réussir complétement.

Les moyens généraux sont les délayants et les opiacés ; on a vu que M. Andral avait employé le musc avec succès. Dans quelques cas, les bains froids ont également réussi.

La dermatalgie est, en général, une hyperesthésie qui résiste peu au traitement ; elle disparaît ordinairement au bout de peu de jours de soins.

Le *traitement de l'hyperesthésie des muscles* se compose d'une foule de moyens qu'on peut réunir en quatre classes : les antiphlogistiques, les antispasmodiques, les stupéfiants et les révulsifs.

1° L'usage a, de temps immémorial, consacré l'emploi des topiques émollients, cataplasmes, fomentations, etc., lesquels n'ont pourtant aucune influence sur la douleur, à moins que ce ne soit par la température élevée à laquelle quelques-uns d'entre eux sont portés au moment de leur application. J'ai, dès l'abord, fait usage de cet ordre de moyens devenu il y a quelques années tellement banal, que l'idée de douleur entraînait infailliblement après elle celle des cataplames ; j'en ai fait usage, dis-je, avec persévérance, et j'ai toujours constaté la nullité absolue de leur action. Les douleurs de l'hyperesthésie des muscles sont quelquefois si instables, qu'on auráit grand tort de toujours prendre leur disparition pour un effet des topiques employés. Pour constater une influence de cette nature, il faut que son effet se produise le plus souvent. Je ne range pas dans la même catégorie de nullité les sangsues et les ventouses scarifiées ; ces applications ont un double effet, elles soustraient le sang de la partie sur laquelle elles sont placées, et, en outre, par la douleur qu'elles produisent, elles agissent à la manière des révulsifs. J'ai constaté que le plus souvent le premier effet était le moins utile, et que l'effet révulsif avait plus de puissance. Aussi est-ce pour cette raison que je préfère de beaucoup aux sangsues l'application des ventouses scarifiées. Celle-ci donne souvent de bons résultats, et il n'y a aucun inconvénient à la prescrire chez les femmes de constitution sanguine. En général il vaut mieux faire prédominer l'effet révulsif sur l'effet spoliatif. Dans cette intention, je fais quelquefois retirer les ventouses, sitôt que les scarifications sont faites et que toute la douleur est produite ; de cette manière on évite la perte de sang et l'on obtient un soulagement aussi complet que si l'on eût fait tirer plus de ce liquide. Cette médication convient chez les sujets pléthoriques, chez ceux dont les menstrues ont été brusquement arrêtées, chez ceux dans les parties hyperesthésiées desquels il y a de la chaleur et de la tension, ou chez qui la réaction de la douleur provoque l'apparition de la fièvre.

Autrefois on avait une grande confiance dans les applications dites antispasmodiques : entre les mains de nos ancêtres, ces topiques étaient des manusdei, c'est-à-dire, des spécifiques en possession de guérir infailliblement les douleurs provenant de l'hystérie. Il faut lire dans Houillier, dans Rivière, dans Ettmuller et dans les auteurs de cette époque, les nombreuses formules des remèdes merveilleux qui, à leur dire, guérissaient infailliblement les maux hystériques ; on trouve dans les observations de Rivière (p. 617), qu'un chirurgien très distingué, de la connaissance de l'auteur, avait fréquemment guéri en quelques instants des femmes près de mourir d'hystérie, par un de ces topiques placé sur l'ombilic ; dans une autre observation (p. 601), il est question d'une femme de soixante ans, qui fut guérie à l'instant même de ses douleurs de ventre et de son hystérie, par un emplâtre placé sur le nombril.

Ces substances si merveilleuses qui guérissaient à l'instant même (probablement à celui où l'attaque hystérique allait cesser), étaient le galbanum, la gomme ammoniaque, l'opopanax, le sagapenum, l'oliban, le benjoin, la myrrhe, l'aloès, le rhue, le safran, la bryone, le musc, et le castoréum, etc., qui ont depuis longtemps complétement perdu le glorieux privilége de guérir les douleurs hystériques à l'instant même.

J'ai essayé bien des fois toutes ces applications et je n'en ai jamais obtenu aucun résultat appréciable, à moins que leur contact avec la peau n'eût amené de la douleur, ou que les émanations très odorantes qui s'en étaient échappées n'eussent produit par leur inhalation quelques modifications dans le système nerveux.

Les applications stupéfiantes ne donnent pas de résultats plus avantageux ; les préparations d'opium, celles de stramonium, qui sont les plus employées, produisent en général des effets peu constants ; on observe quelquefois des améliorations après leur usage, mais c'est là tout. Leur effet est très problématique, néanmoins on peut les employer, mais il ne faut pas beaucoup compter sur leur action.

Les seuls stupéfiants dont l'emploi soit suivi d'un effet réel et assez constant, sont les applications d'eau froide et de glace : ces topiques sont moins puissants sur les muscles qu'ils ne le sont sur la peau, parce que la douleur siége dans les parties plus profondément placées ; aussi l'on ne s'en sert que pour les lieux, comme la tête et le front, où la douleur est superficielle et qu'on ne peut guère couvrir de topiques irritants. Il convient également d'avoir recours à ces topiques quand les stimulants ne suffisent pas, ou quand l'irritabilité des malades ne permet plus de les continuer.

Mais la médication vraiment héroïque de l'hyperesthésie des muscles consiste dans l'emploi des révulsifs. Les stimulants de la peau sont les antiesthésiques par excellence ; le succès qu'on en obtient justifie bien l'aphorisme si connu. *Duobus doloribus semel obortis non in eodem loco, vehementior obscurat alterum.* L'irritation douloureuse de la peau est le meilleur moyen de faire disparaître les douleurs situées un peu plus profondément. Aussi l'effet de ces agents constitue-t-il le meilleur argument qu'on puisse établir en faveur de la révulsion ; les stimulants de la peau produisent la révulsion sur la sensibilité, à un degré tel qu'il dépasse tout ce qu'on pourrait en attendre.

Ces moyens révulsifs sont par ordre de puissance, les cataplasmes très chauds; la chaleur sèche appliquée à l'aide de linges chauds portés à une température aussi élevée que la malade la puisse supporter ; le chloroforme et l'éther acétique seuls ou mélangés ensemble, dont l'emploi topique agit d'abord en stimulant la peau et en ne la stupéfiant que plus tard, et qui ont l'avantage de pouvoir être appliqués sur de larges surface pendant plusieurs jours de suite; les sinapismes dont l'effet est très puissant, et dont l'application répétée deux et trois fois par jour sur le même lieu, enlève fréquemment les douleurs ; les frictions avec l'huile de croton tiglium, ou avec la teinture d'iode, qui ont l'avantage de pouvoir être faites sur des points où l'on ne peut pas mettre de sinapismes et qui peuvent être étendues sur toute la surface d'un membre, ce qu'on ne pourrait pas faire avec les sinapismes; enfin les vésicatoires qui constituent le moyen le plus puissant de tous, et celui auquel ne résistent guère les douleurs de l'hyperesthésie des muscles.

Mais le moyen par excellence, celui dont l'effet est le plus prompt et le plus certain, c'est la faradisation de la peau faite au moyen des courants intermittents que donnent les appareils de MM. Duchenne (de Boulogne), Morin et Legendre; on s'arrange pour que le courant pénètre dans l'épaisseur de la peau sans aller plus profondément, en opérant à l'aide de deux pinceaux métalliques, ou d'une éponge mouillée et d'un pinceau qu'on promène pendant une, deux et au plus trois minutes sur toute l'étendue du lieu où siége la douleur, et en ne cessant que quand on s'est assuré que l'hyperesthésie est dissipée. Le passage du courant à travers la peau s'accompagne d'une série d'étincelles électriques partie de l'extrémité des fils du pinceau. Ces étincelles provoquent bientôt de la rougeur et de la chaleur à l'endroit faradisé, et surtout elles causent une douleur tellement vive, qu'il serait impossible de la supporter au delà de quelques minutes; en même temps il survient de la rougeur et de la chaleur à l'endroit où l'électrisation s'est faite.

Assez souvent une seule faradisation suffit pour enlever la douleur, quelquefois il en faut deux le même jour, et si à la seconde on n'a pas réussi à modifier la douleur, il faut renoncer au traitement.

Si l'effet s'est borné à une diminution de la douleur, il faut répéter l'opération plusieurs jours de suite.

Quand la faradisation a réussi à enlever la douleur, ce qui a lieu dans la grande majorité des cas, il n'en reste pas la moindre trace, les malades peuvent mouvoir la partie qui était douloureuse, ils peuvent la palper, la presser sans éprouver la moindre sensation pénible; et une fois l'opération terminée, la malade ne ressent plus rien, ni de la galvanisation, ni de son hyperesthésie; il lui reste seulement un peu d'étonnement et une sorte de stupeur desquels elle se remet bientôt.

Quand les douleurs doivent revenir, cela a lieu au bout d'une heure et le plus souvent au bout de six heures; passé ce terme, elles ne reparaissent plus et l'on peut être certain qu'elles sont complétement dissipées.

Les conditions de succès de cette sorte d'opération sont la date récente de la douleur, son siége superficiel, sa diffusion et son degré moyen d'intensité.

Les femmes hystériques supportent en général la faradisation avec assez de courage, et avec une tolérance que l'on ne trouve pas chez les hommes. Néanmoins, il en est quelques-unes d'entre elles auxquelles cette opération donne des attaques qui empêchent de la continuer pendant un temps suffisant pour produire un effet; celles-là, dont on devine aisément l'extrême susceptibilité, ne doivent pas être faradisées sans avoir été préalablemnt anesthésiées par le chloroforme. Il faut également mettre préalablement le chloroforme en usage quand l'hyperesthésie est très intense, très étendue, et quand il y a lieu de supposer que la malade ne pourra pas supporter la faradisation pendant le temps nécessaire pour enlever la douleur. Si l'on redoute le chloroforme, il faut avoir recours à la fascination.

L'action du chloroforme n'ôte absolument rien à l'effet révulsif de la faradisation; et, quoique la malade elle-même, quand elle est réveillée, déclare n'avoir rien senti, l'effet révulsif s'est produit aussi complétement que si elle avait eu conscience de la douleur.

On ne doit avoir recours à la faradisation que quand tous les autres moyens ont échoué, ou quand la douleur est tellement circonscrite, qu'il suffira d'un faible courant pour la faire disparaître.

Les révulsifs sont l'un des moyens les plus puissants que possède la médecine pour combattre l'hyperesthésie des muscles, qu'on est à peu près assuré d'enlever, pour peu qu'on y mette d'opiniâtreté.

J'ai vu des hyperesthésies de muscles très anciennes et très intenses céder à quelques faradisations de la peau.

Voici dans quel ordre m'ont réussi les révulsifs que j'ai employés pour combattre l'hyperesthésie des muscles : la faradisation dans une moitié des cas, les vésicatoires avec ou sans addition de morphine, et les sinapismes dans le tiers ; les applications locales de chloroforme ou d'éther acétique seules ou combinées dans un cinquième des cas, et les opiacés, les sangsues et les ventouses scarifiées dans le reste.

Le repos des muscles hyperesthésiés est l'un des accessoires les plus importants du traitement de l'hyperesthésie, et celui qu'il faut recommander avec le plus d'insistance. Si le repos n'est pas gardé, les malades guérissent difficilement ; tandis que l'immobilité seule, et sans aucun autre moyen, à plusieurs fois a suffi à faire cesser les souffrances des muscles.

Quand on croyait que les souffrances de la myosalgie résidaient dans les viscères splanchniques, on conseillait l'exercice, la promenade, l'équitation, comme des moyens de porter sur les muscles une stimulation qu'on croyait résider dans les organes profonds. La plus simple réflexion montre combien cette pratique était mal entendue; la première condition de soulagement pour un organe souffrant est le repos de cet organe ; on faisait précisément le contraire en recommandant le mouvement. Il ne faut pas trop s'inquiéter des inconvénients que ce repos pourrait avoir pour des malades, attendu qu'il est de peu de succès. J'ai vu des malades épigastralgiques ou rachialgiques depuis longtemps, chez lesquelles les divers traitements employés ne faisaient absolument rien, et chez lesquelles un repos absolu, le séjour au lit pendant quatre à cinq jours avaient suffi pour dissiper complétement les douleurs.

Céphalalgie. — Les moyens à l'aide desquels on combat localement la céphalalgie sont peu nombreux, mais ils sont souvent très efficaces.

Les plus utiles sont : 1° la compression méthodique avec une bande ou avec un bonnet serré ; 2° l'application de linges trempés dans l'eau glacée et constamment maintenus sur le front ou sur les régions temporales; 3° celle de la glace renfermée dans une vessie, en s'arrangeant de manière à ce que cette vessie s'affaisse sur la tête : pour que l'application en soit plus exacte, on place sur la tête entre celle-ci et la vessie, une compresse pliée en plusieurs doubles et imbibée d'eau à 0; on obtient ainsi de la régularité et de la constance dans le contact; 4° les applications de chloroforme ou d'éther acétique réussissent également; 5° il ne serait guère convenable d'employer la faradisation à cause du voisinage de l'encéphale. Néanmoins, si la douleur était réfractaire à tout autre moyen et surtout si elle était de la nature du clavus, il ne faudrait pas hésiter à l'employer, soit en faisant passer le courant dans les muscles, soit en le limitant à la peau et en agissant par révulsion. Il y a toute probabilité de succès. Il est rare que les douleurs musculaires ne cèdent pas à ce moyen; avec son aide j'ai plusieurs fois enlevé des clavus rébelles à tout autre moyen. Quelques auteurs ont été plus loin : ils ont proposé la cautérisation du lieu douloureux, soit par les agents chimiques, soit par le fer rouge; de semblables moyens doivent être rejetés. Il est évident que le repos au lit sera l'un des meilleurs adjuvants des moyens locaux.

Épigastralgie. — Rien n'est en général plus facile que d'enlever les douleurs des muscles de l'épigastre, il suffit souvent du repos pour les faire cesser.

Le traitement de l'épigastralgie se compose presque exclusivement de topiques. Il est bien constaté que les émollients et les narcotiques sont absolument sans influence. La seule médication utile consiste dans l'emploi des révulsifs qu'il faut employer dans l'ordre suivant :

Sinapismes mitigés ou purs, appliqués sur la région épigastrique, une ou deux fois par jour, frictions avec l'huile de croton tiglium, vésicatoires et enfin faradisation de la peau de la région épigastrique, qui doit être considérée comme le moyen extrême, mais aussi comme celui dont le succès est presque assuré.

Dans quelques cas où les révulsifs n'avaient produit aucun bon effet, il a fallu recourir aux applications de glace dans une vessie, à celles de chloroforme, ou à celles d'un mélange à parties égales de chloroforme et d'éther acétique.

Enfin il est quelques malades dont la constitution pléthorique réclame l'usage des évacuations sanguines : chez elles les ventouses scarifiées sont très utiles, en agissant en partie comme évacuants et en partie comme révulsifs.

Ce traitement local réussit d'autant mieux qu'on fait concourir avec lui le repos du corps et le calme de l'esprit. Tant que les malades continueront à marcher ou à se fatiguer, la douleur épigastrique persistera, quoi qu'on fasse; avec le repos au contraire, et avec le relâchement des muscles douloureux, on fait toujours cesser l'hyperesthésie.

Si l'épigastralgie est accompagnée de gastralgie, il faut faire le traitement de cette dernière affection. On comprend bien que la guérison de l'épigastralgie comme symptôme n'est qu'un simple palliatif.

Rachialgie. — Le traitement de la rachialgie est moins satisfaisant que celui des hyperesthésies des autres régions, en raison de la difficulté qu'on rencontre dans l'application des topiques. Aussi le chloroforme, l'éther acétique sont-ils les moyens les plus employés; après eux viennent les sinapismes, puis les frictions avec l'huile de croton, et enfin, si les moyens précédents n'ont pas réussi, la faradisation soit de la peau, soit des muscles douloureux; le repos dans une position horizontale, le dos un peu élevé, et les corsets si l'on marche, sont des adjuvants indispensables pour le succès du traitement. Cette hyperesthésie me paraît plus tenace que les autres, et elle semble avoir une grande tendance à reparaître.

Les hyperesthésies des autres muscles du tronc et de ceux des membres ne présentent rien de particulier sous le rapport du traitement, si ce n'est que le procédé le plus simple, le plus sûr, et celui qui réussit le plus souvent, est la faradisation de la peau, au niveau des muscles douloureux, à l'aide du pinceau métallique, et quelquefois l'introduction du courant dans les muscles à l'aide des éponges, quand la faradisation de la peau n'a pas réussi.

Arthralgie. — Le traitement de l'arthralgie a été jusqu'à présent plus général que local. Sir Brodie, imitateur en cela du grand Sydenham, avertit bien que c'est la constitution de la malade qu'il faut traiter, par les toniques, les ferrugineux, les opiacés, selon les cas; que, quant aux moyens locaux, ils ont peu d'importance. Cet auteur vante les lotions toniques, les applications astringentes, les topiques narcotiques, et il recommande expressément de ne pas condamner les malades à un repos absolu qui a l'inconvénient de débiliter les malades et d'augmenter encore leur sensibilité.

N'ayant eu qu'un très petit nombre d'arthralgies à traiter je ne saurais être d'un autre avis que les deux auteurs que je viens de citer, attendu que cette hyperesthésie ne se voit que dans des cas d'hystérie très avancée; mais j'ai plus de confiance qu'eux dans l'importance du traitement local. La faradisation de la peau qui recouvre l'articulation douloureuse, a enlevé en quelques jours des douleurs fort intenses dans les deux cas où je l'ai employée, et je ne doute pas qu'on ne puisse obtenir de grands effets par ce moyen, qu'on devrait répéter tous les jours pendant un certain temps, dans les cas où l'hyperesthésie date de loin. Il y a, du reste, une pierre de touche sur laquelle on peut compter : si au bout de quelques jours d'une faradisation de la peau qui aurait été assez intense et qu'on aurait fait durer pendant quelques minutes, on n'obtient aucun résultat, il faut abandonner ce mode de traitement.

Névralgies. — Les névralgies hystériques se traitent par les moyens qu'on emploie contre les névralgies ordinaires : par les narcotiques, par les applications sédatives, puis par les révulsifs, et en dernier lieu par la faradisation de la peau correspondante au point douloureux ; il est rare que ce dernier moyen ne réussisse pas. Les succès qu'on en obtient ne doivent pas étonner, si l'on songe à la nature dynamique de cette névralgie et à l'absence dans ces cas, des altérations du névrilème ou de celles des parties voisines, qui existent dans les névralgies ordinaires.

Toux hystérique. — Les divers médicaments qu'on a employés jusqu'à présent ne paraissent pas avoir amené de grands résultats ; on a tout mis en usage contre cette toux, et rien n'a encore réussi d'une manière régulière. L'opium et ses diverses préparations, la belladone, le stramonium, la jusquiame, la morelle, les antispasmodiques, le tabac administré en fumigations et à l'intérieur, les bains, les affusions froides, les révulsifs, ont amené quelquefois une amélioration passagère, mais on ne peut pas dire qu'aucun d'eux ait été l'agent certain d'une guérison; ainsi qu'on peut le voir par les observations qu'a rapportées M. le docteur Lasègue.

Comme la maladie a une forme paroxystique, on a cru trouver dans le quinquina un remède spécifique, mais les praticiens les plus distingués ont en vain employé toutes les ressources de leur esprit pour administrer ce médicament de la manière la plus convenable ; on ne trouve pas un seul fait dans lequel ils aient réussi.

Ce qu'on a fait de mieux jusqu'à présent a été de traiter l'état général de la malade. Comme le plus souvent il existe de la chlorose et de l'aménorrhée, l'on a eu recours aux ferrugineux, et on s'est efforcé, par tous les moyens locaux usités, de rappeler l'écoulement menstruel. Quand la constitution était très irritable et quand le pouls et la respiration étaient accélérés, on a prescrit les bains prolongés, les adoucissants, le laitage, sorte de régime adoucissant avec lequel Pomme avait obtenu tant de succès. Ces moyens employés à propos rectifient l'état général des malades et disposent celles-ci à tirer du bénéfice d'un des moyens duquel les médecins ont eu le plus à se louer, je veux parler de la distraction. Il faut arriver d'une manière ou de l'autre à produire dans l'état moral une sorte de révulsion. Ainsi on doit à tout prix changer la malade de lieu, la faire aller à la campagne si elle habitait la ville, la faire voyager agréablement, en un mot la placer dans des conditions nouvelles dans lesquelles elle se trouve mieux que dans celles où elle était auparavant. Si l'on consulte les faits, on trouvera constamment que la plupart des guérisons se sont produites sous l'influence de ce dernier ordre de moyens thérapeutiques, et l'on sera étonné de voir *avec quelle rapidité elles ont le plus souvent eu lieu.*

D'après l'expérience que j'en ai, la médecine a dans la faradisation de la peau du col ou du thorax, ou dans celle des muscles du larynx, et quelquefois dans celle des muscles de la poitrine, un moyen plus puissant et un peu plus expéditif que les précédents. J'ai fait faradiser de cette manière une jeune fille qui avait une attaque de spasmes des muscles de la poitrine à la suite de chaque quinte de toux hystérique, et la toux se répétait tous les quarts d'heure ; deux séances de faradisation de la peau du col et des muscles de la poitrine suffirent pour arrêter d'abord le spasme, puis la toux. Une autre avait une attaque de convulsions avec perte de connaissance à chaque quinte de toux, et les quintes avaient lieu toutes les huit à dix minutes. Une séance de faradisation de la peau du col suffit pour faire cesser la toux hystérique et les attaques qui les accompagnaient. La troisième malade était encore plus remarquable que les précédentes : à chaque quinte de toux elle avait un très long bêlement involontaire, les quintes revenaient régulièrement toutes les vingt-cinq secondes. L'état de cette jeune personne était devenu intolérable, elle en était réduite à rester seule dans sa chambre, et cela durait ainsi depuis six mois. A la première faradisation des muscles du col, la toux cessa et la malade n'eut que trois quintes en vingt-quatre heures; à la seconde faradisation, tout cessa et depuis cinq mois il n'est rien revenu. J'ai enlevé de cette manière la toux hystérique simple chez deux autres malades.

Gastralgie. — Le traitement à l'aide duquel on combat cette maladie se compose de moyens hygiéniques, qui sont à peu près les mêmes pour toutes les formes de la névrose gastrique, et de moyens médicaux proprement dits, qui varient suivant la nature des accidents.

Le premier soin du médecin sera d'écarter autant qu'il sera

possible les causes morales sous l'influence desquelles est née la maladie, et de mettre, s'il se peut, la malade dans des conditions morales plus satisfaisantes. L'importance de ce précepte est grande, j'ai vu des femmes souffrantes de la gastralgie depuis des années par suite de chagrins de ménage, être soulagées très notablement, et être même guéries en apparence au bout de quelques journées de séjour à l'hôpital, tout en ne faisant qu'une médecine d'expectation. Si au contraire les affections morales tristes persistent avec toute leur intensité, tout ce qu'on peut espérer de mieux du traitement est de procurer un soulagement momentané.

Si, au lieu d'affections morales, la cause de la gastralgie est un état chlorotique avec suppression des menstrues, il faut rétablir la crase du sang, par l'usage des ferrugineux, par les infusions légèrement amères, par une alimentation substantielle mais non stimulante, et par les lavements avec le vin rouge.

A part les cas de chloro-anémie, le régime des gastralgiques devra, tout en étant suffisamment alimentaire, se composer de substances douces, parmi lesquelles le lait tiendra le premier rang. Tous les médecins savent quels succès Pomme avait obtenus de la diète lactée et des bouillons de poulet ou de veau.

Le lait d'ânesse déjà employé par Hippocrate, et que Galien et Aétius ont célébrés; le petit-lait, puis les viandes blanches et les légumes féculents, seront des adjuvants utiles.

Ce mode d'alimentation, nécessaire dans la majorité des gastralgies, est surtout indispensable dans la gastrodynie où l'exaltation de la sensibilité est quelquefois telle que tout fait corps étranger. Ces aliments seront pris en quantité modérée, et leur température, ainsi que celle des boissons, devra être très basse. La nécessité de prendre des aliments froids a été reconnue depuis longtemps, et elle l'a été par tous les observateurs, aussi faut-il regarder cette recommandation comme étant de la plus haute importance.

Le régime devra être observé très scrupuleusement, et suivi avec une grande persistance. Le grand observateur Fracassini était si persuadé de cette nécessité, qu'il disait : « Medendi methodus, » etiam victus erit unisonus. »

Les bains dont l'utilité était reconnue par les anciens, soit à l'eau de son, soit à la solution d'amidon, seront indispensables, et ils devront être pris à une température aussi basse que possible.

Enfin il faudra recommander l'exercice à degré modéré; les

femmes gastralgiques doivent toujours être occupées et l'on devra leur recommander de préférence les occupations qui nécessitent du mouvement.

Le traitement pharmaceutique variera selon la forme de la gastralgie. Cependant il est loin d'avoir besoin, dans la majorité des cas, d'être aussi varié que celui de la gastralgie ordinaire.

Quand cette maladie se déclare à la suite de la chlorose, il faut avoir recours à de légers amers, tels que l'infusion de feuilles de germandrée, celle des sommités de la petite centaurée, celle des feuilles de noyer, la macération de 4 ou de 6 grammes d'écorces de quinquina, ou de 4 grammes de celle de quassia amara. On peut avec avantage aromatiser ces boissons avec les feuilles d'oranger, avec celles de la menthe simple, ou avec une très faible proportion du fruit de la badiane ou de l'eau distillée de laurier-cerise.

Mais la médication principale se composera des ferrugineux, dont la préparation la plus commode et la plus facile à supporter par l'estomac, sera le fer réduit par l'hydrogène pris à l'heure du repas, et l'eau dite ferro-gazeuse. Il est fort rare que ces préparations soient mal tolérées. Si cela avait lieu, il faudrait recourir aux lavements dans lesquels on ferait entrer un sel soluble de fer, tel que le sulfate et le lactate, et alors on porterait ces sels à une dose triple de celle qu'on administre par la bouche. Les ferrugineux ont été, dans ce cas, vantés par MM. Loyet, Trousseau, Bonnet et par tous ceux qui s'en sont servis.

Quand la gastralgie vient d'épuisement, de fatigue ou de mauvaise alimentation, le premier soin doit être de prendre des aliments, en commençant par ceux qui sont le moins excitants et de plus facile digestion ; puis on aura recours au vin rouge, aux vins vieux de Bordeaux et aux vins sucrés d'Espagne; enfin on prescrira les amers, tels que la macération de quinquina, celles de quassia, de simarouba, de bistorte, les doses très faibles de sulfate de quinine ou de cinchonine et les lavements au vin; enfin les ferrugineux ne viendront qu'en dernière ligne.

Quand la gastralgie se présente sous la forme gastrodynique, elle doit être traitée avec la plus grande énergie. Il faut administrer les stupéfiants à l'intérieur et les révulsifs à l'extérieur, ainsi l'opium et toutes ses préparations qui devront être variées selon le besoin: ce seront d'abord les sels de morphine, puis l'extrait aqueux d'opium, puis la codéine, qui devront être graduellement portées à des doses fort élevées. L'expérience des siècles, dit Comparetti, prouve que l'opium est l'un des remèdes les plus efficaces contre cette maladie. Après les opiacés, viennent, en seconde ligne, l'acide hydrocyanique et ses préparations, l'eau distillée de laurier-cerise, l'infusion de fleurs de pêcher, et les extraits de belladone.

L'un des moyens les plus puissants est l'emploi continu de la glace concassée menu comme de gros sel, ou râpée et mêlée avec la poudre de sucre très légèrement aromatisée. L'eau froide forme la base du traitement que conseillait Hoffmann. Pomme dit avoir guéri par ce moyen la gastralgie de laquelle il était atteint.

Lorsque les malades se plaignent de la douleur brûlante du pyrosis, on oppose à cet accident le charbon végétal, la magnésie le sous-nitrate de bismuth, et surtout l'eau de chaux seconde, qu'on fait prendre à l'instant même où la sensation de brûlure se produit.

Il faut chercher à alimenter, en prescrivant le lait pur, coupé ou aromatisé avec l'eau de laurier-cerise ou l'eau de fleurs d'oranger ; les bouillons, les potages, quelques viandes légères, le tout pris froid et concurremment avec de la glace. Le médecin devra mettre beaucoup d'insistance à faire prendre des aliments; il ne faut pas se rebuter parce que les premiers aliments qu'il permettra seront mal supportés, il faut au contraire insister tant qu'il ne sera pas convaincu que la tolérance ne peut pas s'établir. Les révulsifs sur la région épigastrique et sur toute la surface de la peau jouissent, dans ces cas, d'une grande puissance : on débutera par les plus faibles, puis on arrivera graduellement aux plus fort s, c'est-à-dire aux vésicatoires pansés d'abord avec les excitants, puis avec les sels de morphine, et enfin à la galvanisation de la peau de la région épigastrique, dernier moyen auquel on voit très peu de gastrodynies résister. On a varié ces topiques de mille manières : ainsi Dehaen vante beaucoup celui dont il était redevable à Boerhaave, composé d'emplâtre Diabotanum, de camphre, d'opium et de baume du Pérou ; d'autres ont vanté la thériaque.

Enfin on devra occuper l'imagination de la malade, remplacer par des pensées agréables, les sensations tristes dont elle est accablée, lui procurer toutes les distractions possibles, changer complétement sa manière de vivre, et si ces moyens ne réussissent pas, prescrire des voyages dans des lieux pittoresques, tels que la Suisse, les Pyrénées, ou dans des pays qui offrent de l'intérêt et qui occupent l'esprit comme l'Italie : ces voyages devront être faits en compagnie agréable. C'est dans de pareils cas que des saisons passées aux eaux, au milieu de tous les agréments et de toutes les distractions qu'on trouve dans ces lieux, en évitant les stations où se trouvent des maladies graves, réussissent si merveilleusement, et sous ce rapport les eaux de Wiesbaden, de Baden, d'Ems, de Plombières (1), devront être préférées à toutes les autres.

Lorsque la gastralgie affecte la forme de vomissements, le traitement est des plus simples et presque toujours il est suivi de succès. On a recours aux eaux chargées d'acide carbonique, et surtout à l'eau froide et à la glace, dont le malade devra faire un usage continuel avant le moment des repas. Les narcotiques et de préférence les opiacés devront être administrés concurremment. On donnera le laudanum de Sydenham en lavements à la dose de 12 à 15 gouttes ; il m'est arrivé plusieurs fois d'arrêter des vomissements à l'aide de 20 à 30 gouttes de laudanum administrées en une seule fois dans une cuillerée d'eau sucrée. Enfin ces moyens devront être aidés des révulsifs qu'il faut employer largement si l'on veut réussir : les frictions avec 40 à 50 gouttes d'huile de croton tiglium, les larges sinapismes appliqués pendant vingt-cinq minutes deux fois par jour, la glace placée dans une vessie, les larges vésicatoires, la galvanisation de la peau répétée plusieurs fois, et enfin les douches d'eau froide sur l'épigastre qui ont été fort vantées par Récamier, et desquelles j'ai obtenu de grands succès.

Schmidtmann a préconisé l'usage de la noix vomique en poudre de 10 à 30 centigrammes, comme moyen certain d'enchaîner les mouvements de l'estomac : j'ai rarement vu ce médicament réussir et il ne paraît pas avoir fait beaucoup de prosélytes en France. Enfin on a essayé de modifier la membrane musculeuse de l'estomac, soit en faisant traverser cet organe par un courant électrique dirigé d'avant en arrière, soit en le galvanisant directement à l'aide de sondes introduites dans sa cavité, pratiques qui n'ont été suivies d'aucun résultat avantageux.

Les aliments ne devront être administrés qu'avec une grande parcimonie, puisque les vomissements sont presque toujours composés uniquement des ingesta, et ils ne peuvent être pris qu'à une très basse température.

La forme de gastralgie avec production de gaz se combat par

____

(1) On consultera avec intérêt, pour une appréciation exacte de ces eaux, le *Dictionnaire des eaux minérales et d'hydrologie médicale* de MM. Durand-Fardel, Le Bret, Lefort. Paris, 1859, 2 vol.

le froid *intus* et *extus*, par les lavements à la glace, par le charbon; celle avec hoquet cède ordinairement au froid énergiquement administré, à des révulsifs sur l'estomac, à la distraction, en attirant l'attention de la malade sur une autre chose que sur elle. M. Rostan a vanté avec raison l'influence de la compression exercée sur l'estomac.

Il faut reléguer au rang des remèdes qu'on doit mettre de côté tous les prétendus antispasmodiques, tels que la valériane, le camphre, l'asa fœtida, le castoréum, l'huile de cajeput, le baume du Pérou, etc., les regarder comme des médicaments sur lesquels il ne faut pas compter et qui nuisent bien plus souvent qu'ils ne sont utiles. Cette proscription doit à plus forte raison s'étendre aux vomitifs et aux purgatifs desquels on a fait un si grand abus. On trouve dans l'ouvrage de Trnka, deux faits de gastralgies hystériques traitées par des apothicaires avec les vomitifs et dans lesquels ces médicaments avaient occasionné des accidents très graves.

C'est en parlant de ces médications que l'un des observateurs les plus sages, dans le siècle dernier, disait : « Sic ejus modi phar» macorum multitudo et differentia, volventibus annis et hominum » sententiis , mutata sunt, multa rejecit ætas hodierna , plura » neglexit, pauca retinuit, et paucissima adjunxit. »

On ne doit pas ranger dans la classe des médications qui doivent être absolument rejetées, les évacuations sanguines, soit locales, soit générales, seulement je puis dire que l'occasion d'employer la saignée est fort rare, les hystériques gastralgiques ne péchant point ordinairement ni par la trop grande quantité de sang, ni par les congestions de ce liquide dans les organes. Les évacuations sanguines locales peuvent être plus utiles, mais seulement comme moyen révulsif, à raison des piqûres des sangsues, ou des lancettes des ventouses, qui occasionnent une douleur dont l'influence révulsive est de toute évidence.

Entéralgie.— Le traitement de l'entéralgie doit, comme celui de la gastralgie, varier selon la cause, et selon la nature des accidents.

Il est évident que lorsque la maladie est liée aux troubles de la menstruation, tous les efforts du médecin doivent tendre à ramener ou à régulariser le flux menstruel ; et que quand elle est consécutive à une phlegmasie de l'utérus ou de ses annexes, on doit avant toute autre chose combattre cette maladie.

La forme d'entéralgie avec coliques sera traitée par les opiacés pris par la bouche ou administrés en lavements, en élevant graduellement les doses de la substance narcotique.

Celle qui s'accompagne de productions excessives de gaz sera combattue par la magnésie, par le charbon végétal, par les sous-carbonates calcaires et par l'eau de chaux seconde. Si ces moyens ne suffisaient pas on aurait recours à la noix vomique, aux applications de glace, aux douches froides, aux cataplasmes de glace appliqués sur la paroi abdominale, et enfin à l'ingestion de la glace pilée. L'usage de boissons légèrement aromatiques, telles que l'infusion de fleurs de tilleul, de feuilles d'oranger, d'écorces d'oranges amères, etc., devra être conseillé comme d'utiles moyens adjuvants.

Les mêmes moyens devront être opposés à la forme dans laquelle l'entéralgie s'accompagne de tympanite, de rétention d'urine et de constipation.

Dans ces cas, les amers, tels que le pissenlit, la chicorée sauvage, le chardon bénit, la rhubarbe, le quassia, le simarouba, le quinquina, devront être prescrits.

Dans l'entéralgie avec tympanite on a vanté les frictions d'huile de camomille camphrée, les onctions avec l'onguent napolitain, la glace renfermée dans des sachets. Contre la constipation, on conseille les lavements à la décoction de feuilles de séné, à la solution de sels purgatifs, et surtout à celle de sel de cuisine, les pilules d'aloès, la poudre de rhubarbe, la magnésie; les suppositoires de savon, etc.

L'expérience montre que tous ces moyens sont le plus souvent sans aucune influence sur la maladie. J'ai vu couvrir le ventre de sinapismes et de vésicatoires, j'ai fait faradiser la peau de cette partie; je l'ai fait sillonner de raies de cautères transcurrents, à plusieurs reprises; je l'ai couverte de couches d'huile de croton tiglium, sans obtenir aucun résultat avantageux.

Dans certains cas peu nombreux, la faradisation du col et de la face interne de la vessie, celle des sphincters de l'anus et celle du rectum, obtenues au moyen d'une tige métallique, entourée d'un étui non conducteur de caoutchouc de manière à ne laisser à nu que 1 à 2 centimètres, introduite soit dans la vessie, soit dans le rectum, en même temps qu'on applique sur la région sus-pubienne, ou sur la région sacrée ou sur les régions iliaques et sur les lombaires, l'autre bout du fil terminé par une éponge, de manière à faire traverser au courant, soit le rectum, soit la vessie, ou même tous les deux à la fois ; on voit sous l'influence du courant l'urine, qui auparavant coulait par la sonde en quelque sorte sous la seule influence de la pesanteur, être alors projetée assez au loin par le fait des contractions de la vessie. Mais le plus souvent ces tentatives ne sont point couronnées de succès, les accidents persistent et semblent augmenter à mesure que les moyens employés sont plus actifs ; et si fatigué de l'inutilité de ce traitement, le médecin, de guerre las, finit par se borner à la médecine expectante, au régime adoucissant, aux bains, aux boissons douces. L'exaspération que la médication stimulante avait produite cesse, et les phénomènes morbides reprennent leur tenue ordinaire d'immobilité.

Le traitement qui offre le plus de chances de succès est celui qui s'adresse à la menstruation, et parmi les moyens locaux les plus utiles en pareil cas se trouvent, en première ligne, la faradisation du col utérin et l'application de la ventouse du docteur Junod, dans laquelle on enferme les deux tiers de l'un des membres inférieurs des malades; on peut répéter plusieurs fois cette application qui m'a souvent donné les résultats immédiats les plus satisfaisants.

Pour la *néphralgie*, le traitement consiste dans l'usage des émollients, des bains, des médicaments narcotiques, dans celui des antispasmodiques et surtout dans l'emploi des révulsifs, sinapismes et faradisation de la peau des lombes.

Cystalgie. — On oppose à cette hyperesthésie les moyens ordinaires, topiques émollients, lavements narcotiques camphrés, bains locaux, bains généraux, qui réussissent quelquefois ; mais ce qu'il y a de plus efficace est de rappeler les menstrues, attendu que quand celles-ci reparaissent, bientôt la cystalgie se dissipe.

Hystéralgie. — On avait essayé contre cette maladie bien des traitements divers : opiacés, stupéfiants, vireux, bains, injections, lavements, etc.; rien n'avait réussi. Ce fut à raison des fréquents insuccès de ces divers moyens que M. le professeur Malgaigne a été conduit à faire avec des ciseaux une section sur l'endroit du col où se trouvait la douleur. Cette section doit être parallèle à l'axe de l'utérus, elle est peu douloureuse et donne lieu à un très faible écoulement de sang. Aussitôt après l'opération, la douleur disparaît, quoiqu'il soit probable que dans beaucoup de cas où l'on a fait cette section, l'incision n'ait pas porté précisément sur le lieu douloureux lui-même.

Cette opération qui paraît avoir constamment réussi entre les mains de M. Malgaigne, paraît singulière au premier abord, mais elle rentre pourtant dans les règles. C'est une révulsion de la douleur, c'est-à-dire une douleur très vive opposée à une autre qui l'est moins, et qu'elle fait taire.

Cependant l'hystérotomie n'en est pas moins une opération sanglante ; elle doit être assez difficile à pratiquer chez les jeunes filles ayant encore leur hymen ; aussi me semble-t-il beaucoup plus simple de remplir la même indication à l'aide de courants par induction, qu'on fait passer à travers le point douloureux du col, à l'aide de deux sondes en caoutchouc, de l'extrémité libre desquelles sortent deux fils métalliques conducteurs du courant. J'ai fait cette faradisation avec M. Duchenne (de Boulogne), et nous avons réussi à enlever la douleur.

Les fumigations avec l'acide carbonique, expérimentées par M. Charles Bernard, devront également être employées comme un bon anesthésique.

Quand le point hyperesthésié causait une très vive douleur et quand on a pu la dissiper, plusieurs des douleurs sympathiques qu'elle avait suscitées, ont disparu dans quelques cas, mais le plus ordinairement l'avantage s'est borné à avoir fait cesser une douleur gênante, les autres accidents de l'hystérie persistant au même degré.

§ II. — Anesthésie.

L'expérience des temps passés ne peut guère servir au traitement de l'anesthésie ; le symptôme n'étant pas connu, on n'avait pas dû s'occuper de sa thérapeutique ; on ne trouve même pas d'indication précise à ce sujet dans les écrits des auteurs modernes qui ont parlé de ce symptôme. On lit, en effet, dans la thèse de M. Henrot, p. 30, ces lignes : « Quand les phénomènes d'hyperesthésie et d'a-» nesthésie persistent avec la forme chronique, ils cèdent quelque-» fois à l'emploi de petites doses d'opium à l'intérieur ; mais quel-» quefois ce moyen est insuffisant, et il faut y ajouter ou y substi-» tuer, selon les conditions particulières, l'emploi externe des » narcotiques, le massage, l'électricité. » — Ce traitement, institué par M. Gendrin, n'offre pas une grande précision, et il serait difficile à un praticien d'en déduire quelque chose de bien fixe et de bien utile au traitement.

J'espère qu'on trouvera dans ce qui va suivre des indications plus précises.

La médication générale par l'opium, par l'extrait de noix vomique et par les antispasmodiques, a généralement très peu d'influence sur l'anesthésie; je l'ai souvent employée avec persévérance, et je n'en ai que très rarement obtenu un effet évident.

Il n'en est pas de même de la médication locale : celle-là est toute puissante, et l'on peut assurer qu'elle réussit au moins huit fois sur dix. Elle est tellement puissante, qu'on peut dissiper l'anesthésie aussi facilement quand les troubles généraux de l'hystérie dont elle est l'effet sont dans leur intensité, que quand ceux-ci ont complétement disparu.

Cette médication doit être étudiée dans toutes les diverses parties où siége l'anesthésie.

A la peau. — L'expérience a constaté de la manière la plus péremptoire l'insuffisance des topiques narcotiques. Après les avoir longtemps employés avec persévérance, j'ai fini par les abandonner, n'en ayant jamais tiré de résultats satisfaisants.

Les seuls moyens utiles sont les stimulants appliqués sur les parties anesthésiées. On peut, sous le rapport de la puissance, les ranger dans l'ordre suivant :

1° Les frictions avec les substances irritantes, l'ammoniaque unie à l'huile, la teinture de cantharides, l'huile essentielle de moutarde, le baume de Fioraventi, etc. ;

2° Les sinapismes répétés dont il faut bien surveiller l'action, attendu que les malades, en raison de leur insensibilité, en sont mauvais juges;

3° Les frictions avec l'huile de croton tiglium ;

4° Les emplâtres vésicants;

5° Enfin de faradisation de la peau.

Quand la peau est le siége d'une anesthésie limitée à des surfaces peu étendues, on peut avoir recours aux sinapismes et aux vésicatoires. Mais, quand l'insensibilité occupe toute une moitié du corps, il faut user de moyens qu'on puisse étendre, telles sont les frictions stimulantes et surtout les frictions avec l'huile de croton.

Ces topiques ont bien la puissance de ranimer la sensibilité de la peau; mais ils ont l'inconvénient d'altérer le tissu de cet organe, de laisser après eux des traces souvent désagréables pour des femmes dont la peau est l'un des ornements, ou des phlogoses érysipélateuses ou des suppurations, ainsi que des indurations.

Aussi, le moyen le plus sûr, le plus simple et le plus expéditif, est la faradisation de la peau anesthésiée. En une ou deux séances d'un quart d'heure chacun, on est à peu près certain de faire disparaître l'anesthésie de la peau, quelle que soit son étendue, et de ne laisser aucune altération dans son tissu. L'inconvénient de la douleur que ce moyen provoque est nul, attendu que du moment que la douleur commence à être sentie, l'anesthésie est dissipée.

Pour faradiser la peau anesthésiée, l'éponge humide étant appliquée sur un point quelconque de la surface insensible, la brosse métallique est promenée sur les diverses parties de cette surface, jusqu'à ce que le courant soit senti ; dans cette opération, la rougeur commence à apparaître, puis la chaleur vient, puis des fourmillements, et, enfin arrive la douleur. Le plus habituellement, cinq à six minutes suffisent pour réveiller la sensibilité de la portion de peau sur laquelle on opère. De telle sorte que, quand l'anesthésie occupe l'une des moitiés du corps, il faut ordinairement deux à trois séances pour rappeler la sensibilité partout. Souvent, dès que la sensibilité est rétablie dans le lieu faradisé, elle reparaît également à ses environs, dans un rayon assez étendu. Dans un certain nombre de cas, il a suffi de la faradisation du membre supérieur par exemple, pour que la sensibilité reparût dans le membre inférieur.

Il ne m'est jamais arrivé de ne pas voir le rétablissement de la sensibilité se faire ; toujours la faradisation réussit. J'ai vu des anesthésies qui paraissaient dater de plus d'une année, être enlevées à une première faradisation, aussi facilement que si elles n'eussent existé que depuis peu de temps. Aussi peut-on établir, comme règle générale, que l'ancienneté du symptôme est tout à fait sans influence sur sa curabilité.

Il est bien évident que la guérison n'est définitive que quand l'état hystérique aigu est dissipé, tandis que dans le cas contraire la guérison n'est que temporaire.

Aux yeux. — L'anesthésie de la rétine est fort tenace, et pour la dissiper il n'est qu'un seul moyen, c'est la faradisation ; mais, comme par les procédés ordinaires on n'agit qu'à distance sur le nerf, les effets sont lents et peu prononcés. Ainsi quand on faradise les paupières, comme on le fait pour la peau, quand même on placerait une brosse très fine sur le trajet des filets nerveux qui sortent des trous sus et sous-orbitaires, on n'obtiendrait pas d'effet sensible. Le mode le plus puissant consiste à substituer une éponge à la brosse métallique, et à la promener sur divers points du contour de l'orbite, de telle sorte que l'une des éponges soit placée sur son rebord supérieur et l'autre sur son bord inférieur. Le courant pénètre alors profondément. On le fait agir pendant cinq à six minutes en multipliant les contacts, et en ayant soin de modérer beaucoup la force du courant ; car, à chaque contact, les malades sentent une douleur profonde, et ils aperçoivent une vive lueur. Peut-être pourrait-on, dans ce cas, faire pénétrer le courant dans les parties profondes à l'aide de l'aiguille à acupuncture.

La difficulté du succès tient à ce qu'il n'y a guère de moyen direct de faradiser les houppes nerveuses qui constituent les dernières expansions du nerf optique dans la rétine, cette membrane étant renfermée dans une coque fibreuse qui l'isole des parties superficielles.

A l'oreille. — L'anesthésie est, au contraire, si facile à dissiper, que ce fut, pour **M.** Duchenne et pour moi, un grand sujet d'étonnement quand, fondés seulement sur les effets de la faradisation sur la peau, nous essayâmes, pour la première fois, cette opération sur l'oreille, et que nous vîmes chez une hystérique, sourde depuis longtemps de l'oreille gauche, disparaître le bourdonnement si fatiguant de l'oreille, puis la malade entendre parfaitement le battement d'une montre placée à distance de son oreille, au bout de quelques minutes de faradisation.

Le diagnostic et le traitement de cette anesthésie sont si certains, qu'un jour une dame étrangère vint, je ne sais par quel hasard, me consulter pour une surdité ; j'allais la renvoyer à des personnes plus compétentes, lorsqu'elle m'apprit qu'elle n'était sourde que d'une oreille, que c'était de la gauche, et qu'en même temps elle éprouvait des sifflements d'oreille qui l'incommodaient beaucoup. Cela fixa mon attention ; je regardai son oreille, que je trouvai insensible. Je dis à cette dame : Traversez le boulevard, montez chez **M.** Duchenne, priez-le de ma part de vous ôter votre surdité, et vous reviendrez dans dix minutes. Elle revint en effet au bout de dix minutes, entendant parfaitement, et heureuse d'être débarrassée de son sifflement, qui lui était si importun, qu'elle croyait toujours avoir derrière elle quelqu'un qui, pour lui faire niche, lui sifflait dans l'oreille.

Je ne connais pas un seul cas où il ait fallu plus de deux séances de quelques minutes chacune, pour faire disparaître complétement la surdité par anesthésie. Nous avons traité à la Charité, et guéri (M. Duchenne et moi) de la même manière, et avec le même succès, une malade chez laquelle le sulfate de quinine avait depuis peu de temps amené la surdité des deux oreilles.

Pour faradiser l'oreille, M. Duchenne remplit d'eau tiède le conduit auditif, puis il plonge dans ce liquide une tige métallique qui termine l'un des fils d'induction ; en même temps il place sur la nuque, et assez près de l'oreille, l'éponge mouillée qui termine le bout de l'autre fil ; on fait agir le courant par intermittences, il suffit de trois ou quatre interruptions du courant pour déterminer une excitation suffisante. Pendant cette opération, il y a dans l'oreille une vive douleur sentie à chaque interruption, et une sensation de saveur très aigre perçue dans la bouche.

Il est un autre procédé encore plus simple, qui m'a réussi toutes les fois que la peau du pavillon de l'oreille était anesthésiée. C'est de placer tout simplement l'éponge mouillée sur la peau derrière l'oreille, puis de promener la brosse électrique sur les divers points du pavillon et de la conque de l'oreille.

L'anesthésie de la pituitaire et celle de la muqueuse buccale se traitent de la même manière ; on porte l'excitateur métallique sur les parties accessibles de ces deux membranes, tandis que l'éponge humide est placée sur une partie peu éloignée. Il suffit, en général, d'un petit nombre d'intermittences du courant pour faire revenir complétement la sensibilité disparue.

L'anesthésie des muqueuses de la vessie, du vagin et du rectum, sont également attaquées avec succès par la faradisation ; l'un des pôles de l'appareil est terminé par une sonde métallique entourée d'une résine isolante jusqu'à petite distance de son extrémité libre ; on porte cette sonde au fond de celle des cavités que l'on veut faradiser ; l'éponge mouillée se place, soit sur le pubis, soit sur le sacrum, et l'on fait passer le courant en l'entrecoupant par de fréquentes intermittences.

Le traitement de l'anesthésie des muscles est fort simple ; comme il n'y a plus lieu d'appliquer des topiques d'aucune espèce qui n'agiraient pas sur ces organes, les moyens médicaux sont réduits à zéro, mais on a la faradisation des muscles eux-mêmes, qui peut suppléer à tout.

Pour agir sur les muscles, il faut faire traverser ces organes par le courant : à cet effet, les deux fils de l'appareil sont terminés chacun par une éponge mouillée que l'on applique sur la peau à une certaine distance l'une de l'autre ; le courant pénètre les muscles, et, en répétant le contact à chaque instant, il en résulte des secousses dans la partie de muscle comprise entre les deux éponges ; ces secousses s'étendent jusque dans les parties inférieures. L'opération doit durer plusieurs minutes. A chaque contact de l'éponge, il y.a une contraction fibrillaire des muscles voisins et une douleur assez vive.

L'anesthésie des muscles est un peu plus difficile à dissiper que celle des organes précédents ; de sorte qu'il faut plusieurs séances avant d'arriver à un résultat positif. On réussit néanmoins dans la majorité des cas, et l'on voit bientôt l'insensibilité, en même temps que la faiblesse, disparaître, et la partie anesthésiée revenir à l'état à peu près normal.

Si l'anesthésie résistait, il faudrait faradiser les muscles par les cordons nerveux qui s'y rendent, en plaçant les éponges l'une sur le nerf au-dessus du point malade, et l'autre bien au-dessous des muscles anesthésiés, dans la direction des cordons nerveux qui animent ces muscles.

L'anesthésie est un phénomène hystérique que l'on est toujours maître d'enlever ; je ne connais pas un seul fait d'anesthésie, excepté l'anesthésie de l'œil, qui n'ait été dissipée complétement par les moyens convenables, et dont le plus puissant est la faradi-sation ; après elle viennent les vésicatoires, les frictions à l'huile de croton, les sinapismes.

§ III. — Spasmes.

Si l'emploi continu des antispasmodiques est une médication qui, non-seulement ne détruit pas l'état nerveux hystérique, mais qui même en augmente constamment les accidents, en raison des pro-priétés excitantes de ces médicaments, il n'en est pas de même de leur emploi momentané, dont l'influence avantageuse ne peut pas offrir le moindre doute. Tous les auteurs sont d'accord sur ce point, et les résultats de l'observation générale sont positifs à cet égard. Les antispasmodiques agissent puissamment contre les attaques de spasmes, quand on les administre seulement contre ces attaques.

Les substances que l'expérience a constaté l'emporter sur les autres sont, par ordre de puissance, les éthers sulfurique et acé-tique, la valériane, l'asa fœtida, le musc, le castoréum, le camphre et l'huile essentielle de fleurs d'oranger. On y joignait autrefois les gommes-résines à odeur forte, le galbanum, le sagapénum, l'opo-panax, la gomme ammoniaque, etc.; mais ces dernières substances sont très au-dessous des premières, de sorte que, dans l'état actuel de la thérapeutique, je ne vois pas pour quelle raison on s'en servirait.

Les antispasmodiques ont-ils une propriété spéciale à laquelle ils doivent leur puissance? Je le crois. L'inspiration des émanations qui s'en échappent amène des vertiges, une sorte d'ébriété qui prouvent qu'elles agissent directement sur la pulpe nerveuse, dont elles modifient évidemment la vitalité. De plus, en raison de la volatilisation rapide de leurs principes, ils agissent à la manière des révulsifs, et produisent sur des surfaces très sensibles une excitation assez vive, pour troubler un travail morbide qui se ferait ailleurs. Les véritables antispasmodiques sont des substances très odorantes, très sapides ; leur odeur est forte et le plus souvent désagréable, leur saveur est extrêmement forte : deux conditions qui me paraissent très essentielles pour pouvoir modifier les spasmes. Aussi je ne crois pas à la vertu des antispasmodiques inodores et insipides, comme l'est l'oxyde de zinc, dont la réputation est pourtant si grande. La puissance de leur action est proportionnelle à leur volatilité.

L'éther sulfurique se donne à la dose de 2 à 4 grammes. Le sirop d'éther s'administre par cuillerées, de manière à en faire prendre de 30 à 45 grammes par jour.

La valériane, de laquelle ont fait mention Dioscoride, Pline, Galien, Avicenne, appelée par les Allemands *Stercus diaboli*, et par les Orientaux *Cibus divum*, s'administre, en poudre, aux doses de 4 grammes à 32 grammes ; en teinture éthérée ou alcoolique, qu'on peut administrer en potion, à des doses de 50 centigrammes à 2 grammes ; en infusion, ce qui est très rare, à la dose de 4 à 8 grammes pour 500 grammes d'eau ; et en lavement, à la dose de 8 à 16 grammes pour 500 grammes d'eau.

A la valériane se rapportent l'acide valérianique qui a la même action et qui se donne par gouttes dans une potion, et le valérianate de zinc, qui n'a de mérite que celui d'engager l'acide valérianique dans une combinaison stable, et de l'associer au zinc qu'on regarde comme un autre spasmodique ; et enfin le valérianate d'ammoniaque, qui a été constitué dans les mêmes vues que le valérianate de zinc, qui est plus puissant que lui, mais qui se décompose avec une extrême facilité. Cependant, administré à l'état de pureté, le valérianate d'ammoniaque est un modificateur duquel on peut faire usage avec succès contre les accidents spasmodiques.

L'asa fœtida, préconisé par Hippocrate, par Galien, comme emménagogue, a eu l'assentiment de Rivière, de Sydenham, de Weddel, et de Boerhaave, il ne s'administre guère qu'en potions à des doses de 50 centigrammes à 4 grammes ; en lavements, à la dose de 4 à 8 grammes.

Le musc, d'après Juncker, *quibusdam mulieribus uteri præfocatis malum adfert, aliis crebro mire prodest.* Selon les anciens auteurs, le musc convient aux femmes en sa qualité de *utero imprimis qui omni tempore spasmis enormibus est subjectus, pergratus.* Le musc se prescrit, soit en potion, à la dose de 50 centigrammes à 2 grammes ; ou en pilules de 20 centigrammes chaque ; en lavement, on l'administre à la dose de 1 gramme, en facilitant sa dilution à l'aide d'un jaune d'œuf.

Selon Hoffmann, le castoréum est bon, mais il ne faut pas s'y fier, il n'agit pas sur la matière peccante, et sa nature anodine amène la faiblesse du cerveau. Telles sont ses propriétés suivant les auteurs. Le castoréum se donne en pilules à la dose de 2 à 4 grammes, et la dilution en doit être favorisée par l'addition d'un jaune d'œuf.

Le camphre s'administre, en pilules ou en potion, à la dose de 40 centigrammes à 1 gramme ; et en lavement, à la dose de 2 grammes.

Enfin, les feuilles d'oranger se prennent, soit en poudre, de 2 à 4 grammes, soit sous la forme d'eau distillée, à la dose de 20 à 30 grammes.

Quelques auteurs semblent penser que chacune de ces substances répond à un genre particulier de phénomènes hystériques : leur opinion est fondée sur des idées théoriques plus que sur des faits de pratique. La vérité est que, dans l'administration de ces médicaments, il faut tâtonner jusqu'à ce que l'on trouve celui d'entre eux qui convient le mieux à la susceptibilité particulière de chaque malade.

Le second ordre de moyens à l'aide desquels on peut attaquer les accès de spasmes, se compose des anesthésiques, tels que le chloroforme en inhalation qu'il faut employer, s'il y a des accidents graves réfractaires à tout autre moyen, l'opium, la belladone, le stramonium et l'eau distillée de laurier-cerise qui conviennent dans les cas ordinaires.

Enfin on aura recours aux révulsifs, sinapismes, cataplasmes très chauds, vésicatoires temporaires, topiques faits avec un mélange d'éther acétique et de chloroforme, dont la puissance est souvent très grande ; la faradisation, soit de la peau au niveau des points où siége le spasme, soit des muscles atteints eux-mêmes par de la névrose spasmodique, les douches d'eau froide bornées sur le lieu atteint de spasme, ou étendues à tout le corps, et enfin l'immersion brusque et durant quelques minutes dans de l'eau à des températures de 10 à 20 degrés centigrades, moyens dont la puissance est bien plus grande encore que celle des précédents.

Il est convenable d'employer les médicaments antispasmodiques en même temps qu'on administre ces divers agents.

Tels sont les moyens généraux à l'aide desquels on combat les spasmes.

Constriction de la gorge. — Strangulation. — Cet accident qui le plus souvent est passager, peut dans quelques cas avoir de la permanence et gêner les malades au point de les étrangler. J'ai vu des malades rester dans cet état de souffrance pendant plusieurs jours.

On est dans l'usage d'administrer contre cet accident les bains, les gouttes d'Hoffmann, l'éther sulfurique, et bien souvent on ne soulage pas. Les moyens les plus simples et les plus puissants sont l'ingestion brusque et forcée de plusieurs verres d'eau froide, avalés coup sur coup à la régalade et jusqu'à produire de la douleur; ce moyen qui a été proposé par M. Cruveilhier, a tant de puissance qu'il a plusieurs fois arrêté des attaques d'hystérie. L'emploi de la glace pilée et avalée à l'état de glace par cuillerées à bouche est encore plus efficace. Et enfin, quand on n'a pas réussi au moyen des expédients que je viens d'indiquer, il faut avoir recours à la faradisation de la peau ou à celle des muscles, faite au niveau du larynx autour duquel on promène le pinceau métallique, ou sur les côtés duquel on place les éponges. Il faut continuer la faradisation jusqu'à ce qu'on ait fait disparaître la constriction; le plus ordinairement elle cesse à l'instant même, mais quand elle est intense ou ancienne, elle a de la tendance à récidiver, et alors il faut faradiser de nouveau et le plus souvent possible, jusqu'à ce qu'on se soit rendu maître de la strangulation.

Dysphagie. — On ne s'est guère occupé jusqu'à présent du traitement de la dysphagie, et l'on s'est borné, soit à l'emploi des antispasmodiques dont l'effet est habituellement nul, soit à celui des révulsifs qui a plus de puissance. Enfin la maladie croissant toujours, on a proposé l'introduction de la sonde œsophagienne, soit dans le but de maintenir le canal dilaté en cherchant à vaincre le spasme, soit dans celui d'introduire des aliments. Constamment cette opération augmente le spasme œsophagien, la présence d'un corps étranger se trouve être une cause directe d'irritation qui, loin de diminuer la contraction des fibres musculaires, tend encore à l'augmenter; et dans tous les cas où on l'a employée, on a été obligé au bout de peu de temps de retirer la sonde qui devenait une cause d'accidents. On pourrait supposer que la distension forcée vaincrait le spasme, mais à moins de prendre une sonde d'un volume colossal, ce qui ne peut se faire, cette distension forcée est impraticable.

Il vaut mieux avoir recours aux topiques stupéfiants, tels que la glace, le chloroforme, ou aux révulsifs, tels que les sinapismes, les frictions d'huile de croton, et les vésicatoires. Dans quelques cas l'ingestion de l'éther sulfurique à doses de 3 à 4 grammes, a fait disparaître le spasme.

Mais le moyen le plus puissant, est la faradisation de la peau du col, si la dysphagie est au col, ou le passage d'un courant par induction le long de l'œsophage, en plaçant une éponge au col, et une autre à l'épigastre, ou en faisant traverser le courant d'avant en arrière, de manière à lui faire traverser l'œsophage dans ce sens, en variant la position des éponges, si la dysphagie siége le long de l'œsophage. La faradisation dans ces cas doit se faire graduellement et elle peut être prolongée pendant un quart d'heure.

Vomissements. — Comme il a été déjà question des vomissements à l'article du traitement de la gastralgie, il reste peu de chose à en dire ici, si ce n'est qu'il faut insister sur les boissons gazeuses frappées de glace, sur l'ingestion de la glace pilée, sur les sinapismes, sur les vésicatoires, et enfin sur une vessie remplie de glace appliquée sur la région épigastrique; rarement les vomissements résistent à ces moyens aidés des lavements opiacés. Si cependant les vomissements persistaient, il faudrait, d'une part, suspendre toute boisson et se borner à quelques cuillerées de glace pilée, et d'autres part, faradiser la peau de la région épigastrique.

On a proposé l'administration des sels de strychnine, à la dose de 2 à 3 centigrammes; ce moyen qui n'a réussi que dans quelques cas rares, ne doit être employé qu'avec beaucoup de réserve, d'autant mieux qu'il est d'expérience que toutes les substances douées d'une saveur forte, augmentent ordinairement la susceptibilité de l'estomac.

Borborygmes. — Comme ils indiquent une excitabilité fort vive du tube digestif et une impressionnabilité générale très grande, on devra combattre cette double disposition par les moyens appropriés, puis on attaquera directement la constipation qui accompagne ordinairement cet état, par l'usage habituel de pilules de 10 centigrammes d'aloès succotrin et 5 centigrammes de savon médicinal, ou par la prise chaque matin d'une cuillerée à bouche de magnésie anglaise lourde, ou enfin par l'usage du bicarbonate de soude. En même temps la malade prendra des boissons froides et des lavements à la glace. On a proposé le colombo, l'anis, le girofle et l'alcool de menthe. Brodie vante les lotions sur le ventre avec le romarin et le camphre.

Spasmes de la respiration, aboiements, etc. — Les spasmes combinés des muscles du larynx et de ceux des parois de la poitrine se traitent par les calmants et par les antispasmodiques ; mais il est très rare que cette médication réussisse. Aussi ces névroses persistent-elles en quelque sorte indéfiniment, attestant ainsi l'impuissance de la médecine.

D'après ce que j'ai vu, je ne crois pas qu'on doive renoncer complétement à tenter quelque chose pour combattre cet accident déplorable. En faisant passer un courant galvanique à travers les muscles, on en arrête presque toujours la convulsion, et si l'on fait aller ce courant à travers les muscles du larynx et de la poitrine, les malades ne parlent plus et ne crient plus, tant que le courant continue à traverser le larynx ; le calme continue quelques instants, pour cesser, soit au bout d'un quart d'heure, soit au bout d'une demi-heure, et quelquefois plus : en répétant cette faradisation plusieurs jours de suite, il arrive souvent que le spasme diminue et qu'on finit par s'en rendre maître.

Quand en même temps la respiration est entrecoupée et quand les muscles abdominaux entrent en une sorte de convulsion, il faut faire aussi passer le courant à travers ces muscles; de cette manière il est rare qu'on ne réussisse pas à entraver le spasme pendant tout le temps que dure le courant. Il ne s'agit que de répéter fréquemment la faradisation, par exemple deux ou trois fois par jour, et il y a lieu d'espérer qu'on pourra arriver par ce moyen à rompre l'habitude vicieuse que l'économie a contractée.

Je dois à la vérité d'avouer que quelques malades ont résisté à ce traitement, et qu'elles ont continué à jeter des cris ou à lancer des paroles hors de propos, comme elles le faisaient auparavant, mais les autres avaient été ou améliorées ou guéries.

Je pense qu'un exercice régulier de la parole, comme celui de déclamer des vers, de les scander, de lire à haute voix, ou de chanter en marquant la mesure, serait un auxiliaire utile. Enfin il faudrait par un moyen quelconque, soit en en imposant beaucoup à la malade et en cherchant à exciter sa volonté, ou, rompant ses habitudes soit par un exercice violent et incessant, soit par un voyage accompagné de beaucoup de distractions, opérer une mutation prononcée.

J'ai insisté sur le traitement de cet accident qui paraît futile, parce qu'en réalité il est extrêmement pénible : les cris, les aboiements ou les paroles involontaires qui échappent aux malades étant souvent incessants, les condamnent à s'éloigner de tous, et à vivre dans l'isolement, condition très pénible pour une hystérique et qui ne peut qu'aggraver sa maladie.

Hoquet. — Cet accident quelquefois fatiguant se combat par l'ingestion de l'eau froide, de la glace, des eaux acidules gazeuses à la glace, par le petit-lait, par l'application sur la région épigastrique des sinapismes, des vésicatoires, d'une vessie de glace, et par les douches d'eau froide ; on a vanté la compression de la région épigastrique comme un moyen puissant, je n'ai pas eu l'occasion de constater son influence. J'ai vu plusieurs fois la compression momentanée des carotides arrêter le hoquet ; les immersions brusques dans l'eau froide, les bains par surprise administrés à des intervalles réguliers, ont également réussi.

Enfin il conviendra d'avoir recours aux calmants, aux antispasmodiques et quelquefois aux antipériodiques.

Des moyens analogues sont mis en usage pour combattre les spasmes de la vessie et ceux du rectum ; dans ce dernier cas on pourrait avoir recours à la dilatation forcée, aux suppositoires enduits d'extrait de belladone, à la cautérisation du pourtour du sphincter par l'azotate d'argent, et enfin à la faradisation.

§ IV. — Attaques.

1° *Attaques de convulsions.* — L'utérus étant, selon la doctrine hippocratique, la cause des attaques d'hystérie par ses pérégrinations dans les cavités splanchniques, il ne s'agissait pour calmer ces attaques que de le réintégrer dans la place que la nature lui avait assignée ; pour atteindre ce but, les anciens avaient deux méthodes.

La *première* consistait à repousser violemment l'utérus vers le bassin et à l'y maintenir ensuite par de très fortes pressions ; ce procédé qui se trouve recommandé par Arétée, est le point de départ d'une manœuvre qui a été assez vantée depuis et que Récamier avait voulu remettre en honneur : ce praticien prenait, soit un oreiller, soit un coussin de canapé avec lequel il comprimait aussi fortement que possible le ventre des malades. Ces procédés ont naturellement conduit les praticiens à un troisième mode, à la compression de l'utérus lui-même, que les partisans de la suprématie de cet organe

regardent comme un moyen très puissant d'arrêter les attaques ;
c'est une pratique complétement illusoire, je l'ai plusieurs fois essayé
et j'ai trouvé que le plus souvent elle était sans action, et que
plusieurs fois elle avait paru augmenter l'agitation.

La *seconde* méthode était fondée sur le goût particulier qu'on
supposait qu'avait l'utérus pour les parfums, et sur l'antipathie
qu'on lui croyait pour les mauvaises odeurs. Arétée, qui le premier,
a parlé de cette disposition de l'utérus, l'a fait dans les termes suivants : « Uterus perinde atque animal vitia in olfactu patitur, nam
» ad bene olentia dilectationis causa se recipit, fœde olentia con-
» tristantiaque præ molestia refugit. » (Arétée, *De curatione*, etc.,
lib. II, cap. 2.)

J'ai indiqué sur quoi était fondée la supposition de ces prétendus
goûts de l'utérus. Cette pratique a subsisté jusqu'au temps d'Ambroise Paré et de L. Rivière, ces auteurs en recommandent l'adop-
tion avec la plus incroyable assurance.

Les substances fétides s'administraient sous forme d'inhalations
par les narines. Les plus usitées étaient la corne de cerf, le pied
d'élan, le pied de bouc, le vieux cuir, la peau sèche de divers animaux, la chandelle au moment où on l'éteint, la fumée de lampe
à demi éteinte, les poils d'hommes et d'animaux, les plumes de
perdrix, celles de bécasse, l'asa fœtida, le castoréum, le galbanum,
les bitumes, la gomme ammoniaque. Paracelse avait encore enchéri
sur ces moyens, c'est à lui qu'on doit l'introduction de la verrue
des pieds des chevaux. On faisait brûler ces substances et la
malade en respirait la fumée, ou bien on les étalait en embrocations sur le ventre et sur l'ombilic.

Les parfums, comme on les appelait, étaient le gingembre, le
calamus aromaticus, le benjoin, le thym, le pouliot, la lavande, la
cannelle, le musc, l'ambre, la civette, on en enduisait la vulve, ou
on dirigeait leurs émanations vers elle. Fonseca dit qu'il est peu
d'attaques hystériques qui résistent à la fumigation suivante : verrues des chevaux, corne de pieds de chèvres, asa fœtida, et surtout
la peau d'un cerf tué pendant le coït.

La puissance de cette médication était considérée comme si
grande, que L. Rivière dit qu'un chirurgien de sa connaissance avait
souvent guéri en quelques instants des femmes près de périr d'attaques d'hystérie, à l'aide de ces deux ordres de moyens combinés
ensemble. Je ne sais pas trop comment on s'y prenait pour faire
en même temps respirer à une hystérique, au milieu de son

attaque, des vapeurs fétides et lui faire des fumigations à la vulve.

On finit probablement par s'apercevoir que l'utérus n'était pas aussi sensible aux bonnes odeurs qu'on le croyait, et l'on se borna à l'usage presque exclusif des fétides, en inspiration par les voies aériennes, en fumigations vers la vulve et en topiques sur le pubis, sur les lombes et sur l'ombilic. Hoffmann, l'un des approbateurs des fétides, proposa l'emploi d'une ceinture de ventre faite en cuir de Russie, afin de joindre la compression aux fétides. Telle était la thérapeutique en usage depuis Hippocrate.

Il est à noter, comme fait très singulier, que dans la collection hippocratique et dans le livre même *Des maladies des femmes* (1), il est question fort au long des déplacements réels de la matrice. Or, ces déplacements y sont décrits fort exactement, tels que nous les connaissons, et il n'y est nullement fait mention ni d'accidents nerveux spéciaux ni de phénomènes hystériques, qui en seraient l'accompagnement. Tout se borne à un traitement composé d'une série fort riche de moyens locaux, tels que pessaires, canules, éponges, injections, etc., etc., et dans lequel on ne retrouve aucun des moyens conseillés contre l'hystérie. Ce qui prouve qu'il n'y a pas eu d'unité dans la collection des œuvres hippocratiques.

La puissance de tous ces moyens rencontra des incrédules : ainsi il est curieux de voir Mauriceau, un simple accoucheur de Paris, considérer tous ces moyens avec le doute le plus philosophique, tandis qu'à peu près dans le même temps Rivière, l'une des lumières de l'école de Montpellier, se montrait à leur égard d'une crédulité inimaginable.

En résumé, toutes ces substances n'ont absolument aucune action sur l'utérus, ce sont tout simplement des stimulants, pour la plupart bien plus désagréables que l'éther, le vinaigre, l'acide acétique et l'ammoniaque dont on se sert maintenant, qui venaient exciter la muqueuse des fosses nasales, du larynx et du pharynx, et agir sympathiquement sur l'encéphale, de manière à faire cesser la perte de connaissance.

Un autre moyen moins innocent que le précédent avait, depuis Galien qui en avait été le promoteur, acquis beaucoup de faveur vis-à-vis des médecins, je veux parler de la confrication des parties génitales.

On avait cru remarquer, et c'est Galien qui rapporte ce fait, que

______

(1) *Œuvres d'Hippocrate*, trad. par Littré, t. VIII, p. 267 et suiv.

des femmes hystériques avaient été soulagées dans leur attaque, *multo humosse crasso e vulva excreto.* Les matrones qui, dans l'antiquité, avaient le privilége de traiter les maladies des dames, étaient dans l'usage de provoquer cette excrétion pour hâter la terminaison des attaques d'hystérie. Actius parle de l'utilité de cette pratique. Forestus qui en était grand partisan, la combinait en la faisant exécuter avec le doigt enduit d'une liqueur chargée de musc. «Vide-» batur puella laborare tetro vapore et utero sensim elata per » spinæ membranas pro deplorata habebatur. » Enfin, dit Forestus, « Coacti fuimus suadere ut aliqua mulier digito in hoc liquore « immerso, vulvam intus confricaret. » L'attaque fut presque aussitôt calmée. Chez une autre jeune fille dont l'attaque durait depuis déjà longtemps : « Adeo violenter, ut pro semimortua haberetur, » anhelitum trahere non poterat, frigidum exsudabat, totum » corpus quasi convellebatur, utero ad superiora retracto, vix di- » gito imposito in vulvam cum confricatione ad miraculum ad » se rediit et ab orci faucibus quasi erepta fuit. »

Sauvages parle également de ce moyen dans les termes suivants: » Clitoridis titillatio barbitonis ore impudico instituta paroxismum » solvebat. »

Enfin on trouve dans Duret un moyen plus complet : une femme avait une attaque de nerfs, Duret qui était présent, ordonna à son mari, « ut rem cum uxore haberet, rem habuit et statim convaluit. » Ambroise Paré, grand partisan de ce moyen, fait observer qu'il est des cas où l'on n'est pas en mesure de l'employer, et qu'alors il faut y suppléer par l'excitation du col de l'utérus au moyen de frictions avec le doigt couvert de parfums.

Astruc pense que ce moyen qui viderait la matrice des humeurs qu'elle contient serait assez bon, si la religion en permettait l'emploi ; il est vrai, dit-il, que les femmes qui sont auprès de la malade épargnent toujours au médecin la peine de le défendre, car c'est toujours ce qu'elles font, quoi qu'en puisse dire le médecin ; fait qui prouve une fois de plus le danger des mauvaises théories.

Peu habitués aux attaques hystériques et manquant d'expérience relativement à leur danger, les médecins s'effrayaient beaucoup de ces convulsions, tant ils craignaient qu'elles n'eussent une issue funeste, aussi faisaient-ils tous leurs efforts pour abréger la durée de l'attaque. Hoffmann conseillait de tordre les doigts jusqu'à les faire craquer ; quelques médecins ont été jusqu'à proposer l'arrachement des ongles.

Forestus rappelle que l'arrachement d'un des poils du pubis, pratique qu'il reconnaît être inconvenante et qu'il réprouve, contribuait aussi à faire cesser une attaque. Deleus rapporte avoir, lui aussi, arrêté une attaque hystérique en arrachant l'un de ces poils.

Mercatus, Roderic à Castro, Hygmore, Hoschtetter, Panaroli, préconisaient la saignée, et Hoffmann cite un cas dans lequel les attaques étaient toujours arrêtées par la saignée. Zacutus vantait les scarifications à la région du cou, Heurnius préférait les sangsues à l'anus.

Ces divers moyers locaux devaient, selon ces auteurs, être accompagnés de l'emploi de moyens généraux, et ce fut à propos de ces moyens que les médecins avaient été si fertiles en inventions.

Rivière et Hoffmann insistaient sur l'utilité des lavements purgatifs. Conolly assure qu'avec 2 grammes d'ipécacuanha on arrête une attaque, sans cependant indiquer comment il peut faire avaler l'eau nécessaire pour aider le vomissement, et comment l'attaque dure assez longtemps pour que le vomitif puisse l'influencer.

Rolfink parle du bon effet de vésicatoires aux jambes. Horstius préfère les vésicatoires à la nuque et sur la tête. Casserius et Fabrice d'Aquapendente veulent le cautère actuel. Wedel et Muych parlent avec avantage du séton au col, opérations qui me paraissent toutes d'une difficulté d'application telle, qu'elle peut aller jusqu'à l'impossibilité. P. d'Egine avait proposé l'application de ligatures sur les membres au moment de l'attaque. Quelques personnes disent avoir arrêté des attaques en provoquant l'éternument, soit par la titillation des fosses nasales, soit par les errhins, tels que la fumée de tabac.

Un assez bon nombre de médecins avaient une extrême confiance dans des pilules composées de gui de chêne, de succin, de corail, de safran, de castoréum et de placenta desséché, etc., etc. Il faut lire Houllier, Duret, Forestus, Rivière et même Ettmuller pour avoir une idée de la polypharmacie de ces auteurs; elle dépasse tout ce qu'on pourrait imaginer de plus absurde. Chacun d'eux a cinq ou six pages de recettes anticonvulsives qu'il présente avec une assurance imperturbable comme des remèdes infaillibles.

Actuellement qu'on est rassuré sur le compte d'une attaque de convulsions hystériques, on ne se livre plus à aucune de ces tentatives qui, pour la plupart, étaient sans effet. On se borne donc aux moyens de contention qu'ont conseillés les médecins les plus expérimentés dans ce genre d'affections, et entre autres Georget et M. Foville, puis on pourvoit aux moyens d'atténuer les attaques.

La première chose à faire est de placer la malade sur un lit autour des côtés duquel on puisse tourner, d'ôter les vêtements qui pourraient gêner la circulation et la respiration, d'enlever par conséquent toutes les ligatures et tous les vêtements serrés.

Puis on contient la malade dans son lit : deux personnes placées à ses côtés appuient fortement une main sur le moignon de l'épaule qui se trouve ainsi pressé contre le lit, l'autre maintenant fortement l'avant-bras au niveau du poignet. Deux autres personnes maintiennent les jambes, une main appuyée sur le bassin, et l'autre main saisissant la jambe. Ainsi maintenue, la malade ne peut plus faire de mouvements capables de lui nuire, et l'on peut se passer des liens avec lesquels on attache si souvent les malades. Ceux-ci ne peuvent être utiles que quand les convulsions durent plus d'une heure, car alors les assistants fatigués n'auraient plus assez de force pour remplir leur office.

Il faut être prévenu que les convulsions ont des rémissions desquelles on doit se défier ; de temps en temps les convulsions se calment et semblent près de finir, puis au bout de quelques instants de repos elles reprennent avec la plus grande intensité.

Si l'on est obligé d'avoir recours aux liens, on se sert de la camisole de force des hôpitaux, en ayant toutefois le soin de fixer les bras, le bassin et les jambes à l'aide de larges liens qu'on attache aux côtés et au pied du lit.

On est dans l'usage de faire respirer aux malades du vinaigre, de l'eau de Cologne, de l'éther, quelquefois de l'ammoniaque ; de faire avaler quelques gouttes d'éther ou d'ammoniaque dans de l'eau sucrée, ce qui, comme le dit M. Laudouzy, peut servir quelquefois à abréger les attaques légères, mais ce qui est absolument sans influence sur les attaques fortes, les seules qu'on ait intérêt à arrêter.

Lorsque la face est très congestionnée, il est utile de faire sur la tête, sur le front et sur la peau, des lotions avec de l'eau froide, qu'on renouvellera très fréquemment. Il faut en outre veiller à ce que la tête soit convenablement placée, et à ce que le cou soit complétement libre.

Quand il y a beaucoup de strangulation, il est utile de faire ingurgiter de force ou de gré un ou plusieurs verres d'eau fraîche. En agissant de cette manière, on provoque une sorte de dilatation forcée des muscles du pharynx qui souvent brise le spasme de ces muscles. Ce moyen duquel Hoffmann avait parlé dans les termes suivants : « Vidi quasdam solo aquæ potu, a gravi paroxis- » mo liberatas qui aliis erat nocentissimus, » a été également préconisé parGraves. On doit surtout à M. Cruveilhier d'avoir de nouveau fixé sur ce procédé l'attention des praticiens. On saisit le moment où les mâchoires cessent d'être serrées pour placer entre elles le manche d'une cuiller et on l'y fixe d'une main, tandis que de l'autre on tient une bouteille entière ou de grands verres, et on en verse, comme on le dit, à la régalade, le contenu dans la gorge de la malade. Les premières gorgées semblent augmenter l'état de spasme et sont quelquefois rejetées, mais bientôt la contraction cède à une nouvelle quantité du liquide subitement ingéré, et bientôt les malades peuvent avaler et se réveillent. Lorsqu'elles ont encore un peu de connaissance et lorsqu'elles peuvent avaler lentement un grand verre d'eau fraîche, on obtient à peu près les mêmes effets.

On se demande si un liquide ainsi jeté en abondance dans la gorge d'une femme, dont tous les muscles sont en état de contraction désordonnée, ne pourrait point pénétrer dans les voies aériennes et y déterminer la suffocation : qu'on se rassure, l'expérience a prouvé l'innocuité du moyen ; jamais le liquide n'entre dans ces voies en assez grande abondance pour occasionner des accidents. Probablement que dans ces cas le pharynx se contracte sur le liquide, et que l'épiglotte s'abaisse ; quand les malades avalent de travers, elles en sont quittes pour tousser, et très ordinairement les efforts de la toux rompent pour un instant le cours des convulsions et quelquefois provoquent le réveil.

Dans l'imminence de l'attaque chez des femmes qui étaient prises d'une strangulation indiquant un violent spasme à la gorge, j'ai bien des fois employé avec succès le moyen indiqué par M. Cruveilhier, et j'ai fait avaler à grands traits trois et quatre grands verres d'eau froide ; les malades qui avaient leur connaissance refusaient d'abord de boire, mais bientôt, moitié de gré, moitié de force, elles finissaient par avaler, l'espèce de violence exercée sur l'arrièregorge rompait le spasme, et l'attaque n'avait pas lieu.

Une attaque d'hystérie étant une forte prédisposition à en avoir d'autres et créant pour le système nerveux une tendance fâcheuse, il est de quelque importance de chercher à modifier les accès ; d'ailleurs une attaque d'hystérie est toujours une perturbation violente qu'on doit arrêter autant qu'on le peut. Aussi depuis longtemps je suis dans l'usage d'arrêter ces attaques le plus tôt possible au moyen des inspirations de chloroforme.

Les hystériques, au moment de leur attaque, sont tellement sensibles au chloroforme, que cette opération est chez elles de la plus grande simplicité et de la plus grande facilité.

On prend un petit plumasseau de charpie du volumedu doigt et de 15 centimètres de longueur, on s'arrange pour que les brins de charpie ne soient pas serrés et fassent éponge, de manière à favoriser la volatilisation du liquide ; on imbibe fortement ce plumasseau de chloroforme, on l'approche des narines aussi près que possible, en ayant eu préalablement le soin de couvrir la bouche d'un mouchoir plié en cravate. Si la malade a encore sa connaissance, on lui ordonne de faire de fortes inspirations, si elle ne l'a plus, les inspirations se font toutes seules, par le fait de l'état convulsif.

Les premières inspirations s'accompagnent de quelques mouvements que fait la malade pour se débarrasser, mais au bout de quelques instants l'agitation cesse, les membres tombent, et les convulsions s'arrêtent, dès que la malade tombe endormie ; quelques minutes suffisent ordinairement pour arriver à ce résultat. Le sommeil dure peu, il s'accompagne quelquefois de rêves tout haut, puis la malade se réveille après avoir eu seulement un commencement d'attaque.

La chloroformisation m'a réussi au moins neuf fois sur dix : toujours les convulsions ont été arrêtées à l'instant même et la durée de l'inhalation a toujours été fort courte, de sorte qu'il n'y a aucun incident possible. On craint le chloroforme chez les sujets en état de débilité : les hystériques sont au contraire à ce moment dans un état d'excitation qui exclut la possibilité des syncopes. On prolonge l'inhalation jusqu'à ce que les convulsions soient arrêtées complétement, et jusqu'à ce que la malade soit bien endormie.

A quelque degré que soit l'attaque, le chloroforme réussit, mais il est évident que le succès est d'autant plus prompt qu'on le rapproche d'avantage du début de l'attaque. Il est à peine nécessaire de dire que l'effet est d'autant plus prononcé que les convulsions sont moins fortes ; les convulsions très violentes constituent les seuls cas où les attaques résistent au chloroforme ; dans ces cas les malades paraissent s'endormir, et les mouvements être prêts à rentrer dans l'ordre, mais au bout de quelques instants les convulsions reparaissent plus fortes qu'auparavant.

Après le réveil, les malades restent quelque peu étourdies, puis elles se plaignent d'une céphalalgie et d'une courbature qui ne durent pas longtemps.

Il est, en général, indispensable de faire garder le lit pendant quelques heures après une attaque, quels que soient les moyens employés.

Une attaque hystérique étant dissipée, il s'agit d'en prévenir le retour par les moyens propres à prévenir l'arrivée du symptôme convulsif.

En premier lieu, il faudra, autant qu'on le pourra, mettre la malade à l'abri des causes morales qui provoquent au moins la moitié des attaques : en effet, si l'on parvenait à éloigner ces causes, il y aurait moitié moins d'attaques. Il y a peut-être le tiers des hystériques qui n'ont d'attaques que quand des influences morales viennent les provoquer. Il est donc de la plus haute importance que les parents d'une hystérique sachent qu'elle a besoin du plus grand calme et de la vie la plus douce.

Il est encore évident que les causes hygiéniques et les causes organiques des attaques devront être également éloignées, ainsi les vers dans le tube digestif, un corps étranger dans le vagin ou dans les tissus, devront être éliminés ; la menstruation se faisant mal devra être rétablie.

Enfin le point de départ des attaques étant, dans un certain nombre de cas, un aura siégeant en un point quelconque de l'économie, la médecine peut attaquer cet aura, et, de cette manière, troubler la marche des attaques ; elle pourra même les arrêter complétement, ainsi qu'on peut le voir dans les observations suivantes :

68e OBSERVATION. — *Attaques hystériques dont le point de départ est une hyperesthésie des muscles de la paroi abdominale, arrêtées en quelques jours par la faradisation.* — Léontine Bellard, âgée de vingt-quatre ans, piqueuse de bottines.

Sa mère est très impressionnable, une de ses sœurs est, à dix-huit ans, devenue brusquement paralytique, après une attaque hystérique.

Elle-même est très impressionnable, et a toujours été très maltraitée par ses parents chez qui elle vivait fort misérablement. Depuis son enfance elle était sujette aux migraines et sa santé était fort douteuse.

Vers l'âge de huit ans, elle fut brusquement abandonnée par sa mère qui la laissa sur la voie publique ; son émotion fut vive, et elle fut prise de sa première attaque de convulsions hystériques. Celle-ci se renouvela tous les jours pendant quelque temps, puis les attaques s'éloignèrent et n'eurent plus lieu que tous les trois à quatre mois. Elles étaient toujours provoquées par quelque incident. Dans l'intervalle des attaques, la santé était assez bonne. A seize ans apparurent les menstrues; cette apparition se fit facilement, et depuis ce moment les menstrues ont toujours très bien coulé. A partir de cette époque, les attaques devinrent plus rares, elles n'avaient plus lieu qu'une ou deux fois par an.

Mariée à dix-sept ans, elle fut heureuse en ménage, et les attaques ne revinrent plus. A dix-huit ans elle eut une grossesse qui fut sans accident. Depuis ce moment, sa santé était bonne, et il ne paraissait plus aucun trouble hystérique. Cet état de bien-être dura six ans.

Il y a un mois, elle perdit brusquement sa sœur à laquelle elle était fort attachée; il en résulta une émotion très vive, et bientôt les attaques de convulsions hystériques reparurent et revinrent tous les jours. Il y avait souvent trois à quatre attaques de suite dans la même journée. En même temps il se développa dans le ventre et dans les côtés une douleur très vive, qui la força d'entrer à l'hôpital de la Charité le 6 février 1859.

Cette femme est d'un embonpoint ordinaire, elle n'a pas de fièvre, n'est pas chlorotique et est bien menstruée.

Elle se plaint seulement d'une douleur fort vive qui occupe les deux côtés de l'abdomen et les deux flancs; son siége est dans les muscles obliques de l'abdomen. Elle est très fortement augmentée par la pression la plus légère et par le moindre mouvement du corps. Aucune des fonctions n'est dérangée, si ce n'est que cette douleur force la malade à garder le lit et à ne pas faire le moindre effort qui puisse amener la contraction des muscles de la paroi abdominale. Au moment où doit arriver une attaque, ces douleurs, après s'être accrues graduellement, arrivent à un degré considérable d'intensité, et au bout de quelques instants il y a des vertiges, des étouffements, la connaissance se perd, et les mouvements convulsifs apparaissent avec la forme des convulsions hystériques; leur durée est d'un quart d'heure, après quoi la malade revient à elle, et éprouve de l'oppression à l'épigastre avec des pleurs et des sanglots.

Au bout de trois jours, après avoir bien constaté ces phénomènes qui persistent, tout en éprouvant une légère diminution due au repos au lit, on attaque la douleur abdominale que la malade appelle une colique, par une forte faradisation de la peau correspondante, après avoir préalablement anesthésié la malade à l'aide du chloroforme. A son réveil, la malade ne ressent qu'à peine ses douleurs, et depuis ce moment il n'y a plus eu d'attaques; celles-ci ont cessé brusquement et n'ont pas reparu depuis.

Deux jours après la première faradisation, on trouva qu'il restait encore un peu de douleur dans les muscles abdominaux. La malade fut chloroformisée, et on faradisa la peau au niveau des lieux où il restait de la douleur. Celle-ci fut enlevée à la grande satisfaction de la malade qui se mit tout de suite à se mouvoir. A dater de ce moment, il ne s'est plus produit le moindre malaise, et la sortie eut lieu le 12 février, huit jours après l'entrée à l'hôpital.

69ᵉ Observation. — *Attaques des convulsions hystériques ayant lieu tous les quatre jours et partant de la fosse iliaque.*—Thomas (Élisa), lingère, âgée de vingt-deux ans.

Sa mère avait de fréquentes attaques de convulsions hystériques. Elle-même est sujette aux migraines depuis son enfance ; elle a toujours eu un teint jaune paille, était dépourvue d'appétit et mangeait du savon, tout en conservant de l'embonpoint.

Menstruée à quinze ans, avec quelque peine ; mais une fois établies, les menstrues ont bien coulé.

Mariée à seize ans, bien portante ; devenue enceinte à dix-sept ans. La grossesse et l'accouchement paraissent s'être bien passés, mais au bout d'un mois, sans cause connue, elle fut prise de douleurs d'estomac, et ces douleurs devinrent bientôt si vives, qu'elles provoquèrent une attaque de convulsions hystériques. A partir de ce moment survinrent des ennuis et des chagrins de ménage qui entretinrent la douleur de l'épigastre, et celle-ci provoquait les attaques qui revenaient au moins une fois par mois ; en même temps il y avait une céphalalgie habituelle, fréquemment il se faisait sentir de la constriction à la gorge, il était survenu un peu de chlorose. Cependant la menstruation continuait à se faire sans trouble, et il n'y avait jamais d'attaques lors de leur apparition.

Entrée à la Charité le 4 juillet, prise depuis quatre ans de ces divers accidents, qui ont augmenté notablement depuis quatre mois, en raison des chagrins qu'elle a éprouvés. C'est une femme grande, douée d'assez d'embonpoint, quoique ayant un peu maigri ; elle est brune, d'un teint pâle et d'une constitution lymphatique ; son caractère est d'être très susceptible et très impressionnable. Elle se plaint, 1° d'une céphalalgie frontale et temporale qui se fait sentir même quand elle est en repos ; 2° d'une vive douleur à l'épigastre, laquelle s'étend le long des fausses côtes du côté gauche ; la pression de la main et l'ingestion des aliments augmentent la vivacité de la douleur de l'épigastre ; 3° de douleurs au rachis, depuis la troisième jusqu'à la sixième vertèbre dorsale : en pressant sur ce point on provoque une vive douleur derrière le sternum, sans en provoquer dans les côtés ; 4° et d'une dernière douleur à la fosse iliaque droite qui est la plus forte de toutes et qui s'accompagne d'une sensibilité extrême de la peau, du tissu cellulaire subjacent, et des muscles correspondants ; il n'y a pas la moindre induration mi-superficielle, mi-profonde, et par le vagin on ne trouve pas d'altération organique appréciable du côté de l'hypogastre.

Il existe un peu de susurrus dans les vaisseaux du col à droite ; le pouls est normal et la peau est fraîche. Il y a une leucorrhée assez abondante, sans douleur à la vulve ; les menstrues ont eu lieu convenablement il y a trois semaines.

Les jours suivants on observe la marche curieuse des attaques, qui est la suivante : après une attaque, les douleurs de l'épigastre, et surtout celles de la région iliaque droite disparaissent complétement, puis peu à peu elles se reproduisent spontanément, en allant graduellement en croissant, de telle sorte qu'au bout de quatre jours elles deviennent intolérables et provoquent l'attaque ; celle-ci commence par des cris, de l'agitation, puis a lieu un mouvement des membres tel, qu'à peine la malade peut être maintenue dans le lit, puis arrive une demi-perte de connaissance. L'attaque dure à peu près une demi-heure, et, quand la malade revient à elle, il y a beaucoup de céphalalgie, de la strangulation à la gorge, de l'oppression, et une disparition complète de la douleur de l'épigastre et de la région iliaque. Ces parties, si sensibles quelques instants auparavant, peuvent être alors palpées et pressées, sans provoquer la moindre souffrance.

Pendant le premier mois du séjour à l'hôpital, on a constaté que les attaques hystériques avaient régulièrement lieu tous les quatre jours ; qu'elles étaient toujours provoquées par une augmentation graduelle des douleurs de l'épigastre et de la région iliaque, qui, le quatrième jour, arrivant à un degré intolérable, causaient, une demi-heure avant l'attaque, un déchirement avec compression et torsion, étendues à tout le côté droit de l'abdomen, mais dont le maximum siégeait au niveau de la fosse iliaque droite.

Pendant une partie de ce temps on a donné du fer, des sels de morphine, et l'on a fait quelques applications de chloroforme, puis on a donné des lavements avec 4 grammes d'éther quelques instants avant l'arrivée de l'attaque ; puis enfin, un vésicatoire a été mis au centre des points douloureux ; il a été pansé avec la morphine, et tout cela sans obtenir le moindre résultat avantageux. Enfin, on administra le sulfate de quinine uni à l'opium. Tous les jours la malade prenait 60 centigrammes de sulfate de quinine et 10 centigrammes d'extrait aqueux d'opium, en 6 pilules qu'on administrait le soir d'heure en heure.

Tous les soirs se produisaient les phénomènes physiologiques des alcaloïdes du quinquina, vertiges, quelques troubles de la vue, des bourdonnements d'oreilles et de la pesanteur de tête. Le sulfate de quinine a été donné du 16 au 24 août, absolument sans le moindre résultat ; les attaques sont venues comme à l'ordinaire, la dernière fut même plus forte que de coutume.

On fut obligé de suspendre le quinquina pendant quelques jours, parce qu'il y avait plus de céphalalgie que d'habitude. Il y avait de la soif, de l'agitation, de l'anorexie et des malaises, et il était évident qu'il s'était produit un certain degré d'excitation. Alors on se borna à des injections émollientes, à des bains et à des lavements avec 4 grammes d'asa fœtida.

Dans les premiers jours de septembre, on eut recours à l'arsénite de quinine à la dose de 50 centigrammes par jour, porté graduellement jusqu'à 80 centigrammes par jour, sans produire aucun effet sur la fièvre. Les attaques arrivaient toujours le quatrième jour ; seulement elles prenaient à quatre heures, au lieu de prendre à sept heures du soir, et les douleurs allaient en croissant.

Le 16 septembre, on abandonna les sels de quinine qui furent pris tous les jours, pendant vingt-huit jours, sans en obtenir un effet notable, et, ce jour-là, au moment où l'attaque commençait, on essaya l'influence que pourrait avoir l'anesthésie par le chloroforme. On fit respirer du chloroforme, qui amena un profond sommeil avec rêves et ronflement dont la durée fut de quinze à vingt minutes, après quoi la malade se réveilla, et aussitôt l'attaque hystérique convulsive ordinaire eut lieu.

Pour la prévenir, on fit tous les soirs des jours suivants respirer du chloroforme qui amena chaque fois un bon sommeil. Le quatrième jour l'attaque arriva comme de coutume, malgré une inspiration de chloroforme qu'on venait de faire, tout aussi forte et aussi longue que d'habitude.

Cette médication finit par provoquer de l'excitation, et le 24 septembre il y avait beaucoup de céphalalgie, la figure était un peu animée, il y avait une douleur vive à l'épigastre avec oppression, le pouls était à 90.

On prescrivit 12 sangsues sous les apophyses mastoïdes, de la limonade, des injections émollientes, des lavements émollients, des bains de siége froids, des grands bains, le tout sans aucun résultat.

Fatigué de tous ces insuccès, je pensai à attaquer directement les douleurs qui faisaient fonction d'aura, et je fis faradiser la peau de la région dorsale du rachis ; à la seconde faradisation, la douleur de cette partie avait disparu pour ne plus revenir.

Il y avait à espérer qu'en agissant de même sur les points douloureux de l'épigastre et de la fosse iliaque droite, dont la peau et les muscles subjacents étaient si douloureux à la pression, on réussirait à dissiper les douleurs. Ces parties furent faradisées dans un moment où la douleur n'était pas encore à son maximum. A chaque fois on enleva cette douleur, mais chaque fois aussi elle reparaissait au bout d'une heure.

La galvanisation fut ainsi continuée tous les jours pendant quinze jours, jusqu'au 21 décembre, et tous les jours avec le même résultat. Les attaques hystériques avaient toujours lieu le quatrième jour, seulement elles paraissaient être de moins en moins fortes, et au milieu de chaque attaque il y avait des vomissements de sang noir.

La faradisation paraissant avoir épuisé ses effets, on la remplaça par des applications de chloroforme de 20 minutes de durée chaque, sur les lieux douloureux, l'une le matin, l'autre le soir. Ces applications provoquèrent beaucoup de cuisson, mais elles déterminèrent après elles une diminution très prononcée de la douleur. Comme au bout de quelques jours la peau avait beaucoup rougi et comme la cuisson était devenue très forte, je fus obligé de les cesser pour les remplacer par des applications d'éther sulfurique qu'on faisait durer trois heures par jour, et l'on continua tous les jours, pendant huit journées.

Au 30 décembre, on commença à percevoir une diminution évidente dans l'intensité des attaques; on observa que la douleur de la région iliaque avait déjà notablement diminué, et que ni la pression ni le mouvement ne la provoquaient plus. L'état général de la malade était meilleur, il y avait moins de céphalalgie, point de strangulation, nulle douleur au rachis, point de douleur sus-pubienne. L'épigastralgie seule était toujours très vive, et les attaques avaient toujours lieu le quatrième jour, mais elles étaient faibles. Les menstrues avaient reparu, la coloration de la face était devenue bonne. On cessa l'usage du fer et de l'opium, et l'on se borna à faire les applications, tantôt d'éther, tantôt de chloroforme, sur l'épigastre, qui seul était resté douloureux. Sous l'influence de ces topiques, la douleur diminua, puis disparut, pour reparaître quelque temps après qu'on eut cessé les applications: mais enfin elle finit par disparaître complétement pour ne plus revenir, et l'attaque hystérique a fini par manquer à son tour: d'abord elle s'est réduite à une légère suffocation avec vomissement de sang, puis elle a complétement manqué, en ne présentant plus ni suffocation, ni vomissement de sang.

La malade sortit le 15 janvier, ayant un facies normal, de l'appétit, point de dyspepsie, point de céphalalgie, point de constriction à la gorge, point de douleur au rachis, aux côtés, ni à l'abdomen, et rien qui rappelât les attaques précédentes. Les menstrues paraissant régulièrement, il n'y a pas de signes de chlorose et point de leucorrhée.

Ce fait prouve l'influence de l'aura comme point de départ; la puissance des moyens qui agissent sur cette aura; et enfin l'insuffisance de tous les moyens agissant directement sur l'ensemble de l'économie.

4° Il est encore évident que s'il existe quelque état général qui fournisse une indication de traitement préventif, il faudrait la remplir: ainsi les saignées, s'il y a une disposition pléthorique très prononcée; les bains, les adoucissants et les opiacés, si l'on reconnaît les signes d'une prédominance nerveuse évidente, devront être prescrits.

5° Enfin il est un bon nombre de cas où les attaques de convulsions reviennent à des époques assez régulières pour qu'on puisse prévoir l'époque de leur retour. Dans ces cas, tous les auteurs ont à l'envi préconisé l'emploi, soit du quinquina, soit des sels de quinine; on a même été jusqu'à donner le sulfate de quinine à haute dose.

On a pu réussir dans quelques cas où sans doute les malades n'étaient pas très impressionnables, mais ces cas se réduisent à un fort petit nombre. Chez la très grande majorité des hystériques la quinine a été sans influence favorable, et dans les cas où l'on a porté le sulfate de quinine à haute dose, il a augmenté l'intensité des attaques ou il a fait naître quelques accidents cérébraux. La portion encéphalique du système nerveux sur laquelle se porte l'action de la quinine est trop excitable chez les hystériques, pour pouvoir impunément être mise en contact avec cette base organique qui en augmente l'excitation; le quinquina donné comme antépériodique chez les sujets atteints d'hystérie est un très mauvais médicament.

Je n'oserais pas en dire autant de l'arsenic, qui n'a pas sur l'encéphale la même action excitante, parce que je ne l'ai jamais expérimenté; ce serait une médication à tenter.

Je préfère employer dans ces cas d'intermittence les divers moyens perturbateurs dont il a déjà été fait mention.

Lorsque l'épilepsie vient se joindre à l'hystérie, il faut ajouter au traitement ordinaire de l'hystérie les moyens qu'on emploie ordinairement contre la première de ces deux maladies, l'oxyde de zinc, l'azotate d'argent, l'indigo, la belladone, etc.

Le *traitement de la catalepsie, du somnambulisme et de l'extase* ne présente rien de particulier que les deux considérations suivantes. Ces malades étant presque toujours des sujets chlorotiques ou anémiques, il convient de les tonifier par le vin de Bordeaux, le vin de quinquina au Madère, et par le fer; puis on attaquera directement le symptôme par les narcotiques, attendu qu'on peut modifier ces attaques à peu près comme se modifie une attaque de convulsions.

La *léthargie,* qui était pour les anciens un sujet d'effroi, doit être abandonnée à elle-même, jamais une hystérique n'a péri dans un accès de léthargie; il faut donc laisser les malades dormir, et l'on attendra tranquillement leur réveil; tout au plus faudrait-il appliquer des topiques chauds, ou des révulsifs sur le tronc ou sur les membres, si la circulation et la respiration paraissaient se faire trop faiblement. Selon Bottonius, la poudre de verrues des pieds des chevaux suffit pour réveiller les hystériques mortes (en apparence, je suppose).

Dans les attaques de délire, les malades devront être placées dans un lieu tranquille, où elles ne verront personne, et où la lumière sera très faible; les moyens moraux devront surtout être employés; enfin on fera un traitement dans lequel les antiphlogistiques, sangsues, bains, boissons émollientes, etc., devront être combinés avec les narcotiques, et spécialement avec l'opium.

Les *convulsions permanentes* constituent l'accident le plus difficile à enlever; le plus ordinairement ces mouvements convulsifs ne cessent que lorsque quelque incident nouveau vient les remplacer.

Dans deux cas j'ai obtenu des effets notables des applications des ventouses scarifiées à la nuque : dans l'observation n° 67 on voit un cas de guérison des convulsions par ce moyen.

En général, tant que les convulsions ont de l'acuité, et que la malade semble être dans un état d'excitation, le repos, le calme du corps et de l'esprit, l'air frais, la campagne, les bains tièdes, puis les bains froids fréquemment répétés, les lavements laxatifs, les opiacés à dose modérée, doivent composer le traitement. Quand l'accélération du pouls a diminué, quand l'acuité des accidents paraît près de se passer, c'est alors qu'on peut tenter les divers moyens déjà indiqués. J'ai quelquefois notablement modifié les convulsions en fascinant les malades, c'est-à-dire en me servant des procédés en usage dans le magnétisme, et surtout en me servant du regard attaché d'une manière fixe sur les malades ; mais ce moyen n'a jamais produit qu'un soulagement momentané, et d'ailleurs toutes les malades ne sont pas influencées par ces pratiques. Un procédé plus sûr est la faradisation des muscles en convulsion : en effet, tant que le courant par induction traverse les muscles convulsés, ceux-ci entrent dans une contraction permanente, il n'y a plus de secousse ; et si, par la permanence d'un courant d'intensité moyenne, on ne réveille pas trop d'excitation, alors les muscles se fatiguent, leurs fibres se relâchent et toute contraction cesse. Le plus souvent cette amélioration n'est que momentanée et n'a qu'une durée de quelques heures ; mais si l'on répète suffisamment la faradisation, alors peu à peu les intervalles de convulsions s'allongent, et les mouvements convulsifs finissent par disparaître complétement.

Dans les cas de convulsions chroniques, dans ce qu'on appelle les tics, l'effet de ce mode de faradisation est en quelque sorte miraculeux ; il a suffi de quelques séances pour dissiper des convulsions locales qui duraient depuis longtemps.

Voici deux exemples des résultats de cette faradisation.

70ᵉ Observation. — Eugénie Radiguet, âgée de quatorze ans et demi. Pas d'hystérie chez ses parents.

Premiers accidents nerveux il y a quatre ans, arrivés sans cause appréciable. A dater de cette époque, migraines et mouvements convulsifs des muscles de la poitrine qui se produisent par accès. Depuis huit mois, ces accès, d'abord rares, sont devenus plus fréquents, et ont lieu trois à quatre fois par jour. Depuis quatre mois, sans augmenter de fréquence, ils ont pris plus d'intensité. Entrée à la Charité le 9 septembre 1858.

C'est une enfant d'assez belle apparence, qui ne se plaint d'aucun malaise ; mais elle est prise de temps en temps d'une sorte de toux sèche et incessante, de forme hystérique, avec strangulation à la gorge ; alors la respiration s'accélère, les inspirations sont bruyantes, les muscles de la poitrine se prennent d'un mouvement convulsif qui simule une forte anhélation ; ce mouvement devient de plus en plus accéléré, et finit par être très rapide. En même temps les traits se contractent et les yeux sont larmoyants. L'attaque dure dix minutes sans s'accompagner d'aucun autre trouble.

On remarque dans l'intervalle des attaques que les muscles des parois du thorax, et principalement les grands pectoraux, sont fortement hyperesthésiés.

Le 12, on faradise la peau de la partie antérieure du thorax pendant deux minutes. Le lendemain, les hyperesthésies des muscles n'existent plus ; le 13, on faradise une seconde fois.

Le 14 et le 15, il n'y a plus qu'une attaque convulsive chaque jour ; on continue la faradisation tous les deux jours.

Le 22 septembre, a lieu la dernière attaque.

Depuis ce jour jusqu'au 30 octobre, cette jeune fille est restée à la Charité pour qu'on pût s'assurer de sa guérison ; il n'y a plus eu ni signes d'hyperesthésie, ni la moindre apparence d'attaque convulsive.

71ᵉ OBSERVATION. — Briançon (Charlotte), âgée de cinquante-huit ans, très impressionnable, a depuis quatre ans des convulsions qui, d'abord intermittentes et sans douleurs, sont devenues peu à peu très fréquentes et très douloureuses ; ces mouvements convulsifs se sont développés pendant que la malade était en proie à des chagrins.

Depuis deux ans, les convulsions sont devenues continues et la douleur également ; la tête s'est inclinée sur le cou à gauche, et le corps s'est penché de ce même côté ; il est résulté de cet état de souffrance, de l'insomnie, de l'amaigrissement, et il est survenu un état cachectique très prononcé.

Elle est entrée à la Charité en octobre 1858, dans l'état suivant :

Femme très cassée, très cachexiée, fort amaigrie, la tête fort inclinée à gauche, et le thorax fortement porté du même côté ; hyperesthésie notable des muscles de tout le côté gauche du cou. A chaque instant il survient une convulsion des muscles du côté gauche du thorax, qui se produit de la manière suivante. Un mouvement de contraction comme vermiculaire et assez lent part des muscles de la moitié inférieure gauche du thorax, et va gagner la partie supérieure des muscles droits et obliques de l'abdomen du même côté, jusqu'au niveau de l'ombilic, où le mouvement convulsif s'arrête ; il en résulte des secousses convulsives qui, d'abord lentes, deviennent de plus en plus rapides et brusques, de telle manière qu'il se produit une sorte de vibration convulsive qui accélère la respiration et agite les viscères abdominaux à tel point, que les gaz et les liquides que ceux-ci contiennent subissent une oscillation qui donne un bruit analogue à celui que ferait un liquide fortement agité dans un vase sonore. L'accès convulsif dure quatre à cinq minutes, puis il cesse assez promptement pour recommencer au bout de dix minutes, en se reproduisant incessamment tant que dure la journée. En même temps, il existe une hyperesthésie très prononcée des muscles de la moitié inférieure gauche du thorax, et de la moitié supérieure des muscles correspondants de la paroi abdominale ; ces accidents augmentent notablement par les contrariétés.

Les hyperesthésies du côté gauche furent traitées par la faradisation de la peau correspondante et enlevées en trois séances ; les convulsions diminuaient en même temps que la douleur, de telle sorte qu'au bout de huit jours tout avait cessé. Il restait l'hyperesthésie du cou, avec inclinaison de la tête et du corps ; le même procédé fut employé, et au bout de quelques jours, la douleur avait disparu et le corps s'était redressé. La malade est restée un mois à la Charité pour rétablir ses forces, et pendant tout ce temps elle n'a éprouvé ni douleurs ni convulsions.

Je l'ai vue dix mois après, et la guérison s'était parfaitement consolidée.

La *contracture des muscles* est le plus souvent un état permanent qu'il est fort difficile de faire cesser ; et je ne connais de cas de guérison que celui dont il est question dans l'observation 47, où, à plusieurs reprises, la maladie avait été rapidement enlevée par des applications de ventouses sur les parties contracturées.

Mais, dans la plupart des cas, saignées, ventouses, sangsues, topiques émollients, bains répétés, fomentations, frictions irritantes, sinapismes, glace, douches d'eau froide, bains froids, topiques ou vésicants ou provoquant des éruptions, et enfin la faradisation, soit de la peau, soit des muscles, tout a été inutile, et n'a souvent même amené aucun amendement durable.

Je ne connais de moyen capable d'avoir de l'influence sur la contracture que la diversion morale ou le rétablissement d'un accident hystérique existant auparavant, et qui aurait disparu.

§ V. — Paralysie.

Si l'on juge par les observations anciennes de Chevallier et de Télinge, les paralysies hystériques ne devaient se guérir que fort lentement. Ces médecins rapportent des cas de guérison obtenue par les eaux de Bourbonne-les-Bains, après un séjour dans cette station thermale qui avait varié de plusieurs mois à deux années.

Si l'on parcourt le résumé des observations d'hystérie que M. Landouzy a prises dans les auteurs, on se convainc que, chez les paralytiques hystériques, les moyens de traitement n'ont joué, en général, qu'un rôle très secondaire, et que rien n'a été plus décousu que la thérapeutique à laquelle on a eu recours. Deux cents saignées chez une malade, les toniques et le quinquina chez une autre, les antispasmodiques chez une troisième, voilà tout ce que fournit la pratique des hommes les plus distingués en médecine.

M. Gendrin a tenté de sortir de cette sorte de vague, et agissant d'après des vues plus uniformes, il a préconisé l'emploi des préparations opiacées comme le meilleur moyen de calmer l'éréthisme nerveux qui domine chez la plupart des hystériques. Je ne doute pas que cette thérapeutique n'ait été efficace ; seulement, d'après les récits de M. Heurot lui-même, les guérisons ont été obtenues péniblement et lentement.

Il n'en est pas de même des moyens que l'expérience de ces six dernières années a mis sous la main des médecins.

La faradisation, si utile et si efficace pour détruire les anesthésies, est presque aussi puissante contre les paralysies hystériques. Dans l'anesthésie, la faradisation peut, à la rigueur, être suppléée par les sinapismes, par les vésicatoires, par les frictions d'huile de croton et par la cautérisation transcurrente ; mais contre la paralysie, la faradisation est seule et sans concurrence.

Elle a le plus souvent donné des résultats satisfaisants dans les diverses paralysies. Il est un certain nombre de données à l'aide desquelles le praticien pourra d'avance prévoir l'effet de cette médication.

Les paralysies hystériques se rencontrent chez les malades dans deux circonstances très différentes; et dont l'influence sur les effets thérapeutiques est considérable.

Tantôt cet accident coexiste avec un état hystérique en quelque sorte aigu. L'hystérie, comme je l'ai dit, n'est pas une maladie dont le cours soit soumis à des périodes régulières d'accroissement, d'état et de décroissement. Ces périodes existent bien à la rigueur, mais elles sont masquées par des oscillations dont l'amplitude est quelquefois considérable et qui se reproduisent plus ou moins fréquemment.

Il est évident que, si l'on attaque la paralysie par des moyens locaux dans un moment où l'hystérie est encore à l'état d'acuité, on a peu de chances de réussir. Dans ces cas, ces moyens ont une influence très limitée : la paralysie cède momentanément pendant quelques heures ou pendant quelques jours, mais elle revient ensuite, soit spontanément, soit parce que l'état hystérique aura augmenté; de là les insuccès de cette médication. On a beau répéter leur emploi tous les deux ou trois jours, à chaque fois on se trouve, au bout de quelques jours, avoir perdu ce qu'on avait gagné ; ce n'est en quelque sorte que par hasard que l'on réussit. Il faut, dans ces cas, avoir d'abord recours aux moyens généraux antihystériques.

Il n'en est plus de même quand l'état hystérique n'est plus dans sa période d'acuité, quand au contraire il est, soit stationnaire, soit dans une période de décroissance; alors les moyens locaux sont tout-puissants, ils donnent des résultats réguliers et certains. On voit, à chaque application, la paralysie diminuer graduellement et finir par cesser au bout d'un certain nombre de séances.

L'amélioration est encore bien plus prononcée dans certains cas où les malades n'ont plus que très peu d'accidents hystériques, et chez qui néanmoins la paralysie persiste. L'axiome : *Sublatâ causâ, tollitur effectus,* est ici en défaut. L'effet subsiste, bien que la cause ait cessé d'agir. Nous avons vu, M. Duchenne et moi, des femmes conserver leur paralysie hystérique plusieurs mois, et dans quelques cas une et deux années, après la cessation des principaux accidents hystériques.

Dans ces cas, la paralysie se dissipe complétement et sans retour, quelquefois à la première, et d'autres fois à la seconde application des moyens locaux. Cela a été pour nous, comme pour les assistants, et surtout pour les malades, un grand sujet d'étonnement, que de voir un accident réputé grave et persistant depuis longtemps, disparaître à la minute, et en quelque sorte au premier attouchement.

Cette persistance de la paralysie après la cessation des grands troubles hystériques peut continuer pendant un temps fort long. En voici un exemple :

Une vieille femme entra, il y a quelques années, dans la salle Sainte-Marthe, avec une paralysie du membre inférieur gauche, qui datait de près de deux ans. Depuis ce temps la malade ne quittait plus le lit. Après bien des recherches, on ne put reconnaître chez elle aucune des causes ordinaires de la paralysie, et celle-ci fut regardée comme anomale. M. Duchenne se trouvant par hasard dans les salles, je le priai de faradiser le membre paralysé. A notre grand étonnement, cette opération rendit à l'instant même la contractilité aux muscles, et aussitôt la malade se mit à marcher. Sa guérison était complète, et elle s'est soutenue. Je fis alors un examen rétrospectif, et je pus constater que cette femme avait eu des accidents hystériques pendant sa jeunesse et pendant son âge adulte, mais qu'ils n'existaient plus depuis un temps qu'il a été impossible de déterminer.

Ainsi donc on peut agir localement sur les membres paralysés, pendant que les accidents hystériques sont à leur maximum, puisque cela n'a aucun inconvénient ; seulement il ne faut pas compter sur un succès. Mais plus on s'éloigne de l'état aigu, plus on a de chances de réussir ; et quand on en est très loin, on est sûr du succès.

Il est clair que, plus la paralysie est intense et plus elle est étendue, plus elle est difficile à détruire : ainsi les paralysies partielles et celles qui sont incomplètes, sont les plus faciles à dissiper ; tandis que les paralysies complètes, avec anesthésie de la peau et des muscles, résistent beaucoup.

Hémiplégie. — Les moyens à employer contre l'hémiplégie se composent du repos, des ferrugineux, des toniques, ainsi que de la strychnine, comme moyens généraux, et des moyens locaux, tels que les frictions sur les membres avec l'huile de croton tiglium, avec le liniment ammoniacal, avec le baume de Fioravanti, les si-napismes répétés, les moxas, l'acupuncture et la faradisation.

Les moyens généraux sont utiles lorsqu'il existe un état de cachexie. Aussi, chez huit malades, le repos, les toniques, le fer et les opiacés ont suffi pour dissiper des hémiplégies, et chez six il y a eu une amélioration notable.

Une jeune fille qui avait une luxation de l'articulation tibio-tarsienne par le fait de l'hémiplégie, à la suite de laquelle la luxation se produisait d'elle-même au moindre mouvement, avala par mégarde un demi-lavement qui contenait 8 grammes d'éther sulfurique. Le lendemain, la luxation s'était spontanément réduite, et les muscles, ayant repris leur ressort, ne permettaient plus le déplacement spontané des surfaces articulaires.

Dans un petit nombre de cas, ces paralysies à degré fort incomplet ont été dissipées par l'éther, par des frictions à l'huile de croton, par des vésicatoires et par des moxas.

Mais le moyen le plus puissant est la faradisation des parties atteintes de paralysie. Sur 36 hémiplégies chez lesquelles ce moyen a été convenablement appliqué, il y en a eu 6 chez lesquelles il y avait eu, après l'emploi de ce moyen, une amélioration notable, 20 chez qui l'hémiplégie avait été complétement enlevée, 3 chez lesquelles tous les moyens, tant généraux que locaux, ont échoué, et 7 chez qui le résultat de ce moyen n'a pas été noté assez exactement pour en pouvoir conclure quelque chose. En général, quand la faradisation doit réussir, on s'en aperçoit dès la première séance, attendu qu'il se produit très promptement une notable amélioration. Le plus ordinairement la disparition de la paralysie est rapide.

Une première séance est consacrée à faire cesser l'anesthésie de la peau qui se voit si fréquemment dans ces cas, en promenant le pinceau métallique sur cette membrane. Les séances suivantes servent à dissiper la paralysie des muscles. Si un membre seul est paralysé, il suffit de le faradiser ; si au contraire tout un côté est atteint, il est le plus souvent nécessaire de faradiser successivement chacun des deux membres, et alors on y consacre trois ou quatre séances. J'ai vu, avec M. Duchenne, des malades atteintes d'hémiplégie depuis un temps fort long, et quelques-unes depuis des années, avoir recouvré le mouvement en une seule séance, de telle sorte que l'ancienneté de la paralysie n'a aucune influence sur sa facilité à être guérie.

L'application de la faradisation à la paralysie des muscles demande beaucoup plus d'attention que pour les autres phénomènes hystériques.

Il faut avoir un appareil en bon état, et il peut être nécessaire d'employer les deux piles. Le multiplicateur doit être tiré de manière que le courant soit à son maximum de tension. Les fils conducteurs doivent être bien garnis de soie, et il faut autant que possible éviter leur contact réciproque, lequel fait perdre au courant une grande partie de sa tension. Les points d'attache des fils conducteurs aux godets qui contiennent les éponges doivent être tenus dans un contact bien intime. Les éponges elles-mêmes doivent être suffisamment mouillées, tout en évitant que la surface de la peau le soit aux endroits où le contact n'a pas lieu. Les deux éponges doivent être placées sur la peau, l'une à la partie supérieure du membre, où elle reste fixe, l'autre sur les divers points de la longueur de ce membre. Les contacts de l'une des éponges doivent être répétés toutes les deux ou trois secondes, et il faut presser assez vivement et assez rapidement l'éponge contre la peau. Le courant doit être dirigé soit dans le sens transversal, soit dans le sens longitudinal des fibres musculaires. Il n'est pas indifférent de placer les éponges sur un point quelconque du membre paralysé; elles doivent toujours être placées sur les muscles principaux, et l'on fera bien de choisir les lieux où les nerfs pénètrent dans les muscles, pour placer l'éponge supérieure sur cet endroit.

Quand la paralysie résiste aux premières faradisations, il faut appliquer l'une des éponges sur le nerf principal d'un membre, et l'autre à l'extrémité de ce membre. De cette manière on gagne considérablement en puissance excitante. Il faut savoir que les courants par induction, dirigés dans l'intention de les faire pénétrer dans les muscles, ont, malgré tout ce qu'on peut faire, une grande tendance à glisser à la surface de la peau, et que le meilleur moyen d'obtenir cette pénétration, est de faire suivre au courant les ramifications nerveuses qui le conduiront jusque dans l'intimité des muscles.

On augmente encore l'action excitante du courant, en déterminant, à l'aide de la partie de l'appareil destiné à cet usage, des intermittences qu'on rend à volonté plus ou moins rapides.

Une séance de faradisation doit durer de huit à dix minutes, et il faut toujours avoir soin de s'informer du malade, s'il éprouve la sensation que doit produire le courant en traversant les muscles. Cette sensation n'est pas précisément de la douleur, mais elle est assez pénible à supporter ; elle se compose d'une série successive de petites décharges isolées constituant une sorte de chaîne qui occupe l'intervalle compris entre les deux éponges. On s'aperçoit du succès de l'opération en ce qu'à chaque contact de l'éponge mouillée, il se produit à l'instant même une contraction brusque des fibres musculaires, qui bientôt détermine le mouvement de la partie du membre où va se rendre le muscle faradisé.

J'insiste sur ces détails, parce que c'est d'eux que dépend souvent le succès de la faradisation, et qu'il est arrivé plusieurs fois d'obtenir des résultats que n'avaient pas donnés des faradisations précédentes.

L'influence de l'électricité, ordinairement si rapide, montre une fois de plus que les phénomènes hystériques les plus prononcés et ayant eu le plus de durée ne peuvent être que des troubles dynamiques, puisqu'ils se dissipent si facilement.

Dans les cas rares où l'hémiplégie a persisté, l'insuccès paraît avoir été dû, d'une part à l'intensité de la paralysie, et de l'autre part à l'existence d'un état général hystérique porté à un haut degré.

Les bains froids, les affusions froides, les douches froides sur les membres paralysés, sont encore des moyens desquels on a, dans plusieurs cas, obtenu du succès.

Lorsque la contracture accompagne la paralysie, il faut mettre de côté la faradisation et faire le traitement de la contracture.

L'*aphonie*, contre laquelle on a tenté sans succès diverses médications, se guérit le plus souvent avec une grande facilité par la faradisation.

M. Sédillot a rapporté (*Gazette hebdom.*, p. 8, année 1856) un exemple curieux du succès de ce mode de traitement. Une demoiselle sujette à des attaques hystériques est soumise brusquement à une vive frayeur. A l'instant même sa langue se paralyse, et elle devient muette ; elle reste aphone et muette pendant douze ans. Ce chirurgien fit passer un courant faradique à travers la langue et les muscles du larynx et du pharynx, lequel rendit peu à peu le mouvement aux muscles de ces parties, et, au bout de quinze jours, la malade était complétement guérie.

M. le docteur Philipeaux en a donné (*Gazette hebdom.*, 1856, p. 925) un second exemple encore plus curieux. Il avait eu lieu sur une jeune personne chloro-hystérique, chez laquelle l'aphonie succéda à un mal de gorge inflammatoire né sous l'influence du froid humide. On avait fait pénétrer sans succès le courant au travers des muscles du larynx, en plaçant les éponges au-dessus et au-dessous du larynx. Alors une des extrémités du fil métallique fut placé profondément dans le pharynx, et l'autre fil le fut au-devant du larynx, dans l'espace thyro-hyoïdien. A peine le premier choc fut-il donné, que la malade tressaillit de douleur et eut une attaque de convulsions hystériques. Mais, dès qu'elle fut revenue à elle, il se trouva que l'aphonie était dissipée et qu'elle ne reparut plus.

Il y a quelques jours, une jeune fille hystérique eut, dans les salles de la Charité, une attaque à la suite de laquelle elle avait perdu la parole; quelques efforts qu'elle fît, elle ne pouvait articuler aucun son. Je lui faradisai la peau du cou au niveau du larynx; en une minute de faradisation la mutité, qui durait depuis quarante-huit heures, avait cessé et la malade avait recouvré la parole.

La paralysie du diaphragme se traite également par la faradisation, en plaçant l'éponge fixe sur le point d'émergence du nerf phrénique, et l'éponge mobile successivement sur les divers points de la base du thorax.

La paralysie de la vessie, du rectum, des muscles du pharynx, se traite également par la faradisation opérée au moyen de conducteurs métalliques garnis de caoutchouc jusqu'à une petite distance de leur extrémité, qu'on porte sur les membranes muqueuses qui recouvrent les muscles paralysés.

Paraplégie. — Autant la forme hémiplégique de la paralysie indique peu de gravité, et autant elle se guérit promptement et facilement, autant au contraire la forme paraplégique offre de ténacité et de résistance aux divers traitements employés.

Comme elle s'accompagne toujours d'un état hystérique général assez intense; comme elle se joint presque toujours, lorsque la paralysie est bornée aux membres inférieurs, à de la tympanite et à la rétention des urines et des matières fécales par le fait de la paralysie de la vessie et du rectum, on comprend que les médications locales n'aient dans ces cas qu'une médiocre importance.

L'expérience constatant que ces hystériques sont presque toutes atteintes en même temps d'anémie, il est clair que le fer, les toniques le vin et une bonne alimentation seront les premiers moyens indiqués. On peut voir dans le travail de M. le docteur Léroy (d'Étiolles) sur les paralysies, que la plupart des praticiens, MM. Trousseau, Grisolle, Gendrin, Sandras entre autres, se sont montrés les partisans de l'emploi des ferrugineux. Je me joins à ces médecins pour recommander l'emploi des martiaux.

Tout indiquant qu'il existe un certain degré de congestion sur la fin de la moelle épinière et sur les organes contenus dans le bassin, j'ai souvent fait avec succès usage, soit des ventouses scarifiées appliquées sur les lombes, soit de sangsues placées à l'anus ou au pourtour de la vulve; sous l'influence de ces applications répétées un nombre de fois suffisant, j'ai souvent observé la diminution des phénomènes de la paralysie.

Les lavements avec 1 et 2 grammes d'éther sulfurique m'ont également réussi dans quelques cas.

Les excitants locaux, auxquels on a recours en même temps qu'aux moyens généraux, la faradisation entre autres, n'opèrent plus avec la même rapidité que dans l'hémiplégie. Ils n'ont plus au contraire que des effets lents; il faut ordinairement plusieurs mois de soins journaliers pour arriver à une amélioration quelque peu notable. Dans un certain nombre de cas qu'on peut évaluer au tiers des paralégies, ce traitement prolongé pendant cinq et six mois ne produit aucune amélioration notable dans la motilité des membres inférieurs. Les deux autres tiers guérissent lentement sous la double influence d'un traitement général et de l'emploi des moyens locaux, parmi lesquels la faradisation doit être placée au premier rang.

L'application de ce dernier moyen se fait comme dans l'hémiplégie, en dirigeant le courant sur les muscles, et en faisant pénétrer le courant faradique par les nerfs, en plaçant l'éponge fixe sur le point d'émergence de chacun des nerfs sciatiques, et l'éponge mobile le long des divers points du membre inférieur. Il faut être averti que la faradisation devra être répétée, soit tous les jours, soit tous les deux jours, pendant plusieurs mois.

Le médecin veillera aux fonctions du rectum et de la vessie, et il entretiendra avec le plus grand soin par les moyens connus les évacuations qui se font par ces organes.

Le *traitement* des autres symptômes de l'hystérie rentrant dans la série des médications qui viennent d'être indiquées, il est inutile d'y revenir ici.

Il en est de même de l'hygiène qu'on doit prescrire aux hystériques. Je ne pourrais que répéter ce que j'ai dit à l'article de la prophylaxie, et m'occuper de choses qui tombent tellement sous le sens, que je croirais faire un double emploi, si j'ajoutais quelque chose à ce qui se trouve déjà consigné dans le cours de cet ouvrage.

FIN.

TABLE DES MATIÈRES.

Préface v

Définition et généralités................................... 1

PREMIÈRE PARTIE. — Étiologie........................... 7

Généralités sur l'étiologie................................ 7
CHAPITRE Ier. — CAUSES QUI PRÉDISPOSENT A L'HYSTÉRIE........... 9
ART. Ier. — Influence du sexe............................. 11
Observations d'hystérie chez l'homme....................... 12
1re *observation*. — Hystérie simple dans laquelle il n'y a eu que
deux attaques....................................... 15
2e *observation*. — Hystérie permanente simple et complète.... 18
3e *observation*. — Hystérie simple avec attaque............ 20
4e *observation*. — Hystérie simple et complète............. 21
5e *observation*. — Hystérie avec existence d'une aura....... 23
6e *observation*. — Attaques hystériques chez un homme atteint
de paralysie avec rigidité des muscles................... 26
7e *observation*. — Hystérie avec paralysie progressive suivie de
mort par le fait d'un dépérissement graduel.............. 29
ART. II. — Influence de l'âge.............................. 52
Observations d'hystérie chez les enfants................... 55
8e *observation*. — Hystérie datant de l'enfance ; paraplégie hystérique guérie....................................... 56
9e *observation*................................... 61
10e *observation*................................... 61
11e *observation*................................... 61
12e *observation*................................... 61
13e *observation*................................... 62
14^e *observation*................................... 62
15^e *observation*................................... 62
16^e *observation*................................... 62
17^e *observation*................................... 63
18^e *observation*................................... 63
19^e *observation*................................... 63
20^e *observation*................................... 63
21^e *observation*................................... 64
22^e *observation*................................... 64
23^e *observation*................................... 64

24e *observation*... 65
25e *observation*... 65
26e *observation*... 65
27e *observation*... 65
28e *observation*... 66
29e *observation*... 66
30e *observation*... 66
31e *observation*... 66
32e *observation*... 66
33e *observation*... 67
34e *observation*... 68
35e *observation*... 68
36e *observation*... 68
37e *observation*... 68
38e *observation*... 69
39e *observation*... 69
40e *observation*... 69

ART. III. — Influence de l'hérédité.............................. 79
ART. IV. — Influence de la constitution physique et de la disposition morale.. 90
ART. V. — Influence des climats................................ 102
ART. VI. — Influence de la position sociale..................... 104
ART. VII. — Influence du lieu où s'est faite la première éducation... 109
ART. VIII. — Influence du mode d'éducation.................... 112
ART. IX. — Influence du mode d'alimentation.................. 113
ART. X. — Influence des passions et des affections morales....... 115
ART. XI. — Influence des professions........................... 117
ART. XII. — Influence de la continence......................... 126
ART. XIII. — Influence de la menstruation...................... 142
ART. XIV. — Influence des divers états morbides................ 149
ART. XV. — État de la santé des hystériques avant l'invasion de l'hystérie. 156
ART. XVI. — Résumé de l'étude des causes prédisposantes........ 158

CHAPITRE II. — CAUSES DÉTERMINANTES DE L'HYSTÉRIE............. 162

DEUXIÈME PARTIE. — Symptomatologie...................... 197
Prodromes de l'hystérie.. 197
41e *observation*.. 197
42e *observation*.. 199
43e *observation*.. 200

CHAPITRE III. — SYMPTÔMES................................ 204
HYPERESTHÉSIES.. 205
Dermatalgie... 206
Myosalgie... 206
Céphalalgie... 213
Épigastralgie... 216
Rachialgie.. 226
Pleuralgie.. 231
Cœlialgie... 235
Thoracalgie... 239

Myélosalgie... 240
Arthralgie.. 241
Névralgie... 245
Hyperesthésie des organes des sens............................ 246
Hyperesthésie laryngo-bronchique.............................. 247
Toux hystérique... 247
Suffocation pseudo-croupale; asthme........................... 250
Hyperesthésie des voies digestive............................. 251
Gastralgie.. 251
   44e observation................................... 258
Entéralgie.. 260
Néphralgie.. 263
Cystalgie... 264
Hystéralgie... 265

CHAPITRE IV. — ANESTHÉSIES.................................... 267
   Anesthésie de la peau..................................... 278
     — des membranes muqueuses............................ 289
     — des organes des sens............................... 291
     — des muscles.. 297
     — des os... 304
   45e observation................................... 304

CHAPITRE V. — PERVERSIONS DE LA SENSIBILITÉ................... 307

CHAPITRE VI. — SPASMES.. 309
   Spasmes des voies digestives.............................. 310
     — du pharynx et du l'œsophage........................ 310
   Vomissements.. 314
   46e observation................................... 315
   Borborygmes... 317
   Spasmes des voies aériennes............................... 317
   Suffocation, aboiements, miaulements...................... 317
   Hoquet.. 325
   Spasmes des organes de la circulation..................... 325
   Palpitations.. 325
   Spasmes des organes génito-urinaires...................... 326
   Constriction de l'anus et du vagin. — Ténesme vésical et anal.... 326

CHAPITRE VII. — ATTAQUES HYSTÉRIQUES.......................... 327
ART. Ier. — Attaques de spasmes............................. 328
ART. II. — Attaques avec syncope.............................. 330
ART. III. — Attaques de convulsions........................... 331
ART. IV. — Attaques d'épilepsie............................... 399
ART. V. — Attaques de catalepsie.............................. 404
ART. VI. — Attaques d'extase.................................. 409
ART. VII. — Attaques de somnambulisme......................... 412
ART. VIII. — Attaques de sommeil, de coma et de léthargie....... 414
ART. IX. — Attaques de délire................................. 428

CHAPITRE VIII. — CONVULSIONS.................................. 430

CHAPITRE IX. — CONTRACTURE DES MUSCLES........................ 435

CHAPITRE X. — PARALYSIE HYSTÉRIQUE................................... 441
   48e *observation*. — Paralysie complète datant de deux ans ; mort
     par suite d'une affection coïncidente ; nulle lésion anatomique. 451
   49e *observation*. — Paralysie générale aiguë terminée par la
     mort ; aucune lésion anatomique appréciable.............. 454
Paralysies partielles.. 460
Hémiplégie.. 461
Paraplégie.. 463
   50e *observation*. — Hémiplégie hystérique avec alternative de gué-
     rison et de récidive... 467
Paralysie des muscles constricteurs du pharynx et de l'œsophage.. 473
Paralysie des muscles du larynx...................................... 474
Paralysie du diaphragme.. 475
Paralysie de la vessie.. 476
Paralysie du rectum.. 476

CHAPITRE XI. — PERVERSIONS DE LA CONTRACTILITÉ.................. 477

CHAPITRE XII. — TROUBLES DES SÉCRÉTIONS ET DES EXHALATIONS...... 479
  ART. Ier. — Sécrétion salivaire. Ptyalisme..................... 479
  ART. II. — Sueurs... 480
  ART. III. — Sécrétion laiteuse.................................. 481
   51e *observation*. — Galactorrhée datant de sept ans, alternant avec
     des attaques d'hystérie, et guérie par l'huile de chènevis..... 481
  ART. IV. — Urines hystériques.................................. 485
  ART. V. — Exhalations gazeuses................................ 487

TROISIÈME PARTIE. — Marche de l'hystérie................ 490

CHAPITRE XIII. — MARCHE DE L'HYSTÉRIE.......................
Hystérie aiguë... 491
Fièvre hystérique.. 492
Hystérie lente... 495
Hystérie avec intermissions.. 498
Causes de ces intermissions.. 499
Guérisons subites.. 500
  52e *observation*.. 501
  53e *observation*.. 505
  54e *observation*.. 505
  55e *observation*.. 506
  56e *observation*.. 509
  57e *observation*.. 510
  58e *observation*.. 510
  59e *observation*.. 511
  60e *observation*.. 511
  61e *observation*.. 511
  62e *observation*.. 511
Causes des réapparitions de l'hystérie............................... 513
État des organes et des fonctions chez les hystériques............... 513
Influence de l'état hystérique sur la grossesse....................... 523
Influence sur la mortalité des enfants............................... 525
Propagation de l'hystérie lors des épidémies......................... 528
Hystérie endémique.. 530

CHAPITRE XIV. — COMPLICATIONS.................................. 530

CHAPITRE XV. — TERMINAISONS.................................. 536
      63ᵉ *observation*.................................. 539
      64ᵉ *observation*.................................. 540
      65ᵉ *observation*.................................. 541

CHAPITRE XVI. — ANATOMIE PATHOLOGIQUE DE L'HYSTÉRIE.......... 545

CHAPITRE XVII. — DIAGNOSTIC.................................. 554
  ART. Iᵉʳ. — PRONOSTIC.................................. 563

CHAPITRE XVIII. — SIÉGE ET NATURE DE L'HYSTÉRIE.............. 567

QUATRIÈME PARTIE. — **Traitement**.................................. 605

CHAPITRE XIX. — TRAITEMENT PROPHYLACTIQUE.................. 605
  Dans la première enfance.................................. 605
  Dans la seconde enfance.................................. 606
  A l'époque de la puberté.................................. 607
  Influence du mariage comme préservatif.................. 612
  De la grossesse.................................. 616
  De la révulsion morale.................................. 622
  Traitement destiné à modifier la constitution.................. 623

CHAPITRE XX. — TRAITEMENT DE L'HYSTÉRIE ELLE-MÊME.......... 629
  Traitement de l'état général des malades.................. 629
  Traitement suivant les causes de l'hystérie.................. 632
  Traitement des dérangements des principales fonctions.......... 634
  Traitement médicamenteux général.................. 637
  Les excitants.................................. 638
  Les antiphlogistiques.................................. 640
    66ᵉ *observation*.................................. 642
  L'hydrothérapie.................................. 648
  Les antispasmodiques.................................. 651
  Les stupéfiants.................................. 653
    67ᵉ *observation*.................................. 657
  Les révulsifs.................................. 659

CHAPITRE XXI. — TRAITEMENT PARTICULIER DE CHACUN DES SYMPTÔMES
HYSTÉRIQUES.................................. 663
  Des hyperesthésies.................................. 664
  Des myosalgies.................................. 670
  De la toux hystérique.................................. 672
  De la gastralgie.................................. 674
  De l'entéralgie.................................. 679
  De la néphralgie.................................. 680
  De l'hysteralgie.................................. 681
  De l'anesthésie.................................. 682
  De l'anesthésie des sens.................................. 684
  De l'anesthésie des muscles.................................. 686
  Traitement des spasmes.................................. 687
  De la constriction de la gorge.................................. 690
  De la dysphalgie.................................. 690
  Des vomissements.................................. 691
  Des borborygmes.................................. 691
  Spasmes de la respiration, aboiements.................. 692

Du hoquet.. 693
Traitement des attaques de convulsions............................ 693
    68ᵉ *observation*.. 701
    69ᵉ *observation*.. 702
De la catalepsie... 707
De la léthargie.. 707
Traitement des convulsions permanentes............................ 707
    70ᵉ *observation*.. 708
    71ᵉ *observation*.. 709
De la contracture des muscles..................................... 709
De la paralysie.. 710
De l'hémiplégie.. 712
Aphonie.. **715**
De la paraplégie... 716

FIN DE LA TABLE DES MATIÈRES.

Paris. — Imprimerie de L. MARTINET, rue Mignon, 2.